Berufsdermatologie

Christoph Skudlik · Michael Peter Schön
Swen Malte John
Hrsg.

Berufsdermatologie

Springer

Hrsg.
Christoph Skudlik
Institut für interdisziplinäre
Dermatologische Prävention
und Rehabilitation (iDerm)
Niedersächsisches Institut für
Berufsdermatologie (NIB)
Universität Osnabrück, und BG
Klinikum Hamburg, Dermatologie
Osnabrück und Hamburg
Deutschland

Swen Malte John
Institut für interdisziplinäre
Dermatologische Prävention
und Rehabilitation (iDerm)
Niedersächsisches Institut für
Berufsdermatologie (NIB)
Universität Osnabrück, und BG
Klinikum Hamburg, Dermatologie
Osnabrück und Hamburg
Deutschland

Michael Peter Schön
Klinik für Dermatologie,
Venerologie und Allergologie
Niedersächsisches Institut für
Berufsdermatologie (NIB)
Universitätsmedizin Göttingen
Göttingen, Deutschland

ISBN 978-3-662-50517-5 ISBN 978-3-662-50518-2 (eBook)
https://doi.org/10.1007/978-3-662-50518-2

Die Deutsche Nationalbibliothek verzeichnet diese Publikation in der Deutschen Nationalbibliografie; detaillierte bibliografische Daten sind im Internet über http://dnb.d-nb.de abrufbar.

Planung/Lektorat: Diana Kraplow

Springer ist ein Imprint der eingetragenen Gesellschaft Springer-Verlag GmbH, DE und ist ein Teil von Springer Nature.
Die Anschrift der Gesellschaft ist: Heidelberger Platz 3, 14197 Berlin, Germany

Vorwort

Unsere Haut ist als größtes Organ des Menschen und wesentliche Barriere gegenüber der Umwelt vielfältigen äußeren Einwirkungen allergener, biologischer, chemischer, mechanischer und sonstiger physikalischer Art ausgesetzt. Bei vielen Menschen geschieht dies auch bei der beruflichen Tätigkeit. Zahlreiche Dermatosen wiederum werden entweder durch äußere Faktoren verursacht oder können zumindest durch äußere Einwirkungen verschlimmert oder in ihrem Verlauf beeinflusst werden. Vor diesem Hintergrund kann die Berufsdermatologie somit zurecht als Querschnittsfach innerhalb des Faches Dermatologie bezeichnet werden. Der gesetzliche Unfallversicherungsschutz in Deutschland schließt Berufskrankheiten und deren Prävention ein und gilt für jede Person, die in einem Arbeits-, Ausbildungs- oder Dienstverhältnis steht. Gleichermaßen ergibt sich durch die vertragsärztliche hautärztliche Tätigkeit automatisch die Verpflichtung der Versorgung von Patienten der gesetzlichen Unfallversicherung. Insofern finden sich in jeder hautärztlichen Praxis täglich Patienten mit Hauterkrankungen, bei denen ein Zusammenhang zur beruflichen Tätigkeit besteht. Der Hautarzt kann hier als Sachwalter seiner Patienten fungieren, indem diesen durch die Meldung an die Unfallversicherung die Umsetzung ihrer gesetzlichen Versorgungsansprüche ermöglicht wird. Zugleich erschließt sich ihnen so das mittlerweile umfangreiche Spektrum präventiver und therapeutischer Maßnahmen der beruflichen Hautkrankheiten, aber auch der finanziellen Absicherung und Kompensation im Rahmen der gesetzlichen Unfallversicherung.

Die Berufsdermatologie zählt zu den klassischen Teilgebieten der Dermatologie. Bereits 1775 wurde von Sir Percival Pott über das Auftreten von Skrotalhautkrebs bei Schornsteinfegern berichtet und diese Beobachtung ursächlich mit der Einwirkung von Ruß in Zusammenhang gebracht; diese Mitteilung gilt als älteste wissenschaftliche Beschreibung einer Berufskrankheit. Mit Ausdehnung der Unfallversicherung auf Berufskrankheiten in Deutschland im Mai 1925 wurde erstmals mit Hautkrebs eine Dermatose rechtlich als Berufskrankheit festgeschrieben; diese entsprach der heutigen BK 5102. Der Vorläufer der heutigen BK 5101 wurde 1936 durch die 3. Verordnung über die Ausdehnung der Unfallversicherung auf Berufskrankheiten amtlich. Seitdem hat sich die Berufsdermatologie wissenschaftlich und hinsichtlich der Versorgungs- und Präventionsstrukturen in der Praxis stetig weiterentwickelt. Insbesondere in den letzten Jahren zeigte sich hier eine erhebliche Dynamik: So war zum Zeitpunkt der Konzeption dieses Lehrbuches die BK 5103 „Plattenepithelkarzinome oder multiple aktinische Keratosen der Haut durch natürliche UV-Strahlung" mit der Novellierung der Berufskrankheitenverordnung zum 01.01.2015 gerade als neue Berufskrankheit in die Liste der Berufskrankheiten aufgenommen worden und hat bereits in kurzer Zeit einen erheblichen Stellenwert in der hautärztlichen Praxis und im Berufskrankheitengeschehen eingenommen. Seit dem Jahr 2020 beschäftigt sich der Ärztliche Sachverständigenbeirat „Berufskrankheiten" beim Bundesministerium für Arbeit und Soziales mit wissenschaftlichen Erkenntnissen zum Zusammenhang zwischen natürlicher UV-Strahlung und Basalzellkarzinomen im Hinblick auf die entsprechende Erweiterung der BK 5103. Während an der Erstellung dieses Buches gearbeitet wurde, erfolgte zudem ein für die Berufsdermatologie geradezu epochaler Paradigmenwechsel: Mit dem am 12.06.2020 vom Deutschen Bundestag beschlossenen und am 01.01.2021 in Kraft getretenen 7. Gesetz zur Änderung des IV. Bundessozialgesetzbuches und anderer Gesetze wurde eine Änderung in der Anlage I der Berufskrankheitenverordnung beschlossen, die den 1936 eingeführten Unterlassungszwang abgeschafft hat. Dies hat speziell für die bis dahin im gesamten Berufskrankheitengeschehen in der Bundesrepublik Deutschland zahlenmäßig am häufigsten gemeldete Berufskrankheit BK 5101 weitreichende Folgen sowohl hinsichtlich der nunmehr erheblich erleichterten Anerkennung für diese Berufskrankheit, als auch der Auswirkungen für das Meldeverfahren, die Versorgungs- und Präventionsstrukturen und die Begutachtung. Alle diesbezüglich relevanten Neuerungen wurden in das vorliegende Buch aufgenommen.

Die vielfältigen Innovationen der dermatologischen Diagnostik und Therapie finden auch in der Berufsdermatologie vollumfänglich Anwendung; dies umso mehr, als dass bei der Versorgung von Patienten im Auftrag der gesetzlichen Unfallversicherung „alle geeigneten Mittel" ergriffen werden können. In besonderer Weise beschäftigt sich die Berufsdermatologie aber auch damit, warum Hauterkrankungen auftreten und wie sie künftig verhindert werden können. Diese ärztliche kausalitäts- und präventionsorientierte Denk- und Handlungsweise kann auch für andere Bereiche beispielgebend sein.

Das Buch widmet sich vor allem ausführlich den beiden im Praxisalltag bedeutendsten BK-Nummern BK 5101 und BK 5103, des Weiteren werden aber auch alle anderen berufsdermatologisch relevanten BK-Ziffern thematisiert. Besondere Schwerpunkte in der Darstellung wurden hinsichtlich Diagnostik, Prävention, Therapie und Begutachtung von Berufsdermatosen gesetzt. Zahlreiche Fallbeispiele und praxisrelevante Tipps bieten hierbei Unterstützung für den Arbeitsalltag der Leser dieses Buches, das sich an Dermatologen in Klinik und Praxis, Gutachter, Arbeitsmediziner und Betriebsärzte, Gesundheitspädagogen, Präventionsdienste und Sachbearbeiter von Unfallversicherungsträgern richtet.

Um eine bessere Lesbarkeit zu gewährleisten, verwenden wir in unserem Buch durchgehend das generische Maskulinum und sprechen folglich von „Patienten", „Ärzten", etc. Selbstverständlich sind damit Menschen jeglicher Geschlechtsidentität gemeint und angesprochen! Wir haben uns darum bemüht, alle medizinischen und rechtlichen Sachverhalte korrekt darzustellen.

Wir bedanken uns ganz herzlich bei unseren Kolleginnen und Kollegen, die mit großer Sorgfalt und ausgezeichneter Sachkenntnis einzelne Kapitel verfassten. Ebenso danken wir dem Springer-Verlag für die stets gründliche Arbeit und Geduld bei der Erstellung dieses Buches.

Christoph Skudlik
Michael P. Schön
Swen M. John
Osnabrück und Göttingen
Frühjahr 2023

Inhaltsverzeichnis

VI Abrechnung

VII Klinische Fallbeispiele

VIII Begutachtung

Autorenverzeichnis

Prof. Dr. med. habil. Andrea Bauer, MPH Klinik und Poliklinik für Dermatologie, Universitäts AllergieCentrum, Universitätsklinikum Carl Gustav Carus an der TU Dresden, Dresden, Deutschland

PD Dr. med. Detlef Becker Berufsdermatologische Ambulanz, Tagesklinik Hautklink und Poliklinik, Universitätsmedizin Mainz, Mainz, Deutschland

Prof. Dr. jur. Stephan Brandenburg Institut für interdisziplinäre Dermatologische Prävention und Rehabilitation (iDerm), Universität Osnabrück, und BG Klinikum Hamburg, Dermatologie, Osnabrück und Hamburg, Deutschland

PD Dr. med. Richard Brans Institut für interdisziplinäre Dermatologische Prävention und Rehabilitation (iDerm), Niedersächsisches Institut für Berufsdermatologie (NIB), Universität Osnabrück, und BG Klinikum Hamburg, Dermatologie, Osnabrück und Hamburg, Deutschland

Dr. med. Stephanie Frick Institut für interdisziplinäre Dermatologische Prävention und Rehabilitation (iDerm), Universität Osnabrück, Osnabrück, Deutschland

Prof. Dr. med. Johannes Geier Informationsverbund Dermatologischer Kliniken (IVDK), Niedersächsisches Institut für Berufsdermatologie (NIB), Universitätsmedizin Göttingen, Göttingen, Deutschland

Dipl.-Päd. Daniela Hoffmann Abteilung Modellvorhaben und Kongresse, Berufsgenossenschaft für Gesundheitsdienst und Wohlfahrtspflege (BGW), Berlin, Deutschland

Dipl.-Kml. Gesundheitspädagogin Anja Hübner Institut für interdisziplinäre Dermatologische Prävention und Rehabilitation (iDerm), Universität Osnabrück, Osnabrück, Deutschland

Prof. Dr. med. Swen Malte John Institut für interdisziplinäre Dermatologische Prävention und Rehabilitation (iDerm), Niedersächsisches Institut für Berufsdermatologie (NIB), Universität Osnabrück, und BG Klinikum Hamburg, Osnabrück und Hamburg, Deutschland

Dr. med. Verena Kagel Grundlagen der Prävention und Rehabilitation, Berufsgenossenschaft für Gesundheitsdienst und Wohlfahrtspflege (BGW), Bochum, Deutschland

Dr. med. Alexander Kiewert Facharzt für Dermatologie und Venerologie, Allergologie, Berufsdermatologie (ABD), Wallenhorst, Deutschland

Bettina Lindemann Berufsgenossenschaft für Gesundheitsdienst und Wohlfahrtspflege (BGW), Hamburg, Deutschland

PD Dr. med. Undine Lippert Klinik für Dermatologie, Venerologie und Allergologie, Universitätsmedizin Göttingen, Göttingen, Deutschland

Prof. Dr. med. Vera Mahler Abteilungsleiterin Allergologie, Bundesinstitut für Impfstoffe und biomedizinische Arzneimittel, Langen, Deutschland

Dr. med. Sigrid M. C. Möckel Institut für Pathologie, Würzburg, Deutschland

Dipl.-Pflegepäd. Alexandra Morch-Röder Abteilung Modellvorhaben und Kongresse, Berufsgenossenschaft für Gesundheitsdienst und Wohlfahrtspflege (BGW), Berlin, Deutschland

Dr. med. Lara Obermeyer Institut für interdisziplinäre Dermatologische Prävention und Rehabilitation (iDerm), Universität Osnabrück, Osnabrück, Deutschland

Univ. Prof. Dr. med. Michael P. Schön Klinik für Dermatologie, Venerologie und Allergologie, Niedersächsisches Institut für Berufsdermatologie (NIB), Universitätsmedizin Göttingen, Göttingen, Deutschland

Prof. Dr. med. Christoph Skudlik Institut für interdisziplinäre Dermatologische Prävention und Rehabilitation (iDerm), Niedersächsisches Institut für Berufsdermatologie (NIB), Universität Osnabrück, und BG Klinikum Hamburg, Dermatologie, Osnabrück und Hamburg, Deutschland

Dr. rer. nat. Flora K. Sonsmann Institut für interdisziplinäre Dermatologische Prävention und Rehabilitation (iDerm), Niedersächsisches Institut für Berufsdermatologie (NIB), Universität Osnabrück, und BG Klinikum Hamburg, Dermatologie, Osnabrück und Hamburg, Deutschland

Dr. rer. nat. Cara Symanzik Institut für interdisziplinäre Dermatologische Prävention und Rehabilitation (iDerm), Universität Osnabrück, Osnabrück, Deutschland

Dr. med. Heike Voß Institut für interdisziplinäre Dermatologische Prävention und Rehabilitation (iDerm), Universität Osnabrück, Osnabrück, Deutschland

Prof. Dr. W. Wehrmann Facharzt für Dermatologie und Venerologie, Allergologie, Berufsdermatologie (ABD), Münster, Deutschland

apl. Prof. Dr. med. Elke Weisshaar Sektion Berufsdermatologie, Universitätsklinikum Heidelberg, Heidelberg, Deutschland

Dr. med. Hans-Jörg Wilhelmy Gesellschaft für Arbeitsmedizinische Dienste mbH (GAD mbH), Jever, Deutschland

PD Dr. rer. medic. Annika Wilke Institut für interdisziplinäre Dermatologische Prävention und Rehabilitation (iDerm), Niedersächsisches Institut für Berufsdermatologie (NIB), OsnabrückUniversität Osnabrück, und BG Klinikum Hamburg, Dermatologie, Osnabrück und Hamburg, Deutschland

Grundlagen

Inhaltsverzeichnis

Berufsdermatosen – versicherungsrechtliche Grundlagen

Stephan Brandenburg und Bettina Lindemann

Inhaltsverzeichnis

C. Skudlik et al. (Hrsg.), *Berufsdermatologie*, https://doi.org/10.1007/978-3-662-50518-2_1

1.1 Einleitung

Die Haut ist bei der Arbeit verschiedensten potenziell schädigenden Einwirkungen wie etwa Sonnenlicht bei Tätigkeiten im Freien, Feuchtigkeit oder dem Kontakt mit Arbeitsstoffen ausgesetzt. Durch diese Einwirkungen können Erkrankungen der Haut entstehen. Die Verhütung der Entstehung von beruflich bedingten Hauterkrankungen, ihre Heilbehandlung sowie gegebenenfalls die Entschädigung bei dauerhaften Gesundheitsschäden sind Aufgaben der gesetzlichen Unfallversicherung. Soweit eine Hauterkrankung als Berufskrankheit anerkannt wurde oder durch einen Arbeitsunfall verursacht wurde, ist nicht die gesetzliche Krankenversicherung, sondern die gesetzliche Unfallversicherung der zuständige Kostenträger für eine Behandlung. Unter bestimmten Voraussetzungen übernimmt die gesetzliche Unfallversicherung auch die Kosten für eine Heilbehandlung, mit der der Entstehung einer beruflich bedingten Hauterkrankung vorgebeugt werden soll. Da sich das Leistungsspektrum der gesetzlichen Unfallversicherung von dem der gesetzlichen Krankenversicherung deutlich unterscheidet, ist es wichtig zu klären, welcher Sozialversicherungsträger der zuständige Kostenträger für eine Behandlung ist.

1.2 Die Versicherungsfälle der gesetzlichen Unfallversicherung

Für die Frage der Klärung der Zuständigkeit zwischen der gesetzlichen Krankenversicherung und der gesetzlichen Unfallversicherung legt § 11 Abs. 5 Sozialgesetzbuch Fünftes Buch (SGB V) fest, dass kein Anspruch auf Leistungen der gesetzlichen Krankenversicherung besteht, wenn die Erkrankung eines Versicherten als Berufskrankheit anerkannt wurde oder wenn sie durch einen Arbeitsunfall entstanden ist. Arbeitsunfälle und Berufskrankheiten sind nach § 7 Abs. 1 SGB VII Versicherungsfälle der gesetzlichen Unfallversicherung. Die Begriffe der Berufskrankheit und des Arbeitsunfalles werden im Rahmen der rechtlichen Regelungen zur gesetzlichen Unfallversicherung im Sozialgesetzbuch Siebten Buch (SGB VII) – Gesetzliche Unfallversicherung – definiert. Da im Bereich der Berufsdermatologie die Behandlung von Berufskrankheiten einen deutlich höheren Umfang einnimmt, soll zuerst der Begriff der Berufskrankheit erläutert werden.

1.2.1 Was ist eine Berufskrankheit?

Nicht jede Erkrankung, die im Rahmen einer beruflichen Tätigkeit auftritt, stellt eine Berufskrankheit dar. Berufskrankheiten sind nach der Definition in § 9 Abs. 1 S. 1 SGB VII „Krankheiten, die die Bundesregierung durch Rechtsverordnung mit Zustimmung des Bundesrates als Berufskrankheiten bezeichnet und die Versicherte infolge einer den Versicherungsschutz … begründenden Tätigkeit erleiden.“ Als Berufskrankheiten können danach nur solche Erkrankungen anerkannt werden, die die Voraussetzungen eines der in der Anlage 1 der Berufskrankheiten-Verordnung, der Berufskrankheiten-Liste, aufgeführten Berufskrankheiten-Tatbestände erfüllen. Unter bestimmten Voraussetzungen ist die Anerkennung dort nicht genannter Erkrankungen „wie eine Berufskrankheit“ möglich (► Abschn. 1.2.2).

In der Berufskrankheiten-Liste finden sich – (Stand 20.04.2023) – 82 Erkrankungstatbestände, die eine Berufskrankheit darstellen können. Sie sind mit vierstelligen Nummern bezeichnet und sechs Gruppen von Erkrankungsbildern zugeordnet.

Bei den Berufskrankheiten gibt es konkret gefasste Berufskrankheiten-Tatbestände, etwa „Lungenfibrose durch extreme und langjährige Einwirkung von Schweißrauchen und Schweißgasen“ (BK Nr. 4115). Daneben gibt es Berufskrankheiten-Tatbestände, bei denen nur die schädigende Einwirkung genannt wird. Ein Beispiel ist hier die BK-Nr. 1101 „Erkrankungen durch Blei oder seine Verbindungen“. Weiter gibt es Tatbestände, bei denen nur die Art der Erkrankung vorgegeben ist, etwa die BK-Nr. 4301 „Durch allergisierende Stoffe verursachte obstruktive Atemwegserkrankungen einschließlich Rhinopathie“. Einige Berufskrankheiten können nur für besondere Gefährdungsbereiche anerkannt werden, wie die BK-Nr. 3101 „Infektionskrankheiten, wenn der Versicherte im Gesundheitsdienst, in der Wohlfahrtspflege oder in einem Laboratorium tätig oder durch eine andere Tätigkeit der Infektionsgefahr in ähnlichem Maße besonders ausgesetzt war“.

Für die berufsdermatologische Tätigkeit sind insbesondere die in der Gruppe 5 als „Hautkrankheiten“ genannten Berufskrankheiten-Tatbestände relevant: Dies sind:

- **BK-Nr. 5101**
  „Schwere oder wiederholt rückfällige Hauterkrankungen“ (zu weiteren Einzelheiten s. ▶ Kap. 2)
- **BK-Nr. 5102**
  „Hautkrebs oder zur Krebsbildung neigende Hautveränderungen durch Ruß, Rohparaffin, Teer, Anthrazen, Pech oder ähnliche Stoffe“, (s. hierzu die Ausführungen in ▶ Kap. 4)
- **BK-Nr. 5103**
  „Plattenepithelkarzinome oder multiple aktinische Keratosen der Haut durch natürliche UV-Strahlung“, (zu Einzelheiten s. ▶ Kap. 3)

Aber auch bei weiteren Berufskrankheiten-Tatbeständen sind Hauterkrankungen unter bestimmten Voraussetzungen miterfasst. So können etwa durch die Einwirkung von ionisierender Strahlung (BK-Nr. 2402) oder von Halogenkohlenwasserstoffen (BK-Nr. 1302) Erkrankungen der Haut entstehen.

Einige Berufskrankheiten--Tatbestände verlangen eine besondere Ausprägung der Erkrankung. So kann eine Berufskrankheit nach der oben bereits erwähnten BK-Nr. 5101 nur anerkannt werden, wenn die Hauterkrankung „schwer“ oder „wiederholt rückfällig“ ist. Durch diese nähere Präzisierung sollen Bagatellerkrankungen von der Anerkennung als Berufskrankheit ausgeschlossen werden. Dieses Ziel sollte vormals auch mit dem sogenannten „Unterlassungszwang“ erreicht werden, der bis zum 31.12.2020 noch im Tatbestand der BK-Nr. 5101 enthalten war. Danach konnten Hauterkrankungen, die durch die versicherte Tätigkeit verursacht worden waren, nur als Berufskrankheit anerkannt werden, wenn sie so schwer ausgeprägt waren, dass die betroffenen Versicherten die schädigende Tätigkeit aufgeben mussten. Auf diese Weise sollte vermieden werden, dass Versicherte an dem gefährdenden Arbeitsplatz verblieben und dass die weitere Tätigkeit zu einer Verschlimmerung der Erkrankung führte. Diese Voraussetzung für die Anerkennung ist seit dem 01.01.2021 entfallen. Begleitend sind im Recht der gesetzlichen Unfallversicherung Regelungen geschaffen worden, durch die eine Verschlimmerung oder ein Wiederaufleben der Hauterkrankung möglichst verhindert werden soll, auch wenn die betroffenen Versicherten die schädigende Tätigkeit fortsetzen. Die Versicherten sind danach von den Unfallversicherungsträgern über die mit der Tätigkeit verbundenen Gefahren und mögliche Schutzmaßnahmen umfassend aufzuklären. Versicherte sind ihrerseits verpflichtet, an individualpräventiven Maßnahmen der Unfallversicherungsträger wie etwa Schulungen teilzunehmen und an Maßnahmen zur Verhaltensprävention mitzuwirken. Lässt sich die Gefahr einer Verschlimmerung der Hauterkrankung nicht durch andere geeignete Mittel beseitigen, haben die Unfallversicherungsträger darauf hinzuwirken, dass die Versicherten die gefährdende Tätigkeit unterlassen. Durch die neuen Regelungen bekommt die Prävention ein noch stärkeres Gewicht. Die wesentliche Grundlage für das Tätigwerden der Unfallversicherungsträger bleibt hier der Hautarztbericht (▶ Abschn. 1.4 und 1.5.2).

Informationen zu den einzelnen Berufskrankheiten, etwa zu Gefahrenquellen für die betreffende Noxe, zum Krankheitsbild und zur Diagnose finden sich in den Merkblättern, die vom jeweils zuständigen Bundesministerium (aktuell: Bundesministerium für Arbeit und Soziales) herausgegeben wurden. Die Erstellung von Merkblättern zu den Berufskrankheiten-Tatbeständen ist allerdings im Jahr 2010 eingestellt worden. Für die nach diesem Zeitpunkt in der Berufskrankheiten-Liste ergänzten Berufskrankheiten-Tatbestände gibt es wissenschaftliche Empfehlungen mit einer wissenschaftlichen Begründung, die der Ärztliche Sachverständigenbeirat „Berufskrankheiten“ (▶ Abschn. 1.2.2) erarbeitet hat. Bei neuen medizinischen Erkenntnissen zu bestimmten Berufskrankheiten wird durch den Ärztlichen Sachverständigenbeirat eine wissenschaftliche Stellungnahme erarbeitet. Merkblätter, wissenschaftliche Empfehlungen sowie Begründungen und wissenschaftliche Stellungnahmen können auf den Internetseiten der Bundesanstalt für Arbeitsschutz und Arbeitsmedizin eingesehen werden. Informationen zu Berufskrankheiten und speziell zur Berufskrankheiten-Verdachtsmeldung für Ärzte sind im Berufskrankheiten-Infoportal auf den Internetseiten des Spitzenverbandes der Deutschen Gesetzlichen Unfallversicherung (DGUV) verfügbar.

Grundsätzlich ist bei der Prüfung, ob eine Erkrankung als Berufskrankheit anerkannt werden kann, Folgendes zu klären: War der Versicherte aufgrund seiner beruflichen Tätigkeit Einwirkungen ausgesetzt, und haben diese Einwirkungen eine (in der Berufskrankheiten-Liste genannte) Erkrankung ursächlich hervorgerufen? (Zu Einzelheiten zur Prüfung der Ursächlichkeit siehe ▶ Abschn. 1.3.1 und 1.3.2). Ob es durch die Erkrankung zu weiteren Folgen (wie etwa einer Einschränkung der Erwerbsfähigkeit) für den Betroffenen gekommen ist, ist nicht Teil der Prüfung der Voraussetzungen einer Berufskrankheit, kann aber beispielsweise für die Frage einer Entschädigung in Form einer Rente von Bedeutung sein.

In der gesetzlichen Krankenversicherung wird als „Krankheit“ allgemein ein regelwidriger, vom Leitbild des gesunden Menschen abweichender Körper- oder Geisteszustand verstanden, der ärztlicher Heilbehandlung bedarf oder – zugleich oder allein – den Betroffenen arbeitsunfähig macht. Der Krankheitsbegriff der gesetzlichen Unfallversicherung ist dagegen etwas weiter: Eine „Krankheit“ ist hier gegeben, wenn ein regelwidriger Körper- oder Geisteszustand vorliegt. Eine Behandlungsbedürftigkeit oder Arbeitsunfähigkeit ist nicht erforderlich.

1.2.2 Anerkennung einer Erkrankung „wie eine Berufskrankheit“

Ist ein Erkrankungsbild noch nicht in die Berufskrankheiten-Liste aufgenommen, so erkennen die Unfallversicherungsträger diese Erkrankung unter bestimmten Voraussetzungen wie eine Berufskrankheit an (§ 9 Abs. 2 SGB VII). Die Anerkennung einer Erkrankung wie eine Berufskrankheit setzt Folgendes voraus:

Bei dem Versicherten hat sich eine Erkrankung entwickelt, und zum Zeitpunkt der Entscheidung belegen neue medizinische Erkenntnisse der medizinischen Wissenschaft, dass

- besondere Einwirkungen (wie Stäube, Hitze, UV-Strahlung), denen der Versicherte im Rahmen der versicherten Tätigkeit ausgesetzt war, generell geeignet sind, die betreffende Erkrankung zu verursachen,
- der Versicherte zu einer Personengruppe gehört, die den schädlichen Einwirkungen aufgrund ihrer Arbeit in erheblich höherem Grade ausgesetzt ist als die übrige Bevölkerung.

Außerdem muss jeweils im konkreten Fall der ursächliche Zusammenhang zwischen den entsprechenden Einwirkungen und der Erkrankung mit hinreichender Wahrscheinlichkeit nachgewiesen sein (Prüfung der Kausalität, ▶ Abschn. 1.3.1).

Die Regelung zur Anerkennung von Erkrankungen „wie eine Berufskrankheit“ ist nicht als „Härteregelung“ zu verstehen, die im Einzelfall die Entschädigung von Betroffenen ermöglichen soll, wenn sonst für ihn eine individuelle Härte entstehen würde. Ihr Ziel ist auch nicht die Entschädigung jeder Krankheit, bei der ein ursächlicher Zusammenhang mit der beruflichen Tätigkeit nachgewiesen wurde. Durch diese Öffnungsklausel soll bewirkt werden, dass Erkrankungen wie eine Berufskrankheit anerkannt werden können, bei denen bereits ausreichend Erkenntnisse über ihre Verursachung durch spezifische oder besonders ausgeprägte berufliche Einwirkungen vorliegen, und bei denen nur noch die Aufnahme in die Berufskrankheiten-Liste aussteht.

Bei der Prüfung des jeweils aktuellen Standes der medizinisch-wissenschaftlichen Erkenntnisse über Ursache-Wirkungs-Beziehungen zwischen definierten Einwirkungen und bestimmten Erkrankungen wird das zuständige Bundesministerium gemäß § 9 Abs. 1a SGB VII durch ein Expertengremium, den Ärztlichen Sachverständigenbeirat „Berufskrankheiten", unterstützt. Der Sachverständigenbeirat sichtet und bewertet den wissenschaftlichen Erkenntnisstand im Hinblick auf die Aktualisierung bestehender oder die Aufnahme neuer Berufskrankheiten in die Berufskrankheiten-Verordnung und gibt als Ergebnis seiner Beratungen Empfehlungen für neue oder Stellungnahmen zu bestehenden Berufskrankheiten ab. Der Gesetzgeber geht davon aus, dass vor allem die Empfehlungen und wissenschaftlichen Begründungen dieses Ärztlichen Sachverständigenbeirats betreffend neue Berufskrankheiten oder die Erweiterung bestehender Berufskrankheiten eine Grundlage für hinreichend begründete Entscheidungen zur Anerkennung einer Erkrankung „wie eine Berufskrankheit" bilden können. Insoweit ist darauf hinzuweisen, dass zwischen einer wissenschaftlichen Empfehlung für eine neue Berufskrankheit und deren formalrechtliche Aufnahme in die Berufskrankheiten-Liste in der Regel längere Zeiträume liegen, die durch Entscheidungen nach § 9 Abs. 2 SGB VII (Anerkennung einer Erkrankung „wie eine Berufskrankheit") überbrückt werden können. Bei der zusätzlich für eine Anerkennung wie eine Berufskrankheit geforderten individuellen Kausalitätsprüfung müssen die in einer entsprechenden wissenschaftlichen Begründung des Ärztlichen Sachverständigenbeirats dargelegten Kausalitätskriterien sorgfältig beachtet werden.

Die rückwirkende Anerkennung einer Erkrankung „wie eine Berufskrankheit" ist frühestens zu dem Zeitpunkt möglich, in dem die neuen Erkenntnisse der medizinischen Wissenschaft vorgelegen haben. Hat der Ärztliche Sachverständigenbeirat „Berufskrankheiten" eine Empfehlung für die Bezeichnung einer neuen Berufskrankheit beschlossen, ist für die Anerkennung der Tag der Beschlussfassung maßgeblich (§ 9 Abs. 2a Nr. 2 SGB VII).

1.2.3 Vorbeugung der Entstehung einer Berufskrankheit

Einen weiteren sogenannten „kleinen Versicherungsfall" der gesetzlichen Unfallversicherung regelt § 3 der Berufskrankheiten-Verordnung (BKV). Besteht bei Versicherten die Gefahr, dass eine Berufskrankheit entsteht, wiederauflebt oder sich verschlimmert, haben die Unfallversicherungsträger dieser Gefahr mit allen geeigneten Mitteln entgegenzuwirken. Sind bei Versicherten Anzeichen einer Hauterkrankung gegeben, die im Zusammenhang mit beruflicher Tätigkeit steht, etwa in der Folge des Kontaktes mit bestimmten Berufsstoffen aufgetreten ist, so soll verhindert werden, dass hieraus erst eine schwere oder wiederholt rückfällige Erkrankung wird oder Versicherte gar ihre berufliche Tätigkeit wegen der Erkrankung aufgeben müssen. Der zuständige Unfallversicherungsträger wird hier prüfen, auf welche Weise die Entstehung einer Berufskrankheit verhindert werden kann. Infrage kommen neben Aufklärung und Verhaltensprävention, etwa im Rahmen von Seminaren für betroffene Versicherte, technische, organisatorische oder persönliche Maßnahmen wie Arbeitshandschuhe oder Hautpflegemittel. (Für Maßnahmen des Arbeitsschutzes für Beschäftigte ist allerdings primär der Arbeitgeber zuständig.) Unter bestimmten Voraussetzungen wird auch eine vorbeugende Heilbehandlung erbracht (▶ Abschn. 1.5.2).

Um ein frühzeitiges Eingreifen zu ermöglichen, ist für Hauterkrankungen, die unter die BK-Nr. 5101 fallen, ein besonderes Verfahren geschaffen worden, das Hautarztverfahren (▶ Kap. 2 sowie ▶ Abschn. 1.4 und 1.5.2).

1.2.4 Arbeitsunfälle in der berufsdermatologischen Praxis

Neben den Berufskrankheiten kennt die gesetzliche Unfallversicherung vor allem den Arbeitsunfall als Versicherungsfall. Dieser Versicherungsfall bildet nach der Statistik die Mehrzahl der Versicherungsfälle. Dermatologische Tätigkeiten als Behandlung nach Arbeitsunfällen bilden in der Praxis jedoch nur einen sehr kleinen Anteil der Behandlungsfälle.

Arbeitsunfälle werden nämlich gesetzlich definiert als „zeitlich begrenzte, von außen auf den Körper einwirkende Ereignisse, die zu einem Gesundheitsschaden oder zum Tod führen". Anders als bei Berufskrankheiten, bei denen üblicherweise wiederholte Einwirkungen oder Einwirkungen von längerer Dauer im Vordergrund stehen, verursachen beim Arbeitsunfall kurzzeitige Einwirkungen (in der Regel innerhalb einer Arbeitsschicht) einen Gesundheitsschaden. Als Arbeitsunfälle im Bereich der Berufsdermatologie sind hier etwa Ereignisse wie Verbrennungen oder Verätzungen, die sich im Rahmen der versicherten Tätigkeit ereignet haben, als Beispiele zu nennen. Aber auch eine dermatologische Behandlung von Narben, die sich als Folge von Arbeitsunfällen (mittelbare Unfallfolge) gebildet haben, erfolgt zulasten der gesetzlichen Unfallversicherung. Bei der Behandlung von Patienten, die einen Arbeitsunfall erlitten haben, und sich in der dermatologischen Praxis vorstellen, sind bestimmte Vorgaben zu beachten. (Zu Informationen zum Vorgehen des Dermatologen oder der Dermatologin in diesem Fall siehe ▶ Abschn. 1.5.1.)

1.3 Die wichtige Frage der Kausalität

Anders als etwa im Recht der gesetzlichen Krankenversicherung, in dem die Ursache einer Erkrankung für die Frage der Leistungserbringung nicht erheblich ist, setzen die Anerkennung einer Erkrankung als Berufskrankheit und die Anerkennung eines eingetretenen Gesundheitsschadens als Arbeitsunfall voraus, dass beide **„infolge der versicherten Tätigkeit"** eingetreten sind. Bei der Frage, ob eine Berufskrankheit vorliegt, genügt es nicht, dass bei Versicherten die in einem Berufskrankheiten-Tatbestand genannten Merkmale erfüllt sind. Bei einem Arbeitsunfall ist nicht allein ausreichend, dass sich ein Unfall auf dem Gelände des Unternehmens ereignet und hierdurch ein Gesundheitsschaden entsteht. Neben der Erfüllung der Tatbestandsmerkmale einer Berufskrankheit oder eines Arbeitsunfalles muss immer die individuelle Kausalität gegeben sein.

1.3.1 Kausalitätsprüfung bei Berufskrankheiten

Insbesondere bei der Frage, ob eine Berufskrankheit besteht, muss individuell geprüft werden, ob Einwirkungen durch die berufliche Tätigkeit, (wie sie in dem fraglichen Berufskrankheiten-Tatbestand vorgegeben werden), die rechtlich wesentliche Ursache für die Erkrankung waren. Dies kann etwa zweifelhaft sein, wenn Erkrankungen auch aufgrund individueller Prädispositionen entstehen können.

Die Prüfung, ob eine Erkrankung durch versicherte beruflich bedingte Einwirkungen oder durch unversicherte Umstände (wie vorbestehende Krankheitsanlagen) verursacht wurde, erfolgt im Recht der gesetzlichen Unfallversicherung nach der Theorie der wesentlichen Bedingung. Danach ist in einem ersten Schritt zu klären, welche Umstände im Sinne der naturwissenschaftlich-philosophischen Bedingungstheorie kausal zur Entstehung der Erkrankung beigetragen haben. Kann ein Umstand nicht hinweggedacht werden, ohne dass auch die Erkrankung entfiele, besteht eine Kausalität in diesem Sinne. Die entsprechende Prüfung ist auf der Basis des aktuellen wissenschaftlichen Kenntnisstands vorzunehmen. Diese Prüfung kann allerdings mehrere mögliche Ursachen für einen Erfolg – hier die Erkrankung – ergeben. Es ist deshalb erforderlich, bei den möglichen Ursachen eine Bewertung vorzunehmen. In einem zweiten

Schritt ist deshalb zu prüfen, ob die beruflich bedingten Belastungen oder eine unversicherte Ursache „wesentlich" für die Entstehung der Erkrankung war. Dabei wird wertend festgestellt, ob die beruflichen Einwirkungen in einer besonderen Beziehung zu der Erkrankung stehen und sie wesentlich verursacht haben. Das Vorliegen von mehreren (Teil-)Ursachen schließt nicht aus, dass eine oder mehrere dieser Ursachen die Erkrankung wesentlich (mit-)verursacht haben.

Ein ursächlicher Zusammenhang ist zu bejahen, wenn dieser „hinreichend wahrscheinlich" ist, es müssen also mehr Gesichtspunkte dafür als dagegen sprechen. Die bloße Möglichkeit, dass eine Einwirkung eine Erkrankung hervorgerufen hat, ist nicht ausreichend.

Die Kausalitätsprüfung wird durch den Träger der gesetzlichen Unfallversicherung im Rahmen der Prüfung der Voraussetzungen für die Anerkennung einer Erkrankung als Berufskrankheit vorgenommen. Bestehen Zweifel, ob Einwirkungen im Rahmen der beruflichen Tätigkeit für die Erkrankung rechtlich wesentlich ursächlich sind, wird ggf. zur Klärung die Hilfe von medizinischen Gutachtern in Anspruch genommen.

1.3.2 Kausalitätsprüfung bei Arbeitsunfällen

Wie bei Berufskrankheiten ist auch bei Arbeitsunfällen vor der Anerkennung des Schadensfalles als Arbeitsunfall zu prüfen, ob der Gesundheitsschaden rechtlich wesentlich ursächlich durch ein schädigendes Ereignis infolge der versicherten Tätigkeit entstanden ist. Auch hier ist zu prüfen, ob ein kausaler Zusammenhang im Sinne der naturwissenschaftlich-philosophischen Bedingungstheorie zwischen dem schädigenden Ereignis im Rahmen der versicherten Tätigkeit und dem Gesundheitsschaden besteht, und ob das schädigende Ereignis wesentliche Ursache des Gesundheitsschadens ist.

1.4 Der Ablauf des Berufskrankheiten-Feststellungsverfahrens

Der Unfallversicherungsträger erfährt von dem Verdacht, dass bei Versicherten eine Berufskrankheit bestehen könnte, in der Regel durch die Anzeige des Verdachts einer Berufskrankheit. Ärzte, die den begründeten Verdacht haben, dass bei einem Patienten eine Berufskrankheit vorliegen könnte, sind gesetzlich verpflichtet, bei dem zuständigen Unfallversicherungsträger eine Anzeige wegen des Verdachts des Bestehens einer Berufskrankheit einzureichen (§ 202 SGB VII). Für diese Anzeige ist ein entsprechendes amtliches Formular verbindlich vorgesehen. Es kann über die Internetseiten der Unfallversicherungsträger, aber auch auf den Internetseiten des Dachverbandes der Träger der gesetzlichen Unfallversicherung, Deutsche Gesetzliche Unfallversicherung Spitzenverband (DGUV) aufgerufen werden. Eine ärztliche Berufskrankheiten-Verdachtsanzeige muss eingereicht werden, wenn ein Arzt den begründeten Verdacht hat, dass bei Patienten eine Berufskrankheit vorliegt; d.h, dass ein Patient an einer Erkrankung leidet, die die Merkmale eines in der Berufskrankheiten-Liste genannten Erkrankungsbildes erfüllt und er bei der beruflichen Tätigkeit Einwirkungen ausgesetzt war, die diese Krankheit ursächlich hervorgerufen haben können.

Im Bereich der Berufsdermatologie wäre dies etwa der Fall, wenn sich ein Patient vorstellt, der beruflich bei Arbeiten im Freien in erhöhtem Maße natürlicher UV-Strahlung ausgesetzt ist und der an einer sonnenexponierten Stelle ein Plattenepithel-Karzinom entwickelt hat. Hier könnte eine Berufskrankheit nach Nr. 5103 der Berufskrankheiten-Liste bestehen (zu näheren Informationen zur BK-Nr. 5103 und zu den Kriterien für eine Meldung des Verdachts dieser Berufskrankheit im Einzelnen siehe ▶ Kap. 3). Die Anzeige des Verdachts einer Berufskrankheit ist ohne Rücksicht auf eine Zustimmung des Versicherten zu erstatten.

Die grundsätzlich geltende ärztliche Schweigepflicht greift hier nicht, da es sich um eine gesetzliche Anzeigepflicht handelt.

Hinweise für die Berufskrankheiten-Anzeige werden von der Deutschen Gesetzlichen Unfallversicherung e.V., dem Spitzenverband der gesetzlichen Unfallversicherungsträger, erstellt und veröffentlicht (Berufskrankheiten-Infoportal für Ärztinnen und Ärzte).

Die Mitteilung des Verdachts, dass eine Person aufgrund der beruflichen Tätigkeit eine Erkrankung entwickelt hat, die die Voraussetzung für die Anerkennung als „Wie-Berufskrankheit" nach § 9 Abs. 2 SGB VII erfüllt, darf nur mit Zustimmung des Patienten erfolgen. Denn die gesetzliche Verpflichtung zur Mitteilung des Verdachts einer Erkrankung gilt nur für Krankheiten, die bereits in die Berufskrankheiten-Liste aufgenommen sind.

Da nach dem Wegfall des Unterlassungszwangs bei der BK-Nr. 5101 Versicherte auch bei Anerkennung ihrer Hauterkrankung als Berufskrankheit ihre Tätigkeit weiter ausüben werden, gilt nach den neuen gesetzlichen Regelungen ein besonderes Augenmerk der Verhinderung einer Verschlechterung oder eines Wiederauflebens ihrer Erkrankung. Während vormals neben der Erstattung einer Berufskrankheiten-Anzeige eine gleichzeitige Erstattung eines Hautarztberichts grundsätzlich nicht erfolgen sollte, ist dies nun nach einer Neuregelung im Rahmen des Vertrages Ärzte-Unfallversicherungsträger ausdrücklich vorgesehen. Der Hautarztbericht F 6050 ist danach auch zu erstatten, wenn zum Zeitpunkt der Untersuchung bereits der begründete Verdacht auf das Vorliegen einer Berufskrankheit im Sinne der BK-Nr. 5101 besteht, sodass eine Berufskrankheiten-Anzeige zu stellen ist. Denn mit dem Hautarztbericht erhalten die Unfallversicherungsträger wichtige Hinweise in Bezug auf die Maßnahmen der Prävention, die für die betroffenen Versicherten angezeigt sind.

Bestehen erste Anzeichen für eine Hauterkrankung infolge beruflich bedingter Einwirkungen, aus denen sich eine schwere Hauterkrankung entwickeln könnte, so ist ebenfalls ein Hautarztbericht einzureichen, durch den in diesem Fall das Hautarztverfahren eingeleitet wird. Durch dieses Verfahren soll ein frühzeitiges Eingreifen bei beruflich bedingten Hauterkrankungen ermöglicht werden. Anders als die amtliche Berufskrankheiten-Anzeige darf der Hautarztbericht allerdings nur mit Einwilligung der Versicherten erstattet werden.

Das Formular für die Einreichung eines Hautarztberichts kann auf den Internetseiten der Deutschen Gesetzlichen Unfallversicherung e. V. (DGUV), aber auch auf den Internetseiten der Berufsgenossenschaft für Gesundheitsdienst und Wohlfahrtspflege und der Berufsgenossenschaft Nahrungsmittel und Gastgewerbe aufgerufen werden (zu Einzelheiten zum Hautarztverfahren siehe ▶ Kap. 18).

Wie Ärzte sind auch Unternehmer verpflichtet, mit einem amtlich vorgesehenen Formular eine Anzeige wegen des Verdachts einer Berufskrankheit einzureichen, wenn es bei einem Beschäftigten nachweislich Anzeichen dafür gibt, dass eine Berufskrankheit vorliegen könnte.

Versicherte können sich auch selbst an den für sie zuständigen Unfallversicherungsträger wenden, wenn sie befürchten, an einer Berufskrankheit zu leiden.

Nach Eingang einer Berufskrankheiten-Verdachtsanzeige wird der Unfallversicherungsträger das Berufskrankheiten-Feststellungsverfahren einleiten. Es wird geprüft, ob die angezeigte Erkrankung die Merkmale eines der in der Berufskrankheiten-Liste genannten Berufskrankheiten-Tatbestände erfüllt und ob diese Erkrankung ursächlich durch die versicherte berufliche Tätigkeit entstanden ist. Hierzu werden etwa Ermittlungen zu den Einwirkungen, denen Versicherte am Arbeitsplatz ausgesetzt sind, durchgeführt. Bei Zweifeln, ob die Erkrankung durch berufliche Einwirkungen verursacht wurde, etwa weil auch innere Auslöser als Ursprung der Erkrankung in Betracht kommen, wird der Unfallversicherungsträger zur Klärung die Hilfe eines medizinischen Gutachtens in Anspruch nehmen.

Sind die Voraussetzungen für die Feststellung einer Erkrankung als Berufskrankheit erfüllt, wird das Verfahren durch die Anerkennung der Erkrankung als Berufskrankheit abgeschlossen. Der Versicherte erhält einen Bescheid, aus dem hervorgeht, welche Erkrankung als Berufskrankheit anerkannt wird. Weiter wird festgestellt, welche Gesundheitsschäden als Folgen der Erkrankung anerkannt werden und welche gesundheitlichen Beeinträchtigungen eventuell keine Folge der als Berufskrankheit anerkannten Erkrankung sind. Inwieweit vor Abschluss des Verwaltungsverfahrens eine Mitwirkung der für den medizinischen Arbeitsschutz zuständigen staatlichen Stellen zu erfolgen hat, richtet sich nach Vereinbarungen zwischen der DGUV und dem jeweiligen Bundesland.

1.5 Leistungen der gesetzlichen Unfallversicherung und deren Abwicklung

Wurde eine Erkrankung als Berufskrankheit anerkannt oder ein schädigendes Ereignis als Arbeitsunfall festgestellt, so haben Versicherte Anspruch auf Leistungen der gesetzlichen Unfallversicherung. Hierzu gehören neben der Heilbehandlung – soweit die gesetzlichen Voraussetzungen hierfür vorliegen – auch bestimmte Leistungen zur Teilhabe, Leistungen zur Pflege und Entschädigungsleistungen.

1.5.1 Heilbehandlung

Für die Heilbehandlung bei einer anerkannten Berufskrankheit oder wegen der Folgen eines Arbeitsunfalls ist die gesetzliche Unfallversicherung der zuständige Kostenträger.

Die Unfallversicherungsträger haben mit allen geeigneten Mitteln dafür zu sorgen, dass der durch die Berufskrankheit oder den Arbeitsunfall verursachte Gesundheitsschaden beseitigt oder gebessert wird, seine Verschlimmerung verhütet und seine Folgen gemildert werden. Die Unfallversicherungsträger steuern das Heilverfahren und haben hierfür alle Maßnahmen zu treffen, durch die möglichst frühzeitig eine sachgemäße Heilbehandlung gewährleistet wird.

Für die Heilbehandlung bei einer anerkannten Berufskrankheit ist die Erteilung eines Behandlungsauftrages durch den Unfallversicherungsträger notwendig.

Stellt sich ein Patient nach einem Arbeitsunfall, etwa nach einer Verbrennung, in einer dermatologischen Praxis vor, so ist dagegen Folgendes zu beachten: Bei der Behandlung von Verletzungen durch Arbeitsunfälle ist im Vertrag Ärzte/Unfallversicherungsträger (▶ Abschn. 1.6.1) für bestimmte Fälle zwingend eine Verweisung des Patienten an eine durchgangsärztliche Praxis vorgeschrieben. Durchgangsärzte müssen bestimmte fachliche Qualifikationen aufweisen und ihre Praxisausstattung muss bestimmte vorgegebene Anforderungen erfüllen. Sie werden durch einen Landesverband der Deutschen Gesetzlichen Unfallversicherung e. V. für das Durchgangsarztverfahren zugelassen und sind zur Einleitung von Heilbehandlungsmaßnahmen nach einem Arbeitsunfall ermächtigt. Eine Vorstellung eines Patienten bei einem Durchgangsarzt (D-Arzt) ist dann erforderlich, wenn der Unfallverletzte wegen der Verletzung über den Unfalltag hinaus arbeitsunfähig sein wird. Eine Vorstellung in einer durchgangsärztlichen Praxis muss auch erfolgen, wenn die Verletzung voraussichtlich mehr als eine Woche behandlungsbedürftig sein wird oder wenn die Verordnung von Heil- oder Hilfsmitteln erforderlich ist. Besteht nach dem oben Ausgeführten die Verpflichtung, den Patienten an einen Durchgangsarzt zu verweisen, so darf in der dermatologischen Praxis nur die notwendige Erstversorgung des Patienten erfolgen. Der Dermatologe verwendet den Formtext F 1050 (Ärztliche Unfallmeldung) und dokumentiert hier die Art der Erstversorgung und den Grund der Überweisung an den D-Arzt. Auf diesem Formular kann auch die Abrechnung erfolgen. Abgerechnet werden können die notwendige Erstbehandlung und die Überweisung an den D-Arzt. (Formtexte für Ärzte und Ärztinnen, die Versicherte der gesetzlichen Unfallversicherung behandeln, können auf den Internetseiten der Deutschen Gesetzlichen Unfallversicherung e. V. [DGUV] abgerufen werden.) Die ärztliche Unfallmeldung muss spätestens am nächsten Werktag nach der Erstversorgung erstattet werden.

Der Durchgangsarzt entscheidet dann über den weiteren Verlauf der Behandlung. Kann die Verletzung im Rahmen der allgemeinen Heilbehandlung behandelt werden, so überweist er den Patienten an die dermatologische Praxis zurück, wenn der Patient den Dermatologen als behandelnden Arzt benennt.

Besondere unfallmedizinische Heilbehandlung kann nur der D-Arzt selbst ausführen. Hier kann er gegebenenfalls einen Dermatologen zur Mitbehandlung hinzuziehen.

Besteht keine Vorstellungspflicht nach dem oben Ausgeführten, so kann der Patient in der dermatologischen Praxis weiter behandelt werden. In diesem Fall erstattet der Hautarzt ebenfalls mit dem Formtext F 1050 die Ärztliche Unfallmeldung an den zuständigen Unfallversicherungsträger und rechnet die Behandlung mit diesem ab.

Der beschriebene Ablauf ist in ◘ Abb. 1.1 noch einmal schematisch dargestellt.

Stellt sich ein Patient zuerst bei einem Durchgangsarzt vor, so wird dieser gegebenenfalls einen Hautarzt zur Mitbehandlung hinzuziehen.

Erbrachte Behandlungsleistungen werden nach den besonderen Regelungen zur Abrechnung im Bereich der gesetzlichen Unfallversicherung in Rechnung gestellt (► Abschn. 1.6.2).

Heilbehandlung wird nach den Regelungen des Vertrages Ärzte/Unfallversicherungsträger in der Regel als allgemeine Heilbehandlung erbracht. Wenn der behandelnde Arzt etwa wegen der besonderen Schwere einer Erkrankung bei der Therapie einer Berufskrankheit einen höheren Beratungs- und Betreuungsaufwand als gegeben und damit eine besondere Heilbehandlung als angezeigt ansieht, so muss er dies mit dem Unfallversicherungsträger abstimmen.

Für die ärztliche Behandlung gilt grundsätzlich die Therapiefreiheit. Dabei sind aber die Vorgaben des Vertrages Ärzte/Unfallversicherungsträger zu beachten (► Abschn. 1.6.1). Versicherte haben im Rahmen der Heilbehandlung Anspruch auf die Versorgung mit den zur ärztlichen Behandlung erforderlichen Arznei- und Verbandmitteln und Heilmitteln. Zuzahlungen für Medikamente fallen hier für die Patienten anders als im Bereich der gesetzlichen Krankenkasse in der Regel nicht an. Erforderlich ist aber, dass die Medikamente ärztlich verordnet worden sind. In Einzelfällen, etwa bei der Durchführung einer systemischen Therapie einer Hauterkrankung, ist es möglich, dass sich Unfallversicherungsträger vorbehalten, die Verwendung eines bestimmten Medikaments von einer vorherigen Genehmigung abhängig zu machen. Angaben hierzu ergeben sich in der Regel aus dem erteilten Behandlungsauftrag.

1.5.2 Vorbeugende Heilbehandlung als Maßnahme zur Verhinderung der Entstehung oder Verschlimmerung einer Berufskrankheit

Unter bestimmten Voraussetzungen erbringen die Unfallversicherungsträger auch Leistungen zur Heilbehandlung, durch die der Entstehung oder Verschlimmerung einer Berufskrankheit vorgebeugt werden soll. Rechtliche Grundlage ist hier § 3 BKV. Da bis zur Anerkennung einer Erkrankung als Berufskrankheit die Zuständigkeit für eine Heilbehandlung grundsätzlich bei der gesetzlichen Krankenversicherung liegt, prüfen Unfallversicherungsträger im Einzelfall, ob zur Vermeidung der Entstehung einer Berufskrankheit besondere Leistungen der gesetzlichen Unfallversicherung erforderlich sind. Eine Heilbehandlung zu Lasten der gesetzlichen Unfallversicherung setzt hier die Erteilung eines Behandlungsauftrages durch den Unfallversicherungsträger zwingend voraus. Die Heilbehandlung wird grundsätzlich als allgemeine Heilbehandlung erbracht. Soweit der behandelnde Arzt wegen der besonderen Umstände des Einzelfalles die besondere Heilbehandlung für angezeigt hält, etwa weil für den Versicherten die Aufgabe der Tätigkeit droht, so muss dies mit dem Unfallversicherungs-

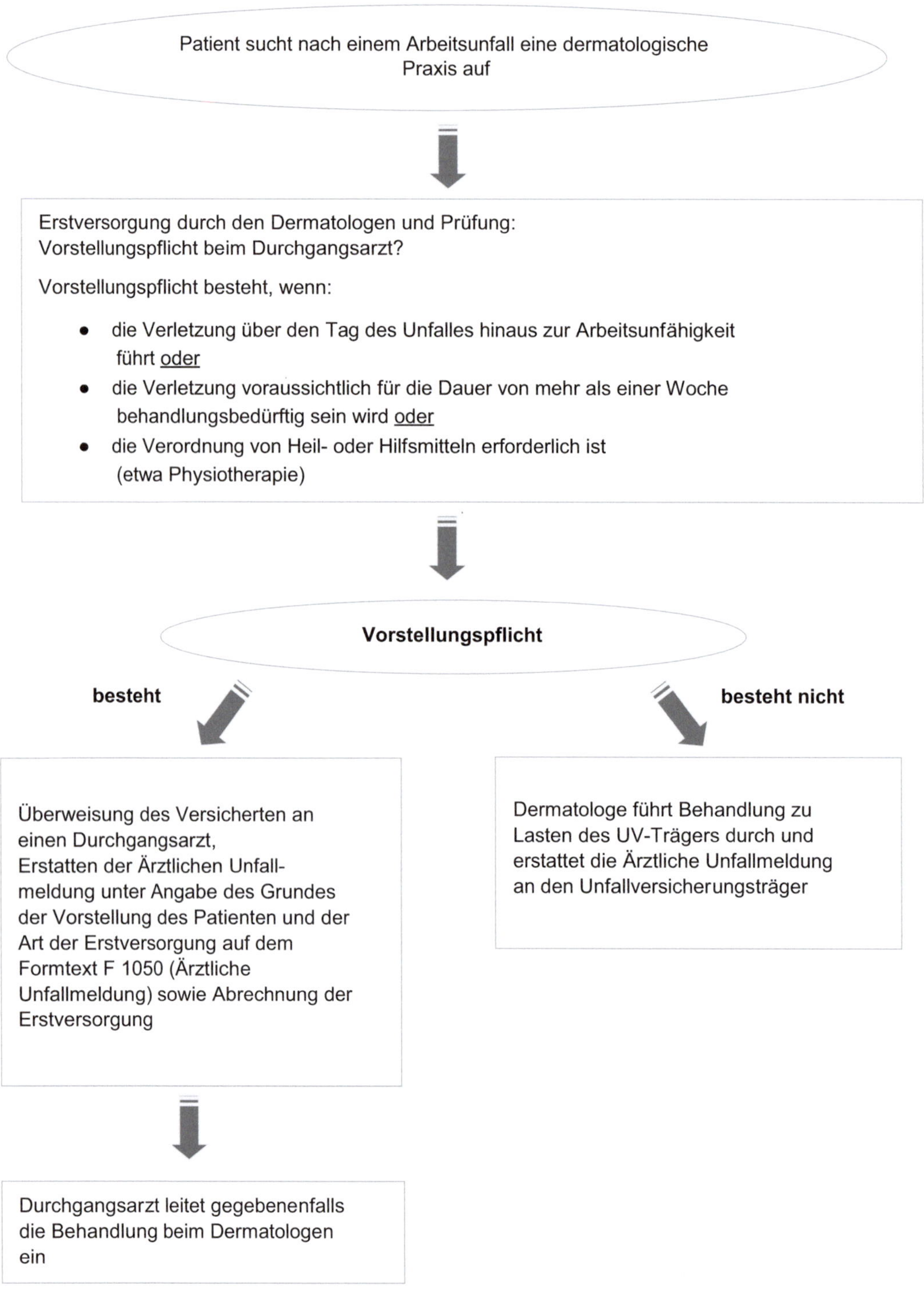

Abb. 1.1 Behandlung von Patienten zu Lasten der gesetzlichen Unfallversicherung bei Arbeitsunfällen

träger abgestimmt werden. In einem solchen Fall wird die Hauterkrankung meistens aber als bereits als „schwer" im Sinne des Tatbestands der BK-Nr. 5101 zu beurteilen sein, sodass hier eine Berufskrankheiten-Verdachtsanzeige erstattet werden muss.

Auch im Rahmen der vorbeugenden Heilbehandlung werden die Kosten für die erforderlichen Medikamente übernommen.

Im Rahmen der vorbeugenden Heilbehandlung ist es möglich, dass sich Unfallversicherungsträger vorbehalten, den Einsatz von bestimmten Medikamenten, etwa im Rahm einer systemischen Therapie, von der Erteilung einer vorherigen Genehmigung durch den Unfallversicherungsträger abhängig zu machen.

Für den Fall der drohenden Entstehung einer Berufskrankheit nach Nr. 5101, also etwa bei beruflich bedingten Hauterkrankungen von Versicherten, die noch nicht als schwer oder wiederholt rückfällig zu bewerten sind, erfolgen die Prüfung, ob vorbeugende Leistungen erbracht werden, sowie eventuell die Erteilung eines Behandlungsauftrages im Rahmen des Hautarztverfahrens (zu Einzelheiten zum Hautarztverfahren siehe ▶ Kap. 18).

1.5.3 Entschädigungsleistungen

Wird durch einen Versicherungsfall der gesetzlichen Unfallversicherung, also einen Arbeitsunfall oder eine Berufskrankheit, die Erwerbsfähigkeit von Versicherten dauerhaft gemindert, so haben diese unter bestimmten Voraussetzungen Anspruch auf eine Rente. Erforderlich ist hierfür in der Regel eine Minderung der Erwerbsfähigkeit (MdE) in Höhe von mindestens 20 % über die 26. Woche nach dem Versicherungsfall hinaus. Dabei richtet sich die Bewertung der Höhe der MdE nach dem Umfang der sich aus der Beeinträchtigung des körperlichen und geistigen Leistungsvermögens ergebenden verminderten Arbeitsmöglichkeiten auf dem gesamten Gebiet des Erwerbslebens. Kann eine Bestimmung der Höhe der MdE nicht durch Auswertung der vorliegenden Erkenntnisse getroffen werden, wird der Unfallversicherungsträger die Hilfe eines medizinischen Fachgutachtens in Anspruch nehmen (zum Thema Begutachtung in der Berufsdermatologie siehe ▶ Abschn. 1.7 und ▶ Kap. 35, ▶ Kap. 36).

1.6 Der Vertrag Ärzte/Unfallversicherungsträger als rechtliche Grundlage für die Beziehungen zwischen Ärzten und Trägern der gesetzlichen Unfallversicherung und Abrechnung ärztlicher Leistungen in der gesetzlichen Unfallversicherung

1.6.1 Der Vertrag Ärzte/Unfallversicherungsträger

Den rechtlichen Rahmen für die Beziehungen zwischen Ärzten und Unfallversicherungsträgern bildet der Vertrag Ärzte/Unfallversicherungsträger. Hier finden sich unter anderem Regelungen zur Heilbehandlung, zum Hautarztverfahren, zur Begutachtung, zu Auskunftspflichten und zum Datenschutz sowie zur Abrechnung. Beteiligt an diesem Vertrag sind alle Ärzte, die an der vertragsärztlichen Versorgung teilnehmen. Aus der Beteiligung an diesem Vertrag ergibt sich wie bei der Behandlung von Patienten der gesetzlichen Krankenversicherung grundsätzlich eine Verpflichtung zur Behandlung von Versicherten der gesetzlichen Unfallversicherung.

Ärzte, die nicht an der vertragsärztlichen Versorgung teilnehmen, aber Versicherte der gesetzlichen Unfallversicherung behandeln möchten, können auf Antrag am Vertrag Ärzte/Unfallversicherungsträger beteiligt werden.

Vergütet werden kann nach den Regelungen des Vertrages nur eine Behandlung, die nach den Regeln der ärztlichen Kunst erforderlich und zweckmäßig ist und das Gebot der Wirtschaftlichkeit erfüllt.

Besonders zu beachten sind die Vorgaben für die Erstellung von Berichten und Gutachten. Danach können unvollständige Berichte oder Gutachten nicht vergütet werden. Ärztliche Erstberichte an den Unfallversicherungsträger müssen grundsätzlich unverzüglich gesendet werden, das heißt, sie müssen spätestens acht Werktage nach der Erstbehandlung zu Lasten des Unfallversicherungsträgers bei diesem eingehen. Später eingehende Erstberichte können ebenfalls nicht vergütet werden. Diese Vorgabe betrifft nach dem Wortlaut der Vorschrift zwar die Übersendung des Hautarztberichtes nicht. Denn hier ist noch zu prüfen, ob eine Behandlung zu Lasten des Unfallversicherungsträgers erfolgt. Im Interesse des Patienten sollte aber auch ein Hautarztbericht unverzüglich erstattet werden, damit geprüft werden kann, ob und welche Maßnahmen zur Vermeidung der Entstehung einer Berufskrankheit nach Nr. 5101 getroffen werden sollten.

1.6.2 Abrechnung ärztlicher Leistungen in der gesetzlichen Unfallversicherung

Die Vergütung für erbrachte Leistungen der Heilbehandlung wird nach dem Anhang zum Vertrag Ärzte/Unfallversicherungsträger, dem Leistungs- und Gebührenverzeichnis der „UV-GOÄ" abgerechnet. Hier sind für einzelne Leistungen die entsprechenden Gebühren als Euro-Beträge jeweils für die Abrechnung im Rahmen einer allgemeinen oder der besonderen Heilbehandlung ausgewiesen. Steigerungssätze wie in der Gebührenordnung für Ärzte (GOÄ) sind nicht vorgesehen. Leistungen, die nicht im Leistungs- und Vergütungsverzeichnis enthalten sind, können nicht wie nach der Gebührenordnung für Ärzte analog berechnet werden. Sollte aus Sicht eines Arztes bei einer Therapie eine Leistung erforderlich sein, die nicht im Leistungs- und Vergütungsverzeichnis vorgesehen ist, so muss die Behandlung vor dem Beginn mit dem Unfallversicherungsträger abgestimmt werden.

Wie oben dargestellt, wird die Heilbehandlung in der Regel als allgemeine Heilbehandlung erbracht und abgerechnet. Der Vertrag Ärzte/Unfallversicherungsträger sieht eine Ausnahme für ärztliche Leistungen, die im Zusammenhang mit Begutachtungen erbracht werden, vor. Sie werden nach den Gebührensätzen für die besondere Heilbehandlung vergütet.

Bestimmte Leistungen können in einem Behandlungsfall nur zahlenmäßig begrenzt abgerechnet werden. Als „Behandlungsfall" im Sinne der UV-GOÄ gilt dabei die gesamte ambulante Versorgung, die von demselben Arzt nach der ersten Inanspruchnahme innerhalb von drei Monaten an demselben Patienten zu Lasten desselben gesetzlichen Unfallversicherungsträgers vorgenommen worden ist.

Soweit es bei der Abrechnung dermatologischer Leistungen zu Differenzen zwischen dem behandelnden Hautarzt und einem Unfallversicherungsträger gekommen ist, kann ein spezielles Clearing-Verfahren für den Bereich Berufsdermatologie zur Klärung der Meinungsverschiedenheit beitragen (Informationen hierzu gibt es auf den Internetseiten der Arbeitsgemeinschaft für Berufs- und Umweltdermatologie e. V.).

1.7 Bereiche der berufsdermatologischen Tätigkeit

Für die hautfachärztliche Tätigkeit im Zusammenhang mit beruflich bedingten Hauterkrankungen ergeben sich verschiedene Tätigkeitsfelder.

Hierzu gehören vor allem die Diagnose und die Behandlung von Berufskrankheiten der Haut sowie die Mitwirkung bei der Prävention von beruflich bedingten Hauterkrankungen durch eine besondere hautfachärztliche Beratung, Begleitung und Behandlung von Versicherten, bei denen die Entstehung einer beruflich bedingten Hauterkrankung droht. Bei einzelnen Fragen zur Diagnose oder Behandlung nehmen Unfallversicherungsträger vielfach die Hilfe beratender Hautärzte in Anspruch. Diese werden im Rahmen von Dienstverträgen mit Unfallversicherungsträgern tätig.

Ein weiterer Tätigkeitsbereich der Berufsdermatologie ist die medizinische Begutachtung von Fragen im Zusammenhang mit der Klärung, ob die Voraussetzungen einer Berufskrankheit erfüllt sind. Hier kann Klärungsbedarf in Bezug auf die Diagnose einer beruflich bedingten Hauterkrankung bestehen. Außerdem ergeben sich Fragen im Zusammenhang mit der Prüfung, ob beruflich bedingte Einwirkungen ursächlich für die Erkrankung sind. Schließlich sind Fragestellungen in Bezug auf die Bewertung des Ausmaßes der MdE durch eine Berufskrankheit zu beantworten. Als Hilfestellung für medizinische Gutachten gibt es für verschiedene Berufskrankheiten Begutachtungsempfehlungen, die vom Spitzenverband der gesetzlichen Unfallversicherung (DGUV) herausgegeben werden. Ziel dieser Begutachtungsempfehlungen ist es, auf der Basis des aktuellen medizinisch-wissenschaftlichen Erkenntnisstandes einheitliche Grundlagen für die Begutachtung zu schaffen. Für die Berufsdermatologie relevant ist die „Bamberger Empfehlung", in der die Begutachtungsempfehlungen für die Begutachtung von Haut- und Hautkrebserkrankungen dargestellt sind. Die Bamberger Empfehlung kann auf den Internetseiten des Spitzenverbandes der Deutschen Gesetzlichen Unfallversicherung abgerufen werden; zu ausführlichen Informationen zur medizinischen Begutachtung siehe ► Kap. 35, ► Kap. 36.

Berufskrankheiten

Inhaltsverzeichnis

BK 5101: Schwere oder wiederholt rückfällige Hauterkrankungen

Christoph Skudlik

Inhaltsverzeichnis

C. Skudlik et al. (Hrsg.), *Berufsdermatologie*, https://doi.org/10.1007/978-3-662-50518-2_2

Die BK 5101 „Schwere oder wiederholt rückfällige Hauterkrankungen" umfasst alle Krankheiten der Haut oder Hautanhangsgebilde einschließlich der Augenbindehaut mit Ausnahme von Hautkrebs (Diepgen et al. 2016). Neben Hautkrebs sind als weitere Ausnahmen auch Infektionserkrankungen der Haut, Hauterkrankungen aufgrund bestimmter chemischer oder physikalischer Einwirkungen und Hautkrankheiten als Folge- oder Begleiterscheinungen einer anderen Berufskrankheit unter anderen BK-Nummern als der BK 5101 zu prüfen (Diepgen et al. 2016; Skudlik und John 2018) (▶ Kap. 4).

2.1 Klinik

Kumulativ-subtoxische und allergische Kontaktekzeme der Hände sind die mit Abstand häufigsten berufsbedingten Hauterkrankungen. Daneben können jedoch auch Hauterkrankungen anderer Lokalisation und Ätiologie beruflicher Natur sein, beispielsweise berufsbedingt verursachte Gesichts- oder Fußekzeme, berufsbedingt verursachte Kontakturtikaria oder beruflich erstmanifestierte oder verschlimmerte anlagebedingte Hauterkrankungen.

2.1.1 Kontaktekzeme

Klinisch manifestieren sich berufsbedingte Hauterkrankungen im Sinne der BK 5101 deutlich überwiegend an den Händen als Kontaktekzeme (Diepgen 2012). Pathogenetisch sind kumulativ-subtoxische und/oder allergische Einwirkungen anzuschuldigen, wobei Mischformen insbesondere bei fortgeschrittenen oder länger bestehenden Handekzemen häufig sind und zusätzlich nicht selten auch eine endogene Komponente im Sinne einer atopischen Disposition vorliegt (Agner et al. 2015; Bauer et al. 2015; Diepgen 2012; Thyssen et al. 2022). Häufig, insbesondere bei fortgeschrittenen beruflichen Kontaktekzemen, ist eine kombinierte Ätiologie des Handekzems festzustellen, wobei einer der oben genannten ätiopathogenetischen Faktoren klinisch führend sein kann. Aufgrund der Begünstigung kumulativ-subtoxischer Handekzeme durch eine atopische Disposition einerseits und andererseits vor dem Hintergrund, dass kumulativ-subtoxische und allergische Kontaktekzeme gleichermaßen primär die unmittelbaren Kontaktareale betreffen, kann die exakte diagnostische Einordnung mit Differenzierung und Gewichtung allergischer, kumulativ-subtoxischer und endogener (vor allem atopischer) Verursachungsfaktoren eines Handekzems schwierig sein.

Beruflich verursachte akut-toxische Kontaktekzeme, etwa nach Säure- oder Laugenverätzungen, zählen nicht zu berufsbedingten Hauterkrankungen im Sinne der BK 5101, sondern sind als unfallartige Ereignisse zu werten und können somit Ausdruck eines Arbeitsunfalles sein.

Im Gegensatz zum akut-toxischen Kontaktekzem entsteht das irritative beziehungsweise kumulativ-subtoxische Kontaktekzem nicht aufgrund einer einzelnen Einwirkung. Repetitive Hautschädigungen, die als Einzelereignis keine sichtbaren Hautveränderungen auszulösen vermögen, führen erst in ihrer Summation zu einer Ekzemreaktion. Irritative oder kumulativ-subtoxische Kontaktekzeme sind definiert als Reaktion der Haut auf exogene Reize, ohne dass ein primär immunologischer Mechanismus zugrunde liegt (Dickel et al. 2022). Die Abgrenzung des kumulativ-subtoxischen vom allergischen Kontaktekzem basiert auf der Pathophysiologie und nur begrenzt auf dem klinischen Bild (Dickel et al. 2022).

Erste Hautveränderungen treten bei beruflichen kumulativ-subtoxischen Kontaktekzemen der Hände häufig in den Fingerzwischenräumen als Interdigitalraumekzem, bedingt durch Feuchtarbeit, auf (Skudlik und John 2018).

Definition

Feuchtarbeit war bislang gemäß der Technischen Regel für Gefahrstoffe (TRGS) 401 „Gefährdung durch Hautkontakt. Ermittlung – Beurteilung – Maßnahmen" definiert als Tätigkeiten, bei denen die Beschäftigten einen erheblichen Teil ihrer Arbeitszeit, dies sind regelmäßig mehr als zwei Stunden, mit ihren Händen Arbeiten im feuchten Milieu ausführen oder häufig beziehungsweise intensiv ihre Hände reinigen oder über einen entsprechenden Zeitraum feuchtigkeitsdichte Schutzhandschuhe mit Okklusionseffekt tragen. Zum Zeitpunkt der Drucklegung des Buches befand sich die TRGS 401 in Überarbeitung und finaler Abstimmung. Künftig wird Feuchtarbeit definiert als Tätigkeiten, bei denen Beschäftige einen erheblichen Teil ihrer Arbeitszeit Hautkontakt mit Wasser oder wässrigen Flüssigkeiten haben (regelmäßig >2 Stunden pro Arbeitstag), oder häufig die Hände waschen (mindestens 15× pro Arbeitstag), Hautkontakt mit Wasser oder wässrigen Flüssigkeiten haben und im häufigen Wechsel flüssigkeitsdichte Schutzhandschuhe tragen (> als 10 × pro Arbeitstag); oder sich die Hände im Wechsel mit dem Tragen flüssigkeitsdichter Schutzhandschuhe häufig waschen (> als 5 × pro Arbeitstag). Das ausschließliche Tragen von flüssigkeitsdichten Schutzhandschuhen ist in diesem Sinne nicht als Feuchtarbeit definiert.

Die Technischen Regeln für Gefahrstoffe geben den Stand der Technik, Arbeitsmedizin und Arbeitshygiene sowie sonstige gesicherte Erkenntnisse für Tätigkeiten mit Gefahrstoffen einschließlich deren Einstufung und Kennzeichnung wieder. Sie werden vom Ausschuss für Gefahrstoffe (AGS) des Bundesministeriums für Arbeit und Soziales aufgestellt und von ihm der Entwicklung entsprechend angepasst. Die TRGS werden vom Bundesministerium für Arbeit und Soziales im Gemeinsamen Ministerialblatt bekannt gegeben und sind auf der Homepage der Bundesanstalt für Arbeitsschutz und Arbeitsmedizin einsehbar (BAuA 2021).

Kumulativ-subtoxische Kontaktekzeme können auch durch berufliche Einwirkung bestimmter Irritanzien, wie Kontakt zu alkalischen Flüssigkeiten (wie wassermischbare Kühlschmierstoffe, zementäre Zubereitungen), Flächen- und Instrumentendesinfektionsmitteln, Reinigungsmitteln, organischen Lösemitteln, Pflanzen- und Nahrungsmittelsäften verursacht sein. Auch trockene berufliche Tätigkeiten können irritative Kontaktekzeme verursachen, beispielsweise in Form der Einwirkung abrasiver Substanzen, von Mineralfaserstäuben oder trockenen Verschmutzungen.

Das klinische Bild des kumulativ-subtoxischen Ekzems ist variabel und reicht von gering ausgeprägten Veränderungen, gekennzeichnet durch trockene, leicht schuppige rötlich bis livide Haut, vorzugsweise im Bereich der Fingerzwischenräume und der Fingerknöchel durch Feuchtarbeit, bis zum klinisch schweren Handekzem, gekennzeichnet durch Rötung, Ödem, Infiltration, Rhagaden und Lichenifikation (Dickel et al. 2022). Das Ekzem kann je nach Einwirkung und Lokalisation relativ scharf begrenzt sein, jedoch bei Verursachung durch flüssige Irritanzien oder häufiges Händewaschen auch eine unscharfe Begrenzung aufweisen. Eine Besonderheit des kumulativ-subtoxischen Handekzems stellt das Fingerspitzenekzem im Sinne einer Pulpitis dar, welches häufig durch lediglich gering entzündliche Veränderungen und primär Schuppung und Rhagadenbildung, beispielsweise verursacht durch mechanische Belastungen, gekennzeichnet ist. Auch durch kumulative Einwirkung mechanischer Reize wie Druck oder Reibung können entzündliche Hauterscheinungen der Hände verursacht werden, die dann klinisch häufig durch eine hyperkeratotische Komponente gekennzeichnet sind.

2

Definition

Berufsbedingte Kontaktekzeme weisen in der Regel einen arbeitskongruenten Verlauf auf mit Besserungen in Arbeitskarenzzeiten. Hier ist die exakte hautärztliche Verlaufsdokumentation, insbesondere auch im Zuge der Erstattung von Hautarztberichten, maßgeblich für die Objektivierung einer Arbeitskongruenz. In Einzelfällen ist es jedoch möglich, dass sich der Verlauf des Kontaktekzems nicht streng arbeitskongruent darstellt, dies entweder bei gleichzeitigem Vorliegen eines schubweise verlaufenden atopischen Ekzems oder auch konkurrierenden außerberuflichen Einwirkungen (außerberufliche Allergenkontakte, private Feuchtarbeit) (Skudlik und John 2013).

Die Abgrenzung der verschiedenen Handekzemtypen erfordert neben der Analyse von Hautbelastungsfaktoren eine entsprechende allergologische Diagnostik (► Kap. 7) und dezidierte Beurteilung des Erkrankungsverlaufes.

Berufliche Kontaktekzeme können ausschließlich auf eine Typ-IV-Kontaktallergie zurückzuführen sein, häufiger ist allerdings das Vorliegen eines sogenannten 2-Phasen-Ekzems: Dabei wird die Typ-IV-Sensibilisierung auf den Boden der Barriereschädigung der Haut bei berufsbedingtem kumulativ-subtoxischem Handekzem sekundär aufgepfropft.

► Beispiel

Bei einer seit 5 Jahren als Altenpflegerin tätigen Patientin bestehen seit dem ersten Ausbildungsjahr beruflich arbeitskongruent verlaufende ekzematöse Hautläsionen an beiden Händen. Während der Ausbildung und im ersten Berufsjahr manifestierten sich diese in den Fingerzwischenräumen und an den Fingerseiten. Ein in dieser Phase durchgeführter Epikutantest ergab keinen Hinweis auf Typ-IV-Sensibilisierungen. Im zurückliegenden Berufsjahr nahm die Schwere des Handekzems zu mit zusätzlichem Befall der Streckseiten der Hände und der Handgelenke. In der daraufhin erneut durchgeführten Epikutantestung war erstmals eine Typ-IV-Sensibilisierung gegenüber Mercaptobenzothiazol und einem beruflich verwendeten Einmalhandschuh, der dieses Allergen enthält, nachweisbar. Somit bestand rückblickend in den ersten Berufsjahren ein berufliches kumulativ-subtoxisches Handekzem. Ab dem zurückliegenden Berufsjahr ist ein ätiologisch kombiniertes berufliches Kontaktekzem, teils kumulativ subtoxischer, teils allergischer Genese, bei sekundär aufgepfropfter Typ-IV-Sensibilisierung gegenüber Mercaptobenzothiazol zu konstatieren. ◄

Berufliche allergische Kontaktekzeme sind, bedingt durch individuelle Faktoren wie Sensibilisierungsgrad, Vorschaden des Integumentes und die Art der Exposition, klinisch vielfältig (Dickel et al. 2022). Typischerweise verlaufen sie phasenweise mit initial entzündlich-exsudativer Reaktion mit ödematöser Schwellung, später bei ausgeprägter Sensibilisierung mit Bläschen und Blasen und schließlich bei Allergenmeidung Rückläufigkeit mit Erosionen und Desquamation. Bei persistierender Allergenexposition stehen im Gegensatz zum akuten allergischen Kontaktekzem regenerativ-proliferative Merkmale im Vordergrund. Hierbei führt die chronische Entzündung der Epidermis zu einer Verdickung mit gestörter Hornschichtbildung und Lichenifikation. Berufsbedingte allergische Kontaktekzeme manifestieren sich an den beruflich gegenüber dem jeweiligen Allergen (Bauer et al. 2015) unmittelbar exponierten Arealen; so typischerweise im Friseurgewerbe bei Rechtshändigkeit und Kontaktallergie gegenüber Haarfärbemitteln am II. und III. Finger der am Kundenhaar arbeitenden linken Hand, oder bei Zahntechnikern mit Methacrylat-Allergie an den Fingerendgliedern der ersten drei Finger beider Hände infolge der spezifischen handwerklichen Tätigkeit.

Ein nicht regelhaft auftretendes, aber durchaus typisches klinisches Kennzeichen des akuten allergischen Kontaktekzems sind Streuphänomene (Dickel et al. 2022). Hierbei gehen die ekzematösen Hautveränderungen über das Kontaktareal zum auslösenden Allergen hinaus und können bei beruflichem allergischen Handekzem beispielsweise die Unter- und Oberarme, bei höherem Sensibilisierungsgrad auch weiter entfernt vom Kontaktareal liegende Hautareale betreffen. Aufgrund des klinischen Bildes kann hier eine Abgrenzung zu Ekzemmanifestationen anderer Genese, etwa einem atopischen Ekzem, erschwert sein.

Beim aerogenem Kontaktekzem handelt es sich um eine Sonderform der allergischen Kontaktdermatitis bei der Kontaktallergene aerogen („luftgetragen") mit der Haut in Kontakt treten und vorwiegend an bekleidungsfreien Arealen ein allergisches Kontaktekzem auslösen (Breuer et al. 2015). Die Allergene gelangen durch Emissionen wie staubförmige Partikel oder Dämpfe an die unbekleidete Haut; typischerweise sind somit Gesicht und Hände betroffen. Im Gegensatz zu lichtinduzierten Dermatosen kommt es im Gesicht auch an den Oberlidern, retroaurikulär und unterhalb des Kinns zu Ekzemen, an den Augenlidern häufiger in Verbindung mit starken Schwellungen. Typische Vertreter aerogen wirksamer beruflicher Typ-IV-Allergene sind Konservierungsmittel (wie Isothiazolinone in Wandfarben), Bestandteile von Epoxidharzsystemen (etwa in der Bau- oder Kunststoffindustrie), Medikamentenstäube (in Pflegeberufen) und Pflanzenbestandteile (bei Floristen und Gärtnern). Auch bei luftgetragenen beruflichen Kontaktdermatitiden kann aufgrund des klinischen Bildes die Abgrenzung zu Ekzemerkrankungen anderer Genese, wie der atopischen Dermatitis, erschwert sein.

2.1.2 Atopisches Ekzem

Eine atopische Hautdisposition begünstigt die Entwicklung eines beruflichen Kontaktekzems, wobei insbesondere Personen mit bereits vorberuflich bestehendem atopischem Handekzem oder atopischem Beugeekzem eine besonders hohe Gefährdung aufweisen. Vor dem Hintergrund der mittlerweile sehr guten Präventionsmöglichkeiten in hautgefährdenden Berufen sind jedoch den meisten Atopikern hautbelastende Berufe nicht grundsätzlich verschlossen.

Bei atopischer Disposition ist im Hinblick auf eine möglichst exakte diagnostische Einordnung und Kausalitätsbewertung von Ekzemen bei berufsdermatologischen Fragestellungen häufig eine Gewichtung angezeigt in dem Sinne, als dass vor allem begründet über das klinische Bild und den Verlauf zu prüfen ist, ob es sich bei dem Ekzem klinisch führend um ein atopisches Ekzem, welches durch berufliche wie außerberufliche exogene Faktoren in seinem Verlauf beeinflusst werden kann, oder aber führend um ein Kontaktekzem, welches aber begünstigt durch die atopische Disposition aufgetreten ist, handelt (Skudlik et al. 2021a).

Das atopische Ekzem, also auch das atopische Handekzem, ist eine primär konstitutionelle Erkrankung. Dennoch kann im Einzelfall ein Ursachenzusammenhang im Sinne der Entstehung oder der Verschlimmerung zwischen einem atopischen Ekzem und beruflichen Einwirkungen bestehen: Ein Ursachenzusammenhang im Sinne der Entstehung ist dann zu konstatieren, wenn das atopische Ekzem im zeitlichen Zusammenhang mit den beruflichen Einwirkungen erstmals manifest geworden ist und unter Berücksichtigung der Art und Intensität der beruflichen Einwirkungen, Lokalisation der Läsionen, des Erkrankungsverlaufes und auch der Art und Intensität konkurrierender Einwirkungen ein beruflicher Zusammenhang wahrscheinlich ist. Ein Ursachenzusammenhang im Sinne der Verschlimmerung setzt demgegenüber bereits das berufsunabhängige Bestehen einer atopischen Dermatitis beziehungsweise eines atopischen Handekzems voraus, welche jedoch durch berufliche Einwirkungen wesentlich verschlimmert worden sind (Skudlik und John 2017; Skudlik et al. 2021a).

Neben dem wesentlichen konkurrierenden Faktor der „Eigendynamik" können atopische Handekzeme durch außerberufliche Hautbelastungen wie hauswirtschaftliche oder handwerkliche Tätigkeiten beeinflusst werden. Speziell bei anlagebedingten Dermatosen, wie der atopischen Dermatitis ist zu beachten, dass eine berufliche Kausalität dann zu verneinen ist, wenn sich aus dem Verlauf der Hauterkrankung ergibt, dass die Krankheitsanlage so leicht ansprechbar ist, dass für die Auslösung konkreter Krankheitserscheinungen auch gewöhnliche Belastungen des täglichen Lebens ausreichen (rechtlich nicht wesentliche Ursache, sogenannte Gelegenheitsursache; Skudlik et al. 2021a).

Wichtig

Das beruflich irritativ verursachte oder verschlimmerte atopische Handekzem ist diagnostisch und prognostisch gegenüber dem ausschließlichen kumulativ-subtoxischen Handekzem abzugrenzen, wobei die klinischen Übergänge fließend sein können. Ein maßgebliches Kriterium für diese Differenzierung ist der ärztlich dokumentierte Verlauf:

Kumulativ-subtoxisches Handekzem: Es zeigt sich üblicherweise ein streng arbeitsabhängiger Verlauf mit spontaner Besserung unter kürzerer und Abheilung unter längerer Arbeitskarenz (Abb. 2.1).

Beruflich verursachtes oder verschlimmertes atopisches Handekzem: Bei Exposition gegenüber einer potenziellen beruflichen Noxe (Feuchtarbeit) kommt es im Falle der Verursachung zur Erstmanifestation eines atopischen Handekzems mit erkennbar arbeitsabhängigem, jedoch zusätzlich auch typischem unvorhersehbarem Verlauf des atopischen Handekzems bei schubweisem Auftreten der Hauterscheinungen auch in Arbeitskarenzzeiten, etwa im Urlaub (Abb. 2.1). Im Falle der Verschlimmerung erfolgt eine wesentliche Verstärkung mit arbeitsabhängigem Verlauf eines vorberuflich bereits bestehenden, schubweise verlaufenden atopischen Handekzems.

2.1.3 Proteinkontaktdermatitis

Die Proteinkontaktdermatitis stellt eine Sonderform der allergenvermittelten Ekzeme dar (Dickel et al. 2022). Die Kontaktdermatitis tritt hierbei als Ekzemreaktion gegenüber hochmolekularen Proteinen auf und ist als Ausdruck einer IgE-vermittelten Kontaktdermatitis zu verstehen. Speziell in Berufen mit Umgang mit Nahrungsmitteln oder Kontakt zu Tieren und deren Epithelien und Körperflüssigkeiten ist bei ekzematösen Hauterscheinungen an beruflich exponierten Hautarealen eine Proteinkontaktdermatitis in Erwägung zu ziehen, die ohne oder zusammen mit Urticae oder Bläschenbildung nach Proteinkontakt auftreten kann. Eine berufliche Proteinkontaktdermatitis wird somit vorrangig in Nahrungsmittel-verarbeitenden Berufen, wie Back- und Konditorwarenherstellung, Fleisch- und Fischverarbeitung, bei Köchen und Speisenbereitern, sowie in veterinärmedizinischen Berufen, bei Tierpflegern und Landwirten diagnostiziert.

2.1.4 Kontakturtikaria

Im Vergleich zu allergischen Kontaktekzemen durch berufliche Typ-IV-Sensibilisierungen sind berufliche Typ-I-Allergien mit Manifestation am Hautorgan im Sinne einer Kontakturtikaria seltener. In Betracht zu ziehen sind beruflich relevante Typ-I-Allergene vor allem in Nahrungsmittelverarbeitenden und -zubereitenden Berufen und bei beruflichem Umgang mit Tieren durch Exposition gegenüber hochmolekularen beruflichen Typ-I-Allergenen wie Mehlen, Meeresfrüchten oder Tierhaaren und –harnproteinen (Mahler und Drexler 2004). Im Friseurgewerbe kommt der in Blondiermitteln vorkommenden niedermolekularen Verbindung Ammoniumpersulfat weiterhin eine besondere Bedeutung für die Verursachung urtikarieller Hauterscheinungen zu. Durch die bundesweite Umsetzung primärpräventiver Maßnahmen im Gesundheitswesen hat demgegenüber die ehemals ab den 1990er-Jahren zahlenmäßig bedeutsame Typ-I-Allergie gegenüber Naturgummilatex eine wesentliche Rückläufigkeit aufgewiesen, sodass kontakturtikarielle Hauterscheinungen in Folge einer Naturgummilatex-Allergie im Gesundheitswesen heutzutage praktisch nicht mehr beobachtet werden (Skudlik et al. 2010). In Berufsfeldern, bei denen unverändert Umgang mit naturgummilatexhaltigen Produkten besteht, kann jedoch weiterhin eine allergi-

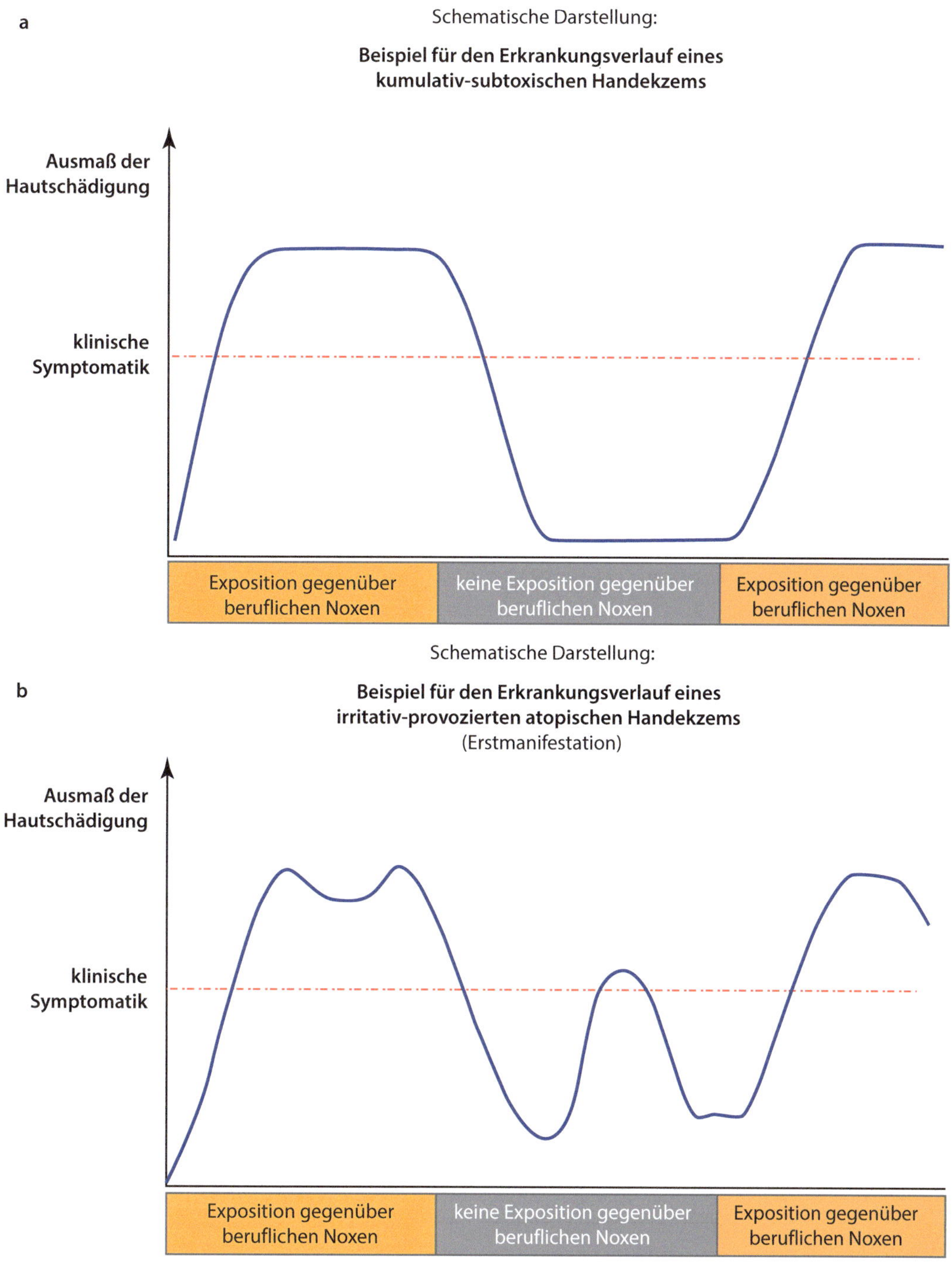

Abb. 2.1 Schematische Darstellungen des beruflichen kumulativ-subtoxischen (**a**) und des beruflich irritativ erstmanifestierten atopischen Handekzems (**b**) im Vergleich

2

sche Kontakturtikaria durch eine Sensibilisierung gegenüber diesem hochmolekularen Allergen beobachtet werden.

Klinisch wird die allergische Kontakturtikaria nach von Krogh und Maibach in vier Schweregrade eingeteilt. Hierbei manifestieren sich das Stadium I (lokalisierte Kontakturtikaria) und das Stadium II (generalisierte Urtikaria) ausschließlich am Hautorgan; bei höherem klinischem Schweregrad (Stadium III) können auch die angrenzenden Schleimhäute und die Atemwege (oropharyngeale oder gastrointestinale Symptomatik, Rhinokonjunktivitis, Bronchialasthma) betroffen sein. Das Stadium IV bezeichnet die systemische Reaktion des anaphylaktischen Schocks (Dickel et al. 2020; Skudlik et al. 2010). Hieraus folgt, dass sich bei den Stadien III oder IV einer beruflichen allergischen Kontakturtikaria automatisch der Aspekt einer Systemerkrankung im Sinne des kombinierten Vorliegens der BK 5101 und der BK 4301 (durch allergisierende Stoffe verursachte obstruktive Atemwegserkrankungen [einschließlich Rhinopathie]) ergibt. Eine derartige Konstellation wird versicherungsrechtlich für die Entschädigung als ein Versicherungsfall gewertet (Skudlik und John 2017; ▶ Kap. 4). Bei Kontakturtikaria mit Mundschleimhaut-Kontakturtikaria-Symptomatik (orales Allergiesyndrom) gegenüber Nahrungsmitteln, wie Meeresfrüchten, resultiert bei Köchen in der Regel der objektive Unterlassungszwang, da Speisen nicht mehr abgeschmeckt werden können (Dickel et al. 2020).

2.1.5 Psoriasis

Die Psoriasis vulgaris ist eine anlagebedingte Krankheit, wobei Schübe durch exogene mechanische oder irritative Einwirkungen ausgelöst werden können (Mahler et al. 2014). Vor diesem Hintergrund kann ein Zusammenhang zwischen beruflichen Einwirkungen und psoriatischen Hautveränderungen an beruflich belasteten Hautarealen bestehen. Hierbei kann am Ort der Einwirkung ein Ursachenzusammenhang im Sinne der berufsbedingten Erstmanifestation oder bei bereits am betroffenen Hautareal vorbestehenden psoriatischen Hautveränderungen der berufsbedingten Verschlimmerung gegeben sein. In größeren berufsdermatologischen Kollektiven mit überwiegend ekzematösen berufsbedingten Hautveränderungen betrug der Anteil mit der beruflichen Tätigkeit in Zusammenhang stehender psoriatischer Hautveränderungen zwischen 1,2 und 6,5 % (Skudlik und John 2013). Häufig kann bei Befall der Hände eine klinische und nicht selten auch histologische Abgrenzung einer Psoriasis palmaris von einem hyperkeratotisch-rhagadiformen Handekzem schwierig sein (Kolesnik et al. 2018). In der Zukunft könnte bei berufsdermatologischen Fragestellungen die Differenzierung zwischen einer Psoriasis palmaris und einem Handekzem durch die Anwendung eines molekularen Diagnostikums, beruhend auf der spezifischen Hochregulierung bestimmter Gene (NOS2 und CCL27), die diagnostische Einordnung erleichtern (Garzorz-Stark et al. 2016). Relevante berufliche Belastungen bestehen bei Tätigkeiten mit mechanischer Belastung der Hände, etwa bei Masseuren oder Mechanikern. Die Auslösung berufsbedingter psoriatischer Hautveränderungen wurde jedoch auch durch vergleichsweise geringfügige, aber kumulative irritative oder mechanische Belastungen der Hände, beispielsweise bei Busfahrern oder Zahnärzten, beschrieben. Ebenso kann eine berufsbedingte Psoriasis der Hände sich auch sekundär auf dem Boden eines berufsbedingten kumulativ-subtoxischen oder allergischen Kontaktekzems entwickeln (Skudlik und John 2020).

2.2 Kausalitätsbeurteilung bei der BK 5101: Beurteilungskriterien für den Zusammenhang zwischen Hauterkrankung und beruflichen Einwirkungen

Ein Ursachenzusammenhang im Sinne der Entstehung ist zu prüfen, wenn die Hautkrankheit im zeitlichen Zusammenhang mit versicherten Einwirkungen erstmals manifest geworden ist. Derartige Konstellationen sind in der Regel bei beruflich verursachten kumulativ-subtoxischen und allergischen Kontaktekzemen zu konstatieren, können aber auch bei beruflicher Erstmanifestation am Ort der beruflichen Einwirkung einer atopischen Dermatitis oder Psoriasis vulgaris gegeben sein (Diepgen et al. 2016; Skudlik und John 2017; Skudlik et al. 2021a).

Ein Ursachenzusammenhang im Sinne der Verschlimmerung setzt eine durch unversicherte endogene und/oder exogene Faktoren entstandene Hautkrankheit voraus, die durch versicherte Einwirkungen wesentlich verschlimmert worden ist. Typische berufsdermatologische Konstellationen sind eine bereits vor beruflicher Exposition bestehende atopische Dermatitis oder Psoriasis vulgaris am Ort der beruflichen Einwirkung (Diepgen et al. 2016; Skudlik et al. 2021a).

Bei Verschlimmerungen sind verschiedene Differenzierungen möglich.

Zeitlich werden vorübergehende und dauerhafte Verschlimmerung unterschieden. Vorübergehend ist eine Verschlimmerung dann, wenn die Erkrankung durch die versicherten Einwirkungen nur für eine bestimmte Zeit einen schwereren Verlauf nimmt und dann auf das Ausmaß/Niveau zurückkehrt, das ohne die berufliche Verschlimmerung bestanden hätte. Wird die Erkrankung dagegen auf Dauer in ein höheres Niveau gehoben, so handelt es sich um eine dauerhafte Verschlimmerung (Diepgen et al. 2016; Skudlik et al. 2021a).

Nach der Wirkintensität werden abgrenzbare und richtunggebende Verschlimmerungen unterschieden. Bei abgrenzbaren Verschlimmerungen kann zwischen dem bereits bestehenden Schaden und dem durch die versicherte Einwirkung hinzugetretenen Schaden oder deren Anteilen an einer zunehmenden Verschlimmerung beschreibend unterschieden werden.

Eine richtunggebende Verschlimmerung einer vorbestehenden Erkrankung ist eingetreten, wenn der gesamte Ablauf der Erkrankung nachhaltig wesentlich beschleunigt und befördert wurde, einen anderen schweren Verlauf genommen hat und damit das gesamte weitere Erkrankungsgeschehen durch die versicherte Einwirkung wesentlich geprägt wird. Bei Berufsdermatosen ist diese Art der Verschlimmerung nur gelegentlich zu beobachten. Ein Beispiel hierfür ist der Übergang einer photoallergischen Reaktion in ein chronisches aktinisches Retikuloid (Diepgen et al. 2016; Skudlik et al. 2021a).

▶ Fallbeispiele zur Kausalität bei atopischem Handekzem (nach: Skudlik et al. (2021a) Berufskrankheit Nr. 5101 – Kausalitätsgrundsätze mit Fallbeispielen. Dermatol Beruf Umwelt, 69, 91–96, mit freundlicher Genehmigung Dustri-Verlag, München-Deisenhofen)

1. **Verursachung im Sinne der Entstehung**

   Bei einer Auszubildenden zur Pflegefachfrau bestanden im Kindesalter Ekzeme in den Ellenbeugen und den Kniegelenksbeugen. Die Hände und die Handgelenksbeugen waren nicht betroffen. Mit zunehmendem praktischem Einsatz in der Pflege entwickelt die Auszubildende Rötungen und Schuppungen an den Fingerseitenkanten und den Handrücken. In der Folgezeit kommt es zu schubartig auftretenden Bläschenbildungen an den Fingerseitenkanten, Fingerbeugeseiten und in den Handinnenflächen. Nach mehrwöchiger Arbeitskarenz bilden sich die Hautveränderungen zurück. Nach Aufnahme der Tätigkeit kommt es zu erneuten Hautveränderungen, teilweise schubartig. Nach Abbruch der Ausbildung heilt das Handekzem vollständig und rezidivfrei ab.

2. **(Vorübergehende) Verschlimmerung**

   Bei einer Auszubildenden zur Pflegefachfrau bestehen seit der Kindheit Beugenekzeme, auch unter Einschluss der Fingerbeugeseiten und der Handinnenflächen. An den Händen waren vor Antritt der Ausbildung jährlich ca. drei bis vier Erkrankungsschübe aufgetreten. Mit zunehmendem praktischem Einsatz in der Pflege entwickelt die Auszubildende entzündliche Hauterscheinungen der Hände in den bereits vorberuflich betroffenen Arealen. Unter Arbeitskarenz bessern sich die Handekzeme wesentlich. Bei Wiederaufnahme der hautbelastenden Tätigkeiten kommt es sehr schnell zu Verschlimmerungen der Handekzeme.

Nach Abbruch der Ausbildung zeigen die Handekzeme einen vergleichbaren Verlauf wie vor Beginn der Ausbildung mit 3–4 Erkrankungsschüben pro Jahr.

3. **Rechtlich nicht wesentliche Ursache (sogenannte Gelegenheitsursache)**

   Eine Pflegekraft entwickelt nach mehrjähriger hauterscheinungsfreier vollschichtiger Tätigkeit ein bläschenbildendes Ekzem an beiden Handinnenflächen, einzelnen Fingerbeugeseiten und den Handgelenksbeugeseiten mit teilweise schubartigem Verlauf. Zwischenzeitlich sind auch die Füße betroffen.

   In längeren Arbeitskarenzphasen (zweimalige mehrmonatige AU-Phasen aufgrund anderer Erkrankungen) zeigen sich zunächst Besserungen, im weiteren Verlauf der Arbeitskarenzphase aber gleichartig schwere Erkrankungsschübe wie unter der beruflichen Tätigkeit als Pflegekraft. Bei Wiederaufnahme der hautbelastenden Tätigkeiten kommt es zu Verschlimmerungen der Handekzeme. Private Haushaltstätigkeiten wie Essenszubereitung oder Reinigungsarbeiten und psychische Belastungsfaktoren führen nachweislich zu vergleichbarer Verstärkung der Beschwerden. Insgesamt zeigt sich eine Auslösbarkeit der Hauterscheinungen gleichermaßen durch berufliche wie auch gewöhnliche Einwirkungen des täglichen Lebens. Nach Aufgabe der Tätigkeit als Pflegekraft kommt es weiterhin zu bläschenbildenden Handekzemen mit vergleichbarem klinischen Ausmaß wie zuvor.

4. **Kein Ursachenzusammenhang**

   Eine Pflegekraft entwickelt nach mehrjähriger hauterscheinungsfreier vollschichtiger Tätigkeit ein bläschenbildendes Ekzem zunächst ausschließlich in der rechten Handinnenfläche. Das Ekzem ist relativ scharf begrenzt und zeigt neben Bläschen auch Rötung, Schuppung und Infiltration der Haut. Andere Areale der Hände sind nicht betroffen. Es fehlen klassische Zeichen einer irritativen Handdermatitis wie Rötungen und Schuppungen im Bereich der Fingerseitenkanten, Fingerrücken oder Handrücken. Zwischenzeitlich kommt es zu schubartigen Verschlimmerungen des Ekzems der rechten Hand. Im zeitlichen Verlauf treten dann auch gleichartige Hauterscheinungen an der linken Handinnenfläche und beiden Fußsohlen sowie auch Rötungen, Schuppung und Infiltration der Haut an beiden Ellenbeugen und beiden Kniekehlen mit schubartigem Verlauf auf. Arbeitskarenz ohne Veränderung der therapeutischen Maßnahmen zeigt keinen wesentlichen Effekt auf das Ausmaß der Hautveränderungen. ◀

2.2.1 Tatbestandsmerkmale der BK 5101: „Schwere" und „wiederholte Rückfälligkeit"

Durch die „Dritte Verordnung über Ausdehnung der Unfallversicherung auf Berufskrankheiten" vom 16.12.1936 wurden die Tatbestandsmerkmale der „Schwere" und der „wiederholten Rückfälligkeit" in Verbindung mit der Aufgabe der Tätigkeit unter der damaligen neu geschaffenen Berufskrankheit „Schwere oder wiederholt rückfällige berufliche Hauterkrankungen, die zum Wechsel des Berufs oder zur Aufgabe jeder Erwerbsarbeit zwingen" erstmals eingeführt. Bis zum 31.12.2020 hatte das versicherungsrechtliche Tatbestandsmerkmal „Unterlassungszwang" für die BK 5101: „Schwere oder wiederholt rückfällige Hauterkrankungen, die zur Unterlassung aller Tätigkeiten gezwungen haben, die für die Entstehung, die Verschlimmerung oder das Wiederaufleben der Krankheit ursächlich waren oder sein können" Bestand. Durch den Unterlassungszwang sollte ein gewisses Ausmaß beziehungsweise eine Schwere der Erkrankung beschrieben werden, um Bagatellerkrankungen auszuschließen und damit aufwändige Verwaltungsverfahren bei geringerem Krankheitsausmaß zu vermeiden. Zusätzlich hatte das Merkmal der Unterlassung bei beruflichen Hauterkrankungen, die dadurch gekennzeichnet sind, dass sie sich in der Regel durch Therapie und Prävention günstig beeinflussen lassen, den Sinn, die Betroffenen sowohl in ihrem eigenen Interesse als auch im Interesse der Solidargemeinschaft durch geeignete Präventionsmaßnahmen vor einer weiteren Verschlimmerung ihrer Krankheit zu schützen (Krohn et al. 2020).

Hieraus resultierte eine vergleichsweise niedrige Anerkennungsrate von Berufserkrankungen im Sinne der BK 5101 der BKV im Verhältnis zu den Verdachtsanzeigen und den bestätigten Fällen, da es gelang, infolge erfolgreich umgesetzter Präventionskonzepte bei Berufsdermatosen entsprechend des Verfahrens Haut der Deutschen Gesetzlichen Unfallversicherung (DGUV) mit individuell stadienadaptierten Präventionsangeboten auf der Ebene der ambulanten und stationären Individualprävention in der überwiegenden Mehrheit von berufsbedingten Hauterkrankungen den objektiven Unterlassungszwang abzuwenden. So wurden den Trägern der gesetzlichen Unfallversicherung im Jahr 2020 18.345 Verdachtsfälle auf das Vorliegen einer BK 5101 gemeldet und 15.797 Fälle als grundsätzlich berufsbedingte Hauterkrankungen bestätigt, hingegen im gleichen Jahr lediglich 381 Fälle aufgrund der damals noch geltenden besonderen Voraussetzungen für die Anerkennung einschließlich der Unterlassung der Tätigkeit tatsächlich als BK 5101 anerkannt (DGUV 2021).

▪ Rechtsänderung ab dem 01.01.2021

Zum 01.01.2021 trat das 7. SGB IV-Änderungsgesetz in Kraft, welches unter anderem den Wegfall des Unterlassungszwangs bei der BK 5101 umfasst. Somit lautet die BK 5101 ab dem 01.01.2021: „Schwere oder wiederholt rückfällige Hauterkrankungen". Dies bedeutet, dass eine BK 5101 trotz Fortführung der schädigenden Tätigkeit anerkannt werden kann (Elsner und Schliemann 2020; Krohn et al. 2020). Hierbei ist zu berücksichtigen, dass es sich bei den Merkmalen der „Schwere" der Hautkrankheit oder deren „wiederholter Rückfälligkeit" um Rechtsbegriffe handelt, die anlässlich der Rechtsänderung seitens der sich aus Vertretern der einschlägigen medizinischen Fachgesellschaften (wie der Arbeitsgemeinschaft für Berufs- und Umweltdermatologie ([ABD] in der Deutschen Dermatologischen Gesellschaft [DDG]) und der gesetzlichen Unfallversicherung zusammensetzenden interdisziplinären Arbeitsgruppe „Bamberger Empfehlung" näher beschrieben wurden. Die Beurteilung dieser Tatbestandsmerkmale der BK 5101 ist für die Prüfung, ob eine beruflich verursachte oder verschlimmerte Hauterkrankung als BK 5101 anerkennungsfähig ist, nunmehr maßgeblich (Skudlik et al. 2020, 2021a; ◘ Abb. 2.2).

Beurteilungskriterien für die Schwere der berufsbedingten Hauterkrankung sind demnach neben der Ausprägung einer etwaigen, beruflich verursachten Allergie insbesondere die klinische Symptomatik und das Ansprechen der Hauterkrankung auf angemessene dermatologische Therapie und Prävention (Skudlik et al. 2020, 2021b). Insofern kommt der hautärztlichen Therapie einschließlich Dokumentation der Behandlungsbedürftigkeit und des Verlaufes der Hauterkrankung eine wesentliche Bedeutung für die Beurteilung der relevanten Anerkennungskriterien zu. Erläuternd sei darauf hingewiesen, dass zur Beurteilung der Schwere einer berufsbedingten Hautkrankheit – anders als bei vielen anderen Berufskrankheitentatbeständen – kein objektives Messinstrument und keine quantitativ und qualitativ objektivierbaren Messparameter zur Gewährleistung einer einheitlichen Erfassung dieses Tatbestandsmerkmals zur Verfügung stehen. Zudem handelt es sich bei beruflich verursachten oder verschlimmerten entzündlichen Hauterkrankungen sehr häufig um klinische Erkrankungsbilder, welche gut durch geeignete therapeutische und präventive Maßnahmen beeinflussbar sind und im Erkrankungsverlauf hinsichtlich ihrer Ausprägung wechselhaft sein können. Unabhängig davon gibt es aber auch Fallkonstellationen beruflich verursachter oder verschlimmerter Hauterkrankungen, bei denen nach allgemeiner klinischer Erfahrung oder aufgrund der Besonderheiten des Krankheitsbildes absehbar ist, dass das Krankheitsbild innerhalb von sechs Monaten nicht so weit gebessert werden kann, dass keine pharmakologische Therapie mehr erforderlich ist. Vor diesem Hintergrund wurde in der AG Bamberger Empfehlungen für das Merkmal der Schwere als Rechtsbegriff ein einheitliches Verständnis entwickelt.

Als Regelfall wird hierbei gesehen, dass eine Hautkrankheit als versicherungsrechtlich schwer zu beurteilen ist, wenn nach einem

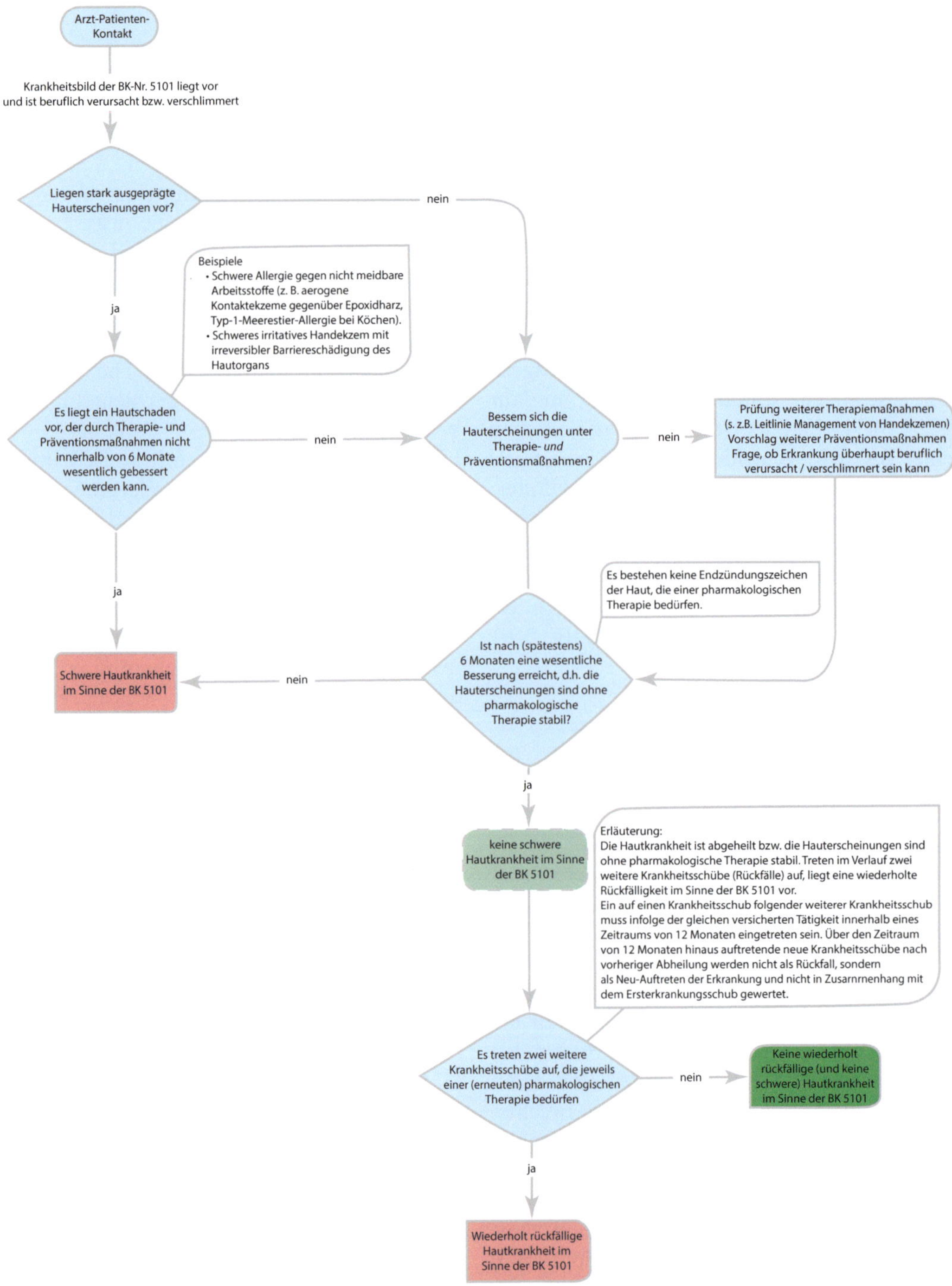

Abb. 2.2 Prüfalgorithmus für die BK-Nr. 5101. Aus: Skudlik et al. (2021b) Berufskrankheit Nr. 5101 – Rechtsbegriff der Schwere oder wiederholt rückfälligen Hautkrankheit. Prüfalgorithmus und Fallbeispiele. Dermatol Beruf Umwelt, 69, 6–10 (mit freundlicher Genehmigung Dustri-Verlag, München-Deisenhofen)

Zeitraum von mehr als sechs Monaten mit angemessener, in der Regel leitliniengerechter Behandlung und flankierenden branchenbezogenen individualpräventiven Maßnahmen (Brans und Skudlik 2019; Diepgen et al. 2009; Skudlik und Weisshaar 2015) in der Steuerungsverantwortung des UV-Trägers weiterhin Hauterscheinungen bestehen, die einer pharmakologischen Therapie bedürfen. Eine pharmakologische Therapie wird in diesem Kontext als sinnvolles Kriterium gesehen, da eine derartige Therapieindikation immer eine entsprechende Ausprägung der Hautsymptome impliziert. Hiervon abzugrenzen sind Hautbefunde, die unter Basistherapie oder dem gelegentlichen Einsatz blander Externa wie harnstoff- oder gerbstoffhaltigen Externa stabil sind (Skudlik et al. 2020, 2021a).

Eine berufliche Hautkrankheit gilt als wiederholt rückfällig, wenn mindestens drei Krankheitsschübe, das heißt, Ersterkrankung und zwei Rückfälle, vorliegen. Auch diesbezüglich wurde angesichts der zum 01.01.2021 in Kraft getretenen Rechtsänderung das Verständnis für dieses Tatbestandsmerkmal präziser beschrieben, als dass ein auf einen Krankheitsschub folgender weiterer Krankheitsschub nur dann als Rückfall verstanden wird, wenn dieser innerhalb eines Zeitraumes von 12 Monaten eintritt; zeitlich darüber hinaus auftretende Krankheitsschübe werden als neu aufgetretene Erkrankung verstanden (Skudlik et al. 2020, 2021a).

Schwere

Beurteilungskriterien für die „Schwere" der berufsbedingten Hauterkrankung im Sinne der BK 5101 sind

- die klinische Symptomatik nach Morphe und Beschwerdebild, Ausdehnung, Verlauf und Dauer der Erkrankung unter Therapie- und Präventionsmaßnahmen und
- die Ausprägung einer arbeitsbedingt verursachten Allergie.

Eine schwere Hauterkrankung im Sinne der BK 5101 zeichnet sich durch ausgedehnte, dauerhaft bestehende oder chronisch rezidivierende Hautveränderungen mit erheblichen Krankheitswert aus, beispielsweise ein chronisches Ekzem mit Befall der gesamten Haut der Hände mit tiefen Rhagaden und ausgeprägter Infiltration.

Eine schwere Hauterkrankung im Sinne der BK 5101 liegt vor, wenn durch angemessene Therapie- und Präventionsmaßnahmen keine wesentliche Besserung in einem Zeitraum von 6 Monaten zu erreichen ist. Eine angemessene Behandlung ist eine Therapie gemäß den jeweils aktuell gültigen Standards, etwa medizinischer Leitlinien.

Bei einer klinisch nicht schweren Erscheinungsform kann die Schwere gegeben sein, wenn dieser Hautbefund nur durch einen erheblichen Aufwand (wie stationäre Therapie, systemische Therapie, ununterbrochene oder wiederholte aktive pharmakologische Therapie) oder andere intensivierte präventive Anstrengungen erzielt werden kann. Die regelmäßige Anwendung von basistherapeutischen Maßnahmen wird in diesem Zusammenhang nicht als aktive pharmakologische Therapie verstanden.

Die „Schwere" einer Hauterkrankung aufgrund der Ausprägung einer berufsbedingt verursachten Allergie kann auch angenommen werden, wenn das klinisch manifeste Krankheitsgeschehen durch die Sensibilisierung gegenüber einem nicht meidbaren Arbeitsstoff ausgelöst wird.

Wiederholte Rückfälligkeit

Die Hautkrankheit ist wiederholt rückfällig, wenn mindestens drei Krankheitsschübe, das heißt, Ersterkrankung und zwei Rückfälle, vorliegen.

Rückfall setzt eine Abheilung des vorangegangenen Krankheitsschubes – ohne aktive pharmakologische Therapie nach eingetretener Abheilung – sowie den Zusammenhang mit der Ersterkrankung voraus, wenn der Erkrankte zwischenzeitlich beruflich tätig gewesen ist.

Rückfälle im Sinne der wiederholten Rückfälligkeit liegen dann vor, wenn ein auf einen Krankheitsschub folgender weiterer Krankheitsschub infolge der gleichen versicherten Einwirkungen innerhalb eines Zeitraumes von 12 Monaten eintritt. Über den Zeitraum von 12 Monaten hinaus auftretende neue Krankheitsschübe nach vorheriger Abheilung werden nicht als Rückfall, sondern als Neu-Auftreten der Erkrankung und nicht in Zusammenhang mit dem Ersterkrankungsschub definiert.

Wahlfeststellung

Ist eine eindeutige Zuordnung des Krankheitsbildes entweder zur Schwere oder zur wiederholten Rückfälligkeit nicht möglich, ohne dass die Frage der Kausalität an sich in Frage gestellt wird, kann der UV-Träger von dem Rechtsinstitut der sogenannten „Wahlfeststellung" Gebrauch machen, also wahlweise die Schwere oder wiederholte Rückfälligkeit anerkennen. Dies kommt in Frage, wenn nicht aufklärbar ist, ob die Hauterkrankung während einer Zeitspanne, die für die Begründung der Schwere ausreichend wäre, tatsächlich ununterbrochen bestanden hat oder zwischenzeitlich einmal abgeheilt war. Wenn ein weiterer zeitlich passender Erkrankungsschub mit Abheilung aber gesichert ist, kann festgestellt werden, dass eines der beiden versicherungsrechtlichen Merkmale (Schwere oder wiederholte Rückfälligkeit) auf jeden Fall erfüllt ist, sodass eine Anerkennung insoweit möglich ist.

▶ Fallbeispiele zur Beurteilung der Schwere und der wiederholten Rückfälligkeit

Fallbeispiele zur Beurteilung der Schwere und der wiederholten Rückfälligkeit (nach: Skudlik et al. (2021a) Berufskrankheit Nr. 5101 – Rechtsbegriff der Schwere oder wiederholt rückfälligen Hautkrankheit. Prüfalgorithmus und Fallbeispiele. Dermatol Beruf Umwelt, 69, 6–10, mit freundlicher Genehmigung Dustri-Verlag, München-Deisenhofen)

a) **Allergen nicht meidbar: Schwere gegeben = BK:**

Die erstmalige hautfachärztliche Untersuchung zeigt stark ausgeprägte Ekzeme an den Händen, Unterarmen und im Gesicht im Sinne eines akuten allergischen Kontaktekzems. Der Versicherte ist in der Produktion von Windrädern eingesetzt. Im Epikutantest gelingt der Nachweis von Sensibilisierungen gegenüber Bestandteilen von Epoxidharz-Systemen, die bei der Fertigung der Windräder verwendet werden. Wirksame Präventionsmaßnahmen sind nicht möglich. Der Versicherte ist und bleibt arbeitsunfähig. Die Erkrankung ist schwer im Sinne der BK 5101. Die Schwere zeigt sich von Beginn an, also bei der Erstvorstellung mit Diagnose eines klinisch schweren allergischen Kontaktekzems gegenüber einem nicht meidbaren Allergen.

b) **Allergen meidbar: Schwere abgewendet ≠ BK:**

Die erstmalige hautfachärztliche Untersuchung zeigt stark ausgeprägte Handekzeme. Die Versicherte ist im Gesundheitsdienst als Pflegekraft tätig. Im Epikutantest Nachweis einer Sensibilisierung gegenüber Dithiocarbamaten. Diese kommen als Vulkanisationsbeschleuniger in den vom Arbeitgeber zur Verfügung gestellten Handschuhen vor. Unter Therapie bei bestehender Arbeitsunfähigkeit bessern sich die Hauterscheinungen. In einem Hautschutzseminar werden allergenfreie Handschuhe angepasst, die nun verwendet werden. Die Tätigkeit kann 5 Monate nach Erteilen des Behandlungsauftrages hauterscheinungsfrei weiter ausgeübt werden. Die Erkrankung ist nicht schwer im Sinne der BK 5101.

c) **Trotz Prävention Therapie erforderlich: Schwere gegeben = BK:**

Die erstmalige hautfachärztliche Vorstellung zeigt stark ausgeprägte Handekzeme. Der Versicherte ist seit 25 Jahren als Bauhelfer tätig mit nur seltener Anwendung von Handschuhschutz und regelmäßiger Exposition der Hände gegenüber feuchten zementären Zubereitungen; er berichtet über seit mehr als 10 Jahren durchgängig bestehende Entzündungen der Hände mit tiefen Rissen, welche er regelmäßig abpflastere. Bislang erfolgten lediglich sporadische Vorstellungen aufgrund der Hauterkrankung beim Hausarzt mit Rezeptierung topischer Kortisonpräparate. Es zeigt sich klinisch ein flächenhafter entzündlicher Befund beider Hände in ihrer Gesamtheit mit multiplen tiefen Rhagaden, ausgeprägter Lichenifikation und insgesamt deutlichem chronisch-degenerativem Aspekt. In der Epikutantestung kein Anhalt für Typ-IV-Sensibilisierungen. Es zeigt sich unter angemessenen Therapiemaßnahmen bereits vor Ablauf von sechs Monaten, dass eine wesentliche Besserung nicht erzielt werden kann und auch nach Ablauf von sechs Monaten weiterhin eine pharmakologische Therapie erforderlich ist. Die Erkrankung ist schwer im Sinne der BK 5101.

d) **Unter Prävention nur noch Basistherapie erforderlich: Schwere abgewendet ≠ BK:**

Die erstmalige hautfachärztliche Untersuchung zeigt stark ausgeprägte Handekzeme. Die Versicherte ist als Floristin im Einzelhandel seit vielen Jahren durch Umgang mit Pflanzen irritativen Belastungen ausgesetzt und verrichtet Feuchtarbeit. Handschuhe wurden bisher nie verwendet. Unter topischer pharmakologischer Therapie bei bestehender Arbeitsunfähigkeit bessern sich die Hauterscheinungen rasch. In einem Hautschutzseminar werden erstmals geeignete Handschuhe für die verschiedenen beruflichen Tätigkeiten angepasst und nach Ende der Arbeitsunfähigkeit verwendet. Die Tätigkeit kann 6 Monate nach Erteilen des Behandlungsauftrages weiter ausgeübt werden. Es werden regelmäßig Basistherapeutika und gelegentlich harnstoffhaltige Externa genutzt. Die Hände sind unter diesen Maßnahmen trocken und leicht schuppig ohne weitere Entzündungszeichen; eine pharmakologische Therapie ist nicht erforderlich. Die Erkrankung ist nicht schwer im Sinne der BK 5101.

e) **Wiederholte Rückfälligkeit gegeben = BK:**

Wie Beispiel d). Nach Abklingen der akuten Hauterscheinungen unter Therapie- und Präventionsmaßnahmen rezidiviert das Handekzem nach einigen Wochen, sodass erneut eine topische pharmakologische Therapie erforderlich ist. Die Hauterscheinungen heilen innerhalb von vier Wochen erneut ab. Nach Ablauf weiterer sieben Wochen muss wegen eines erneuten Rezidivs wieder topisch pharmakologisch therapiert werden. Die Erkrankung ist wiederholt rückfällig, da mindestens drei Krankheitsschübe vorliegen, das heißt eine Ersterkrankung und zwei Rückfälle. Ein Rückfall setzt eine Abheilung des vorangegangenen Krankheitsschubes – ohne aktive pharmakologische Therapie nach eingetretener Abheilung – sowie den Zusammenhang mit der Ersterkrankung voraus, wenn der Erkrankte zwischenzeitlich beruflich tätig gewesen ist. Rückfälle im Sinne der wiederholten Rückfälligkeit liegen dann vor, wenn ein auf einen Krankheitsschub folgender weiterer Krankheitsschub infolge der gleichen versicherten Einwirkungen innerhalb eines Zeitraumes von 12 Monaten eintritt. ◄

Literatur

Agner T, Aalto-Korte K, Andersen KE, Foti C, Giménez-Arnau A, Goncalo M, Goossens A, Le Coz C, Diepgen TL (2015) Classification of hand eczema. J Eur Acad Dermatol Venereol 29(12):2417–2422

BAuA (2021) Technische Regeln für Gefahrstoffe. Übersicht über die Bekanntmachung zu Technischen Regeln und Beschlüssen unter. https://www.baua.de/DE/Angebote/Rechtstexte-und-Technische-Regeln/Regelwerk/TRGS/TRGS.html. Zugegriffen am 12.12.2021

Bauer A, Geier J, Mahler V, Uter W (2015) Kontaktallergien bei Erwerbstätigen in Deutschland. Ergebnisse des IVDK-Netzwerkes 2003–2013. Hautarzt 66:652–664

Brans R, Skudlik C (2019) Prävention des Handekzems. Hautarzt 70:797–803

2

Breuer K, Uter W, Geier J (2015) Epidemiological data on airborne contact dermatitis – results of the IVDK. Contact Dermatitis 73:239–248

DGUV (2021) Anzeigen auf Verdacht einer Berufskrankheit. https://www.dguv.de/de/zahlen-fakten/bk-geschehen/bk-verdachtsanzeigen/index.jsp. Zugegriffen am 12.12.2021

Dickel H, Kühn A, Dickel B, Bauer A, Becker D, Fartasch M, Häberle M, John SM, Mahler V, Skudlik C, Weisshaar E, Werfel T, Geier J, Diepgen TL, für die AG „Bewertung der Allergene bei BK 5101" der ABD und der DKG in der DDG (2020) Beurteilung der Auswirkung einer arbeitsbedingten Allergie gegenüber Meerestieren bei der Minderung der Erwerbsfähigkeit im Rahmen der BK 5101. Dermatol Beruf Umwelt 68:113–125

Dickel H, Bauer A, Brehler R, Mahler V, Merk HF, Neustädter I, Strömer K, Werfel T, Worm M, Geier J (2022) S1-Leitlinie Kontaktekzem. J Dtsch Dermatol 20(5):711–734

Diepgen TL (2012) Berufsbedingte Hauterkrankungen. J Dtsch Dermatol Ges 10:297–316

Diepgen TL, Elsner P, Schliemann S, Fartasch M, Köllner A, Skudlik C, John SM, Worm M (2009) Leitlinie Management von Handekzemen. J Dtsch Dermatol Ges 7(Suppl):3

Diepgen TL, Krohn S, Bauer A, Bernhard-Klimt C, Brandenburg S, Drexler H, Elsner P, Fartasch M, John SM, Kleesz P, Köllner A, Letzel S, Merk HF, Mohr P, Münch H, Palsherm K, Pappay W, Palfner S, Römer W, Sacher J, Wehrmann W, Skudlik C, Ulrich C, Westphal F, Worm M, Zagrodnik FD (2016) Empfehlung zur Begutachtung von arbeitsbedingten Hauterkrankungen und Hautkrebserkrankungen – Bamberger Empfehlung. Dermatol Beruf Umwelt 64(3):89–136

Elsner P, Schliemann S (2020) Die Abschaffung des „Unterlassungszwangs" im Berufskrankheitenrecht: Konsequenzen für die Versorgung von Patienten mit beruflichen Hauterkrankungen. Ärzteblatt Thüringen 11:29–32

Garzorz-Stark N, Krause L, Lauffer F, Atenhan A, Thomas J, Stark SP, Franz R, Weidinger S, Balato A, Mueller NS, Theis FJ, Ring J, Schmidt-Weber CB, Biedermann T, Eyerich S, Eyerich K (2016) A novel molecular disease classifier for psoriasis and eczema. Exp Dermatol 25(10):767–774

Kolesnik M, Franke I, Lux A, Quist SR, Gollnick HP (2018) Eczema in psoriatico: an important differential diagnosis between chronic allergic contact dermatitis and psoriasis in palmoplantar localization. Acta Derm Venereol 98(1):50–58

Krohn S, Drechsel-Schlund C, Römer W, Wehrmann W, Skudlik C (2020) Rechtsänderungen bei Berufskrankheiten – Auswirkungen auf die dermatologische Praxis. Dermatologie Beruf Umwelt 68:145–148

Mahler V, Drexler H (2004) Berufsdermatologisch relevante Typ-I-Allergien. Hautarzt 55:34–41

Mahler V, Diepgen TL, Skudlik C, Becker D, Dickel H, Fartasch M, Geier J, Häberle M, Hillen U, Krohn S, John SM, Weisshaar E, Werfel T, Zagrodnik F (2014) Psoriasis als anlagebedingte Erkrankung in der berufsdermatologischen Beurteilung. J Dtsch Dermatol Ges 12:519–530

Skudlik C, John SM (2013) Unfallversicherungsrechtliche Begutachtung bei atopischer Dermatitis. Problematik und Vorschläge für Lösungsansätze. Trauma Berufskrankh 15:101–106

Skudlik C, John SM (2017) Haut. In: Schönberger A, Mehrtens G, Valentin H (Hrsg) Arbeitsunfall und Berufskrankheit. Rechtliche und medizinische Grundlagen für Gutachter, Sozialverwaltung, Berater und Gerichte, 9. Aufl. Erich Schmidt Verlag, Berlin, S 865–926

Skudlik C, John SM (2018) Berufsdermatosen. In: Plewig G, Ruzicka T, Kaufmann R, Hertl M (Hrsg) Braun-Falco's Dermatologie, Venerologie und Allergologie. Springer Reference Medizin, 7. Aufl. Springer, Berlin/Heidelberg, S 537–547

Skudlik C, John SM (2020) Psoriasis and work. In: Rustemeyer T, Elsner P, John SM, Maibach I (Hrsg) Kanerva's occupational dermatology, 3. Aufl. Springer, Berlin Heidelberg, S 461–466

Skudlik C, Weisshaar E (2015) Individuell ambulante und stationäre Prävention von Berufsdermatosen. Hautarzt 66(3):160–166

Skudlik C, Allmers H, John SM, Becker D, Dickel H, Geier J, Häberle M, Lessmann H, Mahler V, Wagner E, Weisshaar E, Wehrmann W, Werfel T, Zagrodnik F, Diepgen TL (2010) Beurteilung der Auswirkungen einer Allergie gegenüber Naturgummilatex bei der Minderung der Erwerbsfähigkeit im Rahmen der BK Nr. 5101. Dermatol Beruf Umwelt 58:54–60

Skudlik C, Krohn S, Bauer A et al (2020) Rechtsbegriff/Auslegung „Schwere oder wiederholt rückfällige Hauterkrankung" ab dem 01.01.2021. Beratungsergebnis der AG „Bamberger Empfehlung". Dermatol Beruf Umwelt 68:149–152

Skudlik C, Krohn S, Bauer A et al (2021a) Berufskrankheit Nr. 5101 – Kausalitätsgrundsätze mit Fallbeispielen. Dermatol Beruf Umwelt 69:91–96

Skudlik C, Krohn S, Bauer A et al (2021b) Berufskrankheit Nr. 5101 – Rechtsbegriff der Schwere oder wiederholt rückfälligen Hautkrankheit. Prüfalgorithmus und Fallbeispiele. Dermatol Beruf Umwelt 69:6–10

Thyssen JP, Schuttelaar MLA, Alfonso JH, Andersen KE, Angelova-Fischer I, Arents BWM, Bauer A, Brans R, Cannavo A, Christoffers WA, Crépy MN, Elsner P, Fartasch M, Filon FL, Giménez-Arnau AM, Gonçalo M, Guzmán-Perera MG, Hamann CR, Hoetzenecker W, Johansen JD, John SM, Kunkeler ACM, Hadzavdic SL, Molin S, Nixon R, Oosterhaven JAF, Rustemeyer T, Serra-Baldrich E, Shah M, Simon D, Skudlik C, Spiewak R, Valiukevičienė S, Voorberg AN, Weisshaar E, Agner T (2022) Guidelines for diagnosis, prevention, and treatment of hand eczema. Contact Dermatitis 86(5):357–378

BK 5103: Plattenepithelkarzinome oder multiple aktinische Keratosen der Haut durch natürliche UV-Strahlung

Andrea Bauer

Inhaltsverzeichnis

C. Skudlik et al. (Hrsg.), *Berufsdermatologie*, https://doi.org/10.1007/978-3-662-50518-2_3

3.1 Einleitung

UV-Exposition der Haut mit natürlicher UV-Strahlung ist zweifelsfrei der wichtigste Risikofaktor für die Entstehung von melanozytärem und nichtmelanozytärem Hautkrebs (IARC 2000; Saladi und Persaud 2005). Tumoren der Haut stehen mit mehr als 200.000 Neuerkrankungen/Jahr seit vielen Jahren an der Spitze der gemeldeten Krebserkrankungen in Deutschland. Insbesondere nichtmelanozytärer Hautkrebs nimmt weiter dramatisch zu (Leiter und Garbe 2008; Madan et al. 2010; Eisemann et al. 2014).

Die Mehrzahl der nicht melanozytären epithelialen Hauttumoren wird durch Freizeitexposition zu natürlichen UV-Strahlen erworben. Die zusätzliche berufliche solare UV-Exposition kann bei Beschäftigten in Außenberufen (etwa Land- und Forstwirtschaft, Landschafts- und Gartenbau, Fischerei und Seefahrt, Baugewerbe und Handwerk, Sportlehrer, Bademeister, Bergführer) jedoch einen erheblichen Anteil an der gesamten UV-Dosis ausmachen. Personendosimetrische UV-Messungen der solaren beruflichen Exposition bei Beschäftigten in verschiedenen Außenberufen konnten nachweisen, dass Außenarbeiter an verschiedenen Arbeitsplätzen einer wesentlich höheren berufsbedingten UV-Exposition ausgesetzt sind als die übrige Bevölkerung (Thieden et al. 2004; Knuschke et al. 2007).

Schätzungen zufolge betrifft dies in Deutschland rund 2–3 Mio. Beschäftigte. Außenbeschäftigte haben im Vergleich zur übrigen Bevölkerung ein etwa doppelt so hohes Risiko für die Entwicklung kutaner Plattenepithelkarzinome und aktinischer Keratosen (Schmitt et al. 2011, 2018). Eine Metaanalyse zum Basalzellkarzinomrisiko im Außenberuf aus dem Jahr 2011 fand eine signifikante, aber im Vergleich zum Plattenepithelkarzinom schwächere Risikoerhöhung (Bauer et al. 2011). Neue Daten zum Basalzellkarzinomrisiko bei Außenbeschäftigten in einer aktuellen populationsbezogenen Fall-Kontrollstudie zeigen eine vergleichbare Risikoerhöhung (Schmitt et al. 2018; Bauer et al. 2020).

Bis 2015 waren durch UV-Strahlung induzierte aktinische Keratosen und Plattenepithelkarzinome nicht in der Liste der Berufskrankheiten enthalten. Eine Meldung und Anerkennung konnte jedoch, wenn die Voraussetzungen erfüllt waren, über die sogenannte Öffnungsklausel § 9 Abs. 2 (SGB VII) quasi wie eine Berufserkrankung erfolgen. Auf der Basis der Metaanalyse von Schmitt et al. 2011, die das Ausmaß des Risikos, aktinische Keratosen und Plattenepithelkarzinome durch beruflich akquirierte UV-Strahlung zu entwickeln, quantifizierte (OR 1.77; 1.40–2.22) und damit neue wissenschaftliche Erkenntnisse erbrachte, publizierte der Ärztliche Sachverständigenbeirat „Berufskrankheiten" beim BMAS (Bundesministerium für Arbeit und Soziales) am 12.08.2013 eine wissenschaftlichen Begründung im Gemeinsamen Ministerialblatt, in der die Aufnahme einer neuen Berufskrankheit „Plattenepithelkarzinome oder multiple aktinische Keratosen der Haut durch natürliche UV-Strahlung" in die Anlage 1 zur Berufskrankheiten-Verordnung empfohlen wurde (Schmitt et al. 2011; BMAS 2013). Zum 01.01.2015 wurde die BK 5103 mit der Novellierung der Berufskrankheitenverordnung als neue Berufskrankheit in den Anhang 1 der Berufskrankheitenverordnung aufgenommen.

Dies hat nun zur Folge, dass bei begründetem Verdacht auf das Vorliegen einer BK 5103 jeder Arzt gemäß § 202 SGB VII zur Meldung der BK an den zuständigen Unfallversicherungsträger verpflichtet ist. Die Ärztliche Meldung bei Verdacht auf eine Berufskrankheit wird mit dem Vordruck F6000 erstattet (▶ sn.pub/FnVVIQ). Ein ausgefülltes Muster-Beispiel zeigt die ◘ Abb. 3.1.

ÄRZTLICHE ANZEIGE BEI VERDACHT AUF EINE BERUFSKRANKHEIT

1 Name und Anschrift des Arztes
Dr. med.

2 Empfänger

Meldung an den UVT, in dessen Zuständigkeit zuletzt im Außenberuf gearbeitet wurde z.B.: Sozialversicherung für Landwirtschaft, Forsten und Gartenbau (SVLFG)

3 Name, Vorname des Versicherten	4 Geburtsdatum	Tag	Monat	Jahr
Hans Mustermann		2 0	0 9	1 9 5 5

5 Straße, Hausnummer	Postleitzahl	Ort
Musterstr. 8	0 1 3 0 7	Musterstadt

6 Geschlecht	7 Staatsangehörigkeit	8 Ist der Versicherte verstorben?	Tag	Monat	Jahr
☒ männlich ☐ weiblich		☒ nein ☐ ja, am			

9 Fand eine Leichenöffnung statt? Wenn ja, wann und durch wen?

10 Welche Berufskrankheit, Berufskrankheiten kommen in Betracht? (ggf. BK-Nummer)
BK 5103

11 Krankheitserscheinungen, Beschwerden des Versicherten, Ergebnis der Untersuchung mit Diagnose (Befundunterlagen bitte beifügen), Angaben zur Behandlungsbedürftigkeit
Seit 5 Jahren Entwicklung von Feldkanzerisierung >50cm² Stirn, Nase, Schläfen, Wangen, Handrücken. Z.n. Solaraze, Efudix, Aldara, 3xPDT, operative Therapie, aktuell Zyclara geplant

12 Wann traten die Beschwerden erstmals auf?
2010

13 Erkrankungen oder Bereiche von Erkrankungen, die mit dem Untersuchungsergebnis in einem ursächlichen Zusammenhang stehen können
Chronischer Lichtschaden am Capillitium, Stirn, Wangen, Decolletee und Nase

14 Welche gefährdenden Einwirkungen und Stoffe am Arbeitsplatz bzw. welche Tätigkeiten werden für die Entstehung der Erkrankung als ursächlich angesehen? Welche Tätigkeiten übt / übte der Versicherte wie lange aus?
Sonnenlicht am Arbeitsplatz als Gärtner, überwiegend Außentätigkeit seit 1967

15 Besteht Arbeitsunfähigkeit? Wenn ja, voraussichtlich wie lange?
"Arbeitsunfähigkeit“ entfällt in der Regel, da ca. 75% der Patienten Rentner sind

16 In welchem Unternehmen ist der Versicherte oder war er zuletzt tätig? In welchem Unternehmen war er den unter Nummer 14 genannten Einwirkungen und Stoffen zuletzt ausgesetzt?
Letztes Arbeitsverhältnis in dem eine relevante berufliche UV-Exposition bestand

17 Krankenkasse des Versicherten (Name, PLZ, Ort)
AOK plus, PLZ, Ort

18 Name und Anschrift des behandelnden Arztes/Krankenhauses (soweit bekannt auch Telefon- und Faxnummer)
Dr. med.

19 Der Unterzeichner bestätigt, den Versicherten über den Inhalt der Anzeige und den Empfänger (Unfallversicherungsträger oder für den medizinischen Arbeitsschutz zuständige Landesbehörde) informiert zu haben.
Information des Patienten in der Akte dokumentieren. Nach §202 Satz 2 SGB VII ist der Arzt verpflichtet, den Versicherten über den Inhalt der Anzeige zu unterrichten und den UVT zu nennen an den die Anzeige geht

20	Datum	Arzt	Telefon-Nr. für Rückfragen (Ansprechpartner)
	Bank/Postbank	Kontonummer	Bankleitzahl

Abb. 3.1 Ärztliche Anzeige bei Verdacht auf eine Berufskrankheit: ausgefülltes Beispiel

3

Praktische Hinweise

Der Patient muss über die Meldung informiert werden. Dies sollte in der Akte dokumentiert werden. Eine Unterschrift des Patienten ist nicht erforderlich.

Selbst wenn der Patient nicht zustimmt, muss die Meldung, wenn sie aus ärztlicher Sicht notwendig ist, erfolgen.

Bei der Identifizierung von Patienten und bei der Erstellung der BK-Meldung können medizinische Fachangestellte mit einbezogen werden.

Die BK-Meldung wird an den zuständigen Unfallversicherungsträger (UVT) adressiert, in dessen Zuständigkeit zuletzt im Außenberuf gearbeitet wurde (beispielsweise Landwirt – SVLFG, Bauarbeiter – BG-Bau).

Die Adressen der UVT sind auf der Homepage der DGUV publiziert (▶ sn.pub/mtslCT).

Wenn der angeschriebene UVT nicht zuständig ist, wird die Meldung intern weitergeleitet. Langes Suchen nach Zuständigkeiten ist also nicht erforderlich.

Die Teilnahme an einem Zertifizierungslehrgang: „Berufsdermatologie für Pflegekräfte und Fachangestellte (DDA)" ist sinnvoll, wenn ein Praxisschwerpunkt Berufsdermatologie angestrebt wird (▶ https://www.abderma.org/gutachten-seminare/)

3.2 Voraussetzungen für die Meldung (BMAS 2013)

Um eine Ärztliche Meldung bei Verdacht auf eine Berufskrankheit nach Nr. BK 5103 stellen zu können, müssen folgende Voraussetzungen erfüllt sein:

1. Es müssen die gesicherte Diagnose eines Plattenepithelkarzinoms (histologisch gesichert – der klinische Verdacht reicht nicht aus) der Haut und/oder multipler aktinischer Keratosen (klinische Diagnose ist ausreichend, histologische Sicherung kann erfolgen) vorliegen.
2. Die Tumoren und Präkanzerosen müssen sich an arbeitsbedingt UV-exponierten Körperstellen befinden.
3. Es muss eine ausreichend intensive berufliche UV-Lichtexposition bestanden haben.

3.2.1 Diagnosesicherung

Multiple aktinische Keratosen sind im Sinne der Berufskrankheit wie folgt definiert und müssen gemeldet werden, wenn sich mehr als 5 aktinische Keratosen in einem Jahr neu manifestiert haben oder eine Feldkanzerisierung von mindestens 4 cm^2 (2 × 2 cm) vorliegt. Bei aktinischen Keratosen wird keine dermatohistologische Sicherung gefordert. Die klinische Diagnose reicht prinzipiell aus. Eine dermatohistologische Sicherung zumindest einer Läsion ist aber empfehlenswert. Eine Fotodokumentation des Befundes ist sinnvoll. Aktinische Keratosen, die diese Voraussetzungen nicht erfüllen (weniger als 5 neue aktinische Keratosen/Jahr oder Fläche kleiner als 4 cm^2), können sich zu multiplen aktinischen Keratosen oder invasiven Plattenepithelkarzinomen weiterentwickeln. „Daher können beim Auftreten einzelner aktinischer Keratosen Maßnahmen nach § 3 BKV angezeigt sein" (BMAS 2013). Für die Meldung oder Anerkennung spielt der Hauttyp nach Fitzpatrick keine Rolle. Weiterhin ist es unerheblich, wie lange die Erstmanifestation der Hautkrebserkrankung bereits zurückliegt und ob der Patient bereits Rentner ist.

Praktische Hinweise

Mit der Aufnahme der BK 5103 „Plattenepithelkarzinome oder multiple aktinische Keratosen der Haut durch natürliche UV-Strahlung" in die Liste der Berufskrankheiten zum 01.01.2015 ist jeder Arzt verpflichtet, nach § 202 SGB VII den begründeten Verdacht auf das Vorliegen einer BK 5103 beim UVT zu melden.

Eine Meldung erfolgt, wenn ein Plattenepithelkarzinom oder Bowen-Karzinom oder mehr als 5 AK/Jahr oder eine Feldkanzerisierung von >4 cm^2 an beruflich sonnenexponierten Arealen bei Außenbeschäftigten mit intensiver beruflicher Sonnenexposition vorliegt.

Der Hautarztbericht (F 6050) kann nicht zur Meldung einer berufsbedingten Hautkrebserkrankung verwendet werden.

3.2.2 Lokalisation

Plattenepithelkarzinome sowie aktinischen Keratosen oder Feldkanzerisierung müssen an beruflich exponierten Arealen wie Gesicht, Ohren, Capillitium, Nacken, Händen oder Unterarmen lokalisiert sein. In Abhängigkeit von den jeweiligen Außentätigkeiten und den in vielen Fällen mangelhaften oder fehlenden Schutzmaßnahmen können aber auch andere Lokalisationen als berufsbedingt in Frage kommen.

Das Ausmaß des chronischen Lichtschadens in den beruflich und nicht beruflich exponierten Arealen sollte dokumentiert werden. Ein vorwiegend in den beruflich exponierten Arealen manifester chronischer Lichtschaden gibt wichtige Hinweise darauf, dass der Lichtschaden tatsächlich durch die berufliche Tätigkeit induziert wurde. Er ist jedoch keine notwendige Voraussetzung für die Anerkennung einer BK 5103.

Praktische Hinweise

Beruflich sonnenexponierte Areale sind in der Regel Gesicht, Ohren, Capillitium, Nacken, Hände und Unterarme.

3.2.3 Abschätzung der beruflichen versus privaten, solaren UV-Exposition

Die Anerkennung einer BK 5103 kann nach aktueller Erkenntnis erfolgen, wenn durch die berufliche Tätigkeit eine zusätzliche UV-Belastung von >40 % der kumulativen privaten UV-Lebensdosis erreicht wird. Hierfür muss bei Tätigkeit in Deutschland erfahrungsgemäß mindestens 10–15 Jahre Vollzeit im Außenberuf gearbeitet worden sein. Die Abschätzung des Verhältnisses von beruflicher und privater UV-Exposition erfolgt mittels einer Formel, die in der wissenschaftlichen Begründung niedergelegt ist (◘ Abb. 3.2).

In ◘ Tab. 3.1 wird in Berechnungsbeispielen dargestellt, wie viele Außenarbeitsjahre, in Abhängigkeit vom Lebensalter in dem sich der Tumor manifestiert hat, notwendig sind, um 40 % zusätzliche arbeitsbedingte UV- Belastung zu erreichen. Je älter ein betroffener Arbeitnehmer bei Tumormanifestation ist, umso höher muss der Anteil der beruflichen Außenarbeitsjahre sein, um diese Voraussetzung zu erfüllen (BMAS 2013). Wenn nur teilweise im Außenberuf gearbeitet wurde, verlängern sich die notwendigen Zeiten entsprechend des Anteils der Außentätigkeit. Eine grobe Orientierung zur Abschätzung, ob die notwendige Außenarbeitszeit vorliegt, liefert die **„Daumenregel" Tumormanifestationsalter: 3 = erforderliche Außenarbeitsjahre**.

3

$$\text{Verhältnis der UV-Exposition in \%} = \frac{\text{Wert B}}{\text{Wert A}} \times 100$$

Wert A = Individuelle nicht arbeitsbedingte UV-Exposition:
130 SED/Jahr x Lebensalter

Wert B = Individuelle UV-Exposition durch berufliche Belastung:
170 SED/Jahr x volle Outdoorarbeitsjahre

Abb. 3.2 Abschätzung des Verhältnisses von beruflicher und privater UV-Exposition (Berechnung)

Tab. 3.1 Berechnungsbeispiele (nach BMAS 2013)

	Beispiel 1	Beispiel 2	Beispiel 3
Lebensalter bei Tumormanifestation	50 Jahre	60 Jahre	70 Jahre
Private UV-Exposition = Wert A* in SED (Lebensalter × 130 SED)	6500	7800	9100
Volle Outdoorarbeitsjahre	15	18	21
Berufliche UV-Exposition = Wert B* in SED (Outdoorjahre × 170 SED)	2600	3100	3640
Verhältnis von beruflicher und privater UV-Exposition in % (Wert B/Wert A × 100)	40 %	40 %	40 %

*siehe Berechnung Abb. 3.1
Legende: SED* – Standarderythemdosis
Lebensalter** – Lebensjahre bis zur Manifestation des Tumors

Praktische Hinweise

Für die Einschätzung der beruflichen UV-Exposition reicht es aus, sich an Tab. 3.1 zu orientieren oder mit Hilfe der „Daumenregel" die erforderlichen Außenarbeitsjahre zu überschlagen. Detaillierte individuelle Berechnungen müssen weder erfolgen noch der BK-Meldung beigefügt werden.

Die Anzahl der Außenarbeitsjahre lässt sich zumeist in der Anamnese erfragen. Weitere Nachforschungen sind keine ärztliche Aufgabe. Der UVT rekonstruiert die konkreten Zahlen aus den Arbeitsverträgen und Sozialversicherungsnachweisen.

3.2.4 UV-exponierte Arbeitsplätze – Berufsgruppen

Folgende Berufe und Tätigkeiten werden in der wissenschaftlichen Begründung als in erheblich höherem Maße als die übrige Bevölkerung gefährdet durch berufliche solare UV-Exposition multiple aktinische Keratosen oder Plattenepithelkarzinome zu entwickeln, aufgeführt (BMAS 2013) :

- Land- und Forstwirtschaft, Gärtnereien,
- Fischerei und Seefahrt,
- Baugewerbe und Handwerk (beispielsweise Dachdecker, Zimmerleute, Bauarbeiter, Maurer, Stahlbauschlosser),

- Straßenarbeiter oder
- Bademeister, Bergführer und ähnliche Berufe.

Wichtig in diesem Zusammenhang ist auch die Berücksichtigung von Tätigkeiten im Ausland in sonnenreichen Regionen und im Hochgebirge.

Laufende UV-Messkampagnen der Berufsgenossenschaften in verschiedenen Außenberufenen/-tätigkeiten werden hier zukünftig einen wichtigen Beitrag leisten, die Gefährdungspotenziale genauer abzuschätzen (Wittlich 2017).

Praktische Hinweise

Die in der wissenschaftlichen Begründung publizierte Liste der potenziell gefährdeten Berufsgruppen ist nicht erschöpfend.

Es kommt weniger auf den Beruf, als auf die tatsächlich im Freien durchgeführte Tätigkeit an. Auch Fahrradkuriere, Sportlehrer, Erzieher in Kindertageseinrichtungen, Kellner im Biergarten und andere sind potenziell gefährdet.

3.3 Maligne Melanome

Für maligne Melanome liegt derzeit keine ausreichende wissenschaftliche Evidenz vor, dass durch berufliche, solare UV-Exposition eine wesentliche Erhöhung des Erkrankungsrisikos besteht (Radespiel-Tröger 2011)

Praktische Hinweise

Für die Entstehung von Basalzellkarzinomen durch langjährige solare UV-Exposition liegt neue wissenschaftliche Evidenz vor, die aktuell diskutiert wird (Schmitt et al. 2018; Bauer et al. 2020). Nicht gemeldet werden können Melanome.

3.4 Künstliches UV-Licht

Die aktuelle epidemiologische Studienlage ist ebenfalls nicht ausreichend, um einen Zusammenhang zwischen künstlichem UV-Licht und der Entwicklung von Hautkrebs abzuleiten (BMAS 2013).

Praktische Hinweise

Keine ausreichende wissenschaftliche Evidenz liegt für den Zusammenhang zwischen künstlichem UV-Licht und der Entwicklung von Hautkrebs vor.

3.5 Hautkrebsbericht und Nachsorgebericht

Im Nachgang der BK-Meldung erhält der Hautarzt in der Regel das Formular Hautkrebsbericht (Formtext F 6120–5103; ▶ sn.pub/E2Pito) vom UVT, nachdem die Einverständniserklärung des Versicherten eingeholt wurde. In diesem Bericht wird eine detaillierte Krankheitsanamnese abgefragt, um von Seiten des UVT prüfen zu können, ob ein Zusammenhang zwischen der angezeigten Hautkrebserkrankung und den beruflichen Einwirkungen besteht oder bestanden hat. Da versicherungsrechtliche Entscheidungen, einschließlich einer möglichen Rentenzahlung an bestimmte Kriterien gebunden sind, werden Angaben zum klinischen Bild der Erkrankung, zum Erkrankungsverlauf und zur Therapie detailliert erfragt. Aus den detaillierten Angaben zur Anzahl der Carcinomata in situ beziehungsweise der Fläche bei einer Feldkanzerisierung pro Jahr, des Intervalls des etwaigen Auftretens von Plattenepithelkarzinomen ergibt sich die „Krankheitsaktivität" anhand der Definitionen, die in den Tabellen der Bamberger Empfehlung (▶ https://publikationen.dguv.de/versicherungleistungen/berufskrankheiten/2058/bamberger-empfehlung) zur BK 5103; hinterlegt sind. Der Bericht wird mit 31,50 € vergütet.

3

Nach Anerkennung der BK durch den UV-Träger erfolgt die Beauftragung zur Behandlung des Patienten. In diesem Rahmen wird, in der Regel einmal jährlich, der Nachsorgebericht (▶ sn.pub/GwGt2e) durch den behandelnden Arzt an den Unfallversicherungsträger erstattet. Die Vergütung umfasst alle mit der Nachsorge im Zusammenhang stehenden Leistungen, etwa die klinische Untersuchung (gegebenenfalls mit Auflichtmikroskopie) sowie die Aufklärung und Beratung des Patienten und die Fortschreibung der Krankheitsanamnese. Da konsequenter UV-Lichtschutz bei anerkannter BK-Nr. 5103 wichtig zur Verhinderung einer Verschlimmerung der Berufskrankheitenfolgen ist, werden im Nachsorgebericht detaillierte Angaben zur Nutzung von Sonnenschutzmaßnahmen (technische und organisatorische Maßnahmen, textiler Lichtschutz und Sonnenschutzmittel) sowie die Compliance erfragt. Ob und in welchem Umfang bei anerkannter BK auch Sonnenschutzmittel übernommen werden, sollte beim UV-Träger erfragt und beantragt werden, falls dies nicht schon im Gutachten so empfohlen wurde und bereits zur Verfügung steht. Der Bericht wird mit 52,50 € vergütet.

Bei Auftreten eines neuen Plattenepithelkarzinoms, eines Rezidivs, einer Metastasierung oder wenn infolge der Berufskrankheit ein stationärer Aufenthalt erforderlich wird, muss der UVT benachrichtigt werden (Vordruck F 1100).

Praktische Hinweise

Auf der Basis der Angaben zur Krankheitsaktivität im Hautkrebsbericht wird die MdE für den Patienten festgelegt; also auf dem Boden einer möglichst detaillierten Dokumentation kann beispielsweise eine Rentenzahlung resultieren.

Im Hautkrebsbericht wird auch nach Basalzellkarzinomen gefragt (nicht relevant für die BK 5103), da der Bericht auch für andere Hautkrebstatbestände (BK 5102, BK 1108, BK 2402 siehe 10.2) verwendet wird. Der Nachsorgebricht wird in der Regel 1×/Jahr erstellt.

3.6 Prävention

Mit der Aufnahme der BK 5103 in die Liste der Berufskrankheiten rückt die Notwendigkeit wirksamer Präventionsmaßnahmen in Außenberufen in den Fokus.

Nach Ausschöpfung technischer und organisatorischer Maßnahmen müssen persönliche Schutzmaßnahmen ergriffen werden. Diese beinhalten in erster Linie textile Sonnenschutzmaßnahmen (Hemd, Hose, Hut), den Schutz der Augen durch eine geeignete Sonnenschutzbrille und Sonnenschutzprodukte mit hohem Lichtschutzfaktor im UVA- und UVB-Bereich, der in ausreichender Menge auf textil nicht schützbare Körperstellen aufgetragen wird.

Für mitteleuropäische Außenbeschäftigungen bieten Textilien ohne ausgewiesenen UPF (Ultraviolet Protection Factor), die homogen kein Licht durchscheinen lassen, einen ausreichenden UV-Schutz (UPF ≥50). Der Kopf, der Hals und der Nacken sollte mit einer Kopfbedeckung mit breiter Krempe oder neben einem Schutzschild ein Schutztuch für Ohren, Hals und Nacken haben. Helme mit breitem, umlaufendem Blendring (8 cm) sollten verwendet werden. Der Standard-Schutzhelm bietet keinen Schutz des Gesichts, des Nackens und der Ohren vor solarer UV-Exposition (Knuschke et al. 2015). Alle nicht textil bedeckten, sonnenexponierten Hautareale müssen mit wasser- und schweißfesten Sonnenschutzmitteln mit photostabilen Filtersystemen, hohem Lichtschutz im UVA- und UVB-Bereich und an die Anforderungen des Außenberufs angepasster Galenik geschützt werden (Bauer et al. 2014). Die regelmäßige Anwendung von Sonnenschutzprodukten dient, neben der Vermeidung von Sonnenbränden, der Prävention und Therapie von epithelialem Hautkrebs, da dadurch die Neubildung von aktinischen Keratosen und Plattenepithelkarzinomen reduziert wird und vorhandene aktinische Keratosen zur Abheilung gebracht werden können (Iannacone et al. 2014). Regelmäßige theoretische und praktische Schulungen der Arbeitnehmer in der richtigen Anwendung der persönlichen Schutzausrüstung und insbesondere in der richtigen Applikation von Sonnenschutzmitteln müssen erfolgen (Reinau et al. 2012; Bauer et al. 2015).

Praktische Hinweise

Sonnenschutzmaßnahmen im Beruf bestehen in erster Linie aus textilen Sonnenschutzmaßnahmen (Hemd, Hose, Hut).

Die Augen werden mit einer geeigneten Sonnenschutzbrille geschützt.

Sonnenschutzprodukte mit hohem Lichtschutzfaktor im UVA- und UVB-Bereich müssen in ausreichender Menge auf textil nicht schützbare Körperstellen aufgetragen werden

3.7 Zusammenfassung

Mit der Aufnahme der BK 5103 „Plattenepithelkarzinome oder multiple aktinische Keratosen der Haut durch natürliche UV-Strahlung“ in die Liste der Berufskrankheiten zum 01.01.2015 ist jeder Arzt verpflichtet nach § 202 SGB VII den begründeten Verdacht auf das Vorliegen einer BK 5103 beim Unfallversicherungsträger zu melden. Die BK-Anzeige erfolgt mit dem Vordruck F 6000. Die Meldevoraussetzungen sind gegeben bei Vorliegen einer gesicherten Diagnose eines Plattenepithelkarzinoms (histologisch gesichert) der Haut oder multipler aktinischer Keratosen (klinisch oder histologisch gesichert), die sich an arbeitsbedingt UV-exponierten Körperstellen befinden, wenn der Versicherte im Laufe seins Berufslebens eine ausreichend intensive berufliche UV-Lichtexposition (>40 % der privaten Exposition) erworben hat.

Literatur

Bauer A, Diepgen TL, Schmitt J (2011) Is occupational solar UV-irradiation a relevant risk factor for basal cell carcinoma? A systematic review and meta-analysis of the epidemiologic literature. Br J Dermatol 165:612–625

Bauer A, Hault K, Püschel A, Rönsch H, Knuschke P, Beissert S (2014) Acceptance and usability of different sunscreen formulations among outdoor workers: a randomized, single-blind, cross-over study. Acta Derm Venereol 94(2):152–156

Bauer A, Beissert S, Knuschke P (2015) Prävention von durch berufliche solare UV-Exposition bedingtem epithelialem Hautkrebs. Hautarzt 66:173–178

Bauer A, Haufe E, Heinrich L, Seidler A, Schulze HJ, Elsner P, Drexler H, Letzel S, John SM, Fartasch M, Brüning T, Dugas-Breit S, Gina M, Weistenhöfer W, Bachmann K, Bruhn I, Lang BM, Brans R, Allam JP, Grobe W, Westerhausen S, Knuschke P, Wittlich M, Diepgen TL, Schmitt J, FB 181 Study Group (2020) Basal cell carcinoma risk and solar UV exposure in occupationally relevant anatomic sites: do histological subtype, tumor localization and Fitzpatrick phototype play a role? A population-based case-control study. J Occup Med Toxicol 10(15):28

Bundesministerium für Arbeit und Soziales: Empfehlung des Ärztlichen Sachverständigenbeirats „Berufskrankheiten“ Bek. d. BMAS v. 1.7.2013 – IVa 4-45222-Hautkrebs durch UV-Licht GMBl 2013;35:671–693

Eisemann N, Waldmann A, Geller AC, Weinstock MA, Volkmer B, Greinert R, Breitbart EW, Katalinic A (2014) Non-melanoma skin cancer incidence and impact of skin cancer screening on incidence. J Invest Dermatol 134:43–50

Iannacone MR, Hughes MC, Green AC (2014) Effects of sunscreen on skin cancer and photoaging. Photodermatol Photoimmunol Photomed 30:55–61

International Agency for Research on Cancer (IARC) (2000) Monographs on the evaluation of carcinogenic risk of humans: solar and ultraviolet radiation, Bd 55. International Agency for Research on Cancer, Lyon

Knuschke P, Unverricht I, Ott G, Janssen M (2007) Personenbezogene Messung der UV-Exposition von Arbeitnehmern im Freien; Abschlussbericht des Projektes F 1777 der Bundesanstalt für Arbeitsschutz und Arbeitsmedizin 2007, Dortmund/Berlin/Dresden. ISBN 978-3-88261-060-4

Knuschke, P, Ott G, Bauer A, Janßen M, Mersiowsky K, Püschel A, Rönsch H (2015) „Schutzkomponenten zur Reduzierung solarer UV-Expositionen bei Arbeitnehmern im Freien“. Schriftenreihe der Bundesanstalt für Arbeitsschutz und Arbeitsmedizin 2015, Forschung F 2036, Dortmund/Berlin/Dresden. ISBN 978-3-88261

Leiter U, Garbe C (2008) Epidemiology of melanoma and nonmelanoma skin cancer – the role of sunlight. Adv Exp Med Biol 624:89–103

Madan V, Lear JT, Szeimies RM (2010) Non-melanoma skin cancer. Lancet 375:673–685

Radespiel-Tröger M (2011) Berufliche UV-Belastung und Hautkrebs. Zbl Arbeitsmed 61:112–115

Reinau D, Weiss M, Meier CR, Diepgen TL, Surber C (2012) Outdoor workers' sun-related knowledge, attitudes and protective behaviours: a systematic review of cross-sectional and interventional studies. Br J Dermatol 168:928–940

Saladi RN, Persaud AN (2005) The causes of skin cancer: a comprehensive review. Drugs Today (Barc) 41:37–53

Schmitt J, Seidler A, Diepgen TL, Bauer A (2011) Occupational UV-light exposure increases the risk for the development of cutaneous squamous cell carcinoma: a systematic review and meta-analysis. Br J Dermatol 164:291–307

Schmitt J, Haufe E, Trautmann F, Schulze HJ, Elsner P, Drexler H, Bauer A, Letzel S, John SM, Fartasch M, Brüning T, Seidler A, Dugas-Breit S, Gina M, Weisenhöfer W, Bachmann K, Bruhn I, Lang BM, Bonness S, Allam JP, Grobe W, Stange T, Westerhausen S, Knuschke P, Wittlich M, Diepgen TL, for the FB-181 Study Group (2018) Occupational UV-exposure is a major risk factor for basal cell carcinoma: Results of the population-based case-control study FB-181. J Occup Environ Med 60:36–43

Thieden E, Philipsen PA, Heydenreich J, Wulf HC (2004) UV radiation exposure related to age, sex, occupation, and sun behavior based on time-stamped personal dosimeter readings. Arch Dermatol 140:197–203

Wittlich M (2017) GENESIS-UV neue Daten zur UV-Strahlenexposition an verschiedenen Arbeitsplätzen. Dermatol Beruf Umwelt 65:69–72

Berufsbedingte Hauterkrankungen außerhalb BK 5101 und BK 5103

Christoph Skudlik

Inhaltsverzeichnis

C. Skudlik et al. (Hrsg.), *Berufsdermatologie*, https://doi.org/10.1007/978-3-662-50518-2_4

Im Berufskrankheitensystem gemäß der Berufskrankheitenliste werden prinzipiell „alle Krankheiten der Haut oder Hautanhangsgebilde, einschließlich der Augenbindehaut, mit Ausnahme von Hautkrebs" unter der BK 5101 gefasst.

Allerdings fallen bestimmte Hauterkrankungen aufgrund der ihnen zugrunde liegenden besonderen Einwirkungen nicht unter die BK 5101:

- Hautkrebserkrankungen sind neben der BK 5103 unter den BK-Nummern 1108, 2402 und 5102 in Abhängigkeit der beruflichen Einwirkungen zu prüfen.
- Bei Hautinfektionen sind die BK-Nummern 3101, 3102 und 3104 in Betracht zu ziehen.
- Vibrationsbedingte Durchblutungsstörungen an den Händen fallen unter die BK 2104.
- Die Beurteilung einer Chlorakne und anderer durch chlorierte Kohlenwasserstoffverbindungen verursachter Berufsdermatosen erfolgt unter der BK 1310.
- Schließlich können Hautkrankheiten auch als (Begleit-)Erscheinungen einer Allgemeinerkrankung entsprechend den BK-Nummern 1101 bis 1110, 1201 und 1202, 1303 bis 1309, 1314 und 1315 auftreten und sind entsprechend unter diesen BK-Nummern zu prüfen (Diepgen et al. 2016; Skudlik und John 2018).

Eine Übersicht über die BK-Nummern, die außerhalb der BK 5101 und 5103 berufsdermatologisch von Bedeutung sein können, gibt die nachfolgende Auflistung. Bei begründetem Verdacht auf eine dieser Berufskrankheiten besteht für jeden Arzt die gesetzliche Verpflichtung der Meldung an den zuständigen Unfallversicherungsträger mittels Ärztlicher Berufskrankheitenanzeige (Formular f6000: ▶ sn.pub/qDBNFn).

Berufskrankheiten-Nummern der Berufskrankheitenliste (BK-Liste) der Anlage 1 zur Berufskrankheitenverordnung, unter die berufsbedingte Hauterkrankungen fallen können:

- **Alle Krankheiten der Haut oder Hautanhangsgebilde einschließlich der Augenbindehaut**
  (mit Ausnahme von Hautkrebs bzw. den weiteren u. g. Ausnahmen)
  - BK 5101 BKV: „Schwere oder wiederholt rückfällige Hauterkrankungen"
- **Hautkrebs**
  - BK 1108 BKV: „Erkrankungen durch Arsen oder seine Verbindungen"
  - BK 2402 BKV: „Erkrankungen durch ionisierende Strahlen"
  - BK 5102 BKV: „Hautkrebs oder zur Krebsbildung neigende Hautveränderungen durch Ruß, Rohparaffin, Teer, Anthrazen, Pech oder ähnliche Stoffe"
  - BK 5103 BKV: „Plattenepithelkarzinome oder multiple aktinische Keratosen der Haut durch natürliche UV-Strahlung"
- **Hautinfektionen**
  - BK 3101: „Infektionskrankheiten, wenn der Versicherte im Gesundheitsdienst, in der Wohlfahrtspflege oder in einem Laboratorium tätig oder durch eine andere Tätigkeit der Infektionsgefahr in ähnlichem Maße besonders ausgesetzt war"
  - BK 3102: „Von Tieren auf Menschen übertragbare Krankheiten"
  - BK 3104: „Tropenkrankheiten, Fleckfieber".
- **Besondere physikalische Verursachungen von Hautkrankheiten**
  - BK 2104: „Vibrationsbedingte Durchblutungsstörungen an den Händen"
- **Besondere stoffliche Verursachungen von Hautkrankheiten**
  (teils als [Begleit-]Erscheinungen einer Allgemeinerkrankung; verkürzte Form der jeweiligen BK-Formulierung)
  - BK 1101: „Blei oder seine Verbindungen"
  - BK 1102: „Quecksilber oder seine Verbindungen"
  - BK 1103: „Chrom oder seine Verbindungen"

- BK 1104: „Cadmium oder seine Verbindungen“
- BK 1105: „Mangan oder seine Verbindungen“
- BK 1106: „Thallium oder seine Verbindungen“
- BK 1107: „Vanadium oder seine Verbindungen“
- BK 1108: „Arsen oder seine Verbindungen“
- BK 1109: „Phosphor oder seine anorganischen Verbindungen“
- BK 1110: „Beryllium oder seine Verbindungen“
- BK 1201: „Kohlenmonoxid“
- BK 1202: „Schwefelwasserstoff“
- BK 1303: „Benzol, seine Homologe oder Styrol“
- BK 1304: „Nitro- oder Aminoverbindungen des Benzols oder seiner Homologe oder ihrer Abkömmlinge“
- BK 1305: „Schwefelkohlenstoff“
- BK 1306: „Methylalkohol [Methanol]“
- BK 1307: „Organische Phosphorverbindungen“
- BK 1308: „Fluor oder seine Verbindungen“
- BK 1309: „Salpetersäureester“
- BK 1310: „Halogenierte Alkyl-, Aryl- oder Alkylaryloxide“
- BK 1314: „Para-tertiär-Butylphenol“
- BK 1315: „Isocyanate“

4.1 BK 1108: Erkrankungen durch Arsen und seine Verbindungen

Berufliche Arsenexposition wurde insbesondere durch Umgang mit arsenhaltigen Pestiziden beschrieben. In Deutschland kamen zeitweise arsenhaltige Pflanzenschutzmittel im Weinbau zur Anwendung, wurden aber 1942 verboten und bis ca. 1954 noch illegal verwendet. Daneben gilt Hüttenrauch in Europa noch als die einzige bedeutsame Ursache beruflich bedingter chronischer Arsenintoxikationen. Arsenhaltige Stäube und Dämpfe entstehen hier vor allem bei Aufschluss und Verhüttung verschiedener Metallerze mit Arsenbeimengungen (Hundeiker 2006).

Unter die BK 1108 können je nach Einwirkung und Erkrankungsstadium verschiedene Symptome, beispielsweise atemwegsbezogene Beschwerden mit Husten und Atemnot, gastrointestinale Beschwerden wie Durchfälle, neurologische Beschwerden wie Verwirrtheitszustände, Krampfanfälle, Bewusstlosigkeit und Neuritiden sowie Nieren- und Leberfunktionsschäden fallen (BAuA 2022).

An der Haut können sich nach Aufnahme von Arsenverbindungen als Zeichen einer resorptiven Wirkung Hyperkeratosen an Handinnenflächen und Fußsohlen (Palmoplantarkeratosen), Pigmentstörungen und Melanose, diffuser Haarausfall und Nagelveränderungen (Leukonychia striata, Leukonychia transversalis, Mees-Nagelbänder) manifestieren. Hinsichtlich Hautkrebs können durch Arsen oder seine Verbindungen Basalzellkarzinome und Plattenepithelkarzinome, inklusive Morbus Bowen und Bowen-Karzinom, verursacht werden. Typisch hierbei ist, dass die Basalzellkarzinome auch an nicht lichtexponierten Lokalisationen als Rumpfhautbasaliome auftreten (Hundeiker 2001).

4.2 BK 1310: Erkrankungen durch halogenierte Alkyl-, Aryl- oder Alkylaryloxide

Die für Chlorakne und die mit ihr einhergehenden Intoxikationen verantwortlichen Substanzen gehören chemisch in die Reihe der halogenierten aromatischen Kohlenwasserstoff-Verbindungen. Hierzu zählen hinsichtlich der Chlorakne insbesondere das sogenannte „Seveso-Dioxin“ 2,3,7,8-Tetrachlordibenzo-p-dioxin (TCDD) und weitere chlorierte Alkyl-, Aryl- oder Alkylaryloxide (BAuA 2022; Skudlik und John 2017). Diese Substanzen fanden aufgrund ihrer haftenden und imprägnierenden Eigenschaften Anwendung in bestimmten Wachsen, als Imprägnier- und Isoliermaterialien, in der Kabel- und Kondensatorherstellung oder als Dichtungs- und Schmiermittel. Sie entstehen zudem, wenn aromatische Substanzen mit Chlorionen unter erhöhten Temperaturbedingungen aufeinandertreffen, etwa in der

Müllverbrennung oder bei bestimmten Recyclingverfahren. Des Weiteren können halogenierte aromatische Kohlenwasserstoffe als Ausgangsprodukte für die Herstellung von Herbiziden verwendet werden und hierüber beruflich relevant sein. Bezüglich der klinischen Aspekte s. ▶ Kap. 32.

4.3 BK 2402: Erkrankungen durch ionisierende Strahlen

Arbeitsplätze mit potenzieller Gefahr einer Exposition gegenüber ionisierenden Strahlen können gegeben sein in Kernkraftwerken, bei der Werkstoffprüfung oder im medizinischen Bereich der Röntgendiagnostik und der nuklearmedizinischen Therapie. Die Entwicklung der Technik und der Sicherheitsmaßnahmen hat jedoch dazu geführt, dass pathologische berufliche Strahlenbelastungen normalerweise nicht mehr auftreten (Hundeiker 2006).

Durch Einwirkungen im Sinne der BK 2402 können je nach Art und Intensität der Strahlung akute und chronische Strahlenschäden verursacht werden. Infolge eines akuten Strahlenschadens kann es neben Allgemeinsymptomen zu einer erheblichen Störung der Hämatopoese aufgrund von Schädigungen des Knochenmarks kommen. Bei chronischem Strahlenschaden treten Erkrankungen an den Organen auf, in denen sich die jeweiligen radioaktiven Stoffe bevorzugt ablagern, beispielsweise Jod in der Schilddrüse und Strontium in den Knochen (BAuA 2022). Als hierdurch verursachte strahlenbedingte Spätschäden sind somit maligne Tumoren an verschiedenen Organen sowie Leukämien bedeutsam.

An der Haut können durch höhere Strahlendosen akute Strahlendermatitis mit Rötung, Juckreiz und Infiltration der Haut, Einblutungen in die Haut, Blasen und Nekrosen verursacht werden. Als Spätschaden kann sich eine chronische Radiodermatitis mit Atrophie der Haut, Sklerose, Verhornungsstörungen, Pigmentverschiebungen, Trockenheit durch Verlust der Talgdrüsen, Haarverlust und Teleangiektasien entwickeln (BAuA 2022).

Schließlich können durch ionisierende Strahlung auch bösartige Erkrankungen der Haut, vornehmlich Basalzellkarzinome, aber auch Plattenepithelkarzinome, Fibrosarkome und Angiosarkome verursacht werden (Diepgen et al. 2016).

4.4 BK 3101: Infektionskrankheiten, wenn der Versicherte im Gesundheitsdienst, in der Wohlfahrtspflege oder in einem Laboratorium tätig oder durch eine andere Tätigkeit der Infektionsgefahr in ähnlichem Maße besonders ausgesetzt war

Infektionskrankheiten, die von Mensch zu Mensch übertragbar sind und die bei Versicherten auftreten, die infolge der Ausübung ihrer beruflichen Tätigkeit in bestimmten Bereichen einer gegenüber der Allgemeinbevölkerung wesentlich erhöhten Infektionsgefahr ausgesetzt sind, fallen unter die BK 3101. Betroffen sind überwiegend Tätigkeiten im medizinischen oder wohlfahrtspflegerischen Bereich. Die BK 3101 umfasst somit neben Hauterkrankungen auch Infektionserkrankungen an anderen Organen wie COVID-19 (SARS-CoV-2-Infektionen), Virus-Hepatitiden, Tuberkulose oder HIV-Infektionen (BAuA 2022; Skudlik und John 2017).

Auf dermatologischem Gebiet ist beispielsweise eine beruflich in der Altenpflege akquirierte Scabies hinsichtlich der BK 3101 von Relevanz.

4.5 BK 3102: Von Tieren auf Menschen übertragbare Krankheiten

Infektionserkrankungen, die von Tieren auf Menschen übertragen werden, werden unter der BK 3102 betrachtet. Hinsichtlich der

Exposition sind nicht nur der unmittelbare Umgang mit Tieren bei der Tierhaltung und der Tierpflege als mögliche Infektionsquellen in Betracht zu ziehen, sondern auch der berufliche Umgang mit tierischen Erzeugnissen oder Ausscheidungen, sowie der Umgang mit Gegenständen, die mit infizierten Tieren oder deren Ausscheidungen in Kontakt gekommen sind. Mögliche relevante Berufsfelder sind somit Landwirtschaft mit Tierhaltung, Jagd- und Forstwirtschaft, Tierkörperverwertung, zoologische Gärten und Zoohandlungen, Schlachtereien und veterinärmedizinische Einrichtungen (BAuA 2022; Skudlik und John 2017). Hervorgerufen werden Erkrankungen, die unter die BK 3102 fallen, durch Bakterien, Viren, Parasiten oder Pilze. Nicht alle hierdurch verursachten Krankheitsbilder der BK 3102 manifestieren sich an der Haut.

Typische dermatologische Krankheitsbilder sind die durch Viren verursachten Melkerknoten (Pseudokuhpokken) und Fleischerwarzen, kutane Mykosen (beispielsweise Rinderflechte; ▶ Kap. 33) sowie Borreliose bei Tätigkeiten in der Forstwirtschaft (BAuA 2022; Skudlik und John 2017).

4.6 BK 3104: Tropenkrankheiten, Fleckfieber

Die BK 3104 erfasst diejenigen Infektionen und deren Krankheitsbilder, die ausschließlich oder vorwiegend in den Tropen erworben werden. Tropenkrankheiten gelten als Berufskrankheit bei allen Personen, die wegen einer versicherten Tätigkeit in Regionen der Tropen oder Subtropen leben und arbeiten. Aufgrund der besonderen Bedingungen, unter denen die beruflichen Tätigkeiten ausgeübt werden, sind sowohl die jeweiligen Arbeits- als auch die Freizeitbedingungen in den Unfallversicherungsschutz einbezogen. In Ausnahmefällen ist eine Übertragung auch außerhalb der Endemiegebiete durch importierte Infektionsquellen möglich.

Dermatologisch relevante Diagnosen, die unter die BK 3104 fallen, sind etwa tropische Borreliose, Buruli-Ulkus, Lepra, Myzetom und Leishmaniose (BAuA 2022; Skudlik und John 2017).

4.7 BK 5102: Hautkrebs oder zur Hautkrebsbildung neigende Hautveränderungen durch Ruß, Rohparaffin, Teer, Anthrazen, Pech oder ähnliche Stoffe

Ebenso wie die BK 5101 und 5103 bezieht sich die BK 5102 ausschließlich auf das Hautorgan. Medizinhistorisch ist hervorzuheben, dass es sich bei Hautkrebserkrankungen durch Ruß um die erste wissenschaftlich beschriebene Berufsdermatose handelt: Sir Percivall Pott beschrieb 1775 das gehäufte Auftreten von Skrotalhautkrebs bei Schornsteinfegern in England. Als ursächlich gilt hierbei die jahrelange berufliche Einwirkung von Ruß vor dem Hintergrund der damals miserablen arbeitshygienischen Bedingungen (Pott 1775). Des Weiteren kommt den heute unter der BK 5102 bezeichneten Berufskrankheitenmerkmalen auch rechtshistorisch in Deutschland eine besondere Bedeutung zu: In der Verordnung über die Ausdehnung der Unfallversicherung auf gewerbliche Berufskrankheiten (1. BKVO) vom 12.05.1925, die am 01.07.1925 in Kraft trat, wurden erstmals elf genau definierte Berufskrankheiten bezeichnet. Diese erste Berufskrankheitenverordnung bezog die beruflichen Hauterkrankungen allerdings noch nicht allgemein in den Versicherungsschutz ein, wohl aber als BK 7 „Erkrankungen an Hautkrebs durch Ruß, Paraffin, Teer, Anthrazen, Pech und verwandte Stoffe“ (Blome und Butz 2006).

Aufgrund in den letzten Jahrzehnten erfolgter wesentlicher Änderungen der Arbeitswelt und der arbeitshygienischen Bedingungen spielt die BK 5102 insgesamt zunehmend eine untergeordnete Rolle im Berufskrankheitengeschehen. So wurden in den Jahren 2018–2020 seitens der gesetzlichen Unfallversicherung jährlich weniger als 60 Fälle anerkannt.

Die eine BK 5102 begründenden Einwirkungen (BAuA 2022) unterteilen sich in:

- Ruß, einem feinflockigen, bei unvollständiger Verbrennung von Kohlenwasserstoffen entstehenden Kohlenstaub, der beispielsweise bei der Herstellung von Tusche, Farben, Kunststoffen und in der Gummiindustrie benötigt wird.
- Rohparaffin, das aus bituminöser Braunkohle, Ölschiefer, Erdöl und Erdwachs gewonnen und in der Zündholz-, Papier- und Sprengstoffindustrie verwendet wird.
- Teer als Destillationsprodukt von Stein- und Braunkohle, Torf und Holz, das in Kokereien und Gasfabriken gewonnen wird. Er fand ehemals insbesondere im Straßenbau und in Dachpappen Verwendung, wobei Teer in diesen Bereichen mittlerweile durch im Allgemeinen als nicht kanzerogen geltende Bitumen abgelöst wurde. Wegen der großen Spannbreite in der chemischen Zusammensetzung von Bitumen können jedoch auch diesbezüglich schädigende Emissionen kanzerogener Substanzen nicht vollständig ausgeschlossen werden (Nies 2020).
- die Teerdestillate Anthrazen und Pech, die ebenfalls als Rohstoffe in der Farbenherstellung und in weiteren Bereichen eingesetzt wurden.
- „ähnliche Stoffe“ worunter die Stoffe mit ähnlicher biologischer Wirkung wie die oben genannten verstanden werden, aber auch verschiedene Erdwachse, Asphalt, Masut sowie Mineral-, Schmier-, Zylinder- und Bohröle.

Die genannten Stoffe können Plattenepithelkarzinome und Carcinomata in situ (sogenannte Teerkanzerosen) sowie Basalzellkarzinome verursachen. Hierbei wird von einer Wirkung auf die Haut durch direkte Exposition, dies auch durch Staub oder Dämpfe, oder durch mit diesen Stoffen behaftete Arbeitskleidung ausgegangen. Neben dem direkten Hautkontakt spielt aber auch die systemische Aufnahme der Karzinogene – z. B. über die Atemwege – eine wesentliche Rolle. In Verbindung mit diesen Expositionen können neben der Hautkrebserkrankung auch weitere Zeichen einer sogenannten Teer- oder Pechhaut-Erkrankung mit Follikulitiden, Akne, diffuser bräunlicher Pigmentierung und Hyperkeratosen auftreten (Fabry 2006). Die Tatbestandsmerkmale der BK 5102 können sich jedoch auch ohne diese letztgenannten klinischen Zeichen der Teer- oder Pechhaut (sogenannte Brückensymptome) manifestieren (Diepgen et al. 2016).

Praxistipp

Auf der Homepage der Bundesanstalt für Arbeitsschutz und Arbeitsmedizin (BAuA) sind die bis 2010 vom Ärztlichen Sachverständigenbeirat „Berufskrankheiten“ beim Bundesministerium für Arbeit und Soziales sowie seitdem von der Deutschen Gesetzlichen Unfallversicherung (DGUV) erarbeiteten Merkblätter der einzelnen Berufskrankheiten jeweils als pdf abrufbar:
▶ https://www.baua.de/DE/Angebote/Rechtstexte-und-Technische-Regeln/Berufskrankheiten/Merkblaetter.html

4.8 Versicherungsrechtliche Besonderheit der sogenannten Systemerkrankung

Eine Besonderheit ist, dass sich berufliche Typ-I-Allergien, wie gegenüber Fischallergenen oder Naturgummi-Latex, sowohl an der Haut, als auch an den Atemwegen – letzteres dann unter der BK 4301 zu betrachten – manifestieren können. Die BK 4301 bezeichnet „durch allergisierende Stoffe verursachte obstruktive Atemwegserkrankungen (einschließlich Rhinopathie)“. Sofern sich eine Typ-I-Allergie sowohl an der Haut, als auch an den Atemwegen manifestiert, etwa unter dem klinischen Bild eines höhergradigen Kontakturtikaria-Syndroms, handelt es sich zwar medizinisch um ein einheitliches Krankheitsgeschehen, aber um zwei Versicherungsfälle (Diepgen et al. 2016; Skudlik et al. 2010; Skudlik und John 2017). Allerdings wird dem Umstand, dass es sich um ein einheitliches Krankheitsgeschehen handelt, insofern auch verwaltungsseitig Rechnung getragen, als dass beide Tatbestände einer einheitlichen Entscheidung zugeführt und, sofern die Voraussetzungen hierfür vorliegen, in einem Bescheid anerkannt werden. Entsprechend wird das Erkrankungsbild dann auch mit einer einheitlichen MdE entschädigt. Derartige Konstellationen werden versicherungsrechtlich als Systemerkrankung bezeichnet (Diepgen et al. 2016; Skudlik et al. 2010; Skudlik und John 2017).

Bei der Ausübung einer beruflichen Tätigkeit erlittene Insektenstiche und hieraus resultierende lokale und systemische Reaktionen einschließlich einer Insektengiftallergie können unter bestimmen Bedingungen eine Eintrittspflicht des zuständigen Unfallversicherungsträgers begründen. Als Berufsgruppen mit besonderer Insektenstichgefährdung gelten Imker, Gärtner, Waldarbeiter sowie Obst- und Kuchenverkäufer (Skudlik et al. 2012). Akute Stichreaktionen können das Tatbestandsmerkmal des Arbeitsunfalls erfüllen. Allergische Reaktionen infolge durch die berufliche Tätigkeit erworbener Insektengiftallergien können demgegenüber den Tatbestand einer Berufskrankheit erfüllen. Hochgradige allergische Reaktionen gegenüber Insektenstichen, welche durch eine Multiorganmanifestation (Hautreaktion, respiratorische, kardiovaskuläre oder gastrointestinale Symptome) gekennzeichnet sind, werden allerdings nicht mit einer einzelnen BK-Nummer in der Berufskrankheitenliste abgebildet. Zumindest im Hinblick auf die Hautreaktionen und die respiratorischen Symptome besteht jedoch die Möglichkeit, das Erkrankungsbild ebenfalls versicherungsrechtlich als Systemerkrankung als ein Versicherungsfall, gestützt auf die BK 4301 und die BK 5101 einzuordnen (Skudlik et al. 2012).

4.9 Versicherungsrechtliche Besonderheit der sogenannten „Wie-BK"

Paragraph 9 Absatz 2 Sozialgesetzbuch VII (§ 9 Abs. 2 SGB VII) wird als sogenannte Öffnungsklausel bezeichnet. Gemäß § 9 Abs. 2 SGB VII haben „die Unfallversicherungsträger … eine Krankheit, die nicht in der Rechtsverordnung bezeichnet ist oder bei der die dort bestimmten Voraussetzungen nicht vorliegen, wie eine Berufskrankheit als Versicherungsfall anzuerkennen, sofern im Zeitpunkt der Entscheidung nach neuen Erkenntnissen der medizinischen Wissenschaft die Voraussetzungen für eine Bezeichnung nach Absatz 1 Satz 2 erfüllt sind". Satz 2 des § 9 Abs. 2 führt hierzu aus, dass „solche Krankheiten als Berufskrankheiten zu bezeichnen" sind „ die nach den Erkenntnissen der medizinischen Wissenschaft durch besondere Einwirkungen verursacht sind, denen bestimmte Personengruppen durch ihre versicherte Tätigkeit in erheblich höherem Grade als die übrige Bevölkerung ausgesetzt sind".

§ 9 Abs. 2 SGB VII regelt somit die Voraussetzungen zur Anerkennung und Entschädigung in Einzelfällen von Erkrankungen, die nicht in der Berufskrankheitenliste enthalten sind „wie eine Berufskrankheit" (sogenannte „Wie-BK"). Voraussetzung hierfür ist, dass neue Erkenntnisse der medizinischen Wissenschaft vorliegen die belegen, dass für eine bestimmte Personengruppe arbeitsbedingt ein deutlich erhöhtes Risiko besteht, an einer bestimmten Gesundheitsstörung zu erkranken (Diepgen et al. 2016). Von derartigen neuen wissenschaftlichen Erkenntnissen ist insbesondere dann auszugehen, wenn von Seiten des Ärztlichen Sachverständigenbeirates Berufskrankheiten beim Bundesministerium für Arbeit und Soziales eine entsprechende wissenschaftliche Empfehlung für eine neue Berufskrankheit erarbeitet worden ist (BMAS 2022). In diesen Fällen kann dann mit Zustimmung des Betroffenen eine Ärztliche Berufskrankheiten-Anzeige erstattet werden. In der Anzeige sollte als Berufskrankheiten-Nr. „§ 9 Abs. 2 SGB VII“ angegeben werden; der Verweis auf die Quelle der zugrunde gelegten neuen wissenschaftlichen Erkenntnisse ist sinnvoll.

Literatur

BAuA (2022) Dokumente zu den einzelnen Berufskrankheiten. https://www.baua.de/DE/Angebote/Rechtstexte-und-Technische-Regeln/Berufskrankheiten/Merkblaetter.html. Zugegriffen am 27.07.2022

Blome O, Butz M (2006) Die rechtshistorische Entwicklung der Berufsdermatosen als Berufskrankheiten. In: Szliska C, Brandenburg S, John SM (Hrsg) Berufsdermatosen, 2. Aufl. Dustri, München Deisenhofen, S 159–178

BMAS (2022) Ärztlicher Sachverständigenbeirat Berufskrankheiten. https://www.bmas.de/DE/Soziales/Gesetzliche-Unfallversicherung/Aerztlicher-Sachverstaendigenbeirat/aerztliche-sachverstaendigenbeirat.html. Zugegriffen am 27.07.2022

Diepgen TL, Krohn S, Bauer A, Bernhard-Klimt C, Brandenburg S, Drexler H, Elsner P, Fartasch M, John SM, Kleesz P, Köllner A, Letzel S, Merk HF, Mohr P, Münch H, Palsherm K, Pappay W, Palfner S, Römer W, Sacher J, Wehrmann W, Skudlik C, Ulrich C, Westphal F, Worm M, Zagrodnik FD (2016) Empfehlung zur Begutachtung von arbeitsbedingten Hauterkrankungen und Hautkrebserkrankungen – Bamberger Empfehlung. Dermatol Beruf Umwelt 64(3):89–136

Fabry H (2006) BK-Nr. 5102 BKV Hautkrebs. In: Szliska C, Brandenburg S, John SM (Hrsg) Berufsdermatosen, 2. Aufl. Dustri, München Deisenhofen, S 179–196

Hundeiker M (2001) Berufsbedingte Tumoren der Haut. Teil 6: Krankheiten durch Arsen oder Arsen-Verbindungen. Internist Prax 41:113–126

Hundeiker M (2006) BK-Nr. 2402: Krankheiten durch ionisierende Strahlen. In: Szliska C, Brandenburg S, John SM (Hrsg) Berufsdermatosen, 2. Aufl. Dustri, München Deisenhofen, S 125–134

Nies E (2020) Dämpfe und Aerosole aus Bitumen bei der Heißverarbeitung auf gewundenen Straßen zum verbindlichen Arbeitsplatzgrenzwert. Arbeitsmed Sozialmed Umweltmed 55:93–96

Pott P (1775) Chirurgical observations relative to the cataract, the polypus of the nose, cancer of the scrotum, different kinds of ruptures, and the mortification of the toes and feet. Hawes, London, S 1–208

Skudlik C, John SM (2017) Haut. In: Schönberger A, Mehrtens G, Valentin H (Hrsg) Arbeitsunfall und Berufskrankheit. Rechtliche und medizinische Grundlagen für Gutachter, Sozialverwaltung, Berater und Gerichte, 9. Aufl. Erich Schmidt, Berlin, S 865–926

Skudlik C, John SM (2018) Berufsdermatosen. In: Plewig G, Ruzicka T, Kaufmann R, Hertl M (Hrsg) Braun-Falco‘s Dermatologie, Venerologie und Allergologie. Springer Reference Medizin, 7. Aufl. Springer, Berlin/Heidelberg, S 537–547

Skudlik C, Allmers H, John SM, Becker D, Dickel H, Geier J, Häberle M, Lessmann H, Mahler V, Wagner E, Weisshaar E, Wehrmann W, Werfel T, Zagrodnik F, Diepgen TL (2010) Beurteilung der Auswirkungen einer Allergie gegenüber Naturgummilatex bei der Minderung der Erwerbsfähigkeit im Rahmen der BK 5101. Dermatol Beruf Umwelt 58(2):54–60

Skudlik C, Römer W, Brandenburg S, John SM (2012) Insektenstiche und Insektenstich-Allergien im Beruf: Medizinische und versicherungsrechtliche Schlussfolgerungen. Dermatol Beruf Umwelt 60:92–95

Komorbidität berufsdermatologischer Patienten

Elke Weisshaar

Inhaltsverzeichnis

C. Skudlik et al. (Hrsg.), *Berufsdermatologie*, https://doi.org/10.1007/978-3-662-50518-2_5

5

5.1 Einleitung

Etwa 90 % der gemeldeten Verdachtsfälle auf berufsbedingte Hauterkrankungen sind Kontaktekzeme, insbesondere subtoxisch-kumulative (irritative) und allergische Kontaktekzeme sowie deren Mischformen. In vielen Fällen bestehen subtoxisch-kumulative Handekzeme (HE) mit chronischem, jahrelangem Krankheitsverlauf, das zum Erwerb sekundärer „Pfropfsensibilisierungen" prädestinieren (▶ Kap. 2). Dabei können sehr unterschiedliche Lebensbedingungen und kulturelle Besonderheiten für das Entstehen eines Handekzems verantwortlich sein (Mirembe et al. 2016). Auch berufsbedingte Verschlimmerungen atopischer Ekzeme sind ebenso wie entsprechende Mischformen zu berücksichtigen (Skudlik und Weisshaar 2015; Weisshaar et al. 2013b). Eine atopische Hautdiathese ist ein wesentlicher Kofaktor in etwa 40 % der Fälle (Forkel et al. 2021), wobei dieser bei den Pflegeberufen noch höher ist (Diepgen 2012). Berufsbedingte Hauterkrankungen manifestieren sich häufig an den Händen, irritative Kontaktekzeme auch an den Unterarmen und aerogene allergische Kontaktekzeme durch volatile Allergene an Gesicht, Hals, Brust und anderen, nicht durch Kleidung bedeckten Hautarealen (▶ Kap. 2). Sie verursachen einen hohen Verlust an Lebensqualität (Chen 2012; Diepgen 2012; Matterne et al. 2009; Ofenloch et al. 2020). Dieser besteht hauptsächlich in der Beeinträchtigung der Funktionsfähigkeit der Hände und oft resultierender Arbeitsunfähigkeit, aber auch Beeinträchtigung durch die Symptome, insbesondere Pruritus, Emotionen und Therapie/Behandlung (Ofenloch et al. 2020; Ofenloch und Weisshaar 2022). Daher ist der Einsatz eines handekzemspezifischen Messinstruments zur Bestimmung der Lebensqualität wie dem „Quality of Life in Hand Eczema"-Fragebogen (QOLHEC) wichtig. Die Beteiligung der Hände führt oft auch zur Stigmatisierung, da Gesicht und Hände stets zu den erstkontaktierten Körperarealen bei zwischenmenschlichen Kontakten zählen. Neuere Untersuchungen zeigten, dass die stationäre Individualprävention (Tertiäre Individualprävention (sogenannte TIP-Maßnahme; ▶ Kap. 20)) mit Heilverfahren von 3 oder 4 Wochen ermöglicht, berufsdermatologische Patienten intensiv zu therapieren, zu schulen und eine eingehende Diagnostik durchzuführen (Skudlik et al. 2008; Skudlik et al. 2009; Skudlik und Weisshaar 2015; Weisshaar et al. 2013b). Sie ermöglicht auch, diese Patienten über einen längeren Zeitraum zu beobachten, nicht nur bezüglich des individuellen Krankheitsverlaufs, sondern auch hinsichtlich ihres individuellen Verhaltens (Suchtverhalten, Krankheitsbegehren), Sozialverhaltens (Gruppenverhalten), dem Auftreten von Begleiterkrankungen (Erkrankungen des atopischen Formenkreises, chronische Entzündungen, kardiovaskuläre Erkrankungen) und ihres seelischen Befindens (Krankheitsverarbeitung, Belastungsfaktoren, psychische Erkrankungen).

5.2 Modulierende Faktoren bei Berufsdermatosen

5.2.1 Lebensstilfaktoren

Lebensalter

Mit Einführung der Rentenreform und Anhebung des Rentenalters auf 67 Jahre (▶ http://www.deutsche-rentenversicherung.de) hat sich das Renteneintrittsalter bei den Arbeitnehmern in Deutschland erhöht. Ab Jahrgang 1964 beträgt das reguläre Rentenalter 67 Jahre. Das Lebensalter der berufstätigen Arbeitnehmer ist gestiegen, zumal die Generation der „Babyboomer 45" mittlerweile den größten Anteil an Arbeitnehmern darstellt. Außerdem hat sich die Altersgruppe der 55- bis 64-Jährigen aufgrund demografischer Effekte geändert: die Erwerbsbeteiligung der 60- bis 64-Jährigen nahm so stark zu wie in keiner anderen Altersgruppe. Sie stieg in den letzten zehn Jahren von 41 % (2010) auf 61 % (2020). Die geburtenstarken Jahrgänge (1955–1969), die eine relativ höhere

Erwerbsbeteiligung aufweisen, dominieren im Moment die Gruppe der über 50-jährigen Arbeitnehmer. In der ROQ-Studie zur Evaluation der stationären Individualprävention waren 38,5 % der Teilnehmer 55 Jahre alt oder älter, was den Rehabilitationsbedarf in dieser Altersgruppe unterstreicht (John und Diepgen 2013). Das durchschnittliche Lebensalter der Teilnehmer erhöhte sich 2016 von durchschnittlich 45,2 Jahre auf 48,5 Jahre im Jahr 2018 (Ofenloch et al. 2021)

Neuere Analysen zeigen Alters- und Geschlechtsunterschiede bei Patienten mit Handekzem (Fisker et al. 2013; Mollerup et al. 2014). Die Verlässlichkeit, empfohlene Maßnahmen wie Hautschutz oder die Umsetzung von Therapien, ist in der Altersgruppe über 40 Jahre größer (Mollerup et al. 2014). Es konnte gezeigt werden, dass bei Männern und über 50-jährigen Patienten die Wissenslücken am größten waren und hier besonderer Schulungsbedarf besteht (Fisker et al. 2013).

5.2.2 Bildungsstatus

Handekzeme (HE) treten im berufsdermatologischen Kontext hauptsächlich bei Menschen mit handwerklichen Berufen auf. Gemäß einer Zusammenfassung verschiedener Studien und den Erkenntnissen aus der Evaluation der stationären Individualprävention (ROQ-Studie) (John und Diepgen 2013; John et al. 2015) scheint das Auftreten von HE mit einem niedrigen Bildungsgrad assoziiert zu sein (Thyssen et al. 2010). In qualitativen Interviews bei 50 berufsdermatologischen Patienten fiel auf, dass die meisten Patienten keinen Zusammenhang zwischen Frühsymptomen wie der trockenen Haut und dem HE erkannten (Bathe et al. 2012). Im berufsdermatologischen Krankengut der Sektion Berufsdermatologie des Universitätsklinikums Heidelberg fiel auf, dass die Patienten ohne Berufsausbildung mit im Durchschnitt 50,1 Jahren älter waren als die ohne Berufsausbildung (46,0 Jahre). Das bedeutet, dass berufsdermatologische Patienten ohne Ausbildung früher erkrankten (Ofenloch et al. 2020; Ofenloch und Weisshaar 2022).

5.2.3 Nikotinabusus

Der Zusammenhang zwischen Nikotinabusus und HE wurde in den letzten Jahren kontrovers diskutiert und berichtet. Es konnte gezeigt werden, dass Tabakrauchen mit dem Auftreten von Fußekzemen, vor allem vom vesikulären Typ, assoziiert ist (Brans et al. 2015; Pilz et al. 2022). In zwei systematischen Untersuchungen (Lukacs et al. 2015; Sorensen et al. 2015) konnte insbesondere in einer Metanalyse nicht bestätigt werden, dass HE und Rauchen signifikant assoziiert sind (Lukacs et al. 2015). Allerdings gibt es Hinweise dafür, dass HE bei Rauchern vermehrt auftreten, insbesondere in Hochrisikoberufen (Sorensen et al. 2015). Im Kollektiv der Patienten der TIP-Maßnahme zeigten Raucher signifikant schwerere Verläufe des HE, mehr Fehltage durch Arbeitsunfähigkeit und sie gaben signifikant häufiger den Beruf auf als Nichtraucher (Brans et al. 2014). Dies bestätigte sich auch bei Patienten mit atopischer Dermatitis (AD), bei denen die Raucher signifikant häufiger schwere Krankheitsverläufe aufwiesen und weniger beschwerdefreie Tagen hatten (Pilz et al. 2022). In jüngeren Untersuchungen berufsdermatologischer Patienten fiel auf, dass der Anteil der Raucher mit 50,5 % bei Patienten ohne Berufsausbildung signifikant höher war als bei Patienten mit Berufsausbildung (36,1 %; Ofenloch und Weisshaar 2022, unpublizierte Daten).

5.2.4 Stress

Die Rolle von Stress bei Dermatosen, insbesondere bei solchen mit chronischem Verlauf wie AD, wird seit Jahren in mehreren Ländern berichtet (Harth und Gieler 2006; Taube et al. 2015; Oh et al. 2010; Reszke und Szepietowski 2020). Interessanterweise wurde auch schon früh experimentell darauf verwiesen, dass pruritogene Dermatosen die Juckreizschwelle erniedrigen und ein hohes Stressniveau die Fähigkeit, verschiedene pruritogene Reize zu unterscheiden, verbesserte (Edwards et al. 1976). Sogenannte empfindliche Haut (*sensitive skin*) kann verschiedene Ursachen haben, wobei in jüngster Zeit auch neuropathische und psychogene Mechanismen diskutiert werden und Stress hier eine besondere Rolle zu spielen scheint (Taube et al. 2015; Misery et al. 2017). Eine sehr große bevölkerungsbezogene Studie zeigte, dass Handekzeme häufiger bei Personen mit Stress, Fettleibigkeit und Rauchen auftreten (Anveden Berglind et al. 2011). Dabei zeigte sich eine Dosis-Wirkungs-Beziehung zwischen subjektiv empfundenem Stress und dem HE (Anveden Berglind et al. 2011).

5.3 Komorbidität

5.3.1 Komorbidität allgemein

Zur Komorbidität (definiert als Gesamtheit aller kausal oder zufällig assoziierten Erkrankungen) berufsdermatologischer Patienten gibt es keine wissenschaftlichen Untersuchungen oder Studien. In der ROQ-Studie wurden Begleiterkrankungen dokumentiert, eine diesbezügliche Auswertung der Daten erfolgte nicht. Insbesondere durch die Zunahme des Lebensalters der Arbeitnehmer nehmen altersabhängig auch Begleiterkrankungen des Bewegungsapparats und des Herz-Kreislauf-Systems zu. Dazu zählen vor allem degenerative Veränderungen des Bewegungsapparats. Auch im Rahmen der TIP-Maßnahme in Heidelberg fällt auf, dass ca. 40 % der Rehabilitanden über aktuelle oder vergangene Rückenschmerzen oder Bandscheibenleiden berichten. Dies hat dazu geführt, dass seit 2011 zweimal pro Woche sogenanntes Differenziertes Kraft- und Bewegungstraining von einem Sportwissenschaftler durchgeführt wird. Dabei erlernen die Teilnehmer auch Übungen zur Stärkung der Rückenmuskulatur, die ohne Geräte zu Hause durchgeführt werden können. Dies wird von den Teilnehmern der TIP-Maßnahme stets als sehr gut evaluiert. Die Prävalenz der arteriellen Hypertonie nimmt mit steigendem Lebensalter, insbesondere jenseits des 30. Lebensjahres, zu und wird in Europa auf 50 % geschätzt. Es wird davon ausgegangen, dass 50 % der Hypertoniker nichts von ihrer Erkrankung wissen und dass etwa 50 % der Personen mit bekannter Hypertonie unzureichend oder gar nicht therapiert werden. Die TIP-Maßnahme ermöglicht, durch ausführliche Laboruntersuchungen und regelmäßiges Messen des Blutdrucks, eine entsprechende Weiterleitung zum Internisten zur Langzeit-Blutdruckmessung und medikamentösen Blutdruckeinstellung zu veranlassen. Die Prävalenz der Adipositas nimmt in den westlichen Ländern altersabhängig kontinuierlich zu. In Deutschland sind aktuell 67 % der Männer und 53 % der Frauen adipös (BMI >25; adipositas-gesellschaft.de). Die Ernährungsberatung (Gruppenschulung, Einzelberatung) ist ebenfalls ein Bestandteil der TIP-Maßnahme. Jüngere Untersuchungen weisen auf eine Assoziation von kindlicher Adipositas und Atopie sowie von Adipositas und HE hin, was die zunehmende Bedeutung in der Berufsdermatologie unterstreicht (Anveden Berglind et al. 2011).

5.3.2 Infektionen

Infektionen, besonders Fokalinfektionen im Zahn- oder Hals-Nasen-Ohren-Bereich, wurden in den vergangenen Jahrzehnten als Auslöse- oder Unterhaltungsfaktoren für Ekzeme und Psoriasis kontrovers diskutiert. Immer wieder wurden Studien zur Tonsillektomie (TE) bei Psoriasispatienten publiziert mit der Empfehlung, eine TE in therapierefraktären Fällen und bei rezidivierenden Tonsillitiden durchzuführen (Rachakonda et al. 2015). Zudem wird aktuell auf die Bedeutung der Parodontitis bei Psoriasis aufmerksam gemacht, da erste Studien zeigten, dass Parodontitis und Knochenverlust bei Patienten mit moderater und schwerer Psoriasis signifikant häufiger auftraten als bei Kontrollpersonen (Skudutyte-Rysstad et al. 2014). Zum Zusammenhang zwischen Ekzemen und fokalen Infektionen gibt es nur sehr wenige Fallberichte (Satoh et al. 2003). Kontrollierte Studien zu HE oder zur Rolle chronischer Infektionen in der Berufsdermatologie liegen bislang nicht vor.

Besonders in Japan wurde bereits vor Jahren auf die Bedeutung der Helicobacter-Infektion bei Dermatosen und Pruritus hingewiesen und berichtet, dass Pruritus nach Eradikationstherapie rückläufig war (Kandyil et al. 2002). Die Verbindung von Helicobacter-Infektion und Urtikaria wurde untersucht und nachgewiesen. Bei Ekzemerkrankungen, Prurigo nodularis, chronischem Pruritus und anderen Dermatosen stehen kontrollierte Untersuchungen aus (Hernando-Harder et al. 2009). Es wird empfohlen, in chronischen Fällen die Helicobacter-Infektion zu therapieren und dabei als Erstlinientherapie die sogenannte Triple-Therapie durchzuführen (Protonenpumpenhemmer, Amoxicillin, Clarithromycin) (▶ http://www.helicobacter.org). Bei ca. 20 % der TIP-Patienten in Heidelberg wird eine Helicobacter-Infektion festgestellt, wobei sich diese in den meisten Fällen als Gastritis bestätigt. Bei chronischem Verlauf der Dermatose sollte eine internistische Abklärung und Therapie empfohlen werden.

5.3.3 Pruritus

Pruritus der Hände kann vielfältige Ursachen haben und sollte vor allem dann sorgfältig abgeklärt werden, wenn er sich nicht eindeutig durch eine Dermatose erklären lässt (Weisshaar et al. 2013b). Auch bei berufsdermatologischen Patienten sollte, insbesondere bei Vorliegen von Prurigoknoten und/oder Beteiligung der gesamten Arme und des oberen Rückens, auch die Möglichkeit eines (zusätzlichen) neuropathischen Pruritus infolge degenerativer oder sonstiger pathologischer Veränderungen bei Halswirbelsäulen-(HWS-) Syndrom berücksichtigt werden (Weisshaar et al. 2013b). Die CARPE-Handekzemregister-Studie mit 1255 Patienten konnte zeigen, dass Pruritus signifikant mit jüngerem Lebensalter (17–25 und 26–45 Jahre), mittel und schwer ausgeprägtem HE sowie leichter und mittlerer Reduktion der Lebensqualität assoziiert ist. Darüber hinaus zeigten sich signifikant positive Assoziationen von Schwere des Pruritus mit atopischer Hautdiathese, starker Reduktion der Lebensqualität, psychischer Faktoren und Schwierigkeiten, die therapeutischen Empfehlungen umzusetzen (Reszke und Szepietowski 2020; Ruppert et al. 2014). In einer Studie zur Assoziation von selbst berichtetem HE und Symptomen zeigte Pruritus mit 77,8 % die höchste Sensitivität (Yüksel et al. 2022).

5.4 Psychische Aspekte

Psychische Erkrankungen haben in Deutschland in den letzten Jahren kontinuierlich zugenommen. Sie rangieren mit Herz-Kreislauf- und Krebserkrankungen unter den 3 häufigsten Erkrankungen. Populationsbezogene Untersuchungen belegen bei 33,7 % der Bevölkerung eine Angststörung im Laufe des Lebens (Bandelow und Michaelis 2015). Eine multizentrische europäische Studie zeigte, dass HE zu den Dermatosen gehörten, die signifikant mit Depressionen und Angststörungen assoziiert sind (Dalgard et al. 2015). Auch im berufsdermatologischen Alltag fällt immer wieder auf, dass diese Erkrankungen und psychische Kofaktoren den Verlauf einer Hauterkrankung maßgeblich beeinflussen können. Die Bedeutung einer psychologischen Intervention bei TIP-Maßnahmen wurde jüngst untersucht und es wurde empfohlen, diese bereits in einem frühen Stadium des Krankheitsverlaufs anzuwenden (Breuer et al. 2015). Praktisch bedeutsam ist dies, weil psychologische Kofaktoren von Patienten mit berufsbedingten Hauterkrankungen oft nicht wahrgenommen werden und sie diesbezüglich vor allem im Kontext des Hautarztverfahrens empfindlich reagieren (Bathe et al. 2012; Oh et al. 2010). In der qualitativen Studie zeigten sich ein hohes „somatisches“ Kausalitätsbedürfnis und eine Fixierung auf positive Allergietestbefunde (Bathe et al. 2012). Allerdings wurden diese Interviews bei Patienten durchgeführt, die eine

TIP-Maßnahme absolvierten und daher nur die Fälle mit schweren Hautbefunden (wahrscheinlich 25 % der Fälle im §-3-Verfahren) abbilden. Dennoch muss betont werden, dass die Motivation, Hautschutz anzuwenden und dieses Verhalten beizubehalten, eine stete Herausforderung bleibt und erfordert. Vor allem bei Patienten mit AD müssen Verhaltensbarrieren durchbrochen werden (Bathe et al. 2012; Matterne et al. 2010a). Das TREAT-Register in Deutschland zeigte in einer aktuellen Analyse, dass bei AD-Patienten signifikant häufiger depressive Symptome und Depressionen auftreten, wobei jüngere Patienten häufiger betroffen sind (Helmert et al. 2022).

5.4.1 Persönlichkeits- und Angststörungen

Persönlichkeits- oder Angststörungen, etwa ein Waschzwang, können das Auftreten von Handekzemen fördern oder deren Abheilung verhindern (Shab et al. 2008b). Der Waschzwang ist eine Zwangsstörung, die sich durch Zwangsgedanken und -handlungen manifestiert. Es wird geschätzt, dass etwa 7,5–24 % aller Dermatosen mit Zwangsstörungen assoziiert sind (Harth und Gieler 2006). Zwangsgedanken können sich in Form des vermeintlichen Empfindens einer Verunreinigung und Hypochondrie, beispielsweise als Bakterienphobie, manifestieren. Diese führen dann zu Zwangshandlungen wie sehr häufigem Händewaschen (bis zu 200 Mal pro Tag; Shab et al. 2008b). Waschzwang wird meist in Kombination mit Depressionen, Panikstörungen und sozialen Phobien beobachtet (Shab et al. 2008b). In der Berufsdermatologie kann dadurch ein irritatives Kontaktekzem der Hände entstehen, das durch den Erwerb von Typ-IV-Sensibilisierungen zusätzlich zu einem allergischen Kontaktekzem führen kann. In solchen Fällen besteht neben der stadiengerechten dermatologischen Therapie die Notwendigkeit einer Psychotherapie in Form einer Verhaltenstherapie. Außerdem sollte ein Symptomtagebuch mit genauer Dokumentation des Waschverhaltens geführt und eventuell eine medikamentöse Therapie, beispielsweise mit Antidepressiva, durchgeführt werden (Shab et al. 2008b; Harth Gieler 2006). Psychische Erkrankungen treten bei Patienten mit AD gehäuft auf und es konnte gezeigt werden, dass Patienten mit AD eine höhere Wahrscheinlichkeit haben, eine Depression und eine Angststörung zu entwickeln (Schonmann et al. 2020).

5.4.2 Artefakte

Auch Artefakte und Para-Artefakte können in der Berufsdermatologie eine Rolle spielen (Harth und Gieler 2006; Shab et al. 2008a). Bei Artefakten handelt es sich um das absichtliche Erzeugen körperlicher oder psychischer Symptome. Unter echten Artefakten wird die unbewusste Selbstverletzung verstanden, während Para-Artefakte die Manipulation einer vorbestehenden Dermatose durch Störungen der Impulskontrolle beinhalten. Simulation gehört ebenfalls zu den Artefakten, hierunter ist ein bewusstes Vortäuschen, beispielsweise von Verletzungen und/oder Erkrankungen, zwecks Vorteilserlangung zu verstehen. Häufige psychische Störungen bei Artefakten sind Depressionen, Angst- und Zwangsstörungen, Persönlichkeitsstörungen und posttraumatische Belastungsstörungen (Harth und Gieler 2006). Auch bei der Begutachtung auf das mögliche Vorliegen einer Berufskrankheit und bei Berentungsverfahren sind Artefakte möglich (Shab et al. 2008a) und stellen eine große Herausforderung dar. Es ist sehr schwierig, Gutachtenpatienten mit dieser Verdachtsdiagnose zu konfrontieren. Artefaktpatienten sind in der Regel psychotherapeutischen Maßnahmen wenig zugänglich (Harth und Gieler 2006; Shab et al. 2008b).

5.4.3 Körperdysmorphe Störung

Die körperdysmorphe Störung (BDD) ist eine Erkrankung, die besonders bei Menschen auftritt, bei denen das äußere Erscheinungsbild auch im Beruf sehr wichtig ist (Harth und

Gieler 2006; Matterne et al. 2010a; Taube et al. 2015). Unter BDD wird die übermäßige Beschäftigung mit einem Mangel (der meist geringfügig oder gar nicht ausgeprägt ist) oder einer Entstellung im körperlichen Aussehen verstanden. Das übermäßige Beschäftigen mit Äußerlichkeiten verursacht bei den Betroffenen Leiden und Beeinträchtigungen in beruflichen, sozialen und anderen wichtigen Bereichen (Harth und Gieler 2006; Taube et al. 2015). Die Prävalenz von BDD wird in der Allgemeinbevölkerung mit 0,7–2,4 % angegeben, bei dermatologischen Patienten allerdings mit 12–15 % (Harth und Gieler 2006). In einer europäischen Studie konnte gezeigt werden, dass körperdysmorphe Störungen bei Patienten mit dermatologischen Erkrankungen signifikant häufiger vorkommen als bei hautgesunden Kontrollpersonen (Schut et al. 2022). Die Therapie besteht in der Regel in einer Psychotherapie, eventuell in Kombination mit Antidepressiva oder Neuroleptika. Sie ist generell schwierig, da die Betroffenen von ihrer (vermeintlichen) Beeinträchtigung des Äußeren sehr stark eingenommen sind. In der Berufsdermatologie ist der Friseurberuf als ein Beruf aufgefallen, bei dem eine BDD auftreten kann, auch wenn gleichzeitig ein allergisches Kontaktekzem besteht (Matterne et al. 2010). Dermatologen zählen neben den Plastischen Chirurgen zu den medizinischen Fachgruppen, die vermehrt von Patienten mit BDD konsultiert werden. Daher sollte eine inadäquate Beschäftigung mit Äußerlichkeiten, hoher Leidensdruck, soziale und berufliche Beeinträchtigungen sowie möglicherweise psychosomatische Auffälligkeiten an eine BDD denken und eine interdisziplinäre Behandlung folgen lassen.

5.4.4 Fallbeispiele

▪ **Fall 1, 59 Jahre, Pflegehelferin in Teilzeit**

Erste Hautveränderungen in Form von Rissen und spröder Haut an den Händen traten bereits vor 10 Jahren auf. Es kam dann zu juckenden Bläschen an Handtellern und Fingerstreckseiten, eine Abheilung war nie eingetreten. Die Versicherte gab an, mit der Zeit immer heftigere Beschwerden bekommen zu haben, sodass eine TIP-Maßnahme empfohlen und durchgeführt wurde. Am Aufnahmetag fiel auf, dass die Versicherte Schwierigkeiten hatte, ihre Augen offen zu halten, sie konnte sich nur schwer konzentrieren und ärztliche Fragen beantworten. Sie führte dies auf das frühe Aufstehen und die lange Autofahrt zurück. Es wurde ein vesikuläres atopisches Handekzem diagnostiziert, berufsrelevante Kontaktallergien wurden ausgeschlossen. Während des gesamten Heilverfahrens traten immer wieder frische Bläschen an den Händen auf, bei Entlassung war der Hautbefund gebessert. Die Versicherte war bei Aufnahme seit einem Jahr durchgehend krankgeschrieben, allerdings phasenweise auch aufgrund starker Depressionen. Sie fühlte sich aufgrund ihrer Depressionen zu diesem Zeitpunkt nicht in der Lage, wieder arbeiten zu gehen. In mehreren Gesprächen mit dem Psychologen fiel auf, dass sie vorwiegend aufgrund schwerwiegender frühkindlicher Traumatisierungen an Depressionen mit rezidivierenden manisch-depressiven Phasen, Zwangsstörungen, Panik- und Angstattacken litt. Deshalb befand sie sich bereits vor der TIP-Maßnahme in ambulanter psychotherapeutischer Behandlung (Verhaltenstherapie), die sie nach mittlerweile 8 Sitzungen als durchaus positiv und stabilisierend bewertet. Es wurde mit ihr besprochen, dass sie sich nach Beendigung der TIP-Maßnahme in eine psychiatrische Behandlung begibt, und es wurde eine stationäre Maßnahme in einer psychiatrischen oder psychosomatischen Klinik zu Lasten des entsprechenden Rehabilitationsträgers (beispielsweise Deutsche Rentenversicherung, SGB 9) empfohlen. Die Patientin zeigte sich grundsätzlich an dieser Maßnahme interessiert, wobei die Vorstellung einer häuslichen Abwesenheit (Trennung von der Familie) von 4–6 Wochen (Dauer der Maßnahme) für sie eine erhebliche psychische Belastung darstellte. Die Maßnahme wurde nie angetreten, die Patientin ist weiterhin arbeitsunfähig.

Dieser Fall demonstriert außer der häufigen Begleiterkrankung Depression auch eindrucksvoll, dass neben der entsprechenden

Symptomatik der Depression durch das entsprechende Vermeidungsverhalten die Zuwendung durch das Umfeld im Sinne eines sekundären Krankheitsgewinns erhalten wird. Zudem sollte in derartigen Fällen auch bedacht werden, dass diesen Patienten nur mit einer langfristigen Begleitung geholfen wird (beispielsweise ambulante Psychotherapie). Auch sollte solchen Patienten die Möglichkeit eines Antrags auf Erwerbsunfähigkeit aufgrund der Depression bei dem RV-Träger erläutert werden oder den vorgezogenen Eintritt in den Altersruhestand (etwa über die Schwerbehindertenregelung).

▪ Fall 2, 54 Jahre, Chemiefacharbeiter in Vollzeit

Der Patient litt seit frühem Erwachsenalter an einer psychiatrischen Erkrankung und nahm Venlafaxin, zuletzt 75 mg täglich, ein. Er entwickelte 3 Jahre vor Durchführung der TIP-Maßnahme ein subtoxisch-kumulatives Handekzem, das als beruflich erworben eingestuft wurde und nie abheilte. Dieses war durch starken Pruritus und ausgeprägte Kratzartefakte an den Händen gekennzeichnet. Durch die TIP-Maßnahme konnte eine deutliche Besserung des Hautzustandes erreicht werden. Der Patient wurde darauf aufmerksam gemacht, dass Venlafaxin ein Kofaktor bezüglich des starken und relativ therapierefraktären Pruritus sein könnte. Da er sich psychisch gut stabilisiert hatte, stellte er sich nach Beendigung des stationären Reha-Aufenthaltes absprachegemäß bei seinem Psychiater vor, und das Medikament wurde abgesetzt. Unter Fortsetzung der ambulanten dermatologischen Therapie kam es zu einer Reduktion des Pruritus mit vollständigem Abheilen des Handekzems binnen 5 Wochen. Insgesamt war der Versicherte aufgrund der Hauterkrankung 6 Monate durchgehend arbeitsunfähig (vor und nach TIP). Er nahm dann seine berufliche Tätigkeit wieder auf, die er bis heute unter konsequenter Umsetzung der erlernten Arbeits- und Hautschutzmaßnahmen beschwerdefrei fortsetzt.

Mit diesem Fall soll demonstriert werden, dass auch Medikamente Pruritus im Sinne eines Auslösefaktors unterhalten und somit zur Persistenz eines Handekzems beitragen können.

▪ Fall 3, 41 Jahre, Fachverkäuferin im Einzelhandel in Vollzeit

Die Versicherte entwickelte vor 4 Jahren ein Handekzem, das als partiell atopischer und partiell subtoxisch-kumulativer Genese eingestuft wurde. Sie war in einem großen Supermarkt wechselnd eingesetzt, teils im Verkauf, teils an der Kasse, vorwiegend jedoch im Lagerbereich zum Auspacken und Sortieren der Ware. Dabei wurden von ihr auch leitende Funktionen (Anleitung und Einweisung von Mitarbeitern) wahrgenommen. Aufgrund fehlender Abheilung trotz nahezu durchgehender topischer Glucocorticosteroid-Therapie wurde eine TIP-Maßnahme durchgeführt. Dabei berichtete die Versicherte über viel Stress bei der Arbeit. In einem Einzelgespräch mit dem Psychologen konnte eruiert werden, dass sie am Arbeitsplatz keine persönliche Wertschätzung erfuhr und ihr keine Pausen zum Eincremen der Hände zugestanden wurden, was immer wieder nach ihrem Empfinden zu plötzlichem und häufigem Wechsel der Tätigkeitsbereiche führte. Dies hatte auch bereits zu Spannungen mit dem Vorgesetzten geführt, der wenig Verständnis für ihre Situation zeigte und dem gegenüber sie nicht wagte, ihre Bedürfnisse bezüglich des Hautschutzes mitzuteilen. Durch die unvorhersehbaren Wechsel der Arbeitsplätze verspürte sie zunehmenden Druck, Hetze und „Ausgeliefertsein". Die Patientin zeigte eine selbstunsichere, tendenziell ängstliche Persönlichkeitsstruktur, ohne dass dies einen pathologischen Krankheitswert besaß. In mehreren Einzelgesprächen wurde die Situation ausführlich besprochen, ein Lösungskonzept entwickelt und unter fachmännischem Training in Rollenspielen geübt, wie sie ihre Bedürfnisse dem Vorgesetzten mitteilen kann. Als sich die Versicherte 4 Wochen nach Wiederaufnahme der beruflichen Tätigkeit erneut vorstellte, berichtete sie freudig, dass sie alles habe umsetzen können, das Gespräch mit dem Vorgesetzten zu einem positiven Ausgang führte, nun ausreichend Freiräume für das Umsetzen der Arbeits- und Hautschutzmaßnahmen gegeben sind und sie jetzt deutlich weniger Stress am Arbeitsplatz empfindet.

Anhand dieses Falles soll verdeutlicht werden, dass das TIP-Verfahren Möglichkeiten einer unterstützenden psychologischen Intervention bietet. Zudem wird klar, dass Menschen mit tendenziell unsicherer Persönlichkeitsstruktur gut geholfen werden kann, wobei es in Zukunft wünschenswert wäre, derartige Patienten durch begleitende „*Coaching*-Maßnahmen" weiterhin unterstützen zu können.

5.5 Möglichkeiten der Prävention

Primär-, Sekundär- und Tertiärprävention von Berufsdermatosen sind besonders wichtig. Maßnahmen zur Vermeidung von Hautschäden müssen immer der jeweiligen Einzelsituation angepasst werden, wobei die Rangfolge von Schutzmaßnahmen und Interventionen zu beachten ist (► Kap. 13–20).

Ein wichtiger Bestandteil der Maßnahmen der Prävention, vor allem der stationären Individualprävention (► Kap. 20), sind die Schulungsmaßnahmen einschließlich der Motivationserhöhung der Versicherten mit dem Ziel, zur Anwendung adäquater Hautschutz- und Hautpflegemaßnahmen zu aktivieren, die Fähigkeit der Eigenverantwortung hinsichtlich der Gesundheit zu fördern und zu verstärken („*Empowerment*") sowie die Lebensqualität zu verbessern. Die zumeist für 3–4 Wochen durchgeführten Heilverfahren beinhalten gesundheitspädagogische und gesundheits-psychologische Interventionen (► Kap. 28). Dabei bieten diese die Möglichkeit, auf individuelle psychologische Kofaktoren bei Betroffenen einzugehen und diese in Einzelgesprächen mit einem Psychologen zu thematisieren, eventuell auch in Gruppenübungen zu thematisieren und zu bearbeiten. Wenn sich nach Entlassung die Notwendigkeit einer psychosomatischen oder psychiatrischen Behandlung ergibt, so kann solch eine stationäre Maßnahme zu Lasten des entsprechenden Rehabilitationsträgers (beispielsweise Deutsche Rentenversicherung, Sozialgesetzbuch [SGB] 9) erfolgen. Der zuständige Unfallversicherungsträger ist dann verpflichtet, dies an den entsprechenden Rehabilitationsträger weiterzuleiten.

Unter dem Motto „Prävention macht stark – auch Deinen Rücken" engagieren sich Bund, Länder, Unfallversicherungsträger und Kooperationspartner im Verbund der Gemeinsamen Deutschen Arbeitsschutzstrategie (GDA) für die Verringerung arbeitsbedingter Gesundheitsgefährdungen und Erkrankungen auf dem Gebiet der Muskel-Skelett-Erkrankungen (► https://www.gdabewegt.de). Regelmäßige körperliche Bewegung scheint einen protektiven Effekt gegen HE zu haben (Anveden Berglind et al. 2011).

5.6 Sozialmedizinische Aspekte von Berufskrankheiten

Berufsbedingte Hautkrankheiten haben große sozialmedizinische Bedeutung, die im Folgenden an einzelnen Aspekten demonstriert wird. Bei schweren Krankheitsverläufen kann eine Beeinträchtigung der Arbeitsfähigkeit bestehen, die zu häufigen und manchmal auch sehr langen Arbeitsunfähigkeiten führt. Auch sind oft die Behandlungszeiten sehr lang; zumeist sind Patienten über mehrere Jahre in dermatologischer Behandlung. Häufig sind junge Menschen betroffen, die am Beginn ihrer beruflichen Karriere stehen und dadurch eine starke Beeinträchtigung ihrer beruflichen Weiterentwicklung erfahren. Dies kann mit Zukunftsängsten gekoppelt sein. Wenn die Maßnahmen zur sekundären und tertiären Individualprävention nicht gegriffen haben und es zur Tätigkeitsaufgabe kommt, ist die persönliche berufliche (Wunsch-)Karriere damit oft beendet. Es ist bekannt, dass Hauterkrankungen die allgemeine und gesundheitsbezogene Lebensqualität beeinträchtigen (Chen 2012; Ofenloch et al. 2020; Ofenloch und Weisshaar 2022). Die Schwere einer berufsbedingten Hauterkrankung scheint weniger die allgemeine gesundheitsbezogene

HRQOL (Health-Related Quality of Life) zu beeinträchtigen, dafür aber spezifische Aspekte der gesundheitsbezogenen HRQOL (Matterne et al. 2009; Ofenloch et al. 2020, 2021; Ofenloch und Weisshaar 2022). In der ROQ-Studie zeigte sich eindrucksvoll, dass die TIP-Maßnahme zu signifikanter Besserung der HRQOL führt, die auch noch ein Jahr nach Beendigung der TIP-Maßnahme anhält (Skudlik et al. 2009; Weisshaar et al. 2013b). Über den Verlauf der gesundheitsbezogenen Lebensqualität nach Umschulung in einen anderen, nicht hautbelastenden Beruf gibt es keine Daten.

Patienten mit berufsbedingten Hauterkrankungen können eine Behinderung in Bezug zur sozialen Existenz haben, das Vorliegen der Behinderung und dessen Ausmaß wird als sogenannter Grad der Behinderung (GdB) eingestuft. Diese wirkt sich nicht notwendigerweise auf die Erwerbs- oder Arbeitsfähigkeit aus. Die Einstufung erfolgt nach dem Schwerbehindertengesetz, wobei als schwerbehindert ein GdB >50 definiert ist. Bei HE und/oder Kontaktekzemen kann je nach Schwere, Ausdehnung und Häufigkeit der Schübe ein GdB bis 30 resultieren. Begleiterkrankungen sind zu berücksichtigen und bei der Einstufung geltend zu machen. Berufsdermatologische Patienten sollten auf das Schwerbehindertengesetz verwiesen werden, zuständig ist das jeweilige Versorgungsamt am Wohnort des Patienten.

5.7 Schlussfolgerungen

Die Bedeutung der Kofaktoren und von Begleiterkrankungen (Komorbidität) in der Berufsdermatologie ist in der Vergangenheit (zu) wenig berücksichtigt worden. Dabei sind verschiedene Aspekte zu beachten. Es könnte damit erklärt werden, dass das durchschnittliche und maximale Lebensalter der Arbeitnehmer im Allgemeinen in Deutschland als auch bei diesen Patienten erst in den letzten Jahren deutlich zugenommen hat. Aufgrund der geburtenstarken Jahrgänge ist in den nächsten 10 Jahren mit einem weiteren Anstieg der 55- bis 67-jährigen Arbeitnehmer zu rechnen. Dabei ist zu berücksichtigen, dass der Anteil der über 65-Jährigen, die auch weiterhin einer beruflichen Tätigkeit nachgehen, ebenfalls deutlich zugenommen hat und sich innerhalb von zehn Jahren verdoppelt hat. 2009 lag der Anteil der Erwerbstätigen an der Zahl aller Menschen, die 65 Jahre oder älter waren, bei 4 %; 2019 waren es 8 %. Zudem haben TIP-Maßnahmen erstmalig ermöglicht, berufsdermatologische Patienten über einen Zeitraum von 3–4 Wochen zu beobachten und auch hinsichtlich ihrer Begleiterkrankungen zu untersuchen. Die Rolle fokaler Infektionen wurde immer wieder kontrovers diskutiert, wobei zumindest für die Psoriasis vulgaris jüngere Studien zeigen, dass diese signifikant assoziiert sind. Bezüglich der Rolle bei HE existieren bislang keine kontrollierten Studien. Es konnte gezeigt werden, dass HE signifikant mit Depressionen und Angststörungen assoziiert sind. Besonders fällt auf, dass die Umsetzung von Arbeits- und Hautschutzmaßnahmen sowie das Erlernen und Anwenden diesbezüglich relevanten Wissens eine Herausforderung bleibt. In Zukunft sollten im Umgang mit berufsdermatologischen Patienten auch stets die Begleiterkrankungen abgefragt und berücksichtigt werden, insbesondere die des psychischen und psychosomatischen Formenkreises.

Literatur

Anveden Berglind I, Alderling M, Meding B (2011) Life-style factors and hand eczema. Br J Dermatol 165:568–575

Bandelow B, Michaelis S (2015) Epidemiology of anxiety disorders in the 21st century. Dialogues Clin Neurosci 17:327–335

Bathe A, Diepgen TL, Matterne U (2012) Subjective illness perceptions in individuals with occupational skin disease: a qualitative investigation. Work 43(2):159–169

Brans R, Skudlik C, Weisshaar E, Gediga R, Scheidt R, Wulfhorst B, Elsner P, Schönfeld M, John SM, Diepgen TL (2014) Association between tobacco smoking and prognosis of occupational hand eczema: a prospective cohort study. Br J Dermatol 171:1108–1115

Brans R, Hübner A, Gediga G, John SM (2015) Prevalence of foot eczema and associated occupational and non-occupational factors in patients with hand eczema. Contact Dermatitis 73:100–107

Breuer K, John SM, Finkeldey F, Boehm D, Skudlik C, Wulfhorst B, Dwinger C, Werfel T, Diepgen TL, Schmid-Ott G (2015) Tertiary individual prevention improves mental health in patients with severe occupational hand eczema. J Eur Acad Dermatol Venereol 29:1724–1731

Chen FSC (2012) Health-related quality of life in dermatology: introduction and overview. Clin Dermatol 30:205–208

Dalgard FJ, Gieler U, Tomas-Aragones L, Lien L, Poot F, Jemec GBE, Misery L, Szabo S, Linder D, Sampogna F, Evers AWM et al (2015) The psychological burden of skin diseases: a cross-sectional multicentre study among dermatological out-patients in 13 European countries. J Invest Dermatol 135:984–991

Diepgen TL (2012) Berufsbedingte Hauterkrankungen. J Dtsch Dermatol Ges 9:1–20

Edwards AE, Shellow WVR, Wright ET, Dignam TF (1976) Pruritic skin disease, psychological stress and the itch sensation. Arch Dermatol 112:339–343

Fisker MH, Ebbehoj NE, Jungersted JM, Agner T (2013) What do patients with occupational hand eczema know about skin care? Contact Dermatitis 69:93–98

Forkel S, Cevik N, Schill T, Worm M, Mahler V, Weisshaar E, Vieluf D, Pfützner W, Löffler H, Schön MP, Geier J, Buhl T (2021) Atopic skin diathesis rather than atopic dermatitis is associated with specific contact allergies. J Dtsch Dermatol Ges 19(2):231–240

Harth W, Gieler U (2006) Psychosomatische Dermatologie. Springer, Berlin/New York

Helmert C, Haufe E, Heinrich L, Siegels D, Abraham S, Heratizadeh A, Harder I, Kleinheinz A, Wollenberg A, Wiemers F, Weisshaar E, Augustin M, von Kiedrowski R, Zink A, Pawlak M, Schäkel K, Wildberger J, Weidinger S, Werfel T, Schmitt J (2022) TREATgermany Study Group. Atopic dermatitis and depressive symptoms. Results of the German national AD Registry TREATgermany. J Eur Acad Dermatol Venereol 36(4):e279–e282

Hernando-Harder AC, Booken N, Goerdt S, Singer MV, Harder H (2009) *Helicobacter pylori* infection and dermatologic diseases. Eur J Dermatol 19:431–444

John SM, Diepgen TL (2013) Medizinisch-berufliches Rehabilitationsverfahren „Haut" – Optimierung und Qualitätssicherung des Heilverfahrens „ROQ-Studie" FB 0096 Abschlussbericht. 24.10.2013

John SM, Diepgen TL, Ofenloch R, Skudlik C (2015) Abschlussbericht zum Vorhaben „Langzeitevaluation der Kohorten im Projekt „Medizinisch-berufliches Rehabilitationsverfahren „Haut" – Optimierung und Qualitäts-sicherung des Heilverfahrens ROQ" über 5 Jahre (ROQ II)

Kandyil R, Datya NS, Swerlick RA (2002) Chronic pruritus associated with *Helicobacter pylori*. J Cut Med Surg 6:103–108

Lukacs J, Schliemann S, Elsner P (2015) Association between smoking and hand dermatitis – a systematic review and meta-analysis. J Euro Acad Dermatol 29:1280–1284

Matterne U, Apfelbacher CJ, Soder S, Diepgen TL, Weisshaar E (2009) Health-related quality of life in health care workers with work-related skin diseases. Contact Dermatitis 61:145–151

Matterne U, Diepgen TL, Weisshaar E (2010a) Differential effects of a tertiary individual prevention program for patients with occupational skin disease depending on diagnosis. J Eur Acad Dermatol Venereol 24:1089–1093

Matterne U, Shab A, Weisshaar E (2010b) Bodydysmorphic disorder in a hairdresser: contact dermatitis due to voluntary exposure to occupational relevant allergens. Acta Derm Venereol 90:97–98

Mirembe SK, Mulyowa GK, Jaeger G, Ofenloch R, Diepgen TL, Weisshaar E (2016) Hand eczema in Africa: clinical findings and experiences from South-West Uganda. Acta Derm Venereol 96(3):388–389

Misery L, Ständer S, Szepietowski JC, Reich A, Wallengren J, Evers AWM, Takamori K, Brenaut E, Le Gal-Ianotto C, Fluhr J, Beradesca E, Weisshaar E (2017) Definition of sensitive skin: an expert position paper from the special interest group on sensitive skin of the IFSI (International Forum for the Study of Itch). Acta Derm Venereol 1:4–6

Mollerup A, Veien NK, Johansen JD (2014) An analysis of gender differences in patients with hand eczema – everyday exposures, severity, and consequences. Contact Dermatitis 71:21–30

Ofenloch R, Weisshaar E (2022) The impact of a tertiary individual prevention program (TIP) on health related quality of life in patients suffering from hand eczema. Contact Dermatitis 86(Suppl. 1):58

Ofenloch R, Weisshaar E, Apfelbacher C (2020) New evidence for construct validity and interpretability of the German Quality of Life in Hand Eczema Questionnaire (QOLHEQ). Contact Dermatitis 83(3):189–195

Ofenloch R, Oesterhelt A, Weisshaar E (2021) Das medizinisch-berufliche Rehabilitationsverfahren Haut am Universitätsklinikum Heidelberg: Anstieg von Krankheitsdauer und Lebensalter der Patienten. J Dtsch Dermatol Ges 19(5):746–749

Oh SH, Be BG, Park CO, Noh JY, Park IH, Wu WH, Lee KH (2010) Association of stress with symptoms of atopic dermatitis. Acta Derm Venereol 90:582–588

Pilz AC, Schielein MC, Schuster B, Heinrich L, Haufe E, Abraham S, Heratizadeh A, Harder I, Kleinheinz A, Wollenberg A, Wiemers F, Weisshaar E, Augustin M, von Kiedrowski R, Pawlak M, Schäkel K, Wildberger J, Hilgers M, Werfel T, Weidinger S, Schmitt J, Biedermann T, Zink A, TREATgermany Study Group (2022) Atopic dermatitis: disease characteristics and comorbidities in smoking and non-smoking patients from the TREATgermany registry. J Eur Acad Dermatol Venereol 36(3):413–421

Rachakonda TD, Dhillon JS, Florek AG, Armstrong AW (2015) Effect of tonsillectomy on psoriasis: a systematic review. J Am Acad Dermatol 72(2):261–275

5

Reszke R, Szepietowski JC (2020) Itch and psyche: bilaterial associations. Acta Derm Venereol 100:27–35

Ruppert L, Apfelbacher C, Molin S, Bauer A, Mahler V, Schmitt J, Elsner P, Diepgen TL, Weisshaar E (2014) Itching in patients with chronic hand eczema: data from the CARPE registry. Dermatology 229:146–153

Satoh T, Takayama K, Sawada Y, Yokozeki H, Nishioka K (2003) Chronic nodular prurigo associated with nummular eczema: possible involvement of odontogenic infection. Acta Derm Venereol 83:376–377

Schonmann Y, Mansfield KE, Hayes JF, Abuabara K, Roberts A, Smeeth L, Langan SM (2020) Atopic eczema in adulthood and risk of depression and anxiety: a population-based cohort study. J Allergy Clin Immunol Pract 8(1):248–257

Schut C, Dalgard FJ, Bewley A, Evers AWM, Gieler U, Lien L, Sampogna F, Ständer S, Tomás-Aragonés L, Vulink N, Finlay AY, Legat FJ, Titeca G, Jemec GB, Misery L, Szabó C, Grivcheva-Panovska V, Spillekom-van Koulil S, Balieva F, Szepietowski JC, Reich A, Roque Ferreira B, Lvov A, Romanov D, Marron SE, Gracia-Cazaña T, Svensson A, Altunay IK, Thompson AR, Zeidler C, Kupfer J (2022) ESDAP Study collaboratorsBody dysmorphia in common skin diseases: results of an observational, cross-sectional multicentre study among dermatological outpatients in 17 European countries. Br J Dermatol. https://doi.org/10.1111/bjd.21021

Shab A, Becker M, Diepgen TL, Weisshaar E (2008a) Berufsdermatose oder artefizielle Dermatose? Dermatol Beruf Umwelt 56:70–72

Shab A, Matterne U, Diepgen TL, Weisshaar E (2008b) Werden Zwangs- und Persönlichkeitsstörungen bei Berufsdermatosen ausreichend berücksichtigt? Eine Diskussion anhand von drei Fallbeispielen. J Dtsch Dermatol Ges 6:947–951

Skudlik C, Weisshaar E (2015) Individuell ambulante und stationäre Prävention bei Berufsdermatosen. Hautarzt 66:160–166

Skudlik C, Breuer K, Jünger M, Allmers H, Brandenburg S, John SM (2008) Optimierte Versorgung von Patienten mit berufsbedingten Handekzemen. Hautarztverfahren und Stufenverfahren Haut der gesetzlichen Unfallversicherung. Hautarzt 59:690–895

Skudlik C, Weisshaar E, Scheidt R, Wulfhorst B, Diepgen TL, Elsner P, Schönfeld M, John SM (2009) Multicenter-Studie „Medizinisch-berufliches Rehabilitationsverfahren Haut – Optimierung und Qualitätssicherung des Heilverfahrens (ROQ)". J Dtsch Dermatol Ges 7:122–127

Skudutyte-Rysstad R, Slevolden EM, Hansen BF, Sandvik C, Preus HR (2014) Association between moderate and severe psoriasis and periodontitis in a Scandinavian population. BMC Oral Health 14:139

Sorensen JA, Clemmensen KK, Nixon RL, Diepgen TL, Agner T (2015) Tobacco smoking and hand eczema – is there an association? Contact Dermatitis 73(6):326–335

Taube KM, Rapp G, Seikowski K (2015) Gieler U (HRSG.): Die Haut und die Sprache der Seele. Fischer & Gann, Munderfing

Thyssen JP, Johansen JD, Linneberg A, Menne T (2010) The epidemiology of hand eczema in the general population. Contact Dermatitis 62:75–87

Weisshaar E, Kallen U, Weiss M (2013a) „Die juckende Hand" – wichtige Differentialdiagnosen und Therapie. J Dtsch Dermatol Ges 11:31–42

Weisshaar E, Skudlik C, Scheidt R, Wulfhorst B, Schönfeld M, Elsner P, Diepgen TL, John SM (2013b) Multicenter study „Rehabilitation of occupational skin disease – optimization and quality assurance of inpatient management (ROQ)" – results from 12-month follow-up. Contact Dermatitis 68:169–174

Yüksel YT, Thyssen JP, Norrelset LB, Flachs EM, Ebbehooj NE, Agner T (2022) Hand eczema – self-reported diagnosis versus signs and symptoms. Contact Dermatitis 86(Suppl. 1):57

Diagnostische Maßnahmen bei Berufsdermatosen

Inhaltsverzeichnis

Berufsdermatologisch wichtige Kontaktallergene

Johannes Geier

Inhaltsverzeichnis

C. Skudlik et al. (Hrsg.), *Berufsdermatologie*, https://doi.org/10.1007/978-3-662-50518-2_6

In diesem Abschnitt werden (in alphabetischer Reihenfolge) Gruppen berufsdermatologisch wichtiger Kontaktallergene mit ihrer Bedeutung bei bestimmten Expositionen und gegebenenfalls Besonderheiten bei der Diagnostik entsprechender Sensibilisierungen vorgestellt. Selbstverständlich ist eine solche Auswahl begrenzt und kann kein vollständiges Lehrbuch der Kontaktallergie ersetzen. Den Abschluss dieses Kapitels bildet ein Hinweis auf so genannte Problemallergene.

Die Epikutantestreihen der Deutschen Kontaktallergiegruppe (DKG) werden in diesem Kapitel nicht ausführlich tabellarisch referiert. Dies erscheint nicht sinnvoll, da die DKG-Testreihen ständigen Aktualisierungen unterliegen. Zur Information sei auf die Webseite der DKG ▶ http://dkg.ivdk.org verwiesen, wo man die aktuellen Testreihen unter der entsprechenden Rubrik einsehen kann.

In Deutschland ist die Firma SmartPractice Europe (▶ http://www.smartpracticeeurope.com) derzeit der einzige Anbieter von Testsubstanzen für den Epikutantest, die vom Paul-Ehrlich-Institut als Arzneimittel zugelassen sind. Diese Firma bietet neben den zugelassenen Substanzen auch Testzubereitungen an, die sich im Zulassungsverfahren befinden und daher verkehrsfähig sind. Weitere Epikutantestsubstanzen, die jedoch nicht vom Paul-Ehrlich-Institut als Arzneimittel zugelassen sind, können von Chemotechnique, Schweden (▶ http://www.chemotechnique.se) bezogen werden. Außerdem bietet die Firma Bio-Diagnostics, Großbritannien, (▶ http://www.bio-diagnostics.co.uk) unter der Marke allergEAZE weitere Testsubstanzen von SmartPractice an, die nicht in Deutschland vom Paul-Ehrlich-Institut zugelassen sind und sich auch nicht im Zulassungsverfahren befinden. Die Verwendung solcher aus dem Ausland importierter Testsubstanzen ist im individuellen Einzelfall im Rahmen der berufsdermatologischen Diagnostik unumgänglich, da sonst wichtige Sensibilisierungen nicht aufgeklärt werden können.

> Die Epikutantestreihen der DKG sind unter ▶ http://dkg.ivdk.org einsehbar. Sie decken sich nicht vollständig mit den zum Teil gleichnamigen kommerziell erhältlichen Testreihen.

6.1 Acrylate/Methacrylate

Acrylate und Methacrylate sind die Grundbausteine entsprechender Polymere für Kunststoffe, Kunstharze, Farben, Lacke, Klebstoffe und weitere Materialien. Bei der Herstellung und Verarbeitung solcher Produkte können Sensibilisierungen erworben werden, sofern ein Kontakt mit Monomeren gegeben ist. Die Bearbeitung vollständig polymerisierter Produkte stellt dagegen in der Regel kein Problem dar (Björkner et al. 2011; Sasseville 2012).

Acrylate und Methacrylate sind insbesondere bei Zahntechnikern, Nagelstylistinnen, Druckern und den Herstellern acrylat- und/oder methacrylathaltiger Produkte von berufsdermatologischer Bedeutung. Die betroffenen Patienten sind aufgrund von Ko-Expositionen und/oder immunologischen Kreuzreaktionen meist gegenüber mehreren Acrylaten/Methacrylaten sensibilisiert (Björkner et al. 2011; Sasseville 2012). Obwohl Kreuzreaktionen seit langem bekannt sind, konnte bisher kein „Leitallergen" etabliert werden, mit dem es möglich wäre, ein effektives Screening durchzuführen oder die Diagnostik der Kontaktsensibilisierung gegen Acrylate und/oder Methacrylate zu verschlanken (Goon et al. 2007; Uter und Geier 2015). Epikutantest-Versuche mit einem Methacrylat-Mix scheiterten daran, dass zu häufig falsch positive oder irritative Reaktionen auftraten (Goon et al. 2012). Insbesondere von den Acrylaten ist bekannt, dass aktive Sensibilisierungen durch den Epikutantest auftreten können (Kanerva et al. 1988; Sasseville 2012). Daher sollten diese Allergene nicht unkritisch getestet werden. Unnötige Wiederholungstestungen sind zu vermeiden.

Für die Diagnostik entsprechender Sensibilisierungen bei Zahntechnikern hat die DKG eine Testreihe mit Methacrylaten, die überwiegend 2 % in Vaseline (Vas.) getestet werden, und einigen Acrylaten (Testkonzentration 0,1 % Vas.) konzipiert. Diese Testreihe umfasst die wichtigsten, jedoch nicht alle in diesem Berufszweig verwendeten Acrylate/Methacrylate (Aalto-Korte et al. 2007). Bei Bedarf können je nach individueller Exposition weitere Substanzen aus dieser Gruppe für die Epikutantestung von den eingangs genannten Anbietern bezogen werden.

Die für künstliche Fingernägel verwendeten und damit als berufliche Kontaktallergene für Nagelstylistinnen relevanten Acrylate/Methacrylate entsprechen im Prinzip dem Spektrum, das auch für Zahntechniker relevant ist (Sasseville 2012; Uter und Geier 2015). Insofern ergeben sich dieselben Hinweise für die Epikutantestung. In der Regel ist es bei Nagelstylistinnen eher möglich, die infrage kommenden Allergene anhand der Informationen zur beruflichen Exposition zu ermitteln und gezielt zu testen.

Nicht alle Drucker sind automatisch gegenüber Acrylaten oder Methacrylaten exponiert. Eine Exposition ergibt sich nur im Farbdruck, wobei überwiegend UV-härtende Acrylate eingesetzt werden (Sasseville 2012). Wegen der Gefahr der aktiven Sensibilisierung durch den Epikutantest sollte hier eine ungezielte breite Testung vermieden werden, und die Diagnostik möglichst der beruflichen Exposition angepasst werden.

Cyanacrylate, die sowohl in Sekundenklebern als auch in medizinischen Klebern für den Wundverschluss verwendet werden, können ebenfalls Sensibilisierungen induzieren; Kreuzreaktionen mit anderen Acrylaten oder Methacrylaten sind jedoch sehr selten (Sasseville 2012).

> Acrylate und Methacrylate sind vor allem für Zahntechniker und Nagelstylistinnen als Berufsallergene von Bedeutung. Mehrfachsensibilisierungen sind häufig. Ein „Leitallergen" für das Screening gibt es nicht. CAVE: Eine aktive Sensibilisierung durch den Epikutantest mit Acrylaten ist möglich!

6.2 Desinfektionsmittel

In diesem Bereich ist aus allergologischer Sicht zwischen Händedesinfektionsmitteln und Flächen- oder Instrumentendesinfektionsmitteln zu unterscheiden. Beide Gruppen sind für alle medizinischen, pflegerischen und Laborberufe von Bedeutung. Händedesinfektionsmittel basieren überwiegend auf Alkoholen, vorwiegend Propanol, Isopropanol oder Ethanol. Es hat in der Vergangenheit Diskussionen darüber gegeben, ob möglicherweise Isopropanol ein relevantes Kontaktallergen ist. Entsprechende Untersuchungsergebnisse, die bisher überwiegend aus einem einzigen Zentrum berichtet wurden, blieben nicht unwidersprochen (Garcia-Gavin et al. 2011; Goossens und Garcia-Gavin 2012; Löffler et al. 2012). Die routinemäßige Testung mit den genannten Alkoholen kann nicht empfohlen werden, auch weil kein Konsens über geeignete Testkonzentrationen und -modalitäten besteht.

In Flächen- und Instrumentendesinfektionsmitteln werden vorwiegend Aldehyde wie Formaldehyd, Glutaraldehyd und Glyoxal, quartäre Ammoniumverbindungen wie Benzalkoniumchlorid (BAC) oder Didecyldimethylammoniumchlorid (DDAC), und/oder Amine wie N-(3-aminopropyl-)N-dodecylpropane-1,3-diamine eingesetzt. Für die Diagnostik einer Kontaktallergie gegen Aldehyde sind geeignete und zugelassene Testzubereitungen erhältlich. Insbesondere bei der Testung mit Formaldehyd 1 % in Wasser (Aqu.) und Glutaraldehyd 0,3 % Vas. muss allerdings auch mit irritativen oder falsch-positiven Reaktionen gerechnet werden (Geier et al. 2010). Allerdings gibt es bei der Epikutantestung mit Formaldehyd 1 % Aqu. nicht selten auch falsch-negative Reaktionen, sodass die *European Society of Contact Dermatitis* (ESCD) empfiehlt, Formaldehyd in der doppelten Konzentration (2 % Aqu.) zu testen (Hauksson et al. 2010; Johansen et al. 2015). Die DKG hat sich dieser Empfehlung nicht angeschlossen, da bei der Verwendung höherer Testkonzentrationen als 1 % Aqu. irritative Reaktionen überproportional zunehmen.

Von den genannten quartären Ammoniumbasen ist lediglich BAC 0,1 % Vas. als zugelassene Testsubstanz für den Epikutantest kommerziell erhältlich. Sensibilisierung gegen DDAC können durch die Epikutantestung mit BAC nicht diagnostiziert werden, weil DDAC – im Gegensatz zu BAC – zwei relativ lange aliphatische Seitenketten hat, und damit eine andere räumliche Konfirmation aufweist, sodass immunologische Kreuzreaktionen kaum vorkommen. Mehrfach wurde über klinisch relevante Sensibilisierungen gegen DDAC berichtet, wobei jedoch noch immer Unklarheit über die optimale Testkonzentration besteht. Aktuell werden 0,03 % – 0,05 % in Vaseline empfohlen (Geier et al. 2016a). Da keine Epikutantestzubereitung mit DDAC kommerziell angeboten wird, werden entsprechende Sensibilisierungen möglicherweise unterdiagnostiziert.

Sensibilisierungen gegen N-(3-aminopropyl-)N-dodecylpropane-1,3-diamine wurden bisher nur in Einzelfällen beobachtet (Schliemann et al. 2010).

> In Flächen- und Instrumentendesinfektionsmitteln sind Aldehyde, quartäre Ammoniumverbindungen und Amine als potenzielle Allergene von Bedeutung. Oft ist eine individuelle Testung unumgänglich, weil keine geeigneten standardisierten Testsubstanzen erhältlich sind.

6.3 Duftstoffe

Duftstoffsensibilisierungen werden sicherlich überwiegend durch den privaten Gebrauch von Parfüms, Kosmetika und Körperpflegeprodukten erworben. In einigen Berufen besteht jedoch aufgrund einer erheblichen tätigkeitsbedingte Duftstoffexposition ein erhöhtes Risiko entsprechender (beruflicher) Sensibilisierungen (Uter et al. 2002a). In diesem Zusammenhang sind insbesondere Masseure und medizinische Bademeister zu nennen, die sich durch den Hautkontakt mit duftstoffhaltigen Massageölen und anderen parfümierten Berufsstoffen sensibilisieren können (Uter et al. 2002a; Weßbecher et al. 2005). Auch Personen in der Altenpflege, die häufig intensiven Hautkontakt mit Kosmetika und Körperpflegeprodukten der zu pflegenden Senioren haben, haben ein erhöhtes Risiko für eine Duftstoffallergie (Schubert et al. 2017; Uter et al. 2002a). Ähnliches gilt für Kosmetikerinnen (Uter et al. 2002a, 2015).

Man kann nicht deutlich genug hervorheben, dass die Epikutantestung mit den in der DKG-Standardreihe enthaltenen Markern für eine Duftstoffallergie, nämlich dem Duftstoff-Mix, dem Duftstoff-Mix II, dem Perubalsam und dem Duftstoff Hydroxyisohexyl-3-cyclohexene carboxaldehyde (HICC; Handelsname Lyral ®) nur den Beginn der Diagnostik einer Duftstoffsensibilisierung darstellt und keinesfalls allein ausreicht (Geier und Uter 2015). Reaktionen auf den Duftstoff-Mix I sind stets vor dem Hintergrund einer möglichen Sensibilisierung gegen Sorbitansesquioleat (SSO) zu interpretieren, das aus diesem Grund auch seit 2015 Teil der DKG-Standardreihe ist (Geier et al. 2015a, b). SSO ist kein Duftstoff, sondern ein Emulgator, der sowohl im Duftstoff-Mix als auch in den Testzubereitungen der einzelnen Duftstoffe dieses Mixes enthalten ist, und in seltenen Fällen zu Sensibilisierungen führen kann. Dies kann im Einzelfall zu Fehlinterpretationen entsprechender Testreaktionen als Duftstoffallergie führen (Geier et al. 2015b). Darüber hinaus treten häufig Reaktionen auf den Duftstoff-Mix auf, ohne dass in der Aufschlüsselung eine Sensibilisierung gegen einen oder mehrere der acht im Mix enthaltenen Duftstoffe nachzuweisen ist. Hier ist an falsch-positive (irritative) Reaktionen auf den Duftstoff-Mix zu denken; im Einzelfall kann aber auch eine schwache Duftstoffsensibilisierung vorliegen, die sich allein durch den Test des isolierten

Duftstoffes nicht mehr nachweisen lässt (Geier et al. 2015a). Hauptallergen im Duftstoff-Mix ist Eichenmoos absolue, das das hochpotente Allergen Chloroatranol enthält (Johansen et al. 2003). Das zweithäufigste Allergen im Duftstoff-Mix ist Isoeugenol. Der Duftstoff-Mix II besteht aus sechs verschiedenen Duftstoffen, von denen HICC das führende Allergen ist. HICC wird auch als isolierte Testsubstanz in der DKG-Standardreihe überprüft, da die Testkonzentration der einzelnen Komponenten im Duftstoff-Mix II nur halb so hoch ist wie die Testkonzentration der einzelnen Duftstoffe und somit unter Umständen schwach ausgeprägte Sensibilisierungen übersehen werden. Im Fall einer positiven Reaktion auf den Duftstoff-Mix II ist ebenfalls unbedingt die Aufschlüsselung zu testen, um die relevanten Allergene zu identifizieren. Auch hier kommen positive Reaktionen auf den Mix mit gleichzeitig negativer Aufschlüsselung vor. Aufgrund der genannten Konstellation der Testkonzentrationen sind in diesen Fällen die Reaktionen auf den Mix eher als falschpositiv zu interpretieren (Geier et al. 2015a).

Selbstverständlich wird auch mit der Aufschlüsselung der beiden Duftstoff-Mixe nicht das komplette Spektrum möglicher Duftstoffallergien abgedeckt. Die 26 in Kosmetika und Körperpflegeprodukten deklarationspflichtigen Duftstoffe sind als Testsubstanzen kommerziell erhältlich und sollten bei entsprechender Exposition getestet werden (Schnuch et al. 2015). Darüber hinaus stehen zahlreiche weitere, nicht deklarationspflichtige Duftstoffe, die unter Umständen in den beruflich verwendeten Produkten enthalten sein können, für die Epikutantestung zur Verfügung. Für Masseure sind besonders ätherische Öle als berufliche Kontaktallergene von Bedeutung (Weßbecher et al. 2005).

> Duftstoffe sind bei Masseuren, Altenpflegerinnen und Kosmetikerinnen von berufsdermatologischer Bedeutung. Die Diagnostik der Duftstoffallergie darf sich nicht in der Testung der Standardreihenallergene erschöpfen.

6.4 Epoxidharzsysteme

Epoxidharzsysteme werden in unterschiedlichsten handwerklichen und industriellen Bereichen eingesetzt. Insbesondere im Baugewerbe werden Epoxidharzsysteme weit verbreitet verwendet, und es kommt entsprechend häufig zu beruflich bedingten Sensibilisierungen. Im Wesentlichen enthalten Epoxidharzsysteme drei Gruppen von Allergenen, nämlich die Harze selbst, Reaktivverdünner und Härter (Aalto-Korte et al. 2014, 2015; Geier et al. 2011a, 2016b, c).

Die wichtigsten Allergene unter den Harzen sind die Monomere und Oligomere des Epoxidharzes auf Basis von Bisphenol-A-diglycidylether (DGEBA). Eine entsprechende Testsubstanz („Epoxidharz" 1 % Vas.) ist in der DKG-Standardreihe enthalten. Viele Epoxidharzsysteme enthalten außerdem ein Epoxidharz auf Basis von Bisphenol-F-diglycidylether (DGEBF). Gleichzeitige Sensibilisierungen gegen beide Harze sind durch immunologische Kreuzreaktionen oder durch Ko-Exposition bedingt (Pontén et al. 2004). Da so gut wie keine Reaktionen auf DGEBF-Epoxidharz ohne gleichzeitig bestehende Sensibilisierung gegen DGEBA-Epoxidharz auftreten, hat die DKG darauf verzichtet, DGEBF-Harz in ihre Testreihen aufzunehmen, obwohl eine entsprechende Testsubstanz kommerziell erhältlich ist. Der diagnostische Zusatznutzen einer solchen Testung ist gering, da Patienten mit einer Sensibilisierung gegen das eine Harz aufgrund der immunologischen Kreuzreaktionen automatisch auch das andere Harz meiden müssen, und Sensibilisierungen gegen das DGEBA-Harz wesentlich häufiger sind als gegen das DGEBF-Harz (Geier et al. 2004a).

Unter den Reaktivverdünnern sind die beiden häufig kreuzreagierenden aliphatischen Glycidylether 1,6-Hexandioldiglycidylether und 1,4-Butandioldiglycidylether die führenden Allergene. In Epoxidharzsystemen werden auch sensibilisierende aromatische Glycidylether verwendet, heutzutage fast ausschließlich Cresylglycidylether (CGE) und p-tert-Butylphenylglycidylether (PTBPGE), jedoch nicht Phenylglycidylether (PGE).

Dennoch werden auch auf PGE häufig positive Reaktionen im Epikutantest beobachtet (Aalto-Korte et al. 2015; Geier et al. 2016b, c). Dies ist auf immunologische Kreuzreaktionen bei primärer Sensibilisierung gegen DGEBA-Epoxidharz zurückzuführen (Pontén et al. 2009). Zwischen PGE und CGE gibt es ebenfalls Kreuzreaktionen, dagegen scheint PTBPGE eher ein eigenständiges Allergen zu sein (Aalto-Korte et al. 2015; Geier et al. 2016c). Umso bedauerlicher ist es, dass die bisherige Testzubereitung PTBPGE 0,25 % Vas. nicht mehr kommerziell angeboten wird, sodass in Zukunft entsprechende Sensibilisierungen wahrscheinlich übersehen werden (Geier und Mahler 2016).

Unter den Härtern ist das aromatische Amin m-Xylidendiamin (MXDA) das führende Allergen (Aalto-Korte et al. 2014; Geier et al. 2016b). Nach Berichten aus Finnland ist das zweithäufigste Allergen in diesem Bereich 2,4,6-Tris(dimethylaminomethyl) phenol (tris-DMP), das als Beschleuniger für den Härtungsprozess in Epoxidharzsystemen verwendet wird (Aalto-Korte et al. 2014). Beide, MXDA und tris-DMP, sind in Deutschland nicht als vom Paul-Ehrlich-Institut zugelassene Epikutantestsubstanzen erhältlich. Da die Diagnostik einer entsprechenden Sensibilisierung aus berufsdermatologischen Gründen im Einzelfall jedoch unabdingbar ist, ist der untersuchende Berufsdermatologe gezwungen, auf die Testzubereitungen von Chemotechnique zurückzugreifen. Das cycloaliphatische Amin Isophorondiamin (IPDA) ist ebenfalls ein sehr häufiges Allergen unter den Härtern in Epoxidharzsystemen (Aalto-Korte et al. 2014; Geier et al. 2016b). Allerdings kann eine Sensibilisierung gegen IPDA nicht nur durch die Exposition gegen die Substanz selbst (in Epoxidharzsystemen) erworben werden, sondern auch durch die Exposition gegenüber Isophorondiisocyanat (IPDI). IPDI ist ein Bestandteil von Polyurethansystemen, die – wie Epoxidharzsysteme – häufig im Baugewerbe verarbeitet werden. Wie analytische Untersuchungen aus Schweden zeigten, werden die sehr reaktiven Isocyanate auf und/oder in der Haut zunächst zu den korrespondierenden Aminen umgewandelt, sodass Sensibilisierungen gegen die entsprechenden Amine auf eine primäre Sensibilisierung durch oder gegen das Isocyanat hinweisen können (Frick-Engfeldt et al. 2007). Im Falle einer positiven Epikutantestreaktion auf IPDA ist also nicht nur nach einer Exposition gegenüber IPDA in Epoxidharzsystemen, sondern auch nach einer Exposition gegenüber IPDI in Polyurethanprodukten zu suchen.

> Allergene in Epoxidharzsystemen sind Harze, Härter und Reaktivverdünner. Im Verdachtsfall sollte die Testung von vornherein breit angelegt werden, auch weil Sensibilisierungen gegen Härter oder Verdünner ohne Sensibilisierungen gegen das (in der Standardreihe getestete) Harz auftreten können.

6.5 Gummiallergene

Im beruflichen Bereich besteht eine Exposition gegenüber Gummiallergenen vor allem durch das Tragen elastischer Schutzhandschuhe (Latexhandschuhe, Nitrilhandschuhe, Handschuhe aus synthetischem Kautschuk) sowie durch den Kontakt mit Gummigriffen oder mit Schwarzgummiprodukten wie Autoreifen, Förderbändern oder Gummidichtungen. In der DKG-Standardreihe sind mehrere Testsubstanzen mit Gummiallergenen enthalten, nämlich Thiuram-Mix, Mercapto-Mix und Mercaptobenzothiazol (MBT), Zinkdiethyldithiocarbamat (ZDEC) und N-Isopropyl-N'-phenyl-p-phenylendiamin (IPPD). Bei Verdacht auf eine Sensibilisierung gegen Gummiinhaltsstoffe sollte jedoch von vornherein die DKG-Gummireihe getestet werden, da die Mixe trotz ihrer relativ guten Sensitivität nicht alle Fälle von Kontaktallergie aufdecken, und Sensibilisierungen gegen weitere Gummiallergene wie 1,3-Diphenylguanindin (DPG) durch die Screening-Allergene der Standardreihe nicht erfasst werden.

Insbesondere das Allergenspektrum in elastischen Schutzhandschuhen wurde ausführlich untersucht (Geier et al. 2012a). Führende Gummiallergene in diesem Bereich sind die Thiurame, gefolgt von den Dithiocarbamaten. Unter den Dithiocarbamaten ist ZDEC mit Abstand das häufigste Allergen, während Zink-dibutyldithiocarbamat und – noch deutlicher – Zink-dibenzyldithiocarbamat nur von untergeordneter Bedeutung sind. Thiurame und Dithiocarbamate sind chemisch verwandt. Über 90 % der Dithiocarbamat-Allergiker sind auch gegen Thiurame sensibilisiert; umgekehrt reagieren aber nur knapp 25 % der Thiuram-Allergiker auch auf Dithiocarbamate. Ein Teil der gleichzeitigen Reaktionen auf Thiurame und Dithiocarbamate ist wahrscheinlich Ausdruck einer immunologischen Kreuzreaktion auf Dithiocarbamate bei primärer Sensibilisierung gegen Thiurame; dies dürfte vor allem auf Patienten mit hochgradiger Thiuram-Allergie zutreffen. Ein weiterer Teil der Reaktionen ist sicherlich Ausdruck einer zeitlich aufeinanderfolgenden Exposition gegen Thiurame und Dithiocarbamate bei Patienten, die sich primär gegen Thiurame sensibilisieren und deshalb auf thiuramfreie Handschuhe ausweichen. Viele thiuramfreie elastische Schutzhandschuhe enthalten jedoch Dithiocarbamate, sodass die Patienten sich im weiteren Verlauf auch gegen Dithiocarbamate sensibilisieren.

MBT und MBT-Derivate gehören zu einer chemisch völlig anderen Gruppe von Allergenen. In der DKG-Standardreihe werden sowohl MBT als auch ein Mercapto-Mix mit drei MBT-Derivaten getestet, da sich gezeigt hat, dass mit dieser Kombination die höchste Sensitivität bei der Entdeckung entsprechender Sensibilisierungen erreicht wird (Geier et al. 2002). In der Gummireihe ist die vollständige Aufschlüsselung des Mercapto-Mix enthalten. Sehr wahrscheinlich werden alle MBT-Derivate in der Haut zu MBT metabolisiert, dem eigentlichen Allergen (Hansson und Agrup 1993). Dennoch gibt es immer wieder Reaktionen ausschließlich auf Mercaptobenzothiazol-Derivate ohne Reaktionen auf das MBT selbst.

Bergendorff und Mitarbeiter (Bergendorff et al. 2006, 2007; Bergendorff und Hansson 2007) konnten in umfangreichen chemischen Analysen zeigen, dass die in der Handschuhproduktion eingesetzten Thiurame, Dithiocarbamate und MBT-Derivate während des Vulkanisationsprozesses Veränderungen unterliegen, wobei Moleküle entstehen, die Charakteristika sowohl von Thiuramen/Dithiocarbamaten als auch von MBT-Derivaten aufweisen. Bei Patienten mit vorbekannter Sensibilisierung gegen Thiurame oder MBT-Derivate konnten im Epikutantest mit den neu entstandenen Verbindungen allergische Reaktionen ausgelöst werden (Hansson et al. 2014).

Als weiteres Allergen aus der Gruppe der Vulkanisationsbeschleuniger hat 1,3-Diphenylguanidin in letzter Zeit an Bedeutung gewonnen. Offenbar werden vermehrt insbesondere elastische Schutzhandschuhe unter Verwendung von 1,3-DPG hergestellt. In mehreren europäischen Ländern wurde eine Zunahme von Sensibilisierungen gegen diesen Stoff bei medizinischem Personal beobachtet (Piskin et al. 2006; Pontén et al. 2013).

In mechanisch stark beanspruchten Schwarzgummiprodukten wie Autoreifen und Förderbändern wird IPPD als Antioxidans und Alterungsschutzmittel eingesetzt. In diesen Bereichen kann es auch zu Sensibilisierungen kommen (Richter 1995b). Auch chemisch verwandte Substanzen wie N-Cyclohexyl-N‘-phenyl-p-phenylendiamin (CPPD) oder N,N‘-Diphenyl-p-phenylendiamin (DPPD) werden verwendet. Ältere Datenanalysen zeigten, dass unter diesen Verbindungen ein hohes Maß an Kreuzreaktivität besteht, weshalb IPPD als einziger Marker in der DKG-Standardreihe verblieben ist (Richter 1995a). Die Kreuzreaktivität zwischen IPPD und p-Phenylendiamin (PPD), das als Inhaltsstoff von Haarfarben ein bedeutendes Berufsallergen für Friseure ist, ist gering: Nur etwa 30 % der Patienten mit Sensibilisierung gegen IPPD reagieren auch auf PPD, und umgekehrt reagieren nur etwa 4–8 % der Patienten mit PPD-Sensibilisierung auch auf IPPD (Uter et al. 2002b; Schnuch et al. 2008).

Bei der Herstellung größerer und dickerer Gummiprodukte werden oft Vulkanisationsverzögerer wie Cyclohexylthiophthalimid eingesetzt. Auch gegen diese Gummibestandteile werden Sensibilisierungen beobachtet, wenngleich deutlich seltener als gegen die Vulkanisationsbeschleuniger (Geier et al. 2003).

> Bei Verdacht auf eine beruflich erworbene Gummiallergie sollte – trotz der guten Sensitivität der Screeningallergene in der Standardreihe – von vornherein die Gummireihe getestet werden, um keine relevanten Sensibilisierungen zu übersehen. 1,3-Diphenylguanidin hat offenbar als Handschuhallergen eine zunehmende Bedeutung.

6.6 Konservierungsmittel

Bei den berufsdermatologisch wichtigen Konservierungsmitteln kann man zwei Gruppen unterscheiden. Zum einen sind da die Konservierungsmittel in Kosmetika und Körperpflegeprodukten, die nicht nur in Pflegeberufen und bei Kosmetikerinnen als Berufsallergen eine Rolle spielen, sondern auch in anderen Berufen durch beruflich verwendete Hautschutz-, Hautreinigungs- oder Hautpflegemittel allergische Kontaktekzeme auslösen können. Zum anderen gibt es sensibilisierende Konservierungsmittel in industriell und handwerklich genutzten Produkten wie Farben, Kühlschmierstoffen und weiteren. Die DKG hat für beide Bereiche getrennte Testreihen zusammengestellt; es gibt jedoch auch Konservierungsmittel, die in beiden Anwendungsgruppen zum Einsatz kommen.

Das Allergen mit der aktuell größten Bedeutung in diesem Bereich ist Methylisothiazolinon (MI), durch dessen vermehrten Einsatz in Kosmetika und Körperpflegeprodukten seit 2009 europaweit MI-Sensibilisierungen massiv zugenommen haben (Gonçalo und Goossens 2013). Dadurch stiegen auch die Reaktionsquoten auf Chlormethylisothiazolinon/Methylisothiazolinon (MCI/MI) an, sehr wahrscheinlich zum überwiegenden Teil auf dem Boden immunologischer Kreuzreaktionen auf MCI bei primärer Sensibilisierung gegen MI (Geier et al. 2012b). MCI und MI wurden seit vielen Jahren als feste Kombination zur Konservierung von Kosmetika und Körperpflegeprodukten, aber auch von industriellen Produkten wie Farben oder Kühlschmierstoffen verwendet. Fälle von aerogenem allergischem Kontaktekzem durch Ausdünstungen aus Wandfarben wurden sowohl bei Sensibilisierung gegen MCI/MI wie auch gegen MI beobachtet (Geier et al. 2011b; Schwensen et al. 2015). In Haushaltsprodukten wie Reinigungs- und Waschmitteln sowie in handwerklichen und industriellen Produkten werden auch Kombinationen von MI und Benzisothiazolinon (BIT) zur Konservierung eingesetzt. Im Vergleich zum MI treten Sensibilisierungen gegen BIT deutlich seltener auf. Noch seltener sind Sensibilisierungen gegen Octylisothiazolinon, das ausschließlich zur Konservierung industrieller Produkten verwendet wird (Geier et al. 2012c, 2015c).

Sowohl in Kosmetika und Körperpflegeprodukten als auch im industriellen Bereich werden Formaldehydabspalter zur Konservierung eingesetzt. In Kosmetika und Körperpflegeprodukten sind dies vor allem Diazolidinylharnstoff, Imidazolidinylharnstoff, DMDM Hydantoin und Quaternium 15 (Geier et al. 2015d; Schnuch et al. 2011). Im industriellen Bereich werden Formaldehydabspalter häufig in Kühlschmierstoffen eingesetzt. Hier sind insbesondere Methylen-bis(methyloxazolidin), das Gemisch aus 4,4-Dimethyloxazolidin und 3,4,4-Ttrimethyloxazolidin (Bioban CS 1135®) und 7-Ethylbicyclooxazolidin (Bioban CS 1246®) sowie 1,3,5-Tris(2-hydroxyethyl)-hexahydrotriazin (Grotan BK ®) zu nennen. Reaktionen auf die Oxazolidine sind häufig schwach und oft schlecht reproduzierbar und daher mit Vorsicht zu interpretieren (Brinkmeier et al. 2002). Nicht immer muss auch gleichzeitig eine Reaktion auf Formaldehyd auftreten, da sich Sensibilisierungen nicht nur gegen den freigesetzten Formaldehyd sondern auch gegen den Formaldehydabspalter als Gesamtmolekül richten können (Geier et al. 2013, 2015d).

In Kosmetika und Körperpflegeprodukten einerseits und in industriellen Produkten andererseits werden unterschiedliche Gruppen von Konservierungsmitteln verwendet, was bei der Diagnostik zu berücksichtigen ist. Isothiazolinone kommen in beiden Bereichen vor. Sensibilisierungen gegen Formaldehydabspalter können auch ohne Formaldehydallergie auftreten.

6.7 Metalle

Nicht nur in der Metallverarbeitung, sondern auch in vielen anderen beruflichen Bereichen besteht eine relevante Exposition gegenüber Metallen. In der DKG-Standardreihe sind drei Testsubstanzen für Metalle enthalten, nämlich Nickelsulfat, Kobaltchlorid und Kaliumdichromat.

Eine beruflich relevante Nickelexposition kann sowohl durch den Umgang mit Werkzeugen als auch die Verarbeitung von Nickellegierungen sowie den intensiven Kontakt mit Münzgeld gegeben sein (Kickinger-Lörsch et al. 2015; Thyssen et al. 2013). Zur Diagnostik steht Nickelsulfat 5 % Vas. als sehr gut geeignete und etablierte Testsubstanz zur Verfügung. Um eine hochgradige Nickelallergie nachzuweisen, sollte eine Testung mit niedrigeren Konzentrationen (sogenannte Nickelschwellenbestimmung) durchgeführt werden (Uter et al. 1995). Die Exposition und auch die Deposition von Nickel auf der Haut des Patienten kann mit einem Nickelnachweistest festgestellt werden (Julander et al. 2011).

Im Prinzip ist eine allergologisch relevante Kobaltexposition im beruflichen Bereich durch ähnliche Kontakte möglich. Kobalt kommt auch in Hartmetalllegierungen vor, sodass bei der Bearbeitung entsprechender Metalle ein besonderes Risiko besteht (Minkwitz et al. 1983). Zusätzlich wurden in der Vergangenheit Kobaltpigmente und Kobaltsikkative in Farben als relevante Expositionsquelle genannt (Fowler 2016). Kobaltsalze werden in Polyesterharzen als Akzeleratoren eingesetzt, wobei eine beruflich relevante Exposition gegeben sein kann (Aalto-Korte und Suuronen 2016). Aktuell ist eine Exposition gegenüber Kobalt durch Leder in den Fokus des allergologischen Interesses gerückt (Bregnbak et al. 2015a; Fowler 2016; Hamann et al. 2016; Thyssen 2012; Uter et al. 2014). Auch für die Exposition gegenüber Kobalt gibt es einen Nachweistest (Thyssen et al. 2010). Bei der Epikutantestung mit Kobaltchlorid ist zu beachten, dass gelegentlich punktförmige rötliche (petechiale) Reaktionen auftreten können. Diese sind durch eine Aggregation von Kobaltchloridkristallen in der Testzubereitung nach längerer Lagerung bedingt und stellen ein irritatives Phänomen dar (Hausen und Schubert 2002).

Die berufliche Exposition gegenüber Chrom beziehungsweise Chromat (Cr VI) hat sich in den letzten Jahren erheblich gewandelt. Während früher der Umgang mit Zement die wichtigste Expositionsquelle für entsprechende Sensibilisierungen war, gilt dies seit der Einführung chromatarmen Zements im Jahre 2000 in Deutschland nicht mehr. Seit 2005 gibt es eine EU-Verordnung, die die Vermarktung von chromathaltigem Zement, womit Zement mit mehr als 2 ppm wasserlöslichem, sechswertigem Chrom gemeint ist, verbietet. Die Sensibilisierungsquoten bei Maurern, Fliesenlegern und verwandten Berufen sind seither auch in Deutschland deutlich zurückgegangen (Geier et al. 2011a). Man kann also davon ausgehen, dass heute durch den händischen Kontakt mit Zement keine Chromatsensibilisierung mehr neu erworben wird. Die aktuell (noch) bedeutendste Allergenquelle ist die Exposition gegenüber Chromat in Lederprodukten, insbesondere durch Schuhe, die sich ebenfalls mit einem Nachweistest sichern lässt (Bregnbak et al. 2015b, c). Seit dem 1. Mai 2015 dürfen laut der EU-Verordnung 301/2014 keine Ledererzeugnisse, „die von Verbrauchern oder Arbeitnehmern benutzt werden und bei normaler oder vernünftigerweise vorhersehbarer Verwendung mit der Haut in Berührung kommen", mehr auf den Markt gebracht werden, die mehr 3 mg Chrom(VI) pro kg Leder enthalten (Commission Regulation (EU) 301/2014).

Alle drei Testzubereitungen (Nickelsulfat 5 % Vas., Kobaltchlorid 1 % Vas. und Kaliumdichromat 0,5 % Vas.) können insbesondere bei Atopikern unspezifische follikuläre Testreaktionen hervorrufen. Hierbei handelt es sich in der Regel nicht um Sensibilisierungen. Dies ist bei der Ablesung des Epikutantests zu beachten (Fischer und Rystedt 1985; Hegewald et al. 2005).

Selbstverständlich sind auch weitere Metallsensibilisierungen durch berufliche Expositionen möglich. Für die meisten anderen Metalle gibt es jedoch keine standardisierten, erprobten und zuverlässigen Testzubereitungen, sodass hier die allergologische Diagnostik immer mit einer gewissen Unsicherheit behaftet ist (Geier et al. 2008).

Die berufliche Exposition gegenüber Kobalt ist vielfältiger als gemeinhin vermutet wird. Die relevante Chromatexposition hat sich von Zement zu Leder verschoben. Bei der Epikutantestung mit Metallsalzen können auch unspezifische Reaktionen auftreten, insbesondere bei Atopikern.

6.8 Naturstoffe

In der DKG-Standardreihe sind fünf Testsubstanzen mit Naturstoffen enthalten, von denen vier auch berufsdermatologisch von Bedeutung sind. Lediglich das Bienenkittharz Propolis, das bei Sensibilisierten aufgrund gemeinsamer Inhaltsstoffe oft gleichzeitig mit Perubalsam zu allergischen Reaktionen führt (Hausen et al. 1992), spielt als Berufsallergen keine wesentliche Rolle.

Perubalsam (Myroxylon pereirae) wird aus dem Wundsekret des Perubalsambaumes gewonnen. Es handelt sich um ein Gemisch von über 200 Komponenten, von denen viele in der Duft- und Aromastoff-Industrie verwendet werden. Etwa 20 Bestandteile des Perubalsams sind als Allergene bekannt, beispielsweise Cinnamylcinnamat, Zimtsäure, Zimtalkohol, Benzoesäure, Benzylalkohol, Benzylbenzoat, Nerolidol, Farnesol, Vanillin, Eugenol, Isoeugenol und Coniferylbenzoat (Hausen 2001). Bei weitem nicht alle der allergenen Komponenten stehen als standardisierte Testsubstanzen zur Verfügung. Als Berufsallergen kann Perubalsam in der Herstellung und Verarbeitung von Nahrungsmitteln, insbesondere von Süßwaren und Speiseeis sowie bei Bäckern und Konditoren von Bedeutung sein. In Parfüms, Kosmetika und Körperpflegeprodukten werden Perubalsam-Destillate oder -Extrakte verwendet, die wesentlich weniger Allergene enthalten als der eigentliche Perubalsam (Api 2006). Eine positive Testreaktion auf Perubalsam wird jedoch oft als Indikator einer breiteren Duftstoffallergie angesehen, weshalb es sinnvoll sein kann, Duftstoffe in größerem Umfang nachzutesten. Die Perubalsam-Komponenten Nerolidol und Zimtsäure stehen nicht als Epikutantestsubstanzen zur Verfügung. Es bietet sich an, stellvertretend das dem Nerolidol chemisch ähnliche Farnesol, sowie Zimtaldehyd und Zimtalkohol zu testen. Im Epikutantest kann Perubalsam – genau wie Duftstoff-Mix und Zimtaldehyd – zu einer nicht-immunologischen Sofortreaktion führen, die 30 Minuten nach Aufkleben des Testpflasters als urtikarielles Erythem erkennbar ist. Diese Reaktionen zeigen keine Sensibilisierungen an; insbesondere sind sie kein Indikator für eine Kontaktallergie (Forsbeck und Skog 1977; Safford et al. 1999; Basketter und Wilhelm 1999; Katsarou et al. 1999).

Kolophonium, ebenfalls ein Gemisch unterschiedlicher Substanzen, wird aus dem Baumharz von Koniferen oder durch Extraktion aus deren Wurzeln gewonnen. Hauptbestandteile des Kolophoniums sind Harzsäuren wie Abietinsäure oder Dehydroabietinsäure, die an der Luft relativ schnell oxidieren. Die Oxidationsprodukte dieser

Harzsäuren sind die wichtigsten Allergene im Kolophonium. Kolophonium wird meist in chemisch modifizierter Form verwendet. Die Anwendungsbereiche im beruflichen Umfeld sind zahlreich und vielfältig, so etwa in Klebstoffen, Dichtungsmitteln und Lacken, in Druckfarben, als Rohstoff für Alkydharze, als Emulgator bei der Herstellung und Verarbeitung von Natur- und Synthesekautschuk, in Polituren oder Kaugummi. In Untersuchungen aus den 1990er-Jahren konnte zudem nachgewiesen werden, dass in Papier, besonders in umweltfreundlichem Papier, Kolophonium-Allergene enthalten sind (Karlberg et al. 1995). Kolophonium ist als Berufsallergen insbesondere bei Malern und Lackierern sowie bei Druckern von Bedeutung. Tischler haben beim Umgang mit Holz von Kiefern, Fichten und anderen Koniferen, insbesondere bei intensiver Staubexposition, ein Risiko, sich gegen Kolophonium zu sensibilisieren. Gärtner und Floristen können durch den Kontakt mit entsprechenden Pflanzenteilen eine Allergie gegen Kolophonium erwerben. Auch in Flussmitteln für das Löten kann Kolophonium in sensibilisierungsfähiger Form enthalten sein und zu einem aerogenen Kontaktekzem des Gesichtes führen. Ein weiterer klassischer Einsatzbereich von Kolophonium ist die Verwendung als Geigenharz; berufliche Sensibilisierungen können nicht nur bei den Geigern selbst, sondern durch Verwirbelung der Kolophoniumstaubs in der Luft auch bei benachbarten Orchestermusikern auftreten (Crépy 2015). Schließlich sind Sensibilisierungen gegen Kolophonium durch den intensiven Kontakt mit entsprechendem Papier sowie bei der Papierverarbeitung möglich, aber offenbar nicht häufig (Karlberg 2012).

Tallöl ist ein Abfallprodukt der Zellstoff- und Papierherstellung. Destilliertes Tallöl (*distilled tall oil*; DTO) dient als kostengünstiger Rohstoff bei der Herstellung wassermischbarer Kühlschmierstoffe. DTO enthält zwar kein Kolophonium im engeren Sinn, aber dieselben sensibilisierenden Harzsäuren. Beim Gebrauch des Kühlschmierstoffes kommt es rasch zur Oxidation dieser Harzsäuren, sodass für Metallverarbeiter eine entsprechende Allergenexposition gegeben ist (Geier et al. 2004b; Karlberg 2012).

Für die Epikutantestung steht nicht nur Kolophonium 20 % Vas., sondern auch Abietinsäure 10 % Vas. zur Verfügung. Man muss allerdings damit rechnen, dass mit diesen Testzubereitungen nicht alle Sensibilisierungen gegen chemisch modifiziertes Kolophonium erfasst werden (Geier und Hausen 2000a).

Terpentinöl, die ölige Fraktion des Kiefernharzes, war bis vor ca. 40–50 Jahren das klassische Berufsallergen bei Malern und Lackierern, von denen es zur Verdünnung von Farben und Lacken sowie als Reinigungsmittel verwendet wurde. Etain Cronin, St. John's Hospital, London, bezeichnete Terpentinöl schon 1979 als *„disappearing allergen"*, da wegen dessen abnehmenden Einsatzes im handwerklichen Bereich auch die Sensibilisierungsquoten zurückgingen (Cronin 1979). Heutzutage wird Terpentinöl kaum noch im Maler- und Lackiererhandwerk verwendet. Es kann jedoch in Ölfarben für Kunstmaler, in Wachsen und Polituren sowie auch in (hyperämisierenden) Lokaltherapeutika enthalten sein (Frosch et al. 2014). Die wichtigsten Allergene in Terpentinöl sind delta-3-Caren, alpha- und beta-Pinen sowie d- und l-Limonen. Diese und ähnliche Verbindungen kommen auch in Duft- und Aromaölen sowie in Teebaumöl vor. Eine positive Epikutantestreaktion auf Terpentinöl kann daher auch auf eine Sensibilisierung gegen Terpene durch Duftöle oder Teebaumöl hinweisen (Treudler et al. 2000).

Kompositen (Korbblütler, Compositae) sind eine sehr große Pflanzenfamilie, die unter anderem auch verschiedene Zier-, Heil- und Nutzpflanzen umfasst. Zu den Kompositen gehören Chicorée, Endiviensalat, Kopfsalat, Löwenzahn, Arnika, Kamille, Schafgarbe, Rainfarn, Wucherblume, Alant und Mutterkraut. Als Kompositenallergene sind insbesondere die Sesquiterpenlactone wie Parthenolid, Alantolacton, Costunolid oder Dehydrocotuslacton bekannt. Kompositen enthalten aber noch weitere potenziell allergene Bestandteile wie Polyacetylene (Hausen 1996).

Dies erklärt wahrscheinlich, warum mit dem Kompositen-Mix, der aus Pflanzenextrakten besteht, höhere Reaktionsquoten erzielt werden als mit einem reinen Sesquiterpenlacton-Mix (Geier und Hausen 2000b). Daher hat sich die DKG dafür entschieden, zum Screening in der Standardreihe nicht einen Sesquiterpenlacton-Mix, sondern einen Kompositen-Mix einzusetzen. Aktuell ist in Deutschland keine entsprechende vom Paul-Ehrlich-Institut zugelassene Testzubereitung erhältlich; die DKG empfiehlt daher für die individuelle Diagnostik auf den Compositae Mix II von Chemotechnique zurückzugreifen. Im Falle einer positiven Reaktion sollten dessen einzelne Bestandteile sowie einzelne Sesquiterpenlactone nachgetestet werden. Im beruflichen Umfeld sind Sensibilisierungen gegen Bestandteile von Kompositen sowohl bei Gärtnern als auch bei Köchen und Nahrungsmittelverarbeitern möglich. Insbesondere bei Kompositenallergikern mit aerogenem Kontaktekzem ist der Übergang in eine chronische aktinische Dermatitis möglich (Murphy et al. 1990; Chew et al. 2010). Im individuellen Einzelfall ist die Diagnostik selbstverständlich der jeweiligen Exposition anzupassen. Wichtiger Hinweis: Nicht alle Pflanzen können ohne weiteres nativ getestet werden; entsprechende Hinweise in geeigneten Nachschlagewerken (beispielsweise Hausen 1988) sind zu beachten.

> Unter den Naturstoffen haben aktuell Kolophonium und Kompositen die größte Bedeutung als Berufsallergene. Bei der Testung von Pflanzenmaterial sind besondere Kautelen zu beachten.

6.9 Problemallergene

Idealerweise sollte eine Epikutantestzubereitung eine Sensibilisierung anzeigen oder negativ ausfallen. Da jedoch fast alle Allergene auch bis zu einem gewissen Grad Irritantien sind, gibt es fast stets auch immer fragliche und/oder irritative Testreaktionen. Diese Reaktionen sind schwer zu interpretieren, liefern keine eindeutige diagnostische Aussage und sind eigentlich nicht erwünscht. Es gibt etliche Testzubereitungen, auf die vermehrt solche unerwünschten Reaktionen beobachtet werden, deren diagnostische Trennschärfe also im Vergleich zu den anderen Testsubstanzen geringer ist. Diese werden gemeinhin als „Problemallergene." bezeichnet, obwohl die problematischen Eigenschaften nicht nur vom Allergen selbst herrühren, sondern auch von der Testkonzentration und dem Vehikel. Daher handelt es sich genau genommen um eine Eigenschaft der Testzubereitung und nicht des Allergens als solchem (Geier et al. 2010).

Die wichtigsten Allergene in diesem Bereich sind in ◘ Tab. 6.1 (aus: Geier et al. 2010) dargestellt.

Damit soll nicht gesagt sein, dass unklare oder schwach positive Reaktionen auf diese Allergene stets Irritationen sind. Vielmehr soll darauf hingewiesen werden, dass schwach ausgeprägte Reaktionen auf diese sogenannten Problemallergene besonders vorsichtig zu interpretieren sind. Im Zweifelsfall kann die parallele Testung mit Natriumlaurylsulfat 0,25 % in Wasser einen Hinweis darauf geben, ob die Haut des Patienten zu diesem Zeitpunkt und in diesem Bereich besonders irritierbar ist, und daher eine Interpretationshilfe bieten (Löffler et al. 2005).

◘ **Tab. 6.1** Die wichtigsten Problemallergene. (Aus Geier et al. 2010, S 36.)

Allergen – Testzubereitung		
Konservierungs- und Desinfektionsmittel		
Benzalkoniumchlorid	0,1 %	Vas.
Benzylhemiformal	1 %	Vas.
4-(2-Nitrobutyl)-morpholin/4,4'-(2-Ethyl-2-nitrotrimethylen)-dimorpholin (Bioban P1487®)	1 %	Vas.
Methylen-bis(methyloxazolidin)	1 %	Vas.
4,4-Dimethyl-1,3-oxazolidin/3,4,4-Trimethyl-1,3-oxazolidin (Bioban CS 1135®)	1 %	Vas.
7-Ethylbicyclooxazolidin (Bioban CS 1246®)	1 %	Vas.
Glutardialdehyd	0,3 %	Vas.
Iodpropinylbutylcarbamat	0,2 %	Vas.
Methyldibromo Glutaronitril (Dibromdicyanobutan)	0,3 %	Vas.
Salbengrundlagen und Emulgatoren		
Amerchol L-101	50 %	Vas.
Cocamidopropylbetain	1 %	Aqu.
Octylgallat	0,3 %	Vas.
Propylenglykol	20 %	Aqu.
Sorbitansesquioleat	20 %	Vas.
Triethanolamin (TEA)	2,5 %	Vas.
Medizinische Wirkstoffe und Haut-Desinfektionsmittel		
Benzoylperoxid	1 %	Vas.
Chlorhexidindigluconat	0,5 %	Aqu.
Phenylquecksilberacetat	0,05 %	Vas.
Polyvidon-Iod	10 %	Aqu.

Literatur

Aalto-Korte K, Suuronen K (2016) Occupational contact allergy to components of polyester resin systems. Contact Dermatitis 75:14–19

Aalto-Korte K, Alanko K, Kuuliala O, Jolanki R (2007) Methacrylate and acrylate allergy in dental personnel. Contact Dermatitis 57:324–330

Aalto-Korte K, Suuronen K, Kuuliala O, Henriks-Eckerman M-L, Jolanki R (2014) Contact allergy to epoxy hardeners. Contact Dermatitis 71:145–153

Aalto-Korte K, Kuuliala O, Henriks-Eckerman M-L, Suuronen K (2015) Contact allergy to reactive diluents and related aliphatic epoxy resins. Contact Dermatitis 72:387–397

Api AM (2006) Only Peru Balsam extracts or distillates are used in perfumery. Contact Dermatitis 54:179

Basketter DA, Wilhelm KP (1999) Studies on non-immune immediate contact reactions in an unselected population. Contact Dermatitis 35:237–240

Bergendorff O, Hansson C (2007) Contact dermatitis to a rubber allergen with both dithiocarbamate and benzothiazole structure. Contact Dermatitis 56:278–280

Bergendorff O, Persson C, Hansson C (2006) High-performance liquid chromatography analysis of rubber allergens in protective gloves used in health care. Contact Dermatitis 55:210–215

Bergendorff O, Persson C, Lüdtke A, Hansson C (2007) Chemical changes in rubber allergens during vulcanization. Contact Dermatitis 57:152–157

6

Björkner B, Frick-Engfeldt M, Pontén A, Zimerson E (2011) Plastic materials. In: Johansen JD, Frosch PJ, Lepoittevin JP (Hrsg) Contact dermatitis, 5. Aufl. Springer Verlag, Berlin/Heidelberg, S 696–701

Bregnbak D, Thyssen JP, Zachariae C, Menné T, Johansen JD (2015a) Association between cobalt allergy and dermatitis caused by leather articles – a questionnaire study. Contact Dermatitis 72:106–114

Bregnbak D, Johansen JD, Jellesen MS, Zachariae C, Menné T, Thyssen JP (2015b) Chromium allergy and dermatitis: prevalence and main findings. Contact Dermatitis 73:261–280

Bregnbak D, Johansen JD, Jellesen MS, Zachariae C, Thyssen JP (2015c) Chromium(VI) release from leather and metals can be detected with a diphenylcarbazide spot test. Contact Dermatitis 73:281–288

Brinkmeier T, Geier J, Lepoittevin J-P, Frosch PJ (2002) Patch test reactions to biobans in metal workers are often weak and not reproducible. Contact Dermatitis 47:27–31

Chew AL, Bashir SJ, Hawk JL, Palmer R, White IR, McFadden JP (2010) Contact and photocontact sensitization in chronic actinic dermatitis: a changing picture. Contact Dermatitis 62:42–46

Commission Regulation (EU) No 301/2014 of 25 March 2014 amending Annex XVII to Regulation (EC) No 1907/2006 of the European Parliament and of the Council on the Registration, Evaluation, Authorisation and Restriction of Chemicals (REACH) as regards chromium VI compounds. (https://eur-lex.europa.eu/legal-content/EN/TXT/?uri=celex%3A32014R0301)

Crépy MN (2015) Skin diseases in musicians. Eur J Dermatol 25:375–383

Cronin E (1979) Oil of turpentine – a disappearing allergen. Contact Dermatitis 5:308–311

Fischer T, Rystedt I (1985) False-positive, follicular and irritant patch test reactions to metal salts. Contact Dermatitis 12:93–98

Forsbeck M, Skog E (1977) Immediate reactions to patch tests with balsam of Peru. Contact Dermatitis 3:201–205

Fowler JF Jr (2016) Cobalt. Dermatitis 27:3–8

Frick-Engfeldt M, Isaksson M, Zimerson E, Bruze M (2007) How to optimize patch testing with diphenylmethane diisocyanate. Contact Dermatitis 57:138–151

Frosch PJ, Schnuch A, Uter W (2014) Kontaktdermatitis. Ein Leitfaden für die Praxis unter besonderer Berücksichtigung von Berufsdermatosen. Dustri-Verlag Dr. Karl Feistle, München-Deisenhofen, S 144–145

Garcia-Gavin J, Lissens R, Timmermans A, Goossens A (2011) Allergic contact dermatitis caused by isopropyl alcohol: a missed allergen? Contact Dermatitis 65:101–106

Geier J, Hausen BM (2000a) Epikutantestung mit chemisch modifiziertem Kolophonium. Ergebnisse einer Studie der Deutschen Kontaktallergie-Gruppe (DKG) und des Informationsverbundes Dermatologischer Kliniken (IVDK). Derm Beruf Umwelt 48:43–47

Geier J, Hausen BM (2000b) Epikutantestung mit dem Kompositen-Mix. Ergebnisse einer Studie der Deutschen Kontaktallergie-Gruppe (DKG) und des Informationsverbundes Dermatologischer Kliniken (IVDK). Allergologie 23:334–341

Geier J, Mahler V (2016) Aktuelles zu den Epikutantestreihen der Deutschen Kontaktallergie-Gruppe. Derm Beruf Umwelt 64:70–75

Geier J, Uter W (2015) Diagnostik der Duftstoffallergie. Hautarzt 66:674–679

Geier J, Uter W, Schnuch A, Brasch J, Gefeller O (2002) Diagnostic screening for contact allergy to Mercaptobenzothiazole derivatives. Am J Contact Dermat 13:66–70

Geier J, Lessmann H, Frosch PJ, Schnuch A (2003) Contact sensitization to N-(cyclohexylthio)phthalimide. Contact Dermatitis 48:1–6

Geier J, Lessmann H, Hillen U, Jappe U, Dickel H, Koch P, Frosch PJ, Schnuch A, Uter W (2004a) An attempt to improve diagnostics of contact allergy due to epoxy resin systems. First results of the multicentre study EPOX 2002. Contact Dermatitis 51:263–272

Geier J, Lessmann H, Schnuch A, Uter W (2004b) Contact sensitizations in metalworkers with occupational dermatitis exposed to water-based metalworking fluids. Results of the research project „FaSt". Int Arch Occup Environ Health 77:543–551

Geier J, Lessmann H, Becker D, Thomas P (2008) Allergologische Diagnostik bei Verdacht auf Implantatunverträglichkeit: Hinweise für die Praxis. Eine Stellungnahme der Deutschen Kontaktallergie-Gruppe (DKG). Hautarzt 59:594–597

Geier J, Weisshaar E, Lessmann H, Becker D, Dickel H, Häberle M, John SM, Mahler V, Skudlik C, Wagner E, Wehrmann W, Werfel T, Zagrodnik F, Diepgen TL, für die Arbeitsgruppe „Bewertung der Allergene bei BK 5101" der Arbeitsgemeinschaft für Berufs- und Umweltdermatologie in der Deutschen Dermatologischen Gesellschaft (2010) Bewertung von Epikutantestreaktionen auf „Problemallergene" mit vermehrt fraglichen oder schwach positiven Reaktionen. Derm Beruf Umwelt 58:34–38

Geier J, Krautheim A, Uter W, Lessmann H, Schnuch A (2011a) Occupational contact allergy in the building trade in Germany: influence of preventive measures and changing exposure. Int Arch Occup Environ Health 84:403–411

Geier J, Werfel T, Becker D, Dickel H, Fartasch M, Häberle M, Hillen U, John SM, Mahler V, Skudlik C, Weisshaar E, Zagrodnik F, Diepgen TL, für die Arbeitsgruppe „Bewertung der Allergene bei BK 5101" der Arbeitsgemeinschaft für Berufs- und Umweltdermatologie und der Deutschen Kontaktallergie-Gruppe in der Deutschen Dermatologischen Gesellschaft (2011b) Auswirkung einer berufsbedingten Sensibilisierung gegen Methylchloroisothiazolinon/Methylisothiazolinon (MCI/MI; (Chlor)Methylisothiazolon) bei der BK 5101. Derm Beruf Umwelt 59:171–177

Geier J, Lessmann H, Mahler V, Pohrt U, Uter W, Schnuch A (2012a) Occupational contact allergy caused by rubber gloves – nothing has changed. Contact Dermatitis 67:149–156

Geier J, Lessmann H, Schnuch A, Uter W (2012b) Recent increase in allergic reactions to methylchloroisothiazolinone/methylisothiazolinone: is methylisothiazolinone the culprit? Contact Dermatitis 67:334–341

Geier J, Werfel T, Becker D, Dickel H, Fartasch M, Häberle M, Hillen U, John SM, Mahler V, Skudlik C, Weisshaar E, Zagrodnik F, Diepgen TL, für die Arbeitsgruppe „Bewertung der Allergene bei BK 5101" der Arbeitsgemeinschaft für Berufs- und Umweltdermatologie und der Deutschen Kontaktallergie-Gruppe in der Deutschen Dermatologischen Gesellschaft (2012c) Auswirkungen berufsbedingter Kontaktallergien gegen Methylisothiazolinon (MI), Benzisothiazolinon (BIT) und/oder Octylisothiazolinon (OIT) bei der BK 5101. Derm Beruf Umwelt 60:10–17

Geier J, Lessmann H, Skudlik C, Weisshaar E, Schnuch A (2013) Kontaktallergie gegen Bestandteile von Kühlschmierstoffen. IVDK-Daten der Jahre 2005 – 2009. Derm Beruf Umwelt 61:137–149

Geier J, Uter W, Lessmann H, Schnuch A (2015a) Fragrance mix I and II. Results of breakdown tests. Flavour Fragr J 30:264–274

Geier J, Schnuch A, Lessmann H, Uter W (2015b) Reactivity to sorbitan sesquioleate affects reactivity to fragrance mix I. Contact Dermatitis 73:296–304

Geier J, Lessmann H, Schnuch A, Uter W (2015c) Concomitant reactivity to methylisothiazolinone, benzisothiazolinone, and octylisothiazolinone. IVDK data, 2009 – 2013. Contact Dermatitis 72:337–339

Geier J, Lessmann H, Uter W, Schnuch A (2015d) Kontaktsensibilisierung gegen Konservierungsmittel. Allergologie 38:336–345

Geier J, Lessmann H, Bauer A, Becker D, Dickel H, Fartasch M, Häberle M, John SM, Krohn S, Mahler V, Skudlik C, Weisshaar E, Werfel T, Diepgen TL, für die Arbeitsgruppe „Bewertung der Allergene bei BK 5101" der Arbeitsgemeinschaft für Berufs- und Umweltdermatologie und der Deutschen Kontaktallergie-Gruppe in der Deutschen Dermatologischen Gesellschaft (2016a) Auswirkung einer arbeitsbedingten Kontaktallergie gegen Chrom(VI)-Verbindungen bei der BK 5101. Derm Beruf Umwelt 64:175–182

Geier J, Lessmann H, Cevik N, Fuchs T, Buhl T (2016b) Patch testing with didecyldimethylammonium chloride. Contact Dermatitis 74:374–376

Geier J, Lessmann H, Hillen U, Skudlik C, Jappe U (2016c) Sensitization to reactive diluents and hardeners in epoxy resin systems. IVDK data 2002 – 2011. Part I: reaction frequencies. Contact Dermatitis 74:83–93

Gonçalo M, Goossens A (2013) Whilst Rome burns: the epidemic of contact allergy to methylisothiazolinone. Contact Dermatitis 68:257–258

Goon ATJ, Isaksson M, Zimerson E, Goh CL, Bruze M (2007) Contact allergy to acrylates/methacrylates in the acrylate and nail acrylics series in southern Sweden: simultaneous positive patch test reaction patterns and possible screening allergens. Contact Dermatitis 57:21–27

Goon ATJ, Bruze M, Zimerson E, Goossens A, Goh CL, Isaksson M (2012) High frequency of false-positive reactions in attempted patch testing with acrylate/methacrylate mixes. Contact Dermatitis 67:157–161

Goossens A, Garcia Gavin J (2012) Allergic or irritant contact dermatitis after patch testing with alcohol – that is the point. Contact Dermatitis 67:388

Hamann D, Hamann CR, Kishi P, Menné T, Johansen JD, Thyssen JP (2016) Leather contains cobalt and poses a risk of allergic contact dermatitis: cobalt indicator solution and x-ray florescence spectrometry as screening tests. Dermatitis 27:202–207

Hansson C, Agrup G (1993) Stability of the mercaptobenzothiazole compounds. Contact Dermatitis 28:29–34

Hansson C, Pontén A, Svedman C, Bergendorff O (2014) Reaction profile in patch testing with allergens formed during vulcanization of rubber. Contact Dermatitis 70:300–308

Hauksson I, Pontén A, Gruvberger B, Isaksson M, Bruze M (2010) Routine diagnostic patch-testing with formaldehyde 2.0% (0.6 mg/cm^2) may be an advantage compared to 1.0%. Acta Derm Venereol 90:480–484

Hausen BM (1988) Allergiepflanzen Pflanzenallergene. ecomed Verlag, Landsberg am Lech

Hausen BM (1996) A 6-year experience with the Compositae mix. Am J Contact Dermat 7:94–99

Hausen BM (2001) Contact allergy to balsam of Peru. II. Patch test results in 102 patients with selected balsam of Peru constituents. Am J Contact Dermat 12:93–102

Hausen BM, Schubert B (2002) Epikutantestfehler beim Kobaltchlorid. Aktuelle Derm 28:410–414

Hausen BM, Evers P, Stüwe HT, König WA, Wollenweber E (1992) Propolis allergy (IV). Studies with further sensitizers from propolis and constituents common to propolis, poplar buds and balsam of Peru. Contact Dermatitis 26:34–44

Hegewald J, Uter W, Pfahlberg A, Geier J, Schnuch A (2005) A multifactorial analysis of concurrent patch-test reactions to nickel, cobalt, and chromate. Allergy 60:372–378

Johansen JD, Andersen KE, Svedman C, Bruze M, Bernard G, Giménez-Arnau E, Rastogi SC, Lepoittevin J-P, Menné T (2003) Chloroatranol, an extremely potent allergen hidden in perfumes: a dose-response elicitation study. Contact Dermatitis 49:180–184

Johansen JD, Aalto-Korte K, Agner T, Andersen KE, Bircher A, Bruze M, Cannavó A, Giménez-Arnau A, Gonçalo M, Goossens A, John SM, Lidén C, Lindberg M, Mahler V, Matura M, Rustemeyer T, Serup J, Spiewak R, Thyssen JP, Vigan M, White

IR, Wilkinson M, Uter W (2015) European Society of Contact Dermatitis guideline for diagnostic patch testing – recommendations on best practice. Contact Dermatitis 73:195–221

Julander A, Skare L, Vahter M, Liden C (2011) Nickel deposited on the skin-visualization by DMG test. Contact Dermatitis. 64:151–157. Erratum in: Contact Dermatitis 2012;66:53

Kanerva L, Estlander T, Jolanki R (1988) Sensitization to patch test acrylates. Contact Dermatitis 18:10–15

Karlberg AT (2012) Colophony: Rosin in unmodified and modified form. In: Rustemeyer T, Elsner P, John SM, Maibach HI (Hrsg) Kanerva's occupational dermatology, 2. Aufl. Springer Verlag, Berlin/Heidelberg, S 467–479

Karlberg AT, Gäfvert E, Lidén C (1995) Environmentally friendly paper may increase risk of hand eczema in rosin-sensitive persons. J Am Acad Dermatol 33:427–432

Katsarou A, Armenaka M, Ale I, Koufou V, Kalogeromitros D (1999) Frequency of immediate reactions to the European standard series. Contact Dermatitis 41:276–279

Kickinger-Lörsch A, Bruckner T, Mahler V (2015) Nickel and cobalt release from metal alloys of tools – a current analysis in Germany. Contact Dermatitis 73:289–295

Löffler H, Becker D, Brasch J, Geier J, for the German Contact Dermatitis Research Group (DKG) (2005) Simultaneous sodium lauryl sulfate testing improves the diagnostic validity of allergic patch tests. Results from a prospective multicentre study of the German Contact Dermatitis Research Group (Deutsche Kontaktallergie-Gruppe, DKG). Br J Dermatol 152:709–719

Löffler H, Kampf G, Lachenmeier D, Diepgen TL, John SM (2012) Allergic or irritant contact dermatitis after patch testing with alcohol – that is the point. Contact Dermatitis 67:386–387

Minkwitz R, Föhlich N, Lehmann E (1983) Untersuchungen von Schadstoffbelastungen an Arbeitsplätzen bei der Herstellung und Verarbeitung von Metallen – Beryllium, Cobalt und deren Legierungen. Schriftenreihe der Bundesanstalt für Arbeitsschutz, Fb. 367, Dortmund

Murphy GH, White IR, Hawk JL (1990) Allergic airborne contact dermatitis to Compositae with photosensitivity – chronic actinic dermatitis in evolution. Photodermatol Photoimmunol Photomed 7:38–39

Piskin G, Meijs MM, van der Ham R, Bos JD (2006) Glove allergy due to 1,3-diphenylguanidine. Contact Dermatitis 54:61–62

Pontén A, Zimerson E, Bruze M (2004) Contact allergy to the isomers of diglycidyl ether ofbisphenol F. Acta Derm Venereol 84:12–17

Pontén A, Zimerson E, Bruze M (2009) Sensitizing capacity and cross-reactivity of phenyl glycidyl ether studied in the guinea-pig maximization test. Contact Dermatitis 60:79–84

Pontén A, Hamnerius N, Bruze M, Hansson C, Persson C, Svedman C, Andersson KT, Bergendorff O (2013) Occupational allergic contact dermatitis caused by sterile non-latex protective gloves: clinical investigation and chemical analyses. Contact Dermatitis 68:103–110

Richter G (1995a) Zur Problematik sogenannter Paragruppen-Allergien am Beispiel der N-Phenyl-N-isopropyl-p-phenylendiamin-Sensibilisierung. Dermat Beruf Umwelt 43:210–214

Richter G (1995b) Arbeitsdermatologische und epidemiologische Aspekte der Sensibilisierung gegen das Gummi-Alterungsschutzmittel N-Phenyl-N-isopropyl-p-phenylendiamin. Derm Beruf Umwelt 43:262–265

Safford RJ, Basketter DA, Allenby CF, Goodwin BF (1999) Immediate contact reactions to chemicals in the fragrance mix and a study of the quenching action of eugenol. Br J Dermatol 123:595–606

Sasseville D (2012) Acrylates in contact dermatitis. Dermatitis 23:6–16

Schliemann S, Zahlten A, Krautheim A, Elsner P (2010) Occupational allergic contact dermatitis caused by N-(3-aminopropyl)-N-dodecylpropane-1,3-diamine in a surface disinfectant. Contact Dermatitis 63:290–291

Schnuch A, Lessmann H, Frosch PJ, Uter W (2008) para-Phenylenediamine: the profile of an important allergen. Results of the IVDK. Br J Dermatol 159:379–386. Corrigendum: Br J Dermatol 159: 772

Schnuch A, Lessmann H, Geier J, Uter W (2011) Contact allergy to preservatives. Analysis of IVDK data 1996-2009. Br J Dermatol 164:1316–1325

Schnuch A, Uter W, Lessmann H, Geier J (2015) Risk of sensitization to fragrances estimated on the basis of patch test data and exposure, according to volume used and a sample of 5451 cosmetic products. Flavour Fragr J 30:208–217

Schubert S, Bauer A, Molin S, Skudlik C, Geier J (2017) Occupational contact sensitization in female geriatric nurses: data of the Information Network of Departments of Dermatology (IVDK) 2005–2014. J Eur Acad Dermatol Venereol 31:469–476

Schwensen JF, Lundov MD, Bossi R, Banerjee P, Giménez-Arnau E, Lepoittevin JP, Lidén C, Uter W, Yazar K, White IR, Johansen JD (2015) Methylisothiazolinone and benzisothiazolinone are widely used in paint: a multicentre study of paints from five European countries. Contact Dermatitis 72:127–138

Thyssen JP (2012) Cobalt sensitization and dermatitis: considerations for the clinician. Dermatitis 23:203–209

Thyssen JP, Menné T, Johansen JD, Lidén C, Julander A, Møller P, Jellesen MS (2010) A spot test for detection of cobalt release – early experience and findings. Contact Dermatitis 63:63–69

Thyssen JP, Gawkrodger DJ, White IR, Julander A, Menne T, Liden C (2013) Coin exposure may cause allergic nickel dermatitis: a review. Contact Dermatitis 68:3–14

Treudler R, Richter G, Geier J, Schnuch A, Orfanos CE, Tebbe B (2000) Increase in sensitization to oil of turpentine: recent data from a Multicenter Study on 45,005 patients from the German-Austrian Information Network of Departments of Dermatology (IVDK). Contact Dermatitis 42:68–73

Uter W, Geier J (2015) Contact allergy to acrylates and methacrylates in consumers and nail artists – data of the Information Network of Departments of Dermatology, 2004–2013. Contact Dermatitis 72:224–228

Uter W, Fuchs T, Häusser M, Ippen H (1995) Patch test results with serial dilutions of nickel sulfate (with and without detergent), palladium chloride, and nickel and palladium metal plates. Contact Dermatitis 32:135–142

Uter W, Gefeller O, Geier J, Lessmann H, Pfahlberg A, Schnuch A (2002a) Untersuchungen zur Abhängigkeit der Sensibilisierung gegen wichtige Allergene von arbeitsbedingten sowie individuellen Faktoren. Schriftenreihe der Bundesanstalt für Arbeitsschutz und Arbeitsmedizin, Fb 949. Wissenschaftsverlag NW, Bremerhaven

Uter W, Lessmann H, Geier J, Becker D, Fuchs T, Richter G (2002b) Die Epikutantestung mit „Parastoffen“. Derm Beruf Umwelt 50:97–104

Uter W, Gefeller O, Geier J, Schnuch A (2014) Contact sensitization to cobalt – multifactorial analysis of risk factors based on long-term data of the Information Network of Departments of Dermatology. Contact Dermatitis 71:326–337

Uter W, Fießler C, Gefeller O, Geier J Schnuch A (2015) Contact sensitization to fragrance mix I and II, to Myroxylon pereirae resin and oil of turpentine: multifactorial analysis of risk factors based on data of the IVDK network. Flavour Fragr J 30:255–263

Weßbecher R, Baur X, Moll I, Latza U (2005) Allergische und irritative Haut- und Atemwegserkrankungen bei Masseuren und medizinischen Bademeistern. Hautarzt 56:665–671

Typ-IV-Diagnostik von Berufssubstanzen

Johannes Geier

Inhaltsverzeichnis

C. Skudlik et al. (Hrsg.), *Berufsdermatologie*, https://doi.org/10.1007/978-3-662-50518-2_7

Jede berufliche Tätigkeit bringt eine besondere Exposition, auch gegenüber Allergenen, mit sich. Im Einzelfall kann die genaue Ermittlung der individuellen Exposition am Arbeitsplatz schwierig sein. Daher sollte der Berufsdermatologe eine umfassende Kenntnis der in den verschiedenen beruflichen Bereichen häufigen und in Frage kommenden Allergene haben. Nur so ist im Fall des Verdachtes auf eine Kontaktallergie eine zielführende Diagnostik möglich. Diese erfolgt mittels Epikutantestung. Hinsichtlich der Methodik und der korrekten Durchführung wird auf die AWMF S3-Leitlinie Durchführung des Epikutantests mit Kontaktallergenen und Arzneimitteln verwiesen. In diesem Abschnitt werden die häufigsten beruflichen Allergene der am meisten betroffenen Berufsgruppen vorgestellt, und es werden Hinweise für die Epikutantestung gegeben. Dabei wird auf die Testreihen der Deutschen Kontaktallergie-Gruppe (DKG) Bezug genommen, die auf der Webseite der DKG unter ▶ http://dkg.ivdk.org eingesehen werden können. Die hier dargestellten Empfehlungen für die Epikutantestung bei Verdacht auf berufsbedingte Kontaktallergie geben selbstverständlich nur einen Rahmen vor. Im Einzelfall kann bereits eine eingeschränkte Diagnostik ausreichen; in anderen Fällen muss die Diagnostik je nach individueller Anamnese weiter ausgedehnt werden.

Vor der Besprechung einzelner Berufsgruppen soll auf zwei berufsübergreifende Aspekte eingegangen werden, nämlich zum einen Allergene in Schutzhandschuhen und zum anderen die Testung von Berufsstoffen vom Arbeitsplatz des Patienten.

7.1 Allergene in Schutzhandschuhen

Fast alle elastischen Schutzhandschuhe (Latexhandschuhe, Nitrilhandschuhe) werden unter Verwendung potenziell sensibilisierender Inhaltsstoffe hergestellt. Um Wiederholungen zu vermeiden, wird bezüglich der häufigeren Gummiallergene wie Thiurame, Dithiocarbamate, Mercaptobenzothiazol und dessen Derivate sowie 1,3-Diphenylguanidin auf den Abschn. „Gummiallergene“ in ▶ Kap. 6 „Berufsdermatologisch wichtige Kontaktallergene“ verwiesen.

Darüber hinaus ist Folgendes von Bedeutung. Kürzlich wurde Triphenylguanidin als relevantes Kontaktallergen in elastischen medizinischen Schutzhandschuhen beschrieben; die (wenigen) untersuchten Patienten reagierten im Epikutantest auch auf 1,3-Diphenylguanidin (Dahlin et al. 2014). Bei der Expositionsermittlung sollte man also auch nach Triphenylguanidin fragen. Selten werden außerdem die beiden Thioharnstoffderivate Diphenylthioharnstoff und Dibutylthioharnstoff eingesetzt, auf die ebenfalls gelegentlich Sensibilisierungen beobachtet werden (Geier et al. 2012a).

Das Alterungsschutzmittel N-Isopropyl-N’-phenyl-p-phenylendiamin (IPPD) und der Vulkanisationsverzögerer N-Cyclohexylthiophthalimid werden in der Regel bei der Produktion von Schutzhandschuhen nicht verwendet; diese Stoffe sind daher keine typischen Handschuhallergene (Andersen et al. 2006; Geier et al. 2003a; Hamann et al. 2014).

Der Vollständigkeit halber sei erwähnt, dass vor Jahren in Einzelfällen Typ-IV-Sensibilisierungen gegen Naturgummilatex im Epikutantest nachgewiesen wurden (Sommer et al. 2002; Wilkinson und Burd 1998). Da jedoch der Proteingehalt von Latexhandschuhen wegen der Typ-I-Sensibilisierungen seit langem limitiert ist, und im medizinischen Bereich keine gepuderten Latexhandschuhe mehr verwendet werden, wurde in neuerer Zeit auch nicht mehr über Typ-IV-Sensibilisierungen gegen Naturgummilatex berichtet.

Vinylhandschuhe (Handschuhe aus Polyvinylchlorid, PVC-Handschuhe) werden oft als Ausweichprodukte für Gummiallergiker angesehen. In der Tat enthalten sie die genannten Gummiallergene nicht, und allergische Reaktionen auf Vinylhandschuhe sind viel seltener als auf Gummihandschuhe. Vinylhandschuhe können aber andere Allergene enthalten und entsprechende Reaktionen an der Haut auslösen. Die meisten diesbezüglichen Erkenntnisse basieren auf Einzelfallberichten. Die wichtigsten Allergene sind Folgende: Benzisothiazolinon (BIT) wird als Biozid in der Produktion von PVC-

Handschuhen verwendet. Es existieren mehrere Fallberichte über Sensibilisierungen gegen BIT durch Vinylhandschuhe aus dem Finnish Institute of Occupational Health (FIOH; Aalto-Korte et al. 2007a). Bisphenol A wird als Antioxidans in Vinylhandschuhen verwendet. Entsprechende Fälle von Kontaktallergie wurden wiederum im FIOH, aber auch in Belgien beobachtet (Aalto-Korte et al. 2003; Matthieu et al. 2003). Wichtig: Bisphenol A ist nicht dasselbe wie das Epoxidharz-Allergen Bisphenol A-diglycidylether! Außerdem wurden in Finnland und in Belgien Fälle von Sensibilisierungen gegen Triphenylphosphit beobachtet, das ebenfalls als Antioxidans in Vinylhandschuhen eingesetzt wird (Suuronen et al. 2012; Vandevenne et al. 2013). Triphenylphosphit wandelt sich während der Lagerung in Triphenylphosphat um. Schließlich sei noch Tricresylphosphat als ein sensibilisierender Weichmacher in Vinylhandschuhen erwähnt (Crépy et al. 2014).

Auch Beschichtungen in oder Applikationen an Schutzhandschuhen können in Einzelfällen Ursachen allergischer Kontaktekzeme sein. Beschrieben wurden Sensibilisierungen gegen: Cetylpyridiniumchlorid, das als Biozid in der Gel-Beschichtung von Latexhandschuhen und von puderfreien Polyisopren-Handschuhen eingesetzt wurde (Castelain und Castelain 1993; Pontén et al. 2013; Steinkjer 1998); Formaldehyd, der aus Vinyl-, Nitril- und Naturlatex-Handschuhen mit Beflockung aus textilem Material freigesetzt wird (Pontén 2006); die Formaldehyd-Freisetzung soll dabei in einer Größenordnung liegen, die der Exposition in einer mit Diazolidinylharnstoff konservierten Creme vergleichbar ist; CI Pigment Orange 34 (CI 21115, Irgalit Orange F2G ®) als Farbstoff in PVC-Haushaltshandschuhen (Kanerva et al. 1985); Phthalocyanin-Blau (Kupferkomplexfarbstoff VYNAMON ® Blue BX FW) in blauen PVC-Noppen auf einem Baumwollhandschuh (Weimann et al. 2010).

In Lederhandschuhen kann (noch) Chromat als mögliches Allergen enthalten sein. Aus Dänemark wird berichtet, dass die Prävalenz der Chromatallergie seit 1995 ansteigt, und zwar hauptsächlich durch die Exposition gegenüber Leder (und nicht wie früher durch Chromat in Zement). Etwa 11 % der Chromatsensibilisierungen sollen auf Lederhandschuhe zurückzuführen sein (Thyssen et al. 2009). Seit dem 1. Mai 2015 dürfen laut EU-Verordnung 301/2014 auch Lederhandschuhe nicht mehr als 3 mg Chrom(VI) pro kg Leder enthalten, womit Neusensibilisierungen ausgeschlossen sein sollten (Commission Regulation (EU) 301/2014).

Die wichtigsten Allergene in Schutzhandschuhen sind Gummiallergene. Da die in der DKG-Standardreihe enthaltenen Gummimixe keine perfekte Sensitivität aufweisen, sollte im Verdachtsfall von vornherein die DKG-Gummireihe getestet werden. Auch Vinylhandschuhe sowie Beschichtungen in und Applikationen an Schutzhandschuhen können im Einzelfall ein allergisches Kontaktekzem auslösen.

7.2 Testung mit Berufsstoffen vom Arbeitsplatz des Patienten

Die Epikutantestung mit Berufsstoffen vom Arbeitsplatz des Patienten ist eine wichtige, oft wegweisende diagnostische Maßnahme, vor allem angesichts der Vielfalt potenzieller beruflicher Allergene einerseits und des im Vergleich dazu eingeschränkten Angebotes an standardisierten Epikutantestsubstanzen andererseits. Die Wahl geeigneter Testmodalitäten ist entscheidend. Die Testung von Berufsstoffen in zu hoher Konzentration kann zu falsch-positiven Reaktionen, im Extremfall zu Verätzungen mit narbiger Abheilung, sowie zur aktiven Sensibilisierung führen. Bei der Testung in zu niedriger Konzentration besteht die Gefahr falsch-negativer Reaktionen. Bei der Testung von Stoffgemischen, also den Testungen mit Produkten vom Arbeitsplatz, besteht nicht selten das Dilemma, dass hautreizende Komponenten die Testkonzentration auf ein Maß beschränken, das keine ausreichend hohe Konzentration der potenziellen Allergene ermöglicht. Aktuelle, ausführliche Hinweise zur Berufsstofftestung finden sich bei Frosch et al. 2011, Krautheim et al. 2012 und Tiedemann et al. 2002. Im Folgenden werden lediglich orientierend einige wenige wichtige Punkte dargestellt.

- Grundsätzlich keine Testung unbekannter oder nicht ausreichend deklarierter Proben! Dazu gehören auch lediglich nummerierte, aber nicht eindeutig deklarierte Proben, wie sie den testenden Ärzten häufig von Herstellern von Berufsstoffen angeboten werden. Merke: Die Verantwortung und Haftung für die Testung und dabei etwa auftretender Schäden liegt ausschließlich beim testenden Arzt!
- Vor der Testung müssen Informationen über die Berufsstoffe eingeholt werden, etwa in Form eines Sicherheitsdatenblattes.
- Der pH-Wert des zu testenden Stoffes ist zu prüfen; manchmal kann er mit einer Pufferlösung auf ein hautverträgliches Maß eingestellt werden.
- Für die Herstellung von Verdünnungen ist ein geeignetes Lösemittel zu wählen.
- Falls unklar ist, ob eine Testreaktion auf einen Berufsstoff allergischer oder irritativer Natur ist, sollte eine Verdünnungsreihe getestet werden.
- Wegen stark irritierender Wirkung oder toxischer Effekte sollten folgende Berufsstoffe nicht getestet werden: Benzin, Diesel, Kerosin, organische Lösemittel, Frostschutzmittel, Metallspäne, Zement, Beton, Kalk, Rostentferner, Spülmaschinenreiniger (Tabs), ätzende Reinigungsmittel wie Toilettenreiniger und andere mehr. Die Aufzählung erhebt keinen Anspruch auf Vollständigkeit.

Für viele Bereiche kann wegen der unterschiedlichen in Frage kommenden Komponenten der Produkte keine einfache oder allgemeine Empfehlung zur Testkonzentration gegeben werden. Für die etwas übersichtlicheren Bereiche sind im Folgenden mögliche Konzentrationen zusammengestellt (◘ Tab. 7.1).

◘ Tab. 7.1 Mögliche Testkonzentrationen von Berufsstoffen (Auswahl). Orientierende Angaben; zur genaueren Information siehe Claßen et al. 2014, Frosch et al. 2011, Krautheim et al. 2012 und Tiedemann et al. 2002

Berufsstoff	Konzentration/Vehikel	Bemerkungen
Handschuhe, Textilien	pur, angefeuchtet	
Hautschutz-, Hautpflegemittel (Leave-on-Produkte)	pur	
Seifen, Flüssigseifen	0,1 % und 1 % in Wasser	
Hände-Desinfektionsmittel	pur	Selten irritative Reaktionen im geschlossenen Epikutantest möglich; dann eventuell Anwendungstest (pur)
Wassermischbarer Kühlschmierstoff (Konzentrat, ungebraucht)	5 % in Wasser	
Wassergemischter Kühlschmierstoff aus der Maschine	Bei Ausgangskonzentration <= 8 %: pur, bei Ausgangskonzentration > 8 % bis <= 16 %: 50 % in Wasser	Beachten der Hinweise von Tiedemann et al. 2002!
Nicht-wassermischbarer Kühlschmierstoff	50 % in Olivenöl	
Technische Öle und Fette außer Hydrauliköle	10 % und 20 % in Olivenöl	
Hydrauliköle	1 % und 10 % in Olivenöl	

Die Epikutantestung mit Berufsstoffen vom Arbeitsplatz ist ein wichtiger Bestandteil der berufsdermatologisch-allergologischen Diagnostik. Die Gefährdung des Patienten ist potenziell höher als bei der Testung mit standardisierten Testzubereitungen. Daher ist es obligat, sich vor der Testung gründlich über die zu testenden Stoffe zu informieren, und die publizierten Empfehlungen für die Epikutantestung mit Berufsstoffen zu studieren und zu beachten. Die Verantwortung und Haftung für die Testung und dabei etwa auftretender Schäden liegt ausschließlich beim testenden Arzt.

7.3 Altenpflege

In der Altenpflege besteht eine Allergenexposition vor allem durch den Umgang mit Körperpflegeprodukten, Lokaltherapeutika und Desinfektionsmitteln sowie das Tragen von Schutzhandschuhen. Es ergeben sich also zum Teil Überschneidungen mit der privaten Exposition, insbesondere im Bereich Duftstoffe, Konservierungsmittel und Salbengrundlagen. Für die Beschreibung eines typischen berufsspezifischen Sensibilisierungsmusters sind daher die Ergebnisse klinisch-epidemiologischer Untersuchungen von besonderer Bedeutung. In Analysen von Daten des Informationsverbundes Dermatologischer Kliniken (IVDK) der Jahre 1992–2001 hatten Altenpflegerinnen mit Berufsdermatose gehäuft Sensibilisierungen gegen Duftstoffe, Konservierungsmittel und Gummiinhaltsstoffe und sowie gegen Formaldehyd und Glutaraldehyd (Geier et al. 2002; Proske et al. 2002; Uter et al. 2002a, 2003). Unter den im IVDK erfassten Patienten mit Berufsdermatosen stieg der Anteil der in der Altenpflege Beschäftigten von 1,4 % im Jahr 1995 auf 5,2 % im Jahr 2014. Daher wurde eine aktualisierte Analyse auf Basis der Daten der Jahre 2005–2014 vorgenommen (Schubert et al. 2017). Bei Testung mit der DKG-Standardreihe wurden erhöhte Reaktionsquoten auf die Gummiinhaltsstoffe Thiuram-Mix, Zink-diethyldithiocarbamat und Mercaptobenzothiazol festgestellt. Außerdem fielen erhöhte Reaktionsquoten auf beide Duftstoff-Mixe und auf den Duftstoff Hydroxyisohexyl 3-cyclohexene carboxaldehyd (HICC; Lyral®) sowie auf das Konservierungsmittelgemisch Chlormethylisothiazolinon/Methylisothiazolinon (MCI/MI) auf. In der DKG-Konservierungsmittelreihe war MI das mit Abstand häufigste Allergen. Die Frequenz der Sensibilisierungen gegen Formaldehyd und Glutaraldehyd war im Vergleich zu den 1990er-Jahren rückläufig. Bei älteren in der Altenpflege Beschäftigten mit Berufsdermatosen wurden gehäuft Sensibilisierungen gegen Terpentinöl festgestellt, die möglicherweise auf die Exposition gegenüber dem früher häufig genutzten Franzbranntwein (*spiritus vini gallici*) zurückzuführen waren. Franzbranntwein ist mittlerweile weitgehend aus der Altenpflege verschwunden. Er enthielt Fichtennadel-, Latschenkiefer- und Wacholderöl und dadurch sensibilisierende Monoterpene, wie sie auch in Terpentinöl vorkommen (Schubert et al. 2017). In der Literatur wurden mehrfach Fälle von aerogenem allergischem Kontaktekzem durch die Staubexposition beim Zermörsern von Tetrazepam-Tabletten beschrieben (Breuer et al. 2009; Landeck et al. 2012). Dies fand sich auch in den aktuellen IVDK-Daten über Beschäftigte in der Altenpflege mit Berufsdermatosen wieder. Hier kann die Verwendung eines geschlossenen Systems zum Zerkleinern der Tabletten („*pill crusher*“) Abhilfe schaffen.

Die Arbeitsgruppe „Berufs-Testreihen“ der DKG hat 2005 Empfehlungen für die Epikutantestung zur Abklärung einer berufsbedingten Kontaktallergie bei Beschäftigten in der Altenpflege publiziert (Proske et al. 2005), die im Wesentlichen noch heute gültig sind. Die aktualisierten DKG-Testreihen (Standardreihe, Salbengrundlagen, Konservierungsmittel, Desinfektionsmittel, Gummiinhaltsstoffe) bilden das gegenwärtige Allergenspektrum bestmöglich ab. Selbstverständlich ist im Einzelfall auch die Testung mit individuellen Berufsstoffen notwendig.

7.4 Automobilmechanik

Die berufliche Exposition von Automobilmechanikern ist geprägt von mechanischer Belastung der Hände, Verschmutzung der Haut und dem Kontakt mit Irritantien wie Lösemitteln, Reinigern, Bremsflüssigkeiten, Hydraulikölen und Kraftstoffen. Mögliche berufliche Kontaktallergene sind Gummiinhaltsstoffe (Reifen, Schläuche, Handschuhe), Kolophonium-Inhaltsstoffe (Polituren) und Kunstharze (Klebstoffe, Spachtelmassen für Karosseriearbeiten). Im Forschungsvorhaben „Frühzeitige Erkennung allergener Stoffe bei beruflicher und nicht-beruflicher Exposition" (FaSt; 1998–2001), einer von den Berufsgenossenschaften finanzierten und im IVDK durchgeführten multizentrischen Untersuchung zur berufsbedingten Kontaktallergie bei 1842 Patienten mit Berufsdermatose, konnte kein typisches Allergenspektrum für Automobilmechaniker ermittelt werden (Geier et al. 2002). Eine retrospektive Auswertung von IVDK-Daten der Jahre 2008–2012 zeigte ebenfalls keine statistisch signifikanten Häufungen bestimmter Typ-IV-Sensibilisierungen bei Automobilmechanikern mit Berufsdermatose. Es ergab sich jedoch ein Trend zur Häufung von Sensibilisierungen gegen Nickel, Kobalt, MCI/MI und IPPD (Claßen et al. 2014). Eine Exposition gegenüber Nickel und Kobalt kann im Kfz-Handwerk etwa durch Werkzeuge gegeben sein (Kickinger-Lörsch et al. 2015; Thyssen et al. 2011), eine Exposition gegenüber IPPD durch Autoreifen. MCI/MI und MI werden als Konservierungsmittel nicht nur in technischen Reinigern, sondern auch in Hautpflegepräparaten eingesetzt.

Bei Automobilmechanikern mit Berufsdermatose ist die über die Standardreihe hinausgehende Epikutantestung eng an der individuellen Arbeitsplatzexposition zu orientieren; die Testung mit Berufsstoffen ist hier für die Diagnostik von besonderer Bedeutung. Bezüglich der Testmodalitäten gibt die Arbeit von Claßen et al. 2014 wertvolle Hinweise. Wichtig: Automobilmechaniker haben in der Regel *keinen* Umgang mit Kühlschmierstoffen!

7.5 Friseurhandwerk

Es gibt kaum eine Berufsgruppe, deren berufliches Allergenspektrum so gründlich untersucht ist und regelmäßig überprüft wird, wie das der Beschäftigten im Friseurhandwerk (Uter 1996; Uter et al. 2000a, 2014, 2015). Die häufigsten Allergene in diesem Berufszweig sind Inhaltsstoffe von oxidativen Haarfärbemitteln. Der bekannteste Vertreter dieser Gruppe, das p-Phenylendiamin (PPD), wurde bis Ende 2004 in der DKG-Standardreihe getestet. Die DKG hat PPD 1 % Vas. Anfang 2005 wegen der Gefahr der aktiven Sensibilisierung durch den Epikutantest aus der Standardreihe entfernt, um so die Zahl der ungezielt mit PPD getesteten Patienten zu reduzieren (Becker et al. 2005; Hillen et al. 2006). Die Testsubstanz ist nach wie vor zugelassen, wird aber nur noch gezielt in der Friseurreihe getestet. Viele Patienten mit Kontaktallergie gegen PPD reagieren auch allergisch auf chemische verwandte Inhaltsstoffe von Haarfarben wie p-Toluylendiamin oder p-Aminophenol. Einige dieser in Para-Stellung di-substituierten aromatischen Amine (sogenannte Para-Stoffe) sind in einer entsprechenden DKG-Testreihe zusammengestellt, sodass im Verdachtsfall die Breite des Sensibilisierungsspektrums überprüft werden kann. Wegen des auch hier bestehenden Risikos der aktiven Sensibilisierung durch den

Epikutantest sollte diese Reihe jedoch nur unter strenger Indikationsstellung getestet werden (Uter et al. 2002b). In den letzten Jahren sind neue Haarfärbemittel entwickelt worden, die man durch die Testungen mit der „klassischen" Friseurreihe nicht erfasst (Søsted et al. 2004). Außerdem wurden Sensibilisierungen gegen neuere Inhaltsstoffe von Shampoos beobachtet. Im Herbst 2016 wurden einige dieser Substanzen neu in die DKG-Friseurreihe aufgenommen, nämlich die Farbstoffkomponenten Cysteamine-HCl, 2-Methylresorcinol, 4-Amino-2-hydroxytoluene und Hydroxyethyl-p-phenylendiaminsulfat sowie die Tenside Decyl glucoside und Lauryl polyglucose (INCI-Bezeichnung: Lauryl glucoside). Über die Häufigkeit entsprechender Sensibilisierung liegen noch keine umfangreicheren epidemiologischen Daten vor. Die zweithäufigste Gruppe von Kontaktallergenen im Friseurhandwerk sind die in Blondiermitteln enthaltenen Persulfate (getestet als Ammoniumpersulfat). In den 1990er-Jahren war Glycerylmonothioglykolat (GMTG), ein Inhaltsstoff saurer Dauerwellen, das häufigste Friseur-Allergen. Die großen Hersteller haben deswegen etwa ab 1995 GMTG in Deutschland freiwillig vom Markt genommen. Seither ist die Prävalenz der GMTG-Allergie bei Beschäftigten im Friseurhandwerk stark gesunken; gleichwohl werden noch immer Sensibilisierungen beobachtet, vermutlich durch importierte Produkte (Uter et al. 2000b; 2014). Die Inhaltsstoffe der neueren, sogenannten esterfreien Dauerwellen, nämlich Ammoniumthiolaktat und Thiomilchsäure, erwiesen sich in einer Studie der DKG erfreulicher Weise nicht als bedeutende Allergene (Uter et al. 2002c).

7

> Die häufigsten beruflichen Allergene bei Beschäftigten im Friseurhandwerk sind Inhaltsstoffe von Haarfarben und Blondiermitteln. Die in Ergänzung zur DKG-Standardreihe zu testende, 2016 aktualisierte und ergänzte DKG-Friseurreihe stellt eine gute Basis für die berufsdermatologisch-allergologische Diagnostik dar. Entsprechend der beruflichen Exposition (Pflegeprodukte, Schutzhandschuhe) sollten außerdem die Salbengrundlagenreihe, die Konservierungsmittelreihe und die Gummireihe getestet werden.

7.6 Gärtnerei, Floristik

Gärtner und Floristen sind besonders durch Sensibilisierungen gegen Pflanzeninhaltsstoffe gefährdet. Die verschiedenen Pflanzenfamilien enthalten strukturell völlig unterschiedliche Allergengruppen, sodass einerseits die Allergenexposition der verschiedenen Betroffenen sehr unterschiedlich sein kann, und andererseits das Allergenspektrum schon im Einzelfall sehr breit sein kann (Le Coz et al. 2011; Lovell 2012).

Kompositen (*Compositae*, *Asteraceae*) sind eine weltweit verbreitete, sehr große und vielfältige Pflanzenfamilie, die häufig sensibilisiert. Zu den Kompositen gehören neben Kräutern wie Arnika, Kamille, Ringelblume, Schafgarbe, Mutterkraut und Rainfarn auch Zierpflanzen wie Astern, Chrysanthemen, Dahlien, Gerbera und Tagetes sowie Nutzpflanzen wie Chicorée und Salate. Die bedeutendsten Allergene in Kompositen sind Sesquiterpenlactone wie Alantolacton, Costunolid, Dehydrocostuslacton, Parthenolid und andere. Sesquiterpenlactone kommen nicht nur in Kompositen, sondern auch in anderen Pflanzenfamilien vor (Le Coz et al. 2011; Lovell 2012). Kreuzreaktionen zwischen den verschiedenen Sesquiterpenlactonen kommen vor; es gibt aber kein einzelnes Leitallergen, mit dem man eine Sesquiterpenlacton-Sensibilisierung zuverlässig feststellen könnte (Jacob et al. 2012). Zudem enthalten Kompositen auch noch andere Kontaktallergene, wie Polyacetylene (Hausen und Helmke 1995). Die Kontaktallergie gegen Kompositen muss sich daher auf mehrere Testungen unter Einbeziehung von Pflanzenextrakten stützen, und kann nicht auf die Testung eines einzelnen chemisch definierten Allergens reduziert werden (Le Coz et al. 2011; Lovell 2012).

Das wichtigste Allergen in Lilien- und Tulpengewächsen (*Alstromeriaceae* und *Liliaceae*) ist Tulipalin A. Berufliche Sensibilisierungen sind bei entsprechender Exposition häufig und manifestieren sich klinisch oft als sogenannter Tulpenfinger mit einem hyperkeratotisch-rhagadiformen Ekzem der Fingerkuppen und Fingerseitenkanten (Le Coz et al. 2011).

Das in der Primel (*Primula obconica*) enthaltene, stark sensibilisierende Primin ist im Bereich der Pflanzenallergen sicher eines der am längsten und besten bekannten Allergene. Primin war jahrzehntelang nicht nur im beruflichen Bereich, sondern auch allgemein eines der häufigsten Kontaktallergene. Klinisch fanden sich nicht nur Kontaktekzeme im direkten Kontaktbereich, sondern auch dislozierte Ekzeme und aerogene Kontaktekzeme. Seit dem Jahr 2000 werden priminfreie Varianten von *Primula obconica* angeboten, was zu einem Rückgang der Sensibilisierungen geführt hat (Bongiorni et al. 2015; Christensen und Larsen 2000; Zachariae et al. 2007).

Sumachgewächse (*Anacardiaceae*) stellen vor allem in Nordamerika eine häufige Sensibilisierungsquelle dar. Zu dieser Familie gehören der Gift-Efeu (poison ivy), Gift-Sumach (poison sumach) und die Gift-Eiche (poison oak) sowie der japanische Lacksumach. Sie alle enthalten Urushiol, ein Gemisch von Alk(en)ylbrenzcatechinen, bei denen es sich um potente Allergene handelt (Le Coz et al. 2011; Lovell 2012). Berufliche Expositionen gegenüber diesen Pflanzen dürften in Deutschland eher selten sein. Häufiger wird mit dem heimischen Efeu (Hedera helix) umgegangen, der nicht zu den Anacardiaceae gehört und kein Urushiol enthält. In Einzelfällen wurde jedoch auch in Europa Sensibilisierungen gegen Efeu beschrieben, die sich mit einem allergischen Kontaktekzem manifestierten. Das wichtigste Efeu-Allergen ist das Falcarinol (Paulsen et al. 2010).

Nicht zu vernachlässigen ist auch die berufliche Exposition von Gärtner und Floristen gegenüber Flechten (*Lichen*), die auf Bäumen wachsen und auch zu dekorativen Zwecken verwendet werden. Flechten können Kontaktallergen wie Usninsäure, Atranol und Chloratranol sowie Atranorin und Chloratrorin enthalten. Letzteres ist eines der potentesten bekannten Kontaktallergene, das auch für die Sensibilisierungen gegen den Duftstoff Eichenmoos absolue (*Evernia prunastri* extract) verantwortlich ist (Le Coz et al. 2011).

Dem immensen, hier nur ausschnittsweise dargestellten Spektrum an möglichen Kontaktallergenen in Pflanzen steht eine sehr kleine Auswahl an standardisierten Epikutantestsubstanzen in diesem Bereich gegenüber. Die DKG-Testreihe Pflanzen-Inhaltsstoffe umfasst neben der Aufschlüsselung des in der DKG-Standardreihe enthaltenen Compositae-Mixes-II den Sesquiterpenlacton-Mix, Usninsäure und Atranorin (beides Bestandteile von Flechten) und Primin. Daher ist die Epikutantestung mit Pflanzenmaterial vom Arbeitsplatz bei der Diagnostik der berufsbedingten Kontaktallergie in diesem Berufszweig meist unumgänglich. Die Testung mit nativem Pflanzenmaterial ist problematisch, denn sie kann zu irritativen oder sogar toxischen Reaktionen und auch zu einer iatrogenen aktiven Sensibilisierung führen. Daher sollten Pflanzenmaterialien nur bei genauer Kenntnis der zu testenden Pflanzen (botanische Bestimmung) und nach Konsultation der entsprechenden Fachliteratur wie, Hausen und Allgäuer-Lechner 2006, Le Coz et al. 2011, Lovell 2012 durchgeführt werden. Für die Testung wird in vielen Fällen empfohlen, einen Aceton-, Ethanol- oder Etherextrakt aus den Pflanzen herzustellen und in Vaseline zu testen (Hausen und Allgäuer-Lechner 2006; Le Coz et al. 2011; Lovell 2012).

Weitere berufliche Expositionen, die in dieser Berufsgruppe zu Sensibilisierungen führen können, sind Handschuhe, Werkzeuge und Hautmittel sowie Pestizide. Auch hier ist die Epikutantestung in jedem Fall eng an der individuellen Exposition zu orientieren.

Der großen Vielfalt von Allergenen in Pflanzen steht nur eine kleine Auswahl standardisierter Epikutantestsubstanzen gegenüber. Daher ist es meist unumgänglich, bei Gärtnern und Floristen mit Verdacht auf beruflich bedingte Kontaktallergie Pflanzenmaterial zu testen. Dies ist mit dem Risiko irritativer oder toxischer Reaktionen und der iatrogenen aktiven Sensibilisierung behaftet und sollte daher nur bei ausreichender Erfahrung und unter Konsultation der einschlägigen Fachliteratur erfolgen.

7.7 Kosmetik, Nagelstylen

Kosmetikerinnen sind bei ihrer beruflichen Tätigkeit naturgemäß gegenüber Duftstoffen, Konservierungsmitteln und Salbengrundlagen (Emulgatoren) exponiert. Dementsprechend ist die Epikutantestung bei Verdacht auf eine beruflich relevante Kontaktallergie auszurichten. Angesichts der Vielfalt möglicher Allergene sollten Duftstoffe bei Kosmetikerinnen mit Verdacht auf berufliche Kontaktallergie von vornherein breit getestet werden. Außerdem tragen Kosmetikerinnen häufig Nitril- oder Vinylhandschuhe; zur diesbezüglichen Allergenexposition wird auf den entsprechenden Abschnitt in diesem Kapitel verwiesen. Bei der Diagnostik sollte außerdem nach topischen Medikamenten gefragt werden, die medizinische Kosmetikerinnen unter Umständen auftragen; auch hier können im Einzelfall relevante Allergene enthalten sein.

Ein spezielles allergologisches Feld stellt das moderne Nagelstyling dar. Neben dem einfachen Aufkleben vorgefertigter künstlicher Fingernägel gehören dazu Nagelmodellierungen unterschiedlicher Art. Dabei werden oft UV-härtende Methacrylate und Acrylate eingesetzt, und die Nagelstylistin ist – ähnlich wie die Zahntechnikerin – bei der Bearbeitung auch gegenüber Mono- und Oligomeren in flüssiger Form oder als Staub exponiert (Ramos et al. 2014; Uter und Geier 2015). Dementsprechend kommt es zu Sensibilisierungen, die sich klinisch mit einem allergischen Kontaktekzem im direkten Kontaktbereich oder auch mit einem aerogenen allergischen Kontaktekzem manifestieren können. In solchen Fällen ist es ideal, wenn die Testung sich relativ eng an der beruflichen Exposition orientieren kann. Falls diese nicht möglich ist, sollte die DKG-Zahntechnikerreihe überprüft werden, die die meisten relevanten Acrylate und Methacrylate enthält. Am häufigsten wurden bei Nagelstylistinnen Sensibilisierungen gegen 2-Hydroxyethylmethacrylat (HEMA), 2-Hydroxypropylmethacrylat (HPMA), Ethylenglycol-dimethacrylat (EGDMA) sowie Hydroxyethylacrylat (HEA) und Ethylacrylat (EA) festgestellt (Ramos et al. 2014; Uter und Geier 2015). HEA ist nicht in der DKG-Zahntechnikerreihe enthalten, aber als Epikutantestsubstanz (von Chemotechnique) verfügbar. Trotz vielfältiger Kreuzreaktionen in diesem Bereich gibt es leider kein einzelnes „Marker-Allergen“, das eine mögliche Sensibilisierung zuverlässig anzeigen würde (Uter und Geier 2015). Skandinavische Versuche mit einem Acrylat/Methacrylat-Mix als Screening-Tool wurden wegen zu vieler irritativer und falsch-positiver Reaktionen abgebrochen (Goon et al. 2012).

Entsprechend ihrer beruflichen Exposition sind bei Kosmetikerinnen mit Verdacht auf beruflich bedingte Kontaktallergie über die Standardreihe hinaus Duftstoffe in breitem Umfang, die Salbengrundlagenreihe, die Konservierungsmittelreihe und gegebenenfalls die Gummireihe zu testen. Nagelstylistinnen haben eine ähnliche Exposition gegenüber Methacrylaten und Acrylaten wie Zahntechniker. Daher ist im Verdachtsfall die DKG-Zahntechnikerreihe zu testen, eventuell ergänzt um weitere Acrylate oder Methacrylate gemäß der individuellen Exposition.

7.8 Krankenpflege

Die berufliche Allergenexposition in der Krankenpflege ist sehr breit. Besonders das Tragen von Latex-, Nitril- oder anderen Gummihandschuhen, die Verwendung von Flächen- oder Instrumentendesinfektionsmitteln, der Kontakt mit Arzneistoffen zur innerlichen oder äußerlichen Anwendung, sowie der Umgang mit Hautreinigungs- und Körperpflegeprodukten stellt eine vielfältige Exposition gegenüber potenziellen Allergenen dar (Koch et al. 2002; Molin et al. 2015). Eine aktuelle Datenanalyse des IVDK zeigte, dass Krankenschwestern mit Berufsdermatose gehäuft Sensibilisierungen gegen Thiurame und Dithiocarbamate (Allergene in Schutzhandschuhen), MCI/MI und Bronopol (Konservierungsmittel in Hautpflegeprodukten) sowie Kolophonium (möglicherweise durch den Umgang mit Pflastern) hatten (Molin et al. 2015). Unter den Desinfektionsmittelallergenen dominierten Glutardialdehyd und Glyoxal, während die Häufigkeit von Formaldehyd-Sensibilisierungen im Vergleich zu früheren Erhebungen rückläufig war (Molin et al. 2015; Geier et al. 2002). Die ausführlich begründeten Empfehlungen der Arbeitsgruppe „Berufs-Testreihen" der DKG für die Epikutantestung bei Krankenschwestern mit Verdacht auf beruflich erworbene Kontaktallergie aus dem Jahr 2002 umfassen die Testung der folgenden DKG-Testreihen: Standardreihe, Konservierungsmittel, Salbengrundlagen, Gummireihe und Desinfektionsmittel (Koch et al. 2002). Diese Empfehlung hat noch heute Gültigkeit. Bei aerogenem Ekzem sind neben Desinfektionsmitteln auch Aerosole von Medikamenten als Auslöser in Betracht zu ziehen (Landeck et al. 2012; Molin et al. 2015; Swinnen et al. 2014); eine entsprechende gezielte Testung sollte durchgeführt werden.

Die durch das Tragen gepuderter Latexhandschuhe hervorgerufene Latex-Kontakturtikaria, eine durch Immunglobulin E vermittelte Soforttyp-Allergie gegen Latexproteine, war ein großes Problem in medizinischen Berufen, hat aber inzwischen nur noch historische Bedeutung. Die Inzidenz von Neuerkrankungen liegt praktisch bei Null (Allmers et al. 2004). Dennoch ist im Einzelfall bei entsprechender Symptomatik, also bei urtikariellen oder anaphylaktischen Reaktionen im Zusammenhang mit dem Tragen von Latexhandschuhen oder bei anderweitigem Latexkontakt, an eine Soforttyp-Sensibilisierung gegen Latex zu denken, und eine entsprechende Diagnostik (Bestimmung des spezifischen Immunglobulin E gegen Latex, Pricktestung) vorzunehmen (Mahler und Drexler 2004).

> Die berufliche Allergenexposition von Krankenschwestern umfasst Schutzhandschuhe, Flächen- und Instrumentendesinfektionsmittel, Arzneistoffen zur innerlichen oder äußerlichen Anwendung sowie Hautreinigungs- und Körperpflegeprodukte. Dementsprechend sind bei Verdacht auf beruflich bedingte Kontaktallergie die folgenden DKG-Testreihen zu testen: Standardreihe, Konservierungsmittel, Salbengrundlagen, Gummireihe und Desinfektionsmittel. Fälle von aerogenem Kontaktekzem durch Medikamente wurden beobachtet; hier ist gegebenenfalls eine individuell ausgerichtete Diagnostik erforderlich.

7.9 Kunststoffverarbeitung

Je nach Automatisierungsgrad ist bei der Produktion und Verarbeitung von Kunststoffen und Kunstharzen wie Acrylat- oder Methacrylat-Polymeren, Epoxidharzen, Polyurethan-Harzen, in unterschiedlichem Ausmaß eine Exposition gegenüber allergenen Stoffen möglich. Ein Teil der in diesem Bereich potenziell vorkommenden Allergene (Peiler et al. 2000a) ist als Testzubereitung kommerziell erhältlich oder in der DKG-Testreihe Kunstharze/Kleber enthalten. Von Chemotechnique wird eine relativ große Auswahl an monomeren Acrylaten und Methacrylaten für die Epikutantestung angeboten; einige sind auch Bestandteil der Zahntechniker-Testreihe der DKG (▶ Abschn. 7.18). Wegen der Gefahr der aktiven Sensibilisierung durch den Epikutantest sollten diese Verbindungen aber nicht unkritisch getestet werden; vielmehr sollte der Test möglichst gezielt mit den tatsächlich am Arbeitsplatz vorkommenden Substanzen durchgeführt werden.

Bezüglich der Allergene in Epoxidharzsystemen wird auf den entsprechenden Abschnitt in ▶ Kap. 6 dieses Buches verwiesen.

Polyurethan ist ein Reaktionsprodukt von mehrwertigen Alkoholen und di- oder polyfunktionellen Isocyanaten. Diese Isocyanate haben nicht nur atemwegs-, sondern auch hautsensibilisierende Eigenschaften. Aufgrund ihrer hohen Reaktivität ist ihre Stabilität in Epikutantestzubereitungen allerdings so gering, dass der Test ohne weiteres falschnegativ ausfallen kann (Frick et al. 2004; Frick-Engfeldt et al. 2005). Eine gewisse Abhilfe schafft hier die Epikutantestung mit dem (etwas) stabileren polymeren Diphenylmethan-4,4'-diisocyanat (PMDI), das kommerziell für die Epikutantestung angeboten wird (Frick-Engfeldt et al. 2007a). Da Isocyanate mit Wasser (bei Überschuss von Wasser) zu den korrespondierenden Aminen reagieren, kann die Testung mit 4,4'-Diaminodiphenylmethan als Marker für eine Sensibilisierung gegen Diphenylmethan-4,4'-diisocyanat verwendet werden (Frick-Engfeldt et al. 2007b). Analoges könnte für die Testung von Isophorondiamin als Marker für eine Sensibilisierung gegen Isophorondiisocyanat gelten.

Selbstverständlich gibt es noch weitere Kunstharze und Kunststoffe, die allergene Komponenten enthalten; allerdings wird in der Fachliteratur deutlich seltener über entsprechende Sensibilisierungen berichtet (Peiler et al. 2000a).

> Zu den bei der Verarbeitung häufig sensibilisierenden Kunststoffen gehören vor allem die Acrylate und Methacrylate sowie die Epoxidharze. Diesbezüglich wird auf ▶ Kap. 6 verwiesen. Isocyanate, die als Grundstoffe von Polyurethan verwendet werden, können neben Asthma und Alveolitis (Cave: Bei jeweiligem Verdacht Berufskrankheiten-Anzeige BK Nr. 1315 erstatten!) auch Kontaktallergien auslösen. Die Diagnostik ist wegen der geringen Stabilität der Isocyanate schwierig. Allergische Epikutantestreaktionen auf die korrespondierenden Amine können als Marker für entsprechende Sensibilisierungen dienen.

7.10 Maler- und Lackiererhandwerk

Maler und Lackierer sind beruflich gegenüber einem breiten Spektrum von Irritantien und Kontaktallergenen exponiert (Dietz et al. 2001; Hillen et al. 2001, 2004, 2006b). Die beruflichen Tätigkeiten und Einsatzbereiche können sehr unterschiedlich sein und reichen von Maler- und Tapezierarbeiten in Wohn- und Bürohäusern bis hin zu speziellen Lackier- und Beschichtungsarbeiten in verschiedenen Industriebereichen. Die verschiedenen Typen von Farben und Lacken enthalten unterschiedliche potenzielle Allergene, vor allem Konservierungsmittel und Bestandteile von Kunstharzen wie Epoxidharze, Polyurethane, Acrylate; der Grad der Exposition ist sehr von der Art der Verarbeitung abhängig (Hillen et al. 2004). Ein Teil der Irritantien und Allergene ist relativ leicht flüchtig oder wird etwa bei Spritzlackierarbeiten als Aerosol in die Raumluft abgegeben. Daher manifestieren sich ekzematöse Hautveränderungen bei den Betroffenen häufig (auch) im Gesicht. MCI/MI war vor einigen Jahren in hoher Konzentration in Wandfarben enthalten; nach dem Anstrich von Wänden mit entsprechenden wässrigen Dispersionsfarben waren noch über Tage hin relevante Raumluftkonzentrationen vorhanden (Bohn et al. 2000; Roßkamp et al. 2001; Schnuch et al. 2002). Heute wird vermehrt MI in Kombination mit Benzisothiazolinon zur Konservierung von Farben eingesetzt (Lundov et al. 2010).

Sowohl in der FaSt-Studie als auch in aktuellen dänischen Untersuchungen zur beruflich bedingten Kontaktallergie wurden bei Malern und Lackierern mit Berufsdermatose gehäuft Sensibilisierungen gegen MCI/MI und Epoxidharz festgestellt (Geier et al. 2002; Mose et al. 2012; Schwensen et al. 2014). Außerdem fielen in Dänemark vermehrt Sensibilisierungen gegen Benzisothiazolinon, Octylisothiazolinon, Formaldehyd und den Formaldehydabspalter Quaternium 15 auf (Mose et al. 2012; Schwensen et al. 2014). Darüber hinaus fanden sich in der FaSt-Studie und in einer Datenanalyse des IVDK aus den 1990er-Jahren bei Malern und Lackierern mit Berufsdermatose Häufungen von Kontaktsensibilisierungen gegen PPD, Thiurame oder Terpentin. PPD selbst wird in Farben und Lacken nicht eingesetzt; möglicherweise sind PPD-Reaktionen als Hinweise auf Sensibilisierungen gegen einige kreuzreagierende Azopigmente zu interpretieren, die die größte Gruppe der in Farben und Lacken eingesetzten organischen Pigmente darstellen. Eine Thiuram-Exposition kann in diesem Berufszweig nicht nur durch das Tragen von Gummihandschuhen gegeben sein, sondern auch über die Farben und Lacke selbst, in denen zum Teil Thiurame als Fungizide eingesetzt werden. Terpentin hat als berufliches Allergen im Maler- und Lackiererhandwerk seit vielen Jahren kaum noch eine Bedeutung; in den beobachteten Fällen handelte es sich um Altsensibilisierungen (Geier et al. 2002; Hillen et al. 2001). Als berufliches Allergen kann Terpentin jedoch auch heute noch bei Restauratoren oder Kunstmalern von Bedeutung sein.

Wegen des breiten Spektrums möglicher Allergen und der individuell sehr unterschiedlichen Exposition hat die DKG keine eigene Maler- und Lackierer-Testreihe zusammengestellt, sondern empfohlen, in diesem beruflichen Bereich die Epikutantestung über die Standardreihe hinaus im Verdachtsfall eng an der tatsächlichen individuellen beruflichen Exposition zu orientieren (Hillen et al. 2004, 2006b). Gegebenenfalls sind auch die DKG-Testreihen „Industrielle Biozide“ und „Kunstharze/Kleber“ zu testen.

7.11 Massage, medizinische Bäder

Die berufliche Tätigkeit von Masseuren und medizinischen Bademeistern bringt in mehrfacher Hinsicht eine hohe Hautbelastung mit sich. Neben der mechanischen Beanspruchung (Druck und Friktion) bei den Massagen besteht eine Exposition gegenüber Irritantien durch Feuchtarbeit. In Massage- und Badepräparaten können außerdem Substanzen mit sensibilisierendem Potenzial enthalten sein, vor allem Duftstoffe, ätherische Öle und Konservierungsstoffe (Szliska et al. 2001; Weßbecher et al. 1998, 2005). Das Massieren mit Handschuhen ist in der Regel nicht möglich. Dagegen können bei Reinigungs- und Desinfektionsarbeiten Schutzhandschuhe getragen werden.

Daten des IVDK belegen, dass Masseure ein signifikant erhöhtes Risiko für Sensibilisierungen gegen Duftstoffe und Konservierungsmittel haben (Geier et al. 2002; Uter et al. 2002a, 2003). Die Testung mit den in der Standardreihe enthaltenen Duftstoff-Mixen beziehungsweise Duftstoffen allein reicht nicht aus, da in den für Masseure relevanten Berufsstoffen weitere potenziell sensibilisierende Duft- und Aromastoffe enthalten sind. Daher ist zu fordern, dass bei allen Masseuren mit Verdacht auf Berufsdermatose die DKG-Testreihen mit Duftstoffen vollständig zu testen sind. Außerdem sollten die Konservierungsmittelreihe und die Salbengrundlagenreihe getestet werden. Je nach individueller Anamnese kann auch die Testung der Desinfektionsmittelreihe und/oder der Gummireihe angezeigt sein. Angesichts der Tatsache, dass die meisten der von Masseuren beruflich verwendeten Produkte für den Kontakt mit der menschlichen Haut gedacht sind, und ein Epikutantest daher relativ gefahrlos und einfach vorgenommen werden kann, sollten in jedem Fall eigene Berufsstoffe im Epikutantest überprüft werden (Frosch et al. 2011; Krautheim et al. 2012). Insbesondere bei Duftstoffen und ätherischen Ölen wird durch die zu seltene Testung patienteneigener Berufsstoffe die Chance verpasst, Allergene zu entdecken, die mit der Routinetestung nicht erfasst werden.

Masseure und medizinische Bademeister haben eine hohe berufliche Hautbelastung und sind in spezieller Weise intensiv gegenüber Duftstoffen exponiert. Im Verdachtsfall sind die Duftstoffe von vornherein breit zu testen; außerdem ist an Sensibilisierungen gegen Salbengrundlagen, Konservierungsmittel und Desinfektionsmittel zu denken. Viele der speziellen Berufsstoffe sind zur Anwendung an der menschlichen Haut gedacht und können daher gut epikutan getestet werden; diese Möglichkeit sollte vermehrt genutzt werden.

7.12 Berufe im Maurer-, Bauarbeiter-, Betonbauer-, Fliesenleger- und verwandten Handwerken

In diesem Bereich gibt die Berufsbezeichnung allein oft nur unzureichend Auskunft über die tatsächliche berufliche Exposition, da oft auch „berufsübergreifende" Tätigkeiten (etwa Fliesenleger- oder Isolierarbeiten durch einen Maurer) verrichtet werden. Um die Erfassung der beruflichen Exposition zu erleichtern, wurde ein Anamnese-Auxilium mit Fragebogen für die strukturierte Anamnese für diesen Berufszweig entwickelt und publiziert (Geier und Struppek 1995; Lilie et al. 2001). Die berufliche Exposition von Maurern, Bauarbeitern, Fliesenlegern und Angehörigen verwandter Berufe hat sich in den letzten 20 Jahren deutlich verändert. In Deutschland ist seit 2000 gemäß einer Branchenvereinbarung aller mit den Händen verarbeiteter Zement chromatarm; das heißt, er enthält nicht mehr als 2 ppm an löslichem Chrom(VI) (Geier und Lessmann 2006a). Gemäß einer 2003 veröffentlichten Verordnung der Europäischen Gemeinschaft (EU) ist spätestens seit Januar 2005 die Verwendung von chromatarmem Zement vorgeschrieben, wenn die Möglichkeit eines Hautkontaktes besteht (Anonymus 2003). Dagegen hat die Exposition gegenüber Epoxidharzsystemen in der Baubranche in den vergangenen Jahren zugenommen. Epoxidharze werden nicht mehr nur für hochbelastete Industriefußböden oder spezielle Beschichtungen, für Betonabdichtungen oder bei der Betonsanierung verwendet, sondern auch in etlichen anderen Bereichen, insbesondere bei der (auch dekorativen) Beschichtung von mechanisch weniger beanspruchten Fußböden (Geier et al. 2012b).

In Dänemark wird bereits seit 1981 ausschließlich chromatarmer Zement verarbeitet. Dadurch konnte die Prävalenz des allergischen Zementekzems mit Sensibilisierung gegen CrVI deutlich reduziert werden (Avnstorp 1992; Zachariae et al. 1996). Kobalt liegt im Zement in schwerlöslicher Form als Kobaltoxid vor. In Gegenwart von Aminosäuren werden jedoch allergen wirksame wasserlösliche Komplexe gebildet (Fregert und Gruvberger 1978). Eine Sensibilisierung gegen Kobalt bildete sich im Baugewerbe häufig als Propfsensibilisierung bei bestehendem Chromatekzem aus (Uter et al. 2004). Eine Sensibilisierung gegen Nickel durch den Umgang mit Zement erscheint dagegen ausgeschlossen, da Nickel im Zement nur in nahezu wasserunlöslicher Form als Nickeloxid vorkommt und im Gegensatz zu Kobalt auch nicht in eine lösliche Form überführt wird (Fregert und Gruvberger 1978).

Zur Isolierung von schlecht zugänglichen Hohlräumen sowie beim Einbau von Fenstern und Türzargen werden Polyurethan-Schäume verwendet. Dabei ist eine Exposition gegenüber Diisocyanaten möglich (Geier et al. 2012b). Zahlreiche Werkzeuge, vor allem für Fliesenlegearbeiten, haben Gummigriffe oder bestehen aus Gummi. Darüber hinaus besteht im Bauhandwerk Kontakt mit Gummi durch Handschuhe, Schläuche, Dichtungen und ähnlichen Produkten (Geier und Struppek 1995; Geier et al. 2012b).

Das mit Abstand häufigste Berufsallergen bei Maurern, Fliesenlegern und verwandten Berufen war über Jahrzehnte das Chromat (Uter et al. 2004). Auch heute noch sind viele Fälle von Altsensibilisierungen nachweisbar (Geier et al. 2011, 2012b). Bei mehreren IVDK-Datenanalysen fielen neben den Sensibilisierungen gegen Kaliumdichromat und Kobaltchlorid auch – passend zu den oben beschriebenen Expositionen – Häufungen von

Sensibilisierungen gegen Thiurame, Epoxidharz und IPPD auf (Geier und Schnuch 1995; Geier und Schnuch 1998; Uter et al. 2004; Geier et al. 2011, 2012b). Inzwischen sind die Sensibilisierungen gegen Chromat und parallel dazu die Sensibilisierungen gegen Kobalt deutlich zurückgegangen, und die Sensibilisierungen gegen Epoxidharz, und zwar nicht nur gegen das Harz, sondern auch gegen Reaktivverdünner und Aminhärter, haben erheblich zugenommen (Geier et al. 2011, 2012b). Die Empfehlungen der Arbeitsgruppe „Berufs-Testreihen" der DKG (Geier et al. 1999) aus dem Jahr 1999 für die berufsdermatologisch-allergologische Diagnostik im Baugewerbe müssen inzwischen zum Teil als überholt angesehen werden. Aktuell empfiehlt die DKG, bei Patienten mit beruflicher Tätigkeit im Bau-Hauptgewerbe (Maurer, Fliesenleger und andere) und Verdacht auf Berufsdermatose die DKG-Standardreihe, DKG-Gummireihe und die DKG-Testreihe „Bau-Hauptgewerbe" epikutan zu testen.

Das berufliche Allergenspektrum von Maurern, Bauarbeitern, Fliesenlegern und verwandten Berufen in Deutschland hat sich in den letzten 20 Jahren erheblich gewandelt. Seit der Einführung des chromatarmen Zements im Jahr 2000 sind die Neu-Sensibilisierungen deutlich zurückgegangen. Die immer größere Verbreitung von Epoxidharzsystemen hat zu einer massiven Zunahme entsprechender Sensibilisierungen geführt.

7.13 Metallbearbeitung mit Exposition gegenüber Kühlschmierstoffen (KSS)

Die in der Metallbearbeitung eingesetzten Kühlschmierstoffe (KSS) sind komplexe Gemische und unterliegen während des Betriebes Veränderungen. Insbesondere wassergemischte KSS können bei exponierten Metallbearbeitern irritative und allergische Kontaktekzeme verursachen (Geier et al. 2003b). Ein wichtiger (und nicht immer eindeutig deklarierter) Grundstoff bei der Herstellung von KSS ist Tallöl-Destillat. Tallöl-Destillat enthält Harzsäuren, wie sie auch im Kolophonium vorkommen. Oxidationsprodukte dieser Harzsäuren, die im Betrieb in dem KSS entstehen, sind als Kontaktallergene von großer Bedeutung. Entsprechende Sensibilisierungen werden durch den Epikutantest mit Kolophonium und/oder Abietinsäure nachgewiesen (Geier et al. 2003b; 2004a). Weitere wichtige Allergene in KSS sind vor allem Monoethanolamin (Rostschutzbase mit emulgierenden Eigenschaften), Diglykolamin (Emulgator), Formaldehyd und Formaldehyd-Depotstoffe und Isothiazolinone wie MCI/MI, Benzisothiazolinon und Octylisothiazolinon (Geier et al. 2004a, b; Lessmann et al. 2009). Noch immer werden gelegentlich den KSS zur Maskierung unangenehmer Gerüche Duftstoffe zugesetzt, was zu entsprechenden Sensibilisierungen führen kann (Geier et al. 2002, 2004a). Sowohl von den Werkzeugen als auch von den bearbeiteten Werkstücken gelangt Metallabrieb in den KSS. Je nach bearbeitetem Material können dadurch auch Ionen der Metalle Chrom, Kobalt und Nickel in unterschiedlichen, meist allerdings recht niedrigen, allergologisch nicht relevanten Konzentrationen im KSS vorhanden sein (Geier und Lessmann 2006b). Lediglich bei der Bearbeitung kobalthaltiger Hartmetalle sind erhöhte Kobalt-Konzentrationen im KSS gemessen worden, die unter Umständen für die Elizitation einer allergischen Reaktion, und möglicher Weise auch für die Induktion einer Sensibilisierung ausreichen können (Lehmann und Fröhlich 1993). Für die Epikutantestung bei KSS-exponierten Metallbearbeitern mit Verdacht auf berufsbedingte Kontaktallergie wird neben der DKG-Standardreihe die DKG-Kühlschmierstoffreihe empfohlen; damit sind die häufigsten Kontaktallergene in diesem Bereich abgedeckt. Dennoch ist außerdem die Testung des KSS vom Arbeitsplatz des Patienten wichtig, da nicht alle potenziellen KSS-Allergene in den genannten Testreihen enthalten sind und auch nicht immer in den Sicherheitsdatenblättern angegeben werden (Henricks-Eckerman et al. 2008). Wegen eventueller nachträglicher Zusätze zum KSS sowie wegen anderer Veränderungen durch den Betrieb sollte immer sowohl frischer als auch gebrauchter KSS überprüft werden (Aalto-Korte et al. 2005; Tiedemann et al. 2002). Praxisnahe Hinweise zur KSS-Testung hat die interdisziplinäre Arbeitsgruppe „Allergiediagnostik in der Metallbranche" publiziert (Tiedemann et al. 2002).

Das durch den Umgang mit Kühlschmierstoffen gegebene Spektrum von Allergenen ist gut untersucht und wird mit der DKG-Standardreihe und der DKG-Kühlschmierstoffreihe zufriedenstellend abgebildet. Da aber nicht alle vorkommenden KSS-Allergene in den genannten Testreihen enthalten sind, sollten die Kühlschmierstoffe vom Arbeitsplatz unter Beachtung der Hinweise der AG „Allergiediagnostik in der Metallbranche" (Tiedemann et al. 2002) getestet werden.

7.14 Nahrungsmittelverarbeitung (Bäckerei-, Konditorei-, Koch- und Metzgerhandwerk sowie verwandte Berufe)

In diesen Berufen kommen nicht nur Nahrungsmittel wie Mehl, Fleisch, Fisch, Gemüse, Obst und Gewürze als Allergene in Betracht, sondern auch Zusatzstoffe wie Stabilisatoren, Farb- und Konservierungsstoffe und Aromen. Außerdem besteht eine Allergenexposition durch das Tragen von Handschuhen, den Kontakt mit Holz oder Metall in der Küche und durch die Exposition gegenüber Desinfektionsmitteln. Eine Analyse von IVDK-Daten der 1990er-Jahre ergab erhöhte Quoten allergischer Reaktionen auf Kompositen-Mix und Formaldehyd bei Köchen sowie auf Thiuram-Mix bei Köchen und Bäckern (Bauer et al. 2002). Auch im Forschungsvorhaben FaSt wurden gehäuft Thiuram-Sensibilisierungen bei Köchen und Küchenhilfen festgestellt (Geier et al. 2002). Die Relevanz der Sensibilisierungen gegen Thiurame (in Handschuhen) und gegen Kompositen-Inhaltsstoffe (Umgang mit Salat, Chicorée oder anderen Kompositen) ist nachvollziehbar. Dagegen ist es fraglich, ob die aktuell eingesetzten Flächendesinfektionsmittel tatsächlich noch Formaldehyd enthalten. Generell kann man empfehlen, bei Nahrungsmittelverarbeitern im genannten Sinne mit Verdacht auf beruflich bedingte Kontaktallergie die DKG-Standardreihe und gegebenenfalls die Gummireihe epikutan zu testen. Die Testung weiterer Allergene muss sich an der individuellen Exposition orientieren, auch unter Einbeziehung patienteneigener Berufsstoffe (Nöhle und Szliska 2001; Szliska et al. 2001b). Bei Verdacht auf Proteinkontaktdermatitis erfolgt die Diagnostik mit anderen Verfahren wie Reib-, Prick- oder Scratchtest, und eventuell dem Expositionstest (Dickel et al. 2014; Krautheim und Elsner 2009). Auch hier muss sich die Auswahl der Allergene nach der individuellen Exposition richten. Die Standardisierung und Optimierung der diagnostischen Verfahren zum Nachweis einer Proteinkontaktdermatitis sind Gegenstand aktueller Untersuchungen in der DKG. Näheres siehe ▶ Kap. 8 dieses Buches.

Nahrungsmittel, Gewürze und Zusatzstoffe sowie Handschuhinhaltsstoffe stellen die wichtigsten beruflichen Allergene im Bereich der Nahrungsmittelverarbeitung dar. Dementsprechend wird im Verdachtsfall die Epikutantestung mit der DKG-Standardreihe, der DKG-Gummireihe und Material vom Arbeitsplatz empfohlen.

7.15 Reinigungskräfte

Bei der beruflichen Hautbelastung von Reinigungskräften stehen die Feuchtarbeit und die Exposition gegenüber Irritantien in den Reinigungsmitteln im Vordergrund. Darüber hinaus sind sie aber auch gegenüber Allergenen exponiert. Außer den Inhaltsstoffen von Schutzhandschuhen kommen dabei Duftstoffe in Reinigungsmitteln und – je nach beruflichem Einsatzbereich – auch Desinfektionsmittel als Berufsallergene in Betracht. Ein entsprechendes Allergenspektrum wurde bei Auswertungen von IVDK-Daten von 1990 bis 1994 und 1996 bis 2009 beschrieben; es fanden sich gehäuft Sensibilisierungen gegen Thiurame, Dithiocarbamate, Mercaptobenzothiazol-Derivate und Formaldehyd (Darsow et al. 1997; Liskowsky et al. 2011). Im Forschungsvorhaben FaSt wurden vor allem Reinigungskräfte aus Krankenhäusern erfasst. Auch dort erweisen sich Thiurame und Dithiocarbamate (in Gummihandschuhen), Formaldehyd, Glutardialdehyd oder Glyoxal (in Desinfektionsmitteln) als wichtige Kontaktallergene (Geier et al. 2002). Die Bedeutung von Glyoxal als Berufsallergen bei Reinigungs- und Pflegepersonal wurde in weiteren Untersuchungen bestätigt (Uter et al. 2001). Es empfiehlt sich daher, zunächst die Standardreihe und die Gummireihe, sowie ggf. die Desinfektionsmittelreihe zu testen. Weitere Ergänzungen richten sich nach der individuellen Exposition.

> Reinigungskräfte mit beruflich bedingtem Handekzem haben gehäuft Sensibilisierungen gegen Inhaltsstoffe von Gummihandschuhen und Desinfektionsmitteln. Daher wird im empfohlen, in solchen Fällen die DKG-Standardreihe, die DKG-Gummireihe und die DKG-Desinfektionsmittelreihe zu testen.

7.16 Schlosser-, Installateur-, Montierer- und Mechanikerhandwerk

Die berufliche Exposition dieser Gruppe, und damit auch die Allergenexposition, ist sehr heterogen: Je nach individueller Tätigkeit kann ein relevanter Kontakt mit verschiedenen Metallen, Kunststoffen, Kunstharzen, Gummiprodukten und anderen Materialien gegeben sein. In unterschiedlichem Ausmaß werden Handschuhe aus verschiedenen Materialien getragen. Die Hautreinigung erfolgt oft mit Flüssigseifen oder abrasiven Handwaschpasten. Im Forschungsvorhaben FaSt konnte für diese Berufsgruppen kein typisches Allergenspektrum beschrieben werden. Lediglich in einer Untergruppe zeigten sich gehäuft allergische Reaktionen auf das in Schwarzgummiprodukten für hohe mechanische Belastungen eingesetzte Alterungsschutzmittel N-Isopropyl-N'-phenyl-p-phenylendiamin (IPPD) (Geier et al. 2002). Auch bei einer Auswertung von IVDK-Daten zur Kontaktallergie bei Automobilmechanikern mit Berufsdermatose konnten keine statistisch signifikanten Häufungen bestimmter Sensibilisierungen festgestellt werden; es ergab sich lediglich einen Trend zur Häufung von Sensibilisierungen gegen Nickel, Kobalt, MCI/MI und IPPD (Claßen et al. 2014). Eine klinische Relevanz könnte im Fall der Metalle durch den Umgang mit Werkzeugen gegeben sein (Kickinger-Lörsch et al. 2015), im Fall des IPPD vor allem durch den Kontakt mit Autoreifen. Im konkreten Fall muss sich die Auswahl der über die Standardreihe hinaus epikutan zu testenden Stoffe streng nach der individuellen Anamnese richten.

> Aufgrund der je nach individueller Tätigkeit sehr unterschiedlichen beruflichen Allergenexposition wird empfohlen, bei Schlossern, Installateuren, Mechanikern usw. mit Verdacht auf beruflich erworbene Kontaktallergie die über die DKG-Standardreihe hinausgehende Epikutantestung streng an der individuellen Exposition auszurichten.

7.17 Tischlerhandwerk, Holzbearbeitung

Hölzer können sowohl ein irritatives als auch ein allergisches Kontaktekzem, insbesondere bei Holzstaubexposition auch als aerogenes Kontaktekzem, hervorrufen. Darüber hinaus sind Fälle von Kontakturtikaria, und Photo-Kontaktdermatitis beschrieben. Die bekannten Allergene sind überwiegend Chinone, Stilbene, phenolische Verbindungen und Terpene. Die Irritantien sind meist Alkaloide, Glykoside, Anthrachinone, Saponine und Flavonoide (Hausen 2012). Es werden zahlreiche verschiedene Hölzer aus allen Teilen der Welt verarbeitet, die völlig unterschiedliche Allergene enthalten. Die üblichen Bezeichnungen (Handelsnamen oder Trivialnamen) sind oft keine korrekten botanischen Namen, sodass es oft schwierig ist, ein Holz eindeutig zu identifizieren. In der Regel ist es im berufsdermatologischen Kontext unabdingbar, einen Fachmann für Holz-Taxonomie hinzuzuziehen (Hausen 2012). Kiefernholz ist eine Quelle für die Gewinnung von Terpentin und Kolophonium. Das Holz enthält allergene Terpene, wie sie auch im Terpentinöl zu finden sind, wie 3-Caren, und Harzsäuren wie Dehydroabietinsäure, deren Oxidationsprodukte allergen wirksam sind (Hausen 2012; Le Coz et al. 2011). Entsprechende Sensibilisierungen können im Epikutantest mit Terpentin und Kolophonium beziehungsweise Abietinsäure diagnostiziert werden. Standardisierte Epikutantestzubereitungen für weitere Holzallergene gibt es nicht, sodass mit Material vom Arbeitsplatz getestet werden muss. Etliche Hölzer kann man als Staub eventuell leicht angefeuchtet epikutan testen; für mehrere exotische Hölzer wird wegen irritativer Eigenschaften eine Testkonzentration von 10 % Vas. empfohlen (Frosch et al. 2011). Da die Reaktionen unter Umständen heftig sein können, sollte die Expositionsdauer 24 Stunden nicht übersteigen. Wertvolle Hinweise zu den einzelnen Allergenen und den Testmodalitäten findet man bei Le Coz et al. (2011) und Hausen (2012).

Im Tischlerhandwerk und in der Holzbearbeitung stellen aber nicht nur die Hölzer selbst eine Allergenexposition dar. Weitere allergologisch relevante Kontaktstoffe sind vor allem Öle, Polituren, Lacke und Klebstoffe. Auch hier können sehr unterschiedliche Allergene von Bedeutung sein, etwa Antioxidantien, Farbstoffe, Kunstharze und Konservierungsmittel. Entsprechende Epikutantestungen sollten sich eng an der Exposition orientieren.

> Es ist ein breites Spektrum unterschiedlicher Allergene und Irritantien in Hölzern bekannt. Die genaue Kenntnis des verarbeiteten Holzes ist für die Diagnostik bei Verdacht auf Kontaktallergie unabdingbar und ohne einen Holzanatomen kaum zu bewerkstelligen. Die wenigsten Holzallergene sind kommerziell als Testsubstanz erhältlich. Die Testung bei Verdacht auf berufliche Kontaktallergie in der Holzbearbeitung und im Tischlerhandwerk sollte sich eng an der individuellen Arbeitsplatzexposition orientieren.

7.18 Zahnmedizinische Fachangestellte

Latex- und Nitrilhandschuhe sowie Desinfektionsmittel stellen in diesem Berufszweig die wichtigsten allergologisch relevanten Expositionen dar (Geier et al. 2002; Rubel und Watchorn 2000; Schnuch et al. 1998). Zur Information über Handschuhallergene wird auf ▶ Abschn. 7.1 verwiesen, zur Information über allergene Inhaltsstoffe in Desinfektionsmitteln auf den entsprechenden Abschnitt in ▶ Kap. 6. Diese Expositionen spiegeln sich auch beruflichen Sensibilisierungsspektrum von zahnmedizinischen Fachangestellten wider, das von Thiuramen, Dithiocarbamaten, Glutaraldehyd, Glyoxal, Formaldehyd und Benzalkoniumchlorid geprägt ist (Geier et al. 2002; Kanerva et al. 2000; Ravis et al. 2003; Schnuch et al. 1998). In Einzelfällen wurden darüber hinaus Sensibilisierungen gegen Monoethanolamin in einem Instrumentendesinfektionsmittel (Ulrich et al. 2007), Eugenol in Zahnbehandlungsmaterial (Kanerva et al. 1998) und Kolophonium in Abdruckmaterialien und temporären Zahnfüllstoffen (Kanerva und Estlander 1999) berichtet.

Grundsätzlich werden Zahnfüllungsmaterialien oft als berufliche Allergene bei zahnmedizinischen Fachangestellten verdächtigt. Entsprechende Sensibilisierungen stellen aber offenbar eher die Ausnahme dar. Das häufig epikutan getestete quecksilberhaltige Amalgam wird seit einigen Jahren kaum noch verwendet. Im konkreten Verdachtsfall sollten Amalgam 5 % Vas. und die Amalgam-Legierungsmetalle (Silber, Kupfer, Zinn, Zink) 20 % Vas. epikutan getestet werden, eventuell ergänzt durch das als Indikatorallergen verwendete Quecksilber-II-amid-chlorid (Fuchs 1994). Nicht geeignet ist dagegen die Epikutantestung mit Phenylquecksilberacetat 0,05 % Vas. Eine positive Reaktion auf diese häufig irritierende Testsubstanz ist noch kein Beweis für eine Quecksilber- oder Amalgamallergie (Geier et al. 2005).

Auch Palladium wird in der zahnärztlichen Prothetik als Legierungsmetall verwendet. In der FaSt-Studie fiel eine hohe Quote positiver Epikutantestreaktionen auf das in der Dentalmetallreihe getestete Palladiumchlorid bei Zahnarzthelferinnen mit Berufsdermatose auf, die allerdings meist mit eine Nickelallergie vergesellschaftet war (Geier et al. 2002). Kreuzallergien zwischen Nickel und Palladium sind bekannt (Muris et al. 2015; Uter et al. 2002d). Daher ist im Einzelfall stets zu prüfen, ob nicht eine primäre Sensibilisierung gegenüber Nickel, etwa durch das Tragen von Modeschmuck, vorliegt.

Das Spektrum beruflicher Kontaktstoffe einer zahnmedizinischen Fachangestellten unterscheidet sich grundlegend von dem eines Zahntechnikers, der sich mit der Anfertigung und Reparatur von Zahnprothesen befasst.

> Entsprechend der beruflichen Exposition sollten bei Verdacht auf beruflich bedingte Kontaktallergie bei zahnmedizinischen Fachangestellten neben der Standardreihe auch die Desinfektionsmittelreihe sowie gegebenenfalls die Gummireihe und die Testreihe Dentalmetalle überprüft werden.

7.19 Zahntechnik

Unsere Kenntnisse über berufliche Kontaktallergene bei Zahntechnikern und die Prävention von Berufsdermatosen in diesem Berufszweig basieren im Wesentlichen auf umfassenden Untersuchungen und Datenanalysen aus der zweiten Hälfte der 1990er-Jahre (Peiler et al. 2000b; Rustemeyer et al. 1994; Rustemeyer und Frosch 1996; Schnuch et al. 1998). Die DKG hat im Jahr 2000 Empfehlungen zur Epikutantestung bei Zahntechnikern mit Verdacht auf Berufsdermatose publiziert (Peiler et al. 2000c). Auch wenn diese Erkenntnisse zum Teil schon über 20 Jahre alt sind, so haben sie noch immer Gültigkeit (Aalto-Korte et al. 2007b; Goon und Isaksson 2014). Die wichtigsten Allergene sind verschiedene Methacrylate, Acrylate und einige Kunstharze wie Melamin-Formaldehydharz, die in Dentalkunststoffen vorkommen (Peiler et al. 2000c). Auch Dentalgipse, beispielsweise Superhartgipse, und Wachse können ähnliche Komponenten enthalten. Benzoylperoxid (BPO) wird in Methacrylat-Systemen als Polymerisationsstarter eingesetzt. Durch den wiederholten direkten Hautkontakt können sich Zahntechniker bei ihrer beruflichen Tätigkeit gegen BPO sensibilisieren (Peiler et al. 2000c). Testreaktionen auf BPO sind jedoch nicht immer leicht zu interpretieren (Geier et al. 2010; siehe auch Abschn. „Problemallergene" in ▶ Kap. 6). Die relevanten Allergene, die in der DKG-Testreihe „Zahntechniker – Hauptreihe" zusammengestellt wurden, sind als Testsubstanzen für den Epikutantest kommerziell erhältlich. Wegen des nicht unerheblichen Risikos einer Sensibilisierung durch den Epikutantest – insbesondere bei der Testung mit Acrylaten – sollte die Testung mit weiteren Acrylaten oder Methacrylaten nur nach ausführlichem Literaturstudium in Zentren mit ausreichender Erfahrung erfolgen (Aalto-Korte 2012; Björkner 2000; Kanerva et al. 1988).

Bei der Arbeit mit Metallen sind Zahntechniker auch in erheblicher Weise gegenüber Kobalt, Chrom und Nickel, oft auch aerogen in Staubform, exponiert (Kettelarij et al. 2016). Insofern ist, besonders im Fall von isolierten Kobaltsensibilisierungen, an eine beruflich erworbene Allergie zu denken. Außerdem tragen Zahntechniker bei der Arbeit Schutzhandschuhe und haben daher eine entsprechende Allergenexposition (▶ Abschn. 7.1).

Zahntechniker sind insbesondere durch den Umgang mit Acrylaten und Methacrylaten gefährdet. Weitere wichtige Allergene sind Metalle, insbesondere Kobalt, und die Allergene in Schutzhandschuhen. Vor allem bei der Testung von Acrylaten besteht die Gefahr der aktiven Sensibilisierung durch den Epikutantest. Daher sollten solche Testungen nicht unkritisch und unter Verwendung standardisierter Epikutantestsubstanzen durchgeführt werden. Die Testung mit derartigem Material vom individuellen Arbeitsplatz sollte Spezialisten vorbehalten sein.

Literatur

Aalto-Korte K (2012) Acrylic resins. In: Rustemeyer T, Elsner P, John SM, Maibach HI (Hrsg) Kanerva's occupational dermatology, 2. Aufl. Springer Verlag, Berlin/Heidelberg, S 543–558

Aalto-Korte K, Alanko K, Henriks-Eckerman M-L, Estlander T, Jolanki R (2003) Allergic contact dermatitis from bisphenol A in PVC gloves. Contact Dermatitis 49:202–205

Aalto-Korte K, Mäkelä EA, Huttunen M, Suuronen K, Jolanki R (2005) Occupational contact allergy to glyoxal. Contact Dermatitis 52:276–281

Aalto-Korte K, Ackermann L, Henriks-Eckerman M-L, Välimaa J, Reinikka-Railo H, Leppänen E, Jolanki R (2007a) 1,2-Benzisothiazolin-3-one in disposable polyvinyl chloride gloves for medical use. Contact Dermatitis 57:365–370

Aalto-Korte K, Alanko K, Kuuliala O, Jolanki R (2007b) Methacrylate and acrylate allergy in dental personnel. Contact Dermatitis 57:324–330

Allmers H, Schmengler J, John SM (2004) Decreasing incidence of occupational contact urticaria caused by natural rubber latex allergy in German health care workers. J Allergy Clin Immunol 114:347–351

Andersen KE, White IR, Goossens A (2006) Allergens from the Standard Series; 29.19 N-Isopropyl-N'-phenyl-p-phenylendiamine (IPPD). In: Frosch PJ, Menné T, Lepoittevin JP (Hrsg) Contact dermatitis, 4. Aufl. Springer, Berlin/Heidelberg/New York, S 482–483

Anonymus. Directive 2003/53/EC of the European Parliament and of the Council of 18 June 2003 amending for the 26th time Council Directive 76/769/EEC relating to restrictions on the marketing and use of certain dangerous substances and preparations (nonylphenol, nonylphenol ethoxylate and cement). Official Journal of the European Union L 178/24, 17.07.2003

Avnstorp C (1992) Cement eczema. An epidemiological intervention study. Acta Derm Venereol Suppl (Stockh) 179:1–22

Bauer A, Geier J, Elsner P (2002) Type IV allergy in the food processing industry: sensitization profiles in bakers, cooks, and butchers. Contact Dermatitis 46:228–235

Becker D, Mahler V, Szliska C, Löffler H, Brasch J, Hillen U, Schnuch A, Elsner P (2005) The concentration of para-phenylenediamine (PPD) for routine patch testing in a standard series needs to be redefined. Contact Dermatitis 53:186–187

Björkner B (2000) Acrylic resins. In: Kanerva L, Elsner P, Wahlberg JE, Maibach HI (Hrsg) Handbook of occupational dermatology. Springer, Berlin/Heidelberg/New York, S 562–569

Bohn S, Niederer M, Brehm K, Bircher AJ (2000) Airborne contact dermatitis from methylchloroisothiazolinone in wall paint. Abolition of symptoms by chemical allergen inactivation. Contact Dermatitis 42:196–201

Bongiorni L, Prodi A, Rui F, Belloni Fortina A, Corradin MT, Larese Filon F (2015) Primin sensitization in north-eastern Italy: a temporal trend from 1996 to 2012. Contact Dermatitis 73:108–112

Breuer K, Worm M, Skudlik C, Schröder C, John SM (2009) Occupational airborne contact allergy to tetrazepam in a geriatric nurse. J Dtsch Dermatol Ges 7:896–898

Castelain M, Castelain P-Y (1993) Allergic contact dermatitis from cetyl pyridinium chloride in latex gloves. Contact Dermatitis 28:118

Christensen LP, Larsen E (2000) Primin-free primula obconica plants available. Contact Dermatitis 43:45–46

Claßen A, Brans R, Geier J (2014) Kontaktsensibilisierungen bei Kfz-Mechanikern mit Berufsdermatose. IVDK-Daten der Jahre 2008 – 2012. Derm Beruf Umwelt 62:141–152

Commission Regulation (EU) No 301/2014 of 25 March 2014 amending Annex XVII to Regulation (EC) No 1907/2006 of the European Parliament and of the Council on the Registration, Evaluation, Authorisation and Restriction of Chemicals (REACH) as regards chromium VI compounds. (http://data.europa.eu/eli/reg/2014/301/oj)

Crépy M-N, Langlois E, Mélin S, Descatha A, Bensefa-Colas L, Jonathan A-M, Ameille J (2014) Tricresyl phosphate in polyvinylchloride gloves: a new allergen. Contact Dermatitis 70:325–328

Dahlin J, Bergendorff O, Vindenes HK, Hindsén M, Svedman C (2014) Triphenylguanidine, a new (old?) rubber accelerator detected in surgical gloves that may cause allergic contact dermatitis. Contact Dermatitis 71:242–246

Darsow U, Geier J, Struppek K, Rakoski J, Ring J (1997) Kontaktallergien bei Raumpflegerinnen. Ergebnisse des Informationsverbundes Dermatologischer Kliniken (IVDK) und der Deutschen Kontaktallergie-Gruppe (DKG). Derm Beruf Umwelt 45:221–225

Dickel H, Bruckner T, Altmeyer P, Künzlberger B (2014) Allergie gegen Meeresfrüchte bei Köchen: Fallserie und Literaturübersicht. J Dtsch Dermatol Ges 12:891–902

Dietz MC, Schmittner H, Triebig G (2001) Der Maler und Lackierer. In: Konietzko J, Dupuis H (Hrsg) Handbuch der Arbeitsmedizin. 27. Ergänzungslieferung. ecomed-Verlag, Landsberg am Lech, S IV-9.13.3.1–IV-9.13.3.17

Fregert S, Gruvberger B (1978) Solubility of cobalt in cement. Contact Dermatitis 4:14–18

Frick M, Zimerson E, Karlsson D, Marand A, Skarping G, Isaksson M, Bruze M (2004) Poor correlation between stated and found concentrations of diphenylmethane-4,4'-diisocyanate (4,4'-MDI) in petrolatum patch-test preparations. Contact Dermatitis 51:73–78

Frick-Engfeldt M, Zimerson E, Karlsson D, Marand A, Skarping G, Isaksson M, Bruze M (2005) Chemical analysis of 2,4-toluene diisocyanate, 1,6-hexamethylene diisocyanate, and isophorone diisocyanate in petrolatum patch-test preparations. Dermatitis 16:130–135

Frick-Engfeldt M, Zimerson E, Karlsson D, Skarping G, Isaksson M, Bruze M (2007a) Is it possible to improve the patch-test diagnostics for isocyanates? A stability study of petrolatum preparations of diphenylmethane-4,4'-diisocyanate and polymeric diphenylmethane diisocyanate. Contact Dermatitis 56:27–34

Frick-Engfeldt M, Isaksson M, Zimerson E, Bruze M (2007b) How to optimize patch testing with diphenylmethane diisocyanate. Contact Dermatitis 57:138–151

Frosch PJ, Geier J, Uter W, Goossens A (2011) Patch testing with the patients' own products. In: Johansen JD, Frosch PJ, Lepoittevin JP (Hrsg) Contact dermatitis, 5. Aufl. Springer Verlag, Berlin/Heidelberg, S 1107–1119

Fuchs T (1994) Amalgam-Allergie – Stellungnahme der Deutschen Kontaktallergiegruppe der Deutschen Dermatologischen Gesellschaft. Derm Beruf Umwelt 42:74

Geier J, Lessmann H (2006a) BK Nr. 5101 – Maurer. In: Szliska C, Brandenburg S, John SM (Hrsg) Berufsdermatosen, 1. Austauschlieferung. Dustri-Verlag, München-Deisenhofen, S 217–231

Geier J, Lessmann H (2006b) Metalworking fluids. In: Frosch PJ, Menné T, Lepoittevin JP (Hrsg) Contact Dermatitis, 4. Aufl. Springer, Berlin/Heidelberg/New York, S 569–581

Geier J, Schnuch A (1995) A comparison of contact allergies among construction and non-construction workers attending contact dermatitis clinics in Germany. Results of the IVDK from November 1989 until July 1993. Am J Contact Dermat 6:86–94

Geier J, Schnuch A (1998) Kontaktallergien im Bau-Hauptgewerbe. Eine Auswertung der Daten des Informationsverbunds Dermatologischer Kliniken (IVDK) 1994–1996. Derm Beruf Umwelt 46:109–114

Geier J, Struppek K (1995) Anamnese-Auxilium für die berufsdermatologische Untersuchung von Maurern, Betonbauern, Fliesenlegern und Angehörigen verwandter Berufe. Derm Beruf Umwelt 43:75–80

Geier J, Brehler R, Eck E, Koch P, Peters K-P, Rakoski J, Rothe A, Schnuch A, Szliska C, Uter W (1999) Berufsspezifische Epikutantestung bei Maurern und Angehörigen verwandter Berufe. Empfehlungen der Arbeitsgruppe „Berufs-Testreihen" der Deutschen Kontaktallergie-Gruppe. Derm Beruf Umwelt 47:29–332

Geier J, Uter W, Lessmann H, Schnuch A (2002) Forschungsvorhaben „Frühzeitige Erkennung allergener Stoffe bei beruflicher und nicht-beruflicher Exposition" (FaSt). Abschlussbericht des IVDK. ohne Verlag, Göttingen

Geier J, Lessmann H, Frosch PJ, Schnuch A (2003a) Contact sensitization to N-(cyclohexylthio)phthalimide. Contact Dermatitis 48:1–6

Geier J, Lessmann H, Schmidt A, Englitz H-G, Schnuch A (2003b) Kontaktekzeme durch Kühlschmierstoffe in der Metallindustrie. Aktuelle Derm 29:185–194

Geier J, Lessmann H, Schnuch A, Uter W (2004a) Contact sensitizations in metalworkers with occupational dermatitis exposed to water-based metalworking fluids. Results of the research project „FaSt". Int Arch Occup Environ Health 77:543–551

Geier J, Lessmann H, Dickel H, Frosch PJ, Koch P, Becker D, Jappe U, Aberer W, Schnuch A, Uter W (2004b) Patch test results with the metalworking fluid series of the German Contact Dermatitis Research Group (DKG). Contact Dermatitis 51: 118–130

Geier J, Lessmann H, Uter W, Schnuch A (2005) Patch testing with phenylmercuric acetate. Contact Dermatitis 53:117–118

Geier J, Weisshaar E, Lessmann H, Becker D, Dickel H, Häberle M, John SM, Mahler V, Skudlik C, Wagner E, Wehrmann W, Werfel T, Zagrodnik F, Diepgen TL, für die Arbeitsgruppe „Bewertung der Allergene bei BK 5101" der Arbeitsgemeinschaft für Berufs- und Umweltdermatologie in der Deutschen Dermatologischen Gesellschaft (2010) Bewertung von Epikutantestreaktionen auf „Problemallergene" mit vermehrt fraglichen oder schwach positiven Reaktionen. Derm Beruf Umwelt 58: 34–38

Geier J, Krautheim A, Uter W, Lessmann H, Schnuch A (2011) Occupational contact allergy in the building trade in Germany: influence of preventive measures and changing exposure. Int Arch Occup Environ Health 84:403–411

Geier J, Lessmann H, Mahler V, Pohrt U, Uter W, Schnuch A (2012a) Occupational contact allergy caused by rubber gloves – nothing has changed. Contact Dermatitis 67:149–156

Geier J, Lessmann H, Skudlik C, Ballmer-Weber BK, Weisshaar E, Uter W, Schnuch A (2012b) Berufsbedingte Kontaktallergie bei Maurern, Fliesenlegern und Angehörigen verwandter Berufe. Aktuelles Sensibilisierungsspektrum und Entwicklungen der letzten Jahre. Derm Beruf Umwelt 60:136–150

Goon AT, Bruze M, Zimerson E, Goossens A, Goh CL, Isaksson M (2012) High frequency of false-positive reactions in attempted patch testing with acrylate/methacrylate mixes. Contact Dermatitis 67:157–161

Goon ATJ, Isaksson MAI (2014) Hand eczema from acrylate compounds in dentistry. In: Alikhan A, Lachapelle J-M, Maibach HI (Hrsg) Textbook of hand eczema. Springer Verlag, Berlin/Heidelberg, S 169–183

Hamann CP, Sullivan KM, Wright P (2014) Hand eczema from rubber gloves. In: Alikhan A, Lachapelle J-M, Maibach HI (Hrsg) Textbook of hand eczema. Springer Verlag, Berlin/Heidelberg, S 197–218

Hausen BM (2012) Woods. In: Rustemeyer T, Elsner P, John SM, Maibach HI (Hrsg) Kanerva's occupational dermatology, 2. Aufl. Springer Verlag, Berlin/Heidelberg, S 825–897

Hausen BM, Allgäuer-Lechner C (2006) Allergien durch Heilpflanzen und deren arzneiliche Zubereitungen. ohne Verlag, ISBN 3-929964-16-3

Hausen BM, Helmke B (1995) Butenylbithiophene, alpha-terthienyl and hydroxytremetone as contact allergens in cultivars of marigold (Tagetes sp.). Contact Dermatitis 33:33–37

Henricks-Eckerman M-L, Suuronen K, Jolanki R (2008) Analysis of allergens in metalworking fluids. Contact Dermatitis 59:261–267

Hillen U, Uter W, Goergens U, Goos M (2001) Berufliche Kontaktallergien bei Malern und Lackierern – Ergebnisse des Informationsverbundes Dermatologischer Kliniken und der Deutschen Kontaktallergie-Gruppe. Derm Beruf Umwelt 49:263–268

Hillen U, Böckler M, Boveleth W, Goergens U, Poppe M, Woeste W, Grabbe S (2004) Allergenexposition im Maler- und Lackiererberuf: Allergenspektren in Farben und Lacken. Derm Beruf Umwelt 52: 113–125

Hillen U, Jappe U, Frosch PJ, Becker D, Brasch J, Lilie M, Fuchs T, Kreft B, Pirker C, Geier J (2006) Late reactions to the patch-test preparations paraphenylenediamine and epoxy resin: a prospective multicentre investigation of the German Contact Dermatitis Research Group. Br J Dermatol 154:665–670

Hillen U, Brehler R, Dickel H, Eck E, Geier J, Koch P, Lessmann H, Peters K-P, Proske S, Rakoski J, Rothe A, Schnuch A, Szliska C, Uter W, Worm M (2006b) Berufsspezifische Epikutantestung bei Malern und Lackierern – Empfehlungen der Arbeitsgruppe „Berufs-Testreihen" der Deutschen Kontaktallergie-Gruppe. Derm Beruf Umwelt 54:47–52

Jacob M, Brinkmann J, Schmidt TJ (2012) Sesquiterpene lactone mix as a diagnostic tool for asteraceae allergic contact dermatitis: chemical explanation for its poor performance and sesquiterpene lactone mix II as a proposed improvement. Contact Dermatitis 66:233–240

Kanerva L, Estlander T (1999) Occupational allergic contact dermatitis from colophony in 2 dental nurses. Contact Dermatitis. 41:342–343

Kanerva L, Jolanki R, Estlander T (1985) Organic pigment as a cause of plastic glove dermatitis. Contact Dermatitis 13:41–43

Kanerva L, Estlander T, Jolanki R (1988) Sensitization to patch test acrylates. Contact Dermatitis 18:10–15

Kanerva L, Estlander T, Jolanki R (1998) Dental nurse's occupational allergic contact dermatitis from eugenol used as a restorative dental material with polymethylmethacrylate. Contact Dermatitis 38:339–340

Kanerva L, Miettinen P, Alanko K, Estlander T, Jolanki R (2000) Occupational allergic contact dermatitis from glyoxal, glutaraldehyde and neomycin sulfate in a dental nurse. Contact Dermatitis 42:116–117

Kettelarij J, Nilsson S, Midander K, Lidén C, Julander A (2016) Snapshot of cobalt, chromium and nickel exposure in dental technicians. Contact Dermatitis 75:370–376

Kickinger-Lörsch A, Bruckner T, Mahler V (2015) Nickel and cobalt release from metal alloys of tools – a current analysis in Germany. Contact Dermatitis 73:289–295

Koch P, Brehler R, Eck E, Geier J, Hillen U, Peters K-P, Rakoski J, Rothe A, Schnuch A, Szliska C, Uter W (2002) Berufsspezifische Epikutantestung für Angehörige der Heil- und Pflegeberufe. Derm Beruf Umwelt 50:155–162

Krautheim A, Elsner P (2009) Berufsdermatologie. Aktuelle Derm 35:463–477

Krautheim A, Lessmann H, Geier J (2012) Patch testing with patients' own materials handled at work. In: Rustemeyer T, Elsner P, John SM, Maibach HI (Hrsg) Kanerva's occupational dermatology, 2. Aufl. Springer Verlag, Berlin/Heidelberg, S 919–933

Landeck L, Skudlik C, John SM (2012) Airborne contact dermatitis to tetrazepam in geriatric nurses – a report of 10 cases. J Eur Acad Dermatol Venereol 26:680–684

Le Coz CJ, Ducombs G, Paulsen E (2011) Plants and plant products. In: Johansen JD, Frosch PJ, Lepoittevin JP (Hrsg) Contact dermatitis, 5. Aufl. Springer Verlag, Berlin/Heidelberg, S 873–925

Lehmann E, Fröhlich N (1993) Kühlschmierstoffe – Zusätzliche Belastungen durch Metallionen? Amtliche Mitteilungen der Bundesanstalt für Arbeitsschutz 1993:1–7

Lessmann H, Uter W, Schnuch A, Geier J (2009) Skin sensitizing properties of the ethanolamines mono-, di-, and triethanolamine. Data analysis of a multicentre surveillance network (IVDK) and review of the literature. Contact Dermatitis 60:243–255

Lilie HM, Wallerand M, Wassilew SW (2001) Hauterkrankungen durch beruflichen Kontakt zu Zement und zementhaltigen Produkten. Entwicklung eines Anamnese-Auxiliums zur retrospektiven Erfassung tätigkeitsspezifischer Chromat-Kontakte. Derm Beruf Umwelt 49:202–205

Liskowsky J, Geier J, Bauer A (2011) Contact allergy in the cleaning industry: analysis of contact allergy surveillance data of the information network of departments of dermatology. Contact Dermatitis 65:159–166

Lovell CR (2012) Plants. In: Rustemeyer T, Elsner P, John SM, Maibach HI (Hrsg) Kanerva's occupational dermatology, 2. Aufl. Springer Verlag, Berlin/Heidelberg, S 793–805

Lundov MD, Thyssen JP, Zachariae C, Johansen JD (2010) Prevalence and cause of methylisothiazolinone contact allergy. Contact Dermatitis 63:164–167

Mahler V, Drexler H (2004) Berufsdermatologisch relevante Typ-I-Allergien. Hautarzt 55:34–41

Matthieu L, Godoi AFL, Lambert J, van Grieken R (2003) Occupational allergic contact dermatitis from bisphenol A in vinyl gloves. Contact Dermatitis 49:281–283

Molin S, Bauer A, Schnuch A, Geier J (2015) Occupational contact allergy in nurses: results from the information network of departments of dermatology 2003–2012. Contact Dermatitis 72:164–171

Mose AP, Lundov MD, Zachariae C, Menné T, Veien NK, Laurberg G, Kaaber K, Avnstorp C, Andersen KE, Paulsen E, Mørtz CG, Sommerlund M, Danielsen A, Thormann J, Kristensen O, Kristensen B, Andersen BL, Vissing S, Nielsen NH, Johansen JD (2012) Occupational contact dermatitis in painters: an analysis of patch test data from the Danish contact dermatitis group. Contact Dermatitis 67:293–297

Muris J, Goossens A, Gonçalo M, Bircher AJ, Giménez-Arnau A, Foti C, Rustemeyer T, Feilzer AJ, Kleverlaan CJ (2015) Sensitization to palladium and nickel in Europe and the relationship with oral disease and dental alloys. Contact Dermatitis 72:286–296

Nöhle M, Szliska C (2001) BK-Nr. 5101 Lebensmittelindustrie im Wandel der Zeit. In: Schwanitz HJ, Szliska C (Hrsg) Berufsdermatosen. Dutri-Verlag, München-Deisenhofen, S 6f1–6f7

Paulsen E, Christensen LP, Andersen KE (2010) Dermatitis from common ivy (Hedera helix L. subsp. helix) in Europe: past, present, and future. Contact Dermatitis 62:201–209

Peiler D, Rustemeyer T, Frosch PJ (2000a) Kunststoffe – chemische Grundlagen, Verwendung und Bedeutung als Kontaktallergene. Derm Beruf Umwelt 48:82–104

Peiler D, Rustemeyer T, Pflug B, Frosch PJ (2000b) Allergic contact dermatitis in dental laboratory technicians. Part II: Major allergens and their clinical relevance. Derm Beruf Umwelt 48:48–54

Peiler D, Pflug B, Frosch PJ (2000c) Deutsche Kontaktallergie-Gruppe: Empfehlungen für die Epikutantestung von Zahntechnikern. Derm Beruf Umwelt 48:19–20

Pontén A (2006) Formaldehyde in reusable protective gloves. Contact Dermatitis 54:268–271

Pontén A, Hamnerius N, Bruze M, Hansson C, Persson C, Svedman C, Andersson KT, Bergendorff O (2013) Occupational allergic contact dermatitis caused by sterile non-latex protective gloves: clinical investigation and chemical analyses. Contact Dermatitis 68:103–110

Proske S, Geier J, Schwanitz HJ, Uter W (2002) Kontaktallergien bei Altenpflegerinnen. Eine Analyse von Daten des Informationsverbundes Dermatologischer Kliniken 1992 bis 1998. Allergol 25: 369–373

Proske S, Brehler R, Dickel H, Eck E, Geier J, Hillen U, Koch P, Peters K-P, Rakoski J, Rothe A, Schnuch A, Szliska C, Uter W (2005) Berufsspezifische Epikutantestung in der Altenpflege. Derm Beruf Umwelt 53:50–53

Ramos L, Cabral R, Gonçalo M (2014) Allergic contact dermatitis caused by acrylates and methacrylates – a 7-year study. Contact Dermatitis 71:102–107

Ravis SM, Shaffer MP, Shaffer CL, Dehkharghani S, Belsito DV (2003) Glutaraldehyde-induced and formaldehyde-induced allergic contact dermatitis among dental hygienists and assistants. J Am Dent Assoc 134:1072–1078. Erratum in: J Am Dent Assoc 2013; 144: 576. Dehkhaghani, Seena [corrected to Dehkharghani, Seena]

Roßkamp E, Horn W, Ullrich D, Seifert B (2001) Biozidemissionen aus Dispersionsfarben. Teil 1: Emission von Isothiazolinonen. Gefahrst Reinhalt Luft 61:41–47

Rubel DM, Watchorn RB (2000) Allergic contact dermatitis in dentistry. Australas J Dermatol 41:63–69

Rustemeyer T, Frosch PJ (1996) Occupational skin diseases in dental laboratory technicians. (I). Clinical picture and causative factors. Contact Dermatitis 34:125–133

Rustemeyer T, Pilz B, Frosch PJ (1994) Kontaktallergien in medizinischen Berufen. Hautarzt 45:834–844

Schnuch A, Uter W, Geier J, Frosch PJ, Rustemeyer T (1998) Contact allergies in health care workers. Results from the IVDK. Acta Derm Venereol 78:358–363

Schnuch A, Uter W, Geier J, Lessmann H, Hillen U (2002) Kontaktallergien gegen Dispersionsfarben. Epidemiologische Überwachung durch den IVDK, Intervention des Umweltbundesamtes und erfolgreiche Primärprävention. Allergo J 11:39–47

Schubert S, Bauer A, Molin S, Skudlik C, Geier J (2017) Occupational contact sensitization in female geriatric nurses: data of the information network of departments of dermatology (IVDK) 2005–2014. J Eur Acad Dermatol Venereol 31:469–476

Schwensen JF, Menné T, Veien NK, Funding AT, Avnstorp C, Østerballe M, Andersen KE, Paulsen E, Mørtz CG, Sommerlund M, Danielsen A, Andersen BL, Thormann J, Kristensen O, Kristensen B, Vissing S, Nielsen NH, Thyssen JP, Johansen JD (2014) Occupational contact dermatitis in blue-collar workers: results from a multicentre study from the Danish Contact Dermatitis Group (2003–2012). Contact Dermatitis 71:348–355. Erratum in: Contact Dermatitis 2015: 73: 67

Sommer S, Wilkinson SM, Beck MH, English JSC, Gawkrodger DJ, Green C (2002) Type IV hypersensitivity reactions to natural rubber latex: results of a multicentre study. Br J Dermatol 146:114–117

Søsted H, Basketter DA, Estrada E, Johansen JD, Patlewicz GY (2004) Ranking of hair dye substances according to predicted sensitization potency: quantitative structure-activity relationships. Contact Dermatitis 51:241–254

Steinkjer B (1998) Contact dermatitis from cetyl pyridinium chloride in latex surgical gloves. Contact Dermatitis 39:29–30

Suuronen K, Pesonen M, Henriks-Eckerman M-L, Aalto-Korte K (2012) Triphenyl phosphite, a new allergen in polyvinylchloride gloves. Contact Dermatitis 68:42–49

Swinnen I, Ghys K, Kerre S, Constandt L, Goossens A (2014) Occupational airborne contact dermatitis from benzodiazepines and other drugs. Contact Dermatitis 70:227–232

Szliska C, Weßbecher R, Straube M (2001) BK-Nr. 5101. Medizinische Bademeister, Masseure und Physiotherapeuten. In: Schwanitz HJ, Szliska C (Hrsg) Berufsdermatosen. Dustri-Verlag, München Deisenhofen, S 6e1–6e6

Szliska C, Straube MD, Nöhle M (2001b) BK-Nr. 5101 Bäcker und Konditoren. In: Schwanitz HJ, Szliska C (Hrsg) Berufsdermatosen. Dustri-Verlag, München-Deisenhofen, S 6g1–6g12

Thyssen JP, Jensen P, Carlsen BC, Engkilde K, Menné T, Johansen JD (2009) The prevalence of chromium allergy in Denmark is currently increasing as a result of leather exposure. Br J Dermatol 161: 1288–1293

Thyssen JP, Jensen P, Lidén C, Julander A, Jellesen MS, Menné T, Johansen JD (2011) Assessment of nickel and cobalt release from 200 unused hand-held work tools for sale in Denmark – Sources of occupational metal contact dermatitis? Sci Total Environ 409:4663–4666

Tiedemann K-H, Zoellner G, Adam M, Becker D, Boveleth W, Eck E, Eckert C, Englitz H-G, Geier J, Koch P, Lessmann H, Müller J, Nöring R, Rocker M, Rothe A, Schmidt A, Schumacher T, Uter W, Warfolomeow I, Wirtz C (2002) Empfehlungen für die Epikutantestung bei Verdacht auf Kontaktallergie durch Kühlschmierstoffe. 2. Hinweise zur Arbeitsstofftestung. Derm Beruf Umwelt 50:180–189

Ulrich S, Skudlik C, John SM (2007) Occupational allergic contact dermatitis from monoethanolamine in a dental nurse. Contact Dermatitis 56:292–293

Uter W (1996) Aktuelle Allergene. In: Schwanitz HJ, Uter W, Wulfhorst B (Hrsg) Neue Wege zur Prävention – Paradigma Friseurekzem. Universitätsverlag Rasch, Osnabrück, S 68–77

Uter W, Geier J (2015) Contact allergy to acrylates and methacrylates in consumers and nail artists – data of the information network of departments of dermatology, 2004–2013. Contact Dermatitis 72: 224–228

Uter W, Geier J, Schnuch A (2000a) Current pattern and trends in sensitization to hairdressers allergens in Germany. Derm Beruf Umwelt 48:55–59

Uter W, Geier J, Schnuch A, for the IVDK study group (2000b) Downward trend of sensitization to glyceryl monothioglycolate in German hairdressers. Dermatology 200:132–133

Uter W, Schwanitz HJ, Lessmann H, Schnuch A (2001) Glyoxal is an important allergen for (medical care) cleaning staff. Int J Hyg Environ Health 204:251–253

Uter W, Gefeller O, Geier J, Lessmann H, Pfahlberg A, Schnuch A (2002a) Untersuchungen zur Abhängigkeit der Sensibilisierung gegen wichtige Allergene von arbeitsbedingten sowie individuellen Faktoren. Schriftenreihe der Bundesanstalt für Arbeitsschutz und Arbeitsmedizin, Fb 949. Wissenschaftsverlag NW, Bremerhaven

Uter W, Lessmann H, Geier J, Becker D, Fuchs T, Richter G (2002b) The spectrum of allergic (cross-)sensitivity in clinical patch testing with "*para* amino" compounds. Allergy 57:319–322

Uter W, Geier J, Pirker C, Aberer W, Kränke B, Richter G, John SM, Becker D, Koch P, Szliska C, Fartasch M, Frosch PJ for the German Contact Dermatitis Research Group (DKG) (2002c) Ammonium thiolactate and thiolactic acid: important hairdressers' allergens? Contact Dermatitis 46:242–243

Uter W, Lessmann H, Rothe A (2002d) Kreuzreaktionen/"Gruppenallergie". In: Fuchs Th, Aberer W (Hrsg) Kontaktekzem. Dustri-Verlag, München-Deisenhofen, S 10d1–10d24

Uter W, Schnuch A, Geier J, Lessmann H, Pfahlberg A, Gefeller O (2003) Assoziation zwischen Beruf und Kontaktsensibilisierung gegen den Duftstoff-Mix – Eine multifaktorielle Analyse von Daten des Informationsverbundes Dermatologischer Kliniken (IVDK). Aktuelle Derm 29:169–175

Uter W, Rühl R, Pfahlberg A, Geier J, Schnuch A, Gefeller O (2004) Contact allergy in construction workers: results of a multifactorial analysis. Ann Occup Hyg 48:21–27

Uter W, Gefeller O, John SM, Schnuch A, Geier J (2014) Contact allergy to ingredients of hair cosmetics – a comparison of female hairdressers and clients based on IVDK 2007–2012 data. Contact Dermatitis 71:13–20

Uter W, Bensefa-Colas L, Frosch P, Giménez-Arnau A, John SM, Lepoittevin JP, Lidén C, White IR, Johansen JD (2015) Patch testing with hair cosmetic series in Europe: a critical review and recommendation. Contact Dermatitis 73:69–81

Vandevenne A, Ghys K, Dahlin J, Pontén A, Kerre S (2013) Allergic contact dermatitis caused by triphenyl phosphite in poly(vinyl chloride) gloves. Contact Dermatitis 68:181–182

Weimann S, Skudlik C, John SM (2010) Allergisches Kontaktekzem bei Typ-IV-Sensibilisierung gegenüber Phthalocyanine Blue bei nachgewiesener Typ-IV-Sensibilisierung gegenüber dem blauen Vinyl-Farbstoff VYNAMON ® Blue BX FW. J Dtsch Dermatol Ges 8:820–822

Weßbecher R, Straube M, Szliska C, Schwanitz HJ (1998) Anamneseauxilium und gewerbedermatologische Beurteilung bei medizinischen Bademeistern, Masseuren und Physiotherapeuten. Hautarzt 49:912–919

7

Weßbecher R, Baur X, Moll I, Latza U (2005) Allergische und irritative Haut- und Atemwegserkrankungen bei Masseuren und medizinischen Bademeistern. Hautarzt 56:665–672

Wilkinson SM, Burd R (1998) Latex: a cause of allergic contact eczema in users of natural rubber gloves. J Am Acad Dermatol 39:36–42

Zachariae C, Engkilde K, Johansen JD, Menné T (2007) Primin in the European standard patch test series for 20 years. Contact Dermatitis 56:344–346

Zachariae CO, Agner T, Menné T (1996) Chromium allergy in consecutive patients in a country where ferrous sulfate has been added to cement since 1981. Contact Dermatitis 35:83–85

Typ-I-Diagnostik von Berufssubstanzen

Vera Mahler

Inhaltsverzeichnis

Die in diesem Kapitel dargestellten Inhalte geben die persönliche Expertenmeinung der Verfasserin wieder und dürfen nicht so verstanden oder zitiert werden, als seien sie im Namen des Paul-Ehrlich-Instituts, der Europäischen Arzneimittel-Agentur oder eines ihrer Ausschüsse oder Arbeitsgruppen geäußert worden oder gäben deren Standpunkt wieder.

C. Skudlik et al. (Hrsg.), *Berufsdermatologie*, https://doi.org/10.1007/978-3-662-50518-2_8

8.1 Auslöser und Epidemiologie beruflicher Soforttyp-Allergien

Mehr als 400 Substanzen gelten als Auslöser beruflicher Erkrankungen, denen allergische Soforttyp-Reaktionen zugrunde liegen (Raulf 2016; Kampen et al. 2000; Tarlo et al. 2008; Moscato et al. 2009). ◘ Tab. 8.1 gibt einen Überblick.

IgE-vermittelte Sensibilisierungen können perkutan, peroral und per inhalationem erworben und klinisch manifest werden: Bei inhalativer beruflicher Exposition als (arbeitsbedingte) allergische Rhinopathie und/oder allergisches Asthma, bei kutaner Exposition als Kontakturtikaria (KU) und/oder Proteinkontaktdermatitis (PKD) am Ort des Proteinkontaktes (überwiegend an den Händen; Mahler et al. 2013; Worm et al. 2021; Nicholson et al. 2010). Peroral ausgelöste arbeitsbedingte Symptome sind selten und kommen in der Praxis fast nur bei Köchen vor, bei deren beruflicher Tätigkeit perorale Allergenexposition beim Abschmecken berufsimmanent ist. Durch berufliche Exposition ausgelöste anaphylaktische Systemreaktionen sind selten.

8

Nach einer Auswertung des deutschsprachigen Anaphylaxie-Registers (Worm et al. 2014) betrug der Anteil der am Arbeitsplatz stattgehabten schweren Allergiefälle (Grad III und IV nach Ring und Messmer) im Zeitraum von 7/2007–3/2015 1,3 % (n = 87 aus n = 6365 des Gesamtkollektivs); 68/87 dieser Anaphylaxiefälle wiesen Haut-/Schleimhauterscheinungen auf, wovon n = 19 (0,3 % des Gesamtkollektivs) im Zusammenhang standen mit Proteinen, die als KU-Auslöser (Gruppe I-IV) bekannt sind (Süß et al. 2019).

Die häufigsten Auslöser arbeitsplatzbezogener schwerer allergischer Reaktionen sind Hymenopterenstiche und Naturgummilatex, weniger häufig Nahrungsmittel, Medikamente, Bisse von Insekten, Säugetieren oder Schlangen sowie Chemikalien (Siracusa et al. 2015; Knight und Jeebhay 2008).

In der Allgemeinbevölkerung sind KU und PKD auf Nahrungsmittelallergene sehr selten, in den Nahrungsmittel verarbeitenden Berufen ist der Anteil von PKD und KU je nach Beruf und Kollektiv deutlich höher (1,5–20 %; Mahler et al. 2013; Bauer et al. 2018; Vester et al. 2012b; Gimenez-Arnau et al. 2010). Im Finnischen Berufskrankheiten-Register machten KU und PKD 11 % aller anerkannten Fälle von berufsbedingten Hautkrankheiten im Untersuchungszeitraum (2005–2016) aus. Zu den Berufen mit der höchsten Inzidenz von KU/PKD gehörten Bäcker, Köche, Landwirte und Landarbeiter, Tierärzte, Gärtner und Friseure. Die häufigsten Auslöser waren Rinderepithelien sowie Mehl und Getreide, gefolgt von Naturgummilatex und anderen Lebensmitteln (Pesonen et al. 2020).

Fast die Hälfte der Patienten (46 %) mit berufsbedingter KU/PKD litt gleichzeitig an einer berufsbedingten Atemwegserkrankung auf dieselben Allergenquellen (Helaskoski et al. 2017).

Praxistipp

Patienten mit KU/PKD sollten immer nach Atemwegssymptomen gefragt werden, und Präventivmaßnahmen am Arbeitsplatz sollten sowohl den Schutz der Haut als auch der Atemwege umfassen (Helaskoski et al. 2017).

Die Prävalenz arbeitsbedingter asthmatischer Erkrankungen bei exponierten Beschäftigten liegt zwischen 1 % und 20 % und ist besonders hoch unter Bäckern (Baur et al. 2011; Raulf-Heimsoth et al. 2009, 2012). In Deutschland ist Mehlstauballergie auf Weizen- und Roggenmehl die häufigste Ursache beruflich bedingter allergischer obstruktiver Atemwegserkrankungen (Raulf-Heimsoth et al. 2009, 2012). Bei asthmatischen Bäckern mit Sensibilisierung nach inhalativer Exposition haben andere Allergene eine Bedeutung, als bei Personen mit oral erworbener weizeninduzierter Nahrungsmittelallergie oder Kreuzreaktion auf Graspollenallergene (Raulf-Heimsoth et al. 2009, 2012; Sander et al. 2015). Für die meisten Allergenquellen

Tab. 8.1 Übersicht hoch- und niedermolekularer Arbeitsstoffe als Auslöser von Soforttyp-Allergien (modifiziert nach Mahler und Drexler 2004)

Arbeitsstoff	Molekulargewicht	Arbeitsbereich
Naturgummilatex	Hochmolekular	Gesundheitswesen; Arbeiten mit Schutzhandschuhen
Mehle, Kleie	Hochmolekular	Bäckereibetriebe
Enzyme (Amylase, Proteasen, Papain, Subtilisin, Pankreatin, Trypsin, Pektinase)	Hochmolekular	Bäckereibetriebe; Molkerei; fleischverarbeitende Betriebe; Tierfutterindustrie; Labore; pharmazeutische Industrie; Papierherstellung; Waschmittelindustrie; Textilherstellung; Obstverarbeitung
Blütenpollen, Pflanzenbestandteile, Hölzer, pflanzliche Nahrungsmittel, pflanzliche Verdickungsmittel (z. B. Gummi arabicum [E414]; Johannisbrotbaummehl [E410]), Mehle, Tabakblätter, Tee, grüne Kaffeebohne, Kakaobohne, Rhizinusbohne	Hochmolekular	Anbau und Verarbeitung (Gärtnerei; Landwirtschaft; Plantage, Lagerarbeit etc.)
Henna	Hochmolekular	Friseurbetriebe
Tierhaare, -federn, -harnproteine, tierische Nahrungsmittel	Hochmolekular	Landwirtschaft; Nahrungsmittelverarbeitung; Veterinärwesen; Versuchstierlabors; Zoologie
Schimmelpilzsporen	Hochmolekular	Als Verunreinigung in Abfallwirtschaft; Landwirtschaft; Schreinereien; Pelzbearbeitung
Hausstaub- und Vorratsmilben	Hochmolekular	Landwirtschaft- und Futtermittel
Bienenmilben, Bienengift	Hochmolekular	Imkerei
Rote Spinnmilben	Hochmolekular	Obstanbau
Insekten (Fliegen, Schaben; Mehlwurm, Mehlmotte etc.)	Hochmolekular	Zucht; Futter- u. Nahrungsmittelindustrie
Diisocyanate (Toluylendiisocyanat, Diphenylmethandiisocyanat, Hexamethylendiisocyanat) und -derivate	Niedermolekular	Polyurethanschaum für Füllungen, Wärmedämmungen; Bodenabdichtungen; Beschichtungen; Lacke; Klebstoffe; Automobilteile
Kolophoniumdämpfe	Niedermolekular	Lötarbeitsplätze u. a.
Säureanhydride	Niedermolekular	Glasfaser-verstärkte Kunst-stoffe, Anstrichharze u. a.
Metallsalze	Niedermolekular	Katalysatorenherstellung, Schweißen, Elektroindustrie, Galvanisierbetriebe, Zementherstellung etc.
Persulfate (z. B. Ammoniumpersulfat)	Niedermolekular	Friseurbetriebe, chemische Industrie
Pharmazeutika	Niedermolekular	pharmazeutische Industrie

ist noch nicht geklärt, inwieweit dieselben oder unterschiedliche Nahrungsmittelallergene allergische Symptome nach oraler *versus* inhalativer oder kutaner Exposition auslösen (Raulf-Heimsoth et al. 2009; Raulf 2016).

8.2 Arbeitsbedingte Typ-I-Allergien: Manifestationsformen und Berufskrankheiten

Während arbeitsbedingte inhalative Symptome auf Berufsallergene (allergische Rhinopathie und/oder allergisches Asthma) zu Berufskrankheiten (BK) 4301 ([1]) führen können, können IgE-vermittelte kutane Hautsymptome (Kontakturtikaria, Proteinkontaktdermatitis) in einer BK 5101 ([2]) resultieren, sofern neben einer beruflichen Verursachung oder Verschlimmerung die übrigen sozialrechtlichen Voraussetzungen erfüllt sind (Herloch und Elsner 2021).

Durch Arbeitsstoffe ausgelöste IgE-vermittelte Haut- und Atemwegserkrankungen erfordern einen Schutz der Beschäftigten vor Exposition und Sensibilisierung durch Minimierung der arbeitsbedingten Gesundheitsgefährdungen als Maßnahme der Primär-, Sekundär- und Tertiärprävention (Adisesh et al. 2013; Raulf-Heimsoth et al. 2009). Diesbezüglich wird auf entsprechende berufsdermatologische und arbeitsmedizinische Leitlinien und Empfehlungen verwiesen (Adisesh et al. 2013; Baur et al. 2011; DGUV 2017; van Kampen et al. 2013; Moscato et al. 2009, 2012; Nicholson et al. 2010; Vester et al. 2012b).

Zur Optimierung von Präventionsmaßnahmen soll die zuständige Berufsgenossenschaft frühzeitig über den Krankheitsverdacht informiert werden – bei Hautsymptomen in der Regel mittels Hautarztbericht, bei inhalativer Symptomatik mittels Berufskrankheitenanzeige. Sind durch Allergenkarenz oder Expositionsreduktion, technische und organisatorische Maßnahmen oder persönliche Schutzausrüstung die Hautsymptome nicht innerhalb von 6 Monaten zu kontrollieren, ist das versicherungsrechtliche Kriterium der „Schwere" erfüllt und eine BK-Anzeige erforderlich. Bei Hautsymptomen wird nur in Ausnahmefällen bereits bei Erstvorstellung (etwa bei einem Koch mit Kontakturtikaria und gesicherter Typ-I-Allergie auf Fisch mit Mundschleimhaut-Beteiligung) das versicherungsrechtliche Kriterium der Schwere vorliegen: In diesen Fällen soll anstelle eines Hautarzt-Erstberichtes bereits eine Berufskrankheiten-Anzeige erfolgen.

Darüber hinaus können bei beruflichen Typ-I-Allergien bei bestimmten Konstellationen (Einwirken des schädigenden Ereignisses während nur einer einzelnen Arbeitsschicht) selten die Bedingungen eines Arbeitsunfalls erfüllt sein, wie bei Insektenstichen bei einer Verrichtung, die der versicherten Tätigkeit zuzurechnen ist. Dies ist regelmäßig nicht der Fall, wenn der Versicherte in einer Arbeitspause gestochen wird (Skudlik et al. 2012).

In die Bewertung der Minderung der Erwerbsfähigkeit (MdE) geht bei arbeitsbedingten Typ-I-Allergien neben dem Ausmaß der klinischen Erscheinungen (Von Krogh und Maibach 1981) auch der Anteil der durch die Allergie verschlossenen Arbeitsplätze auf dem allgemeinen Arbeitsmarkt ein (DGUV 2017; Nowak et al. 2004). Es kann vorkommen, dass durch Arbeitsstoffe gleichzeitig berufliche Haut- und Atemwegssymptome ausgelöst werden. Da es sich um ein einheitliches allergisches Krankheitsgeschehen mit Symptomen an verschiedenen Organen handelt, ist bei dieser Konstellation gestützt auf die BK-Nr. 5101 und BK-Nr. 4301 eine Gesamt-MdE unter Berücksichtigung der Auswirkungen der Allergie zu bilden (Nowak et al. 2004; Skudlik et al. 2010; DGUV 2017). Derartige Konstellationen werden versicherungsrechtlich als Systemerkrankung bezeichnet (Verweis ► Abschn. 4.8).

1 durch allergisierende Stoffe verursachte obstruktive Atemwegserkrankungen (einschließlich Rhinopathie).

2 Schwere oder wiederholt rückfällige Hauterkrankungen.

8.2.1 Kontakturtikaria

Bei der KU treten innerhalb von wenigen Minuten Quaddeln im Kontaktareal zum Auslöser (wie pflanzliche oder tierische Proteine, aber auch Chemikalien) auf (Gimenez-Arnau et al. 2010; Helaskoski et al. 2015; Grattan und Mahler 2021). Eine ausführliche Übersicht über chemische Stoffe mit niedrigem Molekulargewicht (LMW), einschließlich Arzneimitteln, die unmittelbare nichtimmunologische, immunologische oder nicht klassifizierte Hautreaktionen hervorrufen, ist in (Gimenez-Arnau 2018) enthalten. Die Pathomechanismen der Auslösung von Sofortreaktionen durch Chemikalien sind zum Großteil noch ungeklärt (Helaskoski et al. 2015; Mahler und Drexler 2004).

Die IgE-vermittelte KU auf hochmolekulare Allergene (Proteine) ist von einer nichtimmunologischen KU (NIKU), beispielsweise durch Benzoesäure, Natriumbenzoat, Sorbinsäure, Abietinsäure, Nikotinsäureester, Zimtsäure, Zimtaldehyd oder Perubalsam, zu unterscheiden (Mahler 2021) (◘ Abb. 8.1). Letztere bleibt in der Regel auf das Kontaktareal beschränkt, bei IgE-vermittelter KU können systemische Manifestationsformen auftreten (Krogh und Maibach 1981). Weitere potenzielle Auslöser einer NIKU sind neben Duft- und Geschmacksstoffen Produkte tierischer Herkunft (z. B. Arthropodenstiche, Raupenhaare, Quallen, Fisch), Pflanzenbestandteile (z. B. Brennnessel), Metalle, Konservierungsmittel oder Medikamente (Lahti 1980; Grattan und Mahler 2021).

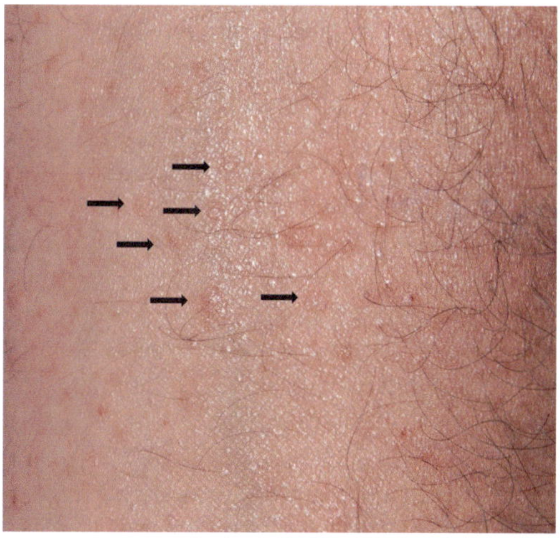

◘ **Abb. 8.1** Nichtimmunologische Kontakturtikaria (NIKU) aerogen ausgelöst durch ein Zimtaldehyd-(INCI: Cinnamal-)haltiges Haarspray. Provokationstest: gruppierte bis Stecknadelkopf große Quaddeln

Eine durch oralen Allergen- oder Pseudoallergenkontakt (Konservierungsmittel/Farbstoffe) ausgelöste arbeitsabhängige generalisierte Urtikaria ist theoretisch bei Köchen durch orale Exposition beim Abschmecken denkbar, entsprechende Fälle wurden jedoch bisher nicht publiziert. Zur Diagnosesicherung wäre in einem derartigen Fall nach entsprechenden Hauttests und Serum-IgE-Bestimmungen eine orale Provokationstestung sinnvoll (Reese et al. 2008; Jäger und Wüthrich 2002). Berufsunabhängige induzierbare Urtikaria und chronisch spontane Urtikaria sollen bei der berufsdermatologischen Abklärung differentialdiagnostisch erwogen und ausgeschlossen werden (Zuberbier et al. 2022).

8.2.2 Proteinkontaktdermatitis

Die PKD tritt als ekzematöse Reaktion nach Hautkontakt zu bestimmten Proteinen vorwiegend an den Händen auf. Sie kann sich mit und ohne begleitende Sofortreaktion (in Form von Urticae oder Vesiculae) manifestieren. Auslöser sind hochmolekulare Proteine, die vier Gruppen zugeordnet werden: pflanzliche Proteine, tierische Proteine, Körner/Getreide und Enzyme (Hjorth und Roed-Petersen 1976; Mahler et al. 2013). Die Exposition ist in der Mehrheit der Fälle beruflicher Natur (etwa in der nahrungsmittelverarbeitenden Industrie; Hjorth und Roed-Petersen 1976; Mahler et al. 2013, Vester et al. 2012a), die Prognose bezüglich erfolgreicher beruflicher Rehabilitation ist ungünstiger als bei Handekzemen anderer Genese (Vester et al. 2012b). 66 % der Patienten mit PKD litten 7–14 Jahre nach Diagnosestellung noch immer an Symptomen einer PKD (Susitaival et al. 2014).

Trotz der ekzematösen Morphe der Erkrankung sind Epikutantestresultate meist wegen zu geringer Allergenpenetration am

Testort negativ. Zum Nachweis einer PKD sind anamnesebasierte Prick- und Epikutantestung mit dem proteinhaltigen Nativmaterial, mit dem der Betroffene händischen Umgang hat, erforderlich. Zusätzlich sind spezifische IgE-Bestimmungen notwendig. An den Händen als Hauptmanifestationsort besteht häufig eine atopische oder irritative Vorschädigung, die eine Proteinpenetration begünstigt. 34 % der Patienten mit PKD und/oder KU aus dem berufsdermatologischen Kollektiv des Finnish Institut of Occupational Health (FIOH) litten zusätzlich an irritativen oder kontaktallergischen Ekzemen (Susitaival et al. 2014). Trotz des ekzematösen Erscheinungsbildes basiert die Diagnosestellung einer PKD in den meisten Fällen auf einer positive Sofortreaktion im Pricktest, positiven in vitro IgE-Befunden und einer positiven (Re-) Expositionsanamnese (Hjorth und Roed-Petersen 1976; Mahler et al. 2013; Vester et al. 2012a; Bauer et al. 2018).

8.2.3 Allergische Rhinopathie und allergisches Asthma bronchiale

Es wird geschätzt, dass bei 25 % aller Erwachsenen mit Asthma berufliche Einflussfaktoren im Sinne arbeitsbedingter Verursachung oder Verschlimmerung vorliegen (Tarlo et al. 2008). Allergische Rhinopathie und/oder Asthma können auch begleitend bei KU oder PKD vorkommen, wobei inhalative Begleitsymptome häufiger bei KU als bei PKD auftraten (Helaskoski et al. 2017; Susitaival et al. 2014). Aktive Nachfrage bezüglich inhalativer Begleitsymptome ist bei der berufsdermatologischen Abklärung von KU/PKD notwendig.

Es können sowohl ärztlich kontrollierte Allergenkarenz und Reexposition, als auch arbeitsplatzbezogene Provokationstestungen zur Diagnosesicherung erforderlich sein. Der spezifische inhalative Provokationstest ist das Goldstandard-Verfahren für viele Auslöser des Berufsasthmas (Baur et al. 2011). Ein negatives Ergebnis des spezifischen inhalativen Provokationstests oder einer Exposition am Arbeitsplatz reicht allerdings nicht aus, um die Diagnose arbeitsbedingtes Asthma bei anderweitig guter Evidenz auszuschließen (Baur et al. 2011; Raulf-Heimsoth et al. 2012; Moscato et al. 2012). Bezüglich weiterführender diagnostischer Maßnahmen, therapeutischer Maßnahmen und Nutzen verschiedener Management-Optionen bei manifester arbeitsbedingter allergischer Rhinopathie und obstruktiver Atemwegserkrankung wird auf die Leitlinie Prävention arbeitsbedingter obstruktiver Atemwegserkrankungen (Baur et al. 2011) verwiesen.

8.3 Diagnostische Verfahren

Praxistipp

Bei Verdacht auf IgE-vermittelte arbeitsplatzbezogene allergische Erkrankungen – insbesondere arbeitsbedingter Rhinopathie/Asthma- soll die Diagnostik frühzeitig erfolgen, solange der Patient den Arbeitsplatz noch nicht aufgegeben hat (Baur et al. 2011; Nowak et al. 2004).

Die Stufendiagnostik umfasst Anamnese, Pricktest und/oder Intrakutantest (bei PKD zusätzlich Epikutantest), spezifische IgE-Bestimmung in vitro und Expositionstests (Mahler 2020; Mahler et al. 2013; Moscato et al. 2009, 2012; Nicholson et al. 2010; Raulf-Heimsoth et al. 2012). Da Extrakte für beruflich relevante Nahrungsmittlelallergene häufig fehlen oder nicht ausreichend standardisiert sind, kann sich die in-vivo- und in-vitro-Diagnostik schwierig gestalten (Raulf-Heimsoth et al. 2009, 2012). Sensitivität und Spezifität variieren bei den derzeit verfügbaren Berufsallergenen je nach Allergenquelle und -Testlösung teils erheblich (van Kampen et al. 2013a, b). Sowohl falsch-negative Befunde, als auch falsch-positive Befunde kommen bei Hauttestung und der in-vitro-IgE-Bestimmung vor und müssen bei der Relevanzbeurteilung kritisch geprüft werden (Mahler 2020). Pricktestlösungen unterschiedlicher Hersteller sollen parallel getestet werden (van Kampen et al. 2013). Zum Nachweis von Kontakturtikaria und PKD auf instabile Nahrungsmittelallergene soll ein Pricktest mit frischem Material durchgeführt werden (Mahler und Drexler 2004; Mahler et al. 2013). Ein positives Testergebnis weist zunächst nur eine Sensibilisierung nach, deren klinische Relevanz in Zusammenschau mit der Anamnese und der bestehenden arbeitsplatzbezogenen Exposition beurteilt werden muss, um die Diagnose einer klinisch manifesten Allergie auf Arbeitsstoffe zu stellen. Die Diagnosesicherung kann sowohl ärztlich kontrollierte Allergenkarenz und Reexposition, als auch arbeitsplatzbezogene Provokationstestungen erfordern.

8.3.1 In-vivo-Testverfahren

Das Prinzip der Hauttests bei IgE-vermittelter Soforttyp-Allergie besteht darin, das Allergen an die in der Dermis befindlichen, IgE-tragenden Mastzellen heranzubringen (Rueff et al. 2011). Bei Mastzellaktivierung kommt es zur Freisetzung von Mediatoren. Die im Wesentlichen durch Histamin ausgelöste sichtbare Testreaktion zeigt sich als Quaddel und Rötung (Rueff et al. 2011).

Die Indikation zum Hauttest auf Arbeitsstoffe ergibt sich bei Verdacht auf eine arbeitsabhängige allergische Erkrankung vom Soforttyp und PKD, an der IgE-vermittelte Mechanismen beteiligt sind. Auch bei der Abklärung vermutlich pseudoallergischer Reaktionen sollte auf Hauttests nicht verzichtet werden, da in Einzelfällen doch ein immunologischer Mechanismus möglich ist (Rueff et al. 2011).

Systemische Reaktionen bei Hauttests sind sehr selten (Rueff et al. 2011). Für diesen Fall muss eine Notfallversorgung verfügbar sein.

Praxistipp

Vor der in-vivo-Diagnostik ist die Testfähigkeit des Patienten zu überprüfen. Ein Asthma bronchiale ist vor einem Test optimal einzustellen (FEV_1 [forcierte Einsekundenkapazität] >70 % Sollwert).

Bei schlechter Lungenfunktion sollten vor und über sechs Stunden nach der Testung Peakflow-Kontrollen vorgenommen werden.

Relative Kontraindikationen sind Hautkrankheiten im Testfeld, deutlich beeinträchtigter Allgemeinzustand, schweres, therapeutisch nicht adäquat eingestelltes Asthma bronchiale. Ein erhöhtes Risiko für eine systemische anaphylaktische Reaktion bei der In-vivo-Diagnostik wurde bei Behandlung mit Betablockern und Schwangerschaft beschrieben, eine Umsetzung des Medikamentes oder Verlegen des Testzeitpunktes wurden empfohlen (Rueff et al. 2011). Auswaschphasen von Arzneistoffen, die das Testergebnis der In-vivo-Diagnostik möglicherweise verfälschen, sowie eine Refraktärperiode von etwa einer Woche nach akuter anaphylaktischer Reaktion sind zu berücksichtigen (Rueff et al. 2011; Bousquet et al. 2012).

Hauttests werden an der Volarseite der Unterarme durchgeführt, beim schmerzhafteren Intrakutantest ist auch der weniger empfindliche Rücken geeignet (Rueff et al. 2011). Positiv- und Negativkontrollen sind bei der Hauttestung unverzichtbar: 0,9 % Natriumchlorid als Negativkontrolle und 1,0 % Histaminhydrochlorid als Positivkontrolle im Pricktest, 0,01 % Histaminhydrochlorid als Positivkontrolle im Intrakutantest (Mahler 2020). Zunächst sollen immer Tests mit standardisierten Extrakten vorgenommen werden. Die Zusammensetzung und Standardisierung der Testlösungen sind entscheidend für die Sensitivität, Spezifität und Reproduzierbarkeit der Testergebnisse (Rueff et al. 2011; van Kampen et al. 2013a, b).

Auf andere Testsubstanzen soll nur dann ausgewichen werden, wenn standardisierte Testallergene nicht verfügbar sind oder Tests mit ihnen nicht weiterführten (Rueff et al. 2011). Testungen mit selbstzubereiteten patienteneigenen Kontaktstoffen sind nach § 67 AMG bei der zuständigen Länderbehörde anzeigepflichtig (Mahler 2019; Mahler et al. 2017). Bei schweren Reaktionen in der Anamnese oder bei Tests mit potenten Allergenen können Schwellentests mit ansteigenden Allergenkonzentrationen angezeigt sein. Kommt es zu einer Testreaktion gegen selbstzubereitetes Testmaterial, so wäre eine Testung von Kontrollpersonen wünschenswert, um unspezifische Reaktionen auszuschließen, dies ist jedoch unter geltenden AMG-Bedingungen und ethischen Gesichtspunkten in der Regel nicht umsetzbar.

Pricktest

Sofern Hauttests in Betracht kommen, ist der Pricktest aufgrund der guten Reproduzierbarkeit der Testergebnisse, der guten Korrelation mit der klinischen Reagibilität und des geringen Risikos systemischer Reaktionen die Methode der ersten Wahl (Rueff et al. 2011; Mahler 2020). Der Testumfang bezieht sich – sofern nicht mit dem Unfallversicherungsträger im Einzelfall anders vereinbart – auf das abzuklärende berufliche Tätigkeitsfeld (DGUV-Verfahrensbeschreibung) (DGUV u. SVLFG (2014)).

Praxistipp

Eine orientierende Atopie-Diagnostik (beispielsweise Pricktestung mit bis zu 14 ubiquitären Allergenen, Gesamt-IgE-Bestimmung, spezifischer IgE-Suchtest) kann erforderlich sein und sollte leitliniengemäß erfolgen. Bei Verdacht auf eine arbeitsbedingt verursachte Kontakturtikaria oder Proteinkontaktdermatitis können ergänzende Testungen (Hauttestungen, spezifische IgE-Bestimmungen) notwendig sein (DGUV-Verfahrensbeschreibung) (DGUV u. SVLFG (2014)).

Die Diagnostik arbeitsbedingter, ausschließlich die Atemwege betreffender Erkrankungen kann nicht im Rahmen des Hautarztverfahrens erfolgen; hier muss eine BK-Anzeige (BK 4301/4302) erstattet werden (DGUV-Verfahrensbeschreibung) (DGUV u. SVLFG (2014)).

Pricktests zur Diagnostik beruflicher Typ-I-Allergien sollen mit einer jeweils frischen Metalllanzette, sofern möglich als Dublette (als zweimalige Testung derselben Testlösung) durchgeführt werden (van Kampen et al. 2013). Ein Tropfen der Testlösung wird mit einer Pipette oder einem anderen Applikator auf die Haut aufgebracht und durch den Tropfen hindurch die Haut oberflächlich angestochen, eine Blutung sollte dabei nicht auftreten (Rueff et al. 2011; Mahler 2020). Die Ablesung erfolgt 15–20 min nach Abwischen des verbliebenen Testmaterials (Rueff et al. 2011; Bousquet et al. 2012). Anders als beim Hauttest mit Aeroallergenen sind bei der Hauttestung mit Arbeitsstoffen bereits kleinere Quaddeldurchmesser hinweisgebend auf eine relevante Testreaktion (van Kampen et al. 2013a, b)

Praxistipp

Sofern bei der Hauttestung als Dublette reproduzierbar, sollen bei negativer Negativkontrolle auch Quaddeln mit einem geringen Quaddeldurchmesser (≥1,5 mm) als positiv bewertet und serologisch bestätigt werden (van Kampen et al. 2013a).

Der Prick-zu-Prick-Test wird vor allem in der Typ-I-Diagnostik von Allergien gegenüber Nahrungsmitteln angewendet. Dabei wird mit der Lanzette in das allergenhaltige, nicht aufbereitete Nativmaterial gestochen und anschließend mit dieser Lanzette ein Prick-Test vorgenommen. Spuren des Materials, die an der Lanzettenspitze haften, können eine Testreaktion auslösen (Rueff et al. 2011).

Im Fall einer positiven Testreaktion im Pricktest oder Prick-zu-Prick-Test sind durch Bezug auf die Anamnese und gegebenenfalls durch Provokationstests klinisch relevante von irrelevanten Testreaktionen zu unterscheiden. Aus einer klinisch stummen Sensibilisierung ergibt sich in aller Regel keine praktische Konsequenz (Rueff et al. 2011).

Intrakutantest

Der Intrakutantest ist sensitiver als der Pricktest und soll vor allem dann vorgenommen werden, wenn der Pricktest unauffällig ist (Rueff et al. 2011; Mahler 2020).

Einige Untersuchungen haben für Prick- und Intrakutantests eine gleich gute Sensitivität gezeigt, sofern für den Pricktest ausreichend hohe Testkonzentrationen verwendet wurden. In anderen Studien konnten im Pricktest nicht erfassbare Sensibilisierungen mit dem Intrakutantest nachgewiesen werden oder der Durchmesser der Hauttestreaktionen war im Intrakutantest größer (Rueff et al. 2011). Die Allergenkonzentration von Lösungen für den Intrakutantest liegt üblicherweise um den Faktor 100–1000 niedriger als bei Pricktestlösungen. Je nach Allergen kann der Verdünnungsfaktor zwischen 1:10 bis zu 1:30000 betragen (Rueff et al. 2011).

Die Testlösung wird in eine sterile Tuberkulinspritze aufgezogen und 0,02–0,05 ml davon streng intrakutan mit einer 21G-Kanüle injiziert (Rueff et al. 2011; Mahler 2020). Mit dem injizierten Volumen soll an der Hautoberfläche eine im Durchmesser etwa 3 mm große Quaddel gesetzt werden. Die Testlösung muss steril, farblos und zur intrakutanen Anwendung geeignet sein (Rueff et al. 2011; Mahler 2020). Die Anforderungen an Testlösungen für den Intrakutantest unterscheiden sich von Pricktestlösungen: Die meisten Pricktestlösungen einhalten 50 % Glycerin, welches bei Anwendung im Pricktest keine Irritation hervorruft, jedoch bei intrakutaner Injektion irritierend ist. Der Glycerinanteil der im Intrakutantest eingesetzten Testlösungen soll daher 2 % nicht übersteigen (Mahler 2020). Als positive Testreaktion gilt beim Intrakutantest mit Aeroallergenen ein Quaddeldurchmesser von ≥ 5 mm, bei der Testung mit Arbeitsstoffen kann bereits ein geringerer Quaddeldurchmesser hinweisend auf eine Sensibilisierung sein; die Negativkontrolle dient dem Vergleich. Für jeden einzelnen Test an einem Patienten müssen eine neue Spritze und eine neue Kanüle verwendet werden, um Allergenverschleppung zu vermeiden.

Scratchtest und Scratch-Chamber-Test

Beim Scratchtest wird zum Einbringen des Allergens in die Haut des Unterarms eine etwa 5 mm lange oberflächliche, nicht blutende Kratzwunde gesetzt und die Testlösung danach aufgetropft (Rueff et al. 2011). Zur Intensivierung der Penetration wird beim Scratch-Chamber-Test das Testareal anschließend für 20 min mit einer Testkammer bedeckt; die Ablesungen erfolgen nach 20, 40 sowie 60 Minuten. Belege für eine höhere Sensitivität des Scratch-Chamber-Tests mit 20-minütiger Kammerexposition bei der Testung von Aeroallergenen fanden sich nicht (Osterballe et al. 2003).

Praxistipp

Aufgrund häufiger unspezifischer oder schwer interpretierbarer Reaktionen (wegen der im Vergleich zum Pricktest größeren mechanischen Irritation), schlechter Reproduzierbarkeit und erhöhten Risikos systemischer Reaktionen wird der Scratchtest zur Abklärung beruflicher Typ-I-Allergien nicht empfohlen.

Der Scratch-Chamber-Test (Epikutan- auf Scratchtest), bei dem das Testareal anschließend von einer Testkammer für 24 h bedeckt wird, wird manchmal in der Diagnostik der PKD eingesetzt (Mahler et al. 2013). Ob dieses Testverfahren gegenüber dem Epikutantest (Mahler et al. 2019) und Abrisstest (Dickel et al. 2011) bezüglich Sensitivität und/oder Spezifität vorteilhaft bei der Diagnostik einer arbeitsbedingten PKD auf Nahrungsmittelallergene ist, bleibt zu klären (Mahler et al. 2013).

Epikutantest mit Sofortablesung

Beim Epikutantest zum Nachweis von Typ-IV-Allergien wird das Testmaterial 24–48 h belassen (Mahler et al. 2019). Beim Epikutantest mit Sofortablesung zum Nachweis von Sofortreaktionen wird das Testmaterial offen oder unter einer gebräuchlichen Epikutantestkammer okklusiv für 20 min auf die Haut aufgebracht und danach entfernt (Rueff et al. 2011). Die Methode erlaubt Tests mit unterschiedlichem, auch wenig oder nicht aufbereitetem Material, wie Flüssigkeiten, Salbenzubereitungen oder festen Gegenständen. Epikutantests mit Sofortablesung sollten vor allem dann vor einem Pricktest durchgeführt werden, wenn schwere Reaktionen auf ein Allergen aufgetreten sind, das in Ermangelung standardisierter Testextrakte nativ getestet werden muss (Rueff et al. 2011). Insbesondere zum Nachweis von KU, auch einer NIKU, kann der Epikutantest mit Ablesung nach 20 min diagnostisch wegweisend sein.

Reibtest (Offener Anwendungstest)

Beim Reibtest wird zumeist natives Material unter Ausübung leichten Druckes mehrmals (zumeist 10 Mal) auf einem etwa 5 × 5 cm großen Areal in die Haut gerieben und nach 20 und 40 Minuten abgelesen. Der Test wird bei anamnestisch ausgeprägten Reaktionen vor der Pricktestung oder nach positiver Pricktestung zur Überprüfung klinischer Relevanz auf intakter Haut durchgeführt und ist auch zur Diagnose der KU geeignet (Rueff et al. 2011; Helaskoski et al. 2009). Er wird manchmal auch mit Arbeitsstoffen in nichttoxischer Anwendungskonzentrationen vom Arbeitsplatz durchgeführt (Helaskoski et al. 2009). Als Negativkontrolle wird beim Reibtest ein mit physiologischer Kochsalzlösung getränkter Tupfer mit vergleichbarer Intensität und Dauer auf der Haut gerieben.

Bei Fehlen einer Reaktion am Testort (Unterarminnenseite) kann er manchmal in früher erkrankten Arealen (beispielsweise Handrücken) positiv ausfallen. Vorteile des Reibtests sind die geringe Belastung des Patienten und die hohe Spezifität, Nachteil eine geringe Sensitivität (Rueff et al. 2011).

8.3.2 In-vitro-Testverfahren

Die Bestimmung des spezifischen IgE im Serum und die Hauttestung sind in der Allergie-Diagnostik grundsätzlich als gleichwertig zu betrachten (Renz et al. 2010), sofern das Ausgangsmaterial (Allergenextrakt) in seiner Zusammensetzung identisch ist.

Bezüglich der Indikation und Bestimmungsmethoden wird auf die entsprechende Leitlinie verwiesen (Renz et al. 2010)

Die Bestimmung des spezifischen IgE auf Berufsstoffe ist zusätzlich zum Hauttest zur Bestätigung der Befunde indiziert (van Kampen et al. 2013), ebenso wenn Testallergene für die Hauttestung nicht verfügbar sind. Kommerzielle Verfahren zur In-vitro-Bestimmung des allergen-spezifischen IgE gibt es für viele hochmolekulare und eine geringe Anzahl niedermolekularer Berufsallergene bei verschiedenen Anbietern (ohne Anspruch auf Vollständigkeit):

- Thermo Fisher Scientific (Phadia GmbH), Freiburg, Deutschland (ImmunoCAP-System^{TM}: Allergen Festphase-gebunden); ► www.phadia.com;
- Hycor Biomedical Inc., Lohfelden, Deutschland (Ultra-Sensitive EIA System^{TM}: Allergen Festphase-gebunden); ► www.hycorbiomedical.com;
- Siemens Heathcare Diagnostics, Eschborn, Germany (Immulite-System^{TM}: Allergen in der flüssigen Phase); ► www.siemens-healthineers.com;
- Immunolab Clinical Diagnostics GmbH, Kassel (ehemals Omega Diagnostics GmbH, Reinbek), Deutschland (Allergozyme IgE ^{TM}: Allergen Festphase-gebunden); ► www.immunolab-clinical.de;
- Dr. Fooke Laboratorien, Neuss, Deutschland (EAST (Enzyme Allergo Sorbent-Test): Allergen Festphase-gebunden; Allergo-o-liq^{TM} (Reversed Enzyme Allergo Sorbent Test" (REAST)): Allergen in der flüssigen Phase); ► www.fooke-labs.com

Die Ergebnisse der unterschiedlichen Testsysteme sind aufgrund unterschiedlicher Extrakte, Testverfahren und Reaktionslösungen nicht unmittelbar vergleichbar. Auch niedrigtitrig nachweisbares spezifisches IgE (≥ 0,11 kU/l) auf Berufsallergene kann klinisch relevant sein.

Für neue Allergene, für die keine kommerziellen In-vitro-Tests zu Verfügung stehen, sind eine individuelle Kopplung (zum Beispiel mittels Streptavidin ImmunoCAP) (Sander et al. 2005) oder Immunoblot-Untersuchungen mit Nitrozellulose-geblotteten Extrakten in spezialisierten Zentren möglich.

Praxistipp

Bei der In-vitro-IgE-Diagnostik mit natürlichen Allergenextrakten ist zu beachten, dass diese (beispielsweise Naturgummilatex, Hölzer, Insektengifte) Allergene mit kovalent-gebundenen kreuzreaktiven Kohlenhydratseitenketten (cross-reactive carbohydrate determinants, CCD), vornehmlich Xylose und core-3-Fukose, enthalten.

Gegen diese sind bei ca. 20 % der Patienten spezifische IgE gerichtet. Diese lösen jedoch in den meisten Fällen keine klinisch relevante Kreuzvernetzung und keine allergischen Symptome aus, ergeben aber in vitro hohe messbare IgE-Konzentrationen (Mahler 2020). Zur Differenzierung zwischen klinisch relevanter IgE-Bindung und klinisch nichtrelevanter In-vitro-CCD-Bindung ist eine parallele In-vitro-IgE-Bestimmung auf charakteristische CCD-Marker (Bromelain, Meerrettichperoxidase, Raps und MUXF3) und Pricktestung der zur Abklärung stehenden Allergenquellen sinnvoll.

Neben Extrakten berufsrelevanter Allergenquellen steht zwischenzeitlich eine ständig wachsende Zahl standardisierter Einzelallergene für die molekulare Allergiediagnostik in vitro kommerziell zur Verfügung (Kleine-Tebbe und Jakob 2015). Weitere molekulare Komponenten sind ausschließlich in wissenschaftlichen Untersuchungen im Einsatz. Die meisten dieser molekularen Komponenten sind rekombinant hergestellt. Im Gegensatz zu natürlich aufgereinigten Allergenen enthalten diese keine CCD-Seitenketten und zeigen bei spezifischer IgE-Erkennung die Bindung an ein Peptid-Epitop an.

Praxistipp

Auch bei der molekularen komponentenspezifischen IgE-Diagnostik wird mit dem Nachweis des spezifischen IgE ausschließlich eine Sensibilisierung nachgewiesen, deren klinische Relevanz fallbezogen basierend auf Anamnese und klinischer Symptomatik bei dem betreffenden Allergenkontakt ermittelt werden muss.

Es ergaben sich Hinweise auf charakteristische Sensibilisierungsprofile bei beruflicher Exposition gegenüber einzelnen Allergenquellen, beispielsweise:

- Naturgummilatex: Hev b 2, 5, 6.01 und 13 wurden als Hauptallergene bei Sensibilisierten in Gesundheitsberufen identifiziert (versus Hev b 1, 3 sowie Hev b 2, 5 und 13 bei mukosaler Sensibilisierung bei Kindern mit Spina bifida) (Raulf-Heimsoth et al. 2007)
- Weizenmehl: Differenzierung beruflicher Mehlexposition (spezifische Kombination von 5 Komponenten (Tri a 27, Tri a 28, Tri a 29.02, Tri a 32, Tri a 39) gegenüber Weizenseropositivität als Kreuzreaktion zu Graspollenallergenen und Roggenmehl. (Sander et al. 2015)
- Soja: Für Bäckerasthma auf Sojamehl sind andere Allergene auslösend als Gly m 1 und 2, die als Auslöser für epidemische Asthmaausbrüche bei Hafenentladungen von Soja identifiziert wurden (Quirce et al. 2000).

Die Identifikation berufstypischer Sensibilisierungsprofile auf weitere Allergenquellen ist erforderlich (Raulf 2016).

8.4 Hauttestempfehlungen für selbsthergestellte Testsubstanzen bestimmter Arbeitsstoffe

Praxistipp

Bei Tests mit selbst präpariertem, nativem Material ist es wichtig und notwendig, Zubereitung und Anwendung genau zu dokumentieren.

Dabei sind, soweit möglich, quantitative Angaben zu machen, beispielsweise über die Relation von Material zu Extraktionsflüssigkeit, Inkubationszeiten oder Verdünnungsreihen (Rueff et al. 2011). Alle verwendeten Puffer und Lösungen müssen steril sein. ◘ Tab. 8.2 gibt einen Überblick über in der Literatur publizierten Hauttestkonzentrationen von Arbeitsstoffen in der Typ-I-Diagnostik.

◘ **Tab. 8.2** Publizierte Hauttestempfehlungen für Arbeitsstoffe mit selbsthergestellten Testsubstanzen, sofern keine kommerziellen standardisierten Testlösungen zur Verfügung stehen. Bezüglich der Hauttestkonzentrationen für Prick-, Intrakutan- und Epikutantestung mit Medikamenten, die bei Beschäftigten der pharmazeutischen Industrie und in Gesundheitsberufen bei der Zubereitung von berufsdermatologischer Relevanz sein können, wird auf die publizierten ENDA-Empfehlungen verwiesen (Alvarez-Cuesta et al. 2015; Brockow et al. 2013)

Arbeitsstoff	Testverfahren	Testpräparat/Vehikel	Referenz
Hochmolekular			
Enzyme	Pricktest	100 µg/ml in Coca-Glycerin-Lösung; 10 mg/ml in 0,9 % NaCl/0,4 % Phenol/50 % Glycerin	(Kanerva et al. 1998) (Merget et al. 1993)
Hölzer	Pricktest	Frischer Holzstaub suspendiert in 0,9 % NaCL	(Mahler und Drexler 2004)
Nahrungsmittel	Prick-zu-Prick-Test	Pur; ggf. gemörsert/gemahlen und suspendiert in 0,9 % NaCL	(Rueff et al. 2011)
Naturgummilatex	Pricktest	Naturlatexmilch (nach Möglichkeit gering ammoniakalisch oder nicht ammoniakalisch) Handschuhextrakt*	(Rueff und Przybilla 1999)
Pflanzen	Prick-zu-Prick-Test	Pur	(Mahler und Drexler 2004)
Tierhaare	Pricktest	Haare suspendiert in 0,9 % NaCL	(Mahler und Drexler 2004)
Niedermolekular			
Aldehyde	Pricktest	Formaldehyd: 1 % in Aqua oder 1 % in Coca-Glycerin-Lösung Glutaraldehyd: 1 % in Coco-Glycerin-Lösung	(Helaskoski et al. 2015)
Aziridin	Pricktest	Polyfunktionale Aziridine (PFA): 0,1 % und 1 % in Aqua	(Helaskoski et al. 2015)
Chloramin T	Pricktest	Hapten-HSA-Konjugate mit Chloramin T und 1 % in Aqua (Konjugat ist sensitiver)	(Helaskoski et al. 2015)
Chlorhexidin	Pricktest	Chlorhexidindigluconat: 0,5 % in aqu.	(Helaskoski et al. 2015)
Dicarbonsäureanhydride	Pricktest	Hexahydrophtalsäureanhydrid, Maleinsäureanhydrid, Methyltetrahydrophthalsäureanhydrid) 1 %- und 5 %- (w/v) in Aceton	(Mahler und Drexler 2004)
Epoxidharze	Pricktest	Hapten-HSA-Konjugate mit Bisphenol A-Diglycidylether	(Helaskoski et al. 2015)

Tab. 8.2 (Fortsetzung)

Arbeitsstoff	Testverfahren	Testpräparat/Vehikel	Referenz
Isocyanate	Pricktest	Hapten-HSA-Konjugate mit HDI, MDI oder TDI	(Helaskoski et al. 2015)
Platin	Pricktest	Hexachloroplatinsäure aus Stocklösung (10^{-2} mol/l auf pH 7,4 mit 0,1 N NaOH eingestellt) frisch verdünnt in 0,9 % NaCL auf Testkonzentration von 10^{-8} mol/l.	(Merget et al.1991)
PPD	Pricktest	Hapten-HSA-Konjugate mit HDI, MDI oder TDI	(Helaskoski et al. 2015)
Persulfate**	Pricktest	Ammoniumpersulfat bzw. Kaliumpersulfat: 2 % in aqu. (frisch zubereitet)	(Helaskoski et al. 2015)
Sulfite	Pricktest	Natriummetabisulfit bzw. Kaliummetabisulfit: 0,1–10 mg/ml in 0,9 % NaCl	(Yang et al. 1986; Przybilla und Ring 1987)
Sulfite	Intrakutantest	Natriummetabisulfit bzw. Kaliummetabisulfit: 0,1–1 mg/ml in 0,9 % NaCl	(Yang et al. 1986; Przybilla und Ring 1987)

Hauttestungen können, wenn auch sehr selten, systemische Reaktionen hervorrufen; für diesen Fall muss eine Notfallversorgung verfügbar sein

*Es wurden unterschiedliche Extraktionsmethoden beschrieben (Raulf-Heimsoth et al. 2010)

**Persulfat-Lösungen sind nicht haltbar. Sie müssen vor der Testung frisch angesetzt werden: für eine 2 % Lösung werden 14 mg Ammoniumpersulfat oder Kaliumpersulfat in 0,7 ml Aqua dest. gelöst)

8.4.1 Praktische Hinweise für die Hauttestung mit proteinhaltigen Naturstoffen und Medikamenten

Für proteinhaltige Naturstoffe und Medikamente gilt im Allgemeinen bei der Zubereitung für die individuelle Typ-I-Diagnostik nach der ärztlichen Praxis: Flüssige Allergenträger, beispielsweise Fruchtsäfte/Limonade/sonstige Getränke und pharmazeutische Injektionslösungen sind für Hauttests nach gegebenenfalls erforderlicher Verdünnung unmittelbar geeignet (Rueff et al. 2011; Brockow et al. 2013; Alvarez-Cuesta et al. 2015). Aus flüssigkeitshaltigen Gegenständen wie Früchten oder Fleisch kann durch Auspressen oder Pürieren Flüssigkeit gewonnen werden. „Trockenes" festes Material wird zunächst mechanisch zerkleinert, anschließend in geeigneter Flüssigkeit gelöst oder suspendiert. Dazu dient zumeist physiologische Kochsalzlösung oder Pufferlösung, bei fettreichem Ausgangsprodukt auch Ethanol, Azeton oder Olivenöl. Bei geringer Löslichkeit des Ausgangsmaterials kann eine längerfristige Inkubation (beispielsweise über Nacht) mit der Lösungsflüssigkeit zweckmäßig sein. Durch Dialysieren oder Zentrifugieren können unterschiedliche Fraktionen flüssigen Testmaterials gewonnen werden (Rueff et al. 2011).

Gegenwärtig steht in Deutschland für die Diagnostik einer Typ-I-Allergie auf Naturgummilatex trotz nachgewiesener guter Sensitivität und Spezifität (van Kampen et al. 2013b) keine zugelassene und nur eine unter Übergangsvorschrift verkehrsfähige kommerzielle Hauttest-Präparation zur Verfügung.

Die meisten der gegen Latex sensibilisierten Patienten erwarben ihre Sensibilisierung durch den Umgang mit Latexprodukten, insbesondere Latexhandschuhen, und nicht durch Latexmilch. Dennoch erwiesen sich Allergenextrakte von Latexhandschuhen als problematische Diagnostika, da ihre qualitativen und quantitativen Protein- und Allergenzusammensetzungen nicht homogen sind und eine Standardisierung nicht garantiert werden kann. Aus diesem Grunde wurde nichtammoniakalische Latexmilch als Quelle für die standardisierte Extraktherstellung bevorzugt (Raulf-Heimsoth et al. 2003; Taylor und Erkek 2004). Sofern standardisierte Latexmilchextrakte nicht verfügbar sind, kommen nichtammoniakalische Latexmilch und Handschuhextrakte zum Einsatz, letztere mit dem Risiko falsch-negativer Testresultate. Für Latexhandschuhe wurden unterschiedliche Extraktionsmethoden beschrieben (etwa ASTM Standard D 5712-95, DIN EN 455-3 und weitere, die korrelierende Ergebnisse zeigten; Raulf-Heimsoth et al. 2010). In der Praxis erscheint folgende Handschuh-Extraktionsmethode praktikabel: 1 × 1 cm große Stücke werden in 1 ml destilliertem Wasser oder PBS pro Gramm Handschuh für 2 Stunden im Wasserbad bei 37 °C (entsprechend der Körpertemperatur) geschüttelt. Die anschließende Zentrifugation erfolgt für 20 Min bei 4000 rpm, der klare Überstand wird verwendet, bei Bedarf bei –20 °C bis zur Verwendung gelagert.

8

Praxistipp

Ablaufschema der Diagnostik für die Praxis bei anamnestischem Verdacht auf Naturgummilatex-Allergie: 1.) Bestimmung des spezifischen IgE gegen Latex (Gesamtextrakt) und molekulare Latex-Komponenten, Bromelain und Meerrettichperoxidase.

2.) Falls das Ergebnis aus 1.) negativ oder Relevanz unklar ist: Pricktest mit kommerziellem Extrakt (sofern verfügbar). Sofern kein standardisierter Extrakt kommerziell verfügbar ist: Pricktest mit Latexmilch und/oder selbsthergestelltem Handschuhextrakt. Falls in der Vorgeschichte systemische Reaktionen bei Kontakt auftraten: Durchführung des Pricktests nach präventivem Legen eines intravenösen Zugangs in einem großlumigen Blutgefäß (in der Regel Ellenbeuge).

3.) Falls das Ergebnis aus 2.) negativ oder seine Relevanz unklar ist: Provokationstest für 20 Minuten, Ablesung nach 20 und 40 Minuten. Dies wurde früher als Handschuhtrageversuch durchgeführt (eine Hand: Latexhandschuh, andere Hand: Vinylhandschuh). Aufgrund der zwischenzeitlich sehr niedrigen Latexallergengehalte von Naturgummilatexhandschuhen in Deutschland sind die Ergebnisse beim Einsatz eines Latexhandschuhs nicht verlässlich, weshalb umständehalber stattdessen als Latexmaterial Luftballons eingesetzt werden. Falls in der Vorgeschichte systemische Reaktionen bei Kontakt aufgetreten sind: Durchführung des Provokationstests nach präventivem Legen eines intravenösen Zugangs in einem großlumigen Blutgefäß (in der Regel Ellenbeuge).

Bezüglich der konkreten Hauttestkonzentrationen für Prick-, Intrakutan- und Epikutantestung mit Medikamenten, die bei Beschäftigten der pharmazeutischen Industrie und in Gesundheitsberufen bei der Zubereitung von berufsdermatologischer Relevanz sein können, wird auf die publizierten ENDA-Empfehlungen verwiesen (Alvarez-Cuesta et al. 2015; Brockow et al. 2013).

8.4.2 Praktische Hinweise für die Hauttestung mit Chemikalien

Sollte anamnestisch der Verdacht auf eine seltene Sofortreaktion auf niedermolekulare Chemikalien (etwa Säureanhydride, Diisocyanate oder Epoxidharz) bestehen, ist die aufwändigere Herstellung von Konjugaten der Chemikalie mit 1 % HSA erforderlich (Helaskoski et al. 2015). Dies umfasst neben einem 1-stündigen Inkubationsschritt, Filtration, Sterilfiltration, Konzentration und Pufferumstellung (Ultrafiltration mit 0,5 % Natriumchlorid, 0,3 % Natriumhydrogencarbonat und 0,4 % Phenol) und bleibt in der Regel spezialisierten Zentren vorbehalten. Für einige Chemikalien sind auch wässrige Lösungen oder Coca-Glycerin-Lösung (0,5 % NaCl, 0,275 % $NaHCO_3$, 0,4 % Phenol; 1:1 mit Glycerin) als Vehikel geeignet (Helaskoski et al. 2015).

Als Negativkontrollen sind dabei jeweils die sterilfiltrierten Vehikel ohne die betreffende Chemikalie einzusetzen. ◘ Tab. 8.2 gibt einen Überblick über die als sinnvoll ermittelten Hauttestpräparate von Chemikalien.

Praxistipp

Ablaufschema der Diagnostik für die Praxis bei anamnestischem Verdacht auf Ammoniumpersulfat- oder Kaliumpersulfat-Allergie: 1.) Bei anamnestisch inhalativer Symptomatik (meist Beschäftigte im Friseurgewerbe): Pricktestung (mit positiv und negativ Kontrolle) auf frisch zubereitete Persulfat-Lösung (2 % in aqu.). Persulfat-Lösungen sind nicht haltbar. Sie müssen vor der Testung frisch angesetzt werden: für eine 2 % Lösung werden 14 mg Ammoniumpersulfat oder Kaliumpersulfat in 0,7 ml Aqua dest. gelöst.

2.) Zum Nachweis von Spättypallergien ist eine parallel durchführte Epikutantestung mit der kommerziell verfügbaren Epikutantestsubstanz Ammoniumpersulfat 2,5 % in Vas. notwendig.

3.) Falls das Ergebnis aus 1.) negativ oder seine Relevanz unklar ist: Provokationstest (bronchialer Provokationstest oder arbeitsplatzbezogener Provokationstest) in einer spezialisierten arbeitsmedizinischen/pulmologischen Einrichtung.

Für verschiedene Hauttestsubstanzen für die Typ-I-Diagnostik folgender Chemikalien konnten in der retrospektiven Auswertung des großen Patientenkollektivs des FIOH entweder keine positiven Hauttestergebnisse erzielt werden (Ethanolamin, Glyoxal, Ammoniumthioglycolat, Pyocatechol) oder die Hauttestresultate waren ohne klinische Relevanz (Aminhärter, Methacrylate, Aldehyde, Kolophonium). Basierend auf ihren Ergebnissen wird von den Autoren die Pricktestung mit Aldehyden als nicht verlässlich zur Diagnostik von Sofortreaktionen eingestuft, die Pricktestung mit Aminhärtern, Methacrylaten, Ethanolamin und Kolophonium als nicht sinnvoll erachtet (Helaskoski et al. 2015). Aufgrund nicht IgE-vermittelter pathophysiologischer Mechanismen wird in diesen Fällen bei arbeitsabhängigen rhinitischen oder asthmatischen Symptomen die inhalative Provokation in einer spezialisierten arbeitsmedizinischen/pulmologischen Einrichtung als Goldstandard empfohlen (Helaskoski et al. 2015).

Literatur

Adisesh A et al (2013) U.K. standards of care for occupational contact dermatitis and occupational contact urticaria. Br J Dermatol 168:1167–1175

Alvarez-Cuesta E et al (2015) Delving into cornerstones of hypersensitivity to antineoplastic and biological agents: value of diagnostic tools prior to desensitization. Allergy 70:784–794

Bauer A, Schubert S, Geier J, Mahler V (2018) Typ-IV-Kontaktallergien in Nahrungsmittelberufen: Eine aktuelle Übersicht. Hautarzt 69:443–448

Baur X et al (2011) Prävention arbeitsbedingter obstruktiver Atemwegserkrankungen. Interdisziplinäre S1-Leitlinie der Deutschen Gesellschaft für Arbeitsmedizin und Umweltmedizin. Pneumologie 65:263–282

Bousquet J et al (2012) Allergic Rhinitis and its Impact on Asthma. Practical guide to skin prick tests in allergy to aeroallergens. Allergy 67:18–24

Brockow K et al (2013) Skin test concentrations for systemically administered drugs – an ENDA/EAACI Drug Allergy Interest Group position paper. Allergy 68:702–712

Deutsche Gesetzliche Unfallversicherung (DGUV) e.V. (Hrsg) (2017) Bamberger Empfehlung – Empfehlung zur Begutachtung von arbeitsbedingten Hauterkrankungen und Hautkrebserkrankungen. Ausgabe Juni 2017 (derzeit in Überarbeitung). https://publikationen.dguv.de/widgets/pdf/download/article/2058. Zugegriffen am 29.08.2022

Deutsche Gesetzliche Unfallversicherung (DGUV) e.V. und Sozialversicherung für Landwirtschaft, Forsten und Gartenbau (SVLFG) (Hrsg) (2014) DGUV-Verfahrensbeschreibung Hautarztverfahren. Stand: 3.7.2014. https://www.dguv.de/medien/inhalt/versicherung/berufskrankheiten/hauterkrankungen/dguv_hautarztverfahren.pdf. Zugegriffen am 29.08.2022

8

Dickel H, Altmeyer P, Brasch J (2011) „Neue“ Techniken für eine sensitivere Epikutantestung? J Dtsch Dermatol Ges 9:889–896

Gimenez-Arnau A et al (2010) Immediate contact skin reactions, an update of contact urticaria, contact urticaria syndrome and protein contact dermatitis – „a never ending story“. Eur J Dermatol 20:552–562

Gimenez-Arnau E (2018) Immediate skin contact reactions induced by chemicals. In: Gimenez-Arnau A, Maibach HI (Hrsg) Contact urticaria syndrome. Diagnosis and management. Springer, Cham, S 91–110

Grattan CE, Mahler V (2021) Immediate contact reactions: pathomechanism and clinical presentation. In: Johansen JD, Mahler V, Frosch PJ, Lepoittevin JP (Hrsg) Contact dermatitis, 6. Aufl. Springer Nature Switzerland AG, S 79–94

Helaskoski E, Kuuliala O, Aalto-Korte K (2009) Occupational contact urticaria caused by cyclic acid anhydrides. Contact Dermatitis 60:214–221

Helaskoski E et al (2015) Prick testing with chemicals in the diagnosis of occupational contact urticaria and respiratory diseases. Contact Dermatitis 72:20–32

Helaskoski E et al (2017) Occupational contact urticaria and protein contact dermatitis: causes and concomitant airway diseases. Contact Dermatitis 77:390–396

Herloch V, Elsner P (2021) Die (neue) Berufskrankheit Nr. 5101: „Schwere oder wiederholt rückfällige Hauterkrankungen“. J Dtsch Dermatol Ges 19:720–742

Hjorth N, Roed-Petersen J (1976) Occupational protein contact dermatitis in food handlers. Contact Dermatitis 2:28–42

Jäger L, Wüthrich B (2002) Nahrungsmittelzusatzstoffe. In: Jäger L, Wüthrich B (Hrsg) Nahrungsmittelallergien und -intoleranzen, 2. Aufl. Urban & Fischer, München/Jena, S 177–192

van Kampen V, Merget R, Baur X (2000) Occupational airways sensitizers: an overview on the respective literature. Am J Ind Med 38:164–218

van Kampen V et al (2013a) EAACI position paper: skin prick testing in the diagnosis of occupational type I allergies. Allergy 68:580–584

van Kampen V et al (2013b) Evaluation of commercial skin prick test solutions for selected occupational allergens. Allergy 68:651–658

Kanerva et al (1998) Occupational contact urticaria from cellulase enzyme. Contact Dermatitis 38:176–177

Kleine-Tebbe J, Jakob T (2015) Molekulare Allergiediagnostik mit IgE-Einzelbestimmungen (Singleplex): Methodische und praktische Aspekte. In: Kleine-Tebbe J, Jakob T (Hrsg) Molekulare Allergiediagnostik. Springer, Berlin, S 91–137

Knight D, Jeebhay MF (2008) Work-related anaphylaxis. Curr Allergy Clin Immunol 21:178–182

von Krogh C, Maibach HI (1981) The contact urticaria syndrome. An update review. J Am Acad Dermatol 5:328–342

Lahti A (1980) Non-immunologic contact urticaria. Acta Derm Venereol 60:1–49

Mahler V (2019) Testallergene: Aktueller Stand der Verfügbarkeit aus regulatorischer Sicht. Allergologie 42:309–313

Mahler V (2020) Prick and intracutaneous testing and IgE testing. In: John SM, Johansen JD, Rustemeyer T, Elsner P, Maibach HI (Hrsg) Kanerva's occupational dermatology, 3. Aufl. Springer, Cham, S 1317–1345

Mahler V (2021) Occupational contact dermatitis: chefs and food handlers. In: Johansen JD, Mahler V, Frosch PJ, Lepoittevin JP (Hrsg) Contact dermatitis, 6. Aufl. Springer Nature Switzerland AG, Cham, S 453–470

Mahler V, Drexler H (2004) Berufsdermatologisch relevante Typ-I-Allergien. Hautarzt 55:34–41

Mahler V et al (2013) Proteinkontaktdermatitis. Allergologie 36:219–226

Mahler V et al (2017) Stellungnahme der Deutschen Kontaktallergie- Gruppe (DKG) und der Deutschen Dermatologischen Gesellschaft (DDG) zu haftungsrechtlichen Konsequenzen bei der Epikutantestung mit patienteneigenem Material. J Dtsch Dermatol Ges 15:202–204

Mahler V et al (2019) S3-Leitlinie: Durchführung des Epikutantests mit Kontaktallergenen und Arzneimitteln – Kurzfassung Teil 1. J Dtsch Dermatol Ges 17:1075–1093

Merget R et al (1991) Quantitative skin prick and bronchial provocation tests with platinum salt. Br J Ind Med 48:830–837

Merget R et al (1993) Diagnostic tests in enzyme allergy. J Allergy Clin Immunol 92:264–277

Moscato G et al (2009) EAACI position paper on occupational rhinitis. Respir Res 10:16

Moscato G et al (2012) European Academy of Allergy and Clinical Immunology (EAACI) consensus statement for investigation of work-related asthma in non-specialized centres. Allergy 67:491–501

Nicholson PJ, Llewellyn D, English JS (2010) Evidence-based guidelines for the prevention, identification and management of occupational contact dermatitis and urticaria. Contact Dermatitis 63:177–186

Nowak D, Diepgen TL, Drexler H (2004) Zur Einschätzung der Minderung der Erwerbsfähigkeit in Folge einer IgE-vermittelten Allergie mit Organmanifestation an Haut und Atemwegen. Konsenspapier der Deutschen Gesellschaft für Pneumonologie, der Arbeitsgemeinschaft für Berufsdermatologie der Deutschen Dermatologischen Gesellschaft und der Deutschen Gesellschaft für Arbeitsmedizin und Umweltmedizin e.V. Pneumonologie 58:365–366

Osterballe M et al (2003) Diagnostic value of scratch-chamber test, skin prick test, histamine release and specific IgE in birch-allergic patients with oral allergy syndrome to apple. Allergy 58:950–953

Pesonen M, Koskela K, Aalto-Korte K (2020) Contact urticaria and protein contact dermatitis in the Finnish Register of Occupational Diseases in a period of 12 years. Contact Dermatitis 83:1–7

Przybilla B, Ring J (1987) Sulfit-Überempfindlichkeit. Hautarzt 38:445–448

Quirce S et al (2000) Occupational asthma caused by soybean flour in bakers – differences with soybean-induced epidemic asthma. Clin Exp Allergy 30:839–846

Raulf M (2016) Allergen component analysis as a tool in the diagnosis of occupational allergy. Curr Opin Allergy Clin Immunol 16:93–100

Raulf-Heimsoth M et al (2003) Latexallergie: Aktuelle Bestandsaufnahme. Akt Dermatologie 29:176–184

Raulf-Heimsoth M et al (2007) Quantitative analysis of immunoglobulin E reactivity profiles in patients allergic or sensitized to natural rubber latex (Hevea brasiliensis). Clin Exp Allergy 37:1657–1667

Raulf-Heimsoth M et al (2009) Berufsbedingte Typ-I-Allergien – aktueller Stand. Allergo J 18:538–550

Raulf-Heimsoth M, Sander I, von der Gathen Y (2010): IPA-Report 4 Abschätzung des allergisierenden Potenzials von Naturlatexprodukten – Abschlussbericht. Druckzentrum Ruhr-Universität Bochum

Raulf-Heimsoth M et al (2012) Inhalationsallergien am Arbeitsplatz. Aktuelle Entwicklungen. Bundesgesundheitsbl Gesundheitsforschung Gesundheitsschutz 55:363–372

Reese I et al (2008) Diagnostisches Vorgehen bei Verdacht auf eine pseudoallergische Reaktion durch Nahrungsmittelinhaltsstoffe. Allergo J 17:540–549

Renz H et al (2010) In-vitro-Allergiediagnostik. Leitlinie der Deutschen Gesellschaft für Allergologie und klinische Immunologie (DGAKI) unter Beteiligung des Ärzteverbandes Deutscher Allergologen (ÄDA), der Gesellschaft für Pädiatrische Allergologie und Umweltmedizin (GPA) und der Deutschen Dermatologische Gesellschaft (DDG). Allergo J 19:110–128

Rueff F, Przybilla B (1999) Soforttyp-Allergie gegen Naturlatex. Gemeinsame Leitlinie von DGAI und ÄDA. Allergo J 8:181–182

Ruëff F et al (2011) Hauttests zur Diagnostik von allergischen Soforttyp-Reaktionen. Leitlinie der Deutschen Gesellschaft für Allergologie und klinischen Immunologie(DGAKI). Pneumologie 65:484–495

Sander I et al (2005) A new method to bind allergens for the measurement of specific IgE antibodies. Int Arch Allergy Immunol 136:39–44

Sander I et al (2015) Component-resolved diagnosis of baker's allergy based on specific IgE to recombinant wheat flour proteins. J Allergy Clin Immunol 135:1529–1537

Siracusa A et al (2015) Occupational anaphylaxis - an EAACI task force consensus statement. Allergy 70:141–152

Skudlik C, für die Arbeitsgruppe „Bewertung der Allergene bei BK 5101" der Arbeitsgemeinschaft für Berufs- und Umweltdermatologie in der Deutschen Dermatologischen Gesellschaft et al (2010) Beurteilung der Auswirkungen einer Allergie gegenüber Naturgummilatex bei der Minderung der Erwerbsfähigkeit im Rahmen der BK 5101. Dermatol Beruf Umwelt 58:54–60

Skudlik C et al (2012) Insektenstiche und Insektenstichallergien im Beruf: medizinische und versicherungsrechtliche Schlussfolgerungen. Dermatol Beruf Umwelt 60:92–95

Susitaival P et al (2014) Prognosis of contact urticaria and protein contact dermatitis in 118 Patients. Contact Dermatitis 70(Suppl.1):13

Süß H et al (2019) Contact urticaria: frequency, elicitors and cofactors in three cohorts (Information Network of Departments of Dermatology; Network of Anaphylaxis; and Department of Dermatology, University Hospital Erlangen, Germany). Contact Dermatitis 81:341–353

Tarlo SM et al (2008) Diagnosis and management of work-related asthma: American College of Chest Physicians Consensus Statement. Chest 134(3 Suppl):1S–41S

Taylor JS und Erkek E (2004) Latex allergy: diagnosis and management. Dermatologic Therapy 17:289–301

Vester L et al (2012a) Occupational food-related hand dermatoses seen over a 10-year period. Contact Dermatitis 66:264–270

Vester L et al (2012b) Consequences of occupational food-related hand dermatoses with a focus on protein contact dermatitis. Contact Dermatitis 67:328–333

Worm M et al (2014) Triggers and treatment of anaphylaxis: an analysis of 4000 cases from Germany, Austria and Switzerland. Dtsch Arztebl Int 111:367–375

Worm M et al (2021) Update of the SK2 guideline on the management of IgE-mediated food allergies. Allergol Select 5:195–243

Yang WH, Purchase EC, Rivington RN (1986) Positive skin tests and Prausnitz-Küstner reactions in metabisulfite-sensitive subjects. J Allergy Clin Immunol 78:443–449

Zuberbier T et al (2022) Deutsche S3-Leitlinie zur Klassifikation, Diagnostik und Therapie der Urtikaria, adaptiert von der internationalen S3-Leitlinie. AWMF-Leitlinienregister (013-028). https://www.awmf.org/uploads/tx_szleitlinien/013-028l_S3_Klassifikation-Diagnostik-Therapie-Urtikaria_2022-04.pdf. Zugegriffen am 29.08.2022

Atopie-Diagnostik im berufsdermatologischen Heilverfahren

Vera Mahler

Inhaltsverzeichnis

Die in diesem Kapitel dargestellten Inhalte geben die persönliche Expertenmeinung der Verfasserin wieder und dürfen nicht so verstanden oder zitiert werden, als seien sie im Namen des Paul-Ehrlich-Instituts, der Europäischen Arzneimittel-Agentur oder eines ihrer Ausschüsse oder Arbeitsgruppen geäußert worden oder gäben deren Standpunkt wieder.

C. Skudlik et al. (Hrsg.), *Berufsdermatologie*, https://doi.org/10.1007/978-3-662-50518-2_9

9.1 Definition der Atopie und Bedeutung im berufsdermatologischen Heilverfahren

9.1.1 Definition der Atopie

Verschiedene Kriterien und Definitionen wurden zur Charakterisierung und Quantifizierung von „Atopie“ veröffentlicht (zum Beispiel: Coca u. Cooke 1923; Johansson et al. 2001; Hanifin u. Rajka 1980; Diepgen et al. 1991).

- In der revidierten europäischen Allergie-Nomenklatur (Johansson et al. 2001) wird „Atopie“ folgendermaßen definiert: „Atopie ist eine individuelle oder familiäre Neigung zur IgE-Produktion auf geringe Allergendosen, in der Regel Proteine, und zur Entwicklung charakteristischer Symptome wie Asthma, Rhinokonjunktivitis oder Ekzeme/Dermatitis.“ Nach diesem EAACI-Positionspapier sollen die Begriffe „Atopie“ und „atopisch“ ausschließlich der Beschreibung der Krankheitsanlage beziehungsweise -disposition vorbehalten bleiben und nicht für klinisch manifeste Erkrankungen verwendet werden (Johansson et al. 2001). In der EAACI-Klassifikation wurde herausgearbeitet, dass es unterschiedliche Subtypen des atopischen Ekzems gibt und daher der Begriff „atopisches Ekzem/Dermatitis Syndrom“ (AEDS) eingeführt. Für den früher verwendeten Begriff des extrinsischen atopischen Ekzems wurde nach dieser Klassifikation der Begriff „allergisches AEDS“ eingeführt. Unter diesem Begriff werden 2 Subtypen subsummiert: das atopische Ekzem mit nachweisbaren IgE-Antikörpern („IgE-assoziiertes AEDS“) und das atopische Ekzem ohne nachweisbare IgE-Antikörper, aber mit nachweisbarer T-zellulärer Reaktion im Atopie-Patch-Test auf Inhalations- oder Nahrungsmittelallergene (Nicht-IgE-assoziiertes allergisches AEDS). Für den früher als intrinsisches atopisches Ekzem bezeichneten Subtyp, bei dem weder spezifische IgE- noch T-zelluläre Reaktionen auf Inhalationsallergene und Nahrungsmittelallergene nachweisbar sind, wurde der Begriff „nichtallergisches AEDS“ geprägt (Johansson et al. 2001).
- Die Major- und Minor-Kriterien von Hanifin und Rajka erfassen anamnestische Angaben und klinisch-morphologische Aspekte (◘ Tab. 9.1), die in Summation (≥3 Major- plus ≥3 Minor-Kriterien), die Diagnose-Sicherung eines atopischen Ekzemes erlauben sollen (Hanifin u. Rajka 1980)
- Der Erlanger Atopie-Score (Diepgen et al. 1991) ist geeignet, eine "atopische Hautdiathese" standardisiert und reproduzierbar zu erfassen und zu beurteilen. Anamnestische und klinische Atopie-Kriterien werden in diesem Instrument gewichtet (◘ Tab. 9.2). Die Beurteilung basiert auf einer Fall-Kontroll-Studie an insgesamt 1056 Probanden: 428 Personen mit atopischem Ekzem und 628 hautgesunde Kontrollpersonen gleicher Altersverteilung.

Es wurde wiederholt gezeigt, dass die isolierte Manifestation der Atopie an den Atemwegen (auf Inhalationsallergene) kein erhöhtes Risiko für die Entstehung (beruflicher) Ekzemerkrankungen darstellt (Diepgen et al. 1991; Apfelbacher 2015). Daher sind die inhalative atopische Diathese und die atopische Hautdiathese zu differenzieren, wenngleich bei vielen Individuen (je nach untersuchtem Kollektiv bei 50–80 % (Werfel et al. 2016)) mit atopischer Disposition beides vorliegt. In der berufsdermatologischen Diagnostik ist die Erfassung einer atopischen Veranlagung bezüglich des Zielorgans Haut von Bedeutung.

Praxistipp

Zur Identifikation des intrinsischen Subtyps (ohne nachweisebare IgE-Antikörper) kann der Erlanger Atopie-Score hilfreich sein, wobei dessen Durchführung zur Erstattung eines Hautarztberichts im bewusst niedrigschwellig angelegten Hautarztverfahren nicht notwendig ist.

Tab. 9.1 Atopiekriterien nach Hanifin und Rajka (Hanifin u. Rajka 1980)

Major-Kriterien
Pruritus
Typische Morphologie und Verteilung bei Erwachsenen: Lichenifikation der Haut in den Beugen
Typische Morphologie und Verteilung bei Kleinkindern und Kindern: Beteiligung von Gesicht und Streckseiten
Chronischer oder chronisch-rezidivierender Verlauf
Positive atopische Eigen- oder Familienanamnese (Asthma, allergische Rhinitis, atopische Dermatitis)
Minor-Kriterien
Xerosis
Ichthyose/Palmare Hyperlinearität/Keratosis pilaris
Im Hauttest nachweisbare Typ-I-Sensibilisierungen
Erhöhtes Serum-IgE
Früher Krankheitsbeginn
Neigung zu Hautinfektionen (besonders durch *Staphylococcus aureus* und *Herpes simplex*), reduzierte zellmediierte Immunität
Neigung zu unspezifischer Hand- und Fußdermatitis
Brustwarzenekzem
Cheilitis
Rezidivierende Konjunktivitis
Dennie-Morgan-Falte
Keratokonus
Anteriore subkapsuläre Katarakte
Periorbitale Verschattungen
Gesichtsblässe/Gesichtserythem
Pityriasis alba
Anteriore Halsfalten
Juckreiz beim Schwitzen
Unverträglichkeit von Wolle und Lipidlösemitteln
Perifollikuläre Betonung
Nahrungsmittelunverträglichkeit
Verlauf beeinflusst von Umwelt- oder psychischen Faktoren
Weißer Dermographismus

Atopie-Kriterien nach (Hanifin u. Rajka 1980): Bei Vorliegen von ≥3 Major-Kriterien und zusätzlich ≥3 Minor-Kriterien gilt die Diagnose einer atopischen Dermatitis nach Ansicht der Autoren als gesichert. Die diagnostische Spezifität liegt jedoch nur bei 78 %, sodass die Kriterien nicht hinreichend geeignet sind, eine Neurodermitis von einer anderen entzündlichen Dermatose abzugrenzen (Werfel et al. 2016).

Tab. 9.2 Erlanger Atopie-Score (Diepgen et al. 1991)

Atopische Familienanamnese (Verwandte 1. Grades)	**Nein**	**Ja**	**Keine Angabe**	**Bewertung(Punkte)**	**Vergebene Punkte**
Ekzeme				maximal 2*	
Rhinitis/Asthma				maximal 1*	
Atopische Eigenanamnese					
Rhinitis/Konjunktivitis allergica				1	
Asthma allergicum				1	
Milchschorf				1	
Juckreiz verstärkt bei Schwitzen auf unbefallener Haut				3	
Textilunverträglichkeit				3	
Metallunverträglichkeit				1	
Photophobia				1	
Atopische Minimalformen (anamnestischlklinisch)					
Xerosis				3	
Ohrrhagaden				2	
Sogenannte Dyshidrose				2	
Pityriasis alba				2	
Sogenannter Winterfuß/ Pulpitis sicca				2	
Brustwarzenekzem				2	
Perlèche				1	
Atopische Stigmata					
Palmare Hyperlinearität				maximal 2	
Hertoghe Zeichen				maximal 2	
Sogenannter Dirty Neck				maximal 2	
Keratosis pilaris				maximal 2	
Dermales Neurovegetativum					
Weißer Dermographismus (unbefallene Haut)				3	
Akrozyanose				1	
Laborwerte					
IgE über 150 U/ml				1	
IgE über 400 U/ml				2	
Positiver Phadiatop® (IgE-Screening-Test für Inhalationsallegene)				1	

Tab. 9.2 (Fortsetzung)

Atopische Familienanamnese (Verwandte 1. Grades)	Nein	Ja	Keine Angabe	Bewertung(Punkte)	Vergebene Punkte
Atopie-Punkte (ohne Labor)	**Patientenanteil mit atopischer Dermatitis**	**Beurteilung der Wahrscheinlichkeit einer atopischen Hautdiathese**			
0–3	0 %	Keine atopische Hautdiathese			
4–7	5 %	Atopische Hautdiathese Unwahrscheinlich			
8–9	34 %	Atopische Hautdiathese unklar			
10–14	78 %	Atopische Hautdiathese			
15–19	97 %	Atopische Hautdiathese			
Über 20	100 %	Atopische Hautdiathese			

Gewichtete Atopiekriterien (Erlanger Atopie-Score) zur Beurteilung einer atopischen Hautdiathese (Diepgen et al. 1991): Beurteilung der aufsummierten Atopie-Punkte (ohne Laboruntersuchungen) gibt die Wahrscheinlichkeit einer atopischen Hautdiathese an und den Anteil an Patienten mit atopischem Ekzem in einem bestimmten Atopie-Punktebereich, der in einer Fall-Kontroll-Studie ermittelt wurde. *maximale Punktzahl nur bei mehreren Verwandten 1. Grades, bei nur einem Verwandten 1. Grades: halbe Punktzahl

Praxistipp

Wird die Erhebung des Erlanger Atopie-Scores zur Klärung für erforderlich erachtet, kann der Hautarzt im berufsdermatologischen Heilverfahren darauf hinweisen und dies beim Unfallversicherungsträger begründet beantragen (DGUV-Verfahrensbeschreibung zum Hautarztverfahren) (DGUV u. SVLFG (2014)).

9.1.2 Sozialrechtliche Bedeutung anlagebedingter Erkrankungen im berufsdermatologischen Heilverfahren

Im berufsdermatologischen Heilverfahren sind zu unterscheiden:

- atopische Diathese, bei der es sich ausschließlich um eine Anlage ohne Krankheitswert handelt, die nicht in jedem Fall klinisch manifest wird und
- klinisch manifeste atopische Erkrankungen (atopisches Ekzem, Rhinokonjunktivitis allergica, Asthma bronchiale).

Im deutschen Sozialrecht ist eine Krankheitsanlage (Disposition) nicht der Krankheit selbst gleichzusetzen: Der Rechtsbegriff „Krankheit“ erfasst einen „regelwidrigen Körper- oder Geisteszustand“, eine Krankheits*anlage* liegt vor, wenn der regelwidrige Zustand klinisch oder funktionell noch nicht in Erscheinung getreten ist (Schönberger et al. 2010; Becker 2016).

Praxistipp

Beschäftigte sind in Deutschland in dem Zustand versichert, in dem sie sich zum Zeitpunkt der Aufnahme der schädigenden Tätigkeit befanden. Die anamnestische Erfassung des Hautbefundes zum Zeitpunkt der Aufnahme der Arbeitstätigkeit ist daher von Bedeutung für die Beurteilung, ob es sich um eine beruflich *verursachte* Erkrankung handelt, d.h. die Erstmanifestation wurde durch berufliche Faktoren ausgelöst, oder eine Verschlimmerung eines bereits vorbestehenden klinisch manifesten atopischen Ekzems (Schmidt 1994).

9.1.3 Gründe für die Atopie-Diagnostik im berufsdermatologischen Heilverfahren

Im berufsdermatologischen Heilverfahren ist die Atopie-Diagnostik aus mehreren Gründen sinnvoll:

- zur Erfassung der individuellen atopischen Hautdiathese als Prädisposition für Ekzementwicklung (Diepgen et al. 1995);
- zur Erfassung eines vorbestehenden atopischen Ekzems als wichtigstem Risikofaktor in der Allgemeinbevölkerung für Handekzeme (Thyssen et al. 2010);
- zur individuellen Festsetzung arbeitsmedizinischer Nachuntersuchungen (AfaMed 2016; DGUV 2014 – Grundsatz G24);
- zur Identifikation aller ätiopathogenetischen Faktoren eines bestehenden Handekzems zur Optimierung der Präventionsmaßnahmen (Diepgen et al. 2016). In der Mehrheit der Fälle sind Handekzeme multifaktorieller Genese (Apfelbacher et al. 2011);
- zur erfolgreichen medizinischen Rehabilitation unter Würdigung prognostischer Hinweise zum hauterscheinungsfreien Verbleib an einem Feuchtarbeitsplatz (Diepgen et al. 1995) und
- als Hilfe zur Unterscheidung zwischen beruflicher Verursachung und Verschlimmerung eines beruflich getriggerten atopischen Handekzems (Schmidt 1994).

Nach Ausführungen der DGUV-Verfahrensbeschreibung zum Hautarztverfahren (DGUV u. SVLFG (2014)) kann eine orientierende Atopie-Diagnostik (zum Beispiel Pricktestung mit bis zu 14 ubiquitären Allergenen plus Kontrollen, Gesamt-IgE-Bestimmung, spezifischer IgE-Suchtest) erforderlich sein und dementsprechend im berufsdermatologischen Heilverfahren in Rechnung gestellt werden (DGUV 2014; DGUV 2023). Die vollständige Dokumentation des Erlanger Atopie-Scores (▣ Tab. 9.2) ist zur Erfassung der atopischen Hautdiathese sinnvoll, kann aber nur nach vorheriger Anforderung durch den Unfallversicherungsträger im Rahmen des Hautarztverfahrens in Rechnung gestellt werden (DGUV 2023).

9.2 Praktische Durchführung der Atopie-Diagnostik im berufsdermatologischen Heilverfahren

9.2.1 Anamnestisches und klinisches Atopie-Screening

Zur standardisierten und reproduzierbaren Erfassung und Quantifizierung der "atopischen Hautdiathese" kann der Erlanger Atopie-Score (▣ Tab. 9.2) hilfreich sein. In ihn gehen anamnestische Aspekte und klinische Befunde ein. In den letzten beiden Überarbeitungen der Empfehlung zur Begutachtung von Hauterkrankungen und Hautkrebserkrankungen (Bamberger Empfehlung) wurde der Erlanger Atopie-Score (Diepgen et al. 1991) als Instrument zur Erfassung der Kriterien einer atopischen Hautdiathese bestätigt (Diepgen et al. 2016; DGUV 2017). Bei der Befunderhebung wird eine Dokumentation sowohl positiver als auch negativer Befunde gefordert (Diepgen et al. 2016; DGUV 2017; ▣ Tab. 9.2). Im berufsdermatologischen Heilverfahren ist die Durchführung nach vorheriger Beauftragung durch die Berufsgenossenschaft möglich.

Zusätzlich sollen individuelle berufliche und außerberufliche individuelle Triggerfaktoren einer atopischen Dermatitis erfragt werden: Arbeiten in feuchtem Milieu (Feuchtarbeitsplatz), Hautverschmutzung, berufliche und außerberufliche Hautreinigungsgewohnheiten, saisonale, klimatische, hormonelle, emotionale und psychische Provokationsfaktoren, bekannte IgE-vermittelte Allergien auf bestimmte Inhalations- und Nahrungsmittelallergene (Werfel et al. 2016).

9.2.2 Serologisches Atopie-Screening

Gesamt IgE

Das Gesamt-IgE kann in Serum, Plasma oder Sekreten untersucht werden. Indikationen zur Bestimmung sind (Renz et al. 2010; Thomas 2005):

- im Zusammenhang mit der Bestimmung von spezifischem IgE als Interpretationshilfe zur Beurteilung der spezifischen IgE-Konzentration,
- als Hinweis auf das Vorliegen einer atopischen Disposition in Verbindung mit dem spezifischen IgE,
- in besonderen Fällen zur ergänzenden Diagnostik von Erkrankungen, die mit Atopie assoziiert sein können (Urtikaria, Quincke-Ödem, eosinophile Gastroenteritis, unklare Exantheme, Verdacht auf Arzneimittelallergien),
- bei weiteren Erkrankungen im Rahmen der Differenzialdiagnostik: bei eosinophilen Lungeninfiltraten, allergischer Alveolitis (etwa bei Farmerlunge oder Taubenzüchterkrankheit), Granulomatose mit Polyangiitis (früher als Wegener-Granulomatose bezeichnet), eosinophiler Granulomatose mit Polyangiitis (vormals Churg-Strauss-Syndrom) oder bei allergischer bronchopulmonaler Aspergillose,
- zur Diagnostik und Therapiekontrolle bei Parasitosen, besonders bei unklarer Bluteosinophilie und negativem Parasitenbefund, zum Beispiel Filariose, Trichinose, Toxokariasis, Capillariasis philippinensis, tropischer Eosinophilie,
- im Rahmen der Diagnostik angeborener oder erworbener Immundefekte wie T-Zell-Defekten oder Hyper-IgE-Syndrom, systemischem Lupus erythematodes, M. Hodgkin, Sarkoidose oder chronischer Candidiasis.

Ein erhöhtes Gesamt-IgE ist nicht spezifisch für Atopie, die höchsten IgE-Werte finden sich jedoch bei der atopischen Dermatitis (Renz et al. 2010), Konzentrationen von mehr als 10.000 U/ml können erreicht werden. Höhere Gesamt-IgE-Werte finden sich darüber hinaus während der Zeit der Allergenexposition.Erhöhtes Gesamt-IgE findet sich auch bei anderen Erkrankungen (Renz et al. 2010; Thomas 2005):

- Bei sehr hohen Werten (> 20.000 U/ml) muss differenzialdiagnostisch ein zellulärer Immundefekt ausgeschlossen werden (Renz et al. 2010).
- Hohes Gesamt-IgE gepaart mit stark vermehrter Eosinophilenzahl muss an eine Parasitose (Askaridenbefall, Toxokariose, Schistosomiasis, Ankylostomiasis, Leishmaniose und Trichinose) oder ein Hypereosinophiliesyndrom denken lassen.
- Extreme Erhöhungen treten beim seltenen IgE-Myelom auf, das immunelektrophoretisch nicht diagnostizierbar ist.
- Patienten mit Verbrennungen 2. oder 3. Grades haben signifikant erhöhte IgE-Werte mit einem Maximum zwischen Tag 14 und 22.
- Patienten mit Tumorrezidiven im Hals-Nasen-Ohren-Bereich (Epi-, Meso- und Hypopharynx-Karzinome) haben in der aktiven Phase der Tumorerkrankung erhöhte Gesamt-IgE-Werte.
- Im Rahmen der HIV-Infektion entwickelt sich bei ausgeprägter Depletion der $CD4^{+}$-Zellen ein atopieähnliches Syndrom, welches mit zum Teil exzessiver IgE-Erhöhung einhergeht.
- Erhöhtes Gesamt-IgE kommt auch bei bullösen Autoimmunerkrankungen vor (vor allem bullöses Pemphigoid; van Beek et al. 2016).
- Leicht erhöhte Werte kommen bei vielen ekzematösen und nichtekzematösen Dermatosen, in einzelnen Fällen auch bei rheumatoider Arthritis und vorübergehend bei infektiöser Mononukleose und

weiteren Infektionskrankheiten (wie Mykoplasmeninfektionen, Pertussis und Masern sowie RSV-Bronchiolitis) vor.

Generell ist die Bestimmung des Gesamt-IgE zum Atopie-Screening weniger gut geeignet als das spezifische IgE gegen häufige Umweltallergene (Sammeltestung). Ein hohes Gesamt-IgE ist für die Atopie nicht beweisend, allerdings schließt ein normales Gesamt-IgE eine atopische Erkrankung nicht aus (Renz et al. 2010).

Screengingtests für spezifisches IgE gegen häufige Umweltallergene (Sammeltestung)

Mehrere Screeningtests verschiedener Hersteller sind zum Nachweis von spezifischem IgE gegen Mischungen aus Inhalationsallergenen verfügbar. Ein positiver Screeningtest besagt lediglich, dass eine Sensibilisierung gegen eines oder mehrere der in der Mischung enthaltenen Allergene vorliegt. Beim häufig zum Atopie-Screening eingesetzten Phadiatop™ (sx1) (Thermo Fisher Scientific; enthält Allergene aus Lieschgras, Roggen, Birke, Beifuß, *Dermatophagoides pteronyssinus*, Katzenschuppen, Hundeschuppen, *Cladosporium herbarum*) werden die Ergebnisse als positiv oder negativ angegeben. Ein positives Phadiatop-Ergebnis weist darauf hin, dass wenigstens gegen eines der enthaltenen Inhalationsallergene messbare spezifische IgE-Antikörper $\geq$0,35 kU/l vorhanden sind, was auf eine inhalative atopische Diathese hinweist. Ein negatives Ergebnis impliziert, dass der Patient nicht auf Inhalationsallergene sensibilisiert ist, was jedoch eine atopische Hautdiathese nicht ausschließt (Diepgen et al. 1991; Johansson et al. 2001).

Grundsätzlich ist das Screening zu begrüßen, wenn damit die Rationalisierung der Diagnostik erreicht wird, jedoch sollte der Screeningcharakter dieser Untersuchungen deutlich sein (Renz et al. 2010).

Weitere Laborparameter

Die Objektivierung des Schweregrades anhand weiterer Laborparameter (etwa durch Bestimmung der Konzentrationen des thymusaktivitätsregulierten Chemokins [TARC; CCL17], des eosinophilen kationischen Proteins [ECP], der eosinophilen Peroxidase [EPX] oder des löslichen Interleukin-2-Rezeptors [IL-2R]) eignet sich für Untersuchungen von Kohorten in klinischen Studien zum atopischen Ekzem, nicht jedoch für die Individualdiagnostik (Werfel et al. 2016).

9.2.3 Hauttests zum Atopie-Screening

Auch zur Erfassung einer atopischen Diathese durch den Nachweis von Soforttyp-Sensibilisierungen gegenüber verbreiteten Inhalationsallergenen ist der Hauttest geeignet (► Kap. 8): Bezüglich klinisch wichtiger ubiquitärer Inhalationsallergene (n=23, ■ Tab. 9.3) für den Hauttest bei Erwachsenen wird auf die entsprechende Leitlinie verwiesen (Rueff et al. 2011). Die Auswahl standardmäßig zu testender ubiquitärer Inhalationsallergene hängt von regionalen Gegebenheiten ab (Rueff et al. 2011).

■ Tab. 9.3 Pricktest mit Aeroallergenen

Allergenquellen nach Gruppen	Allergenquelle
Pollen	**Beifuß**
	Birke
	Erle
	Esche
	Gräser
	Hasel
	Olive
	Parietaria (Glaskraut)

Tab. 9.3 (Fortsetzung)

Allergenquellen nach Gruppen	Allergenquelle
	Platane
	Ragweed (Beifuß-Ambrosie)
	Wegerich
	Zypresse
Schimmelpilze	**Alternaria alternata**
	Aspergillus fumigatus
	Cladosporium herbarum
Milben	Dermatophagoides farinae
	Dermatophagoides pteronyssinus
	Acarus siro
	Lepidoglyphus destructor
	Tyrophagus putrescentiae
Tierepithelien	Hundehaare/-schuppen
	Katzenhaare/-schuppen
Latex	**Latex**
Kontrollen	NaCl 0,9 %
	Histamindihydrochlorid 1,0 %

Ubiquitäre Inhalationsallergene, deren Testung zur Erfassung einer inhalativen atopischen Diathese sinnvoll ist. Bezüglich der Bedeutung einzelner Allergenquellen bestehen regionale Unterschiede. Sofern eine Testung von nur einer reduzierten Anzahl von Allergenquellen möglich ist, wäre im Hinblick auf bekannte Kreuzreaktionen oder geringe Verbreitung bestimmter Allergenquellen in Deutschland eine Reduktion auf die 14 wichtigsten markierten Allergene zu erwägen

Literatur

Apfelbacher C (2015) Onset and severity of atopic dermatitis, atopy and hand eczema in adolescents. Br J Dermatol 173:1121–1122

Apfelbacher CJ et al (2011) CARPE: ein Registerprojekt der Deutschen Dermatologischen Gesellschaft (DDG) zur Charakterisierung und Versorgung des chronischen Handekzems. J Deutsch Dermatol Ges 9:682–688

Ausschuss für Arbeitsmedizin (AfAMed) (2016) Bekanntmachung von Empfehlungen von Arbeitsmedizinischen Regeln hier: AMR Nr. 2.1. „Fristen für die Veranlassung/das Angebot von arbeitsmedizinischer Vorsorge". GMBl Nr. 28, 20.07.2016, S 558

Becker R (2016) Verschlimmerung in der gesetzlichen Unfallversicherung. Med Sach 112:6–10

Beek van N et al (2016) IgE-mediated mechanisms in bullous pemphigoid and other autoimmune bullous diseases. Expert Rev Clin Immunol 12:267–277

Coca AF, Cooke RA (1923) On the classification of the phenomena of hypersensitiveness. J Immunol 8:163–182

Deutsche Gesetzliche Unfallversicherung (DGUV) e.V. (Hrsg) (2014) DGUV Grundsatze für arbeitsmedizinische Untersuchungen – G 24 Hauterkrankungen (mit Ausnahme von Hautkrebs). In: DGUV Grundsätze für arbeitsmedizinische Untersuchungen, 6. vollständig neubearbeitete Auflage, Gentner, Stuttgart 2014, S 367 ff

Deutsche Gesetzliche Unfallversicherung (DGUV) e.V. (Hrsg) (2017) Bamberger Empfehlung – Empfehlung zur Begutachtung von arbeitsbedingten Hauterkrankungen und Hautkrebserkrankungen. Ausgabe Juni 2017 (derzeit in Überarbeitung). https://publikationen.dguv.de/widgets/pdf/download/article/2058. Zugegriffen am 29.08.2022

Deutsche Gesetzliche Unfallversicherung (DGUV) e.V. (Hrsg) (2023) Honorare in der Berufsdermatologie. Ein Leitfaden für die Abrechnung von A bis Z. Stand 01/2023. https://publikationen.dguv.de/widgets/pdf/download/article/3207. Zugegriffen am 04.04.23

Deutsche Gesetzliche Unfallversicherung (DGUV) e.V. und Sozialversicherung für Landwirtschaft, Forsten und Gartenbau (SVLFG) (Hrsg) (2014) Verfahrensbeschreibung der Deutschen Gesetzlichen Unfallversicherung für das in den §§ 41 ff. des Vertrages Ärzte/Unfallversicherungsträger vereinbarte Verfahren zur Früherfassung berufsbedingter Hauterkrankungen (Hautarztverfahren) – Stand 03.07.2014. https://www.dguv.de/medien/inhalt/versicherung/berufskrankheiten/hauterkrankungen/dguv_hautarztverfahren.pdf. Zugegriffen am 02.09.2022

Diepgen TL, Fartasch M, Hornstein OP (1991) Kriterien zur Beurteilung der atopischen Hautdiathese. Dermatol Beruf Umwelt 39:79–83

Diepgen TL et al (1995) Medizinische Hinweise: Berufliche Rehabilitation von hautkranken Beschäftigten. Dtsch Arztebl 92:A-31-40

Diepgen TL et al (2016) Empfehlung zur Begutachtung von arbeitsbedingten Hauterkrankungen und Hautkrebserkrankungen – Bamberger Empfehlung. Dermatol Beruf Umwelt 64:89–136

Hanifin JM, Rajka G (1980) Diagnostic features of atopic dermatitis. Acta Derm Venereol Suppl (Stockh) 92:44–47

Johansson SGO et al (2001) A revised nomenclature for allergy. An EAACI position statement from the EAACI nomenclature task force. Allergy 56:813–824

Renz H et al (2010) In-vitro-Allergiediagnostik. Leitlinie der Deutschen Gesellschaft für Allergologie und klinische Immunologie (DGAKI) unter Beteiligung des Ärzteverbandes Deutscher Allergologen (ÄDA), der Gesellschaft für Pädiatrische Allergologie und Umweltmedizin (GPA) und der Deutschen Dermatologische Gesellschaft (DDG). Allergo J 19:110–128

Ruëff F et al (2011) Hauttests zur Diagnostik von allergischen Soforttyp-Reaktionen. Leitlinie der Deutschen Gesellschaft für Allergologie und klinischen Immunologie(DGAKI). Pneumologie 65:484–495

Schmidt A (1994) Atopie und Gutachten. Allergologie 17:94–96

Schönberger A, Mehrtens G, Valentin H (2010) Arbeitsunfall und Berufskrankheit. Rechtliche und medizinische Grundlagen für Gutachter, Sozialverwaltung, Berater und Gerichte, 8. Aufl. Erich Schmidt, Berlin, S 30–33

Thomas L (Hrsg) (2005) Labor und Diagnose: Indikation und Bewertung von Laborbefunden für die medizinische Diagnostik, 6. Aufl. Th-Books, Frankfurt a. M.

Thyssen JP et al (2010) The epidemiology of hand eczema in the general population – prevalence and main findings. Contact Dermatitis 62:75–87

Werfel T et al (2016) Leitlinie Neurodermitis (atopisches Ekzem; atopische Dermatitis). J Dtsch Dermatol Ges 14:e1–e75

Hautirritabilitätsdiagnostik

Cara Symanzik, Christoph Skudlik und Swen Malte John

Inhaltsverzeichnis

C. Skudlik et al. (Hrsg.), *Berufsdermatologie*, https://doi.org/10.1007/978-3-662-50518-2_10

10.1 Hautempfindlichkeit

In gutachterlichen Äußerungen ist der Begriff „empfindliche Haut“ häufig zu finden, obwohl eine exakte Definition des Begriffs bisher nicht existiert. Überwiegend dürfte darunter eine erhöhte unspezifische Reaktionsbereitschaft der Haut gegenüber irritativen Noxen verstanden werden.

Unbestreitbar ist, dass es Individuen gibt, deren kutane Reagibilität gegen Irritanzien deutlich ausgeprägter ist als bei der Mehrheit ihrer Mitmenschen (Frosch 1985; Frosch und John 2011; Brans et al. 2019). Der wesentliche Grund hierfür ist eine genetische Disposition, auch unabhängig von der Atopie. Dafür sprechen Befunde aus der Zwillingsforschung bezüglich der weitgehenden Konkordanz in der Prävalenz von Handekzemen (Bryld et al. 2000, 2003). Holst und Möller (1975) untersuchten die Hautreaktivität gegenüber Natriumlaurylsulfat (NLS), Benzalkoniumchlorid und Sapo kalinus (Schmierseife); dabei erwies sich die Konkordanzrate bei monozygoten Zwillingen als signifikant höher als bei dizygoten Zwillingen. Zu ähnlichen Ergebnissen kamen Gloor und Schnyder (1977) bezüglich des Alkaliresistenztests. In diesem Zusammenhang sind auch die vielfach beschriebenen Unterschiede in der Hautreagibilität von Menschen unterschiedlicher Pigmentierung von Bedeutung, wonach Menschen hellhäutiger europäischer Ethnien eine eher empfindlichere Haut als dunkler pigmentierte Menschen aufweisen (Frosch 1985).

Unstrittig ist weiterhin, dass es sehr unterschiedliche *individuelle* Reaktionsmuster auf chronische irritative Reize gibt, die sich zwischen den beiden Extremen „Toleranz/Hardening“ (Wulfhorst 2000) und „Hyperirritabilität“ bewegen. Dabei ist der exakte Pathomechanismus sowohl von Adaptationsphänomenen (Hardening) als auch einer primären und einer erworbenen (sekundären) Hyperirritabilität bisher nicht bekannt. Dies hängt auch damit zusammen, dass es bisher noch kein allgemein akzeptiertes Nachweisverfahren für kutane Hyperirritabilität gibt. Kritisch wird insbesondere diskutiert, ob die gegenwärtigen Nachweisverfahren in der Lage sind, Konstitutionsmerkmale aufzudecken oder ob sie nur Momentaufnahmen der aktuellen Hautreagibilität liefern.

Trotz des fehlenden diagnostischen Goldstandards wird von Gutachtern vielfach erwartet, dass sie das Ausmaß der individuellen Hautempfindlichkeit angeben. So müssen dermatologische Gutachter unter anderem eine als Folge einer Berufskrankheit möglicherweise verbliebene Minderbelastbarkeit der Haut für die Einstufung der Minderung der Erwerbsfähigkeit (MdE) quantifizieren (► Kap. 35), ferner werden prognostische Einschätzungen erwartet. Derartige Bewertungen sind für die Betroffenen häufig von großer Tragweite, unter anderem wegen der potenziellen MdE-Relevanz.

Während die allergologische Diagnostik etabliert ist und nationale und internationale Fachgesellschaften (Deutsche Kontaktallergie-Gruppe – DKG, European Environmental and Contact Dermatitis Research Group – EECDRG, International Contact Dermatitis Research Group – ICDRG) verbindliche Leitlinien für Durchführung und Interpretation entwickelt haben (Johansen et al. 2015; Mahler et al. 2019a, b), ist dies bei der Hautirritabilitätsdiagnostik bisher nicht so. Es gibt allerdings konkrete Ansätze zu einer Standardisierung der beiden Modellirritanzien Natronlauge (Lösung von Natriumhydroxid [NaOH] in Wasser) und NLS, auf die im Folgenden eingegangen werden soll. Zur Erfassung der durch die Tests hervorgerufenen Änderungen der Hautbarrierefunktion kommen zunehmend moderne biophysikalische Messverfahren („skin bioengineering“) zum Einsatz (John 2001; Berardesca und Norma 2020), wie die Messung des transepidermalen Wasserverlustes (TEWL) als Parameter der Hautbarrierefunktion vor und nach Irritation.

10.2 Alkaliresistenztest

Der im deutschsprachigen Raum in der Begutachtung am meisten verbreitete funktionelle Test ist der Alkaliresistenztest nach Burckhardt (1947). Der Test, bei dem verdünnte Natronlauge unter Okklusion auf die

Haut gebracht wird, wurde vom Autor und seinen Schülern wiederholt modifiziert (Burckhardt 1961; Locher 1962; Burckhardt und Suter 1969). Die meisten Modifikationen betrafen Testdauer, Konzentration und Sicherung des Testergebnisses. Im Folgenden wird die bisher häufigste Variante erläutert, ebenso werden jüngere Modifikationen für gutachterliche Zwecke dargestellt.

Generell verfolgt die Provokation mit NaOH das Ziel, die individuelle Empfindlichkeit der Hautbarriere durch Alkalien, denen wir im Privatleben und am Arbeitsplatz vielfach exponiert sind, zu erfassen. NaOH scheint auch deshalb als Modellirritanz in der dermatologischen Begutachtung geeignet zu sein, weil eine der Hauptursachen für irritative Dermatosen die „Feuchtarbeit" ist (definiert als >2 h täglich Wasserkontakt beziehungsweise Tragen feuchtigkeitsundurchlässiger Handschuhe; Technische Regeln für Gefahrstoffe [TRGS] 401; Bundesanstalt für Arbeitsschutz und Arbeitsmedizin 2008).

Feuchtarbeit bedeutet allein durch den Verdünnungseffekt durch auf die Haut einwirkendes Wasser eine Anhebung des physiologischen sauren Haut-pH (ca. pH 5,0), mithin eine *Alkalisierung*. Zunehmend wird die Bedeutung des sauren Haut-pH für die Homöostase der Hautbarriere deutlich. Insbesondere für die komplexe Architektur der epidermalen Lipidschichten, die für die funktionelle Integrität der Hornschicht so wichtig ist, ist ein saures Milieu essenziell (pH-abhängige Enzymsysteme; Hachem et al. 2010; Proksch 2018).

10.2.1 Vorbemerkung zur Methodik

Von Burckhardt und seinen Schülern wurde reklamiert, dass das Alkaliverhalten der Haut ein überwiegend idiotypisch (genetisch) reguliertes, paratypisch (umweltbedingt) variables Konstitutionsmerkmal darstellt (Burckhardt und Suter 1969; Schnyder et al. 1977). Die Alkaliresistenz bei Ekzematikern – insbesondere nach längerer Krankheitsdauer – zeigte sich auch herdfern vermindert; dabei wurde eine Beziehung zwischen der Intensität des gestörten Alkaliverhaltens und der Dauer der zu erwartenden Arbeitsunfähigkeit reklamiert (Burckhardt und Suter 1969). Angesichts der belegbaren jahreszeitlichen Schwankungen – mit vermehrter Reagibilität gegenüber NaOH im Winter – erscheinen diese Beobachtungen bemerkenswert (John und Uter 2005).

Waschen mit herkömmlichen Seifen verändert das Alkaliverhalten der Haut mehr als die Benutzung von Syndets, die allerdings die Hornschicht austrocknen und stets zu Rückfettungsmaßnahmen zwingen. Aktuelle irritative Einflüsse auf die Testregion (auch im Berufsleben) können das Testergebnis beeinflussen. In jedem Fall bedarf es vor der Untersuchung des Alkaliverhaltens genauer Informationen über die genannten Einflüsse, die dann auch bei der Interpretation des Tests berücksichtigt werden müssen. Die Probanden sollten gebeten werden, 24 h vor der Untersuchung keine Externa anzuwenden und zum Waschen nur Wasser zu verwenden. Die Testung sollte bevorzugt in arbeitsfreier Zeit erfolgen; sie darf nur auf erscheinungsfreier Haut vorgenommen werden.

! Alkaliresistenztest nur auf erscheinungsfreier Haut durchführen!

10.2.2 Klassische Methodik nach Burckhardt (1961)

Auf der normalen Haut des Unterarms werden nebeneinander 3 Felder von 2,5×3,5 cm markiert.

1. Zuerst wird auf jedes Feld 1 Tropfen 0,5-molarer NaOH-Lösung getropft (Tropfengröße 1/30 ml). Die Tropfen werden mit einem Glasblock von 2,5 (L)×3 (B)×1,5 (H) cm zugedeckt.
2. Nach 10 min werden die Glasblöcke entfernt und die Felder mit Watte oder Fließpapier getrocknet. Nun erhält nur noch das 2. und 3. Feld je einen Tropfen, die Felder werden wiederum zugedeckt.
3. Nach weiteren 10 min werden die beiden Glasblöcke entfernt, die Felder getrock-

net. Das 3. Feld erhält einen 3. Tropfen und wird mit dem Glasblock abgedeckt.
4. Nach 10 min wird auch dieses Feld wieder getrocknet.

Man stellt fest, ob 1, 2 oder 3 Tropfen eine Reaktion in Form von Bläschen, heftigen Rötungen oder Erosionen hervorgerufen haben. Vorübergehende reflektorische Rötungen sollen nicht berücksichtigt werden. Im Zweifelsfall entscheidet eine zweite Ablesung nach 24 h, welche leichte Schädigungen durch die Lauge als Papeln oder mit Krüstchen bedeckte Erosionen erkennen lässt:

- Reaktion auf den 1. Tropfen bedeutet eine stark verminderte Resistenz,
- Reaktion auf den 2. Tropfen leicht verminderte Resistenz,
- Reaktion auf den 3. Tropfen erhöhte Resistenz.

Der Eintritt der positiven Reaktion ist oft mit deutlichem Brennen verbunden. Wenn sich eine Reaktion einstellt, ist der Test abzubrechen.

10.2.3 Aktuelle Varianten von NaOH-Provokationen in der Begutachtung

Schneller modifizierter Alkaliresistenztest

Die oben genannte Methode nach Burckhardt führt in 1 % der Fälle zu oberflächlicher Nekrosebildung (Kolliquationsnekrose; Ummenhofer 1980), naturgemäß gerade bei hautempfindlichen Personen, die in gutachterlichen Kollektiven überrepräsentiert sind. In Osnabrück wurde darum ein weniger invasiver, aber aussagekräftiger, schneller modifizierter Alkaliresistenztest (SMART) unter Einsatz zeitgemäßer biophysikalischer Diagnostik und 0,5 M NaOH-Exposition über lediglich 2×10 min mit dazwischenliegendem Beobachtungsintervall entwickelt (John 2001) und an 572 gewerbedermatologisch Begutachteten klinisch evaluiert und standardisiert (Testort: Unterarm; Abb. 10.1 und 10.2). Als Kontrolle wurde NaCl 0,9 % eingesetzt, das in einem dem NaOH-Testfeld unmittelbar benachbarten Areal unter gleichen Bedingungen okklusiv aufgebracht wird.

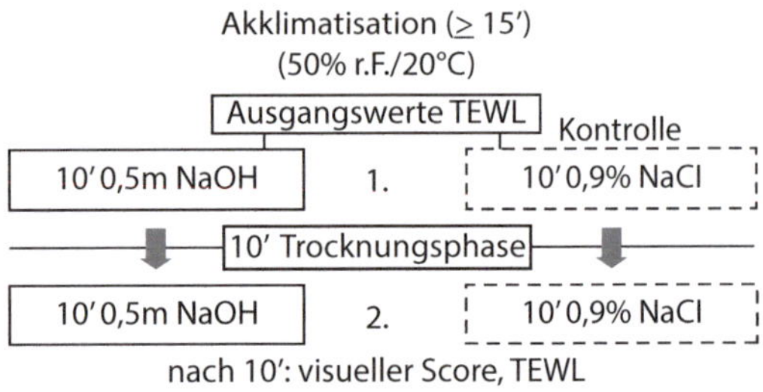

Abb. 10.1 Schneller modifizierter Alkaliresistenztest (SMART), Übersicht. TEWL, transepidermaler Wasserverlust

Der SMART zeigte sich – auch in dieser Population ehemals Hauterkrankter – gut verträglich. Der Test konnte neben phänotypischen auch Hinweise auf mögliche genotypische Merkmale (atopische Hautdisposition) in der untersuchten Kohorte sowohl klinisch als auch biophysikalisch identifizieren. Der TEWL, bestimmt vor der Testung und 10 min nach dem Ende der 2. Okklusionsphase, erwies sich dabei als aussagekräftiger prognostischer Parameter der klinischen Reaktivität.

> **Praxistipp**
>
> Der SMART erscheint hilfreich bei der Identifizierung vermehrter konstitutioneller Risiken bei gutachterlichen Fragestellungen in der Berufsdermatologie – bei gegenüber den herkömmlichen Verfahren verringerter Invasivität, reduziertem Zeitaufwand und verbesserter Aussagefähigkeit.

Differenzieller Irritationstest

Der SMART wurde anschließend modellhaft für die Beurteilung irritativer Folgeschäden nach beruflichem Hautschaden *(sekundäre Hyperirritabilität)* erprobt. Hierfür wurde der Test synchron vergleichend an 2 Körperlokalisationen eingesetzt, von denen eine ehemals beruflich hautbelastend exponiert war (Handrücken), die andere nicht (Unterarmbeugeseite). Auf der Basis einer Pilotstudie an

Akklimatisation 15 min (möglichst 20°C, 50% rel. Luftfeuchtigkeit; Werte protokollieren)

Test- und Kontrollfeld markieren; Testfelder liegen nebeneinander (ca. 1 cm Abstand). Dann: Ausgangsmessung TEWL im Test- und Kontrollfeld.

1. Okklusionsphase (10min) im Testfeld 0,5M NaOH, Kontrollfeld NaCl 0,9%
Glasblöckchen aufbringen, jeweils 1 Tropfen Lösung.
Blöckchen nach 10min abnehmen. Testfelder vorsichtig abtupfen.

1. *Ruhephase* (10 min), anschließend klinische Beurteilung und Befragung des Probanden (Subjektive Symptome; falls„ja": Abbrechen und TEWL messen. Falls„nein":2. Okklusionsphase beginnen).

2. Okklusionsphase (10 min) im Testfeld 0,5 M NaOH, Kontrollfeld NaCl 0,9%
Glasblöckchen aufbringen, vorher mit jeweils 1 Tropfen Lösung benetzen.
Blöckchen nach 10 min abnehmen. Testfelder vorsichtig abtupfen.

2. *Ruhephase* (10min), anschließend TEWL messen und abschließende klinische Beurteilung.

Testort: Unterarmmitte, Beugeseite

Größe der Testfelder: entsprechend den Glasblöckchen

Okklusion: Glasblöckchen 2,5(L) × 3(B) × 1,5(H).

Visueller Score: (5-Punkt-Ordinalskala)

1 = Nihil, 2 = Seifeneffekt, 3 = geringes Erythrem u./o. minimale Vesikulation u./o. maximal 1 Erosion,
4 = deutliches Erythrem u./o. deutliches Ödem u./o. deutliche Vesikulation u./o. mindestens 2 Erosionen,
5 = sehr deutliches Erythrem/Ödem/Vesikulation u./o. $\geq$ 5 Erosionen

Testabbruch: Wenn deutliche klin. Reaktivität (> Stufe 3) nach der ersten 10'-NaOH-Provokation auftreten, bzw. jederzeit bei deutlichen subjektiven Beschwerden.

Abb. 10.2 Testablauf beim schnellen modifizierten Alkaliresistenztest (SMART). Für den differenziellen Irritationstest (DIT) gleiches Vorgehen; beim DIT erfolgt eine parallele Durchführung des SMART an dem der Händigkeit entsprechenden Handrücken und dem kontralateralen Unterarm

31 Kontrollpersonen und 48 Personen mit abgeheiltem Berufsekzem wurde ein differenzieller Irritationstest (DIT) entwickelt (John 2001; John und Uter 2005; John und Schwanitz 2006).

Normalerweise ist die Haut des Handrückens vergleichsweise robust; die Reagibilität auf den Test fehlt deshalb bei Normalpersonen am Handrücken vollständig oder ist deutlich schwächer als am Unterarm. Jedoch zeigte sich bei einer Subkohorte von etwa 10 % der untersuchten Patienten, die in der Vergangenheit unter einem (zum Zeitpunkt der Testung abgeheilten) beruflich bedingten Handekzem litten, ein a priori paradoxes Phänomen: stärkere Reaktion am Handrücken als am Unterarm. Die normale Hierarchie der Hautreagibilität war hier – in einem früher beruflich exponierten und von einem Ekzem betroffenen Areal – aufgehoben. Dies deutet auf eine sekundäre Hyperirritabilität im Sinne einer *erworbenen Minderbelastbarkeit* der Haut hin; bei Hautgesunden wird eine derartige paradoxe Befundkonstellation nicht angetroffen.

Dieses Phänomen einer inversen Hierarchie der Hautempfindlichkeit als Ausdruck einer erworbenen Überempfindlichkeit des

Handrückens konnte bei einer weiteren mittlerweile untersuchten Stichprobe von 554 früheren „Feuchtarbeitern" mit abgeheiltem Ekzem bei 49 der Untersuchten beobachtet werden (John und Uter 2005).

Der mit dem vorgeschlagenen Test angestrebte Nachweis verbliebener subklinischer Dauerschäden hat sozialmedizinische Relevanz (MdE-Höhe: prognostische Schlussfolgerungen etwa bezüglich Erfolgsaussichten präventiver Maßnahmen (▶ Kap. 35).

Praxistipp

Der DIT ist der bisher erste systematisch-methodische Ansatz der gutachterlichen Objektivierung einer resultierenden latenten Minderbelastbarkeit der Haut der Hände nach beruflichem Handekzem.

10.3 Natriumlaurylsulfattest

Natriumlaurylsulfat (NLS; EG Nr. 205–788-1, Chemical Abstracts Service (CAS) Nr. 151-21-3) ist ein in Wasser gut lösliches anionisches Detergens, das universelle Anwendung in Produkten des täglichen Lebens findet (Syndets, Shampoo, Zahnpasta). Es hat sich in den letzten Jahrzehnten zu dem am häufigsten eingesetzten Irritanz in der experimentellen Dermatologie entwickelt, auch deshalb, weil es bei deutlichem irritativen kein allergenes Potenzial besitzt.

Die Standardisierungskommission der Europäischen Gesellschaft für Kontaktdermatitis (ESCD) hat 1997 Richtlinien zur Durchführung von NLS-Irritationstests publiziert, auf die verwiesen wird (Tupker et al. 1997). Die Testung erfolgt danach unter Verwendung großer Aluminiumkammern („large Finn-chambers"), üblicherweise in Konzentrationen von 0,1–2 % und Okklusion über 24–48 h; das Ergebnis wird klinisch und biophysikalisch beurteilt (Messung des TEWL, dies ist allerdings erst frühestens 120 min nach Beendigung der Okklusion möglich, wenn Artefakte vermieden werden sollen; Friebe et al. 2003).

In experimentellen Studien hat sich eine vermehrte NLS-Irritabilität von Atopikern nur in der akuten Ekzemphase demonstrieren lassen (Löffler und Effendy 1999), in klinisch-berufsdermatologischen Studien bisher nicht (John 2001). Die Hautempfindlichkeit gegenüber NLS scheint unabhängig von der atopischen Diathese zu sein (Heetfeld et al. 2021). Hinsichtlich der berufsdermatologisch interessanten Verwendung der Substanz für Berufseingangstests in Feuchtberufen konnte in einer größeren prospektiven epidemiologischen Studie an 500 Auszubildenden des Pflegedienstes keine prädiktive Potenz demonstriert werden (Löffler et al. 2006); wohingegen sich für NaOH in einer ähnlichen Untersuchung bei 205 Auszubildenden in der Metallindustrie (schwache) Hinweise auf eine prädiktive Aussagefähigkeit ergaben (Berndt et al. 1999). Weitere epidemiologische Untersuchungen werden hier zukünftig Klarheit schaffen müssen und auch die Frage zu klären haben, inwieweit die kombinierte Testung von Irritanzien die Beurteilung der Hautirritabilität in der Berufsdermatologie verbessern kann.

Auch die Anwendung von repetitiven Tests mit mehrtägiger Applikation von Irritanzien (Frosch und Kurte 1994; Wulfhorst 2000; Wigger-Alberti et al. 2002) sowie Waschtests (Gehring et al. 1998; Elsner et al. 2013; Sonsmann et al. 2014a, b; Symanzik et al. 2022) wird diskutiert, hat sich aber in der gutachterlichen Praxis bisher nicht durchgesetzt. In der dermatologischen Diagnostik Bedeutung erlangt hat NLS durch seinen Einsatz als erweiterte Negativkontrolle bei der Epikutantestung (0,25 %, 0,5 % NLS; 48 h Okklusion mit kleinen Aluminiumkammern; Geier et al. 2003; Uter et al. 2003; Johansen et al. 2015; Mahler et al. 2019a, b). Ziel ist es, die individuelle Hautreagibilität zum Testzeitpunkt zu erfassen, um auf diese Weise schwach positive allergische von irritativen und fraglichen Reaktionen im Epikutantest besser differenzieren zu können. Hierbei wird auch berücksichtigt, dass viele im Epikutantest routinemäßig untersuchte Allergene auch irritative Potenz besitzen (wie Konservierungsstoffe). Gerade für gutachterliche Testungen erscheint dieses Vorgehen als eine sinnvolle Entscheidungshilfe.

10.4 Standardisierung der gutachterlichen Irritabilitätsdiagnostik

Angesichts der Inzidenz und Bedeutung irritativer Hautschäden ist es nachteilig, dass die Standardisierung der Hautirritabilitätsdiagnostik bisher nicht abgeschlossen ist. Da dies unter Umständen die Gleichbehandlung der Begutachteten gefährden könnte, hat die Arbeitsgemeinschaft für Berufs- und Umweltdermatologie (ABD) in der Deutschen Dermatologischen Gesellschaft (DDG) die Vereinheitlichung der diesbezüglichen Diagnostik als wichtiges Ziel eingestuft. Es wurde deshalb eine Arbeitsgruppe ins Leben gerufen („Erfassung und Bewertung irritativer Hautschäden"), die hier eine Konsensbildung für die in der gutachterlichen Diagnostik *nicht* empfehlenswerten Hautirritabilitätstests entwickelt hat (John et al. 2006). Zukünftig werden immunologische Testverfahren und Analysen epidermaler Strukturproteine, wie Filaggrin, mittels nichtinvasiver Tape-Stripping-Techniken (Keurentjes et al. 2021) zur Bewertung der Hautirritabilität Bedeutung gewinnen (de Jongh et al. 2008a, b, c; Landeck et al. 2012), die aber bisher nur experimentellen Untersuchungen vorbehalten sind.

Literatur

Berardesca E, Norma C (2020) Skin Bioengineering. In: John SM, Johansen JD, Rustemeyer T, Elsner P, Maibach HI (Hrsg) Kanerva's occupational dermatology. Springer International Publishing, Cham, S 1387–1395

Berndt U, Hinnen U, Iliev D, Elsner P (1999) Role of the atopy score and of single atopic features as risk factors for the development of hand eczema in trainee metal workers. Br J Dermatol 140:922–924

Brans R, John SM, Frosch PJ (2019) Clinical aspects of irritant contact dermatitis. In: Johansen JD, Mahler V, Lepoittevin J-P, Frosch PJ (Hrsg) Contact dermatitis. Springer International Publishing, Cham, S 1–36

Bryld L, Hindsberger C, Kyvik K, Agner T, Menné T (2003) Risk factors influencing the development of hand eczema in a population-based twin sample. Br J Dermatol 149:1214–1220

Bryld LE, Agner T, Kyvik K, Brøndsted L, Hindsberger C, Menne T (2000) Hand eczema in twins: a questionnaire investigation. Br J Dermatol 142:298–305

Bundesanstalt für Arbeitsschutz und Arbeitsmedizin (2008) Technische Regeln für Gefahrstoffe. Gefährdung durch Hautkontakt. Ermittlung – Beurteilung – Maßnahmen. TRGS 401. https://www.baua.de/DE/Angebote/Rechtstexte-und-Technische-Regeln/Regelwerk/TRGS/pdf/TRGS-401.pdf?__blob=publicationFile&v=2. Zugegriffen am 25.03.2022

Burckhardt W (1947) Neuere Untersuchungen über die Alkaliempfindlichkeit der Haut. Dermatology 94:73–96

Burckhardt W (1961) Funktionsprüfungen der Haut in Dermatologie und Venerologie. In: Gottron HA, Schoenefeld W (Hrsg) 1. Georg Thieme, Stuttgart, S 193–210

Burckhardt W, Suter H (1969) Criteria for work capacity following occupational eczemas. Hautarzt 20:481–485

Elsner P, Seyfarth F, Sonsmann F, Strunk M, John SM, Diepgen T, Schliemann S (2013) Standardized dirts for testing the efficacy of workplace cleaning products: validation of their workplace relevance. Contact Dermatitis 69:245–250

Friebe K, Effendy I, Löffler H (2003) Effects of skin occlusion in patch testing with sodium lauryl sulphate. Br J Dermatol 148:65–69

Frosch PJ (1985) Hautirritation und empfindliche Haut, 1. Aufl. Grosse Verlag, Berlin

Frosch PJ, John SM (2011) Clinical aspects of irritant contact dermatitis. In: Duus Johansen J, Frosch PJ, Lepoittevin JP (Hrsg) Contact dermatitis. Springer, Berlin/Heidelberg, S 305–345

Frosch PJ, Kurte A (1994) Efficacy of skin barrier creams (IV). The repetitive irritation test (RIT) with a set of 4 standard irritants. Contact Dermatitis 31:161–168

Gehring W, Gloor M, Kleesz P (1998) Predictive washing test for evaluation of individual eczema risk. Contact Dermatitis 39:8–13

Geier J, Uter W, Pirker C, Frosch P (2003) Patch testing with the irritant sodium lauryl sulfate (SLS) is useful in interpreting weak reactions to contact allergens as allergic or irritant. Contact Dermatitis 48:99–107

Gloor M, Schnyder UW (1977) Vererbung funktioneller Eigenschaften der Haut. Hautarzt 28:231–234

Hachem J-P, Roelandt T, Schürer N, Pu X, Fluhr J, Giddelo C, Man M-Q, Crumrine D, Roseeuw D, Feingold KR, Mauro T, Elias PM (2010) Acute acidification of stratum corneum membrane domains using polyhydroxyl acids improves lipid processing and inhibits degradation of corneodesmosomes. J Invest Dermatol 130:500–510

Heetfeld AB, Schill T, Schröder SS, Forkel S, Mahler V, Pfützner W, Schön MP, Geier J, Buhl T (2021) Challenging a paradigm: skin sensitivity to sodium lauryl sulfate is independent of atopic diathesis. Br J Dermatol 183(1):139–145

Holst R, Möller H (1975) One hundred twin pairs patch tested with primary irritants. Br J Dermatol 93:145–149

Johansen JD, Aalto-Korte K, Agner T, Andersen KE, Bircher A, Bruze M, Cannavó A, Giménez-Arnau A, Gonçalo M, Goossens A, John SM, Lidén C,

Lindberg M, Mahler V, Matura M, Rustemeyer T, Serup J, Spiewak R, Thyssen JP, Vigan M, White IR, Wilkinson M, Uter W (2015) European Society of Contact Dermatitis guideline for diagnostic patch testing – recommendations on best practice. Contact Dermatitis 73:195–221

John S, Bartel G, Brehler R, Degenhardt A, Fluhr J, Frosch P, Haufs M, Khrenova L, Kleesz P, Kügler K (2006) Negativliste: Hautirritabilitäts- und Hautfunktionsdiagnostik zur Erfassung und Bewertung irritativer Hautschäden. ABD-Arbeitsgruppe „Erfassung und Bewertung irritativer Hautschäden". Dermatol Beruf Umwelt/Occup Environ Dermatol 54:108–111

John SM (2001) Klinische und experimentelle Untersuchungen zur Diagnostik in der Berufsdermatologie: Konzeption einer wissenschaftlich begründeten Qualitätssicherung in der sozialmedizinischen Begutachtung, 1. Aufl. Univ.-Verlag Rasch, Osnabrück

John SM, Schwanitz HJ (2006) Functional skin testing: the SMART procedures. In: Chew A-L, Maibach HI (Hrsg) Irritant dermatitis. Springer, Berlin/Heidelberg/New York, S 211–221

John SM, Uter W (2005) Meteorological influence on NaOH irritation varies with body site. Arch Dermatol Res 296:320–326

de Jongh CM, John SM, Bruynzeel DP, Calkoen F, van Dijk FJ, Khrenova L, Rustemeyer T, Verberk MM, Kezic S (2008a) Cytokine gene polymorphisms and susceptibility to chronic irritant contact dermatitis. Contact Dermatitis 58:269–277

de Jongh CM, Khrenova L, Kezic S, Rustemeyer T, Verberk MM, John SM (2008b) Polymorphisms in the interleukin-1 gene influence the stratum corneum interleukin-1 alpha concentration in uninvolved skin of patients with chronic irritant contact dermatitis. Contact Dermatitis 58:263–268

de Jongh CM, Khrenova L, Verberk MM, Calkoen F, van Dijk FJ, Voss H, John SM, Kezic S (2008c) Loss-of-function polymorphisms in the filaggrin gene are associated with an increased susceptibility to chronic irritant contact dermatitis: a case-control study. Br J Dermatol 159:621–627

Keurentjes AJ, Jakasa I, Kezic S (2021) Research techniques made simple: stratum corneum tape stripping. J Invest Dermatol 141:1129–1133.e1

Landeck L, Visser M, Skudlik C, Brans R, Kezic S, John SM (2012) Clinical course of occupational irritant contact dermatitis of the hands in relation to filaggrin genotype status and atopy. Br J Dermatol 167:1302–1309

Locher G (1962) Permeabilitätsprüfung der Haut Ekzemkranker und Hautgesunder für den neuen Indikator Nitrazingelb „Geigy", Modifizierung der Alkaliresistenzprobe, pH-Verlauf in der Tiefe des Stratum corneum. Dermatology 124:159–182

Löffler H, Effendy I (1999) Skin susceptibility of atopic individuals. Contact Dermatitis 40:239–242

Löffler H, Bruckner T, Diepgen T, Effendy I (2006) Primary prevention in health care employees: a prospective intervention study with a 3-year training period. Contact Dermatitis 54:202–209

Mahler V, Nast A, Bauer A, Becker D, Brasch J, Breuer K, Dickel H, Drexler H, Elsner P, Geier J, John SM, Kreft B, Köllner A, Merk H, Ott H, Pleschka S, Portisch M, Spornraft-Ragaller P, Weisshaar E, Werfel T, Worm M, Schnuch A, Uter W (2019a) S3 guidelines: epicutaneous patch testing with contact allergens and drugs – short version, part 2. J Dtsch Dermatol Ges 17:1187–1207

Mahler V, Nast A, Bauer A, Becker D, Brasch J, Breuer K, Dickel H, Drexler H, Elsner P, Geier J, John SM, Kreft B, Köllner A, Merk H, Ott H, Pleschka S, Portisch M, Spornraft-Ragaller P, Weisshaar E, Werfel T, Worm M, Schnuch A, Uter W (2019b) S3 guidelines: epicutaneous patch testing with contact allergens and drugs – short version, part 1. J Dtsch Dermatol Ges 17:1076–1093

Proksch E (2018) pH in nature, humans and skin. J Dermatol 45:1044–1052

Schnyder U, Gloor M, Taugner M (1977) Über die sozialmedizinische Bedeutung von Alkaliresistenz, Alkalineutralisation und Hautoberflächenlipidmenge bei Neurodermitis atopica und Ichthyosis vulgaris. Berufsdermatosen 25:101–107

Sonsmann FK, Strunk M, Gediga K, John C, Schliemann S, Seyfarth F, Elsner P, Diepgen TL, Kutz G, John SM (2014a) Standardization of skin cleansing in vivo: part I. Development of an automated cleansing device (ACiD). Skin Res Technol 20:228–238

Sonsmann FK, Strunk M, Gediga K, Schliemann S, Seyfarth F, Elsner P, Diepgen TL, Kutz G, John SM (2014b) Standardization of skin cleansing in vivo: part II. Validation of a newly developed automated cleansing device (ACiD). Skin Res Technol 20:239–245

Symanzik C, Kezic S, Jakasa I, Skudlik C, John SM, Brans R, Sonsmann F (2022) Effects of skin washing frequency on the epidermal barrier function and inflammatory processes of the epidermis: an experimental study. Contact Dermatitis. https://doi.org/10.1111/cod.14119. Epub ahead of print

Tupker R, Willis C, Berardksca E, Lee C, Fartasch M, Atinrat T, Serup J (1997) Guidelines on sodium lauryl sulfate (SLS) exposure tests: a report from the Standardization Group* of the European Society of Contact Dermatitis. Contact Dermatitis 37:53–69

Ummenhofer B (1980) Zur Methodik der Alkaliresistenzprüfung. Dermatosen 28:104–109

Uter W, Hegewald J, Pfahlberg A, Pirker C, Frosch PJ, Gefeller O (2003) The association between ambient air conditions (temperature and absolute humidity), irritant sodium lauryl sulfate patch test reactions and patch test reactivity to standard allergens. Contact Dermatitis 49:97–102

Wigger-Alberti W, Spoo J, Schliemann-Willers S, Klotz A, Elsner P (2002) The tandem repeated irritation test: a new method to assess prevention of irritant combination damage to the skin. Acta Derm Venereol 82:94–97

Wulfhorst B (2000) Skin hardening in occupational dermatology. In: Kanerva L, Elsner P (Hrsg) Handbook of occupational dermatology. Springer, Heidelberg/New York, S 115–121

Bakteriologische Diagnostik in besonderen Risikoberufen

Cara Symanzik, Christoph Skudlik und Swen Malte John

Inhaltsverzeichnis

C. Skudlik et al. (Hrsg.), *Berufsdermatologie*, https://doi.org/10.1007/978-3-662-50518-2_11

Eine Kolonisation mit multiresistenten Keimen, insbesondere Methicillin-resistentem *Staphylococcus aureus* (MRSA), ist bei Patienten mit Handekzemen weit verbreitet und kann einen Einfluss auf die Persistenz der Ekzemerkrankung ausüben (Nørreslet et al. 2020). In Kollektiven von Beschäftigten mit Handekzemen zeigt sich in Risikoberufen wie im Gesundheitswesen, dass eine MRSA-Kolonisierung von kutanen Läsionen überproportional häufig auftritt (Brans et al. 2016). Pflegekräfte mit einer Berufsdermatose weisen eine zwei- bis dreifach höhere Prävalenz (13,5 %) einer MRSA-Kolonisierung auf als für Punktprävalenz-Screenings unter hautgesunden Pflegenden in Deutschland berichtet wurde (Reich-Schupke et al. 2010; Sassmannshausen et al. 2016; Peters et al. 2017). Die Hauptrisikofaktoren sind eine atopische Hautdiathese, eine atopische Dermatitis und schwere Verlaufsformen eines Handekzems (Brans et al. 2016). Bei Beschäftigten im Gesundheitswesen mit atopischer Dermatitis ist das Risiko für eine MRSA-Besiedelung entzündlicher Läsionen sogar viermal höher (Brans et al. 2016).

Praxistipp

Adäquate Prävention und Behandlung von Kontaktekzemen können wichtige Elemente bei der Verringerung der Besiedelung mit MRSA bei Beschäftigten im Gesundheitswesen sein.

Beschäftigte im Gesundheitswesen (sowohl Pflegekräfte als auch Ärzte) mit irritativem Kontaktekzem der Hände, die gleichzeitig eine sekundäre MRSA-Infektion aufweisen, werden zu einem Risiko für die zu versorgenden Patienten hinsichtlich der Transmission dieser Problemkeime. Die MRSA-Infektion bedeutet aber auch in aller Regel einen konkreten Aggravationsfaktor des bei den Beschäftigten bestehenden Handekzems. Hinsichtlich der durchzuführenden Diagnostik hat es sich bewährt, MRSA-Abstriche nicht nur von den betroffenen Läsionen an den Händen, sondern auch Abstriche von den Nasen-Vorhöfen und der Rachenschleimhaut zu nehmen, um eine Besiedelung zu erkennen (Brans et al. 2016). Gerade bei schweren Handekzemen bei Beschäftigten in Risikoberufen sollte an die Möglichkeit einer das Krankheitsbild komplizierenden MRSA-Infektion gedacht werden. Eine MRSA-Erregertypisierung ist dagegen in aller Regel nicht erforderlich. Eine Meldepflicht bei positiven MRSA-Befunden aus Abstrichen besteht nicht; eine Meldung von positiven MRSA-Befunden an das Gesundheitsamt ist nur bei Nachweis von MRSA in Blut oder Liquor erforderlich (§ 7, Abs. 1, Infektionsschutzgesetz [IfSG]).

In der Regel wird die Sanierung der MRSA-Infektion nur möglich sein, wenn eine parallele Behandlung des Handekzems erfolgt. Bevorzugt werden derartige Therapien bei Beschäftigten mit beruflichen Handekzemen bei stationären Rehabilitations- und Präventionsmaßnahmen (sogenannte Maßnahmen der tertiären Individualprävention [TIP]) zulasten der gesetzlichen Unfallversicherung durchzuführen sein (Deutsche Gesetzliche Unfallversicherung 2014; Brans und Skudlik 2019). Hier werden dann während eines 3-wöchigen stationären Aufenthaltes in einer berufsdermatologischen Schwerpunktklinik die erweiterte Diagnostik und stadiengerechte Ekzemtherapie mitsamt intensivierten gesundheitspädagogischen und -psychologischen Interventionen (Brans und Skudlik 2019) parallel zur MRSA-Sanierung in Angriff genommen. In derartigen Zentren ist man bereits dazu übergegangen, bei allen Beschäftigten aus dem Gesundheitswesen mit Handekzem bei der Aufnahme die Diagnostik bezüglich einer möglichen komplizierenden MRSA-Infektion durchzuführen. Diese Maßnahme hat sich bewährt.

Die Sanierung kann im Einzelfall schwierig sein und stellt das interdisziplinäre Team in den berufsdermatologischen Schwerpunktkliniken vor besondere Herausforderungen. Die intensiven gesundheitspädagogischen Beratungen mit Anprobe von Handschuhen sowie erst recht die Erprobung von Hautschutzmaßnahmen am Arbeitsplatz-Simulationsmodell unter ergotherapeutischer Anleitung (Wilke et al. 2020) sind erst möglich, wenn die Sanierung abgeschlossen ist.

Praxistipp

Empfehlungen zur Vorgehensweise zu einer Sanierung bei MRSA-Infektion liegen in der wissenschaftlichen Literatur vor (Witte et al. 2005a, b; Brans et al. 2018).

In der ambulanten dermatologischen Versorgung, aber auch in der gutachterlichen Diagnostik erscheint es angesichts der wissenschaftlichen Datenlage sinnvoll, bei entsprechenden Berufsgruppen, insbesondere der Gesundheits- und Krankenpflege sowie Altenpflege, besonders bei hartnäckigen Ekzemverläufen, eine MRSA-Infektion auszuschließen.

Praxistipp

Bei Beschäftigten aus dem Gesundheitswesen mit Handekzem ist an eine möglicherweise begleitende Infektion mit MRSA zu denken.

Besonderheiten bei ESBL-E: Generell sind heute Kolonisationen mit multiresistenten Keimen in der unselektierten Bevölkerung nicht selten. In einer kürzlich publizierten Studie, die sich mit Extended-Spectrum-Betalaktamasen-(ESBL-)produzierenden Enterobacterales (ESBL-E) befasst, wurde über eine Prävalenzrate von ESBL-E-Trägertum in der deutschen Allgemeinbevölkerung von 5,9 % berichtet (Symanzik et al. 2022), die die Prävalenzrate von MRSA-Trägertum (0,5 %) in der Allgemeinbevölkerung in Deutschland deutlich übersteigt (Köck et al. 2016; Becker et al. 2017). Eine Tätigkeit im Gesundheitswesen schien hier keinen Einfluss auf die ESBL-E-Prävalenz zu haben.

Literatur

Becker K, Schaumburg F, Fegeler C, Friedrich AW, Köck R (2017) Staphylococcus aureus from the German general population is highly diverse. Int J Med Microbiol 307:21–27

Brans R, Skudlik C (2019) Prävention des Handekzems. Hautarzt 70:797–803

Brans R, Kolomanski K, Mentzel F, Vollmer U, Kaup O, John SM (2016) Colonisation with methicillin-resistant Staphylococcus aureus and associated factors among nurses with occupational skin diseases. Occup Environ Med 73:670–675

Brans R, Kaup O, Schürer NY (2018) Occupational MRSA infection: risk factor, disposition, prevention, and therapy. In: John SM, Johansen JD, Rustemeyer T, Elsner P, Maibach HI (Hrsg) Kanerva's occupational dermatology. Springer International Publishing, Cham, S 1–12

Deutsche Gesetzliche Unfallversicherung (2014) Verfahrensbeschreibung der Deutschen Gesetzlichen Unfallversicherung für das in den §§ 41 ff. des Vertrages Ärzte/Unfallversicherungsträger vereinbarte Verfahren zur Früherfassung berufsbedingter Hauterkrankungen (Hautarztverfahren). Verfügbar unter: https://www.dguv.de/medien/inhalt/versicherung/berufskrankheiten/hauterkrankungen/dguv_hautarztverfahren.pdf. Zugegriffen am 28.03.2022

Köck R, Werner P, Friedrich AW, Fegeler C, Becker K (2016) Persistence of nasal colonization with human pathogenic bacteria and associated antimicrobial resistance in the German general population. New Microbes New Infect 9:24–34

Nørreslet LB, Edslev SM, Andersen PS, Plum F, Holt J, Kjerulf A, Ebbehøj NE, Clausen M-L, Flachs EM, Agner T (2020) Colonization with Staphylococcus aureus in patients with hand eczema: prevalence and association with severity, atopic dermatitis, subtype and nasal colonization. Contact Dermatitis 83:442–449

Peters C, Dulon M, Kleinmüller O, Nienhaus A, Schablon A (2017) MRSA prevalence and risk factors among health personnel and residents in nursing homes in Hamburg, Germany – a cross-sectional study. PLoS One 12:e0169425

Reich-Schupke S, Geis G, Reising M, Altmeyer P, Stücker M (2010) MRSA in dermatology – prospective epidemiological study in employees and patients of a dermatological department of a university hospital. J Dtsch Dermatol Ges 8:607–613

Sassmannshausen R, Deurenberg RH, Köck R, Hendrix R, Jurke A, Rossen JW, Friedrich AW (2016) MRSA prevalence and associated risk factors among health-care workers in non-outbreak situations in the Dutch-German EUREGIO. Front Microbiol 7:1273

Symanzik C, Hillenbrand J, Stasielowicz L, Greie JC, Friedrich AW, Pulz M, John SM, Esser J (2022) Novel insights into pivotal risk factors for rectal carriage of extended-spectrum-β-lactamase-producing enterobacterales within the general population in Lower Saxony, Germany. J Appl Microbiol 132:3256–3264

Wilke A, Braumann A, Krambeck K, Lange K, Wohlers S, Skudlik C, Sonsmann FK (2020) Gesundheitspädagogische Patientenberatung in der Individualprävention: Chancen und Herausforderungen bei der Optimierung personenbezogener Schutzmaßnahmen am Beispiel konkreter Fälle aus der Praxis. Derm Beruf Umwelt 68:159–170

Witte W, Braulke C, Cuny C, Strommenger B, Werner G, Heuck D, Jappe U, Wendt C, Linde HJ, Harmsen D (2005a) Emergence of methicillin-resistant Staphylococcus aureus with Panton-Valentine leukocidin genes in central Europe. Eur J Clin Microbiol Infect Dis 24:1–5

Witte W, Wiese-Posselt M, Jappe U (2005b) [Community-based MRSA. A new challenge for dermatology]. Hautarzt 56:731–738

Histologische Diagnostik

Sigrid M. C. Möckel, Undine Lippert und Michael P. Schön

Inhaltsverzeichnis

C. Skudlik et al. (Hrsg.), *Berufsdermatologie*, https://doi.org/10.1007/978-3-662-50518-2_12

Neben der klinischen Diagnostik, der Beurteilung der Lokalisation der Erkrankung und spezifischer beruflicher Einflussfaktoren kann die histologische Diagnostik zur Kausalitätsbewertung beitragen. Sie kann zur differenzialdiagnostischen Einordnung insbesondere bei entzündlichen Hautkrankheiten und bei Hauttumoren wichtige Beiträge leisten. In der Berufsdermatologie dient sie auch der vollbeweislichen Sicherung der Hauterkrankung (insbesondere bei Hautkrebs). Darüber hinaus kann das Ergebnis der histologischen Untersuchung auch versicherungsrechtlich relevant sein, da beispielsweise die Einschätzung der MdE bei invasiven und *In-situ*-Plattenepithelkarzinomen unterschiedlich hoch ist. Es werden Grundlagen der histologischen Diagnostik berufsdermatologisch relevanter Hautkrankheiten erläutert.

12.1 Indikationen für histologische Diagnostik in der Berufsdermatologie

Die histologische Untersuchung eines Hautbiopsates dient der Diagnose chronischer oder akuter Erkrankungen. Im berufsdermatologischen Kontext dient sie insbesondere der vollbeweislichen Sicherung der Hauterkrankung (insbesondere bei Hautkrebs). Ihr Ergebnis kann auch versicherungsrechtlich relevant sein, da beispielsweise die Einschätzung der MdE bei invasiven und *In-situ*-Plattenepithelkarzinomen unterschiedlich hoch ist. Sie leistet schließlich auch zur differenzialdiagnostischen Einordnung entzündlicher und infektiöser Hautkrankheiten berufsdermatologisch wichtige Beiträge.

Die Hautbiopsie wird vom Arzt in fachgerechter Weise durchgeführt. Das Biopsat wird anschließend mit möglichst detaillierten klinischen Informationen (Beschreibung, Lokalisation, Verlauf und Bestandsdauer der Läsionen; in manchen Fällen können auch Fotografien sinnvoll sein) an das histologische Labor versandt. Dort wird die Hautprobe aufgearbeitet und mikroskopisch (gegebenenfalls auch durch weitere Methoden) untersucht. Das Labor ist für histologische, immunologische und molekularpathologische Analysen durch Dermatohistologen oder Pathologen zuständig. Indikationsstellung, Interpretation der histologischen Befunde und die endgültige Diagnosestellung liegen jedoch in der Verantwortung des behandelnden Arztes.

Praxistipp

Zur Bestimmung der Ausdehnung neoplastischer Prozesse sind manchmal auch mehrere Biopsien verdächtiger Hautareale erforderlich (sogenannte „*Mapping*-Biopsien“).

12.2 Hautkrebs

Basalzellkarzinome, invasive Plattenepithelkarzinome und *In-situ*-Plattenepithelkarzinome (aktinische Keratosen und extragenitaler Morbus Bowen) können unter bestimmten Voraussetzungen als Berufserkrankungen anerkannt werden. Dies ist prinzipiell möglich nach Einwirkung von Arsen (BK-Nr. 1108), ionisierender Strahlung (BK-Nr. 2402), Ruß, Rohparaffin, Teer, Anthracen, Pech oder ähnlichen Stoffen (BK-Nr. 5102) oder bei berufsbedingt verursachten Narben der Haut (beispielsweise nach Verbrennungen) (Dickel et al. 2016; Brehmer et al. 2021; Elsner 2022). Durch natürliche UV-Strahlung verursachte invasive und *In-situ*-Plattenepithelkarzinome (multiple aktinische Keratosen, Feldkanzerisierung sowie extragenitaler Morbus Bowen) können seit dem Jahr 2015 ebenfalls als Berufserkrankung nach Nr. 5103 der BKV anerkannt werden (Diepgen et al. 2015; Diepgen 2016).

12.2.1 Epidermale Karzinome: *in situ* und invasiv

Carcinomata in situ

Aktinische Keratosen

Aktinische Keratosen sind erythematöse, schuppende Plaques in chronisch lichtgeschädigter Haut (Heppt et al. 2020; Leiter et al. 2020; Steeb et al. 2021). Vor allem UVB-Strahlung trägt zur Genese epithelialer Hauttumoren bei (Kubo et al. 2002). Plattenepithelkarzinome entstehen in einem mehrstufigen Prozess, in dem Protoonkogene aktiviert und/oder Tumorsuppressorgene inaktiviert werden. In aktinischen Keratosen, die *In-situ*-Plattenepithelkarzinome sind, konnten verschiedene Mutationen, beispielsweise im K-ras Gen, nachgewiesen werden (Spencer et al. 1995; Reifenberger und Schön 2003; Emmert et al. 2014; Martincorena et al. 2015).

Mikroskopisch erkennt man in horizontaler Ausrichtung Wechsel von para- und orthohyperkeratotischer Verhornung. Über den Öffnungen der Adnex-Strukturen (Haarfollikel, Schweißdrüsen) ist die Verhornung orthokeratotisch. In der Epidermis ist die Gewebearchitektur gestört und pleomorphe Keratinozyten mit dicht stehenden Kernen herrschen vor. Nach Ausprägung der Dysplasie werden aktinische Keratosen in folgende *Keratinocytic-Intraepithelial-Neoplasia*-(KIN-)Grade eingeteilt:

- KIN I – Veränderungen im basalen Drittel der Epidermis,
- KIN II – Veränderungen in den basalen zwei Dritteln der Epidermis und
- KIN III – Veränderungen in der gesamten Epidermis.

Dermal besteht eine aktinische Elastose, die unterschiedlich stark ausgeprägt sein kann (▫ Abb. 12.1a).

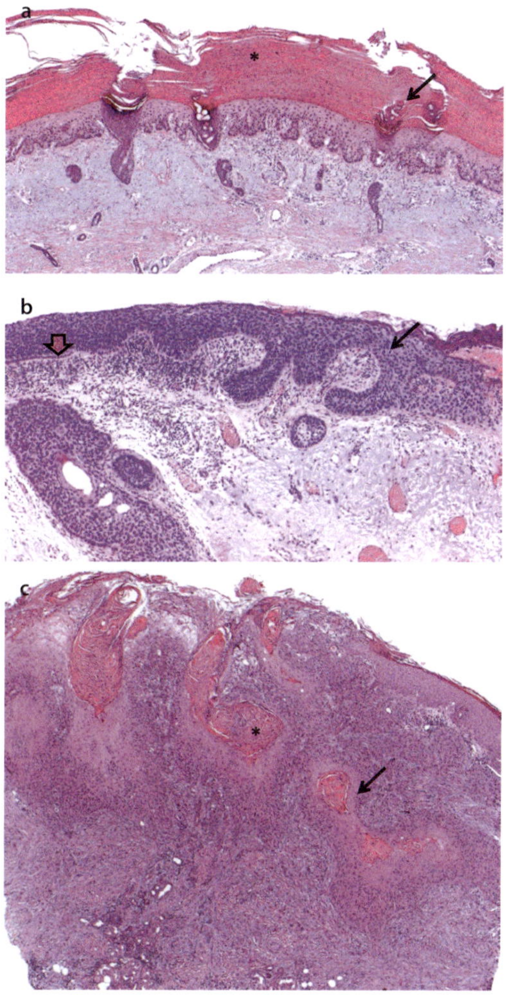

▫ **Abb. 12.1** **a** Aktinische Keratose. Horizontaler Wechsel von para- (Sternchen) und orthohyperkeratotischer (Pfeil) Verhornung mit Orthohyperkeratose über den Öffnungen der Adnexstrukturen. Die Schichtung der Epidermis ist gestört und die Keratinozyten sind pleomorph. Dermal besteht eine aktinische Elastose. **b** M. Bowen. Die Schichtung der Epidermis ist aufgehoben, in allen Lagen finden sich atypische Keratinozyten, Dyskeratosen, pleomorphe Zellkerne, atypische Mitosen (langer Pfeil). Das Stratum corneum weist eine Parakeratose auf. Im linken Abschnitt erscheint die Basalzellreihe intakt („Lidstrich-Zeichen") (roter Pfeil). **c** Verhornendes Plattenepithelkarzinom. Von der Epidermis ausgehend irreguläre Epithelzellproliferate (Pfeil) reichen in das obere Korium hinein und weisen eine Verhornungstendenz (Sternchen) auf (verhornendes Plattenepithelkarzinom)

Praxistipp

Zur vollbeweislichen Diagnostik einer Feldkanzerisierung oder multipler aktinischer Keratosen ist der histologische Nachweis aus mindestens einer klinisch repräsentativen Stelle empfehlenswert. Bezüglich der versicherungsrechtlich relevanten Sicherung aktinischer Keratosen bei der BK 5103 wird jedoch eine histologische Befundung – anders als beim (invasiven) Plattenepithelkarzinom – nicht zwingend gefordert.

Extragenitaler Morbus Bowen und Bowen-Karzinome

Klinisch erkennt man eine scharf umschriebene erythematöse, schuppende Plaque. Das histologische Korrelat dieser Veränderungen umfasst eine parakeratotische Hornschicht (Kernreste im *Stratum corneum*), eine Schichtungsstörung der gesamten Epidermis mit atypischen (von der Morphologie in normaler Epidermis abweichenden) Keratinozyten, Dyskeratosen (Verhornung einzelner Zellen bereits unterhalb des *Stratum corneum*), pleomorphen Zellkernen, atypischen Mitosen und mehrkernigen Tumorzellen. Oft ist die Basalzellschicht intakt („Lidstrich-Zeichen"; ◘ Abb. 12.1b; Weedon 2010a). Das (invasive) Bowen-Karzinom entsteht durch Vorwachsen der Tumorzellen in die papilläre Dermis. Es ist aggressiver als das Plattenepithelkarzinom und metastasiert häufiger (Cassarino et al. 2006).

12

▪ Plattenepithelkarzinome

Klinisch imponiert eine knotige, meist leicht erythematöse, manchmal zentral ulzerierte und schuppige Läsion (Leiter et al. 2020; Heppt et al. 2020). Von der Epidermis wachsen invasive Zapfen und Stränge squamös differenzierter atypischer Keratinozyten in die Dermis ein. Die Tumorzellen sind pleomorph, haben hyperchromatische Zellkerne und weisen Mitosen auf. In gut differenzierten Plattenepithelkarzinomen kommen auch Hornperlen und Einzelzellverhornung vor. In undifferenzierten Karzinomen fehlt die Verhornung und die Tumornester weisen zahlreiche atypische Mitosen auf. Desmoplastisches (durch den Tumor induziertes kollagenreiches Bindegewebe) oder perineurales (um die Nerven angeordnetes) Wachstum sind ungünstige Prognosefaktoren (Cassarino et al. 2006; Morandi et al. 2021; ◘ Abb. 12.1c).

▪ Basalzellkarzinome

Klinisch und histologisch werden hauptsächlich drei Formen (die noch weiter differenziert werden können) unterschieden: Oberflächliche Basalzellkarzinome („Rumpfhaut-Basaliome") präsentieren sich meist als erythematöse, leicht schuppende Plaques am Stamm. Solide oder noduläre Basalzellkarzinome fallen als leicht gerötete oder hautfarbene Papeln oder Knoten mit Teleangiektasien auf. Manchmal sind sie zentral ulzeriert. Sklerodermiforme Basalzellkarzinome schließlich erscheinen weißlich-narbig und weisen infiltrierte Randwälle auf (Seidl-Philipp et al. 2021; Lang et al. 2019a, b).

Histologisch bestehen Basalzellkarzinome aus Inseln und Strängen basaloid differenzierter Zellverbände, welche in ein meist fibromuzinöses Stroma (zell- und kollagenreiches Bindegewebe mit vermehrt gebildeten Glykosaminoglykanen und Proteoglykanen um die Tumornester) eingebettet sind (◘ Abb. 12.2a, b). Oft kann man eine diagnostisch relevante artifizielle Spaltbildung zwischen Tumorepithel und -stroma erkennen. Vor allem sklerodermiforme Basalzellkarzinome weisen zusätzlich zu ihrem asymmetrischen Aufbau eine unscharfe Begrenzung und stärker ausgeprägte Infiltration in umliegendes Gewebe auf (◘ Abb. 12.2c).

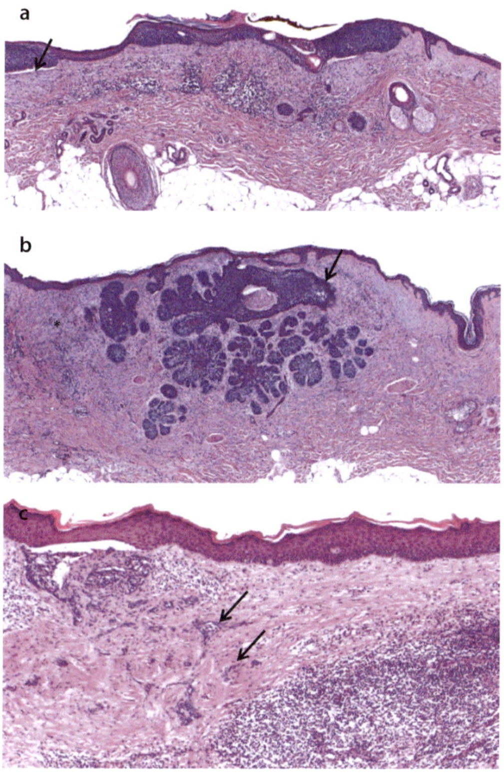

Abb. 12.2 Basalzellkarzinom. **a** Superfizielles Basalzellkarzinom mit von der Epidermis ausgehenden knospenartigen Proliferationen basaloider Zellen, die Retraktionsspalten (Pfeil) zum umliegenden muzinreichen Bindegewebe aufweisen . **b** Noduäres Basalzellkarzinom mit von der Epidermis ausgehenden knotigen Proliferationen basaloider Tumorzellen mit peripherer Palisadenstellung (Pfeil) und Spaltbildung zum umliegenden fibromuzinösen Stroma (Sternchen). **c** Sklerodermiformes Basalzellkarzinom mit strangförmigen Proliferationen (Pfeile) basaloider Zellen in der Dermis. Auffallend ist hier ein ausgeprägt fibrosiertes Stroma, eine nur angedeutete periphere Palisadenstellung und nahezu fehlende peritumorale Spaltbildung

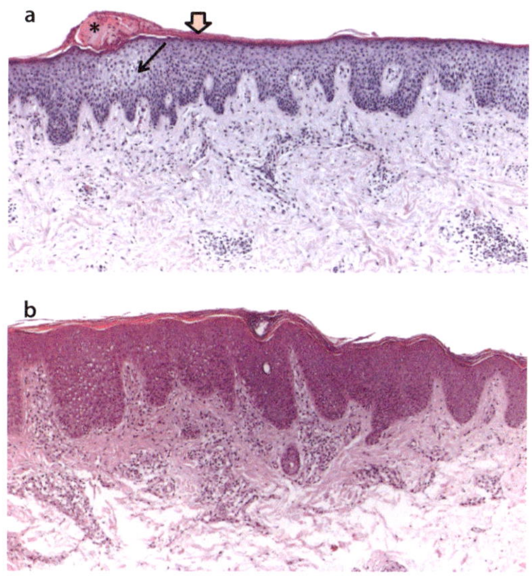

Abb. 12.3 Ekzem. Es handelt sich hier um eine oberflächlich perivaskuläre Dermatitis mit lymphozytärem Infiltrat. **a** Beim akuten Ekzem liegt eine Spongiose (langer Pfeil) mit Parakeratose (roter Pfeil) und Serumeinschlüssen (Sternchen) vor, **b** beim chronischen Ekzem ist die Epidermis irregulär oder psoriasiform hyperplastisch und weist eine Parakeratose auf

12.3 Entzündliche Dermatosen

Entzündliche Dermatosen sind sehr häufig (Hansen et al., 2022) und werden vor allem klinisch diagnostiziert, wobei die Unterscheidung zwischen Ekzemen (besonders der Hände und Füße), Psoriasis oder Mischformen oft nicht einfach, wenngleich berufsdermatologisch relevant ist. Zu erwähnen sind im Zusammenhang mit berufsbedingter Genese insbesondere das allergische sowie das irritativ-toxische Kontaktekzem (Dickel et al. 2022). Histologisch sind diese beiden Reaktionen oft nicht unterscheidbar. Bei akuten und subakuten Ekzemen erkennt man histologisch Spongiose (verbreiterte Interzellularspalten zwischen den Keratinozyten) mit variabler Ausprägung intraepidermaler Vesikel mit Parakeratose und Serumeinschlüssen (◘ Abb. 12.3a). In der oberen Dermis findet sich perivaskulär ein lymphozytär betontes Infiltrat.

Chronische Ekzeme weisen eine irregulär oder „psoriasiform" verbreiterte Epidermis mit parakeratotischer Verhornung auf (◘ Abb. 12.3b). Das Infiltrat ist auch hier überwiegend lymphozytär und oberflächlich perivaskulär gelegen.

Bei der Psoriasis sind die Psoriasis palmoplantaris und die Psoriasis vulgaris zu erwähnen (Angelovska und Mahler 2014). Vor allem die Psoriasis palmoplantaris kann histologisch schwierig von einem Handekzem unterscheidbar sein, mit diesem gemeinsam vorliegen oder durch ein Ekzem provoziert

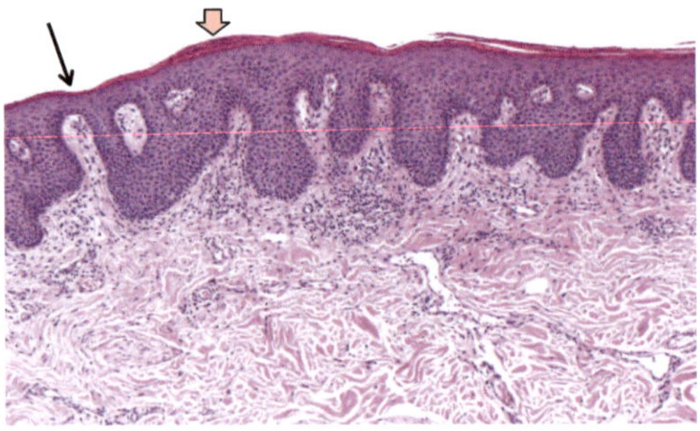

Abb. 12.4 Psoriasis vulgaris. Die Epidermis ist regelmäßig hyperplastisch („psoriasiform") mit Reteleisten gleicher Länge und verdünnter suprapapillärer Epidermis (langer Pfeil). Die Hornschicht ist wechselnd ortho- und parakeratotisch mit Ansammlungen von Neutrophilen (roter Pfeil), die Keratinozyten sind abgeblasst und weisen vereinzelt suprabasale Mitosen auf. Oberflächlich perivaskulär finden sich lymphozytäre Infiltrate. Die spiralig-ektatischen Blutkapillaren ziehen in die Papillenspitzen hinein

werden. Im typischen Fall imponiert eine psoriasiforme (regelmäßig lang und plump ausgezogene Reteleisten), leicht spongiotische Epidermis mit subkornealer Pustelbildung (Ansammlung neutrophiler Granulozyten) und Parakeratose (Abb. 12.4). Oberflächlich perivaskulär finden sich lymphozytär betonte Infiltrate sowie Exozytose (Einwandern in die Epidermis) neutrophiler Granulozyten in die Epidermis (Weedon 2010b).

Bei entzündlichen Dermatosen sollte stets eine *Periodic-Acid-Schiff*-(PAS-)Färbung durchgeführt werden, um eine Mykose nicht zu übersehen. Diese Färbung ersetzt jedoch bei schuppenden Dermatosen die mykologische Diagnostik nicht (Nenoff et al. 2014).

Praxistipp

Bei klinisch unklaren Bildern ist es empfehlenswert, mehrere Biopsien aus verschiedenen Läsionen in unterschiedlichen Entwicklungsstadien zu entnehmen. Manchmal können auch repetitive Biopsien erforderlich sein. Die zu biopsierenden Hautläsionen sollten für mindestens eine Woche nicht immunsuppressiv (Glukokortikosteroide, Calcineurininhibitoren) behandelt worden sein. Nach Möglichkeit sollten auch indifferente Behandlungen zuvor abgesetzt werden.

Praxistipp

Bei beruflich bedingten entzündlichen Dermatosen im Sinne der BK 5101 können im Rahmen der Erstattung eines Hautarztberichtes und auch später nach Erteilung des ambulanten Heilverfahrensauftrages medizinisch indizierte Biopsien und deren histologische Befundung zu Lasten des Unfallversicherungsträgers erbracht werden. Bei beruflichem Hautkrebs (durch natürliche UV-Strahlung im Sinne der BK 5103) gilt dies nicht; hier können entsprechende Leistungen zu Lasten des Unfallversicherungsträgers erst nach Anerkennung als Berufserkrankung liquidiert werden. Dies bedeutet, dass diagnostische Maßnahmen im Rahmen der Meldung (F6000, ärztliche Anzeige) nicht zu Lasten der Unfallversicherungsträger liquidationsfähig sind. Lediglich eine Fotodokumentation des klinischen Befundes (gemäß UV-GOÄ Nr. 196) kann im Zusammenhang mit der ärztlichen Anzeige in Rechnung gestellt werden.

12.4 Pathogene (Mikro-) Organismen

12.4.1 Scabies

Die Inzidenz der Scabies nimmt seit einigen Jahren zu (Sunderkötter et al. 2016, 2019). Eine längere Zeit bestehende Scabies weist histologisch ähnliche Veränderungen wie eine Prurigo auf, insbesondere eine (reaktive) Epidermishyperplasie mit Hypergranulose (Verbreiterung des *Stratum granulosum*) und minimaler Spongiose. In einem verbreiterten Papillarkörper imponieren prominente, senkrecht zur Epidermis ausgerichtete Kollagen-

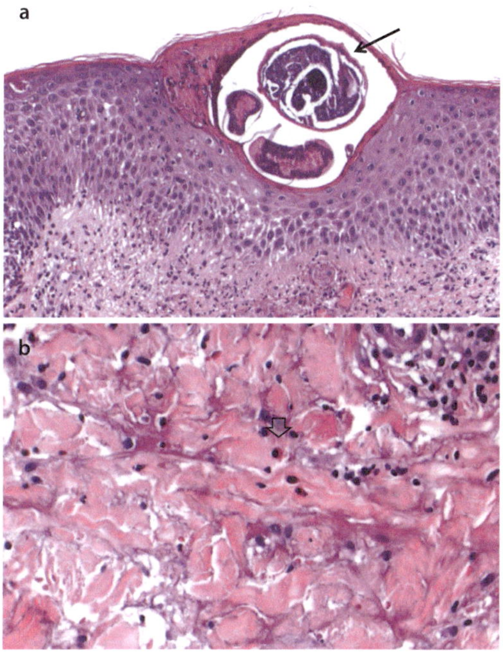

Abb. 12.5 Scabies. **a** Irreguläre Epidermishyperplasie mit Hypergranulose und mäßiger Spongiose, im Stratum corneum Nachweis einer Milbe (Pfeil). **b** Perivaskulär liegt ein dichtes lymphozytäres Infiltrat mit einzelnen Eosinophilen (roter Pfeil) vor

faserbündel. Oberflächlich perivaskulär liegt ein mäßig dichtes lymphozytäres Infiltrat mit einzelnen eosinophilen Granulozyten vor (Abb. 12.5a). Nur bei Nachweis von Milben, Eiern oder Skybala in der Hornschicht ist das histologische Bild diagnostisch (Abb. 12.5b).

12.4.2 Borreliose

Die Lyme-Borreliose ist eine durch Zecken übertragene Infektionskrankheit (Aberer 2007; Schön 2022). Die einzelnen Stadien unterscheiden sich histologisch: Das Erythema (chronicum) migrans ist durch ein oberflächliches und tiefes perivaskuläres sowie interstitielles Infiltrat mit Beimengung von Plasmazellen gekennzeichnet, wobei letztere jedoch in sehr frühen Läsionen fehlen können. Das Lymphozytom bei Borreliose weist dermal knotige, lymphozytäre Infiltrate aus B- und T-Lymphozyten mit Beimengung einiger Makrophagen, eosinophiler Granulozyten sowie Plasmazellen auf. Zur Abgrenzung pseudolymphomatöser Infiltrate anderer Genese dient der Nachweis Borrelien-spezifischer DNA im Biopsiematerial oder die serologische Diagnostik. Bei der Acrodermatitis chronica atrophicans liegen subepidermal schüttere bandförmige bis diffuse lymphozytäre Infiltrate vor, denen Makrophagen und Plasmazellen beigemengt sind. Zudem ist die Epidermis atrophiert und die Dermis erscheint sklerotisch (vermehrtes kollagenes Bindegewebe). Der Papillarkörper ist verschmälert und die Kollagenfaserbündel der retikulären Dermis sind verbreitert.

12.4.3 Tinea, Dermatophytose

Hyphen und Sporen von Dermatophyten stellen sich in der PAS-Färbung als rundliche oder schlauchartige Strukturen mit akzentuierten Zellwänden dar (Helfen et al. 2021; Abb. 12.6). Histologisch finden sich vielgestaltige Entzündungsmuster. Oftmals verursachen die Erreger eine spongiotisch-psoriasiforme Dermatitis mit gemischtzelligem Infiltrat und Parakeratose. Eine breitflächige Parakeratose mit neutrophilen Granulozyten

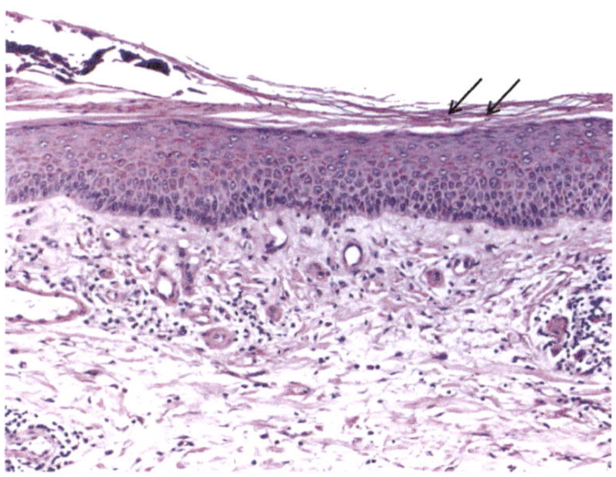

Abb. 12.6 Mykose. Das Stratum corneum ist parakeratotisch mit Einschlüssen von Neutrophilen. In der PAS-Färbung sind im Stratum corneum schlauchartige, teils septierte Strukturen als Hyphen zu erkennen (Pfeile). Oberflächlich perivaskulär liegt ein lymphozytär betontes Infiltrat

sollte differenzialdiagnostisch an eine Dermatophytose denken lassen. Falls der Nachweis von Pilzelementen in der PAS-Färbung nicht gelingt, ist eine Mykose jedoch nicht ausgeschlossen. Eine mykologische Diagnostik (Nativ-Mikroskopie, Pilzkultur, PCR) sollte ergänzend durchgeführt werden.

Literatur

Aberer E (2007) Lyme borreliosis – an update. J Dtsch Dermatol Ges 5(5):406–414

Angelovska I, Mahler V (2014) Occupational palmoplantar psoriasis: a clinical case series with consideration of the S1 guidelines on expert medical assessments of occupational psoriasis. J Dtsch Dermatol Ges 12(8):697–708

Brehmer A, Soydemir S, Hüning S, Block A, Nashan D (2021) Squamous cell carcinoma of the lower extremities induced by cesium-137 exposition. J Dtsch Dermatol Ges 19(11):1650–1652

Cassarino DS, DeRienzo DP, Barr RJ (2006) Cutaneous squamous cell carcinoma: a comprehensive clinicopathologic classification, part one. J Cutan Pathol 33:191–206

Dickel H, Blome O, Dickel B, Bruckner T, Stockfleth E, Soemantri SP (2016) Occupational syncarcinogenesis in the skin – combined effects of two carcinogens from the German occupational disease list. J Dtsch Dermatol Ges 14(12):1284–1296

Dickel H, Bauer A, Brehler R, Mahler V, Merk HF, Neustädter I, Strömer K, Werfel T, Worm M, Geier J (2022) German S1 guideline: contact dermatitis. J Dtsch Dermatol Ges 20(5):712–734

Diepgen TL (2016) New developments in occupational dermatology. J Dtsch Dermatol Ges 14(9):875–889

Diepgen TL, Bauer A, Bernhard-Klimt C, Elsner P, Drexler H et al (2015) Minderung der Erwerbsfähigkeit bei BK 5103 „Plattenepithelkarzinome oder multiple aktinische Keratosen der Haut durch natürliche UV-Strahlung“. Dermatol Beruf und Umwelt 63:3–7

Elsner P (2022) Squamous cell carcinoma by ionizing radiation: an occupational disease should be considered. J Dtsch Dermatol Ges 20(6):876–877

Emmert S, Schön MP, Haenssle HA (2014) Molecular biology of basal and squamous cell carcinomas. Adv Exp Med Biol 810:234–252

Hansen I, Augustin M, Schäfer I, Mohr N (2022) Epidemiology of skin diseases in Germany: systematic review of the current state of research – part 2: noninfectious skin diseases. J Dtsch Dermatol Ges 20(4):445–455

Helfen M, Wagenpfeil S, Vogt T, Müller CSL (2021) Neglect of the histological diagnostics of onychomycosis – the best would be so easy. J Dtsch Dermatol Ges 19(6):885–888

Heppt MV, Leiter U, Steeb T, Amaral T, Bauer A, Becker JC, Breitbart E, Breuninger H, Diepgen T, Dirschka T, Eigentler T, Flaig M, Follmann M, Fritz K, Greinert R, Gutzmer R, Hillen U, Ihrler S, John SM, Kölbl O, Kraywinkel K, Löser C, Nashan D, Noor S, Nothacker M, Pfannenberg C, Salavastru C, Schmitz L, Stockfleth E, Szeimies RM, Ulrich C, Welzel J, Wermker K, Berking C, Garbe C (2020) S3 guideline for actinic keratosis and cutaneous squamous cell carcinoma – short version, part 1: diagnosis, interventions for actinic keratoses, care structures and quality-of-care indicators. J Dtsch Dermatol Ges 18(3):275–294

Kubo Y, Murao K, Matsumoto K, Arase S (2002) Molecular carcinogenesis of squamous cell carcinomas of the skin. J Med Investig 49:111–117

Lang BM, Balermpas P, Bauer A, Blum A, Brölsch GF, Dirschka T, Follmann M, Frank J, Frerich B, Fritz K, Hauschild A, Heindl LM, Howaldt HP, Ihrler S, Kakkassery V, Klumpp B, Krause-Bergmann A, Löser C, Meissner M, Sachse MM, Schlaak M, Schön MP, Tischendorf L, Tronnier M, Vordermark D, Welzel J, Weichenthal M, Wiegand S, Kaufmann R, Grabbe S (2019a) S2k guidelines for cutaneous basal cell carcinoma – part 1: epidemiology, genetics and diagnosis. J Dtsch Dermatol Ges 17(1):94–103

Lang BM, Balermpas P, Bauer A, Blum A, Brölsch GF, Dirschka T, Follmann M, Frank J, Frerich B, Fritz K, Hauschild A, Heindl LM, Howaldt HP, Ihrler S, Kakkassery V, Klumpp B, Krause-Bergmann A, Löser C, Meissner M, Sachse MM, Schlaak M, Schön MP, Tischendorf L, Tronnier M, Vordermark D, Welzel J, Weichenthal M, Wiegand S, Kaufmann R, Grabbe S (2019b) S2k guidelines for cutaneous basal cell carcinoma – part 2: treatment, prevention and follow-up. J Dtsch Dermatol Ges 17(2):214–230

Leiter U, Heppt MV, Steeb T, Amaral T, Bauer A, Becker JC, Breitbart E, Breuninger H, Diepgen T, Dirschka T, Eigentler T, Flaig M, Follmann M, Fritz K, Greinert R, Gutzmer R, Hillen U, Ihrler S, John SM, Kölbl O, Kraywinkel K, Löser C, Nashan D, Noor S, Nothacker M, Pfannenberg C, Salavastru C, Schmitz L, Stockfleth E, Szeimies RM, Ulrich C, Welzel J, Wermker K, Garbe C, Berking C (2020) S3 guideline for actinic keratosis and cutaneous squamous cell carcinoma (cSCC) – short version, part 2: epidemiology, surgical and systemic treatment of cSCC, follow-up, prevention and occupational disease. J Dtsch Dermatol Ges 18(4):400–413

Martincorena I, Roshan A, Gerstung M, Ellis P, Van Loo P, McLaren S, Wedge DC, Fullam A, Alexandrov LB, Tubio JM, Stebbings L, Menzies A, Widaa S, Stratton MR, Jones PH, Campbell PJ (2015) Tumor evolution. High burden and pervasive positive selection of somatic mutations in normal human skin. Science 348(6237):880–886

Morandi EM, Rauchenwald T, Puelzl P, Zelger BW, Zelger BG, Henninger B, Pierer G, Wolfram D (2021)

12

Hide-and-seek: neurotropic squamous cell carcinoma of the periorbital region – a series of five cases and review of the literature. J Dtsch Dermatol Ges 19(11):1571–1580

Nenoff P, Krüger C, Schaller J, Ginter-Hanselmayer G, Schulte-Beerbühl R, Tietz HJ (2014) Mycology – an update part 2: dermatomycoses: clinical picture and diagnostics. J Dtsch Dermatol Ges 12(9):749–777

Reifenberger J, Schön MP (2003) Molekulare Grundlagen und pathogeneseorientierte Therapie epithelialer Tumoren der Haut. Hautarzt 54(12):1164–1170

Schön MP (2022) The tick and I: parasite-host interactions between ticks and humans. J Dtsch Dermatol Ges 20(6):818–853

Seidl-Philipp M, Frischhut N, Höllweger N, Schmuth M, Nguyen VA (2021) Known and new facts on basal cell carcinoma. J Dtsch Dermatol Ges 19(7):1021–1041

Spencer JM, Kahn SM, Jiang W, DeLeo VA, Weinstein IB (1995) Activated ras genes occur in human actinic keratoses, premalignant precursors to squamous cell carcinomas. Arch Dermatol 131:796–800

Steeb T, Follmann M, Langer T, Nothacker M, Wessely A, Garbe C, Leiter U, Berking C, Heppt MV (2021) Online consensus conferences for the development and update of clinical practice guidelines: a survey among participants of the German S3 guideline on actinic keratosis and cutaneous squamous cell carcinoma. J Dtsch Dermatol Ges 19(4):608–610

Sunderkötter C, Feldmeier H, Fölster-Holst R, Geisel B, Klinke-Rehbein S, Nast A, Philipp S, Sachs B, Stingl J, Stoevesandt J, Hamm H (2016) S1 guidelines on the diagnosis and treatment of scabies – short version. J Dtsch Dermatol Ges 14(11):1155–1167

Sunderkötter C, Aebischer A, Neufeld M, Löser C, Kreuter A, Bialek R, Hamm H, Feldmeier H (2019) Increase of scabies in Germany and development of resistant mites? Evidence and consequences. J Dtsch Dermatol Ges 17(1):15–23

Weedon D (2010a) Skin pathology, 3. Aufl. Churchill-Livingstone Elsevier, London, S 680

Weedon D (2010b) Skin pathology, 3. Aufl. Churchill-Livingstone Elsevier, London, S 80

Prävention

Inhaltsverzeichnis

Hautmittel (Hautschutz, Hautpflege und Hautreinigung) im Betrieb

Cara Symanzik, Swen Malte John, Christoph Skudlik, Verena Kagel, Daniela Hoffmann, Alexandra Morch-Röder und Hans-Jörg Wilhelmy

Inhaltsverzeichnis

C. Skudlik et al. (Hrsg.), *Berufsdermatologie*, https://doi.org/10.1007/978-3-662-50518-2_13

13.1 Berufliche Hautreinigungs-, Hautschutz- und Hautpflegemittel

Cara Symanzik, Swen Malte John und Christoph Skudlik

13.1.1 Einleitung

Das Konzept des integrativen Hautschutzes, welches auch als *3-Säulen-Modell* bezeichnet wird (▣ Abb. 13.1), umfasst zur Prävention von Berufsdermatosen (meistens Handekzeme) die drei Komponenten der Hautreinigungs-, Hautschutz- und Hautpflegemittel, die im Folgenden unter der Bezeichnung *Hautmittel* subsumiert werden. Berufliche Hautmittel sind generell vom Arbeitgeber zur Verfügung zu stellen; im Rahmen des Hautarztverfahrens kann eine Verordnung dieser Hautmittel allerdings auch in Ausnahmefällen von Ärzten zu Lasten des jeweiligen Unfallversicherungsträgers auf deren Veranlassung stattfinden. Berufliche Hautmittel gelten im juristischen Sinne als *kosmetische Mittel* und unterliegen der sogenannten Kosmetik-Verordnung (EU-Verordnung [EG] Nr. 1223/2009 [EU-KosmetikV]; deutsche Verordnung über kosmetische Mittel [D-KosmetikV]). Eine grundlegende Wirksamkeitsprüfung beruflicher Hautmittel durch klinische Studien ist – anders als bei Arzneimitteln – gesetzlich nicht vorgeschrieben, lediglich für ausgelobte Eigenschaften (wie „spendet Feuchtigkeit“, „sorgt für ein geschmeidiges Hautgefühl“, „stärkt die Barrierefunktion der Haut“) muss ein Wirksamkeitsnachweis erbracht werden, dies aber ohne Festlegung einer speziellen Prüfprozedur (Bundesministerium der Justiz 2014; Fartasch et al. 2015).

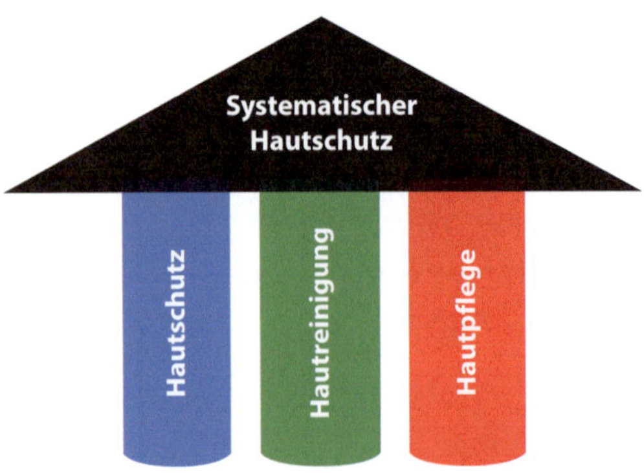

▣ **Abb. 13.1** Hautreinigungs-, Hautschutz- und Hautpflegemittel als Komponenten des *3-Säulen-Modells* des integrativen Hautschutzes (Fartasch et al. 2015)

13

> **Praxistipp**
>
> Berufliche Hautmittel – die am Arbeitsplatz verwendet werden – sind kein Bestandteil der Basistherapie. Insofern sind berufliche Hautmittel in der Regel auch nicht Bestandteil des Behandlungsauftrages des Unfallversicherungsträgers. Sie können somit lediglich in Ausnahmefällen auf Veranlassung durch den Unfallversicherungsträger zu dessen Lasten rezeptiert werden. Für die Hautpflege *nach der Arbeit* kann im Rahmen des Hautarztverfahrens durch die Verordnung von Basistherapie die konsequente Hautpflege sichergestellt werden.

Diesem Kapitel liegt die S1-AWMF-Leitlinie „Berufliche Hautmittel: Hautschutz, Hautpflege und Hautreinigung“ der Arbeitsgemeinschaft für Berufs- und Umweltdermatologie (ABD) in der Deutschen Dermatologischen Gesellschaft (DDG) und der Deutschen Gesellschaft für Arbeits- und Umweltmedizin (DGAUM) zugrunde (Fartasch et al. 2015). Sie ersetzt die S1-Leitlinie „Berufliche Hautmittel“ der ABD in der DDG (Fartasch et al. 2009). Unter der Registernummer 013–056 befindet sich das angemeldete S2k-Leitlinienvorhaben „Berufliche Hautmittel: Hautschutz, Hautpflege und Hautreinigung zur Prävention von Handekzemen“ zum Zeitpunkt der Erstellung dieses Kapitels in Bearbeitung (AWMF online 2022). Wie auch in der S1-AWMF-Leitlinie „Berufliche Hautmittel: Hautschutz, Hautpflege und Hautreinigung“ (Fartasch et al. 2015), werden die für bestimmte Berufsgruppen (Außenbeschäftigte) wichtigen Hautschutzmittel/Sonnenschutzmittel, die mittels organischer und/oder anorganischer UV-Filtersubstanzen gegen UV-Strahlung schützen, nicht behandelt.

Praxistipp

Weiterführende Informationen zu beruflichen Hautmitteln finden sich in folgenden Publikationen:

- S1-AWMF-Leitlinie „Berufliche Hautmittel: Hautschutz, Hautpflege und Hautreinigung" (Fartasch et al. 2015)
- Deutsche Gesetzliche Unfallversicherung (DGUV) Information 212-017: Auswahl, Bereitstellung und Benutzung von beruflichen Hautmitteln (Deutsche Gesetzliche Unfallversicherung 2019a)
- Technische Regel für Gefahrstoffe „Gefährdung durch Hautkontakt" (TRGS 401) des Ausschusses für Gefahrstoffe (AGS) des Bundesministeriums für Arbeit und Soziales (BMAS) (Bundesministeriums für Arbeit und Soziales 2008)

13.1.2 Anwendungsbereich beruflicher Hautmittel

Der hauptsächliche Verwendungszweck beruflicher Hautmittel liegt in der Prävention irritativer Kontaktekzeme, welche synonym auch als kumulativ-subtoxische Kontaktekzeme bezeichnet werden und vor allem an Arbeitsplätzen mit repetitiver Exposition gegenüber potenziellen Irritanzien und einem hohem Anteil von Feuchtarbeit (etwa Friseur- und Kosmetikhandwerk, Gesundheits- und Pflegeberufe) auftreten (Fartasch et al. 2015; Lund et al. 2020). Der Prävention irritativer Kontaktekzemen kommt – besonders in den genannten hoch hautbelasteten Berufsgruppen – eine besondere Bedeutung zu, da es einen engen Zusammenhang zwischen Irritation und der Entstehung von Sensibilisierungen (Typ-IV-Allergie; Kontaktallergie) gibt, der nicht nur durch eine erleichterte Penetration von Allergenen aufgrund der gestörten Barrierehomöostase (Fartasch 2016) zu erklären ist, sondern auch durch ein durch die Irritation verursachtes proinflammatorisches Hautmilieu (Bonneville et al. 2007; Callard und Harper 2007). Um Beschäftigten im Betrieb einen Überblick darüber zu geben, bei welchen Tätigkeiten die Haut desinfiziert, gereinigt, geschützt und gepflegt werden sollte, ist die Verwendung eines sogenannten Hautschutz- und Händehygieneplans anzuraten (Aushang beispielsweise an Wasch-, Arbeits- und Behandlungsplätzen), damit alle Maßnahmen gezielt ineinandergreifen können. Die Berufsgenossenschaft für Gesundheitsdienst und Wohlfahrtspflege (BGW) beispielsweise bietet für 26 Berufsgruppen (wie Friseurhandwerk, Kosmetikhandwerk, Beschäftigte in Pflegeberufen, Beschäftigte in Kindertagesstätten, Physiotherapie) Hautschutz- und Händehygienepläne an, die im Internet kostenfrei zur Verfügung stehen; einige davon sogar auch in einfacher Sprache (Berufsgenossenschaft für Gesundheitsdienst und Wohlfahrtspflege 2022a, b). Ergänzt werden müssen in diesen Vorlagen lediglich noch die im Betrieb verwendeten Hautmittel.

13.1.3 Hautreinigungsmittel

Im Konzept des integrativen Hautschutzes stellen Hautreinigungsmittel die Komponente dar, die Schmutz und aggressive Substanzen ohne größere Irritation – ergo schonend – von der Haut entfernen sollen (Fartasch et al. 2015). Zwangsläufig führt die Entfernung von

Schmutz(partikeln) durch eine tensidische Hautreinigung – also mittels Wasser, welches alleine bereits hautreizend wirken kann (Tsai und Maibach 1999) und Seifen/Tensiden/Detergenzien, die unterschiedlich hohe Irritationspotenziale bergen können (Effendy und Maibach 1996) – zur Beeinflussung epidermaler Funktionen und auch zu irritativen Reaktionen (Simion et al. 1995). Die irritativen Auswirkungen hängen von der (mechanischen) Intensität der Anwendung sowie der Applikationsdauer des Hautreinigungsmittels ab (Fartasch et al. 2015).

In der S1-AWMF-Leitlinie „Berufliche Hautmittel: Hautschutz, Hautpflege und Hautreinigung" wird dargelegt, dass die derzeitige Studienlage zum Irritationspotenzial von Hautreinigungsmitteln uneinheitlich ist; vereinzelt wurden standardisierte Testmodelle/-ansätze erarbeitet und überprüft (Spoo et al. 2002; Bornkessel et al. 2005) und ein prädiktives In-vitro-Verfahren zur vergleichenden Einschätzung des Irritationspotenzials von Reinigungsprodukten wurde mit der Corneosurfametrie (Piérard et al. 1994; Gabard et al. 2001) entwickelt, hat sich aber bisher nicht durchgesetzt (Fartasch et al. 2015). Einsatz für In-vivo-Untersuchungen finden standardisiere Waschtests (Gehring et al. 1991; Spoo et al. 2002; Gloor et al. 2004; Bornkessel et al. 2005), ein Pflastertest (Spoo et al. 2002) sowie ein Gebrauchstest (Spoo et al. 2002). Mit dem Osnabrücker Hautwaschapparat (OHWA) der DGUV (◻ Abb. 13.2) wurde ein methodisches Vorgehen entwickelt, das zur standardisierten Evaluation der Reinigungswirkung und parallelen Bewertung des entsprechenden Reizpotenzials von Hautreinigungsmitteln sinnvoll sein kann. Dadurch wird ermöglicht, die Wirksamkeit und Sicherheit beruflicher Hautreinigungsmittel zu objektivieren, wodurch Markttransparenz erreicht und eine rationale Produktauswahl erleichtert wird (Schliemann et al. 2014a; Sonsmann et al. 2014a, b).

Das irritative Potenzial von Hautreinigungsmitteln hängt nach aktuellem Kenntnisstand hauptsächlich vom eingesetzten Detergenztyp (anionisch, kationisch, amphoter, nonionisch) sowie einem potenziell kombinierten Einsatz dieser Detergenztypen ab (Ananthapadmanabhan et al. 2004; Corazza et al. 2010a, b); für gewisse Einzelsubstanzen aus Hautreinigungsmitteln liegen Sicherheitseinschätzungen vor (Johnson 2001, 2004; Cosmetic Ingredient Review Expert Panel 2004, 2006; Fartasch et al. 2015). In einer aktuellen experimentellen

13

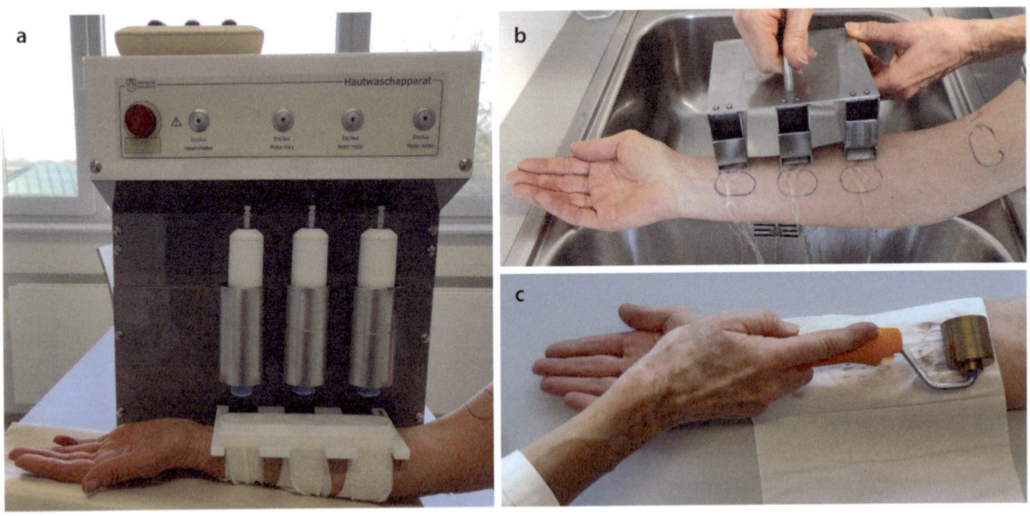

◻ **Abb. 13.2** **a** DGUV-Hautwaschapparat aus Osnabrück (OHWA) mit drei Waschmodulen und der am Unterarm des Teilnehmers befestigten Waschkammer; **b** standardisiertes Spülen der Testfelder mit einer definierten Menge von 125 ml destilliertem Wasser pro Testfeld unter Verwendung einer speziellen Apparatur; **c** standardisierte Trocknung der Testfelder mit einem neuen Kosmetiktuch pro Testfeld und dem definierten Anpressdruck von 298,8 g

realitätsnahen Wirksamkeitsstudie, bei der die Wirkung verschiedener Waschhäufigkeiten unter Verwendung unterschiedlicher Hautreinigungsmittel auf die epidermale Barrierefunktion und entzündliche Prozesse der Epidermis untersucht wurde (Symanzik et al. 2022a), fanden Hautreinigungsmittel Einsatz, die Natriumlaurylethersulfat (SLES von engl. Sodium Laureth Sulphate) enthielten. Im Gegensatz zu anderen Detergenzien, wie Natriumlaurylsulfat (NLS; auch SLS von engl. Sodium Lauryl Sulphate; Charbonnier et al. 2001; Löffler und Happle 2003), ist dies ein vergleichsweise milderes Detergens. SLS wurde bereits umfänglich als Modellirritanz in Studien zu Hautirritationen und Tensid-induzierten Beeinträchtigungen der epidermalen Barriere (Tupker et al. 1997; Fartasch et al. 1998; Aramaki et al. 2001; Fluhr et al. 2001) verwendet (▶ Kap. 10). So wird der Einsatz dieser Substanz (0,25%ig in Aqua) auch in der Epikutantestung zur Abschätzung der irritativen Reagibilität der Haut empfohlen (Mahler et al. 2019), wobei deutliche und von atopischer Diathese wohl unabhängige interindividuelle Unterschiede beobachtet werden (Heetfeld et al. 2021). Aktuelle Erkenntnisse lassen vermuten, dass derzeit auf dem Markt befindliche Hautreinigungsmittel – bei Verwendung von SLES anstelle stärker hautreizender Detergenzien, wie SLS – im Vergleich zu früheren Produkten hinsichtlich der barriereschädigenden Wirkung verbessert wurden (Symanzik et al. 2022a). Die Rolle des pH-Wertes für die Verträglichkeit von Hautreinigungsmitteln ist nicht abschließend geklärt. Aus Studien geht allerdings hervor, dass ein alkalischer pH-Wert durch stärkere Hornschichtquellung zu ausgeprägterer Hautschädigung führen soll als ein neutraler oder saurer pH-Wert (Korting et al. 1990, 1995; Park et al. 2001; Baranda et al. 2002; Ananthapadmanabhan et al. 2004).

Häufig stellt sich in der Praxis die Frage, ob die Nutzung eines alkoholischen Desinfektionsmittels einer tensidischen Händewaschung vorzuziehen ist, wobei Qualität und Quantität der Verschmutzung vordergründig betrachtet werden sollten. Generell ist es empfehlenswert, die Handwaschfrequenz auf ein Minimum zu reduzieren; eine tensidische Händewaschung ist beispielsweise notwendig bei sichtbarer Verschmutzung (Brans und Skudlik 2019). Besonders Beschäftigte, die zu Hautirritationen neigen, sollten ihre Hände besser mit einem alkoholischen Händedesinfektionsmittel desinfizieren, da dies gegenüber dem häufigen Händewaschen weniger Risiken für die Hautbarriere birgt. Treten bei Verwendung alkoholischer Desinfektionsmittel brennende Sensationen auf, ist dies kein Zeichen für eine hautschädigende Wirkung des Desinfektionsmittels, sondern vielmehr ein Frühwarnsymptom für bereits eingetretene (subklinische) Hautschädigungen.

! Tritt bei Verwendung eines alkoholischen Händedesinfektionsmittels ein Brennen auf, ist dies ein Zeichen für eine – oft nicht sichtbar – vorgeschädigte Haut.

13.1.4 Hautschutz- und Hautpflegemittel

Unter dem Begriff der Hautschutzmittel werden Externa verstanden, welche die Haut im Sinne einer protektiven Wirkung vorrangig vor Irritationen schützen sollen (Wigger-Alberti 2005; Fartasch et al. 2015). An dieser Stelle sei hingewiesen auf die kürzlich eingeführte DGUV-Zertifizierung von Hautschutzmitteln, die bei Feuchtarbeit eingesetzt werden sollen (Deutsche Gesetzliche Unfallversicherung 2021; Pieper 2021). Im Rahmen des Konzepts zum integrativen Hautschutz sollen adäquate Hautschutzmittel am Arbeitsplatz vor jeder Exposition mit hautirritativen Noxen sowie nach jeder Arbeitspause oder auch nach einem bestimmten Zeitraum (beispielsweise einer halben Arbeitsschicht) angewendet werden (Kresken und Klotz 2003; Fartasch et al. 2015). Um ein verstärktes Eindringen von auf der Haut verbliebenen Irritanzien zu verhindern, sollte vor der Re-Applikation eines Hautschutzmittels eine Reinigung und Trocknung der Haut erfolgen (Kresken und Klotz 2003; Fartasch et al. 2015). Da die Schutzwirkung von Hautschutzmitteln unter anderem von der

Applikationsmenge des Präparates abhängig ist (Schliemann et al. 2012, 2014b), sollte mindestens eine haselnussgroße Menge des Produktes auf den Handrücken aufgetragen werden (Deutsche Gesetzliche Unfallversicherung 2019a). Einen weiteren Anhaltspunkt zur ausreichenden Applikationsmenge kann darüber hinaus die sogenannte Finger Tip Unit (FTU) geben, wobei die Verwendung von einer FTU pro Hand als sinnvoll zu erachten ist. Gemäß Definition der „S2k-Leitlinie zum Gebrauch von Präparationen zur lokalen Anwendung auf der Haut (Topika)" beschreibt eine FTU die Menge an Creme, die ein Erwachsener auf dem Zeigefinger von der Fingerkuppenspitze bis zur ersten Fingerbeuge auftragen kann; eine FTU entspricht 0,5 g des Topikums, also dem Bedarf zur Applikation auf zwei Handinnenflächen (Wohlrab et al. 2018).

Eine besonders zu berücksichtigende Konstellation ergibt sich bei Hautschutzmitteln unter flüssigkeitsdichten Schutzhandschuhen, die in diversen Berufen (wie Gesundheitsdienst, Pflegeberufe, Reinigungsdienst) eine hohe Bedeutung haben (Jungbauer et al. 2004, 2005; Ibler et al. 2012a, b; Meding et al. 2013). Falls Hautschutzmittel zusammen mit Handschuhen verwendet werden, ist zu beachten, dass 1.) die Schutzwirkung der Handschuhe nicht durch das Hautschutzmittel beeinträchtigt werden sollte sowie 2.) die epidermale Barriere durch Okklusion negativ beeinflusst werden kann (Wigger-Alberti 2005; Fartasch et al. 2015). In aktuellen Übersichtsarbeiten legen die Autoren dar, dass längere und wiederholte Okklusion unter flüssigkeitsdichten Handschuhen generell weder zu relevanten hautphysiologischen noch zu klinischen Hautveränderungen führt, die Okklusion sich bei einer bestehenden Vorschädigung der Haut durch Detergenzien allerdings negativ auswirken kann (Tiedemann et al. 2016; Fartasch und Gina 2021). Bei sogenannten Mischexpositionen (Wechsel einer Einwirkung von Detergenzien und einer Einwirkung des Tragens flüssigkeitsdichter Handschuhe) scheint die Verwendung von Hautschutzmitteln eine Verbesserung der epidermalen Barrierehomöostase zu begünstigen (Fartasch und Gina 2021). Weiterführende Informationen zum Thema flüssigkeitsdichte Handschuhe finden sich im ▶ Kap. 14 „Schutzhandschuhe".

Der Begriff Hautpflegemittel beschreibt Externa, die im Sinne einer pflegenden Wirkung zur Wiederherstellung (Regeneration) der epidermalen Barrierefunktion beitragen sollen (Wigger-Alberti und Elsner 1997; Kresken und Klotz 2003). Im Konzept zum integrativen Hautschutz sollen Hautpflegemittel in längeren Arbeitspausen, nach Arbeitsende und nach der Reinigung der Haut Verwendung finden, wobei ihnen bezüglich ihrer barriereregenerativen Wirkung eine besonders hohe Bedeutung zukommt (Fartasch et al. 2015).

Ein evidenzbasierter Vorschlag zur Verwendung von Hautschutz- und Hautpflegemitteln zur Prävention von irritativer Kontaktdermatitis am Arbeitsplatz wurde mit den drei Momenten der Hautcremeanwendung vorgelegt (Hines et al. 2017). Um ein einfach umsetzbares Programm zur Verwendung von Hautcremes am Arbeitsplatz – mit einem Schwerpunkt auf der Umsetzbarkeit – vorzustellen und damit die Rate der berufsbedingten irritativen Kontaktdermatitis der Hände zu senken, kombinierte ein internationales Expertengremium aus acht Dermatologen persönliche Erfahrungen mit einer umfassenden Literaturrecherche (Hines et al. 2017). Die Autoren identifizierten drei Zeitpunkte für das Auftragen von Hautschutz- und Hautpflegemitteln am Arbeitsplatz (◘ Abb. 13.3): 1.) vor Arbeitsbeginn, 2.) während der Arbeit nach dem Händewaschen und 3.) nach der Arbeit (Hines et al. 2017).

In aller Regel hängt die Wirksamkeit beruflicher Hautschutzmittel nicht von einzelnen Inhaltsstoffen, sondern vielmehr von der Gesamtformulierung ab; hinsichtlich der Formulierung beruflicher Hautschutzmittel sind grundsätzlich verschiedene galenische Systeme zu unterscheiden wie Wasser-in-Öl-Emulsionen (W/O), Öl-in-Wasser-Emulsionen (O/W), amphiphile und multiple Emulsionen, Suspensionssalben, Hydro- und Oleogele (Fartasch et al. 2015). Das Wirkspektrum eines Hautschutzmittels und/oder die Wirksamkeit einer Formulierung können durch den Einsatz spezieller Inhaltsstoffe verstärkt werden (Wigger-Alberti 2005), wobei beispielsweise

13

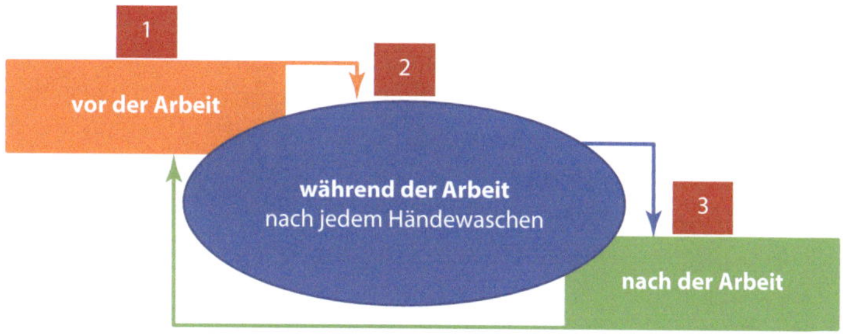
1
vor der Arbeit
2
während der Arbeit
nach jedem Händewaschen
3
nach der Arbeit

Abb. 13.3 Die drei Zeitpunkte für das Auftragen von Hautschutz- und Hautpflegemitteln am Arbeitsplatz, modifiziert nach Hines et al. (2017)

Perfluoropolyether (Elsner et al. 1998; Schliemann 2007), Aluminiumchlorohydrat (Berndt et al. 2001) und synthetische Gerbstoffe (Tronnier 1993; Berndt et al. 2001) genannt werden können, von denen die beiden letzteren vor allem unter der Vorstellung der Abschwächung der Hornschichtquellung durch Schweiß empfohlen werden (Mitchell 1989). Die Anwendung derartiger Inhaltsstoffe ist daher nur in Hautschutzmitteln sinnvoll, nicht aber in Hautpflegemitteln, die nach der Arbeit angewendet werden (Fartasch et al. 2015).

Manche Inhaltsstoffe, die typischerweise in Hautpflegemitteln verwendet werden, sind ungeeignet für den Einsatz in Hautschutzmitteln, die vor und während der Arbeit angewendet werden. Hier kann beispielsweise Harnstoff (Urea) genannt werden, dessen Penetrationsförderung die Anwendung vor der Tätigkeit nicht empfehlenswert macht und der deshalb nur in Mitteln, die erst nach der Tätigkeit auf die Haut aufgetragen werden, verwendet werden sollte (Fartasch et al. 2015; Mueller et al. 2016). Ein weiteres Beispiel ungeeigneter Komponenten in Hautschutzmitteln sind Stoffe, die das Potenzial haben, selbst in Rinse-off-Produkten bereits zu sensibilisieren: So wurde in einem vergleichsweise häufig in der Bundesrepublik im Bereich der Metallindustrie eingesetztem, als „Universal-Hautschutzcreme mit Schmutzlöser" ausgelobtem Hautschutzprodukt zusätzlich als Reinigungskomponente („Schmutzlöser") Natriumcocoamphopropionat eingebracht. Hierunter wurden allergische Kontaktekzeme auf dieses Leave-on-Produkt beobachtet, die letztlich auf dieses Tensid zurückgeführt werden konnten (Skudlik et al. 2018).

Die lange Zeit vorherrschende Annahme, dass zum Schutz gegen wassermischbare Noxen und bei Hautbelastung durch Feuchtarbeit ausschließlich auf lipophile Formulierungen (wie W/O-Emulsionen, Oleogele) zurückzugreifen sei und umgekehrt zum Schutz bei Hautkontakt zu nichtwassermischbaren Arbeitsstoffen nur hydrophile Formulierungen (wie O/W-Emulsionen, Suspensionssalben) wirksam seien, konnte mittels auf In-vivo-Testverfahren basierenden Wirksamkeitsprüfungen widerlegt werden; diese vereinfachende Einteilung besitzt entsprechend keine Allgemeingültigkeit (Frosch und Kurte 1994; Fartasch et al. 2015). Die Wirksamkeit eines Hautschutzmittels kann nicht allein aufgrund einer theoretischen Betrachtung des jeweiligen galenischen Systems beurteilt werden (Fartasch et al. 2015).

Zusammenhängend mit COVID-19-assoziierten Hygienemaßnahmen wird die erhebliche Zunahme beruflich bedingter Handekzeme passend als Epidemie in der Pandemie bezeichnet (Ferguson et al. 2021). In einer kontrollierten, prospektiven Interventionsstudie konzipierte, implementierte und evaluierte Symanzik (2021) ein eHealth-Konzept zur Prävention beruflich bedingter Handekzeme bei Beschäftigten im Gesundheitsdienst (n = 302) und fand heraus, dass sich unter gegenwärtigen Pandemiebedingungen mittels dieses innovativen zeit- und ressourcenschonenden Edukationsansatzes eine Verbesserung des Hautschutz- und Hautpflegeverhalten sowie eine Reduktion der Häufigkeit des Auftretens von Handekzemen herbeiführen ließen. Zudem wurde gezeigt, dass die stringente Nutzung von Hautpflegemitteln nur funktioniert, wenn diese in unbegrenzter Menge zur Verfügung stehen (Symanzik 2021). Im Bereich der gesetzlichen Krankenversicherung ist dies nicht möglich; anders im Hautarztverfahren, das es erlaubt, Basistherapie bei arbeitsbedingten Hauterkrankungen im erforderlichen Umfang ohne Rezeptgebühren zu verordnen (Deutsche Gesetzliche Unfallversicherung 2015). Damit stehen Betroffenen Hautpflegemittel für die beruflich belasteten Hände auch im Privatleben umfassend zur Verfügung, ohne dass Kosten anfallen oder Budgets strapaziert werden; Hautpflegemittel für den beruflichen Bereich sind weiterhin durch den Arbeitgeber zur Verfügung zu stellen.

Praxistipp

Für die Praxis definiert die Deutsche Gesetzliche Unfallversicherung (2015) Basistherapeutika als pflegende und rückfettende Externa, die als Bestandteil des Behandlungskonzeptes einer Hauterkrankung (etwa bei berufsbedingtem Kontaktekzem im Rahmen des Hautarztverfahrens) verordnet werden können und helfen, durch konsequente Anwendung die gestörte Barrierefunktion der Haut wiederherzustellen und erkrankungsbedingte Beschwerden und Symptome zu lindern. Sinnvoll ist der Einsatz von Basistherapeutika bei jedem Schweregrad des Handekzemes, wozu auch symptomfreie Intervalle zählen, da erst mehrere Wochen nach klinischer Abheilung eines Kontaktekzems eine vollständige funktionelle Wiederherstellung der epidermalen Barrierefunktion zu erwarten ist; Basistherapeutika dienen entsprechend auch der Rezidivprophylaxe (Deutsche Gesetzliche Unfallversicherung 2015). Basistherapeutika finden unter Beachtung der Art der Erkrankung, eventuell bestehender kutaner Sensibilisierungen sowie auch der Akzeptanz des Erkrankten individuellen Einsatz (Deutsche Gesetzliche Unfallversicherung 2015). Abzugrenzen sind Basistherapeutika, die frei von spezifischen, pharmakologisch wirksamen Inhaltsstoffen (Kortison, Antibiotika, Antimykotika, Calcineurininhibitoren) sind und ausschließlich blande Wirkstoffe (z.B. Urea, Gerbstoffe) enthalten, von aktiver pharmakologischer Therapie (Deutsche Gesetzliche Unfallversicherung 2015, 2017). Eine derartige Differenzierung findet sich in den neugestalteten Hautarztberichtsformularen; F6050: Abschn. 7.1, F6052: Abschn. 5.

Wie bereits ausgeführt, ist die Bereitstellung beruflicher Hautmittel Aufgabe des Arbeitgebers. Gewöhnlich werden dann Hautmittel ohne persönlichen Einbezug der Beschäftigten, die diese verwenden, unter Gesichtspunkten der generellen Eignung sowie möglicherweise auch ökonomischen Überlegungen ausgewählt und beschafft. Dementsprechend kann nicht davon ausgegangen werden, dass bei allen Beschäftigten eine gleichermaßen hohe Akzeptanz zur Anwendung der am Arbeitsplatz bereitgestellten Hautmittel besteht. Falls eine niedrige Akzeptanz besteht, ist davon auszugehen, dass die Hautmittel von den Beschäftigten eher selten verwendet werden. In einer aktuellen Untersuchung wurde die Anwenderakzeptanz (für die es keine einheitliche Definition gibt) zweier beruflicher Hautmittel, eines Hautreinigungsmittels sowie eines Hautpflegemittels, bei Beschäftigten im Gesundheitsdienst untersucht (Symanzik et al. 2022b). Die Autoren konkludieren, dass die Akzeptanz von Hautreinigungs- und Hautpflegemitteln bei Beschäftigten im Gesundheitsdienst von Parametern wie der selbsteingeschätzten Hautverträglichkeit sowie der selbstberichteten Gesamtzufriedenheit beeinflusst werden (Symanzik et al. 2022b). Die in der Arbeit identifizierten Parameter können zukünftig zur Befragung von Beschäftigten bezüglich der Akzeptanz beruflicher Hautmittel Anwendung finden.

13.1.5 Unterscheidung von Hautschutz- und Hautpflegemitteln

In der S1-AWMF-Leitlinie „Berufliche Hautmittel: Hautschutz, Hautpflege und Hautreinigung" wird thematisiert, dass die Diskussion, ob eine Abgrenzung von Hautschutz- und Hautpflegemitteln als Einzelkomponenten (mit Anwendung vor, während und nach der Arbeit) gerechtfertigt ist, bis dato anhält (Fartasch et al. 2015). Dies ist auch derzeitig, aufgrund der weitergehenden Diskussion, von hoher Aktualität (Symanzik 2021). Kütting et al. (2009) untersuchten die Wirksamkeit von Hautschutzcremes im Rahmen des 3-Säulen-Modells und stellten fest, dass das integrative Hautschutzkonzept mitsamt seinen drei Säulen hinsichtlich der Prävention beruflicher Handekzeme am effektivsten zu sein scheint. Diese Erkenntnis steht im Kontrast zu einer systematischen Übersichtsarbeit von Kütting und Drexler (2003), im Kontext derer die Conclusio gezogen wird, dass hinsichtlich der Wirksamkeit der Verwendung von Hautschutzcremes allein am Arbeitsplatz – auch aufgrund bis dahin fehlender Daten, die unter arbeitsplatznahen Bedingungen gewonnen wurden – keine positive Bilanz gezogen werden kann. Eine kontrollierte Feldstudie von Frosch et al. (2003), in der die Wirksamkeit von Hautschutz- im Vergleich zu Hautpflegecremes untersucht wurde, belegte eine sehr hohe Wirksamkeit von Hautpflegecremes bei Anwendung nach der Arbeit, die der Wirksamkeit von Hautschutzcremes während der Arbeit überlegen war. Aufgrund dieser Resultate schlussfolgern die Autoren, dass die gewissenhafte Anwendung von Hautpflegecremes im privaten Bereich einen effektiven Beitrag zur Prävention (berufsbedingter) irritativer Handekzeme leisten könnte. Diese Annahme wird durch die randomisierte Doppelblindstudie zur Evaluation der Wirksamkeit verschiedener Hautpflegecremes zur Prävention von Handekzemen von Williams et al. (2010) bekräftigt, in der die Autoren feststellen, dass die regelmäßige Verwendung einer Hautpflegecreme einen protektiven Effekt gegen wiederholte irritative Hautbelastungen zeigt und somit der Prävention von Handekzemen Vorschub leisten könnte. In einer systematischen Übersicht zu Interventionen zur Prävention berufsbedingter irritativer Handekzeme wird dargelegt, dass bei der Primärprävention berufsbezogener irritativer Handekzeme sowohl die kombinierte Nutzung von Hautschutzcremes mit Hautpflegecremes, als auch die alleinige Nutzung von Hautpflegecremes klinisch relevant zu sein scheint, im Gegensatz zur alleinigen Nutzung von Hautschutzcremes (Bauer et al. 2018). Insgesamt reichen die bisher vorliegenden Daten über das Wechselspiel von Hautschutz- und Hautpflegemitteln mit der Haut und den Irritanzien am Arbeitsplatz noch nicht aus, um abschließend bewerten zu können, welche explizite Wirkung von Hautschutz- und Hautpflegemitteln beim Schutz, der Stabilisierung und der Regeneration der epidermalen Barrierefunktion ausgeht (Fartasch et al. 2015). Zukünftige Untersuchungen werden zeigen müssen, ob eine über die didaktisch-begriffliche Ebene herausgehende Trennung dieser Hautmittel sinnvoll ist.

13.2 Hautschutzexterna und Hautpflege im Betrieb – am Beispiel Gesundheitsdienst, Hauswirtschaft und Körperpflege

Verena Kagel, Daniela Hoffmann und Alexandra Morch-Röder

13.2.1 Einleitung

Zum Schutz der Haut im Berufsalltag haben neben technischen und organisatorischen auch persönliche Schutzmaßnahmen für Beschäftigte im Gesundheitsdienst, Hauswirtschaft und Körperpflege eine große Bedeutung. Ein integratives Hautschutzkonzept gewährleistet ergänzend zum Tragen von Schutzhandschuhen, dass die Haut durch Anwendung von Hautschutzexterna möglichst vor Irritationen geschützt wird, dass Reinigung der Hände mit Tensiden wenig Belastung für die Haut darstellt und Lipide sowie Feuchtigkeit durch Anwendung von Hautpflegemitteln der Haut wieder zugeführt werden.

Neben der generellen Eignung der Präparate für den jeweiligen Arbeitsbereich (Kompatibilitäten mit Arbeitsabläufen und Arbeitsmaterialien), sind weitere Faktoren bei der Auswahl von Hautmitteln zu berücksichtigen. Bei den Beschäftigten stehen insbesondere die Akzeptanz der Produkte und deren unmittelbare Verfügbarkeit im Fokus. Für einige Tätigkeitsfelder ergeben sich im Hinblick auf die Verwendung von Hautmitteln Besonderheiten, die in Beratungssituationen zu berücksichtigen sind.

13.2.2 Auswahl von beruflichen Hautschutzexterna und Hautpflegemitteln

Der Betriebsarzt kann neben der Auswahl von beruflichen Hautschutzexterna und Hautpflegemitteln für hautgesunde Arbeitnehmende eines Betriebes, ebenso wie der Hautarzt, auch in die Auswahl von Produkten für hauterkrankte Beschäftigte involviert sein.

Bei der Auswahl sind neben der Eignung der Präparate für den jeweiligen Arbeitsbereich auch Angaben zu Wirksamkeit, Verträglichkeit und Sicherheit der Produkte insbesondere im Hinblick auf die Anwendung bei empfindlicher beziehungsweise irritierter Haut zu überprüfen. So sollten beispielsweise Hautschutzexterna und Hautpflegemittel keine potenten allergenen Substanzen enthalten, wenn alternative Inhaltsstoffe mit geringerem Risiko einer Sensibilisierung zur Verfügung stehen (Deutsche Gesetzliche Unfallversicherung 2019). Insbesondere auf Duftstoffe und Konservierungsmittel ist in diesem Zusammenhang zu achten (Schnuch et al. 2011; Travassos et al. 2011; Schnuch et al. 2007; Geier et al. 2015; Brans und Skudlik 2019).

Hilfestellungen für die Auswahl von Hautmitteln liefern die AWMF-Leitlinie „Berufliche Hautmittel: Hautschutz, Hautpflege und Hautreinigung (Fartasch et al. 2015),“, die DGUV-Information 212-017: Auswahl, Bereitstellung und Benutzung von beruflichen Hautmitteln (Deutsche Gesetzliche Unfallversicherung 2019a) sowie die Technische Regel für Gefahrstoffe „Gefährdung durch Hautkontakt“ (TRGS 401) (Bundesministerium für Arbeit und Soziales 2008).

Weiterführende Informationen zu einzelnen Inhaltsstoffen von Hautmitteln können Stellungnahmen von Fachgesellschaften, behördlichen Einrichtungen und Expertengremien zum Beispiel SCCS (Scientific committees consumer safety), BfR (Bundesinstitut für Risikobewertung), IVDK (Informationsverbund Dermatologischer Kliniken) sowie Ergebnissen der wissenschaftlichen Literatur entnommen werden.

Bei der individuellen Auswahl eines Hautschutzexternums sowie eines Hautpflegepräparates für Beschäftigte mit vorgeschädigter Haut müssen gegebenenfalls zusätzliche Aspekte in Bezug auf die Galenik eines Produktes beziehungsweise individuelle Sensibilisierungen und Unverträglichkeiten gegenüber Kosmetika-Inhaltsstoffen berücksichtigt werden.

Praxistipp

Hautschutzexterna und Hautpflegemittel auf Duftstoffe und Konservierungsmittel prüfen sowie individuelle Sensibilisierungen und Unverträglichkeiten beachten.

13.2.3 Anwenderakzeptanz von beruflichen Hautschutzexterna und Hautpflegemitteln

Für die Akzeptanz eines Hautmittels sind unter anderem das Einziehvermögen, der Geruch (Fartasch et al. 2015) sowie die Kompatibilität mit Arbeitsabläufen und Arbeitsmaterialien (Deutsche Gesetzliche Unfallversicherung 2019a) wichtige Aspekte.

▪ Einziehvermögen

Hautschutzexterna kommen in unterschiedlichen galenischen Systemen wie zum Beispiel Öl-in-Wasser-(O/W-)beziehungsweise Wasser-in-Öl-(W/O-)Emulsionen zum Einsatz. Emulsionen bestehen aus zwei nicht miteinander mischbaren Flüssigkeiten (hydrophil beziehungsweise lipophil). Diese Emulsionen benötigen sogenannte Emulgatoren, die die Grenzflächenspannung verringern und die Flüssigkeiten miteinander mischbar machen. Bei den O/W-Emulsionen sind Öltröpfchen in Wasser eingelagert (◻ Abb. 13.4). Derartige Präparate ziehen meist schnell in die Haut ein, haben eine eher kühlende Wirkung und es verbleibt kein Fettglanz. Bei den W/O-Emulsionen bildet Öl die äußere Phase (◻ Abb. 13.5). Sie ziehen langsamer ein und versehen die Haut mit einem Fettfilm (Bender 2014).

◻ **Abb. 13.4** Öl in Wasser (O/W) Emulsion (eigene Abbildung der BGW)

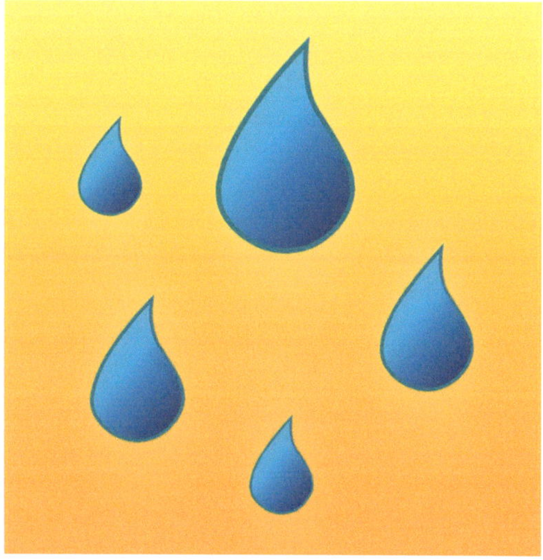

◻ **Abb. 13.5** Wasser in Öl (W/O) Emulsion (eigene Abbildung der BGW)

Bei der Auswahl des galenischen Systems ist der Hautzustand und der Tätigkeitsbereich zu berücksichtigen.

Es kann vorkommen, dass aufgrund eines sehr trockenen Hautzustandes ein eher rückfettenderes Präparat angezeigt wäre, jedoch die Tätigkeit dies nicht zulässt.

Zum Beispiel ist bei Anwendung von stärker fettenden Hautschutzexterna unter Handschuhen eine mögliche ungünstige Beeinträchtigung der Hornschichtbarriere durch Verstärkung der Okklusionseffekte zu beachten (Deutsche Gesetzliche Unfallversicherung 2019a).

Auch die Griffigkeit darf durch das Hautschutzexternum nicht eingeschränkt werden (Deutsche Gesetzliche Unfallversicherung 2019a), damit die Sicherheit bei der Tätigkeit beispielsweise beim Schneiden von Haaren im Friseurhandwerk gewährleistet bleibt.

▪ Geruch

Ein angenehmer Geruch ist für die regelmäßige Anwendung eines Produktes von Bedeutung (Lange und Geier 2005). Eine möglicherweise bessere Akzeptanz eines Hautmittels durch Verwendung eines natürlichen oder synthetischen Duftstoffes sollte gegen die Gefahr einer Duftstoffsensibilisierung ernsthaft abgewogen werden. Eine Kennzeichnungspflicht mittels INCI-Deklaration besteht derzeit für 26 Duftstoffe, für die unterschiedliche allergene Potenziale beschrieben sind (Schnuch et al. 2007; Heisterberg et al. 2011). Zusätzlich zu den 26 deklarationspflichtigen gibt es weitere Duftstoffe, die ein allergenes Potenzial aufweisen (Uter et al. 2013). Diese müssen derzeit nicht im Einzelnen aufgeführt sein, sondern können unter dem Begriff „Parfum" gekennzeichnet werden. Eine Abschätzung des allergenen Potenzials bleibt somit bei diesen Produkten schwierig. Sofern parfümierte Produkte gewünscht werden, ist es sinnvoll, solche auszuwählen, bei denen die Duftstoffe bekannt und ihr allergenes Potenzial nur äußerst gering eingeschätzt wird (Fartasch et al. 2015). In der Sekundärprävention sind aufgrund der Barrierestörung der Haut sowie des oft vorhandenen entzündlichen Milieus und der damit verbundenen erhöhten Gefahr einer Sensibilisierung gegenüber Allergenen duftstofffreie Präparate zu bevorzugen (Fartasch et al. 2015)

Praxistipp

Bei vorgeschädigter Haut duftstofffreie Hautmittel empfehlen.

13

▪ Kompatibilität mit Arbeitsabläufen und Arbeitsmaterialien

Hautmittel dürfen sich nicht ungünstig auf die berufliche Tätigkeit auswirken (Deutsche Gesetzliche Unfallversicherung 2019a), daher sollte die Anwendung eines Hautschutzmittels mit den Arbeitsabläufen und Arbeitsmaterialien kompatibel sein.

In den Branchen des Gesundheitsdienstes, der Hauswirtschaft und der Körperpflege sind insbesondere die Kontakte zu Handschuhen, Händedesinfektionsmitteln sowie Lebensmitteln zu berücksichtigen.

Bei Tätigkeiten mit Lebensmittelkontakt ist darauf zu achten, dass das Hautschutzpräparat für diesen Arbeitsbereich geeignet ist. Stoffe aus einem Hautschutzmittel dürfen die Sicherheit des Lebensmittels nicht beeinträchtigen.

Werden berufliche Hautschutzexterna unter Handschuhen angewendet, sollte das Präparat vollständig eingezogen sein, da eine Beeinträchtigung der Schutzwirkung der Handschuhe durch das Externum möglich ist. Das Hautschutzmittel sollte für die Verwendung unter Handschuhen ausgelobt sein, auch wenn die Auslobung keine abschließende Aussage bezogen auf die Material- und Schutzbeständigkeit des Handschuhs zulässt (Sonsmann 2021). Bis zum jetzigen Zeitpunkt existieren keine belastbaren Daten, die mögliche Interaktionseffekte zwischen Hautschutzcreme und Handschuhen ausschließen (Sonsmann 2022).

Praxistipp

Hautschutzpräparate sollten vollständig eingezogen sein, bevor Schutzhandschuhe verwendet werden.

Neben der Anwendung von medizinischen Handschuhen stellt die hygienische Händedesinfektion im Gesundheitsdienst die wichtigste Präventionsmaßnahme dar, um nosokomiale Infektionen zu verhindern (Robert Koch Institut 2016). Vor dem Hintergrund häufiger Anwendungsfrequenzen der alkoholischen Händedesinfektion während des Berufsalltags, ist es wesentlich, dass es zu keiner negativen Beeinflussung der Wirksamkeit der Händedesinfektionsmittel durch die verwendeten Hautmittel kommt. Studien mit einem spezifischen Hautschutzprodukt bestätigten, dass die Wirksamkeit der Händedesinfektion mit 60%igem 2-Propanol beziehungsweise 75%igem Gemisch aus 1- und 2-Propanol trotz vorheriger Anwendung des Cremeproduktes erhalten blieb (Dharan et al. 2001; Perrenoud et al. 2001). In weiteren Untersuchungen mit 95%igem und 80%igem Ethanol sowie Isopropanol bei Anwendung zweier galenischer Systeme von Hautmitteln (O/W sowie W/O) konnten keine signifikanten Unterschiede zwischen eingecremten und unbehandelten Händen in den vorgeschriebenen Erregerreduktionsraten (mittleren Reduktionsfaktoren) beobachtet werden. Auch die mehrfache Anwendung der Hautmittel führte zu keiner Beeinträchtigung der nachfolgenden Händedesinfektion (Heeg 2001). Studien im Operationsbereich zeigten nach 3-mal täglicher Anwendung von Hautmitteln bei einem chirurgischen Team einen signifikant verbesserten Hautzustand, ohne dass die Wirksamkeit der Händedesinfektion beeinträchtigt wurde (Harnoss et al. 2014). Auch in einer Studie von Paula et al., bei der eine W/O-Hautschutzcreme und 70 % iger Isopropanol in einem zeitlichen Abstand von fünf Minuten sowie einer Stunde zur Anwendung kamen, konnte gezeigt werden, dass die Effektivität der Händedesinfektion durch die vorherige Applikation der Hautschutzcreme nicht signifikant beeinflusst wurde (Paula et al. 2017).

13.2.4 Bereitstellung und Anwendung von beruflichen Hautschutzexterna und Hautpflegemitteln

▪ **Bereitstellung**

Für die Bereitstellung von beruflichen Hautmitteln sind weitere Aspekte wie Vereinbarkeit mit vorhandenen Spendersystemen, Haltbarkeit, Verpackungsgrößen sowie Kosten zu berücksichtigen.

Spendersysteme bieten eine bessere Dosierbarkeit und hygienische Entnahme. Sie sind zumeist fest installiert und stehen für größere Produktmengen zur Verfügung. Bei der Auswahl der Produktmenge sind die Beschäftigtenanzahl und deren Verbrauchsmenge zu berücksichtigen, da Hautmittel nur begrenzt haltbar sind. Präparate mit einer Haltbarkeit von mehr als 30 Monaten müssen eine Angabe zur Haltbarkeit nach dem Öffnen des Produktes enthalten. Diese wird meist mit einem geöffneten Tiegel und einer Zeitangabe kenntlich gemacht (◘ Abb. 13.6). Produkte, die weniger als 30 Monate haltbar sind, müssen mit einem Mindesthaltbarkeitsdatum (MHD) oder einer Sanduhr mit entsprechender Angabe gekennzeichnet sein (◘ Abb. 13.7; Ellsässer 2020). Für die Haltbarkeit eines Produktes ist eine sachgerechte Lagerung – im Allgemeinen bei Raumtemperatur – wichtig. Sie sollten nicht über

◘ **Abb. 13.6** Haltbarkeitsdeklarierung mittels Tiegel (Zeichnung erstellt von BGW)

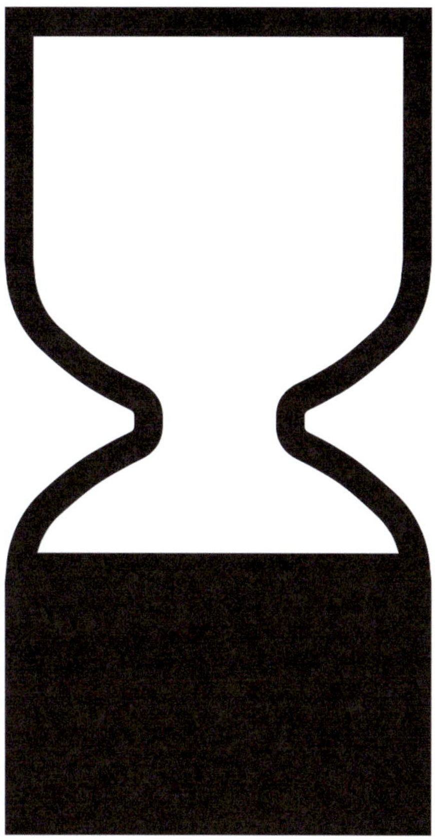

◘ **Abb. 13.7** Haltbarkeitsdeklarierung mittels Sanduhr (Zeichnung erstellt von BGW)

Heizungen oder an Plätzen mit direkter Sonneneinstrahlung aufbewahrt werden.

Kleine Packungsgrößen sind gut zu transportieren und ubiquitär einsetzbar. Um einer möglichen Kontamination vorzubeugen, ist bei Verwendung von Tuben auf die Vermeidung eines Rücksoges des ausgedrückten Cremestranges zu achten. Eine Entnahme aus Tiegeln ist aus hygienischer Sicht im Gesundheitsdienst nicht zulässig (Robert Koch Institut 2016).

Bei der Abwägung der Verpackungsgröße kann auch der Kostenaspekt eine Rolle spielen. Größere Gebinde werden beispielsweise häufig kostengünstiger angeboten.

Praxistipp

Begrenzte Haltbarkeit von Präparaten beachten und das Öffnungsdatum insbesondere bei großen Gebinden auf dem Produkt notieren.

■ **Anwendungsmenge**

Damit eine Schutzwirkung durch das ausgewählte Hautschutzexternum erzielt werden kann, ist eine ausreichende Anwendungsmenge notwendig. Bei der Anwendungsmenge ist zu beachten, dass bisher in experimentellen In-vivo-Studien zur Wirksamkeit von Hautschutzprodukten erst bei einer Menge von 2 mg $/cm^2$ Creme pro Testfläche eine Wirksamkeit belegt werden konnte (Schliemann et al. 2014a). In der Praxis wurden allerdings in Studien durchschnittliche Anwendungsmengen pro Applikation im Handbereich von lediglich ca. 1 mg/cm^2 Hautfläche (Schliemann et al. 2012) bzw. 1,1-1,3 mg/cm^2 Hautfläche ermittelt (Schliemann et al. 2015). Bei der experimentell ermittelten Menge kann abhängig von der Galenik und dem Hauttyp beziehungsweise Hautzustand ein Überangebot an Hautschutzexternum auf den Händen vorhanden sein. Dies kann möglicherweise zur Folge haben, dass die ursprüngliche Produktakzeptanz sinkt, da Arbeitstätigkeiten aufgrund noch nicht eingezogener Hautschutzcreme erst verzögert wiederaufgenommen werden können. Eine Empfehlung zur tatsächlich wirksamen und gleichzeitig praktikablen Menge an Hautschutzexternum bleibt schwierig. Die Anwendungsmenge sollte in jedem Fall ausreichen, um alle Hand- und Fingerareale vollständig einzucremen.

In der Praxis hat sich bei der Verwendung von Hautschutz- und Pflegepräparaten abhängig von der Handgröße eine circa haselnussgroße Menge bewährt (Deutsche Gesetzliche Unfallversicherung 2021b) Eine weitere Orientierung besteht in der Anwendung der sogenannten Fingertip-Unit. Hierbei wird für jede Hand die Crememenge, die auf die Fingerspitze passt, verwendet (Homayoon et al. 2018).

■ **Anwendungszeitpunkt von Hautschutzexterna**

Häufig arbeiten Beschäftigte in den Berufen des Gesundheitsdienstes, der Hauswirtschaft und der Körperpflege unter Zeitdruck, so dass die Anwendung von Hautschutzmaßnahmen oft in den Hintergrund gerät. Deshalb ist es notwendig, den Hautschutz gut zu organisieren und sich Zeitfenster im Arbeitstag für die eigene Hautgesundheit einzuplanen Eine einfache Verfügbarkeit der Produkte unterstützt eine regelmäßige Anwendung.

Im Allgemeinen wird die Anwendung von Hautschutzprodukten auf sauberen und trockenen Händen (Fartasch et al. 2015) vor der Arbeit und wiederholt während der Arbeit z. B. nach dem Händewaschen empfohlen (Brans und Skudlik 2019). Daher ist es praktisch, die Präparate im Bereich von Handwaschplätzen möglichst im Spendersystem zur Verfügung zu stellen.

In den mobilen ambulanten Arbeitsbereichen z. B. Pflegedienste und Hauswirtschaftsleistungen ergeben sich Besonderheiten im Hinblick auf die Bereitstellung von Hautmitteln. Hier ist die Ausgabe von Tuben zu empfehlen, damit das Personal auch abseits des Stationsbüros Hautmittel anwenden kann.

Praxistipp

Tuben sollten aufgrund ungünstiger Lagerungsbedingungen (z. B. Frost oder Hitze) nicht im Auto aufbewahrt werden, da dies die Sicherheit und Qualität des Produktes beeinträchtigen kann.

▪ Anwendungszeitpunkt von Hautpflegemitteln

Regenerative Hautpflegecremes werden auf die nach der Arbeit gesäuberten Hände sowie in der Freizeit aufgetragen. Dabei ist zu berücksichtigen, dass Beschäftigte, die in ihrer Tätigkeit Handschuhe mit langer Stulpe verwenden, z. B. Mitarbeitende in der Friseurbranche oder in Reinigungsdiensten, das Pflegepräparat auch bis über die Handgelenke auftragen.

Hautpflegepräparate enthalten oftmals spezielle Inhaltsstoffe wie z. B. Harnstoff, der insbesondere die Rehydratation der Hornschicht unterstützt (Schliemann-Willers und Elsner 2005). Harnstoffhaltige Präparate sollten wegen ihrer möglichen Penetrationsförderung nicht während der Arbeitszeit eingesetzt werden (Fartasch et al. 2015).

13.2.5 Anregungen für die Beratungssituation

Eine alleinige Wissensvermittlung zu Hautgefährdungen beziehungsweise hautgefährdenden Arbeitsweisen reicht häufig nicht aus, um eine gesundheitsförderliche Einstellungs- und Verhaltensänderung zu initiieren.

Damit das Gesundheitsverhalten einer Person sich langfristig ändert, bedarf es wirksamer Vorgehensweisen. Die Formulierung von konkreten Handlungsplänen, die definieren, wann, wo und wie ein Verhalten ausgeübt wird, unterstützt die Umsetzung von Hautschutzmaßnahmen (Seehausen und Hänel 2011). Der Einsatz von berufsspezifischen Hautschutzplänen kann hierbei hilfreich sein. Die Berufsgenossenschaft für Gesundheitsdienst und Wohlfahrtspflege (BGW) bietet Hautschutz- und Händehygienepläne für eine Vielzahl von Berufsgruppen zum Teil auch in leichter Sprache an. (Berufsgenossenschaft für Gesundheitsdienst und Wohlfahrtspflege 2022a, b)

Weiterhin ist die Selbstwirksamkeit, das heißt die subjektive Überzeugung eigene Verhaltensweisen aufgrund eigener Kompetenz ausführen zu können, von Bedeutung (Knoll et al. 2005). Zur Stärkung der persönlichen Kompetenz, im Hinblick auf die Umsetzung von Hautschutzmaßnahmen und -empfehlungen, können in Beratungen und Schulungen Bilder und Experimente eingesetzt werden.

Folgende Anregungen und Übungen haben sich in den Hautschutzseminaren und Hautsprechstunden der Schulungs- und Beratungszentren der BGW, in Bezug auf die Anwendung von Hautmitteln bewährt:

▪ Eincreme-Schema

Häufig wird von Beschäftigten geäußert, dass das Eincremen zu viel Zeit in Anspruch nimmt. Eine Messung der tatsächlich benötigten Zeit, zum Beispiel mit einer Stoppuhr, verdeutlicht den vergleichsweise geringen Zeitaufwand bei Verwendung von geeigneten Hautmitteln.

Die bildhafte Darstellung einzelner Eincremeschritte erleichtert das Erlernen einer vollständigen Eincremetechnik. Die Creme wird auf dem Handrücken aufgetragen und unter besonderer Berücksichtigung der Fingerzwischenräume, Fingerkuppen und Nagelfalze eingerieben (◘ Abb. 13.8a–f).

Im Anschluss an diesen Versuch, sollte das Fluoreszenzmittel abgewaschen werden, damit es nicht zu Verschmutzungen von Kleidungsstücken oder nachfolgend angefassten Flächen kommt.

▪ Zuckerwürfelversuch

Mit dem Zuckerwürfelversuch lässt sich die Wirkung von Hautschutzmitteln zur Verringerung von hautbarriereschädigenden Einflüssen durch Wasser und Feuchtarbeit experimentell darstellen. Dazu wird ein handelsüblicher Zuckerwürfel mit einer Hautschutzcreme (Auslobung gegen wässrige Stoffe/Feuchtarbeit) von allen Seiten und Kanten eingerieben. Ein weiteres Zuckerstück bleibt unbehandelt. Beide Würfel werden zeitgleich in jeweils ein Glas mit Leitungswasser gelegt. Innerhalb kurzer Zeit zerfällt der unbehandelte Zuckerwürfel, der eingecremte bleibt über längere Zeit in seinem ursprünglichen Zustand bestehen. Nach einiger Zeit löst sich auch das eingecremte Zuckerstück auf. Dies kann als Beispiel dienen, dass die Hautschutzcreme regelmäßig während des Arbeitstages erneut aufgetragen werden sollte

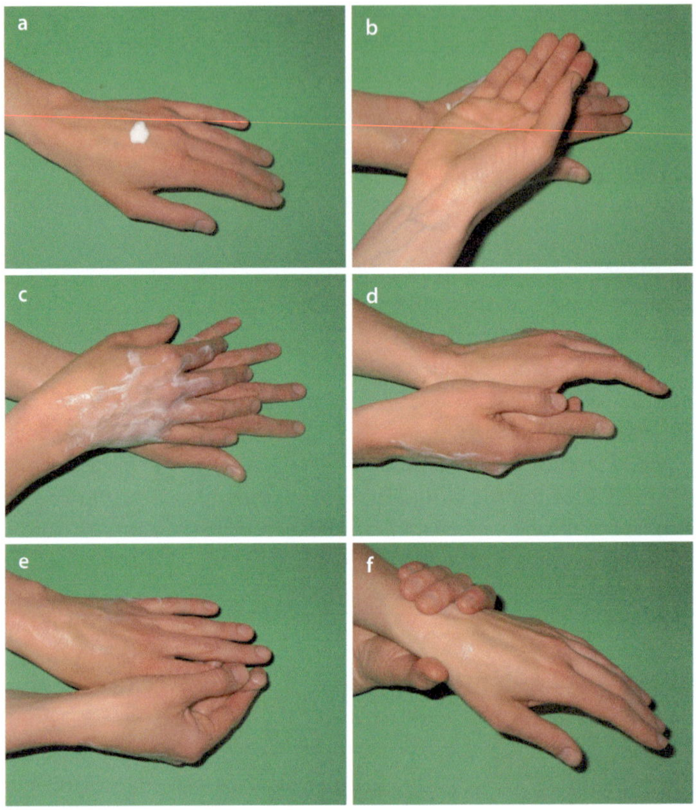

Abb. 13.8 **a–f Eincremeschritte (eigene Abbildung der BGW)** Die Anwendung einer Fluoreszenz-Creme ermöglicht die Visualisierung individueller Eincremelücken unter einem UV-Strahlungsgerät (UVA-Spektrum 320–365 nm). Unvollständig eingecremte Areale erscheinen unter der Lampe dunkler (Abb. 13.9). Individuelle Unverträglichkeiten sowie der aktuelle Hautzustand sollten vor der Anwendung berücksichtigt werden

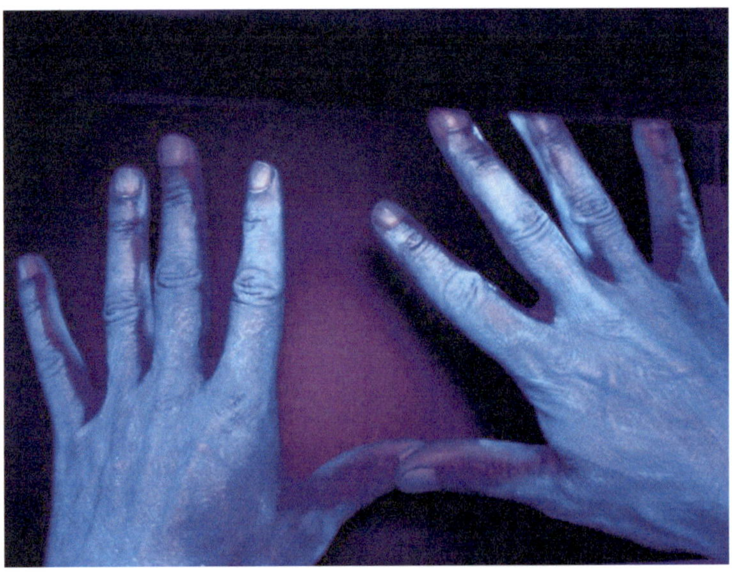

Abb. 13.9 Eincremelücken unter Fluoreszenzlampe (eigene Abbildung der BGW)

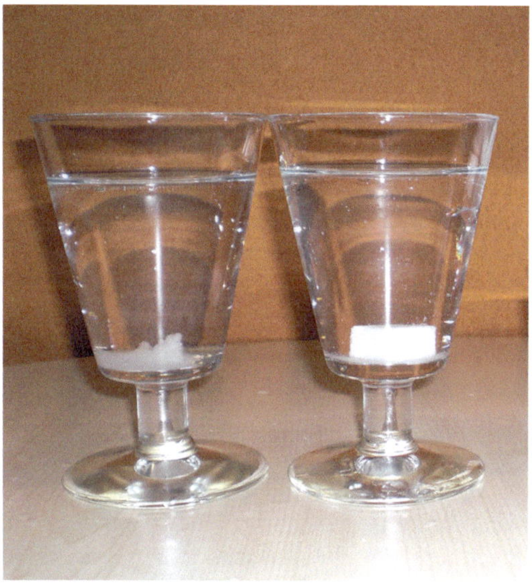

Abb. 13.10 Zuckerwürfelversuch (eigene Abbildung der BGW)

(Abb. 13.10). Gleichzeitig wird dadurch aber auch deutlich, dass Hautschutzcremes in ihrer Schutzwirkung nicht überschätzt werden dürfen und keinesfalls Schutzhandschuhe ersetzen können.

Schulungs- und Beratungszentren (schu.ber.z) der BGW

Die Schulungs- und Beratungszentren der Berufsgenossenschaft für Gesundheitsdienst und Wohlfahrtspflege (BGW) bestehen seit 2003.

An zehn regionalen Standorten schulen und beraten Experten aus verschiedenen Fachrichtungen in Seminaren und Sprechstunden zur Erhaltung einer gesunden Haut am Arbeitsplatz.

Die Schulungs- und Beratungsmaßnahmen sind individuell auf den Tätigkeitsbereich der Teilnehmer zugeschnitten mit dem Ziel beruflich bedingte Belastungen der Haut sowie Beanspruchungen der Haut im Alltag aufzuzeigen und zu reduzieren. Mit einem interdisziplinären Team erarbeiten Betroffene persönliche Hautschutzkonzepte. Diese Maßnahmen sind auf der Ebene der ambulanten Individualprävention angesiedelt (▶ Kap. 19).

Haben Hautärzte sowie Betriebsärzte den Verdacht, dass eine Hauterkrankung im Zusammenhang mit der beruflichen Tätigkeit steht, informieren sie den zuständigen Unfallversicherungsträger. Somit können schnell und effektiv geeignete Maßnahmen (zum Beispiel die Teilnahme am Hautschutzseminar) eingeleitet werden, um einer Berufskrankheit vorzubeugen (▶ Kap. 18).

BGW-Versicherte, die bei sich beruflich bedingte Hautveränderungen vermuten, können aber auch direkt mit dem schu.ber.z ihrer Region Kontakt aufnehmen.

13.3 Hautschutz im Betrieb: Zusammenarbeit zwischen Betriebsarzt und Hautarzt – am Beispiel Metallberufe

Hans-Jörg Wilhelmy

Die intakte Hornschicht der Haut bildet eine funktionelle Barriere gegen Austrocknung und Schadstoffe im beruflichen Umfeld wie zum Beispiel typischen Berufen der Metallindustrie.

Durch permanente mechanische und chemische Schädigung, etwa durch häufiges Händewaschen mit reibemittelhaltigen Handreinigern, Kontakten zu entfettenden Arbeitsstoffen wie Kühlschmierstoffe und Lösemittel sowie durch Feuchtarbeit werden die Hornschicht und der Verbund der Fett- und Hydrolipidschicht geschädigt.

Häufig ist vonseiten der Betriebsärzte im Arbeitsalltag zu erkennen, dass unzureichende Hautschutzprodukte in den Unternehmen bereitstehen und diese auch nicht ordnungsgemäß angewendet werden oder Hautschutzpläne nicht umgesetzt werden. Dies ist weniger ein Problem der Groß- und Mittelindustrie, die einen hauptamtlichen Betriebsarzt im Unternehmen etabliert haben, aber in dem Bereich der Klein- und Kleinstunternehmen immer wieder anzutreffen. Hier werden oftmals über einen beliefernden Großhändler Hautschutzprodukte angeboten, die lediglich unter den Aspekten Marketingstrategie und Niedrigpreisgestaltung eingeführt werden. Eine Unterweisung der Beschäftigten zu dem Hautschutzplan durch den Unternehmer, den zuständigen Betriebsarzt oder die Fachkraft für Arbeitssicherheit findet in der Regel nicht statt.

Zur Optimierung der Präventionsmaßnahmen im Bereich der Primärprävention und zur Vorbeugung von berufsbedingten Hauterkrankungen im Rahmen der individuellen Prävention ist es daher immanent wichtig, einen funktionierenden und von den Beschäftigten akzeptierten Hautschutzplan im Unternehmen zu etablieren. Bereits im Rahmen der Primärprävention sollte der Unternehmer mit Unterstützung der Fachkraft für

Arbeitssicherheit und des Betriebsarztes einen effizienten Hautschutzplan aufstellen [1]. Die Produkte des Hautschutzplans müssen sich durch eine optimale Effektivität und Verträglichkeit, beste Wirksamkeit, eine sehr hohe Anwenderakzeptanz und eine entsprechende Wirtschaftlichkeit auszeichnen. Die Produkte sollten möglichst duftstofffrei, konservierungsmittelfrei und farbstofffrei sein, um einer möglichen Sensibilisierung vorzubeugen.

Gerade in Metallberufen ist erforderlich, dass die Hautschutzprodukte auch auf das zu bearbeitende Werkstück abgestimmt sind. Daher sind überwiegend fingerabdruckfreie Produkte zu verwenden. Produkte, die Silikonöle enthalten, sind in Metallberufen grundsätzlich nicht geeignet.

Im Rahmen der individuellen Prävention bei hauterkrankten Versicherten ist eine Zusammenarbeit zwischen dem behandelnden Hautarzt und dem zuständigen Betriebsarzt unverzichtbar. Gefährdungen der Haut sind nicht an bestimmte Tätigkeiten oder Berufe gebunden. Bei der Gefährdungsermittlung müssen die Gefährdungen der einzelnen Tätigkeiten in den jeweiligen Arbeitsbereichen nach Art und Umfang der Hautgefährdung ermittelt werden. Daher kann eine konkrete Beratung und Empfehlung von Hautschutzprodukten nur von dem Arzt vorgenommen werden, der den Arbeitsplatz kennt. Die Kenntnis über den Arbeitsplatz hat in der Regel der zuständige Betriebsarzt im Gegensatz zum behandelnden Hautarzt, dem zumeist lediglich die subjektive Beschreibung des Arbeitsplatzes durch den hauterkrankten Mitarbeiter vorliegt. Jedoch hat eine Gefährdungsermittlung praxisnah zu erfolgen, insofern sind der tatsächliche Arbeitsablauf sowie die Arbeitsumgebung vor Ort zu Grunde zu legen.

Problematisch ist, wenn der behandelnde Hautarzt ohne konkrete Kenntnis des Arbeitsplatzes und der Produktanforderungen im Betrieb zu Lasten des Unfallversicherungsträgers Hautschutzprodukte verordnet, die oftmals auf Grund der enthaltenden Silikonöle zum Beispiel in der Automobil- oder Flugzeugindustrie ungeeignet sind und bei Anwendung durch den hauterkrankten Versicherten dann möglicherweise arbeitsrechtliche Konsequenzen zur Folge haben können.

Daher sollte der behandelnde Hautarzt sich auf die hautfachärztliche Therapie nach der täglichen Arbeitszeit konzentrieren und nicht in Unkenntnis der Gefährdungen am Arbeitsplatz vermeintlich geeignete Hautschutzprodukte verordnen. Auch sollte der hauterkrankte Mitarbeiter vom behandelnden Hautarzt dahingehend beraten werden, dass die hautfachärztliche Therapie nicht am Arbeitsplatz, sondern nach Beendigung der Arbeit zu erfolgen hat.

Insofern sind eine Zusammenarbeit und Abstimmung hinsichtlich der individuellen Beratung der hauterkrankten Versicherten zwischen behandelndem Hautarzt und zuständigem Betriebsarzt zu optimieren und von beiden Partnern konsequent einzufordern.

Literatur

Ananthapadmanabhan KP, Moore DJ, Subramanyan K, Misra M, Meyer F (2004) Cleansing without compromise: the impact of cleansers on the skin barrier and the technology of mild cleansing. Dermatol Ther 17(Suppl 1):16–25

Aramaki J, Löffler C, Kawana S, Effendy I, Happle R, Löffler H (2001) Irritant patch testing with sodium lauryl sulphate: interrelation between concentration and exposure time. Br J Dermatol 145:704–708

AWMF online (2022) Leitlinien-Detailansicht. Angemeldetes Leitlinienvorhaben. Berufliche Hautmittel: Hautschutz, Hautpflege und Hautreinigung zur Prävention von Handekzemen. https://www.awmf.org/leitlinien/detail/anmeldung/1/ll/013-056.html. Zugegriffen am 17.05.2022

Baranda L, González-Amaro R, Torres-Alvarez B, Alvarez C, Ramírez V (2002) Correlation between pH and irritant effect of cleansers marketed for dry skin. Int J Dermatol 41:494–499

Bauer A, Ronsch H, Elsner P, Dittmar D, Bennett C, Schuttelaar MLA, Lukacs J, John SM, Williams HC (2018) Interventions for preventing occupational irritant hand dermatitis. Cochrane Database Syst Rev 4:CD004414

Bender S (2014) Körperpflegekunde. Wissenschaftliche Verlagsgesellschaft mbH, Stuttgart, S 40–41

Berndt U, Wigger-Alberti W, Gabard B, Elsner P (2001) Vergleich einer Hautschutzcreme und ihrer Grundlage bezüglich Wirksamkeit gegen das berufsbedingte irritative Handekzem bei Krankenschwester. Dermatol Beruf Umwelt 49:77–80

Berufsgenossenschaft für Gesundheitsdienst und Wohlfahrtspflege (2022a) Hautschutz- und Händehygienepläne für verschiedene Berufsgruppen. https://www.bgw-online.de/bgw-online-de/themen/gesund-im-betrieb/gesunde-haut/hautschutz-und-haendehygieneplaene-fuer-26-berufsgruppen-14166. Zugegriffen am 18.05.2022

Berufsgenossenschaft für Gesundheitsdienst und Wohlfahrtspflege (2022b) Hautschutz-Händehygienepläne für verschiedene Berufsgruppen. https://www.bgw-online.de/bgw-online-de/themen/gesund-im-betrieb/gesunde-haut/hautschutz-und-haendehygieneplaene-fuer-26-berufsgruppen-14166. Zugegriffen am 25.08.2022

Bonneville M, Chavagnac C, Vocanson M, Rozieres A, Benetiere J, Pernet I, Denis A, Nicolas JF, Hennino A (2007) Skin contact irritation conditions the development and severity of allergic contact dermatitis. J Invest Dermatol 127:1430–1435

Bornkessel A, Flach M, Arens-Corell M, Elsner P, Fluhr JW (2005) Functional assessment of a washing emulsion for sensitive skin: mild impairment of stratum corneum hydration, pH, barrier function, lipid content, integrity and cohesion in a controlled washing test. Skin Res Technol 11:53–60

Brans R, Skudlik C (2019) Prävention des Handekzems. Hautarzt 70:797–803

Bundesministerium der Justiz (2014) Kosmetik-Verordnung vom 16. Juli 2014 (BGBl. I S. 1054), die durch Artikel 9 des Gesetzes vom 27. Juli 2021 (BGBl. I S. 3274) geändert worden ist. https://www.gesetze-im-internet.de/kosmetikv_2014/KosmetikV_2014.pdf. Zugegriffen am 17.05.2022

Bundesministerium für Arbeit und Soziales (2008) Technische Regel für Gefahrstoffe „Gefährdung durch Hautkontakt" (TRGS 401). https://www.baua.de/DE/Angebote/Rechtstexte-und-Technische-Regeln/Regelwerk/TRGS/TRGS-401.html. Zugegriffen am 25.08.2022

Bundesministeriums für Arbeit und Soziales (2008) Technische Regel für Gefahrstoffe „Gefährdung durch Hautkontakt" (TRGS 401). https://www.baua.de/DE/Angebote/Rechtstexte-und-Technische-Regeln/Regelwerk/TRGS/pdf/TRGS-401.pdf?__blob=publicationFile&v=1. Zugegriffen am 17.05.2022

Callard RE, Harper JI (2007) The skin barrier, atopic dermatitis and allergy: a role for Langerhans cells? Trends Immunol 28:294–298

Charbonnier V, Morrison BM Jr, Paye M, Maibach HI (2001) Subclinical, non-erythematous irritation with an open assay model (washing): sodium lauryl sulfate (SLS) versus sodium laureth sulfate (SLES). Food Chem Toxicol 39:279–286

Corazza M, Lauriola MM, Bianchi A, Zappaterra M, Virgili A (2010a) Irritant and sensitizing potential of eight surfactants commonly used in skin cleansers: an evaluation of 105 patients. Dermatitis 21:262–268

Corazza M, Lauriola MM, Zappaterra M, Bianchi A, Virgili A (2010b) Surfactants, skin cleansing protagonists. J Eur Acad Dermatol Venereol 24:1–6

Cosmetic Ingredient Review Expert Panel (2004) Final report of the amended safety assessment of PEG-5, -10, -16, -25, -30, and -40 soy sterol. Int J Toxicol 23:23–47

Cosmetic Ingredient Review Expert Panel (2006) Amended final report on the safety assessment of Oryza Sativa (rice) Bran Oil, Oryza Sativa (rice) Germ Oil, Rice Bran Acid,Oryza Sativa (rice) Bran Wax, Hydrogenated Rice Bran Wax, Oryza Sativa (rice)Bran Extract, Oryza Sativa (rice) Extract, Oryza Sativa (rice) Germ Powder, Oryza Sativa (rice) Starch, Oryza Sativa (rice) Bran, Hydrolyzed Rice Bran Extract, Hydrolyzed Rice Bran Protein, Hydrolyzed Rice Extract, and Hydrolyzed Rice Protein. Int J Toxicol 25:91–120

Deutsche Gesetzliche Unfallversicherung (2015) Basistherapie/Basispflege bei arbeitsbedingten Hauterkrankungen. https://www.google.com/url?sa=t&rct=j&q=&esrc=s&source=web&cd=&ved=2ahUKEwjJptKByOj3AhUvQ_EDHT9tA-QQFnoECBAQAw&url=https%3A%2F%2Fwww.abderma.org%2Fe3200%2Fe3647%2FBasistherapie.pdf&usg=AOvVaw2rc31JqVqjZzqlvub8vOtH. Zugegriffen am 18.05.2022

Deutsche Gesetzliche Unfallversicherung (2017) Bamberger Empfehlung. Empfehlung zur Begutachtung von arbeitsbedingten Hauterkrankungen und Hautkrebserkrankungen. https://publikationen.dguv.de/widgets/pdf/download/article/2058. Zugegriffen am 09.03.2022

Deutsche Gesetzliche Unfallversicherung (2019a) DGUV Information 212-017. Auswahl, Bereitstellung und Benutzung von beruflichen Hautmitteln. https://publikationen.dguv.de/widgets/pdf/download/article/853. Zugegriffen am 17.05.2022

Deutsche Gesetzliche Unfallversicherung (2019b) DGUV-Information 212-017. Auswahl, Bereitstellung und Benutzung von beruflichen Hautmitteln. https://publikationen.dguv.de/widgets/pdf/download/article/853. Zugegriffen am 24.08.2022

Deutsche Gesetzliche Unfallversicherung (2021) Grundsätze für die Prüfung und Zertifizierung der Wirksamkeit von Hautschutzmitteln: GS-PS-14. https://www.dguv.de/medien/dguv-test-medien/_pdf_zip_doc_ppt/pruefgrundsaetze/psa/gs_ps_14_hautschutz.pdf. Zugegriffen am 18.05.2022

Deutsche Gesetzliche Unfallversicherung (2021b) DGUV-Information 213-032. Gefahrstoffe im Gesundheitsdienst Anhang 11. https://publikationen.dguv.de/regelwerk/dguv-informationen/844/gefahrstoffe-im-gesundheitsdienst. Zugegriffen am 24.08.2022

Dharan S, Hugonnet S, Sax H, Pittet D (2001) Evaluation of interference of a hand care cream with alcohol-based hand disinfection. Dermatol Beruf Umwelt 49:81–84

Effendy I, Maibach HI (1996) Detergent and skin irritation. Clin Dermatol 14:15–21

Ellsässer S (2020) Körperpflegekunde und Kosmetik, Bd 3. Springer, Berlin, S 8–9

Elsner P, Wigger-Alberti W, Pantini G (1998) Perfluoropolyethers in the prevention of irritant contact dermatitis. Dermatology 197:141–145

Fartasch M (2016) Wet work and barrier function. Curr Probl Dermatol 49:144–151

Fartasch M, Gina M (2021) Hautschutz unter flüssigkeitsdichten Handschuhen. Arbeitsmedizin Sozialmedizin Umweltmedizin 56:543–545

Fartasch M, Schnetz E, Diepgen TL (1998) Characterization of detergent-induced barrier alterations – effect of barrier cream on irritation. J Investig Dermatol Symp Proc 3:121–127

Fartasch M, Diepgen TL, Drexler H, Elsner P, John SM, Schliemann S (2009) Berufliche Hautmittel: S1-Leitlinie der Arbeitsgemeinschaft für Berufs- und Umweltdermatologie (ABD) in der Deutschen Dermatologischen Gesellschaft (DDG). Arbeitsmedizin Sozialmedizin Umweltmedizin 44:53–67

Fartasch M, Diepgen TL, Drexler H, Elsner P, John SM, Schliemann S (2015) S1-AWMF-Leitlinie (Langversion) Berufliche Hautmittel: Hautschutz, Hautpflege und Hautreinigung. Dermatol Beruf Umwelt 63:47–74

Ferguson FJ, Street G, Cunningham L, White IR, McFadden JP, Williams J (2021) Occupational dermatology in the time of the COVID-19 pandemic: a report of experience from London and Manchester, UK. Br J Dermatol 184:180–182

Fluhr JW, Kuss O, Diepgen T, Lazzerini S, Pelosi A, Gloor M, Berardesca E (2001) Testing for irritation with a multifactorial approach: comparison of eight non-invasive measuring techniques on five different irritation types. Br J Dermatol 145:696–703

Frosch PJ, Kurte A (1994) Efficacy of skin barrier creams (IV). The repetitive irritation test (RIT) with a set of 4 standard irritants. Contact Dermatitis 31:161–168

Frosch PJ, Peiler D, Grunert V, Grunenberg B (2003) Wirksamkeit von Hautschutzprodukten im Vergleich zu Hautpflegeprodukten bei Zahntechnikern – eine kontrollierte Feldstudie. J Deutschen Dermatologischen Gesellschaft 1:547–557

Gabard B, Chatelain E, Bieli E, Haas S (2001) Surfactant irritation: in vitro corneosurfametry and in vivo bioengineering. Skin Res Technol 7:49–55

Gehring W, Geier J, Gloor M (1991) Untersuchungen über die austrocknende Wirkung verschiedener Tenside. Dermatol Monatsschr 177:257–264

Geier J, Lessmann H, Uter W, Schnuch A (2015) Kontaktsensibilisierung gegen Konservierungsmittel. Allergologie 38(7):336–345

Gloor M, Wasik B, Gehring W, Grieshaber R, Kleesz P, Fluhr JW (2004) Cleansing, dehydrating, barrier-damaging and irritating hyperaemising effect of four detergent brands: comparative studies using standardised washing models. Skin Res Technol 10:1–9

Harnoss JC, Brune L, Ansorg J, Heidecke CD, Assadian O, Kramer A (2014) Practice of skin protection and skin care among German surgeons and influence on the efficacy of surgical hand disinfection and surgical glove perforation. BMC Infect Dis 14:315

Heeg P (2001) Does hand care ruin hand disinfection? J Hosp Infect 48(Suppl A):37–39

Heetfeld AB, Schill T, Schröder SS, Forkel S, Mahler V, Pfützner W, Schön MP, Geier J, Buhl T (2021) Challenging a paradigm: skin sensitivity to sodium lauryl sulfate is independent of atopic diathesis. Br J Dermatol 183(1):139–145

Heisterberg MV, Menné T, Johansen JD (2011) Contact allergy to the 26 specific fragrance ingredients to be declared on cosmetic products in accordance with the EU cosmetics directive. Contact Dermatitis 65:266–275

Hines J, Wilkinson SM, John SM, Diepgen TL, English J, Rustemeyer T, Wassilew S, Kezic S, Maibach HI (2017) The three moments of skin cream application: an evidence-based proposal for use of skin creams in the prevention of irritant contact dermatitis in the workplace. J Eur Acad Dermatol Venereol 31:53–64

Homayoon D, Dahlhoff P, Augustin M (2018) Passende Verordnungsmenge und Applikation von Topika – Wie kann das richtige Volumen bei der Verordnung ermittelt werden? Hautarzt 69:478–483

Ibler KS, Jemec GB, Diepgen TL, Gluud C, Lindschou Hansen J, Winkel P, Thomsen SF, Agner T (2012a) Skin care education and individual counselling versus treatment as usual in healthcare workers with hand eczema: randomised clinical trial. BMJ 345:e7822

Ibler KS, Jemec GB, Flyvholm MA, Diepgen TL, Jensen A, Agner T (2012b) Hand eczema: prevalence and risk factors of hand eczema in a population of 2274 healthcare workers. Contact Dermatitis 67:200–207

Johnson W Jr (2001) Final report on the safety assessment of PEG-25 propylene glycol stearate, PEG-75 propylene glycol stearate, PEG-120 propylene glycol stearate, PEG-10 propylene glycol, PEG-8 propylene glycol cocoate, and PEG-55 propylene glycol oleate. Int J Toxicol 20(Suppl 4):13–26

Johnson W Jr (2004) Final report on the safety assessment of octoxynol-1, octoxynol-3, octoxynol-5, octoxynol-6, octoxynol-7, octoxynol-8, octoxynol-9, octoxynol-10, octoxynol-11, octoxynol-12, octoxynol-13, octoxynol-16, octoxynol-20, octoxynol-25, octoxynol-30, octoxynol-33, octoxynol-40, octoxynol-70, octoxynol-9 carboxylic acid, octoxynol-20 carboxylic acid, potassium octoxynol-12 phosphate, sodium octoxynol-2 ethane sulfonate, sodium octoxynol-2 sulfate, sodium octoxynol-6 sulfate, and sodium octoxynol-9 sulfate. Int J Toxicol 23(Suppl 1):59–111

Jungbauer FH, van der Vleuten P, Groothoff JW, Coenraads PJ (2004) Irritant hand dermatitis: severity of disease, occupational exposure to skin irritants and preventive measures 5 years after initial diagnosis. Contact Dermatitis 50:245–251

Jungbauer FH, Steenstra FB, Groothoff JW, Coenraads PJ (2005) Characteristics of wet work in nurses. Int Arch Occup Environ Health 78:248–251

Knoll N, Scholz U, Rieckmann N (2005) Einführung in die Gesundheitspsychologie. Ernst Reinhardt GmbH & CoKG, München, S 51–54

Korting HC, Hübner K, Greiner K, Hamm G, Braun-Falco O (1990) Differences in the skin surface pH and bacterial microflora due to the long-term application of synthetic detergent preparations of pH 5.5 and pH 7.0. Results of a crossover trial in healthy volunteers. Acta Derm Venereol 70:429–431

Korting HC, Ponce-Pöschl E, Klövekorn W, Schmötzer G, Arens-Corell M, Braun-Falco O (1995) The influence of the regular use of a soap or an acidic syndet bar on pre-acne. Infection 23:89–93

Kresken J, Klotz A (2003) Occupational skin-protection products – a review. Int Arch Occup Environ Health 76:355–358

Kütting B, Drexler H (2003) Effectiveness of skin protection creams as a preventive measure in occupational dermatitis: a critical update according to criteria of evidence-based medicine. Int Arch Occup Environ Health 76:253–259

Kütting B, Weistenhöfer W, Baumeister T, Drexler H (2009) Abschlussbericht zum Forschungsvorhaben F220. Verbundvorhaben: „Vergleichende Untersuchung zur Überprüfung der Wirksamkeit von Hautschutzpräparaten im Rahmen des dreistufigen Hautschutzplanes, Gefährdungsanalyse und Schutzmaßnahme" – Teilprojekt Erlangen. https://www.dguv.de/medien/ifa/de/pro/pro1/ff-fp0220/abschlussbericht_hautstudie_erlangen.pdf. Zugegriffen am 24.04.2021

Lange M, Geier J (2005) Inhaltsstoffe von Hautschutz,-Hautreinigungs- und Hautpflegepräparaten. Dermatol Beruf Umwelt 53:167–171

Löffler H, Happle R (2003) Profile of irritant patch testing with detergents: sodium lauryl sulfate, sodium laureth sulfate and alkyl polyglucoside. Contact Dermatitis 48:26–32

Lund TT, Ebbehøj NE, Agner T (2020) Hand eczema and wet work. Ugeskr Laeger 182:V05200393

Mahler V, Nast A, Bauer A, Becker D, Brasch J, Breuer K, Dickel H, Drexler H, Elsner P, Geier J, John SM, Kreft B, Köllner A, Merk H, Ott H, Pleschka S, Portisch M, Spornraft-Ragaller P, Weisshaar E, Werfel T, Worm M, Schnuch A, Uter W (2019) S3-Leitlinie: Durchführung des Epikutantests mit Kontaktallergenen und Arzneimitteln – Kurzfassung Teil 1. JDDG. J Dtsch Dermatol Ges 17:1075–1093

Meding B, Lindahl G, Alderling M, Wrangsjö K, Anveden Berglind I (2013) Is skin exposure to water mainly occupational or nonoccupational? A population-based study. Br J Dermatol 168:1281–1286

Mitchell G (1989) Zur Vermeidung von Hautproblemen bei Handschuhträgern im Gesundheitsdienst. Arbeitsmedizin Sozialmedizin Umweltmedizin 24:182–183

Mueller J, Oliveira JSL, Barker R, Trapp M, Schroeter A, Brezesinski G, Neubert RHH (2016) The effect of urea and taurine as hydrophilic penetration enhancers on stratum corneum lipid models. Biochim Biophys Acta Biomembr 1858:2006–2018

Park KS, Kim YS, Cho YH, Lee MY, Chung MS (2001) Effects of alkalinity of household dishwashing liquids on hand skin. Contact Dermatitis 45:95–98

Paula H, Hübner NO, Assadian O, Bransmöller K, Baguhl R, Löffler H, Kramer A (2017) Effect of hand lotion on the effectiveness of hygienic hand antisepsis: implications for practicing hand hygiene. Am J Infect Control 45:835–838

Perrenoud D, Gallezot D, Lübbe J, Akapko C, Ruffieux C, Van Melle G, Pittet D (2001) Effect of a protectiv cream against skin irritation associated with hand hygiene practices. Dermatol Beruf Umwelt 49:91–94

Pieper B (2021) Grundsätze zur Prüfung der Wirksamkeit von Hautschutzmitteln. SIS 6:318–319

Piérard GE, Goffin V, Piérard-Franchimont C (1994) Corneosurfametry: a predictive assessment of the interaction of personal-care cleansing products with human stratum corneum. Dermatology 189:152–156

Robert Koch Institut (2016) Empfehlung der Kommission für Krankenhaushygiene und Infektionsprävention (KRINKO): Händehygiene in Einrichtungen des Gesundheitswesens. Bundesgesundheitsblatt 59:1189–1220

Schliemann S (2007) Limitations of skin protection. Curr Probl Dermatol 34:171–177

Schliemann S, Petri M, Elsner P (2012): How much skin protection cream is actually applied in the workplace? Determination of dose per skin surface area in nurses. Contact Dermatitis, 67: 229-233. https://doi:10.1111/j.1600-0536.2012.02119.x

Schliemann S, Diepgen TL, John SM, Antonov D, Bock M, Gediga K, Landeck L, Matterne U, Scheidt R, Seyfarth F, Sonsmann FK, Vollmer U, Weisshaar E, Elsner P (2014a) In-vivo evaluation of occupational skin cleansers – final scientific report of the DGUV research project FP 276. Dermatol Beruf Umwelt 62:3–34

Schliemann S, Petri M, Elsner P (2014b) Preventing irritant contact dermatitis with protective creams: influence of the application dose. Contact Dermatitis 70:19–26

Schliemann S, Dumke AK, Stadeler M, Müller M, Elsner P (2015) Monitoring der Anwendung von Hautschutzmittel am Arbeitsplatz – Ergebnisse einer Cross-Over-Studie im Nahrungsmittelgewerbe. Dermatol Beruf Umwelt 63(3):108

Schliemann-Willers S, Elsner P (2005) Beruflicher Hautschutz. JDDG 3(2):120–133

Schnuch A, Uter W, Geier J, Lessmann H, Frosch PJ (2007) Sensitization to 26 fragrances to be labelled according to current European regulation. Contact Dermatitis 57:1–10

Schnuch A, Mildau G, Kratz EM, Uter W (2011) Risk of sensitization to preservatives estimated on the basis of patch test data and exposure, according to a sample of 3541 leave-on products. Contact Dermatitis 65:167–174

Seehausen M, Hänel P (2011) Adhärenz und Praxisalltag effektiv fördern. Deutsches Ärzteblatt 108(43):A2276–A2280

Simion FA, Rhein LD, Morrison BM Jr, Scala DD, Salko DM, Kligman AM, Grove GL (1995) Self-perceived sensory responses to soap and synthetic detergent bars correlate with clinical signs of irritation. J Am Acad Dermatol 32:205–211

Skudlik C, Markthaler M, John SM (2018) Occupational contact allergy to sodium cocoamphopropionate in a skin protection cream. Contact Dermatitis 78:295–296

Sonsmann F (2022) Mit Einmalhandschuhen richtig umgehen. Heilberufe 74:38–41

Sonsmann FK (2021) Hautschutz in Pflegeberufen. Arbeitsmedizin Sozialmedizin Umweltmedizin 56:532–538

Sonsmann FK, Strunk M, Gediga K, John C, Schliemann S, Seyfarth F, Elsner P, Diepgen TL, Kutz G, John SM (2014a) Standardization of skin cleansing in vivo: part I. Development of an Automated Cleansing Device (ACiD). Skin Res Technol 20:228–238

Sonsmann FK, Strunk M, Gediga K, Schliemann S, Seyfarth F, Elsner P, Diepgen TL, Kutz G, John SM (2014b) Standardization of skin cleansing in vivo: part II. Validation of a newly developed Automated Cleansing Device (ACiD). Skin Res Technol 20:239–245

Spoo J, Wigger-Alberti W, Berndt U, Fischer T, Elsner P (2002) Skin cleansers: three test protocols for the assessment of irritancy ranking. Acta Derm Venereol 82:13–17

13 Symanzik C (2021) Prävention von beruflich bedingten Handekzemen bei Beschäftigten in Pflegeberufen im Gesundheitswesen während der COVID-19-Pandemie. Dissertation. Universität Osnabrück. https://osnadocs.ub.uni-osnabrueck.de/handle/urn:nbn:de:gbv:700-202111115613. Zugegriffen am 17.05.2022

Symanzik C, Kezic S, Jakasa I, Skudlik C, John SM, Brans R, Sonsmann FK (2022a) Effects of skin washing frequency on the epidermal barrier function and inflammatory processes of the epidermis: an experimental study. Contact Dermatitis. https://doi.org/10.1111/cod.14119

Symanzik C, Skudlik C, John SM (2022b) Acceptance of skin products in healthcare workers: an empirical investigation. Occupat Med. https://doi.org/10.1093/occmed/kqac046

Tiedemann D, Clausen ML, John SM, Angelova-Fischer I, Kezic S, Agner T (2016) Effect of glove occlusion on the skin barrier. Contact Dermatitis 74:2–10

Travassos AR, Claes L, Boey L, Drieghe J, Goossens A (2011) Non-fragrance allergens in specific cosmetic products. Contact Dermatitis 65:276–285

Tronnier H (1993) Methodische Ansätze zur Prüfung von Hautschutzmitteln. Dermatosen 41:100–1007

Tsai T-F, Maibach HI (1999) How irritant is water? An overview. Contact Dermatitis 41:311–314

Tupker RA, Willis C, Berardesca E, Lee CH, Fartasch M, Agner T, Serup J (1997) Guidelines on sodium lauryl sulfate (SLS) exposure tests. A report from the Standardization Group of the European Society of Contact Dermatitis. Contact Dermatitis 37:53–69

Uter W, Johansen JD, Börje A, Karlberg AT, Lidén C, Rastogi S, Roberts D, White IR (2013) Categorization of fragrance contact allergens for prioritization of preventive measures: clinical and experimental data and consideration of structure – activity relationships. Contact Dermatitis 69:196–230

Wigger-Alberti W (2005) Möglichkeiten und Grenzen von Hautschutzmitteln. Dermatol Beruf Umwelt 53:158–166

Wigger-Alberti W, Elsner P (1997) Preventive measures in contact dermatitis. Clin Dermatol 15:661–665

Williams C, Wilkinson SM, McShane P, Lewis J, Pennington D, Pierce S, Fernandez C (2010) A double-blind, randomized study to assess the effectiveness of different moisturizers in preventing dermatitis induced by hand washing to simulate healthcare use. Br J Dermatol 162:1088–1092

Wohlrab J, Staubach P, Augustin M, Eisert L, Hünerbein A, Nast A, Reimann H, Strömer K, Mahler V (2018) S2k-Leitlinie zum Gebrauch von Präparationen zur lokalen Anwendung auf der Haut (Topika). J Dtsch Dermatol Ges 16:376–392

Schutzhandschuhe

Annika Wilke und Flora K. Sonsmann

Inhaltsverzeichnis

C. Skudlik et al. (Hrsg.), *Berufsdermatologie*, https://doi.org/10.1007/978-3-662-50518-2_14

14.1 Einleitung

Das Tragen von Schutzhandschuhen ist eine zentrale persönliche Schutzmaßnahme, wenn sich Substitution, technische oder organisatorische Maßnahmen nicht (zeitnah) umsetzen lassen (STOP-Prinzip, ▶ Kap. 16). Adäquat ausgewählte Schutzhandschuhe können maßgeblich dazu beitragen, Patienten mit berufsbedingten Hauterkrankungen am Arbeitsplatz vor hautbelastenden Expositionen zu schützen. Wie bei einem Puzzle gilt es, den „passenden" Handschuhschutz zu finden, der den Hautschutz am Arbeitsplatz im Spannungsfeld verschiedener Anforderungen und Bedürfnisse optimiert (◘ Abb. 14.1). Diese können gegensätzlich sein: Ist ein flüssigkeitsdichter Handschuhschutz erforderlich, wünschen sich viele Anwender mehr Atmungsaktivität, um eine Ansammlung von Schweiß zu verhindern. Ein Handschuh, der schnittfest ist oder vor Hitze schützt, weist oft nicht das erforderliche Tastempfinden auf.

Dieser Beitrag beleuchtet das Thema „Schutzhandschuhe" aus berufsdermatologischer Perspektive und gibt Handlungshilfen für die Praxis, um den Handschuhschutz zu verbessern. Dabei wird herausgestellt, unter welchen Bedingungen Handschuhe schützen, aber auch zum Risikofaktor für die (Haut-)Gesundheit werden können. Neben einigen berufsgruppen- und branchenspezifischen Hinweisen zum Handschuhschutz schließt der Beitrag mit dem Thema „Handschuhkommunikation": Oft helfen die „richtigen" Fragen in der Anamnese und die „richtigen" Argumente in einem Patienten- oder Beratungsgespräch dabei, die Motivation zur Verwendung von Handschuhen zu erhöhen und das Trageverhalten durch vergleichsweise einfache Tipps und Maßnahmen signifikant zu verbessern. Die Praxis zeigt, dass die Optimierung des Handschuhschutzes zum Wohle und im Sinne der Patienten umsetzbar ist. Grundkenntnisse zum Handschuhschutz sind daher für die berufsdermatologische Praxis von großer Hilfe.

14.2 Rechtlicher Rahmen

Schutzhandschuhe, die am Arbeitsplatz zum Schutz vor Gefährdungen eingesetzt werden, zählen zum Hand- und Armschutz der persönlichen Schutzausrüstung (PSA). Es ist Aufgabe des Arbeitgebers (Unternehmers), eine Gefährdungsbeurteilung durchzuführen, um die Arbeitsbedingungen zu analysieren, die Art und den Umfang möglicher Risiken für die einzelne Arbeitskraft zu beurteilen und geeignete PSA auszuwählen (DGUV Regel 112-195 2007). Bei der Auswahl von Schutz-

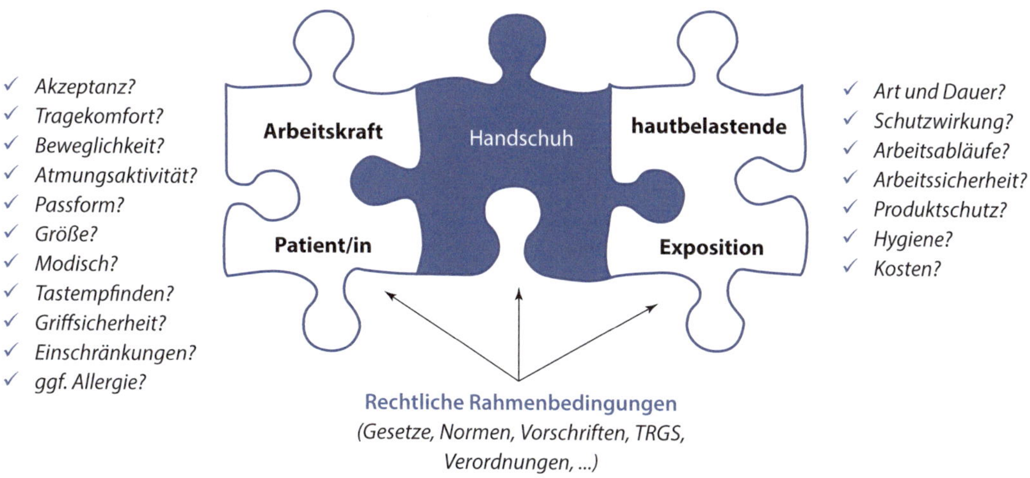

◘ **Abb. 14.1** Schutzhandschuhe zum Schutz vor hautbelastenden Expositionen im Spannungsfeld verschiedener Anforderungen und Bedürfnisse

handschuhen sind verschiedene Risiken für die Hautgesundheit zu berücksichtigen und abzuwägen, beispielsweise:

- Risiken für die Haut (Hände) durch äußere Einwirkungen,
- Risiken für den Träger, die durch die Schutzhandschuhe selbst hervorgerufen werden können und
- Risiken durch eine ungenügende Schutzwirkung der Handschuhe (DGUV-Regel 112-195 2007).

Es gibt zahlreiche nationale und europäische Rechtsvorschriften und Regularien (Normen, Richtlinien, Gesetze, Verordnungen, Vorschriften, Regeln, Grundsätze), die die Verwendung von Schutzhandschuhen betreffen (Hartmann 2015; Sonsmann et al. 2015a, b; Zuther 2009a; Wulfhorst et al. 2011; Mellström und Boman 2006). In diesem Beitrag werden ausgewählte europäische Normen in kurzer Form dargestellt, die für die Auswahl von Schutzhandschuhen in der Praxis Voraussetzungen schaffen und Orientierungshilfen bieten. Darüber hinaus fasst die DGUV-Regel 112-195 (2007) „Benutzung von Schutzhandschuhen“ Inhalte aus übergeordneten Gesetzen, Verordnungen, Unfallverhütungsvorschriften, technischen Spezifikationen und/oder Erfahrungswissen aus der Präventionsarbeit zusammen und dient als Hilfestellung für Unternehmer in Deutschland, um bei der Umsetzung des Arbeitsschutzes zu unterstützen.

Schutzhandschuhe müssen mit dem CE-Kennzeichen versehen sein, wenn sie als PSA in Verkehr gebracht werden. Diese Kennzeichnung drückt aus, dass sie mit den Voraussetzungen der EU-Verordnung, etwa zu Gesundheitsanforderungen, konform sind (Hartmann 2015). Handschuhe müssen darüber hinaus mit weiteren Angaben gekennzeichnet sein, beispielsweise mit dem Namen des Herstellers, der Handschuhbezeichnung (Handelsname oder Code), der Größenbezeichnung, Piktogramm(en) einschließlich Norm und Leistungsstufen und eventuell mit einem Verfallsdatum. Dies kann auch auf der kleinsten Verpackungseinheit erfolgen.

Normung von Schutzhandschuhen

Für Schutzhandschuhe existiert eine Vielzahl europäischer Normen, die Voraussetzungen und Prüfverfahren für unterschiedliche Einsatzbereiche beschreiben, beispielsweise:

- DIN EN ISO 21420 „Schutzhandschuhe – Allgemeine Anforderungen und Prüfverfahren“
- DIN EN ISO 374 „Schutzhandschuhe gegen gefährliche Chemikalien und Mikroorganismen“,
- DIN EN 388 „Schutzhandschuhe gegen mechanische Risiken“,
- DIN EN 407 „Schutzhandschuhe und andere Handschutzausrüstung gegen thermische Risiken (Hitze und/oder Feuer)“,
- DIN EN 421 „Schutzhandschuhe gegen ionisierende Strahlung und radioaktive Kontamination“,
- DIN EN 455 „Medizinische Handschuhe zum einmaligen Gebrauch“,
- DIN EN 511 „Schutzhandschuhe gegen Kälte“,
- DIN EN 659 „Feuerwehrschutzhandschuhe“,
- DIN EN 10819 „Mechanische Schwingungen und Stöße – Hand-Arm-Schwingungen – Messung und Bewertung der Schwingungsübertragung von Handschuhen in der Handfläche“,
- DIN EN 1082 „Schutzkleidung – Handschuhe und Armschützer zum Schutz gegen Schnitt- und Stichverletzungen durch Handmesser“,
- DIN EN ISO 11393 „Schutzkleidung für die Benutzer von handgeführten Kettensägen“,
- DIN EN 12477 „Schutzhandschuhe für Schweißer“,
- DIN EN ISO 13997 „Schutzkleidung – Mechanische Eigenschaften – Be-

14

stimmung des Widerstandes gegen Schnitte mit scharfen Gegenständen“,
- DIN EN 16350 „Schutzhandschuhe – Elektrostatische Eigenschaften“,
- DIN EN 16523 „Bestimmung des Widerstands von Materialien gegen die Permeation von Chemikalien“,
- DIN EN 16778 „Schutzhandschuhe – Bestimmung von Dimethylformamid in Handschuhen“ und
- DIN EN 60903 „Arbeiten unter Spannung – Elektrisch isolierende Handschuhe“.

14.3 Handschuhmaterialien aus berufsdermatologischer Perspektive

Schutzhandschuhe werden aus verschiedensten Materialien und Materialkombinationen hergestellt, die unterschiedliche Schutz- und Trageeigenschaften aufweisen. Relevante Parameter sind beispielsweise Beweglichkeit, Tastempfinden, Dehnbarkeit, Luftdurchlässigkeit und enthaltene Allergene (◘ Abb. 14.2). Kein Material ist pauschal zu bevorzugen oder abzulehnen. Vielmehr sind Handschuhe auf die jeweiligen Expositionen und Anforderungen abzustimmen.

14.3.1 Elastomere: Naturlatex, Nitril & Co.

Kunststoffe sind polymere Verbindungen, die in Thermoplaste, Elastomere und Duroplaste unterteilt werden (Eyerer 2012). Für Schutzhandschuhe sind insbesondere die Elastomere und Thermoplaste als Handschuhmaterialien von Relevanz (DGUV Regel 112-195 2007). Nachfolgend werden die gängigsten Materialien im Überblick dargestellt.

Elastomere bestehen aus „verknäuelten“ beziehungsweise vernetzten Molekülketten, die sich bei Raumtemperatur durch Dehnung verformen lassen und bei nachlassender Dehnung in den Ausgangszustand

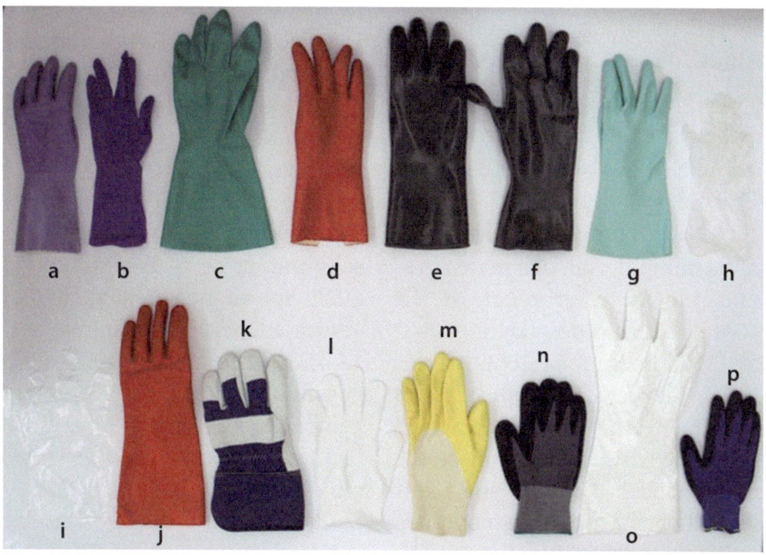

◘ **Abb. 14.2** Auswahl verschiedener Handschuhtypen und -materialien: **a** Latexhandschuh, **b** Nitrileinmalhandschuh, **c** Nitrilhandschuh, **d** Chloroprenhandschuh, **e** Butylkautschukhandschuh, **f** Fluorkautschukhandschuh, **g** PVC-Handschuh, **h** PVC-Einmalhandschuh, **i** Polyethylenhandschuh, **j** PVA-Handschuh, **k** Leder-Textil-Handschuh, **l** Baumwollhandschuh, **m/n** nitrilteilbeschichtete Handschuhe, **o** Laminathandschuh, **p** polyurethanteilbeschichteter Handschuh

zurückkehren (Zuther 2009b). Die Kreuzvernetzung der Molekülketten wird als Vulkanisation bezeichnet, wobei auch Vulkanisationsbeschleuniger eingesetzt werden (Hamann et al. 2014; Eyerer 2012; Geier et al. 2012; Wulfhorst et al. 2011). Diese sind als Typ-IV-Allergene in Gummiprodukten und damit auch in Schutzhandschuhen von berufsdermatologischer Bedeutung (▶ Abschn. 14.5.2).

Umgangssprachlich werden Elastomere als „Gummi" oder „Kautschuk" bezeichnet. Es wird grundsätzlich zwischen Naturkautschuk und Synthesekautschuk unterschieden (Zuther 2009b).

- **Naturkautschuk (auch: Latex, Naturlatex, Naturgummilatex, Natural Rubber, NR)**

Naturkautschuk ist ein natürliches Material, das aus dem Milchsaft von Bäumen der Hevea-Arten hergestellt wird (Skudlik et al. 2010). Es handelt sich um ein sehr elastisches, dehnbares Handschuhmaterial, dem daher häufig ein hoher Tragekomfort zugeschrieben wird. Gleichzeitig ist es nur bedingt chemikalien-, alterungs-, öl- und fettbeständig (Hamann et al. 2014; DGUV Information 212-007 2009; Zuther 2009b; DGUV o. J.). Seit den 1990er-Jahren ist Latex als Handschuhmaterial bekannt, das u. a. Typ-I-Allergien auslösen kann (▶ Abschn. 14.5.2).

14

- **Nitrilkautschuk (auch: Nitril-Butyl-Rubber, Acrylnitril-Butadien Rubber, NBR)**

Im Gegensatz zu Naturlatex ist Nitril ein synthetisches Kautschukmaterial, das in der Praxis mittlerweile sehr weit verbreitet ist. Es handelt sich um ein Elastomer, das aus zwei verschiedenen Monomeren besteht (Butadien, Acrylnitril), die bei der Produktion in variierenden Mengenverhältnissen eingesetzt werden (Zuther 2009b). Nitrilhandschuhe verschiedener Hersteller können sich aufgrund unterschiedlicher Zusammensetzungen in ihren Eigenschaften, beispielsweise der Ölbeständigkeit, stark voneinander unterscheiden (DGUV-Information 212-007 2009; Zuther 2009b). Sie werden in vielen verschiedenen Varianten (Stulpenlänge, Schichtstärke, Farbe, Innen- und Außenbeschichtung) produziert.

> **!** Auch wenn sich Handschuhe verschiedener Hersteller formal ähneln (etwa „gleiches" Material, Schichtstärke), so können sie sich in ihrer Rohstoffzusammensetzung und im Produktionsverfahren gravierend voneinander unterscheiden – mit unmittelbaren Auswirkungen auf die Schutzeigenschaften in der Praxis: „‚Nitril' ist nicht gleich ‚Nitril'" (DGUV-Information 212-007 2009, S. 13)

- **Polychloropren (auch: Neopren®, Chloropren Rubber, CR)**

Handschuhe aus Polychloropren sind besonders alterungs- und witterungsbeständig. Das Material weist gute physikalische, insbesondere mechanische, Schutzeigenschaften und eine gute Flexibilität auf, die sich jedoch bei kalten Umgebungstemperaturen deutlich verschlechtert (DGUV Information 212-007 2009; Zuther 2009b).

- **Butylkautschuk (auch: Butyl Rubber, BR, Polyisobutylen Rubber, Isobutyl-Isopren-Rubber, IR, IRR, IBR)**

Handschuhe aus Butylkautschuk werden im Regelfall mit dicken Materialstärken hergestellt (DGUV Information 212-007 2009). Bei Butylkautschuk handelt es sich um ein sehr stark vernetztes Handschuhmaterial, das überaus alterungsbeständig und gasundurchlässig ist. Es weist – wie jedes Handschuhmaterial – bestimmte Stärken, aber auch Schwächen bezüglich der Permeation verschiedener Chemikalien auf (▶ Abschn. 14.4.3). So besitzt es eine hohe Beständigkeit gegenüber Estern und Ketonen, schützt aber beispielsweise nicht vor Toluol (DGUV o. J.). Gleichzeitig ist der Tragekomfort dieses Materials eingeschränkt und Butylkautschukhandschuhe sind aufgrund des vergleichsweise aufwändigen Herstellungsverfahrens eher hochpreisig (Zuther 2009b). In der Praxis werden diese Handschuhe daher vor allem bei Tätigkeiten mit speziellen, nicht vermeid- oder substituierbaren Chemikalienkontakten eingesetzt.

- **Fluorkautschuk (auch: Viton®, Fluorkautschuk-Monomere, FKM)**

Fluorkautschuk ist ein Handschuhmaterial mit hoher Materialdichte. Aufgrund des chemischen Produktionsverfahrens weist Fluorkautschuk unter den verschiedenen Materialien die höchste Chemikalienbeständigkeit auf (Zuther 2009b, 2005). Von einem „universellen" Chemikalienschutzhandschuh kann jedoch auch bei diesem Material nicht gesprochen werden (DGUV o. J.). Die Produktion von Handschuhen aus Fluorkautschuk ist aufwändig, sodass sie vergleichsweise hochpreisig sind (DGUV Information 212-007 2009). Ferner sind Handschuhe aus diesem Material relativ steif, sodass der Tragekomfort eingeschränkt ist (Zuther 2005). Analog zu Butylkautschuk werden Handschuhe aus Fluorkautschuk in der Praxis vor allem für Spezialanwendungen eingesetzt.

14.3.2 Thermoplaste: PVC, PE & Co.

Neben den Elastomeren (▶ Abschn. 14.4.1) werden Thermoplaste als Materialien für Schutzhandschuhe eingesetzt. Im Gegensatz zu Elastomeren weisen diese in nicht erwärmtem Zustand keine Elastizität auf (Zuther 2009b). „Plastikhandschuhe" werden daher vom Anwender oft mit einem geringeren Tragekomfort als „Gummihandschuhe" (Elastomere) beurteilt, da diese Materialien in der Regel weniger weich und biegsam sind und sich aufgrund der geringeren Elastizität der Handform weniger gut anpassen (Flores et al. 2012).

- **Polyvinylchlorid (PVC)**

PVC ist nur wenig flexibel, sodass Weichmacher bei der Produktion zugesetzt werden, die sich jedoch im Umgang mit Lösemitteln herauslösen und zu Materialveränderungen führen können (Hamann et al. 2014; DGUV Information 212-007 2009). Bei den Weichmachern handelt es sich überwiegend um Phthalate (beispielsweise Diethylhexylphthalat). Die Verwendung von PVC-Handschuhen im medizinisch-pflegerischen Bereich wird kritisch diskutiert (▶ Abschn. 14.6.2). Vom Umgang mit fettigen Lebensmitteln wird abgeraten (▶ Abschn. 14.6.3).

Auch wenn „Plastik-Handschuhen" (Thermoplaste, wie PVC) oft ein geringeres „allergenes Potenzial" als Elastomeren (beispielsweise Latex, Nitril) zugeschrieben wird (Flores et al. 2012), finden sich Berichte über Typ-IV-Reaktionen gegenüber PVC-Handschuhen (▶ Abschn. 14.5.2).

- **Polyethylen (PE)**

Polyethylen (PE) ist ein thermoplastischer Kunststoff. PE-Handschuhe werden aus zwei Stücken hergestellt, die miteinander verschweißt werden. Speziell an den Schweißnähten finden sich oft Löcher, die vor allem bei der Bewegung oder bei Benutzung des Handschuhs entstehen können. Durch diese Löcher kann Flüssigkeit in den Handschuh eindringen (Penetration; ▶ Abschn. 14.4.3). Da Polyethylen kein elastisches Material und die Passform zwei- und nicht dreidimensional ist, passt es sich der Handform nicht an (Uter und Schwanitz 2006). Der Tragekomfort und das Tastempfinden werden hierdurch beeinträchtigt.

- **Polyvinylalkohol (PVA)**

PVA weist im Umgang mit bestimmten Chemikaliengruppen eine außergewöhnliche Beständigkeit auf (DGUV o. J.). Der Anwendungsbereich dieses Materials ist jedoch sehr eingeschränkt, da sich PVA im Umgang mit Wasser auflöst (DGUV Information 212-007 2009).

14.3.3 Leder

Beim Handschuhmaterial „Leder" wird zwischen Narben- und Spaltleder unterschieden, die unterschiedliche Eigenschaften aufweisen, beispielsweise Oberflächen- und Faserstruktur, Schnittempfindlichkeit und Feinfühligkeit (DGUV Regel 112-195 2007).

Der Tragekomfort ist vergleichsweise hoch, da Leder Feuchtigkeit aufnehmen kann und wasserdampfdurchlässig („atmungsaktiv") ist (Hamann et al. 2014). Lederhandschuhe können – modellabhängig – zum Schutz vor Hitze geeignet sein, etwa beim Anfassen heißer Teile oder auch beim Schweißen, sofern sie entsprechend der jeweiligen Normen geprüft und gekennzeichnet worden sind. Hochwertig produzierte Lederhandschuhe können mechanisch beanspruchbar und widerstandsfähig sein (DGUV Regel 112-195 2007). Für die Bestimmung der Schnittfestigkeit ist eine entsprechende Prüfung und Kennzeichnung gemäß DIN EN 388 erforderlich (▶ Abschn. 14.4.2).

Da Leder nicht flüssigkeitsdicht ist, eignet sich das Material nicht im Umgang mit Wasser, Flüssigkeiten und Ölen/Fetten. Lederhandschuhe sind im Regelfall chromgegerbt (Bregnbak et al. 2015); dies ist bei Patienten mit einer Sensibilisierung gegenüber Kaliumdichromat zu bedenken (▶ Abschn. 14.5.2).

14.3.4 Textilien

Analog zur Schutzkleidung (▶ Kap. 16) kann auch bei Schutzhandschuhen zwischen Naturfasern (beispielsweise Baumwolle) und Chemiefasern (wie Polyamide, Polyester, Glasfasern) unterschieden werden (DGUV Regel 112-195 2007; DGUV Regel 112-189 2007). Mit dem Material beziehungsweise den eingesetzten Fasern sind unterschiedliche bekleidungs- und auch hautphysiologische Eigenschaften sowie ein unterschiedlicher Tragekomfort für den Träger verbunden. Baumwollhandschuhe können aufgrund ihrer Fähigkeit, Feuchtigkeit aufzunehmen, bei längeren Tragezeiten okklusiver Schutzhandschuhe als Unterziehhandschuhe erprobt werden (▶ Abschn. 14.5.1).

14.3.5 Materialkombinationen

Die genannten Materialien können abhängig vom vorgesehenen Verwendungszweck miteinander kombiniert werden („Materialmixe") (DGUV Regel 112-195 2007). Insbesondere zum Schutz vor mechanischen Belastungen existiert eine nahezu unüberschaubare Vielzahl verschiedener Handschuhe auf dem Markt, die sehr unterschiedliche Eigenschaften aufweisen, beispielsweise bezüglich Tastempfinden, Tragekomfort oder Schnittfestigkeit. Dabei werden in der Regel textile Trägermaterialien verwendet, auf die Beschichtungen aufgebracht werden (▶ Abschn. 14.4.2).

Zudem finden sich auf dem Markt mehrschichtige, flüssigkeitsdichte Schutzhandschuhe, die nach der „Sandwich-Technik" (Zuther 2005) produziert werden, etwa durch die Kombination verschiedener Schichten elastomerer Kunststoffe wie Nitril, Latex, Neopren oder auch Butyl. Ob diese mehrschichtigen Handschuhe Vorteile gegenüber Handschuhen aus einem einzigen Material aufweisen, ist von der jeweiligen Exposition abhängig. Ferner gibt es mehrlagige Folien-/Laminathandschuhe, die aus verschiedenen Schichten unterschiedlicher Materialien hergestellt und verschweißt werden (DGUV Information 212-007 2009). Eine mögliche Kombination besteht aus zwei äußeren Schichten Polyethylen und einer inneren Schicht aus Ethylen und Vinylalkohol (Sood und Taylor 2006; Mellström und Boman 2006). Speziell an den Schweißnähten können jedoch Beschädigungen entstehen. Durch die eingeschränkte Beweglichkeit sowie die fehlende Anpassung des Handschuhs an die Handform ist das Trageempfinden eingeschränkt (DGUV Information 212-007 2009). Folien-/Laminathandschuhe können zur Anwendung als Unterziehhandschuh unter anderen Handschuhen erprobt werden (Flores et al. 2012). Ein darüber gezogener Handschuh dient in diesem Fall zur Formgebung, zum mechanischen Schutz des Folien-/Laminathandschuhs und sorgt für eine verbesserte Öl- und/oder Nassgriffsicherheit, da Laminathandschuhe sehr rutschig sein können. Dies kann bei speziellen Chemikalienexpositionen eine adäquate Schutzlösung sein.

14.4 Handschuhe als Schutzmaßnahme vor äußeren Einflüssen

14.4.1 Überblick: Handschuhaufbau und Schutzwirkungen

Es lassen sich drei Handschuhformen unterscheiden: Fünffingerhandschuhe, Dreifingerhandschuhe und Fausthandschuhe (DGUV Regel 112-195 2007). Neben dem Handschuhrücken und der Handschuhinnenfläche, die die Handrücken beziehungsweise Handinnenfläche abdecken, bedeckt die Handschuhstulpe das Handgelenk und – je nach Länge der Handschuhstulpe – Teile des Unter- oder Oberarmes (DGUV Regel 112-195 2007). Handschuhe werden in der Regel in den Handschuhgrößen 6, 7, 8, 9, 10 und 11 und manchmal auch als halbe (Zwischen-)Größen produziert (DGUV Regel 112-195 2007).

Wenn Schutzhandschuhe ordnungs- und bestimmungsgemäß verwendet werden, dürfen von ihnen keine Gefährdungen für die Gesundheit oder Hygiene des Anwenders ausgehen. Dies schließt das Handschuhmaterial, Zersetzungsprodukte, enthaltene Substanzen, Nähte und Kanten ein. Der pH-Wert von Handschuhen muss größer als 3,5 und kleiner als 9,5 sein und der Chrom(VI)-Gehalt in Lederhandschuhen (▶ Abschn. 14.3.3) darf 3,0 mg/kg nicht überschreiten (DIN EN ISO 21420).

Schutzhandschuhe können Schutz vor unterschiedlichen äußeren Einwirkungen bieten. Hierzu zählen:

- chemische Einwirkungen (beispielsweise fest, flüssig, gasförmig),
- biologische Einwirkungen (beispielsweise Krankheitserreger, Mikroorganismen),
- mechanische Einwirkungen (beispielsweise Schnitte, Stiche, Scheuern),
- thermische Einwirkungen (beispielsweise Kontaktwärme, Wärmestrahlung, Funken, Metallspritzer, Kontakt- und Umgebungskälte),
- Elektrizität (beispielsweise elektrische Berührung, elektrostatische Aufladung),
- Strahlung (beispielsweise UV-, Röntgenstrahlung, radioaktive Strahlung) sowie
- Vibration (beispielsweise vibrierende Werkzeuge; Anhang 4, DGUV Regel 112-195 2007).

Gemäß DIN EN ISO 21420 (Anhang C) werden Handschuhe in Abhängigkeit von ihrer jeweiligen Schutzwirkung nach Prüfung der jeweiligen Norm mit verschiedenen grafischen Symbolen oder Piktogrammen gekennzeichnet. In den folgenden Kapiteln werden Schutzhandschuhe vorgestellt, die vor mechanischer Belastung (DIN EN 388), Flüssigkeiten und gefährlichen Chemikalien (DIN EN ISO 374; DIN EN 16523) sowie Mikroorganismen (DIN EN ISO 374; DIN EN 455) schützen. Neben diesen Schutzeigenschaften gibt es weitere Handschuhtypen, die für besondere äußere Einwirkungen einzusetzen sind, etwa zum Schutz vor Hitze, Kälte, ionisierender Strahlung (▶ Abschn. 14.2).

14.4.2 Handschuhe zum Schutz vor mechanischer Belastung

Am Arbeitsplatz können vielfältige mechanische Belastungen auf die Hand einwirken wie Reibung, Druck, Schläge, Schnitte, Abrieb, Vibrationen oder auch Dehnung (Hamann et al. 2014). Der mechanische Schutz von Handschuhen wird insbesondere unter Bezugnahme auf die DIN EN 388 angegeben und eine entsprechende Prüfung durch das Piktogramm „Hammer“ (◘ Abb. 14.3) gekennzeichnet. Die vier Zahlen und ein oder zwei Buchstaben unter dem Piktogramm geben in folgender Reihenfolge Aufschluss über die mechanischen Schutzeigenschaften eines Handschuhs (DGUV Information 212-007 2009; DIN EN 388):

1.) Abriebfestigkeit (1. Zahl, Leistungsstufen 1–4),
2.) Schnittfestigkeit (2. Zahl, Leistungsstufen 1–5 gemäß Coupe-Test),

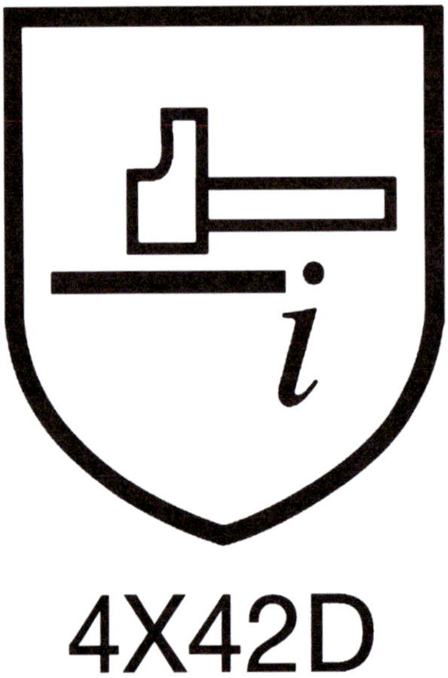

Abb. 14.3 Piktogramm „Schutz gegen mechanische Gefahren" gemäß DIN EN ISO 21420, Anhang C. (Bild: modifiziert nach DGUV Information 212-007 2009, S. 18; X = nicht geprüft)

3.) Weiterreißfestigkeit (3. Zahl, Leistungsstufen 1–4),
4.) Durchstichfestigkeit (4. Zahl, Leistungsstufen 1–4),
5.) Schnittfestigkeit (Buchstabe an 5. Stelle, Leistungsstufen A-F gemäß Prüfung nach DIN EN ISO 13997) und
6.) optional: 6. Buchstabe P: Schutz vor Stoßeinwirkung (gemäß DIN EN 13594).

Je höher die angegebene Leistungsstufe, desto höher ist der Wert, der unter Laborbedingungen ermittelt wurde. In der Praxis sind oftmals insbesondere die Angaben zur Abriebfestigkeit und Schnittfestigkeit, etwa im Umgang mit scharfkantigen Blechen, von Bedeutung. Betont werden muss in diesem Zusammenhang, dass diese Werte unter Laborbedingungen ermittelt worden sind, die nicht die realen Praxisbedingungen widerspiegeln. So hängt die Leistungsstufe der Prüfung auf Schnittfestigkeit gemäß DIN EN 388 nach dem Coupe-Test mit einem rotierenden, vor- und zurückfahrenden Rundmesser (zweite Ziffer unter dem Piktogramm) in hohem Maße von der verwendeten Klinge und den im Handschuh verarbeiteten Fasern ab. Diese Prüfung gemäß DIN EN 388 wurde daher kritisch diskutiert (Zuther 2011) und mittlerweile um eine weitere Prüfung auf Schnittfestigkeit (gemäß DIN EN ISO 13997 und DIN EN 388) mit wechselnden Klingen unter verschiedenem Druck/Kraft in Newton (N) ergänzt. Getestete Schutzhandschuhe erhalten seitdem an fünfter Stelle einen Buchstaben von A–F, der die Schutzstufe der Schnittfestigkeit in Newton angibt (Klasse A = 2 N, Klasse F = 30 N).

Darüber hinaus werden für spezielle Einsatzzwecke Schutzhandschuhe aus Metall oder mit Metallbestandteilen produziert, beispielsweise Metallgeflechthandschuhe zum Schutz vor Stich- und Schnittverletzungen (DGUV Regel 112-195 2007). Auch für Benutzer von handgeführten Kettensägen sind spezifische Handschuhe notwendig.

Mechanische Schutzhandschuhe existieren in einer Vielzahl verschiedener Materialien und Materialkombinationen (Abb. 14.2): Für feinmotorische Tätigkeiten eignen sich Montagehandschuhe, die aus einem elastischen, sich der Handform anpassenden Trägermaterial (Nylon, Spandex, Polyester, Polyamid, Elasthan, Viskose) bestehen, auf das verschiedene Beschichtungen aufgebracht werden (Nitril, Latex, Polyurethan, PVC-Noppen). Die Beschichtung kann unterschiedlich hoch sein, also nur die Innenhand umfassen, die Fingerrücken und eventuell Knöchel (3/4-Beschichtung) oder auch als Vollbeschichtung die ganze Hand einschließlich der Handrücken einschließen. Die Beschichtung ist abhängig von der Art und Intensität der auftretenden Verschmutzung auszuwählen. Eine hohe Beschichtung kann mit erhöhtem Schutz vor äußeren Einflüssen einhergehen aber möglicherweise auch mit Reduktion der Taktilität sowie verstärktem Schwitzen und Feuchtigkeits- und Wärmestau als potenziellem

Hautrisikofaktor (► Abschn. 14.5.1). Manche Schutzhandschuhe weisen lediglich Noppen an den Handinnenflächen oder PU-Beschichtungen an den Fingerkuppen auf und sind damit atmungsaktiv, aber auch durchlässig für Berufsstoffe.

Spezielle Beschichtungen (beispielsweise „Nitrilschaum"), die zusätzlich auf flüssigkeitsdichte oder auf teilbeschichtete Handschuhe aufgebracht werden können, ermöglichen in öliger Arbeitsumgebung eine gute Griffsicherheit (◘ Abb. 14.4).

Ergänzend können spezielle Fasern verwendet oder im Trägermaterial verarbeitet werden, beispielsweise Kevlar®, Dyneema®, Stahl, Glasfasern, Nomex oder Teflon, die zusätzliche Schutzeigenschaften bieten wie Schnittfestigkeit und/oder thermischen Schutz (Mellström und Boman 2006).

Auch ein elastisches, enganliegendes Handschuhbündchen oder eine offene Stulpe gehen mit unterschiedlichen Eigenschaften einher (◘ Abb. 14.5). Im Gegensatz zu einer offenen Handschuhstulpe reduziert ein enganliegendes Bündchen das Eindringen von Stäuben. Gleichzeitig werden Arbeitshandschuhe mit offener Stulpe als „luftiger" empfunden und das An- und Ausziehen kann schneller erfolgen. Es kann jedoch die Gefahr des „Hängenbleibens", etwa an Maschinen oder Teilen, bei einer offenen, weiten Stulpe erhöht sein. Zu beachten ist, dass in den Fäden von elastischen Handschuhbündchen Latex enthalten sein kann (► Abschn. 14.5.2, ◘ Abb. 14.12).

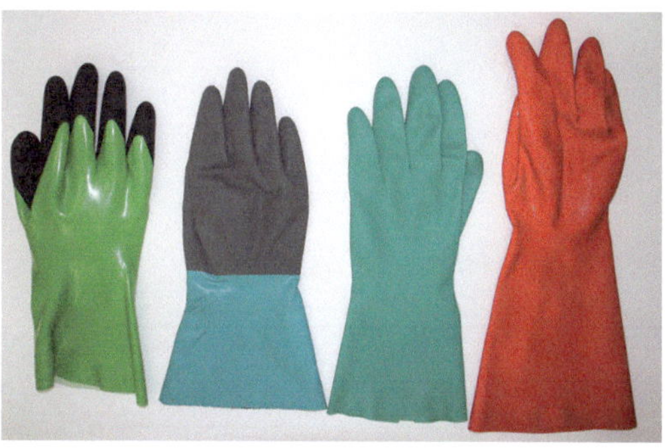

◘ **Abb. 14.4** Beispiele für flüssigkeitsdichte Nitrilhandschuhe ohne (rechts, 2. von rechts) und mit zusätzlicher, griffsicherer Beschichtung für ölige Arbeitsumgebungen (links., 2. von links)

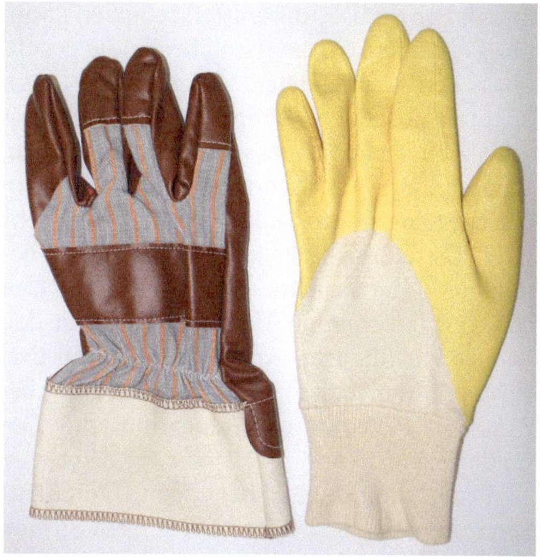

◘ **Abb. 14.5** Beispiel für einen Schutzhandschuh mit offener Handschuhstulpe (links) und mit enganliegendem, elastischem Bündchen (rechts), das den Eintritt von Stäuben verhindern oder reduzieren kann

Praxistipp

Bestimmte Dermatosen, beispielsweise eine mechanisch provozierte Psoriasis vulgaris oder hyperkeratotisch-rhagadiforme Dermatitiden können durch mechanische Belastung ausgelöst werden. Hier können speziell gepolsterte Schutzhandschuhe erprobt werden, etwa zum Schutz der Handinnenflächen.

14.4.3 Handschuhe zum Schutz vor Flüssigkeiten und Chemikalien

Damit ein Handschuh vor flüssigen Arbeitsstoffen und Chemikalien (Wasser, Kühlschmierstoffe, Reinigungs- und Desinfektionsmittel, Benzin, Lösungsmittel) schützen kann, muss er flüssigkeitsdicht und beständig gegenüber den verwendeten Chemikalien sein. Schutzhandschuhe können dabei äußerst unterschiedliche Schutzwirkungen aufweisen: Während ein Handschuh gut vor der einen Chemikalie schützen kann, kann er eine sehr kurze Durchbruchszeit bei einer anderen Chemikalie oder einem Gemisch aufweisen (DGUV Information 212-007 2009). Für den Schutz vor flüssigen Arbeitsstoffen sind drei Eigenschaften eines Schutzhandschuhes bedeutsam: Penetration, Permeation und Degradation.

Penetration bezeichnet den „Durchtritt von festen, flüssigen oder gasförmigen Stoffen durch makroskopische Löcher (Fehler, Nähte)" (DGUV Regel 112-195 2007, S. 5) beziehungsweise die „Bewegung einer Chemikalie durch Werkstoffe, Nähte, Nadellöcher oder weitere Mängel im Werkstoff des Schutzhandschuhs (…) auf nicht-molekularer Ebene" (DIN EN ISO 374-1, Abs. 3.5, S. 8; ◘ Abb. 14.6).

Makroskopische Löcher im Handschuh können beispielsweise durch den Herstellungsprozess (Materialdefekte) oder auch falsche oder zu lange Lagerung entstehen (Wulfhorst et al. 2011). Bei der Produktion von Schutzhandschuhen wird die Qualität der produzierten Handschuhe pro Charge oder per Los hinsichtlich Mängel geprüft. Der Test auf Penetration wird mit dem Wasser-Leck- oder Luft-Leck-Test durchgeführt. Undichte Stellen sind am Austritt von Wasser oder Luft erkennbar (DIN EN ISO 374-2). Das Ergebnis des Penetrationstests wird im AQL-Wert (Annehmbare Qualitätsgrenzlage, auch: Acceptable Quality Level) ausgedrückt, der die Häufigkeit von fehlerhaften Produkten (etwa aufgrund von Fehlstellen) je getesteter Anzahl angibt (◘ Tab. 14.1; DIN EN ISO 374-2 Anhang A).

Bis 2016 wurde ein Schutzhandschuh, der den Penetrationstest bestanden hat und damit wasser- und luftdicht ist, mit dem Piktogramm „Becherglas" (◘ Abb. 14.7) gekennzeichnet (DGUV Information 212-007 2009). Seit 2016 wird einheitlich das Piktogramm „Erlenmeyerkolben" für die Kennzeichnung von flüssigkeitsdichten Chemikalienschutzhandschuhen verwendet; das vormals verwendete „Becherglas-Symbol" entfällt. Das Piktogramm „Erlenmeyerkolben" erhält ein Handschuh nach erfolgreicher Prüfung auf Permeation.

Permeation (◘ Abb. 14.6) ist der „Durchtritt von festen, flüssigen oder gasförmigen

◘ **Tab. 14.1** Leistungsstufen und AQL-Werte gemäß DIN EN ISO 374-2 (Anhang A)

Leistungsstufe	Annehmbare Qualitätsgrenzlage (AQL-Wert)
Stufe 3	< 0,65
Stufe 2	< 1,5
Stufe 1	< 4,0

14

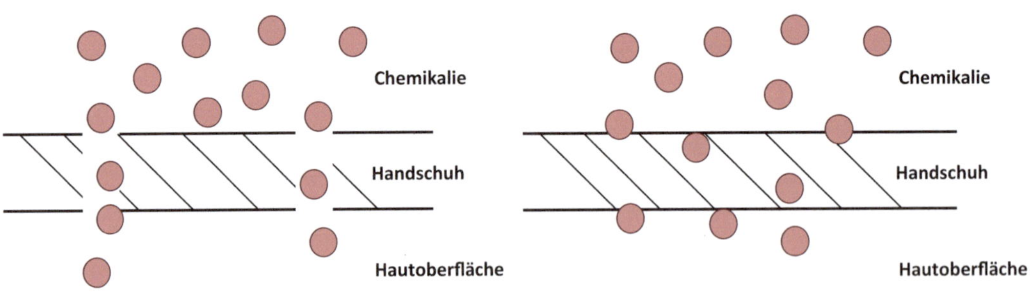

◘ **Abb. 14.6** Schematische Darstellung von Penetration (links) und Permeation (rechts)

Abb. 14.7 Ehemals verwendetes Piktogramm „Schutz gegen chemische Gefahren (entsprechend den Anforderungen nach EN 374-1:2003, 5.2.1)" (Bild: DGUV Information 212-007 2009, S. 17)

Stoffen im molekularen Bereich" (DGUV Regel 112-195 2007, S. 5). Dies umfasst die Aufnahme von Chemikalienmolekülen, die Diffusion durch den Handschuh entlang des Konzentrationsgefälles und die Abgabe (Desorption) auf der Handschuhinnenseite (DIN EN ISO 374-1 Abs. 3.6, Zuther 2008). Die Zeit, die Chemikalien benötigen, um auf diese Weise durch einen Chemikalienschutzhandschuh zu diffundieren, wird als Permeationszeit oder Durchbruchzeit bezeichnet (Cieslik et al. 2013).

Hersteller, die Chemikalienschutzhandschuhe anbieten, testen diese unter Laborbedingungen gemäß DIN EN 16523-1/DIN EN ISO 374-1 auf Permeation. Das Piktogramm „Erlenmeyerkolben" erhält ein Handschuh nach erfolgreicher Prüfung. Hierbei muss der Schutzhandschuh gegenüber einer bestimmten Anzahl aus 18 festgelegten Prüfchemikalien (beispielsweise Methanol = A, Ethylacetat = I, Schwefelsäure 96 % = L) im Permeationstest bestimmte Leistungsstufen

Tab. 14.2 Leistungsstufen für die Permeation von Prüfchemikalien durch Schutzhandschuhe unter stabilen Laborbedingungen (DIN EN ISO 374-1, Abs. 5.4.1)

Durchbruchszeit in Minuten	Leistungsstufe
> 10	Klasse 1
> 30	Klasse 2
> 60	Klasse 3
> 120	Klasse 4
> 240	Klasse 5
> 480	Klasse 6

erreichen. Abhängig von der Permeationszeit, wie unter Laborbedingungen ermittelt wird, wird ein Handschuh für eine geprüfte Chemikalie einer Leistungsstufe zugeordnet (Tab. 14.2).

Handschuhe werden abhängig von den ermittelten Durchbruchszeiten dem Typ A, B oder C zugeordnet:

- Typ C: Permeationszeit mindestens 10 min [entspricht Leistungsstufe 1] gegenüber 1 Prüfchemikalie,
- Typ B: Permeationszeit von mindestens 30 min [entspricht Leistungsstufe 2] gegenüber 3 Prüfchemikalien und
- Typ A: Permeationszeit von mindestens 30 min [entspricht Leistungsstufe 2] gegenüber 6 Prüfchemikalien).

Die Buchstaben unter dem Piktogramm geben Auskunft über die positiv getesteten Prüfchemikalien (Abb. 14.8).

Entscheidend ist: Chemikalien „durchwandern" einen Handschuh nach dem ersten Kontakt unabhängig davon, ob der Handschuh weiterhin getragen wird (Zuther 2008). Ein Handschuh mit einer Permeationszeit von >30 min darf somit keinesfalls an 30 aufeinanderfolgenden Tagen für jeweils 1 Minute getragen werden, sondern ist bereits am ersten Tag – deutlich vor 30 min nach dem ersten Kontakt – zu entsorgen.

EN ISO 374-1
Type A

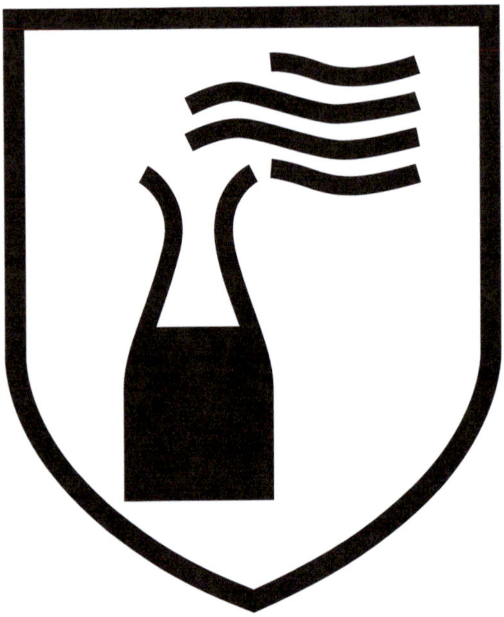

AJKLPT

Abb. 14.8 Piktogramm „Schutz gegen chemische Gefahren“ (Bild modifiziert nach DGUV Information 212-007 2009, S. 17)

Achtung

Durchbruchszeit im Labor = Tragezeit in der Praxis?

Die Messung der Durchbruchszeit einer Chemikalie durch einen Handschuh erfolgt unter Laborbedingungen (beispielsweise bei 23 °C +/−1 °C), die sich von der Praxis im Arbeitsalltag (z. B. höhere Temperaturen des Handschuhmaterials durch Handwärme, mechanische Belastung des Handschuhs) unterscheiden (DIN EN 16523-1). Gemäß TRGS 401 (5.5.2, Abs. 3) kann die Durchbruchszeit in der Praxis (= maximale Tragedauer) bis auf 1/3 der im Labor ermittelten Durchbruchszeit sinken. Auch können sich Ungenauigkeiten der Prüfmethode von ca. 10–30 % ergeben (Sonsmann et al. 2015b). Die tatsächliche Tragezeit in der Praxis sollte daher – vor allem wenn Typ-IV-Sensibilisierungen gegenüber Berufsstoffen vorliegen – deutlich (!) unter der Permeationszeit liegen, die im Labor gemessen wurde.

Viele Hersteller bieten Permeationstabellen und/oder Datenbanken mit Permeationszeiten an, teils frei verfügbar im Internet, in Katalogen oder auf Anfrage. Oft werden jedoch Reinstoffe getestet und keine Gemische oder fertige Produkte, die in der Arbeitspraxis Anwendung finden (Sonsmann et al. 2015b). Diese Problematik erschwert die Auswahl von Chemikalienschutzhandschuhen im Rahmen der Gefährdungsanalyse enorm (Cieslik et al. 2013). Die Permeation von Gemischen ist ein komplexer, multifaktorieller Vorgang und einige Chemikalien können als Vehikel für andere dienen (Wulfhorst et al. 2011). Auch kann die Permeationszeit in der Praxis vom Arbeitsverfahren, weiteren verwendeten Stoffen, Dauer und Intensität des Stoffkontaktes, Temperatureinfluss durch Wärme oder Abkühlung sowie mechanische Belastung beeinflusst werden. Tabellen mit Messwerten zu Reinstoffen dienen daher maximal zur Orientierung und ersetzen keine Permeationstestung mit dem tatsächlich eingesetzten Produkt in der jeweiligen Gebrauchskonzentration.

Aufgrund unterschiedlicher Materialzusammensetzungen kann die Permeationszeit einer Chemikalie, die für einen Nitrilhandschuh von Hersteller X ermittelt worden ist, nicht auf einen vermeintlich „baugleichen“ Nitrilhandschuh derselben Schichtstärke von Hersteller Y übertragen werden. Die Schutzeigenschaften eines Handschuhs sind produktspezifisch im Einzelfall beim jeweiligen Hersteller zu erfragen.

Neben Penetration und Permeation bezeichnet Degradation die „Verschlechterung des Materials durch Einwirkung von Chemikalien“ (DGUV Regel 112-195 2007, S. 5). Dies umfasst physikalische Eigenschaften, beispielsweise „Schuppenbildung, Aufquellung, Auflösung, Versprödung, Verfärbung, Veränderung der Maße, Aussehen, Verhärtung und Erweichung“ (DIN EN ISO 374-1, Abs. 3.4). Die Degradation ist vor allem bei der Mehrfachverwendung von Mehrweghandschuhen relevant (Zuther und Marschner 2007). Die DIN EN ISO 374-4 gibt Testbedingungen vor, um die Degradation eines Handschuhs zu testen, etwa indem die Veränderung der Durchstichfestigkeit eines Handschuhmaterials infolge von Chemikalienkontakt gemessen wird.

„Da es den universell einsetzbaren Chemikalienschutzhandschuh nicht gibt, muss der Schutzhandschuh zur Gefährdung ‚passen'. Grundlage für die richtige Auswahl von Chemikalienschutzhandschuhen ist die Gefährdungsbeurteilung." (DGUV Information 212-007 2009, S. 8)

Praxistipp

An folgenden Stellen finden sich Hilfestellungen zur Auswahl eines (Chemikalien-)Schutzhandschuhes:

- Sicherheitsdatenblätter der eingesetzten Produkte (▶ Abschn. 8.2 : Begrenzung und Überwachung der Exposition/persönliche Schutzausrüstung, Handschutz, beispielsweise Angaben zum Handschuhmaterial, zur Schichtstärke und zur Durchdringungszeit);
- Angaben von Handschuhherstellern zu geeigneten Handschuhen, etwa in Form von (Online-)Katalogen, Übersichten, Datenbanksystemen oder auf individuelle Anfrage (in der Regel unter Übersendung des zugehörigen Sicherheitsdatenblattes);
- Datenbanken im Internet, beispielsweise die WINGIS online Handschuhdatenbank der BG Bau (URL: ▶ https://www.wingisonline.de/handschuhdb/), WINGIS online (Gefahrstoff-Informationssystem; URL: ▶ https://wingisonline.de) der BG Bau, die GESTIS-Stoffdatenbank der DGUV (URL: ▶ https://gestis.dguv.de), das Gefahrstoffinformationssystem Chemikalien (GisChem, URL: ▶ http://www.gischem.de) der BG RCI und der BGHM sowie das Informationsportal „Hand- und Hautschutz" (URL: ▶ https://hautschutz.bgetem.de) der BG ETEM;
- Anlage 6 der TRGS 401 (2022): Ablaufdiagramm für die Auswahl geeigneter Schutzhandschuhe.

14.4.4 Handschuhe zum Schutz vor Mikroorganismen

(Einmal-)Handschuhe, die in medizinischen Kontexten verwendet werden, können als Medizinprodukt (MP) und/oder als persönliche Schutzausrüstung (PSA) genutzt und als solche deklariert werden. Dienen Handschuhe primär dem Infektionsschutz eines Patienten und nur sekundär dem Schutz der tragenden Person, so handelt es sich um Medizinprodukte; diese Handschuhe müssen gemäß DIN EN ISO 21420 und der Normenreihe DIN EN 455 (Medizinische Handschuhe zum einmaligen Gebrauch) getestet und deklariert werden und mindestens einen AQL-Wert von <1,5 aufweisen (▶ Abschn. 14.4.3).

Werden Handschuhe als persönliche Schutzausrüstung (PSA) eingesetzt, so steht der Schutz des Trägers im Mittelpunkt, etwa vor Chemikalien oder Biostoffen, und es müssen Testung und Deklaration gemäß DIN EN ISO 21420 und DIN EN ISO 374 (▶ Abschn. 14.4.3) erfolgen (KRINKO 2015, 2016, Arbeitskreis „Krankenhaus- & Praxishygiene" der AWMF 2017, TRBA 2018).

Eine doppelte Deklarierung als Medizinprodukt und PSA ist seit dem Jahr 2010 möglich (KRINKO 2015, 2016; Arbeitskreis „Krankenhaus- & Praxishygiene" der AWMF 2017), wodurch beide Verwendungszwecke abgedeckt sind. Dies ist sinnvoll, da in medizinischen Tätigkeitsfeldern häufig wechselnde Expositionen auftreten und mit dem gleichen Handschuhmodell sowohl Tätigkeiten in der Versorgung der Patienten als auch Tätigkeiten im Umgang mit Chemikalien (beispielsweise Flächendesinfektionsmittel, Reinigungsmittel) durchzuführen sind.

Ein Handschuh, der im Penetrationstest (▶ Abschn. 14.4.3) mindestens Leistungsstufe 2 erreicht (AQL-Wert <1,5), kann mit dem Piktogramm „Schutz gegen Mikroorganismen" (◻ Abb. 14.9) gekennzeichnet werden (DGUV Information 212-007 2009;

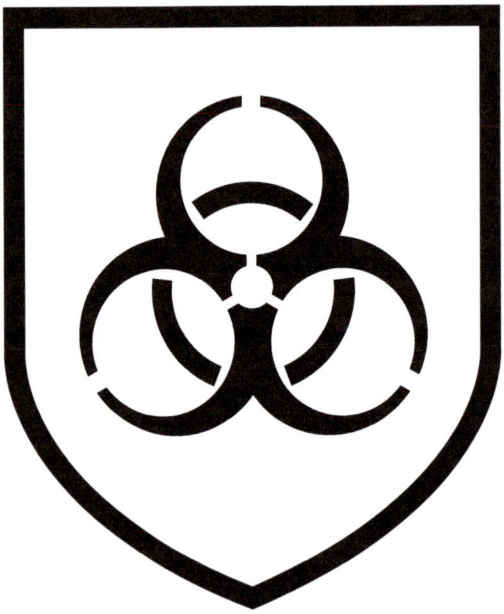

Abb. 14.9 Piktogramm „Schutz gegen Mikroorganismen" gemäß DIN EN ISO 21420, Anhang C (Bild: DGUV Information 212-007 2009, S. 17)

DIN EN ISO 21420, Anhang C). Dies basiert auf der Annahme, dass ein luft- und flüssigkeitsdichter Handschuh auch vor Bakterien und Pilzsporen schützt. Viren sind von dieser Annahme explizit ausgenommen (DGUV Information 212-007 2009; DIN EN ISO 374-2; DIN EN ISO 374-5). Eine Prüfung auf Virenundurchlässigkeit wurde 2016 mit der DIN EN ISO 374-5 ergänzt. Schutzhandschuhe, die sich im Penetrationstest gegenüber dem Modell-Bakteriophagen Phi-X 174 beständig zeigen (gemäß ISO 16604), erhalten unter dem Piktogramm „Schutz gegen Mikroorganismen" (Abb. 14.9) zusätzlich den Schriftzug „VIRUS".

Die DIN EN 455 „Medizinische Handschuhe zum einmaligen Gebrauch" besteht gegenwärtig aus vier Teilen:

- Teil 1: Anforderungen und Prüfung auf Dichtheit
- Teil 2: Anforderungen und Prüfung der physikalischen Eigenschaften
- Teil 3: Anforderungen und Prüfung für die biologische Bewertung
- Teil 4: Anforderungen und Prüfung zur Bestimmung der Mindesthaltbarkeit

14.5 Handschuhe als Risikofaktor und Lösungsansätze für die Praxis

Wenngleich richtig ausgewählte und eingesetzte Schutzhandschuhe eine wichtige Hautschutzmaßnahme darstellen, so können von Schutzhandschuhen selbst Risiken und Belastungen für die Hautgesundheit ausgehen. Diese werden nachfolgend dargestellt und praxisnahe Lösungsansätze diskutiert, um eine mögliche Hautbelastung zu minimieren.

14.5.1 Okklusion (Feuchtigkeits- und Wärmestau) und Mazeration

Bei längerem Tragen von flüssigkeitsdichten Handschuhen (gemäß DIN EN ISO 374) oder auch vollbeschichteten Arbeitshandschuhen kann es zur vermehrten Bildung und Ansammlung von Schweiß an den Händen, zum Aufquellen der Haut sowie zur Hauterweichung (Mazeration) kommen (DGUV Regel 112-195 2007). Dies setzt die Hornschichtbarrierefunktion herab und Irritanzien, Allergene oder Infektionserreger können erleichtert in die Haut eindringen. Auch ist anzunehmen, dass aufgequollene Haut nach Ablegen der Handschuhe eine gewisse Zeit lang mechanisch weniger belastbar ist (Kleesz 2015; DGUV Information 212-007 2009; TRGS 401 2022, 5.6, Abs. 2).

Es ist empfehlenswert, Tätigkeiten, bei denen das Tragen von okklusivem Handschuhschutz unvermeidbar ist, arbeitsorganisatorisch im Wechsel mit Tätigkeiten durchzuführen, bei denen diese Notwendigkeit nicht besteht (Trockenarbeit) und die Handschuhtragezeit auf diese Weise zu begrenzen (DGUV Information 212-007 2009).

Zur Aufnahme des Schwitzwassers kann ein zusätzlicher textiler Innenhandschuh (Unterziehhandschuh) getragen werden, der die Feuchtigkeit aufnimmt und von der Hornschicht wegleitet (DGUV Regel 112-195 2007). Oft werden hierfür Unterziehhandschuhe aus Baumwolle verwendet (DGUV Information 212-007 2009). Ist ein hohes Tastempfinden notwendig, können Baumwoll-Unterziehhandschuhe ohne Nähte an den Fingerkuppen, ohne Fingerkuppen oder fingerlose Modelle erprobt werden. Bei okklusivem Unterarmschutz (flüssigkeitsdichte Handschuhe mit sehr langer Stulpe, flüssigkeitsdichte Ärmelschoner) sind langstulpige Baumwoll-Unterziehhandschuhe denkbar (◘ Abb. 14.10). Der Vorteil von ergänzend eingesetzten Unterziehhandschuhen ist, dass diese bei längeren Tragezeiten flüssigkeitsdichter Schutzhandschuhe mehrfach gewechselt und gegen ein sauberes, trockenes Paar ersetzt werden können. Als Nachteil können sich Einschränkungen im Tastempfinden ergeben (Kleesz 2015).

Künftig könnten semipermeable Unterziehhandschuhe aus Polyether-/Polyester Co-Polymer (Sympatex®) Marktreife erlangen, die die Taktilität weniger einschränken und die Feuchtigkeit von der Haut ableiten anstatt sie – wie bei Baumwolle – bei langen Tragezeiten im Handschuh und damit auf der Haut zu „speichern" (Heichel et al. 2021, 2022; Wulfhorst et al. 2011).

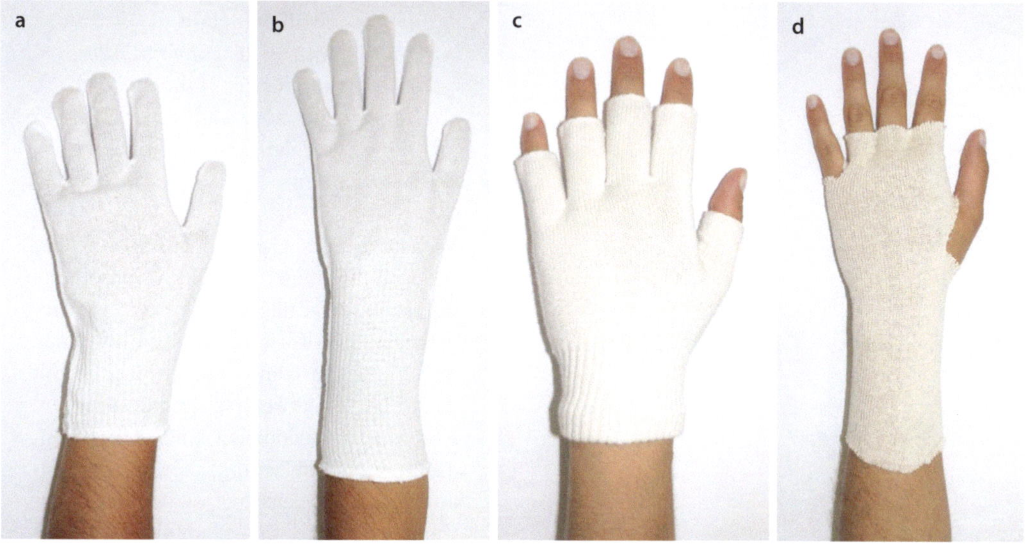

◘ **Abb. 14.10** Nahtfreie Baumwollhandschuhe in verschiedenen Varianten: **a** mit Fingern, **b** mit Fingern und langer Stulpe, **c** ohne Fingerkuppen und **d** ohne Finger

Praxistipp

Da Baumwoll-Unterziehhandschuhe nur begrenzt saugfähig sind, sollten diese – abhängig von der individuellen Schwitzneigung – regelmäßig bei beginnender Durchfeuchtung gewechselt und gegen ein trockenes Paar ersetzt werden, beispielsweise nach 30 min, individuell abhängig auch deutlich eher oder später. Hierfür und auch für die Dauer der (professionellen) Reinigung oder Wiederaufbereitung sollte eine ausreichende Anzahl an Baumwollhandschuhen zur Verfügung gestellt werden.

Da ein zusätzlicher Unterziehhandschuh das Tastgefühl und die Griffsicherheit beeinträchtigen kann, können auch Schutzhandschuhe mit Innenfutter eingesetzt werden. Diese sollten bei Durchfeuchtung des Innenfutters gewechselt und durch ein trockenes Paar ersetzt werden (DGUV Regel 112-195 2007). Um das regelmäßige Wechseln bei Durchfeuchtung zu unterstützen, sollten mehrere Paare Schutzhandschuhe zur Verfügung stehen (DGUV Information 212-007 2009). Feuchte Handschuhe sollten vor der nächsten Anwendung ausreichend trocknen. Bei flüssigkeitsdichten Mehrweghandschuhen bietet sich eine hängende Trocknung mit der Öffnung nach oben an, damit die Feuchtigkeit entweichen kann (◘ Abb. 14.11). Hierbei sind jedoch die Einschränkungen zu beachten, die sich für die Wiederverwendbarkeit von Chemikalienschutzhandschuhen ergeben (► Abschn. 14.5.4).

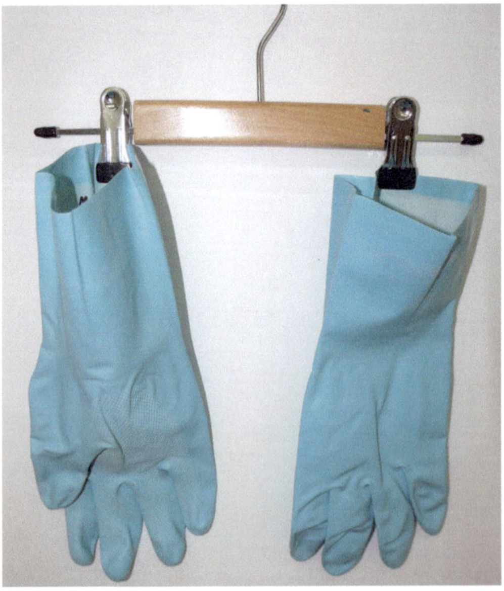

◘ **Abb. 14.11** Hängende Trocknung eines Nitrilmehrweghandschuhs mit der Öffnung nach oben, damit feuchtwarme Luft entweichen kann

14

Forschung zu okklusiven Effekten von flüssigkeitsdichten Schutzhandschuhen

Eine Literaturübersicht von Tiedemann et al. (2016) fasst die überwiegend experimentellen Forschungsergebnisse zu den Auswirkungen okklusiver Schutzhandschuhe auf die Hornschichtbarriere zusammen:

- Okklusionseffekte durch Schutzhandschuhe scheinen isoliert nur bei dauerhaften und sehr langen Tragezeiten (>6 h für >10 Tage) Barriereschädigungen auszulösen.
- Gleichzeitig finden sich Hinweise, dass Handschuhokklusion auf zuvor irritierter Haut die Hornschichtbarriere stärker schädigt als auf nicht irritierter Haut.
- Auch finden sich Hinweise, dass zuvor okkludierte Haut deutlich stärker durch nachfolgende Belastung geschädigt wird, etwa durch Detergenzien.

Vorgeschädigte Haut scheint somit besonders anfällig für Okklusionseffekte durch Schutzhandschuhe zu sein. In der Praxis übliche Tätigkeitsabläufe, bei denen sich okklusive Handschuhtragezeiten mit nachfolgender Belastung (Hände waschen, Kontakt zu Irritanzien und Allergenen, mechanische Belastung) häufig und unmittelbar abwechseln, stellen ein besonderes Risiko für die Hautgesundheit dar. Diese Erkenntnisse werden auch in der Definition von Feuchtarbeit der aktuellen TRGS 401 (2022, 3.3.6, Abs. 1) berücksichtigt (► Abschn. 2.1.1).

14.5.2 Allergene in Schutzhandschuhen

Schutzhandschuhe können Allergene verschiedener Stoffgruppen enthalten, die ein allergisches Kontaktekzem (Typ-IV-Reaktion, Reaktion vom Spät-Typ gemäß Coombs & Gell) auslösen können. Am häufigsten werden Sensibilisierungen gegenüber Vulkanisationsbeschleunigern (Akzeleratoren) beschrieben, die bei der Produktion von elastomeren Schutzhandschuhen (Natur- und Synthesekautschuk) eingesetzt werden, um den Vulkanisationsprozess zu beschleunigen ► Kap. 6 und ► Abschn. 7.1 (Rose et al. 2009). ◘ Tab. 14.3 gibt eine Übersicht über diese Allergengruppen und Einzelallergene. Da Thiurame und Dithiocarbamate chemisch eng verwandt sind und ein Redox-Paar bilden, sollten bei einer Sensibilisierung gegenüber Thiuramen auch dithiocarbamatfreie Schutzhandschuhe verwendet werden (Aalto-Korte 2021; Mahler 2021; Geier et al. 2012; Rose et al. 2009; Diepgen et al. 2008). Über die vergleichsweise gut bekannten Gruppen der Thiurame, Dithiocarbamate und Thiazole hinaus wurden in den letzten Jahren immer wieder Fallberichte und -serien zu allergischen Kontaktekzemen gegenüber 1,3-Diphenylguanidin beschrieben, das in diesen Fällen insbesondere mit sterilen OP-Einmalhandschuhen in Verbindung gebracht wurde (Hansen et al. 2021a; Aalto-Korte 2021; Mahler 2021; Dejonckheere et al. 2019).

Gegenwärtig finden sich Handschuhe auf dem Markt, die herstellerseitig als „akzeleratorenfrei" ausgelobt werden und die von einigen, gegenüber Vulkanisationsbeschleunigern sensibilisierten Patienten erfolgreich eingesetzt werden können (Aalto-Korte 2021; Crepy et al. 2018).

Praxistipp

Gemäß DIN EN ISO 21420 (Abs. 4.3.1 und 7.4) sind Hersteller verpflichtet, über in Handschuhen enthaltene Substanzen, beispielsweise Allergene, Auskunft zu geben und auf Nachfrage eine Liste zur Verfügung zu stellen.

◘ **Tab. 14.3** Überblick über Vulkanisationsbeschleuniger (Akzeleratoren) in Schutzhandschuhen aus Natur- und Synthesekautschuk (Aalto-Korte 2021; Geier et al. 2012; Rose et al. 2009; Diepgen et al. 2008)

Allergengruppe	Einzelallergene
Thiurame	Tetramethylthiuramdisulfid (TMTD) Tetramethylthiurammonosulfid (TMTM) Tetraethylthiuramdisulfid (TETD) Dipentamethylen-thiuramdisulfid (PTD)
Dithiocarbamate	Zink-diethyldithiocarbamat (ZDEC) Zink-dibutyldithiocarbamat (ZDBC) Zink-dimethyldithiocarbamat (ZDMC) Zink-dipentamethylendithiocarbamat (ZPD) Zinkdibenzyldithiocarbamat (ZBEC)
Mercaptobenzothiazol und Derivate	2-Mercaptobenzothiazol (MBT) N-Cyclohexyl-2-benzothiazylsulfenamid (CBS) Dibenzothiazyldisulfid (MBTS) Morpholinylmercaptobenzothiazol (MOR)
Thioharnstoffe	Diphenylthioharnstoff (DPTU) Dibutylthioharnstoff (DBTU) Diethylthioharnstoff (DETU)
Guanidine	1,3-Diphenylguanidin (DPG) Triphenylguanidin (TPG)

Über Vulkanisationsbeschleuniger hinaus werden in der Literatur, etwa in Kasuistiken, weitere, eher seltenere Stoffgruppen und Einzelallergene mit allergischen Kontaktekzemen gegenüber Schutzhandschuhmaterialien in Verbindung gebracht. Diese sollten im individuellen Einzelfall bei klinischem und anamnestischem Verdacht auf ein allergisches Kontaktekzem gegenüber dem eingesetzten Handschuh bedacht werden. Hierzu zählen:

- Antioxidantien/Antiozonmittel/Alterungsschutzmittel, beispielsweise Bisphenol A in PVC-Einmal- und PVC-Mehrweghandschuhen (Aalto-Korte 2021; Aalto-Korte et al. 2003; Matthieu et al. 2003), N-Isopropyl-N′-phenyl-p-phenylendiamin (IPPD) und N,N′-Diphenyl-p-phenylendiamin (DPPD) in „Schwarzgummi" und Handschuhen aus Butylkautschuk (Aalto-Korte 2021; Flores et al. 2012; Diepgen et al. 2008), 4,4′-Thiobis(6-tert-butyl-m-cresol) (Lowinox 44S36) und Butylhydroxyanisol (BHA) in medizinischen Latexeinmalhandschuhen (Rich et al. 1991), 4,4′-Dihydroxydiphenyl in einem Neoprenhandschuh (Masmoudi und Lachapelle 1987),
- antimikrobielle Stoffe/Biozide, beispielsweise Cetylpyridiniumchlorid (quaternäre Ammoniumverbindung) in sterilen OP-Handschuhen (Aalto-Korte 2021; Pontén et al. 2013), 1,2-Benzisothiazolin-3-on in PVC-Handschuhen (Aalto-Korte 2021; Aalto-Korte et al. 2006, 2007), Formaldehyd, das in einer Untersuchung aus der beflockten Innenseite von PVC-Mehrweghandschuhe freigesetzt werden konnte (Ponten und Dubnika 2009; Pontén 2006),
- Weichmacher, etwa Adipic polyester und Poly(adipic acid-co-1,2-propylene glycol) in PVC-Handschuhen (Ueno et al. 2007; Sowa et al. 2005),
- Stabilisatoren, wie Di-(n-octyl) tin-bis(2-ethylhexylmaleate) (Ueno et al. 2007),
- Farbstoffe, beispielsweise VINAMON® Blue BX FW in den blauen PVC-Noppen eines Montagehandschuhs (Weimann et al. 2010) und Irgalite Orange F2G in einem orangefarbenen PVC-Handschuh (Jolanki et al. 1987) und
- „Zusätze" in einem Handschuh, die die Haut beim Handschuhtragen „pflegen" und Feuchtigkeit spenden sollen (genaues Allergen unbekannt; vermutet wird ein Allergen aus der Gruppe der quaternären Ammoniumverbindungen und/oder Cetylalkohol; Broecke et al. 2014)

Praxistipp

Was tun bei Verdacht auf ein allergisches Kontaktekzem gegenüber einem Schutzhandschuh?

Ziel: Identifikation des verantwortlichen Einzelallergens zwecks Allergenkarenz.

- Dies kann erfolgen durch
- leitliniengerechte Epikutantestung durch einen Hautfacharzt (beispielsweise mit den Testreihen „DKG Standardreihe", „DKG Gummireihe", je nach Handschuhmaterial eventuell „DKG Leder und Schuhe" und „DKG Leder und Textilfarben"),
- gegebenenfalls eine ergänzende Epikutantestung (als Berufsstofftestung) des im Verdacht stehenden Handschuhs sowie
- das Erfragen enthaltener Allergene beim Handschuhhersteller.

Insbesondere bei Patienten mit hochgradiger Chromatsensibilisierung kann Chromat als Typ-IV-Allergen sowohl bei chromgegerbtem Lederschuhwerk als auch beim Tragen chromgegerbter Lederhandschuhe eine Rolle spielen (Geier et al. 2008). Die Chromgerbung ist in der Lederproduktion ein zentrales und verbreitetes Herstellungsverfahren und es wird angenommen, dass etwa 90 % aller Lederprodukte chromgegerbt sind (Bregnbak et al. 2015). Aus allergologischer Sicht relevant ist hierbei weniger das bei der Gerbung eingesetzte Chrom(III), sondern Chrom(VI). Gemäß DIN EN ISO 21420 darf in Schutzhandschuhen, die Leder enthalten, nicht mehr als 3,0 mg/kg Chrom(VI) enthalten sein. Bei nachgewiesener Chromatsensibilisierung sollten, sofern möglich,

14

chromatfreie Lederhandschuhe oder vollständig lederfreie Modelle, beispielsweise Handschuhe aus Kunstleder, eingesetzt werden, sofern sich dieselben Schutzeigenschaften erreichen lassen.

Naturkautschuk beziehungsweise die aus allergologischer Sicht bedeutsamen, darin enthaltenen Latexproteine können Typ-I-Reaktionen (nach Coombs und Gell, Sofort-Typ) der Haut verursachen, etwa eine lokalisierte Kontakturtikaria (Stadium I nach Krogh und Maibach) (Skudlik et al. 2010; Rose et al. 2009). In den 1990er-Jahren nahm im Gesundheitswesen die Häufigkeit von Typ-I-Allergien gegenüber Latexproteinen stark zu, wobei sich insbesondere die Kombination aus latexproteinreichen Naturkautschukhandschuhen und Handschuhpuder als problematisch herausgestellt hat: Die Latexproteine haben sich an den Handschuhpuder gebunden, wurden in die Luft abgegeben, eingeatmet und führten zu Sensibilisierungen (Skudlik et al. 2010; Allmers et al. 2002). Seitdem Latexeinmalhandschuhe nicht mehr gepudert sein dürfen (TRGS 401 2022, 5.5.1 Abs. 12), ist die Häufigkeit der Latexsensibilisierung signifikant gesunken (Skudlik et al. 2010; Allmers et al. 2002). Da Naturkautschuk zu den Elastomeren zählt, enthalten Latexhandschuhe ebenfalls Vulkanisationsbeschleuniger, sodass entsprechende Handschuhe – neben den mit Typ-I-Reaktionen assoziierten Latexproteinen – auch ekzematöse Typ-IV-Reaktionen der Haut in Form von allergischen Kontaktekzemen auslösen können. Für beide Fälle – Typ-I und Typ-IV-Sensibilisierung gegenüber Latexhandschuhen – sind mittlerweile alternative, allergenfreie Modelle für unterschiedliche berufliche Einsatzbereiche auf dem Markt. Nicht auf den ersten Blick erkennbar ist, dass neben den „klassischen" flüssigkeitsdichten Latexeinmal- und -mehrweghandschuhen auch „Montagehandschuhe" oder „Arbeitshandschuhe" Latex im elastischen Handschuhbündchen enthalten können (◘ Abb. 14.12).

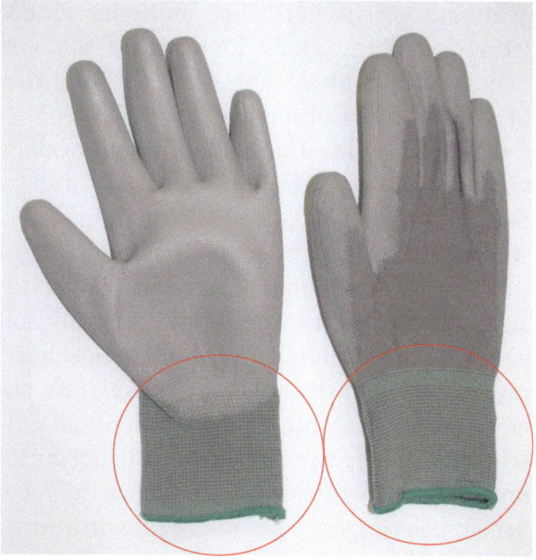

◘ **Abb. 14.12** Beispiel für einen polyurethanteilbeschichteten Montagehandschuh mit latexhaltigen Fasern im elastischen Bündchen

Praxistipp

Bei nachgewiesener Typ-IV-Sensibilisierung gegenüber Handschuhinhaltsstoffen können allergenfreie Schutzhandschuhe ermittelt werden, durch

- direkte Anfragen bei Handschuhherstellern, die Auskunft über enthaltene Allergene geben müssen,
- die Herstellerinformationen (Gebrauchsanleitung, Bedienungsanleitung, technisches Datenblatt) zum Schutzhandschuh,
- Internetdatenbanken (vorbehaltlich: Aktualität der Angaben), wie die GISBAU „Handschuhliste mit Allergenhinweis" der Berufsgenossenschaft der Bauwirtschaft (BG Bau) (URL: ▶ https://www.bgbau.de/themen/sicherheit-und-gesundheit/gefahrstoffe/gisbau/allergene-in-schutzhandschuhen/handschuhliste-mit-allergenhinweis),
- Unterstützung durch den zuständigen Betriebsarzt, den Unfallversicherungsträger und/oder ein spezialisiertes, berufsdermatologisches Schwerpunktzentrum.

Während gesellschaftlicher und/oder globaler Krisen kann es zu Lieferengpässen von Schutzhandschuhen kommen. So wurden beispielsweise während der SARS-CoV-2-Pandemie viele Einmalhandschuhmodelle mit besonderen Charakteristika (höhere Schichtstärke, lange Handschuhstulpe, herstellerseits ausgelobte Freiheit von Akzeleratoren) nicht oder nur sehr begrenzt produziert. Stattdessen wurde die Produktion gängiger, kurzstulpiger Einmalhandschuhe intensiviert, um der weltweit sprunghaft angestiegen Nachfrage nach Schutzhandschuhen zu begegnen. Im berufsdermatologischen Einzelfall, etwa bei Sensibilisierungen gegen Vulkanisationsbeschleunigern, ist solchen Herausforderungen mit individuellen Lösungen zu begegnen. Bei Vorliegen einer Typ-IV-Sensibilisierung gegenüber einem Vulkanisationsbeschleuniger kann die Recherche alternativ geeigneter und gleichzeitig lieferbarer Modelle erforderlich sein. Sofern alternative Modelle zum betreffenden Zeitpunkt nicht verfügbar oder lieferbar sind, kann zur Überbrückung eine zeitlich begrenzte Modifikation von Arbeitsprozessen zielführend sein, sofern dies praktikabel ist. Eine pragmatische und vergleichsweise einfache Lösung kann zudem die zusätzliche Verwendung von Unterziehhandschuhen aus Polyethylen sein, um einen Kontaktschutz zu einem darüber getragenen, allergenhaltigen Handschuh zu bieten (Ludewig et al. 2022; Hansen et al. 2021b).

14.5.3 Fehler bei der Handschuhauswahl

Handschuhe sind anhand der Art des Risikos am Arbeitsplatz auszuwählen. Hierbei sind die schriftliche Bedienungsanleitung (Herstellerinformation) zum Schutzhandschuh sowie insbesondere die Kennzeichnung (Piktogramme und Leistungsstufen) zu beachten (DGUV Regel 112-195 2007). Um Fehler bei der Auswahl zu vermeiden, sollte dies durch fachkundige Personen als Teil der Gefährdungsanalyse, also mit Kenntnis der spezifischen Gefährdungen am Arbeitsplatz erfolgen. Sowohl falsch ausgewählte als auch falsch eingesetzte Schutzhandschuhe können die Hautbelastungen und Gesundheitsrisiken am Arbeitsplatz für den Anwender erhöhen. Einige typische Fehler bei der Handschuhauswahl einschließlich Hinweisen zur Vermeidung werden im Folgenden dargestellt.

■ Falscher Handschuhtyp

Ein Schutzhandschuh muss der Gefährdung entsprechend ausgewählt werden. Wenn beispielsweise im Umgang mit Chemikalien oder bei intensivem Feuchtkontakt nicht flüssigkeitsdichte Handschuhe eingesetzt werden, etwa Lederhandschuhe oder nitrilteilbeschichtete Arbeitshandschuhe, die ausschließlich einen mechanischen Schutz (gemäß DIN EN 388) bieten, wurden falsche Handschuhtypen ausgewählt. Im Umgang mit Flüssigkeiten und Chemikalien sind flüssigkeitsdichte Handschuhe (gemäß DIN EN ISO 374; ▶ Abschn. 14.4.3) einzusetzen und regelmäßig zu ersetzen.

Darüber hinaus kann in der Praxis bisweilen beobachtet werden, dass keine adäquaten Handschuhe (beispielsweise einfache Leder-Stoff-Handschuhe) für Schweißarbeiten oder zum Schutz vor thermischen Belastungen eingesetzt werden, für die sie nicht explizit ausgelobt sind und somit keinen ausreichenden Schutz bieten.

■ Falsche Handschuhstulpe

Die Handschuhstulpe eines flüssigkeitsdichten Handschuhs sollte der Exposition entsprechend ausreichend lang sein, um das Einlaufen von Flüssigkeiten in den Handschuh zu vermeiden, etwa bei „Überkopfarbeiten" oder bei der Duschassistenz in pflegerischen Berufen. Eventuell kann die Handschuhstulpe von Mehrweghandschuhen umgeschlagen werden („Regenrinne", ◘ Abb. 14.13) um das Einlaufen zu verhindern. Bei pflegerischen Tätigkeiten oder anderen Tätigkeiten mit intensivem Feuchtkontakt an den Unterarmen können zusätzliche (Einweg-)Ärmelschoner den Unterarm schützen (▶ Abschn. 14.6.2, ◘ Abb. 14.16).

Bei Montage- oder Arbeitshandschuhen können Stäube durch eine offene Handschuhstulpe leichter in den Handschuh eindringen als

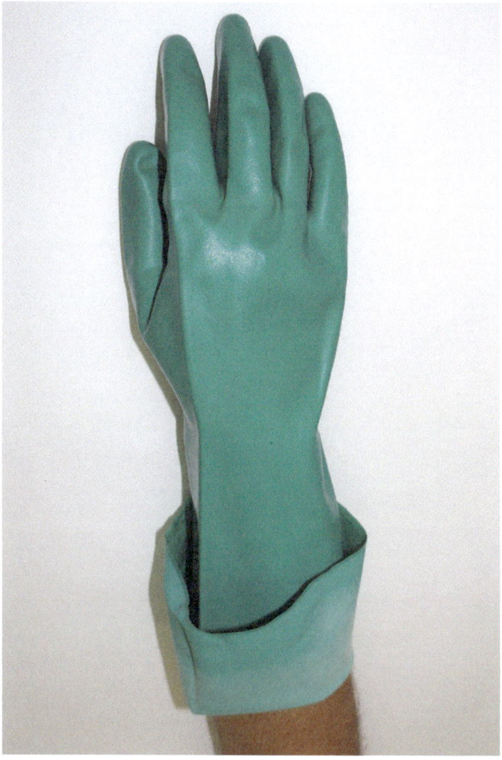

■ **Abb. 14.13** Nitrilhandschuh mit umgeschlagener Stulpe („Regenrinne"), um das Einlaufen von Flüssigkeiten in den Handschuh zu verhindern (beispielsweise bei „Überkopfarbeiten")

bei einem elastischen, enganliegenden Bündchen. Die Gefahr des „Hängenbleibens", beispielsweise an Maschinen, kann abhängig vom Arbeitsplatz bei einer offenen, weiten Stulpe erhöht sein (▶ Abschn. 14.4.2, ■ Abb. 14.5).

■ Falsches Material

Die Auswahl eines Schutzhandschuhes im Umgang mit Chemikalien ist eine Herausforderung und sollte das Ergebnis einer Gefährdungsanalyse am Arbeitsplatz sein. Ein falsch ausgewähltes Handschuhmaterial kann zur Permeation von Chemikalien und zur Exposition der Haut führen (▶ Abschn. 14.4.3). So lässt sich beispielsweise bei allen gängigen Nitrilhandschuhen eine ausgesprochen kurze Permeationszeit im Umgang mit Aceton beobachten.

Bei leicht öligen Montagearbeiten können nitrilteilbeschichtete Montagehandschuhe erprobt werden. Die Höhe der Beschichtung (Teilbeschichtung an den Handinnenflächen, ¾-Beschichtung bis über die Fingerknöchel, Vollbeschichtung) ist der Arbeitsplatzexposition anzupassen. PU-teilbeschichtete Handschuhe eignen sich demgegenüber vor allem bei rein trockenen, leicht staubigverschmutzenden Arbeiten.

■ Schlechter Tragekomfort

Manche Leder- oder Textil-Handschuhe weisen raue oder harte Nähte auf, die beim Tragen mechanische Reibung an der Haut verursachen und die Haut reizen können. Vor allem die Finger, Fingerzwischenräume und Handgelenke können hiervon betroffen sein (Flores et al. 2012). Auch Baumwoll-Unterziehhandschuhe sollten aus diesem Grund möglichst nahtfrei sein. Der Tragekomfort verschiedener textiler Innenfutter von Handschuhen kann sich deutlich unterscheiden. „Grobe" Innenfutter und „grobe, harte" Nähte (■ Abb. 14.14) können bei längerem Tragen zu mechanischen Irritationen führen, die durch weichere Innenfutter und hochwertiger verarbeitete Nähte vermieden werden.

Zu enge oder zu kleine Handschuhe können zur Ermüdung der Hand führen (Flores et al. 2012). Gleiches gilt für Handschuhe mit einer hohen Schnittfestigkeits-Leistungsstufe. Zu groß gewählte Handschuhgrößen schränken das Tastempfinden ein. Diese Faktoren stoßen in der Praxis oft auf eher geringe Anwenderakzeptanz.

Um das Anziehen zu erleichtern und den Tragekomfort zu verbessern, sind manche Handschuhe, beispielsweise flüssigkeitsdichte Einmal- oder Mehrweghandschuhe, gepudert. In der Literatur wird die Möglichkeit diskutiert, dass Handschuhpuder zu Hautreizungen und Veränderungen des pH-Werts führen oder auch eine Kontakturtikaria auslösen kann (Flores et al. 2012; Rose et al. 2009). Gepuderte Latexeinmalhandschuhe dürfen aufgrund des erhöhten Risikos einer Sensibilisierung nicht mehr verwendet werden (▶ Abschn. 14.5.2).

■ Preis als alleiniges Auswahlkriterium

Wenngleich ökonomische und wirtschaftliche Aspekte zweifellos im Alltag eine Rolle spielen, so darf der Preis keinesfalls das alleinige Krite-

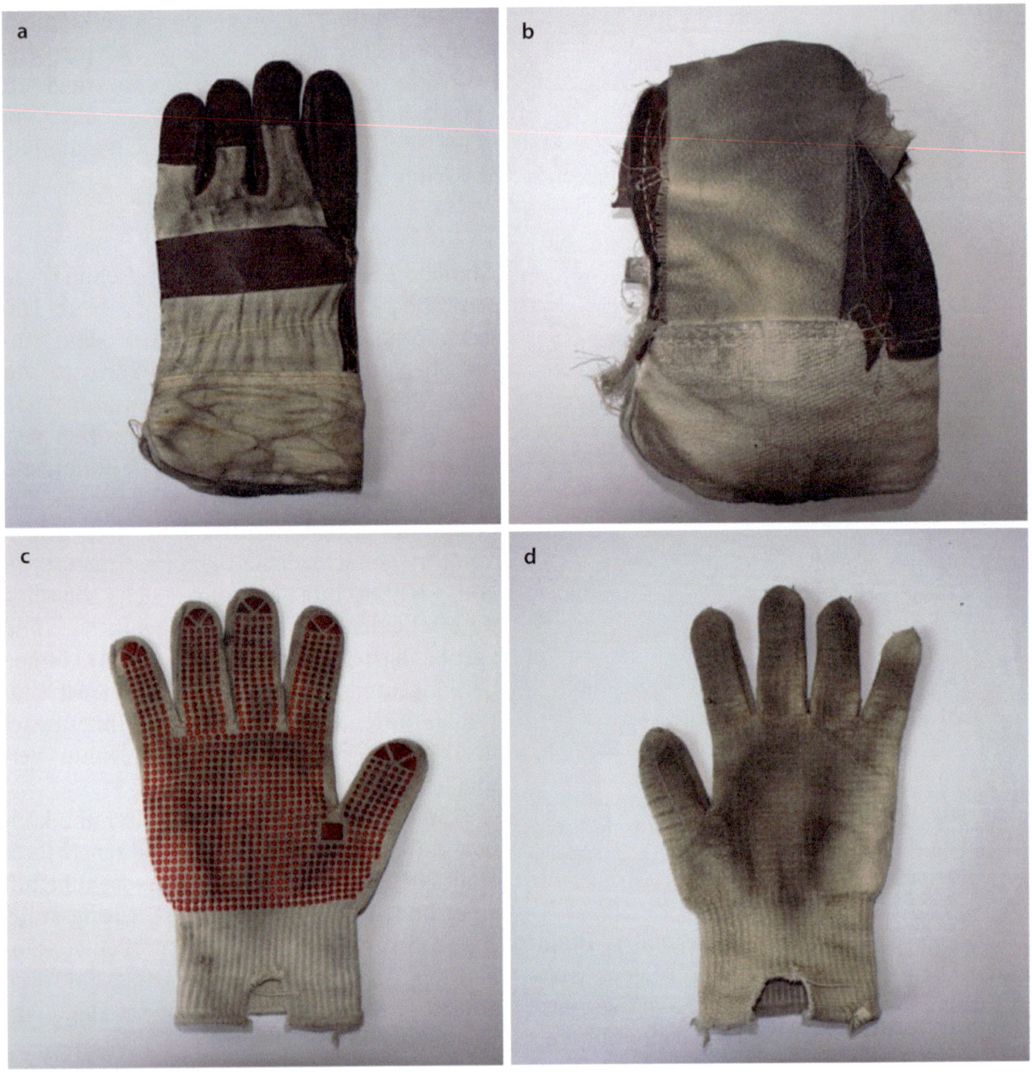

Abb. 14.14 **a** Getragener Leder-Textil-Handschuh **b** mit intensiven Verschmutzungen und rauer Innenverarbeitung an den Nähten und **c** stark verschmutzter, ehemals hellweißer Polyamid-Baumwolle-Montagehandschuh mit roten PVC-Noppen und **d** intensiv verschmutzter Handschuhinnenseite

rium bei der Handschuhauswahl darstellen. In erster Linie muss ein Schutzhandschuh vor den Gefährdungen am Arbeitsplatz schützen.

So kann es – abhängig vom Arbeitsprozess – besser sein, bei wenigen, kurzzeitigen Chemikalienkontakten pro Arbeitsschicht jeweils einen preisgünstigeren, dünnwandigeren Chemikalienschutzhandschuh mit bekannter Permeationszeit zu verwenden und diesen unmittelbar nach Kontakt zu verwerfen als einen besonders dickwandigen, hochpreisigen Handschuh einzusetzen, beispielsweise aus Butyl- oder Fluorkautschuk, der im Regelfall ebenfalls am Ende des Tages zu entsorgen ist (▶ Abschn. 14.5.4). Im Bereich des mechanischen Schutzes ist es denkbar, dass ein teurerer Handschuh (z. B. Leder-Textil-Handschuh) eine signifikant längere Standzeit aufweist, also nicht so schnell ersetzt werden muss, als ein sehr günstig produziertes, verkauftes und auf den ersten Blick „vergleichbares“ Handschuhmodell. Auf diese Weise lassen sich unter Umständen sogar Kosten einsparen.

Oft kann zudem beobachtet werden, dass der Einkauf von Schutzhandschuhen nicht von denjenigen Personen oder Abteilungen vorgenommen wird, die eine adäquate, fachkundige Auswahl treffen können. Dies sollte von beziehungsweise in Zusammenarbeit mit Personen erfolgen, die über das erforderliche Fachwissen verfügen und die über Ergebnisse der Gefährdungsanalyse(n) informiert sind.

- **Unkritischer Umgang mit Herstellerauslobungen**

Einige Handschuhhersteller loben ihre Produkte mit vielversprechenden Beschreibungen aus, etwa „allergengeprüft" „allergenarm", „hypoallergen", „latexarm", „sensitiv", „hautpflegend", „sensible", „hautsympathisch", „für sensible Haut", „für empfindliche Haut", „für Allergiker geeignet". Keine dieser Auslobungen eignet sich als rationales Auswahlkriterium: so heißt „latexarm" nicht „latexfrei", „allergengeprüft" gibt keine Auskunft, welche Allergene (▶ Abschn. 14.5.2) (überhaupt) geprüft worden sind – und ob diese (nicht) enthalten sind. „Empfindliche" und „sensible" Haut sind nicht einheitlich definiert; die Liste lässt sich fortsetzen.

Patienten neigen dazu, auf diese Auslobungen zu vertrauen (Katta 2008). Sie müssen daher über diese Zusammenhänge informiert sein, damit beispielsweise kein Patient mit Typ-IV-Sensibilisierung gegenüber Dithiocarbamaten für den Privatbereich einen „allergengeprüften", „allergenarmen" und eventuell dennoch dithiocarbamathaltigen Nitrilhandschuh kauft.

Broecke et al. (2014) beschreiben den Fall eines allergischen Kontaktekzems gegenüber einem „feuchtigkeitsspenden", „pflegenden" Schutzhandschuh. Auch finden sich Kasuistiken über die Substitution von medizinischen Latexeinmalhandschuhen (zur Reduktion der Latexexposition) durch synthetische Kautschukprodukte, die jedoch Typ-IV-Allergene (wie 1,3-Diphenylguanidin) enthalten können. Auch solche „hypoallergenen" Handschuhe können allergische Kontaktekzeme auslösen (Piskin et al. 2006).

14.5.4 Fehler beim Handschuhgebrauch

Auch eine falsche Anwendung von Schutzhandschuhen kann die Haut belasten. Nachfolgend werden typische Fehler dargestellt, die in der Praxis zu beobachten sind. Um diese zu vermeiden, ist eine adäquate Unterweisung im Umgang mit Schutzhandschuhen erforderlich. Das Piktogramm in ◘ Abb. 14.15 weist darauf hin, dass es eine Bedienungs- oder Gebrauchsanleitung zum Schutzhandschuh gibt, die beispielsweise Informationen zum Einsatzzweck, zur Schutzwirkung, Reinigung und Lagerung enthält. Diese sollten vor der Anwendung und Unterweisung gelesen und beim nachfolgenden Gebrauch berücksichtigt werden.

- **Verwendung beschädigter Handschuhe**

Die grundsätzliche Gebrauchstauglichkeit von Schutzhandschuhen ist vor jeder Anwendung im Hinblick auf sichtbare Beschädigungen (Risse, Löcher, Materialveränderungen, Verhärtung, Quellung) zu prüfen (Sichtprüfung) und die Handschuhe gegebenenfalls zu ersetzen (DGUV Regel 112-195 2007; TRGS 401 2008, 5.5.3, Abs. 1).

Der Arbeitgeber ist dazu verpflichtet, eine ausreichende Anzahl an Schutzhandschuhen als Teil der persönlichen Schutzausrüstung zur Verfügung zu stellen (DGUV Regel 100-

◘ **Abb. 14.15** Piktogramm „Bedienungsanleitung, Gebrauchsanleitung" gemäß DIN EN ISO 21420, Anhang C (Bild: DGUV Information 212-007 2009, S. 18)

001 2014): „Dies kann bedeuten, dass gegebenenfalls mehrere Paare Chemikalienschutzhandschuhe für einen Versicherten für die Dauer einer Arbeitsschicht erforderlich werden können“ (DGUV Regel 100-001 2014, S. 103 f.).

- **Zu lange Tragezeit oder Wiederverwendung flüssigkeitsdichter Handschuhe**

Die Frage nach der Tragezeit und/oder Wiederverwendbarkeit flüssigkeitsdichter Handschuhe wird in der Literatur stets als große Herausforderung beschrieben (► Abschn. 14.4.3). Beobachtungen aus der Praxis zeigen, dass es sich hierbei nicht selten um ein Problem handelt, das als (Teil-)Ursache für die Entstehung von Berufsdermatosen identifiziert werden kann.

Im Fall von Einmalhandschuhen stellt sich die Situation – zumindest theoretisch – vergleichsweise eindeutig dar: Einmalhandschuhe dürfen, dem Namen entsprechend, nur einmal getragen werden und sind im Anschluss zu entsorgen. Auch bei äußerlicher Unversehrtheit kommt es durch Kontaktstoffe (beispielsweise Friseurchemikalien, Mikroorganismen) und durch mechanische Belastung zur (meist unsichtbaren) Beanspruchung des Materials. Gleichwohl finden sich immer wieder Berichte, etwa aus dem Friseurhandwerk, dass die Sammlung, Waschung und Wiederverwendung von Einmalhandschuhen in der Praxis erfolgt (► Abschn. 14.6.1). An anderen Arbeitsplätzen, beispielsweise in zahntechnischen Berufen bei der feinmotorischen Verarbeitung nicht ausgehärteter (Meth-)Acrylate, ist der Hautschutz aufgrund der extrem kurzen Permeationszeit von Acrylaten durch gängige Einmalhandschuhmaterialien eine große Herausforderung (► Abschn. 14.6.5). Da falsche Vorstellungen, etwa eine trügerische Sicherheit beim Tragen von Handschuhen, gängig sind (Katta 2008), müssen Arbeitskräfte über diese Zusammenhänge aufgeklärt werden.

Im Gegensatz zu Einmalhandschuhen scheint der Unterschied zwischen der theoretischen Empfehlung zur Verwendung schichtstärkerer Chemikalienschutzhandschuhe („Mehrweg-Handschuhe“) und der Anwendung in der Praxis sogar noch gravierender. Die DIN EN ISO 374 gibt vor, dass Permeationszeiten von Handschuhherstellern für eine Durchbruchszeit von >480 min gemessen werden, um die höchste Leistungsstufe (Klasse 6) zu erreichen (► Abschn. 14.4.3). Angaben über 480 min hinaus sind im Regelfall nicht verfügbar, sodass keine Aussagen über eine mögliche Schutzwirkung ab 481 min getroffen werden können. Da die Permeation beim ersten Chemikalienkontakt beginnt, ist der Handschuh folglich auch bei Erreichen der höchsten Leistungsstufe (Level 6) im Regelfall nach acht Stunden (oder auch deutlich eher) zu entsorgen und eine Wiederverwendung nicht möglich (DGUV Information 212-007 2009). Liegen keine anderweitigen Herstellerinformationen vor, so gilt dies auch für hochpreisige elastomere Handschuhmaterialien wie Butyl- und Fluorkautschuk (► Abschn. 14.3.1), die bisweilen in Sicherheitsdatenblättern empfohlen werden.

! „Grundsätzlich kann ein Schutzhandschuh über den vom Hersteller angegebenen maximalen Zeitraum hinaus bei Kontakt mit einer Chemikalie/Zubereitung nicht weiterverwendet werden, was bedeutet, dass selbst bei der höchsten Klasse 6 (entspricht > 480 min) eine Wiederverwendung nach acht Stunden nicht empfohlen werden kann.“ (DGUV Information 212-007 2009 (S. 14)).

Im Einzelfall ist folglich zu ermitteln, ob und welche maximale Kontaktzeit zu einer Chemikalie zu erwarten ist, wie häufig der Kontakt über die Arbeitsschicht erfolgt und welcher Handschuh die beste Schutzlösung unter Berücksichtigung wirtschaftlicher Aspekte darstellt. So kann es sinnvoller und preiswerter sein, bei einer Kontaktzeit von 15 min einen Handschuh mit einer Durchdringungszeit von 30 min zu wählen und im Anschluss zu entsorgen als einen Handschuh mit deutlich längerer Permeationszeit (beispielsweise 480 min), der ebenfalls am Ende des Arbeitstages zu verwerfen wäre (Zuther 2008).

▪ Verschmutzungen im Handschuhinneren

Da die Hornschicht durch das Tragen von Handschuhen mazerieren kann (▶ Abschn. 14.5.1), wird das Risiko des Eindringens von Fremdstoffen in die Haut erhöht. Es sollte daher vermieden werden, dass Verschmutzungen (z. B. Öle, Fette, Stäube, Späne) in das Handschuhinnere gelangen (◘ Abb. 14.15), beispielsweise durch offene Handschuhstulpen, durch unbeschichtete Handrücken oder durch unbeständige Handschuhbeschichtungen. Handschuhe sollten aus diesem Grund nicht mit verschmutzten Händen getragen werden; die Hände sind vorher möglichst mild zu reinigen (▶ Kap. 24). Verschmutzungen im Handschuh können sich bei (leicht) mazerierter Haut besonders negativ auf die Hautgesundheit auswirken. Die Handschuhe sind in diesem Fall unmittelbar gegen ein sauberes Paar oder ein „schmutzabweisenderes" Modell (mit höherer und/oder anderer Beschichtung) zu ersetzen.

▪ Anwendung von Handschuhen auf „feuchter" Haut

Werden Handschuhe auf feuchten Händen, beispielsweise nach der Händewaschung oder Händedesinfektion, getragen, kann dies den irritativen Effekt verstärken (Flores et al. 2012). Gleichzeitig kann das Material eines medizinischen Einmalhandschuhs durch Reste eines Händedesinfektionsmittels beschädigt werden und die Durchlässigkeit für Mikroorganismen zunehmen. Hamnerius et al. (2019) konnten in einer experimentellen Studie nachweisen, dass eine ordnungsgemäße alkoholische Händedesinfektion vor dem Anlegen steriler medizinischer Einmalhandschuhe eine erhöhte Freisetzung von 1,3-Diphenyguanidin bedingte. Die Haut sollte somit nach der hygienischen Händedesinfektion vollständig trocken sein, bevor Handschuhe angelegt werden.

▪ Anwendung von Handschuhen auf „frisch eingecremter" Haut

Hautschutzcremes und Handschuhe dürfen nur unter bestimmten Bedingungen miteinander kombiniert werden, denn es sind (negative) Wechselwirkungen zwischen Hautschutzcremes und Handschuhmaterial möglich, wie das Herabsetzen der Schutzwirkung des Handschuhs durch Verkürzung der Permeationszeit (Kleesz 2015; Fartasch et al. 2015). Vor dem Anziehen der Handschuhe sollte die Creme vollständig eingezogen sein, um mögliche Interaktionen mit dem Handschuhmaterial zu reduzieren (Sonsmann et al. 2016; Zuther 2008). Abzusehen ist insbesondere vom Tragen von Schutzhandschuhen in Kombination mit Hautschutzcremes, die für ölige, wasserunlösliche Verschmutzungen und zur Erleichterung der Hautreinigung ausgelobt sind.

Hautschutzcremes sollten vom Hersteller explizit für die Anwendung mit Schutzhandschuhen empfohlen sein; hierzu können Handschuh- und Hautmittelhersteller befragt werden. Gleichwohl sind, gemäß der (zum Zeitpunkt der Drucklegung in Überarbeitung befindlichen) Leitlinie „Berufliche Hautmittel", die Belege zu ausgelobten, positiven Wirkungen von Hautschutzmitteln unter Handschuhen (wie Reduktion der Schwitzneigung, adstringierende Wirkung) noch nicht überzeugend genug (Fartasch et al. 2015). Die Nutzung von Hautschutzcremes, insbesondere in Kombination mit Handschuhen, wird in Fachkreisen kritisch diskutiert. Einigkeit besteht jedoch darin, dass einer konsequenten Hautpflege nach der hautbelastenden Tätigkeit (in der „Hautfreizeit") sowie einer möglichst milden Hautreinigung (▶ Kap. 24) eine herausragende Bedeutung in der Prävention von Berufsdermatosen zukommt (Fartasch et al. 2015).

▪ Kontamination beim Ausziehen von Handschuhen

Aus Studien mit Personal im Gesundheitsdienst und mit Friseuren ist bekannt, dass Kontaminationen der Haut mit Mikroorganismen oder Stoffen, die an der Außenseite eines Einmalhandschuhs anhaften, im Arbeitsalltag oft vorkommen (Tomas et al. 2015; Oreskov et al. 2015). Beim Ausziehen von Einmalhandschuhen, aber auch schichtstärkeren Chemikalienschutzhandschuhen muss folglich darauf geachtet werden, dass Kontakt zur kontaminierten Handschuhaußenseite vermieden wird und dass Verunreinigungen nicht auf die Haut und in den

Handschuhinnenraum gelangen (TRGS 401 2022, 3.3.2). Vor allem bei einem allergischen Kontaktekzem und Allergenen, die beispielsweise an der Außenseite eines Handschuhes anhaften, muss dem kontaminationsfreien Ausziehen von Handschuhen besondere Beachtung geschenkt werden (Sonsmann et al. 2015a). Kurze Schulungen zu korrekten Techniken können dies signifikant verbessern (Tomas et al. 2015; Oreskov et al. 2015). Genaue Instruktionen und Unterweisung sowie „trockenes" Einüben sind somit notwendig.

Praxistipp

Anleitungen zum An- und Ausziehen von Handschuhen sind beispielsweise hier verfügbar:
- „Neue Kurzfilme zur Verwendung von Schutzhandschuhen" des Fachbereichs Persönliche Schutzausrüstungen der DGUV (▶ http://www.dguv.de, Suche nach Webcode: d111060)
- DGUV Information 212-007 „Chemikalienschutzhandschuhe", 2009
- „Glove Use Information Leaflet" der Weltgesundheitsorganisation (WHO), 2009
- „Schutzhandschuhe sicher ausziehen: Außenseite von außen anfassen – Innenseite von innen anfassen!" des Robert Koch-Instituts, 2020

14

▪ Hygienische Probleme

Aus hygienischen Gründen müssen jeder Arbeitskraft ihr zugeordnete, persönliche Schutzausrüstungen – und damit auch Schutzhandschuhe – zur Verfügung gestellt werden (DGUV Regel 100-001 2014). Im besonderen Falle, dass PSA von mehreren Personen genutzt wird, muss durch den Arbeitgeber sichergestellt werden, dass keine gesundheitlichen oder hygienischen Probleme entstehen (DGUV Regel 100-001 2014). Andernfalls kann es zur Übertragung von Keimen durch die gemeinsame Nutzung von Schutzhandschuhen kommen. Werden Handschuhe arbeitsplatzbezogen bereitgestellt und beispielsweise neben einer Maschine gelagert, können zudem Verschmutzungen in die Handschuhe eindringen (Zuther 2008). Auch Baumwollhandschuhe sollten regelmäßig gewechselt und nicht zu lange getragen werden, um hygienische Probleme zu vermeiden (Zuther 2008).

▪ Falsche Reinigung oder Aufbereitung

Vor allem bei höherpreisigen Handschuhmodellen (etwa schnittfeste Montagehandschuhe) ist abzuwägen, ob Reinigung und Wiederaufbereitung erfolgen sollten. Ob und in welcher Form ein Handschuh zu reinigen und wiederaufzubereiten ist, wird vom Handschuhhersteller festgelegt, beispielsweise durch Hinweise zum Waschen (z. B. Reinigungsmittel, Trocknungsmethode) und die Anzahl der Reinigungsprozesse ohne Beeinträchtigung der ausgelobten Schutzwirkung (DGUV Regel 112-195 2007; DIN EN ISO 21420). Entsprechende Informationen können durch die Gebrauchsanleitung/Bedienungsanleitung, weiterführende Herstellerinformationen (technische Datenblätter) oder durch direkte Anfrage beim Hersteller eingeholt werden. Unsachgemäße Reinigungsprozesse (z. B. Reinigungstemperatur, eingesetzte Reinigungsmittel, Trocknung) können die Schutzwirkung eines Handschuhs gravierend herabsetzen.

Auch die Reinigung und Wiederaufbereitung von Unterziehhandschuhen sollte – je nach beruflichem Einsatzbereich (z. B. hygienesensible Bereiche) und unter Abwägung einer möglicherweise erfolgten Kontamination – abgewogen und fachkundig durchgeführt werden. Eine Machbarkeitsstudie mit Baumwoll-Unterziehhandschuhen in der stationären Pflege (Intensivstation) ergab neben einer guten Anwenderakzeptanz, dass die Sammlung gebrauchter Unterziehhandschuhe, die professionelle Aufbereitung in der Krankenhauswäsche und eine erneute Nutzung möglich sind. Dies ist gleichzeitig günstiger als eine einmalige Produktnutzung und anschließende Entsorgung (Hübner et al. 2016).

Chemikalienschutzhandschuhe sind in aller Regel nicht waschbar. Eine Wiederverwendung nach einem Arbeitstag ist im Regelfall ohnehin nicht möglich (▶ Abschn. 14.4.3).

Falsche Lagerung

Falsche oder zu lange Lagerung kann zu Defekten am Handschuhmaterial führen (Wulfhorst et al. 2011). So können UV-Strahlung, Ozon oder hohe Temperaturen das Handschuhmaterial verändern (DGUV Regel 112-195 2007; TRGS 401 2008, 5.5.3 Abs. 1). Handschuhe sollten daher adäquat, also gemäß der jeweiligen Gebrauchsanleitung oder Herstellerinformation/-empfehlung gelagert werden. In der Regel empfiehlt sich eine kühle, saubere und trockene Lagerung ohne direktes Sonnenlicht, fernab von offenen Flammen oder Ozonquellen. Sofern die Schutzwirkung (Leistungsstufen) eines Handschuhs durch Alterungsprozesse beeinträchtigt wird, ist ein Verfallsdatum auf dem Handschuh oder der Verpackung anzugeben (DIN EN ISO 21420, 4.3 und 7.3) und einzuhalten.

Schlechte Arbeitsorganisation

Mängel bei der Arbeitsorganisation ergeben sich, wenn Handschuhe nicht greifbar sind, wenn sie benötigt werden, wenn keine Handschuhe zum Wechseln zur Verfügung stehen oder wenn für einzelne Mitarbeiter lange, durchgehende Tragezeiten flüssigkeitsdichter (okklusiver) Handschuhe anfallen. Es empfiehlt sich, Feucht- und Trockenarbeiten im Wechsel durchzuführen (▶ Abschn. 14.5.1; DGUV Information 212-007 2009). Es sollten durch den Arbeitgeber ausreichend Handschuhe zum Wechseln zur Verfügung stehen, beispielsweise um das Überschreiten der Tragezeit bei Chemikalienkontakt zu verhindern und mechanisch beschädigte Handschuhe zu ersetzen.

Handschuhe sollten stets greifbar sein und zur Verfügung stehen: die Lagerung an einem Ende einer großen Werkshalle ist nutzlos, wenn Handschuhe am anderen Ende benötigt werden. Dies kann – arbeitsplatz- und expositionsabhängig – durch eine entsprechend organisierte Bereitstellung erfolgen, etwa auf einem Rollwagen, am Platz zum Anmischen von Farben im Friseursalon, auf einem Wagen im Krankenhaus, mit einem „Handschuhclip“ an der Arbeitskleidung, in einer Tasche, die mitgeführt wird oder unmittelbar vor Ort an Arbeitsplätzen, an denen die Handschuhe benötigt werden (sofern sichergestellt ist, dass die Handschuhe nur von einer Person getragen werden und keine Verschmutzung erfolgt).

In der Literatur finden sich Beispiele für Kontaktekzeme der Hände aufgrund zu langer (Wieder-) Verwendung von Schutzhandschuhen:

- Fallbericht eines Druckmaschinenbedieners ohne Typ-IV-Sensibilisierung, der Platten mit einem Lösemittelbad reinigt und den eingesetzten Nitrilhandschuh nur alle zwei Wochen wechselt; deutliche Besserung und Abheilung des Hautzustandes durch tägliches Wechseln des Handschuhs (Kwon et al. 2006).
- Fallbericht einer Krankenschwester mit Typ-IV-Sensibilisierung gegenüber Methylisothiazolinon, das in einem verwendeten Reinigungsmittel enthalten ist, durch den eingesetzten Handschuh aus Naturlatex permeiert und den chronischen und schweren Hautbefund erklärt (Espasandín-Arias und Goossens 2014).
- Fallbericht eines Fensterbauers mit Typ-IV-Sensibilisierung gegenüber verschiedenen Acrylaten, die in dem verarbeiteten Klebstoff enthalten sind; die Allergene permeieren (schnell) durch die eingesetzten Latexhandschuhe und lösten an den Fingerspitzen ein allergisches Kontaktekzem aus (Brooke und Beck 2002).

14.5.5 Einzugsgefahr durch sich bewegende Maschinen oder Teile

Neben spezifischen Risiken für die Hautgesundheit, können Schutzhandschuhe an einigen Arbeitsplätzen zu einer besonderen Gefahr werden: Bei bestimmten Arbeiten beziehungsweise Arbeitsprozessen an sich bewegenden, ungeschützt drehenden, schnell rotierenden oder beweglichen Teilen oder Maschinen ist das Tragen von Schutzhandschuhen verboten. Hierzu können beispielsweise rotierende Maschinenteile, Kreissägen, Bohrmaschinen, Sägeblätter oder auch Fräsköpfe zählen. Es besteht das Risiko, dass das Handschuhmaterial erfasst und eingezogen wird, was zu schweren Verletzungen bis zum Verlust von Gliedmaßen führen kann. Das Tragen von Schutzhandschuhen darf folglich das Verletzungsrisiko am Arbeitsplatz nicht erhöhen (Sonsmann et al. 2015a; Flores et al. 2012; Kleesz 2009; TRGS 401 2022, 5.5.5 Abs. 17, DGUV Regel 112-195 2007). Im Rahmen der Gefährdungsbeurteilung sind entsprechende Arbeitsplätze und -prozesse zu ermitteln und die Beschäftigten entsprechend zu unterweisen.

Unter Umständen können speziell an diesen Arbeitsplätzen Hautschutzmittel als Hautschutzmaßnahme eingesetzt werden, beispielsweise bei ansonsten unvermeidbarem Hautkontakt zu Kühlschmierstoffen in der fräsenden oder drehenden Metallverarbeitung. Eine Voraussetzung hierfür ist, dass das Hautschutzmittel einen hinreichenden Schutz vor den Kontaktstoffen bietet und der Einsatz die Aufnahme von Stoffen in die Haut nicht ungewollt verstärkt (Permeationsförderung) (Kleesz 2009).

14.6 Berufsbezogene Hinweise und Tipps zum Handschuhschutz

Die Auswahl von Schutzhandschuhen ist ein komplexer Prozess, der – wie bereits mehrfach betont – aus einer fachkundig durchgeführten Gefährdungsanalyse hervorgehen sollte. Diese kann sich je nach Betrieb, Arbeitsplatz und Exposition gravierend voneinander unterscheiden. Es wäre folglich nicht richtig, zu suggerieren, es gäbe „Pauschalempfehlungen" für Berufe oder gar ganze Branchen. Daher werden in den folgenden Kapiteln berufsgruppenspezifische Hinweise, Praxistipps und Hintergründe zum Handschuhschutz ohne Anspruch auf universelle Gültigkeit und Vollständigkeit gegeben.

14.6.1 Friseurhandwerk

Die TRGS 530 „Friseurhandwerk" regelt Tätigkeiten im Umgang mit berufstypischen Stoffen, Zubereitungen und Erzeugnissen sowie Schutzmaßnahmen. Organisatorisch sollte ermöglicht werden, Feuchtarbeit auf mehrere Mitarbeiter zu verteilen (TRGS 530 5.3 Abs. 1). Hierzu zählt das Shampoonieren von Haaren, das oftmals im 1. Ausbildungsjahr besonders häufig durchgeführt wird und eine Ursache für sich bereits frühzeitig manifestierende irritative Hautschäden sein kann.

> „Bei Tätigkeiten mit Friseurchemikalien sind Einmalhandschuhe zu verwenden. Einmalhandschuhe sind nach einmaliger Anwendung zu entsorgen und dürfen keinesfalls wieder verwendet werden." (TRGS 530 5.4 Abs. 3)

Eingesetzte Schutzhandschuhe sollten beständig gegenüber Friseurchemikalien sein. Gemäß TRGS 530 sollten Handschuhe zum Schutz vor Friseurchemikalien mindestens mit dem Piktogramm „Becherglas" (▶ Abschn. 14.4.3, ■ Abb. 14.7) gekennzeichnet sein; dieses Piktogramm wurde jedoch mit der Überarbeitung der zugrunde liegenden Norm DIN EN ISO 374-1 durch das Erlenmeyerpiktogramm (▶ Abschn. 14.4.3, ■ Abb. 14.8) ersetzt. Handschuhe, die zum Schutz vor Friseurchemikalien eingesetzt werden, sollten somit folglich mindestens mit dem Erlenmeyer-Piktogramm gemäß DIN EN ISO 374 gekennzeichnet sein.

Beim Waschen eingesetzte Handschuhe sollten eine Stulpe aufweisen, die deutlich über das Handgelenk reicht (TRGS 530 5.4

Abs. 2), auch Einweg-Ärmelschoner können zusätzlichen Schutz bieten. Insbesondere bei vorgeschädigter Haut wird empfohlen, auf Latexhandschuhe zu verzichten und andere Materialien einzusetzen (TRGS 530 3.2 Abs. 4). Studien weisen darauf hin, dass Nitrileinmalhandschuhe im Vergleich zu anderen Handschuhmaterialien (Vinyl, Polyethylen, Latex) Vorteile mit sich bringen, beispielsweise einen längeren Schutz (Permeation, ▶ Abschn. 14.4.3) gegenüber friseurtypischen Chemikalien (Havmose et al. 2020; Antelmi et al. 2015; Cieslik et al. 2013; Søsted 2011; BGIA 2006).

Berufstypische Tätigkeiten, bei denen Handschuhschutz erforderlich ist, sind Kopfmassagen bei Verwendung von Haarpflegemitteln, Farbveränderungen der Haare (Färben), Dauerwellen und Fixieren, Haare waschen und die Reinigung von Frisiergeräten (Schere, Kamm) und des Salons (TRGS 530 5.4 Abs. 1). Studien zeigen, dass Handschuhe noch immer viel zu selten beim Waschen und Shampoonieren von Haaren eingesetzt werden (Dulon et al. 2015). Bei bekannter Typ-IV-Sensibilisierung gegenüber einem friseurtypischen Allergen (wie Ammoniumpersulfat, p-Toluylendiamin) sollte arbeitsorganisatorisch das Schneiden vor der Farbbehandlung erfolgen. Auch beim Schneiden und Waschen ehemals gefärbter oder blondierter Haare sollten dann konsequent Handschuhe getragen werden, da Allergene auch nach mehrfacher Haarwäsche aus farbbehandeltem Haar freigesetzt werden.

Zur Minderung okklusiver Effekte können Baumwoll-Unterziehhandschuhe – eventuell ohne Finger oder Fingerspitzen (▶ Abschn. 14.5.1, ◘ Abb. 14.10) – eingesetzt werden. Dies erfordert bei feinmotorischen Tätigkeiten etwas Übung; ist jedoch erlernbar, wie die Praxis zeigt.

14.6.2 Medizinisch-pflegerische Berufe

In medizinisch-pflegerischen Berufen werden typischerweise Einmalhandschuhe eingesetzt. Nachdem in den 1990er-Jahren eine hohe Prävalenz von Typ-I-Sensibilisierungen gegenüber Latexproteinen aufgrund gepuderter Latexeinmalhandschuhe zu beobachten war (▶ Abschn. 14.5.2), ist seither eine zunehmende Verwendung anderer Handschuhmaterialien im Gesundheitswesen festzustellen, beispielsweise Nitril und (Poly-) Chloropren. Die Virenbeständigkeit und damit der Einsatz von Vinyleinmalhandschuhen in medizinischen Umfeldern und Gesundheitsberufen werden in Fachkreisen kritisch und kontrovers diskutiert, da eine vergleichsweise hohe Fehlerzahl (Perforationsquote) nach dem Tragen dieser Handschuhe beobachtet werden kann (Arbeitskreis „Krankenhaus- & Praxishygiene" der AWMF 2017; Korniewicz et al. 2002; Rego und Roley 1999).

Nach dem Ablegen medizinischer Einmalhandschuhe ist eine hygienische Händedesinfektion durchzuführen, da Handschuhe – wie durch den AQL-Wert nachzuvollziehen ist (▶ Abschn. 14.4.3) – keinen 100%igen Schutz vor einer möglichen Kontamination mit Mikroorganismen bieten. Zudem kann eine Kontamination beim Ausziehen der Handschuhe erfolgen, sofern keine korrekte Technik angewendet wird (KRINKO 2016; ▶ Abschn. 14.5.4).

Medizinische Einmalhandschuhe müssen – je nach Einsatzzweck – gemäß DIN EN ISO 21420, DIN EN 455 und/oder DIN EN ISO 374 getestet und deklariert werden. Wurde die Beständigkeit gegenüber dem Modellvirus „Phi-X174" getestet, kann des mittels Piktogramm explizit deklariert werden (▶ Abschn. 14.4.4).

Ist ein erhöhter Schutz vor Flüssigkeiten notwendig, wie bei der Dusch- oder Badeassistenz von pflegebedürftigen Personen, können zusätzlich zum Einmalhandschuh Einweg-Ärmelschoner (oftmals aus Polyethylen) oder besonders langstulpige Polyethylen-Einmalhandschuhe erprobt werden (◘ Abb. 14.16). Diese verhindern das Einlaufen von Wasser in die Einmalhandschuhe.

Bei Reinigungs- und Desinfektionsarbeiten in medizinischen Settings sind Handschuhe zu tragen, die einen ausreichenden chemischen Schutz gemäß DIN EN ISO 374 (▶ Abschn. 14.4.3) vor den jeweils ver-

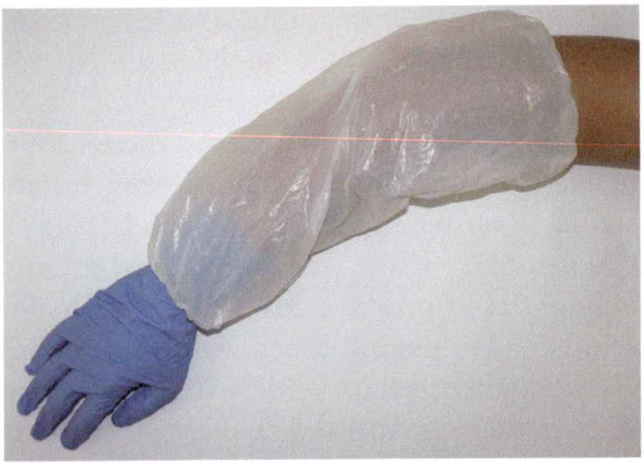

Abb. 14.16 Medizinischer Einmalhandschuh in Kombination mit einem Einweg-Ärmelschoner, der etwa bei der Duschassistenz die Unterarme zusätzlich vor Spritzwasser schützt

wendeten Instrumenten- und Flächendesinfektionsmitteln sowie anderen Reinigungsprodukten bieten. Eine Befragung von Krankenhäusern und Kliniken zeigt, dass überwiegend Nitrileinmalhandschuhe bei der Desinfektion patientennaher Flächen eingesetzt werden (Morch-Röder 2016). Um sicherzustellen, dass Einmalhandschuhe ausreichend schützen, sollten die zugehörigen Sicherheitsdatenblätter überprüft sowie bedarfsweise Rücksprache mit dem Handschuhhersteller zur jeweiligen Schutzwirkung gehalten werden. Dabei ist jeweils zu unterscheiden, ob ein Umgang und potenzieller Handschuhkontakt mit dem Konzentrat oder einer verdünnten Gebrauchslösung erfolgt. Auch die Dauer der Kontaktzeit (kurzfristige Wischdesinfektion oder länger andauernde Grundreinigung) ist bei der Handschuhauswahl zu berücksichtigen. Vor allem bei intensivem, länger andauerndem Kontakt sind unter Umständen dickwandigere Chemikalienschutzhandschuhe zu bevorzugen. Idealerweise sollten diese täglich gegen ein neues Paar ersetzt werden (▶ Abschn. 14.4.3 und 14.5.4). Auch hygienische Aspekte sind bei der Auswahl von Schutzhandschuhen für Reinigungs- und Desinfektionsarbeiten zu berücksichtigen, wie beim Wechseln zwischen Zimmern.

Im Umgang mit Zytostatika werden besondere Ansprüche an den Handschuhschutz gestellt (Mellström und Boman 2006). Medizinische Untersuchungshandschuhe bieten oft keinen adäquaten Schutz (Hamann et al. 2014). Es sollten nur Handschuhe eingesetzt werden, die explizit vom Hersteller hinsichtlich ihrer Schutzwirkung (Permeation) gegenüber den eingesetzten Zytostatika geprüft worden sind.

Die Desinfektion von medizinischen Einmalhandschuhen wird in der Regel nicht empfohlen (laut KRINKO-Empfehlungen 2016 können Ausnahmen bestehen, wenn eine Lufttrocknung der desinfizierten Hände nach der Desinfektion vor dem Anlegen der neuen Handschuhe aufgrund zeitlicher Abfolgen/hoher Arbeitszeitdichte nicht möglich ist) und sollte nur unter bestimmten Voraussetzungen durchgeführt werden. Hierzu zählen, dass der Handschuh auf Chemikalienbeständigkeit gemäß DIN EN ISO 374 positiv geprüft und mindestens gegenüber einem Alkohol für ≥ 30 min beständig sein sollte (Leistungsstufe Klasse 2 gemäß DIN EN ISO 374-1). Darüber hinaus sollten von den Herstellern der Handschuhe und des Händedesinfektionsmittels keine Angaben vorliegen, die der Desinfizierbarkeit des Handschuhs entgegenstehen (KRINKO 2016).

14.6.3 Reinigung und Hauswirtschaft

Für Reinigungsarbeiten ist – analog zu allen anderen Tätigkeiten im Umgang mit Chemikalien – ein Handschuhschutz auszuwählen, der vor den eingesetzten Reinigungsmitteln unter Berücksichtigung der Exposition, Kontakthäufigkeit, Konzentration der Gebrauchslösung und Hygiene schützt (▶ Abschn. 14.4.3). Oftmals werden hierbei Nitrilhandschuhe in unterschiedlicher Schichtstärke eingesetzt. Wie bei jedem Umgang mit Chemikalien dürfen die Handschuhe nicht zu lange getragen werden (▶ Abschn. 14.5.4). Sind lange Tragezeiten okklusiver Handschuhe arbeitsorganisatorisch nicht zu vermeiden, können textile Unterziehhandschuhe zur Aufnahme des Schwitzwassers erprobt werden, die regelmäßig gegen ein sauberes, trockenes Paar zu ersetzen sind (▶ Abschn. 14.5.1).

Bei hauswirtschaftlichen Tätigkeiten im Umgang mit Lebensmitteln sollten Einmalhandschuhe Anwendung finden, die vom Hersteller für den Lebensmittelkontakt ausgelobt sind. Im Umgang mit fettigen Lebensmitteln (Fleisch, Wurst, Käse) wird von der Verwendung von phthalathaltigen Vinyleinmalhandschuhen abgeraten, um eine Migration von Weichmachern in die Lebensmittel zu vermeiden (BGVV 2001).

14.6.4 Verkauf an Frischetheken

Neben der Auslobung für den Lebensmittelkontakt und der Vermeidung phthalathaltiger Vinyl-Einmalhandschuhe bei der Verarbeitung fettiger Lebensmittel (▶ Abschn. 14.6.3), konnten beim Verkauf von Lebensmitteln speziell an Frischetheken zusätzliche Empfehlung ermittelt werden: Mittels Abklatschproben wurde gezeigt, dass aus hygienischer Sicht kein Unterschied zwischen dem Arbeiten mit und ohne Einmalhandschuhen nachweisbar ist. Bereits nach fünfminütigem Umgang mit Lebensmitteln konnte an Händen, Handschuhen und Geräten eine starke Kontamination mit Bakterien nachgewiesen werden. Das Tragen von Einmalhandschuhen beim Verkauf an Frischetheken ist somit gegenüber einer Verkaufstätigkeit mit sauberen, gewaschenen Händen nicht mit hygienischen Vorteilen verbunden (Kolk und Blome 2011).

Okklusiver Handschuhschutz sollte nur getragen werden, wenn es erforderlich ist, um unnötige Tragezeiten zu vermeiden. Für die Arbeit an Frischetheken ist daher der direkte Kontakt zu Lebensmitteln so oft wie möglich durch Greifwerkzeuge, Unterlegfolien und Papiere (Non-Touch-Technik) zu vermeiden. Bei kurzzeitigen Tätigkeiten, die andernfalls mit Verschmutzungen der Hände einhergehen würden, können gleichwohl weiterhin Einmalhandschuhe verwendet werden, sofern die Dauer von fünf Minuten möglichst nicht überschritten wird und die Handschuhe nach dem Bedienvorgang gewechselt werden (Kolk und Blome 2011).

14.6.5 Zahnmedizinische und zahntechnische Berufe

In der Zahnmedizin und Zahntechnik stellt insbesondere die Verarbeitung nicht ausgehärteter (Meth-)Acrylate eine Herausforderung für den Handschuhschutz dar (Hamann et al. 2014; Mellström und Boman 2006). Diese Allergene permeieren oftmals innerhalb weniger Minuten nach Kontakt durch gängige Einmalhandschuhmaterialien, sodass bei der Materialverarbeitung ein regelmäßiger Handschuhwechsel zur Prävention irritativer sowie insbesondere allergischer Kontaktekzeme erforderlich ist. Das kleinste Monomer, Methyl-Methacrylat (MME), permeierte in einer Untersuchung innerhalb von drei Minuten durch 15 verschiedenen elastomere und thermoplastische Handschuhmaterialien (Lönnroth et al. 2003).

Zu bevorzugen sind daher Non-Touch-Techniken bei der Verarbeitung von (Meth-)Acrylaten oder – sofern möglich – die Substitution dieser Produkte. Dickwandigere Chemikalienschutzhandschuhe und die in diesem Kontext oft angeführten mehrlagigen Folien-/Laminathandschuhe (▶ Abschn. 14.3.5), die einen deutlich längeren Schutz bieten, sind aufgrund des eingeschränkten Tastempfindens und fehlenden Feingefühls für diese Tätigkeiten oftmals keine Alternative.

Für die Zahntechnik finden sich im Portal Hand- und Hautschutz der BG ETEM (URL: ▶ https://hautschutz.bgetem.de/hand-und-hautschutz/taetigkeiten) weiterführende Informationen zu Tätigkeiten, Gefahrstoffen und Schutzmaßnahmen.

14.6.6 Metallverarbeitende Berufe

In metallverarbeitenden Berufen können vielfältigste Anforderungen an den Handschuhschutz gestellt werden. Zum Schutz vor Kühlschmiermitteln, Ölen und Fetten sind die Sicherheitsdatenblätter zu sichten. Je nach Exposition und Stoff ist ein flüssigkeitsdichter

Handschuh erforderlich (etwa bei intensiver Exposition der gesamten Hand), bei manchen Tätigkeiten kann auch ein (nitril-)teilbeschichteter Montagehandschuh ausreichend sein, sofern der mechanische Schutz im Vordergrund steht. Die Höhe und Art der Beschichtung hängt dabei von der Exposition ab. Nitril ist oftmals ein geeignetes Handschuhmaterial. Bei öligen Arbeiten können Handschuhe mit griffsicheren Beschichtungen und Oberflächen (wie „Schaumbeschichtungen") eingesetzt werden, da diese mehr Griffsicherheit bieten und ein kraftschonenderes Arbeiten ermöglichen (▶ Abschn. 14.4.2, ◻ Abb. 14.4).

Für Reinigungsarbeiten (beispielsweise mit Entfettern, Lösemitteln) ist ein adäquater Chemikalienschutzhandschuh auszuwählen und auf die Exposition und Dauer der Tätigkeit abzustimmen (▶ Abschn. 14.4.3). Im Umgang mit scharfkantigen Werkstücken oder Maschinen kann ein schnittfester Handschuh (gemäß DIN EN 388) erforderlich sein (▶ Abschn. 14.4.2). An bestimmten Arbeitsplätzen, beispielsweise im Umgang mit drehenden Teilen, kann das Tragen von Schutzhandschuhen verboten sein (▶ Abschn. 14.5.5).

14.6.7 Epoxidharzverarbeitende Berufe

Epoxidharze werden in verschiedenen Berufen verarbeitet, etwa in der Bauwirtschaft, im Formenbau, in der Elektronik-, Elektro- und Metallindustrie, in der Holzwirtschaft, im Restaurierungsbereich sowie beim Laminieren und Beschichten von Oberflächen. Epoxidharzsysteme bestehen im Regelfall aus einer Harz- und aus einer Härterkomponente (Geier et al. 2016; ARBOUW und BG BAU 2015). Beide Komponenten sowie auch Reaktivverdünner können Inhaltsstoffe enthalten, die zu einer Sensibilisierung führen können. Nicht ausgehärtete Epoxidharze weisen bei Hautkontakt – insbesondere im Vergleich zu anderen Allergenen – bereits nach kurzzeitiger Exposition ein sehr hohes Sensibilisierungspotenzial auf (Geier et al. 2016; Bauer et al. 2015; Heine et al. 2012). Konsequenter Handschuhschutz mit Chemikalienschutzhandschuhen ist somit eine zentrale Schutzmaßnahme, sofern Substitution oder technische/organisatorische Maßnahmen nicht umsetzbar sind. Teilbeschichtete Handschuhe, die nur einen mechanischen Schutz bieten, oder auch Leder-Stoff-Handschuhe sind nicht geeignet.

Die Berufsgenossenschaft der Bauwirtschaft stellt eine Übersicht mit Chemikalienschutzhandschuhen zur Verfügung, die über eine Arbeitsschicht sowie als Spritzschutz für den Umgang mit lösemittelfreien Epoxidharzprodukten geeignet sind (URL: ▶ https://www.bgbau.de/themen/sicherheit-und-gesundheit/gefahrstoffe/gefahrstoffe-beim-bauen-renovieren-und-reinigen/epoxidharze/handschuhe/). Für die Verwendung über eine Arbeitsschicht werden konkrete Handschuhmodelle verschiedener Hersteller aus Nitrilkautschuk (Schichtstärke ca. 0,4 mm) oder Butylkautschuk (Schichtstärke 0,5–0,7 mm) genannt. Als kurzfristiger Spritzschutz werden Nitrileinmalhandschuhe verschiedener Hersteller aufgeführt. Bei der Verarbeitung lösemittelhaltiger Epoxidharzprodukte ist die Schutzwirkung vom Lösemittel abhängig; die Sicherheitsdatenblätter sind in diesem Fall zu sichten.

14.6.8 Berufe des Baugewerbes

In Bauberufen besteht potenziell Umgang mit verschiedensten Berufsstoffen. Die Berufsgenossenschaft der Bauwirtschaft stellt auf ihrer Homepage mit der WINGIS online Handschuhdatenbank weiterführende Informationen und Angaben zu Schutzhandschuhen im Umgang mit verschiedenen Produkten zur Verfügung (URL: ▶ https://www.wingisonline.de/handschuhdb/), beispielsweise für die Arbeit mit Isocyanaten, Bitumenprodukten oder zementären Produkten. Hinweise zum Handschuhschutz bei der Verarbeitung von Isocyanaten finden sich ebenfalls in der TRGS 430 (4.4).

Lederhandschuhe können für trockene, mechanisch belastende Arbeitsplätze geeignet sein; sollten aber bei nassen Tätigkeiten oder bei der Verarbeitung feuchter Arbeitsstoffe (beispielsweise Zement) nicht eingesetzt werden. Hierbei können – abhängig von den Stoffen und der Verarbeitung – nitril(teil)beschichtete Arbeitshandschuhe oder flüssigkeitsdichte Handschuhe (gemäß DIN EN ISO 374) verwendet werden.

14.6.9 Berufe in der chemischen Industrie

Handschuhempfehlungen für diese Branche sind im Einzelfall auf die Exposition und Dauer eines Chemikalienkontaktes (kurzzeitiger oder langfristiger Kontakt) mit dem Handschuhmaterial abzustimmen sowie unter Berücksichtigung weitere Anforderungen der Tätigkeit (beispielsweise erforderliches Tastempfinden bei der Untersuchung von Proben im Labor) zu formulieren. Unterstützend stellen die Berufsgenossenschaft Rohstoffe und chemische Industrie (BG RCI) und die Berufsgenossenschaft Holz und Metall (BGHM) das Gefahrstoffinformationssystem Chemikalien (GisChem, URL: ▶ http://www.gischem.de) zur Verfügung. Über die Gefahrstoffsuche lassen sich Chemikalien recherchieren (beispielsweise „Aceton") sowie geeignete Arbeitsschutzmaßnahmen ermitteln (insbesondere Persönliche Schutzmaßnahmen einschließlich einer orientierenden Angabe möglicher Handschuhmaterialien).

14.6.10 Druck und Papierverarbeitung

Die BG ETEM stellt für den Bereich „Druck und Papierverarbeitung" im Portal Hand- und Hautschutz (URL: ▶ https://hautschutz.bgetem.de/hand-und-hautschutz/taetigkeiten) Informationen zu Arbeitsplätzen, Tätigkeiten, Gefahrstoffen und Schutzmaßnahmen zur Verfügung, beispielsweise für verschiedene Druckverfahren, eingesetzte Farben und Lösemittel.

14.6.11 Logistik, Transport und Lagerarbeiten

Oftmals handelt es sich bei diesen Tätigkeitsfeldern um vergleichsweise trockene Arbeiten ohne Feuchtigkeits- oder Chemikalienkontakte. Sofern der Schutz vor trockenen, staubigen Verschmutzungen und (leichter) mechanischer Belastung im Vordergrund steht, können teilbeschichtete Handschuhe geeignet und ausreichend sein. Diese verhindern auch bei längeren Tragezeiten einen Feuchtigkeits- und Wärmestau (▶ Abschn. 14.5.1). Abhängig vom Arbeitsplatz und Trageempfinden können PU-teilbeschichtete Handschuhe bei trockenen Tätigkeiten mit sehr hohem Tastempfinden oder auch nitrilteilbeschichtete Handschuhe zum Schutz vor trockenen bis leicht feucht-öligen Verschmutzungen verwendet werden. Ist kein hohes Tastempfinden erforderlich, eignen sich auch gröbere, teilbeschichtete Handschuhe oder – bei trockenen Arbeiten – Leder-Textil-Arbeitshandschuhe. Werden scharfkantige Teile transportiert, kann ein schnittfester Handschuh erforderlich sein (▶ Abschn. 14.4.2).

14.7 „Handschuhkommunikation" in der Praxis

14.7.1 Schutzverhalten ermitteln und optimieren: Die richtigen Fragen stellen

In ◘ Tab. 14.4 werden als Synopse dieses Beitrages Anregungen für Fragestellungen für die Anamnese zur Identifikation von Optimierungspotenzial beim Handschuhschutz formuliert sowie Verweise zu den jeweiligen Kapiteln gegeben. Bei der Beantwortung einiger Fragen kann es hilfreich sein, ein benutztes Paar Schutzhandschuhe zu inspizieren (sofern möglich).

Tab. 14.4 Überblick über Fragen für die Anamnese zur Ermittlung des Umgangs mit Schutzhandschuhen und zur Identifikation eines möglichen Optimierungspotenziales

Fragen für die Anamnese	Relevanz und Kapitelverweis
„Zu welchen Stoffen haben Sie am Arbeitsplatz Kontakt?" erweitern um: „Zu welchen Stoffen haben Sie mit einem Handschuh direkten Kontakt?"	Die erste Frage nach dem Kontakt wird gelegentlich unvollständig beantwortet, da Handschuhe getragen werden und daher vermeintlich kein „(Haut-)Kontakt" bestünde. Es kann sich dabei jedoch um ein falsches Handschuhmodell handeln, beispielsweise Lederhandschuhe im Umgang mit Flüssigkeiten. ► Abschn. 14.4.2 und 14.4.3
„Kontrollieren Sie Ihre Handschuhe, bevor Sie sie anziehen?"	Möglicherweise erfolgt die Verwendung bereits beschädigter Handschuhe. ► Abschn. 14.5.4
„Welche Handschuhe tragen Sie bei welchen Tätigkeiten? Aus welchem Material besteht der Handschuh? Können Sie den Hersteller und das exakte Handschuhmodell mit der Artikelnummer nennen oder herausfinden?"	Die genaue Modellbeschreibung ist wichtig für die Ermittlung des Handschuhtyps, des Materials, die Beurteilung der Eignung (beispielsweise flüssigkeitsdicht) und eventuell enthaltene Allergene. ► Abschn. 14.2, 14.3, und 14.5.2
„Wie häufig wechseln Sie den Handschuh? Wann wechseln Sie den Handschuh, beispielsweise erst bei sichtbarer Beschädigung? Stehen Ihnen am Arbeitsplatz ausreichend Handschuhe zum Wechseln zur Verfügung?"	Zu lange Tragezeiten sollten unbedingt vermieden werden, da sie die Hautgesundheit gefährden; der Arbeitgeber ist verpflichtet, ausreichend Handschuhe zum Wechseln zur Verfügung zu stellen. ► Abschn. 14.5.4
„Wie ziehen Sie die Handschuhe aus? Kommen Sie beim Ausziehen mit der kontaminierten Außenseite in Kontakt?"	Die richtige Technik beim Ausziehen kontaminierter Handschuhe ist zu üben. ► Abschn. 14.5.4
„Sind Ihre Hände beim Ausziehen der Handschuhe schmutzig? Warum? Wie ziehen Sie die Handschuhe aus?"	Es ist zu ermitteln, ob der verwendete Handschuh ausreichend schützt oder eine höhere Beschichtung oder ein flüssigkeitsdichter Handschuh einzusetzen ist; möglicherweise gibt es Defizite (Kontamination) beim Ausziehen der Handschuhe. ► Abschn. 14.4.2, 14.4.3, und 14.5.4
„Sehen Ihre Handschuhe von Innen schmutzig aus, wenn Sie sie entsorgen? Warum? Wie kommt der Schmutz in den Handschuh? Ist die Stulpe zu kurz oder die Beschichtung zu niedrig? Ziehen Sie den Handschuh mit verschmutzten Händen an? Läuft Flüssigkeit von oben die Stulpe?"	Verschmutzungen im Innenraum sind unbedingt zu vermeiden; gegebenenfalls sollten Handschuhe mit längerer Stulpe oder Ärmelschone verwendet werden; bei dickwandigeren Chemikalienschutzhandschuhen kann die Stulpe umgeschlagen werden. ► Abschn. 14.5.3 und 14.5.4
„Fühlen sich Ihre Hände beim Umgang mit Lösemitteln in den Handschuhen ‚kühl' oder ‚nass' an? Verändern die Handschuhe ihre Form? Werden sie größer oder verändert sich die Farbe?"	Permeiertes Aceton oder andere Lösemittel können zu „kühlen" Hautempfindungen im Handschuh auf der Haut führen. Manche Degradationsprozesse sind sichtbar (etwa durch Farb- oder Formveränderung). Die Permeation und Degradation von Chemikalien sollten vermieden werden, da die Schutzeigenschaften nicht mehr gewährleistet sind. ► Abschn. 14.4.3 und 14.5.4
„Sind Ihre Hände feucht (beispielsweise vom Händedesinfektionsmittel) oder ‚frisch eingecremt', wenn Sie Handschuhe anziehen?"	Handschuhe sollten nur auf trockenen, sauberen Händen getragen werden beziehungsweise erst, wenn eine geeignete Schutzcreme vollständig eingezogen ist. ► Abschn. 14.5.4

Tab. 14.4 (Fortsetzung)

Fragen für die Anamnese	Relevanz und Kapitelverweis
„Kommt der Berufsstoff auf den Handschuh oder lässt er sich mit einer ‚Non-Touch-Technik' verarbeiten?"	Technische Schutzmaßnahmen (zur Verhinderung des Kontakts) sollten stets Vorrang vor persönlichem Schutz haben; eventuell lässt sich der Kontakt zum Handschuhmaterial mittels „Non-Touch-„ oder „Minimal-Contact-Technik" mit Pipetten, Spateln, Zangen vermeiden oder reduzieren. ► Kap. 16
„Nutzen Sie die Handschuhe alleine oder teilen Sie sie mit Kollegen? Wie häufig wechseln und reinigen Sie die Baumwoll-Unterziehhandschuhe?"	Im Regelfall sollte PSA nur von einem Mitarbeiter getragen werden; Unterziehhandschuhe sind regelmäßig zu wechseln und zu reinigen. ► Abschn. 14.5.4
„Müssen Sie durchgehend Handschuhe tragen oder gibt es Tätigkeiten ohne Hautbelastung? Kann sich das Tragen wasserdichter Handschuhe mit Trockenarbeit abwechseln?"	Arbeitsorganisatorisch sollten sich Zeiten, in denen flüssigkeitsdichte Handschuhe getragen werden, mit Tätigkeiten abwechseln, bei denen kein (okklusiver) Handschuhschutz erforderlich ist. ► Abschn. 14.5.1 und 14.5.4
„Wo lagern Sie Ihre Handschuhe? Sind sie immer ‚am Mann'?"	Arbeitsorganisatorisch sollte das Handschuhtragen erleichtert werden, indem Handschuhe immer in ausreichender Anzahl verfügbar sind. ► Abschn. 14.5.4

14.7.2 Überzeugend für Schutzhandschuhe argumentieren und motivieren

In der Beratung von Arbeitskräften beziehungsweise hauterkrankten Patienten begegnet man einer Vielzahl von Argumenten und Gründen, die dem Tragen von Schutzhandschuhen vermeintlich entgegenstehen (Sonsmann et al. 2015a). Ebenso existieren verschiedene, fachlich falsche Vorstellungen zur Schutzwirkung von Handschuhen (Wilke et al. 2015). Dieses Kapitel widmet sich diesen Argumenten und Vorstellungen und liefert Begründungen und Gegenargumente, die in der Beratungspraxis dabei helfen können, Arbeitskräfte in der Notwendigkeit und Umsetzbarkeit eines konsequenten und adäquaten Handschuhschutzes zu bestärken. Einige dieser Argumentationsstrategien sowie weiterführendes Material wurden im Rahmen des EU-geförderten Projektes „SafeHair 2.0" für das Friseurhandwerk entwickelt (URL: ► http://www.safehair.eu).

■ „Hab ich schon mal ausprobiert, klappt nicht! Ich kann mit Handschuhen nicht arbeiten!"

Oft argumentieren Patienten beziehungsweise Arbeitskräfte auf diese Weise, wenn sie in der Vergangenheit bereits schlechte Erfahrungen mit Schutzhandschuhen gemacht haben, beispielsweise fehlende Taktilität, mangelhafte Qualität, schlechter Tragekomfort, fehlende Schutzwirkung oder keine passende Größe. Einmal gemachte schlechte Erfahrungen mit Hautschutz können zu einer grundsätzlichen Ablehnung führen (Bathe et al. 2012). Oft erübrigen sich diese Vorurteile, wenn festgestellt wird, dass es durchaus passende Handschuhe mit hohem Tragekomfort gibt, die schützen und angenehm zu tragen sind (Sonsmann et al. 2015a). Ein Trageversuch verschiedener Modelle am Arbeitsplatz sowie bei Bedarf eine weitere Adjustierung des Handschuhschutzes sind hier empfehlenswert und notwendig. In berufsdermatologischen Schwerpunktzentren kann dies beispielsweise während einer ergotherapeutische Erprobung im Arbeitsplatzsimulationsmodell erfolgen.

- **„In Handschuhen/Mit Baumwoll-Unterziehhandschuhen habe ich kein Feingefühl!"**

Handschuhe allgemein sowie auch Baumwoll-Unterziehhandschuhe werden oft als störende, zusätzliche Barriere wahrgenommen. Dies gilt vor allem dann, wenn bislang ohne entsprechenden Schutz gearbeitet wurde und das Tastempfinden plötzlich eingeschränkt wird. Jedoch zeigen Studien, dass sich das Arbeiten mit Handschuhen erlernen und das Tastgefühl im Laufe der Zeit verbessern und trainieren lässt (wie das Erlernen der Blindenschrift). Dabei ist es wichtig, dass das Handschuhtragen immer wieder praktiziert wird und die Anwender vor allem am Anfang geduldig mit sich selbst sind. Ärzte können mit zwei Paar übereinander gezogenen Handschuhen operieren, Friseure können lernen, mit Handschuh und Baumwoll-Unterziehhandschuh Haare zu schneiden und Masseure können lernen, unter Handschuhschutz zu massieren. Wichtig ist, dass die Handschuhe eine gute Passform aufweisen, da feinmotorische Tätigkeiten durch zu große Handschuhe erschwert werden. Baumwoll-Unterziehhandschuhe sollten an den Fingerkuppen nahtfrei sein, um das Tastempfinden nicht zusätzlich durch Nähte einzuschränken. Eventuell können fingerkuppen- oder fingerlose Baumwoll-Unterziehhandschuhe eingesetzt werden, wenn viel Taktilität an den Fingerkuppen erforderlich ist, beispielsweise in der Zahntechnik bei der Bearbeitung von Prothesen (▶ Abschn. 14.5.1, ◘ Abb. 14.10).

14

- **„Ich habe keine Zeit zum Handschuhtragen und zum ständigen Wechseln! Und ich habe die Handschuhe nie ‚am Mann' wenn ich sie brauche!"**

Eine gute Arbeitsorganisation spart Zeit und erleichtert das Handschuhtragen. Das bedeutet, dass Handschuhe möglichst dort liegen sollten, wo sie gebraucht werden, beispielsweise am Arbeitsplatz, an dem die Anmischung der Haarfarben erfolgt. „Handschuhclips" können – je nach Arbeitsplatz und Handschuh – an der Arbeitskleidung befestigt werden, sodass die Handschuhe immer griffbereit sind (▶ Abschn. 14.5.4; Wilke et al. 2022). Der Vergleich mit einem Raucher kann helfen, der „seine Zigaretten auch immer parat hat". Das korrekte Handschuhtragen und -wechseln stellt eine Übungssache dar, die nur wenige Sekunden dauert, nach kurzer Eingewöhnungszeit schneller geht und schließlich zur Gewohnheit wird. Diese Zeit sollte sich jeder mit Rücksicht auf die eigene Gesundheit bewusst nehmen. Ist die Haut erstmal erkrankt, kann eine Krankschreibung erforderlich werden, die – arbeitsökonomisch betrachtet – sehr viel mehr Zeit einfordert.

- **„Die Handschuhe sehen nicht schön aus!"**

Insbesondere in Berufen mit Kundenkontakt – Friseurhandwerk, Kosmetik, Verkauf von Lebensmitteln, manchmal mit firmenintern vorgegebenen Farben der Arbeitskleidung – können Handschuhe oder bestimmte Handschuhfarben „abschrecken". Mittlerweile werden Handschuhe in unterschiedlichen Farben verkauft – blau, grün, weiß, durchsichtig, lila, beige und andere – sodass sich in der Regel eine passende Farbe finden lässt. Und auch raue, trockene, entzündete Hände sind in Berufen mit Kundenkontakt keine „gute Werbung".

- **„Kunden oder Kollegen reagieren negativ, wenn ich Handschuhe trage!"**

Irritierte oder negativ-ablehnende Reaktionen von Kollegen oder Kunden werden von Patienten mit Berufsdermatosen als Hürde beim Handschuhtragen beschrieben (Bathe et al. 2012). Beides berührt eine sozialpsychologische Perspektive, beispielsweise im Friseurhandwerk, bei Massagen, aber auch beim Anstreichen von Innenräumen. Kritischen oder ablehnenden Reaktionen liegt oft Unwissenheit zugrunde. Kunden (aber auch Arbeitskollegen) sollten informiert werden, dass die angewendeten beziehungsweise aufgetragenen Produkte nicht „giftig" sind, aber der dauerhafte Umgang (auch mit Shampoo) die Haut des Anwenders schädigen kann („Die Dosis macht das Gift."). Nach entsprechender Übung sind die Fähigkeiten des Anwenders durch den Handschuhschutz nicht eingeschränkt, auch nicht beim Massieren. Dies kann eventuell zunächst mit

Arbeitskollegen und/oder in einem berufsdermatologischen Schwerpunktzentrum erprobt und geübt werden. Argumentationshilfen sollten gemeinsam mit dem Patienten bereits erarbeitet und trainiert werden, bevor die jeweilige Situation eintritt.

- **„Es gibt keine Handschuhe, die mir passen!"**

Die meisten Handschuhe werden in verschiedene Größen angeboten, von Größe 6 bis Größe 11. Manche Hersteller stellen Handschuhe in „Über-" oder „Untergrößen" her. In der Praxis lohnt sich die Erprobung verschiedener Modelle unterschiedlicher Hersteller. Sie können sich in der Passform, Fingerlänge, Schichtstärke sowie in ihrer Elastizität und damit der Eigenschaft, sich an die individuelle Handform anzupassen, unterscheiden. Im arbeitspraktischen Kontext können verschiedene Handschuhe im Trageversuch erprobt werden, bis ein adäquates Modell gefunden wurde.

- **„Das Schwitzen in Handschuhen schadet meiner Haut!"**

Übermäßiges Schwitzen in Handschuhen schadet der Haut vor allem dann, wenn die Haut bereits angegriffen ist oder wenn unmittelbar im Anschluss an das Ausziehen der Handschuhe die Hände gewaschen, mechanisch belastet oder anderen Irritanzien ausgesetzt werden (▶ Abschn. 14.5.1). Keinen Handschuh zu tragen und die Hände den Hautbelastungen am Arbeitsplatz auszusetzen, schädigt die Haut allerdings in der Regel viel mehr. Ein regelmäßiges Wechseln verschwitzter Handschuhe gegen ein trockenes Paar oder auch die Verwendung dünner Baumwoll-Unterziehhandschuhe können die Ansammlung von Schweiß im Handschuh reduzieren. Auch sollten okklusive Handschuhe nur getragen werden, wenn es wirklich notwendig ist und Feucht- und Trockenarbeit sich abwechseln (▶ Abschn. 14.5.1).

- **„Ich nehme lieber Hautschutzcreme statt Handschuhe!"**

Im Regelfall sind Hautschutzmittel kein Ersatz für Schutzhandschuhe. Auslobungen, sie würden wie ein „flüssiger" oder „unsichtbarer" Handschuh wirken, konnten durch Studien und in der Anwendungspraxis bislang nicht bestätigt werden (Fartasch et al. 2015). Hautschutzmittel sind niemals vollständig „dicht" und können im Umgang mit korrosiven, toxischen, mutagenen oder kanzerogenen Stoffen, vor Allergenen, organischen Lösemitteln sowie konzentrierten Säuren und Laugen adäquat ausgewählte und eingesetzte Schutzhandschuhe keinesfalls ersetzen (Kleesz 2015; Fartasch et al. 2015; Schliemann-Willers und Elsner 2005). Auch vor mechanischer Belastung können Hautschutzmittel nicht schützen. Ferner ist festzustellen, dass „selbst ein ausgesprochen dünnwandiger Schutzhandschuh wesentlich dicker ist als eine Creme- oder Salbenschicht nach wenigen Handgriffen bei der Arbeit" (Kleesz 2015).

Hautschutzmittel können jedoch unter bestimmten Umständen sowie bei entsprechender Auslobung mit Handschuhen kombiniert werden (▶ Abschn. 14.5.4) oder an Arbeitsplätzen eingesetzt werden, an denen Schutzhandschuhe nicht erlaubt sind, etwa bei Tätigkeiten mit Einzugsgefahr des Schutzhandschuhes (▶ Abschn. 14.5.5).

- **„Ich kann als Friseur mit Handschuhen beim Haarewaschen die Wassertemperatur nicht fühlen!"**

Heutzutage gibt es Einmalhandschuhe mit sehr dünner Schichtstärke, die auch das Erfühlen von Temperaturunterschieden möglich machen. Ferner sind Rückfragen beim Kunden, ob die Wassertemperatur angenehm sei, ein Zeichen für eine professionelle Berufsausübung.

- **„Ich traue mich nicht, meinen Arbeitgeber nach Handschuhen zu fragen, weil Handschuhe teuer sind!"**

Ein Arbeitgeber (Unternehmer) ist verpflichtet, eine Gefährdungsbeurteilung am Arbeitsplatz durchzuführen, um die Arbeitsbedingungen und die Art und den Umfang möglicher Risiken für die einzelne Arbeitskraft zu bewerten sowie geeignete PSA auszuwählen (DGUV Regel 112-195 2007). Diese ist in ausreichender Anzahl zur Verfügung zu stellen.

Darüber hinaus sollte jeder Arbeitgeber daran interessiert sein, hautgesunde Mitarbeiter zu beschäftigen, da Arbeitsunfähigkeitszeiten, die aus Berufsdermatosen resultieren können, in der Regel deutlich teurer sind, als die konsequente Bereitstellung von PSA. Auch gilt es, die Arbeitskraft qualifizierter Mitarbeiter zu erhalten.

Statt der Verwendung großer Mengen preisgünstigerer (und eventuell auch qualitativ schlechterer) Handschuhe lohnte es sich, Preise zu vergleichen. Gelegentlich lässt sich durch den Erwerb und Einsatz teurer(er), qualitativ hochwertiger(er) Handschuhmodelle, die länger eingesetzt werden können (beispielsweise Leder-Textil-Arbeitshandschuhe), sogar Geld sparen.

- **„Ich habe eine Handschuhallergie!"**

Diese Aussage bedarf dermatologischer Abklärung durch eine leitliniengerechte Epikutantestung. Falls hierdurch tatsächlich eine Sensibilisierung gegenüber einem Handschuh-Allergen (► Abschn. 7.1 und 14.5.2) nachgewiesen werden kann, kann der Betroffene gezielt im Hinblick auf für ihn allergenfreie Handschuhe beraten werden.

Häufiger handelt es sich allerdings um keine „Allergie“, sondern um eine falsche Anwendung von Handschuhen, die die Haut schädigt, beispielsweise dauerhaftes Tragen okklusiver Schutzhandschuhe, Tragen verschmutzter, falscher oder zu kurzer Handschuhe oder auch das Tragen von Handschuhen in Kombination mit ungeeigneter Creme (► Abschn. 14.5.3 und 14.5.4). Hier sind die adäquate Aufklärung und Information des Patienten über seine Diagnose sowie über den Nutzen von Handschuhen für die Hautgesundheit erforderlich.

- **„Ich brauche keine Handschuhe. Der Maschinenreiniger ist ein biologisches Produkt"**

Auch als vermeintlich „unbedenklich“ ausgelobte Berufsstoffe können bei kumulativer Hautexposition am Arbeitsplatz die Haut schädigen und irritative oder allergische Kontaktekzeme auslösen. Auslobungen als „biologisch“, „hautunbedenklich“, „hautschonend“, „hautfreundlich“ oder „sensitiv“ können dazu führen, dass die schädigende Wirkung dieser Stoffe unterschätzt und auf Handschuhschutz verzichtet wird (Sonsmann et al. 2015b). Auch „biologische“ Maschinenreiniger können die Haut schädigen, wenn man bedenkt, dass bereits häufiges Haarewaschen mit Shampoos, die als Kosmetikprodukte für die Anwendung auf der menschlichen Haut vorgesehen sind, kumulativ-subtoxische Kontaktekzeme auslösen können.

14.8 Fazit für die Praxis

Handschuhe können „Fluch und Segen“ zugleich sein: In diesem Beitrag wird deutlich, dass adäquat ausgewählte und eingesetzte Schutzhandschuhe vor äußeren Einwirkungen am Arbeitsplatz (und auch im Privatbereich) schützen können. Gleichzeitig können Schutzhandschuhe falsch ausgewählt und eingesetzt werden und damit selbst zum Risikofaktor für die Hautgesundheit werden. Durch leitliniengerechte, hautfachärztlich durchgeführte Epikutantests können in der berufsdermatologischen Praxis Sensibilisierungen gegenüber Schutzhandschuhen diagnostiziert (oder ausgeschlossen) werden. Die „richtigen“ Fragen und Argumente und eine entsprechende Dokumentation (beispielsweise in Form von Hautarztberichten) können maßgeblich dazu beitragen, Optimierungspotenzial für den Handschuhschutz zu identifizieren.

Unterstützung bei einer sich anschließenden Optimierung vor Ort können Sicherheitsfachkräfte und/oder Betriebsmediziner sowie Mitarbeiter des Präventionsdienstes des jeweiligen Unfallversicherungsträgers leisten. Bei bestehender Berufsdermatose kann das Einüben eines richtigen Umgangs mit Schutzhandschuhen in berufsdermatologischen Schwerpunktzentren durch Gesundheitspädagogen und Ergotherapeuten erfolgen, um Fehler bei der Anwendung zu vermeiden.

Literatur

Aalto-Korte K (2021) Contact allergy to protective gloves. In: Johansen JD, Mahler V, Lepoittevin JP, Frosch PJ (Hrsg) Contact dermatitis, 6. Aufl. Springer, Berlin/Heidelberg, S 1057–1065

Aalto-Korte K, Alanko K, Henriks-Eckerman ML, Estlander T, Jolanki R (2003) Allergic contact dermatitis from bisphenol A in PVC gloves. Contact Dermatitis 49:202–205

Aalto-Korte K, Alanko K, Henriks-Eckerman ML, Jolanki R (2006) Antimicrobial allergy from polyvinyl chloride gloves. Arch Dermatol 142:1326–1330

Aalto-Korte K, Ackermann L, Henriks-Eckerman ML, Valimaa J, Reinikka-Railo H, Leppanen E, Jolanki R (2007) 1,2-Benzisothiazolin-3-one in disposable polyvinyl chloride gloves for medical use. Contact Dermatitis 57:365–370

Allmers H, Schmengler J, Skudlik C (2002) Primary prevention of natural rubber latex allergy in the German health care system through education and intervention. J Allergy Clin Immunol 110:318–323

Antelmi A, Young E, Svedman C, Zimerson E, Engfeldt M, Foti C, Bruze M (2015) Are gloves sufficiently protective when hairdressers are exposed to permanent hair dyes? An in vivo study. Contact Dermatitis 72:229–236

Arbeitskreis „Krankenhaus- & Praxishygiene" der AWMF (2017) Anforderungen an Handschuhe zur Infektionsprophylaxe im Gesundheitswesen. AWMF-Leitlinien-Register Nr. 029/021

ARBOUW, Berufsgenossenschaft der Bauwirtschaft (2015) ARBOUW/BG BAU Epoxi-Erklärung. https://www.bgbau.de/fileadmin/Gisbau/EpoxidErklaerung.pdf. Zugegriffen am 26.03.2023

Bathe A, Diepgen TL, Matterne U (2012) Subjective illness perceptions in individuals with occupational skin disease: a qualitative investigation. Work 43:159–169

Bauer A, Geier J, Mahler V, Uter W (2015) Kontaktallergie bei Erwerbstätigen in Deutschland. Ergebnisse des IVDK-Netzwerkes 2003-2013. Hautarzt 66:652–664

BGIA (Berufsgenossenschaftliches Institut für Arbeitsschutz) (2006) Frisörchemikalien/Schutzhandschuhe. Projekt-Nr. BGIA 3084

BGVV (Bundesinstitut für gesundheitlichen Verbraucherschutz und Veterinärmedizin) (2001) Stellungnahme des BgVV zu Vinyl-Einweghandschuhen im Kontakt mit Lebensmitteln. http://www.bfr.bund.de/cm/343/stellungnahme_des_bgvv_zu_vinyl_einweghandschuhen_im_kontakt_mit_lebensmitteln.pdf. Zugegriffen am 26.03.2023

Bregnbak D, Johansen JD, Jellesen MS, Zachariae C, Menné T, Thyssen JP (2015) Chromium allergy and dermatitis: prevalence and main findings. Contact Dermatitis 73:261–280

Broecke KV, Zimerson E, Bruze M, Goossens A (2014) Severe allergic contact dermatitis caused by a rubber glove coated with a moisturizer. Contact Dermatitis 71:117–119

Brooke RCC, Beck MH (2002) A new source of allergic contact dermatitis from UV-cured (meth)acrylate adhesive. Contact Dermatitis 47:179–180

Cieslik J, Röckel-Schütze G, Paszkiewicz P (2013) Strategie zur Ermittlung geeigneter Schutzhandschuhe gegen Chemikalien – ein branchenorientiertes Konzept. Gefahrstoffe – Reinhalt Luft 73:392–397

Crepy MN, Lecuen J, Ratour-Bigot C, Stocks J, Bensefa-Colas L (2018) Accelerator-free gloves as alternatives in cases of glove allergy in healthcare workers. Contact Dermatitis 78:28–32

Dejonckheere G, Herman A, Baeck M (2019) Allergic contact dermatitis caused by synthetic rubber gloves in healthcare workers: sensitization to 1,3-diphenylguanidine is common. Contact Dermatitis 81:167–173

DGUV (o. J.) Spinnennetzplots für Latex, Nitril-Kautschuk, Polyvinylchlorid, Polychloropren, Butyl-Kautschuk, Fluorkautschuk, Polyvinylalkohol. Deutsche Gesetzliche Unfallversicherung e. V. (DGUV). https://www.dguv.de/medien/ifa/de/pra/chemikalienschutzhandschuhe/pdf/spinnennetzplots.pdf. Zugegriffen am 26.03.2023

DGUV Information 212-007 (2009, vormals: BGI/GUV-I 868) „Chemikalienschutzhandschuhe". Deutsche Gesetzliche Unfallversicherung e. V. (DGUV)

DGUV Regel 100-001 (2014) „Grundsätze der Prävention". Deutsche Gesetzliche Unfallversicherung e. V. (DGUV)

DGUV Regel 112-189 (vormals: BGR 189) „Benutzung von Schutzkleidung". Oktober 2007. Deutsche Gesetzliche Unfallversicherung e. V. (DGUV)

DGUV Regel 112-195 (2007, vormals: BGR 195) „Benutzung von Schutzhandschuhen". Deutsche Gesetzliche Unfallversicherung e. V. (DGUV)

Diepgen TL, Dickel H, Becker D, John SM, Geier J, Mahler V, Rogosky E, Schmidt A, Skudlik C, Wagner E, Weisshaar E (2008) Beurteilung der Auswirkung von Allergien bei der Minderung der Erwerbsfähigkeit im Rahmen der BK 5101: Thiurame, Mercaptobenzothiazole, Dithiocarbamate, N-Isopropyl-N′-phenyl-p-phenylendiamin. Dermatol Beruf Umwelt 56:11–24

DIN EN 16523-1: Bestimmung des Widerstands von Materialien gegen die Permeation von Chemikalien. Teil 1: Permeation durch eine flüssige Chemikalie unter Dauerkontakt; Deutsche Fassung EN 16523-1:2018

DIN EN 388: Schutzhandschuhe gegen mechanische Risiken; Deutsche Fassung EN 388:2019

DIN EN 455-1: Medizinische Handschuhe zum einmaligen Gebrauch. Teil 1: Anforderungen und Prüfung auf Dichtheit; Deutsche Fassung EN 455-1:2022

DIN EN 455-2: Medizinische Handschuhe zum einmaligen Gebrauch. Teil 2: Anforderungen und Prüfung der physikalischen Eigenschaften; Deutsche Fassung EN 455-2:2015

DIN EN 455-3: Medizinische Handschuhe zum einmaligen Gebrauch. Teil 3: Anforderungen und Prüfung für die biologische Bewertung; Deutsche Fassung EN 455-3:2022

DIN EN 455-4: Medizinische Handschuhe zum einmaligen Gebrauch. Teil 4: Anforderungen und Prüfung zur Bestimmung der Mindesthaltbarkeit; Deutsche Fassung EN 455-4:2009

DIN EN ISO 21420: Schutzhandschuhe – Allgemeine Anforderungen und Prüfverfahren; Deutsche Fassung EN ISO 21420:2020

DIN EN ISO 374-1: Schutzhandschuhe gegen gefährliche Chemikalien und Mikroorganismen. Teil 1: Terminologie und Leistungsanforderungen für chemische Risiken; Deutsche Fassung EN ISO 374-1:2016

DIN EN ISO 374-2: Schutzhandschuhe gegen gefährliche Chemikalien und Mikroorganismen – Teil 2: Bestimmung des Widerstandes gegen Penetration; Deutsche Fassung EN ISO 374-2:2019

DIN EN ISO 374-4: Schutzhandschuhe gegen gefährliche Chemikalien und Mikroorganismen. Teil 4: Bestimmung des Widerstandes gegen Degradation durch Chemikalien; Deutsche Fassung EN ISO 374-4:2019

DIN EN ISO 374-5: Schutzhandschuhe gegen gefährliche Chemikalien und Mikroorganismen. Teil 5: Terminologie und Leistungsanforderungen für Risiken durch Mikroorganismen; Deutsche Fassung EN ISO 374-5:2016

Dulon M, Kähler B, Kirvel S, Schlanstedt G, Nienhaus A (2015) Usage of gloves for hair shampooing in German hairdressing salons. J Occup Med Toxicol 10:47

Espasandín-Arias M, Goossens A (2014) Natural rubber gloves might not protect against skin penetration of methylisothiazolinone. Contact Dermatitis 70:249–251

14

Eyerer P (2012) Einführung in polymer engineering. In: Elsner P, Eyerer P, Hirth T (Hrsg) Kunststoffe. Eigenschaften und Anwendungen. Springer, Berlin/Heidelberg, S 1–161

Fartasch M, Diepgen TL, Drexler H, Elsner P, John SM, Schliemann S (2015) S1-AWMF-Leitlinie (Langversion) Berufliche Hautmittel: Hautschutz, Hautpflege und Hautreinigung. Dermatol Beruf Umwelt 63:47–74

Flores SK, Estlander T, Jolanki R, Maibach HI (2012) Disadvantages of gloves. In: Rustemeyer T, Elsner P, John SM, Maibach HI (Hrsg) Kanervas's occupational dermatology. Springer, Berlin/Heidelberg, S 1923–1933

Geier J, Lessmann H, Skudlik C, John SM, Becker D, Dickel H, Mahler V, Rogosky E, Wagner E, Weisshaar E, Diepgen TL (2008) Auswirkungen berufsbedingter Mehrfachsensibilisierungen gegen Nickel, Chromat und/oder Kobalt bei der BK 5101. Dermatol Beruf Umwelt 56:122–123

Geier J, Lessmann H, Mahler V, Pohrt U, Uter W, Schnuch A (2012) Occupational contact allergy caused by rubber gloves – nothing has changed. Contact Dermatitis 67:149–156

Geier J, Lessmann H, Hillen U, Skudlik C, Jappe U (2016) Sensitization to reactive diluents and hardeners in epoxy resin systems. IVDK data 2002–2011. Part I: reaction frequencies. Contact Dermatitis 74:83–93

Hamann CP, Sullivan KM, Wright P (2014) Protective gloves. In: Alikhan A, Lachapelle JM, Maibach HI (Hrsg) Textbook of hand eczema. Springer, Berlin/Heidelberg, S 295–306

Hamnerius N, Pontén A, Björk J, Persson C, Bergendorff O (2019) Skin exposure to the rubber accelerator diphenylguanidine in medical gloves – an experimental study. Contact Dermatitis 81:9–16

Hansen A, Buse A-S, Wilke A, Skudlik C, John SM, Brans R (2021a) Sensitization to 1,3-diphenylguanidine: an underestimated problem in physicians and nurses using surgical gloves? Contact Dermatitis 84:207–208

Hansen A, Brans R, Sonsmann F (2021b) Allergische Kontaktekzeme gegenüber Vulkanisationsbeschleunigern in Schutzhandschuhen: Probleme, Herausforderungen und Lösungen für den beruflichen Hautschutz. Dermatol Beruf Umwelt 69:173–184

Hartmann U (2015) Schutzhandschuhe, Schutzhandschuhe immer wieder Schutzhandschuhe. BPUVZ 3:121–128

Havmose M, Thyssen JP, Zachariae C, Johansen JD (2020) Use of protective gloves by hairdressers: a review of efficacy and potential adverse effects. Contact Dermatitis 83:75–82

Heichel T, Brans R, John SM, Nienhaus A, Nordheider K, Wilke A, Sonsmann FK (2021) Acceptance of semipermeable glove liners compared to cotton glove liners in health care workers with work-related skin diseases: results of a quasi-randomized trial under real workplace conditions. Contact Dermatitis 85:543–553

Heichel T, Sonsmann FK, John SM, Krambeck K, Maurer J, Nienhaus A, Nordheider K, Stasielowicz L, Wilke A, Brans R (2022) Effects and acceptance of semipermeable gloves compared to cotton gloves in patients with hand dermatoses: results of a controlled intervention study. Contact Dermatitis 87:176–184

Heine K, Kalberlah F, Hassauer M, Geier J, Lessmann H (2012) Ranking von Stoffen in Epoxidharzsystemen aufgrund ihrer sensibilisierenden Wirkstärken (FP-0324). https://www.dguv.de/medien/ifa/de/pro/pro1/ff-fp0324/gesamtbericht.pdf. Zugegriffen am 26.03.2023

Hübner NO, Rubbert K, Pohrt U, Heidecke CD, Partecke LI, Kramer A (2016) Einsatz wiederaufbereitbarer textiler Unterziehhandschuhe für medizinische Tätigkeiten: eine Machbarkeitsstudie. Zentralbl Chir 141:62–67

Jolanki R, Kanerva L, Estlander T (1987) Organic pigments in plastics can cause allergic contact dermatitis. Arch Derm Venereol Suppl 134:95–97

Katta R (2008) Common misconceptions in contact dermatitis counseling. Dermatol Online 14:2

Kleesz P (2009) Schutzhandschuhe oder Hautschutzmittel? Sicher ist sicher – Arbeitsschutz aktuell 05(09):240–243

Kleesz P (2015) Einzelfragen zum Hautschutz: Hautschutz unter okklusiven Bedingungen. Sicher ist sicher – Arbeitsschutz aktuell 12(15):627–628

Kolk A, Blome H (2011) Einmalhandschuhe im Verkauf und bei der Verpackung von Frischware. Arbeitsschutzaspekte unter Berücksichtigung des Verbraucherschutzes. Gefahrstoffe – Reinhalt Luft 71:323–324

Korniewicz DM, El-Masri M, Broyles JM, Martin CD, O'Connell KP (2002) Performance of latex and nonlatex medical examination gloves during simulated use. Am J Infect Control 30:133–138

KRINKO (Kommission für Krankenhaushygiene und Infektionsprävention beim Robert Koch-Institut [RKI]) (2015) Infektionsprävention im Rahmen der Pflege und Behandlung von Patienten mit übertragbaren Krankheiten. Empfehlung der Kommission für Krankenhaushygiene und Infektionsprävention (KRINKO) beim Robert Koch-Institut (RKI). Bundesgesundheitsbl 58:1151–1170

KRINKO (Kommission für Krankenhaushygiene und Infektionsprävention beim Robert Koch-Institut [RKI]) (2016) Händehygiene in Einrichtungen des Gesundheitswesens. Empfehlung der Kommission für Krankenhaushygiene und Infektionsprävention (KRINKO) beim Robert Koch-Institut (RKI). Bundesgesundheitsbl 59:1189–1220

Kwon S, Campbell LS, Zirwas MJ (2006) Role of protective gloves in the causation and treatment of occupational irritant contact dermatitis. J Am Acad Dermatol 55:891–896

Lönnroth EC, Wellendorf H, Ruyter E (2003) Permeability of different types of medical protective gloves to acrylic monomers. Eur J Oral Sci 111:440–446

Ludewig M, Hansen A, Bartling S, Meyer E, Wilke A, Sonsmann F, Brans R (2022) Length matters: use of polyethylene glove liners to prevent allergic contact dermatitis to rubber accelerators. Contact Dermatitis 86:321–322

Mahler V (2021) Allergic reactions to rubber components. In: Johansen JD, Mahler V, Lepoittevin JP, Frosch PJ (Hrsg) Contact dermatitis, 6. Aufl. Springer, Berlin/Heidelberg, S 891–911

Masmoudi ML, Lachapelle JM (1987) Occupational dermatitis to dihydroxydiphenyl and diphenylthiourea in neoprene gloves. Contact Dermatitis 16:290–291

Matthieu L, Godoi AF, Lambert J, Van Grieken R (2003) Occupational allergic contact dermatitis from bisphenol A in vinyl gloves. Contact Dermatitis 49:281–283

Mellström GA, Boman A (2006) Protective Gloves. In: Chew AL, Maibach HI (Hrsg) Irritant dermatitis. Springer, Berlin/Heidelberg, S 409–419

Morch-Röder A (2016) Einsatz von Schutzhandschuhen bei der routinemäßigen Desinfektion patientennaher Kontaktflächen – Befragung von Betriebsärzten. In: Hofmann F, Reschauer G, Stößel U (Hrsg) Arbeitsmedizin im Gesundheitsdienst, Bd 29. edition FFAS, Freiburg im Breisgau, S 123–127

Oreskov KW, Søsted H, Johansen JD (2015) Glove use among hairdressers: difficulties in the correct use of gloves among hairdressers and the effect of education. Contact Dermatitis 72:362–366

Piskin G, Meijs MM, van der Ham R, Bos JD (2006) Glove allergy due to 1,3-diphenylguanidine. Contact Dermatitis 54:61–62

Pontén A (2006) Formaldehyde in reusable protective gloves. Contact Dermatitis 54:268–271

Pontén A, Dubnika I (2009) Delayed reactions to reusable protective Gloves. Contact Dermatitis 60:227–229

Pontén A, Hamnerius N, Bruze M, Hansson C, Persson C, Svedman C, Thörneby Andersson K, Bergendorff O (2013) Occupational allergic contact dermatitis caused by sterile non-latex protective gloves: clinical investigation and chemical analyses. Contact Dermatitis 68:103–110

Rego A, Roley L (1999) In-use barrier integrity of gloves: latex and nitrile superior to vinyl. Am J Infect Control 27:405–410

Rich P, Belozer ML, Norris P, Storrs FJ (1991) Allergic contact dermatitis to two antioxidants in latex gloves: 4,4′-thiobis(6-tert-butyl-meta-cresol) (Lowinox 44S36) and butylhydroxyanisole. Allergen alternatives for glove-allergic patients. J Am Acad Dermatol 24:37–43

Rose RF, Lyons P, Horne H, Wilkinson SM (2009) A review of the materials and allergens in protective gloves. Contact Dermatitis 61:129–137

Schliemann-Willers S, Elsner P (2005) Beruflicher Hautschutz. J Dtsch Dermatol Ges 3:120–135

Skudlik C, Allmers H, John SM, Becker D, Dickel H, Geier J, Häberle M, Lessmann H, Mahler V, Wagner E, Weisshaar E, Wehrmann W, Werfel T, Zagrodnik F, Diepgen TL (2010) Beurteilung der Auswirkungen einer Allergie gegenüber Naturgummilatex bei der Minderung der Erwerbsfähigkeit im Rahmen der BK 5101. Dermatol Beruf Umwelt 58:54–60

Sonsmann F, John SM, Wulfhorst B, Wilke A (2015a) „Ich kann mit Handschuhen nicht arbeiten!“ – oder doch? Herausforderungen und Lösungen bei der Auswahl eines adäquaten Handschuhschutzes. Akt Dermatol 41:25–30

Sonsmann F, John SM, Hansen A, Hübner A, Ludewig M, Gediga K, Wulfhorst B, Wilke A (2015b) Betrieblicher Hautschutz – Auswahl geeigneter Schutzhandschuhe. BPUVZ 127:129–134

Sonsmann FK, John SM, Wilke A (2016) Hautschutz bei Beschäftigten in Gesundheitsfachberufen – Probleme und Lösungsansätze. In: Hofmann F, Reschauer G, Stößel U (Hrsg) Arbeitsmedizin im Gesundheitsdienst, Bd 29. edition FFAS, Freiburg im Breisgau, S 153–168

Sood A, Taylor JS (2006) Health care workers. In: Chew AL, Maibach HI (Hrsg) Irritant dermatitis. Springer, Berlin/Heidelberg, S 141–146

Søsted H (2011) Occupational contact dermatitis: hairdressers. In: Johansen JD, Frosch PJ, Lepoittevin JP (Hrsg) Contact dermatitis. Springer, Berlin/Heidelberg, S 865–871

Sowa J, Kobayashi H, Tsuruta D, Sugawara K, Ishii M (2005) Allergic contact dermatitis due to adipic polyester in vinyl chloride gloves. Contact Dermatitis 53:243–244

Symanzik C, Altenburg C, Awe S, Drechsel-Schlund C, Nienhaus A, Brandenburg S, Skudlik C, John SM (2022a) Indikation und Kostenübernahme von Biologika im berufsgenossenschaftlichen Heilverfahren am Beispiel von Dupilumab: eine Diskussionsgrundlage. Dermat Beruf Umwelt 70:61–72

Symanzik C, Altenburg C, Awe S, Drechsel-Schlund C, Nienhaus A, Brandenburg S, Skudlik C, John SM (2022b) Neuartige systemische Präparate für die Therapie entzündlicher Hauterkrankungen, speziell der atopischen Dermatitis, im berufsgenossenschaftlichen Heilverfahren: eine Diskussionsgrundlage. Dermatol Beruf Umwelt 70:97–105

Tiedemann D, Clausen ML, John SM, Angelova-Fischer I, Kezic S, Agner T (2016) Effect of glove occlusion on the skin barrier. Contact Dermatitis 74:2–10

Tomas ME, Kundrapu S, Thota P, Sunkesula VC, Cadnum JL, Mana TS, Jencson A, O'Donnell M, Zabarsky TF, Hecker MT, Ray AJ, Wilson BM, Donskey CJ (2015) Contamination of health care personnel during removal of personal protective equipment. JAMA Intern Med 175:1904–1910

TRBA 250 „Biologische Arbeitsstoffe im Gesundheitswesen und in der Wohlfahrtspflege". Mai 2018

TRGS 530 „Friseurhandwerk". März 2007

TRGS 401 „Gefährdung durch Hautkontakt. Ermittlung – Beurteilung – Maßnahmen". Oktober 2022

TRGS 430 „Isocyanate – Gefährdungsbeurteilung und Schutzmaßnahmen". März 2009

Ueno M, Adachi A, Horikawa T, Inoue N, Mori A, Sasaki K (2007) Allergic contact dermatitis caused by poly(adipic acid-co-1,2-propylene glycol) and di-(n-octyl) tin-bis(2-ethylhexylmaleate) in vinyl chloride gloves. Contact Dermatitis 57:349–351

Uter W, Schwanitz HJ (2006) Hairdressing. In: Chew AL, Maibach HI (Hrsg) Irritant dermatitis. Springer, Berlin/Heidelberg, S 123–135

Weimann S, Skudlik C, John SM (2010) Allergisches Kontaktekzem bei Typ-IV-Sensibilisierung gegenüber Phthalocyanine Blue bei nachgewiesener Typ-IV-Sensibilisierung gegenüber dem blauen Vinyl-Farbstoff VYNAMON® Blue BX FW. J Dtsch Dermatol Ges 8:820–822

Wilke A, John SM, Wulfhorst B, Sonsmann F (2015) „Hätte ich das mal eher gewusst!" – Prävention von Berufsdermatosen durch gesundheitspädagogische Schulung und Beratung. Akt Dermatol 41:31–34

Wilke A, Metker M, Truong VL, Anderssohn S, Skudlik C, Sonsmann FK (2022) Interprofessionalität in der stationären Individualprävention: Die Perspektive der Ergotherapie in der Versorgung berufsdermatologischer Patientinnen und Patienten. Dermatol Beruf Umwelt 70:154–164

Wulfhorst B, Bock M, Skudlik C, Wigger-Alberti W, John SM (2011) Prevention of hand eczema: gloves, barrier creams and workers' education. In: Johansen JD, Frosch PJ, Lepoittevin JP (Hrsg) Contact dermatitis. Springer, Berlin/Heidelberg, S 985–1016

Zuther F (2005) Butyl und Fluorkautschuk – Handschuhmaterialien mit Zukunft? Sicher ist sicher – Arbeitsschutz aktuell 01(06):11–13

Zuther F (2008) Gefährdungen durch falsche Anwendung von Chemikalienschutzhandschuhen. Sicher ist sicher – Arbeitsschutz aktuell 12(08):564–567

Zuther F (2009a) Der Gesetzgeber fordert. BVH Info-Reihe 2. Bundesverband Handschutz e.V., Oberhausen

Zuther F (2009b) Chemikalienschutzhandschuhe. BVH Info Reihe 4. Bundesverband Handschutz e.V., Oberhausen

Zuther F (2011) EN 388 – zeitgemäß und geeignet? Sicherheitsingenieur 06(11):2–6

Zuther F, Marschner B (2007) Wiederverwendung von Chemikalienschutzhandschuhen: Der Einfluss von Materialveränderungen auf die Durchdringungszeit. Sicher ist sicher – Arbeitsschutz aktuell 7–8:330–332

Berufliches Schuhwerk

Anja Hübner und Richard Brans

Inhaltsverzeichnis

C. Skudlik et al. (Hrsg.), *Berufsdermatologie*, https://doi.org/10.1007/978-3-662-50518-2_15

15.1 Einleitung

Am Arbeitsplatz können Verletzungen oder verschiedenste andere Gesundheitsschäden (beispielsweise Hautschäden) aufgrund fehlender oder mangelnder Fußschutzmaßnahmen entstehen. Ursachen hierfür sind:

- mechanische Einwirkungen (Stöße, Einklemmen, umfallende, herabfallende oder abrollende Objekte, Eintritt in spitze oder einschneidende Materialien, Sturz und Auftreffen der Ferse),
- thermische Einwirkungen (Hitze, Kälte),
- chemische Einwirkungen (Säuren, Laugen),
- biologische Einwirkungen (biologische Stoffe oder Mikroorganismen),
- Feuchtigkeit,
- Exposition gegenüber Allergenen in Berufsstoffen und
- Elektrizität (Spannung, explosionsfähige Atmosphäre).

Die persönliche Schutzausrüstung (PSA) in Form eines adäquaten Schuhwerks dient dem Schutz der Füße vor diesen schädigenden Einwirkungen am Arbeitsplatz. Bei mangelndem Tragekomfort kann es jedoch auch durch die Schutzausrüstung selbst zu gesundheitsgefährdenden Einwirkungen an den Füßen kommen, beispielsweise durch beengte Passform, geringe Atmungsaktivität, hohes Gewicht, geringen Halt, eingeschränkte Reinigungsmöglichkeiten und elektrostatische Aufladung (DGUV-Regel 112-191 2007: S. 20). Zudem können allergische Reaktionen gegenüber Bestandteilen der Fußschutzausrüstung auftreten.

15

Dieses Kapitel vermittelt einen Überblick über PSA-Kategorien zum beruflichen Fußschutz und die rechtlichen Grundlagen zu dessen Einsatz. Zudem werden anhand gesundheitspädagogischer Beratungssituationen praxisnahe Empfehlungen zu Fußhygiene und Fußschutzversorgung am Arbeitsplatz vorgestellt. Diese berücksichtigen insbesondere Hauterkrankungen im Zusammenhang mit beruflichem Fußschutz.

15.2 Fußschutzversorgung am Arbeitsplatz

15.2.1 Rechtlicher Rahmen

Die DGUV-Regeln für Sicherheit und Gesundheit am Arbeitsplatz dienen der Verhütung von Arbeitsunfällen, Berufskrankheiten und arbeitsbedingten Gesundheitsgefahren und richten sich primär an die Arbeitgeber zur Unterstützung und Einhaltung der gesetzlichen Pflichten zum Arbeits- und Gesundheitsschutz. Die DGUV-Regel 112-191 (2007) beschäftigt sich mit der Benutzung von Fuß- und Knieschutz und stellt eine inhaltliche Zusammenfassung und Erläuterung der gesetzlichen Verordnungen zum Arbeitsschutz, berufsgenossenschaftlichen Vorschriften der Unfallverhütung, technischen Vorgaben sowie Erfahrungen aus Präventionsprojekten der Berufsgenossenschaften dar. Die DGUV-Regel 112-191 bietet Hilfestellungen bezüglich der Gefährdungsermittlung sowie der „Auswahl, Beschaffung, Bereitstellung und Benutzung von Fuß- und Knieschutz" (DGUV-Regel 2007: S. 9). Fuß- und Knieschutz wird zur PSA gezählt. Der Begriff „Fußschutz" umfasst dabei Schutzmaßnahmen der Füße gegenüber äußeren schädigenden Einwirkungen sowie den Schutz vor dem Ausrutschen. Der PSA-Bereich „Knieschutz" wird in diesem Kapitel nicht dargestellt. Den rechtlichen Bezugsrahmen bilden ausschließlich die DGUV-Regel 112-191 und das Arbeitsschutzgesetz (ArbSchG 2006).

15.2.2 Begriffsbestimmungen und Normung von Fußschutz

Zum Schutz der Füße wird grundsätzlich zwischen Sicherheits-, Schutz- und Berufsschuhen unterschieden. Folgende Kategorien, Definition und Normen werden in der DGUV-Regel 112-191 aufgeführt:

1. Sicherheitsschuhe (Kurzkennzeichnung S) sind mit einer Zehensicherheitskappe für hohe Belastungen ausgestattet. Die Überprüfung der Schutzkraft erfolgt mit einer Prüfenergie von 200 J beziehungsweise mit einer Druckkraft von 15 kN.
   Normung: PSA Sicherheitsschuhe DIN EN ISO 20 345:2011
2. Schutzschuhe (Kurzkennzeichnung P) sind mit einer Zehensicherheitskappe für mittlere Belastungen ausgestattet, deren Schutzkraft mit einer Prüfenergie von 100 J beziehungsweise mit einer Druckkraft von 10 kN geprüft wurde.
   Normung: PSA Sicherheitsschuhe DIN EN ISO 20 346:2014
3. Berufsschuhe (Kurzbezeichnung O) sind ohne Zehenschutzkappe, jedoch mit mindestens einem schützenden Bestandteil ausgestattet.
   Normung: PSA Berufsschuhe DIN EN ISO 20 347:2012
4. Fußschutz in Gießereien und beim Schweißen ist für den Einsatz in Gießereien und beim Schweißen bestimmt. Die Normung wurde im Dezember 2017 veröffentlicht und regelt die Anforderungen und Prüfverfahren in zwei Teilen.
   Normung: PSA Sicherheitsschuhe für Risiken in Gießereien DIN EN ISO 20349-1:2017
   Normung: PSA Sicherheitsschuhe für Risiken beim Schweißen oder artverwandten Verfahren DIN EN ISO 20349-2:2017
5. Gamaschen sind abnehmbare Abdeckungen des Vorderfußes sowie des unteren Beinbereichs zum Schutz des Fußes vor äußeren beziehungsweise schädigenden Einflüssen. Im Anhang 5 der DGUV-Regel 112-191 sind die Anforderungen dokumentiert; eine einheitliche Normung ist nicht erstellt.

15.2.3 Bereitstellung, Beschaffung und Auswahl von beruflichem Schuhwerk

Bei der Auswahl von beruflichem Schuhwerk werden in Abhängigkeit des beruflichen Hintergrunds das Material, die Ausstattung und die Passform ausgewählt. Grundsätzlich wird der Fußschutz in Grundanforderungen und Kennzeichnungskategorien klassifiziert. Insgesamt werden zwei Grundanforderungen differenziert:

I. Schuhe aus Leder oder anderen Materialien, hergestellt nach herkömmlichen Schuhfertigungsmethoden (beispielsweise Lederschuhe)
II. Schuhe vollständig geformt oder vulkanisiert (Gummistiefel, Polymerstiefel – etwa aus Polyurethan (PUR) – für den Nassbereich“ (DGUV-Regel 112-191 2007: S. 26).

Die allgemeinen Grundanforderungen gelten für jeglichen beruflich eingesetzten Fußschutz. Sicherheitsschuhe, Schutzschuhe und Berufsschuhe werden entsprechend des Leistungsspektrums in fünf Kennzeichnungskategorien unterteilt.

▪ Tab. 15.1 fasst die fünf Kennzeichnungskategorien und Grundanforderungen von Sicherheitsschuhen (Kurzbezeichnung S), Schutzschuhen (Kurzbezeichnung P) und Berufsschuhen (Kurzbezeichnung O) zusammen.

Gemäß der DGUV-Regel 112-191 ist der Arbeitgeber verpflichtet, im Rahmen einer Gefährdungsanalyse die Risiken am Arbeitsplatz zu bewerten und zu beurteilen, ob und in welcher Mindestanforderung beruflicher Fußschutz im Sinne der PSA bei der auszuführenden Tätigkeit einzusetzen ist (DGUV 2007: S. 12 f.).

▪ Tab. 15.2 verschafft einen Überblick über die durch beruflichen Fußschutz abzudeckenden Gefährdungsfaktoren für die Füße.

Tab. 15.1 Übersicht Kennzeichnungskategorien von beruflich eingesetztem Schuhwerk (In Anlehnung an: DGUV 112-191 2007: S. 26 f.)

Kategorien			Grundanforderungen	Zusatzanforderungen
SB	**PB**	**OB**	I oder II	Basisschuhwerk ohne gesonderte Anforderungen
S1	**P1**	**O1**	I	Geschlossener Fersenbereich, Antistatik, Energieaufnahmevermögen im Bereich der Fersen
S1P	**P1P**	**O1P**	I	Synonym zu S1, P1 und O1 jedoch mit zusätzlicher Durchtritthemmung
S2	**P2**	**O2**	I	Synonym zu S1, P1 und O1 aber geschlossenes Obermaterial (wie Leder oder Mikrofaser) als zusätzlicher Schutz vor Wasserdurchtritt und Wasseraufnahme
S3	**P3**	**O3**	I	Synonym zu S2, P2 und O2 aber zusätzlicher Durchtritthemmung und profilierter Laufsohle
S4	**P4**	**O4**	II	Antistatische Gummi- oder Polymerstiefel mit Energieaufnahmevermögen im Bereich der Fersen
S5	**P5**	**O5**	II	Synonym zu P4 aber mit zusätzlichem Durchtritthemmung und profilierter Laufsohle

S=Sicherheitsschuhe, P=Schutzschuhe, O=Berufsschuhe

Tab. 15.2 Übersicht der durch beruflichen Fußschutz abzudeckenden Gefährdungsfaktoren. (In Anlehnung an DGUV 112-191 2007: S. 17)

Gefährdung	Ursache	Auswahlkriterium
Berufliches Schuhwerk	Mangelnder Tragekomfort, Druck- und Scheuerstellen Okklusion (Mazeration der Fußhaut), Schmerzen, Bewegungsschmerz Allergie auf Schuhmaterial	Ergonomische Passform, Länge, Breite, Polsterung, Größenanpassung, Atmungsaktivität, orthopädische Anpassung (Einlagen oder Zurichtungen) Materialauswahl unter Berücksichtigung bekannter Allergien
Mechanisch	Eingeschränkter Halt, Umknicken, Sturz, Stoß, Ausrutschen, Druck, Einklemmen, Eintreten in spitze Gegenstände, Herabfallende Materialien	Knöchelschutz, Energieaufnahmevermögen im Fersenbereich, Zehenschutz, Polsterung, Rutschhemmung, Durchtrittsicherheit
Thermisch	Aufenthalt in Kühlhäusern (Kälte) Witterung (Hitze/Kälte bei Außenarbeiten) Schweiß- und Gießarbeiten (Hitze/flüssige Metallspritzer)	Wärme- oder Kälteisolierung, Klimamembran
Biologisch	Biologische Stoffe, Mikroorganismen	Desinfizierbarkeit, gut zu reinigendes Material, Beständigkeit und Dichtigkeit des Obermaterials
Chemisch	Hautreizende Chemikalien (Säuren, Laugen)	Beständigkeit und Dichtigkeit des Obermaterials
Feuchtigkeit	Wasser, Flüssigkeiten	Flüssigkeitsdicht oder -abweisend
Elektrizität	Elektrische Spannung	Ableitfähigkeit elektrischer Spannungen, Isolierung
Explosionsfähigkeit	Statische Elektrizität	Ableitfähigkeit

15.2.4 Berufsschuhe

Der Einsatz von „Berufsschuhen" etwa im Gesundheitswesen dient in erster Linie der Verhinderung von Arbeitsunfällen wie durch Stoß, Druck, Ausrutschen oder Umknicken (Informationsblatt der Berufsgenossenschaft für Gesundheitsdienst und Wohlfahrtspflege [BGW] „Gut zu Fuß im Pflegeberuf – Kriterien für sichere Arbeitsschuhe", S. 1). Der Arbeitgeber ist gemäß dem Arbeitsschutzgesetz (§3) verpflichtet, Berufsschuhe zur Verfügung zu stellen, wenn die Gefährdungsanalyse ergeben hat, dass eine Gefahr durch Druck, Stoß, Einklemmen oder Durchnässen besteht. In dem Informationsblatt ist eine Checkliste mit den Kriterien für einen adäquaten Fußschutz in Pflege- und Gesundheitsberufen zusammengestellt.

Sicherere Berufsschuhe in Gesundheitsberufen sind:

- … im Vorderfußbereich geschlossen und bevorzugt aus wasserabweisendem, strapazierfähigem und pflegeleichtem Material,
- … im Fersenbereich mit einem feststehenden Fersenriemen ausgestattet,
- … mit einer rutschfesten profilierten Außensohle ausgestattet,
- … am Oberfuß in der Spannweite regulierbar,
- … mit einer leichten Dämpfung im Fersenbereich ausgestattet sowie
- … mit bequemem Fußbett und flachem Absatz ausgestattet.

Eine pauschale arbeitsrechtliche Verpflichtung des Arbeitgebers im Gesundheitsbereich entsprechendes berufliches Schuhwerk im Sinne der PSA bereitzustellen, ist nicht festgelegt. Eine Gefährdung ist nicht zwingend an eine Tätigkeit oder einen Beruf gebunden (DGUV 2007: S. 8). Es obliegt dem Arbeitgeber nach einer Gefährdungsanalyse zu entscheiden, ob und in welcher Schutzklasse beruflicher Fußschutz gemäß den Vorgaben der DGUV-Regel 112-191 einzusetzen ist (ebd.).

Schutz- und Sicherheitsschuhe

Der Einsatz von „Schutzschuhen" im Handel und der Gastronomie dient ebenfalls der Verhinderung von Arbeitsunfällen durch Stoß, Druck, Ausrutschen oder Umknicken (Informationsblatt der BGHW „Sichere Schuhe im Handel": 2010, S. 5 f.). Schutzschuhe sind im Zehenbereich mit einer Zehenkappe für mittlere Belastungen ausgestattet, deren Schutzkraft mit einer Prüfenergie von 100 J beziehungsweise mit einer Druckkraft von 10 kN geprüft wurde. Im Allgemeinen wählen die Arbeitgeber nach der Gefährdungsanalyse bei Bedarf entsprechende Sicherheitsschuhe aus. Schutzschuhe nach der DIN EN ISO 20346 mit den Kennzeichnungskategorien PB bis P5 sind im Handel kaum mehr zu finden.

Sicherheitsschuhwerk wird bei Tätigkeiten eingesetzt, in denen das Arbeitsumfeld einen erhöhten Fußschutz erfordert. Ein erhöhter Fußschutz kann sowohl im Innenbereich (Großküchen, Werkstätten, Industriehallen, Lagerlogistik) als auch im Außenbereich (Gärtnereien, Baustellen, Landwirtschaftliche Betriebsstätten und vergleichbare Arbeitsplätze) erforderlich sein. Sicherheitsschuhe sind im Zehenbereich mit Zehenkappen, deren Schutzkraft mit einer Prüfenergie von 200 J geprüft wurde, ausgestattet und halten somit hohen Belastungen Stand.

15.3 Beruflicher Fußschutz aus gesundheitspädagogischer Perspektive

Berufliche Einwirkungen können Hautveränderungen an den Füßen verursachen oder verschlimmern (Brans et al. 2015). Als Ursache kommen auch ungeeignete Fußschutzmaßnahmen infrage. Der Auswahl einer geeigneten PSA und deren adäquaten Anwendung kommt daher eine hohe Bedeutung in der Prävention und im Management von Hautveränderungen an den Füßen zu. Ziel der gesundheitspädagogischen Beratung ist eine nachhaltige Optimierung der Fußschutzmaßnahmen, einschließlich des Fußschutz- und Fußhygieneverhaltens. Hilfreich hierbei sind die Vermittlung von Informationen zum Aufbau und der Funktion der Haut sowie zu Ursachen und Mechanismen für die Entstehung von Hautveränderungen an den Füßen unter besonderer Berücksichtigung beruflicher Einflüsse. Hierzu zählen Erläuterungen zu Krankheitsbildern wie dem kumulativ-subtoxischen Kontaktekzems („Abnutzungsekzem"), dem allergischen Kontaktekzem und Infektionskrankheiten (Tinea pedum, Onychomykose, Verrucae vulgares, bakterieller Fußinfekt). Auch Verschlimmerungen konstitutioneller Hauterkrankungen (beispielsweise atopisches Fußekzem, Psoriasis plantaris) und individuelle Einflussfaktoren (Hyperhidrosis pedum, Zigarettenkonsum) sollten dabei thematisiert werden. Durch das Verdeutlichen möglicher Konsequenzen des bisherigen privaten und beruflichen Fußschutz- und Fußhygieneverhaltens können Strategien zur Optimierung aufgezeigt werden.

Nachfolgend finden sich allgemeine Empfehlungen zum Fußschutz und zur Fußhygiene:

- **Fußgesundheit**
  - Fußschmerzen sollten nicht ignoriert und ärztlich abgeklärt werden.
  - Kontrolle der Füße bezüglich Hautverletzungen und Änderungen von Farbe und Temperatur.
  - Kontrolle der Fußnägel auf Veränderungen der Dicke und Beschaffenheit.
  - Dermatologische Abklärung bei entzündlichen Hautveränderungen, übermäßigen Verhornungen/Rissen und bei vermehrtem Juckreiz an den Füßen.

- **Fußhygiene und Fußpflege**
  - Tägliche Reinigung der Füße mit pH 5,5 hautneutralen Waschlotionen.
  - Lange Fußbäder sollten vermieden werden, da diese die Haut austrocknen.
  - Sorgfältiges Trocknen der Füße und Zehenzwischenräume nach der Reinigung.
  - Regelmäßige Pflege der Fußhaut mit einem dem Hautzustand angepassten Pflegeprodukt.
  - Vorsichtiges Entfernen von Hornhaut und Schwielen, beispielsweise mithilfe eines Bimsstein oder einer Hornhautfeile.
  - Die Ecken der Fußnägel sollten nicht abgerundet werden, um ein Einwachsen der Nägel zu verhindern.
  - Besonders bei Diabetes mellitus sollte das Einwachsen der Nägel und jede Verletzung der Haut vermieden werden.
  - Gymnastik für die Füße: Barfußlaufen, Zehen wackeln, Fußgelenke kreisen.

- **Schuhauswahl/-pflege**
  - Schuhwerk muss zur Verhinderung von Druckstellen und mechanischer Reizung eine geeignete Passform und Weite aufweisen und sollte in einem entsprechenden Fachgeschäft (beispielsweise für Berufs- und Sicherheitsschuhe) erprobt werden.
  - Schuhwerk sollte am Nachmittag oder Abend erworben werden, da die Füße im Laufe des Tages anschwellen.
  - Schuhwerk sollte nach Bedarf gereinigt und mit einer entsprechenden Schuhpflege behandelt werden.
  - Der Allgemeinzustand der Schuhe sollte regelmäßig überprüft werden.
  - Eine regelmäßige Desinfektion des Innenschuhs und der Innensohlen mit einem duftstofffreien Hygienespray ist sinnvoll. Anschließend sollten die Schuhe ausreichend trocknen.

- Schuhe sollten im Innenraum grundsätzlich trocken sein und vor dem erneuten Gebrauch ausreichend auslüften.
- Beim Lüften der Schuhe sind auch die Sohlen zu entnehmen und zu trocknen.

- **Sockenauswahl**
  - Bei der Verwendung atmungsaktiver Schuhmaterialien sollten schweißableitende „Funktionssocken" ohne Baumwollanteil aus Hohlfasern (Polypropylen, Polyamid, Coolmax®, Viskose oder ähnliche Materialien) verwendet werden.
  - In mit Leder oder Synthetik gefüttertem Schuhwerk sollten hingegen Baumwollsocken zur Schweißaufnahme getragen werden.

Grundlage für die folgenden zwei Praxisbeispiele bilden individuelle gesundheitspädagogische Beratungen zum beruflichen Fußschutz und zur Fußhygiene, die in unserem berufsdermatologischen Zentrum durchgeführt wurden.

15.3.1 Fall 1: Koch

- **Grund der Vorstellung**

Der Versicherte arbeitete zum Zeitpunkt der Beratung täglich 8–12 Stunden als Koch in einem Restaurant und führte dort alle berufstypischen Tätigkeiten inkl. Reinigung und Desinfektion der Küchengerätschaften und Böden durch. Hierunter sei es erstmals vor zwei Jahren zu entzündlichen Hautveränderungen an den Füßen gekommen. Nach Austausch des beruflich verwendeten Schuhwerks habe sich der Hautbefund etwas gebessert, sei jedoch weiterhin nicht vollständig abgeheilt.

- **Bisherige berufliche Fußschutzmaßnahmen**

Vormals habe der Versicherte halboffene „Sandalen" und „Clogs" aus „Gummi" (Produkte und Hersteller nicht benennbar) in Kombination mit Baumwollsocken getragen. In diesen habe er an den Füßen vermehrt geschwitzt, sodass die Baumwollsocken insbesondere im Bereich der Zehen stark durchfeuchtet gewesen seien. Aufgrund einer im Epikutantest nachgewiesenen Typ-IV-Sensibilisierung gegenüber dem in Gummiprodukten vorkommenden Mercaptobenzothiazol (MBT) habe er zuletzt am Arbeitsplatz geschlossene Halbschuhe aus Leder in Kombination mit Baumwollsocken getragen. In diesem Schuhwerk habe er ebenfalls vermehrt an den Füßen geschwitzt. Der Versicherte gab ferner an, dass die Berufsschuhe und Socken bei Bodenreinigungsarbeiten mit dem Wasserschlauch häufig mit Wasser durchnässt seien. Die Schuhe seien bei der Verwendung am nächsten Arbeitstag noch bis in den Schuhinnenraum durchfeuchtet. Am Ende des Arbeitstages würde er regelmäßig am Arbeitsplatz Duschen.

- **Vorbefunde**
  - Typ-IV-Sensibilisierung gegenüber Mercaptobenzothiazol.
  - Nachweis einer Infektion mit Trichophyton rubrum an den Fußsohlen und Zehenzwischenräumen.

- **Diagnosen**

1. Tinea pedum.
2. Verdacht auf kumulativ-subtoxisches Fußekzem bei Hyperhidrosis pedum unter Schuhokklusion.
3. Verdacht auf Zustand nach allergischem Kontaktekzem der Füße bei Typ-IV-Sensibilisierung gegenüber Mercaptobenzothiazol (MBT).

- **Gefährdungsanalyse**

Für den beruflichen Bereich wurden die folgenden Gefährdungen identifiziert:

- Vermehrte Schwitzneigung der Füße mit einhergehender Feuchtbelastung beim mehrstündigen Tragen von beruflichem Schuhwerk.
- Kontakt der Füße zu Wasser und Reinigungschemikalien bei der Reinigung und Desinfektion der Küchenböden aufgrund durchnässter Schuhe und Socken.
- Wiederverwendung von im Schuhinnenraum noch feuchtem Schuhwerk.
- Typ-IV-Sensibilisierung gegenüber Mercaptobenzothiazol, welches in beruflichem Schuhwerk vorkommen kann.

- Potenzielle Exposition gegenüber Dermatophyten durch die Verwendung einer Gemeinschaftsdusche.

▪ **Empfehlungen**

- Der Versicherte wurde darauf hingewiesen, dass gemäß der Rechtslage Berufsschuhe baumustergeprüft und mit der CE-Kennzeichnung versehen werden.
- Berufliches Schuhwerk für die Verwendung im Küchenbereich sollte im Zehenbereich zur Verminderung der Verletzungsgefahr im Vorderfußbereich geschlossen sein, einen Fersenhalt aufweisen und mit einer rutschhemmenden Sohle ausgestattet sein (DGUV-Regel 110-002 ehemals BGR 111, Arbeiten in Küchenbetrieben, S. 57).
- Zur Verhinderung der Durchfeuchtung des Schuhinnenraums durch den Eintritt von Flüssigkeiten von außen sowie zur Prävention einer erhöhten Schwitzneigung der Füße im Schuhinnenraum sollte für allgemeine Tätigkeiten im Küchenbereich wasserabweisendes und atmungsaktives Schuhwerk aus sogenanntem „High-Tech-Material" (beispielsweise A-micro®, Fa. Abeba) bevorzugt werden.
- Bei der Verwendung atmungsaktiver Futtermaterialien sollten „Funktionssocken" mit schweißableitenden Hohlfasern (beispielsweise Polyamid, Coolmax®, Nylon, Bambus) verwendet werden. Baumwollsocken unterstützen diese Funktion nicht, da der Fußschweiß aufgesaugt und in den Socken „festgehalten" wird.
- Schuhwerk sollte nach dem Tragen ausreichend trocknen. Hierfür sind ebenfalls die Einlegesohlen zu entnehmen und separat zu trocknen.
- Eine regelmäßige Desinfektion des Innenschuhs und der Innensohlen mit einem duftstofffreien Hygienespray ist sinnvoll.
- Das Schuhmaterial sollte nach Bedarf gereinigt und mit einer entsprechenden Schuhpflege behandelt werden.
- Das berufliche Schuhwerk sowie die Funktionssocken sollten zur Optimierung des Fußklimas zumindest einmal pro Arbeitstag (in der Regel nach ca. 4 Stunden) gewechselt werden. Hierfür sollten am Arbeitsplatz idealerweise zwei Paar sowie ausreichend Wechselsocken zur Verfügung stehen.
- Beim Wechsel der Schuhe sollten, wenn möglich, eine Reinigung der Haut mit Wasser und sorgfältige Trocknung der Füße und insbesondere der Zehenzwischenräume erfolgen.
- Im Rahmen des Schuh- und Sockenwechsels könnte nach Bedarf eine dem Hautzustand entsprechende Behandlungspflege erfolgen.
- Zur Verminderung von Mazerationseffekten in den Zehenzwischenräumen wird die Erprobung von „Zehensocken" oder „Zehenfunktionssocken" empfohlen.
- Bei intensiven Feuchtarbeiten (wie die Bodenreinigung mit dem Wasserschlauch) sollte wasserdichtes Schuhwerk in Kombination mit Baumwollsocken verwendet werden. Aufgrund der vorbeschriebenen Sensibilisierung gegenüber MBT, welches als Vulkanisationsbeschleuniger und Alterungsschutzmittel in Schuhwerk mit Gummianteilen (beispielsweise Gummistiefel, Innen- und Außensohle) enthalten sein kann, wird für Reinigungsarbeiten mit intensivem Feuchtkontakt die Verwendung von Stiefeln oder geschlossenen Clogs aus PVC (Polyvinylchlorid) zum Schutz der Füße empfohlen.
- Bei der Reinigung der Füße in den betriebsinternen Duschräumen sollten zum Schutz vor Infektionen rutschfeste PVC-Badesandaletten getragen werden.

15.3.2 Fall 2: Bauarbeiter

▪ **Grund der Vorstellung**

Der Versicherte arbeitet seit 30 Jahren als Bauarbeiter. Hierbei würde er alle berufstypischen Tätigkeiten, insbesondere in der Erstellung von Neubauten durchführen. Hierbei habe er regelmäßig Umgang mit Zement. Seit 15 Jahren habe er entzündliche Hautveränderungen an den Füßen mit Betonung der Fußrücken, die sich in arbeitsfreier Zeit nur leicht bessern würden.

- **Bisherige berufliche Fußschutzmaßnahmen**

Der Versicherte berichtete, dass er seitens des Arbeitgebers keine Sicherheitsschuhe gestellt bekomme, die Anschaffung jedoch bezuschusst würde. Aktuell verwende er ein bei der Raiffeisengenossenschaft gekauftes Paar Leder-Sicherheitsstiefel (Sicherheitsklasse nicht benennbar), über einen Zeitraum von 9–10 Stunden/Tag. In diesen trage er handelsübliche Baumwollsocken oder Wollsocken. Die Passform der Sicherheitsschuhe wurde mit der Schulnote „4" bewertet. Eigentlich müsse er orthopädische Einlagen verwenden. Diese stünden ihm aber nicht mehr zur Verfügung. Im privaten Bereich würden hauptsächlich Sportschuhe aus „Synthetik" sowie Lederschuhe getragen.

- **Vorbefunde**

- Typ-IV-Sensibilisierung gegenüber Kaliumdichromat.

- **Diagnosen**

- Allergisches Kontaktekzem der Füße bei Typ-IV-Sensibilisierung gegenüber Kaliumdichromat.
- Kumulativ-subtoxisches Fußekzem bei Hyperhidrosis pedum unter Schuhokklusion.

- **Gefährdungsanalyse**

Für den beruflichen und privaten Bereich wurden die folgenden Gefährdungen identifiziert:

- Verwendung von wahrscheinlich Chromatgegerbtem Schuhwerk sowohl im privaten als auch beruflichem Bereich bei Typ-IV-Sensibilisierung gegenüber Kaliumdichromat.
- Vermehrte Schwitzneigung der Füße mit einhergehender Feuchtbelastung beim mehrstündigen Tragen von beruflichem Schuhwerk.
- Fehlende Versorgung mit orthopädischen Einlagen.

- **Empfehlungen**

- In Anbetracht der Kaliumdichromat-Sensibilisierung und der witterungsbedingten Einflüsse (Nässe) bei den Tätigkeiten im Baustellenbereich, wurde die Verwendung von lederfreien oder vegetabil gegerbten S3-Sicherheitsschuhen mit einer Funktionsmembran (beispielsweise GoreTex®, Sympatex®) empfohlen. Derartige Funktionsschuhe verhindern das Eindringen von Nässe in den Schuh und ermöglichen den Abtransport von Feuchtigkeit vom Schuhinnern nach außen.
- Bei der Verwendung atmungsaktiver Futtermaterialien sollten „Funktionssocken" mit schweißableitenden Hohlfasern (beispielsweise Polyamid, Coolmax®, Nylon, Bambus) verwendet werden. Baumwollsocken unterstützen diese Funktion nicht, da der Fußschweiß aufgesaugt und in den Socken „festgehalten" wird.
- Schuhwerk sollte nach dem Tragen ausreichend trocknen. Hierfür sind ebenfalls die Einlegesohlen zu entnehmen und separat zu trocknen.
- Eine regelmäßige Desinfektion des Innenschuhs und der Innensohlen mit einem duftstofffreien Hygienespray ist sinnvoll.
- Das Schuhmaterial sollte nach Bedarf gereinigt und mit einer entsprechenden Schuhpflege behandelt werden.
- Das berufliche Schuhwerk sowie die Funktionssocken sollten zur Optimierung des Fußklimas möglichst einmal pro Arbeitstag (in der Regel nach ca. 4 Stunden) gewechselt werden. Hierfür sollten am Arbeitsplatz idealerweise zwei Paar sowie ausreichend Wechselsocken zur Verfügung stehen.
- Zur Verminderung von Mazerationseffekten in den Zehenzwischenräumen wird die Erprobung von „Zehensocken" oder „Zehenfunktionssocken" empfohlen.
- Änderungen an Sicherheits- und Berufsschuhen dürfen nur mit einer gültigen Baumusterprüfung vorgenommen werden (DGUV-Regel 112-191, 2007, S. 53 f.). Dies betrifft auch die Einlagenversorgung. Demnach dürfen nur vom Hersteller baumustergeprüfte Einlagen Verwendung finden. Die Hersteller von beruflichem Schuhwerk bieten entsprechend baumusterkonforme Einlagensysteme an, die von

einem Orthopädieschuhmacher bearbeitetet werden können.

- Auch im Privatbereich sollte grundsätzlich lederfreies oder vegetabil gegerbtes Schuhwerk verwendet werden.

15.4 Zusammenfassung und Fazit für die Praxis

Hautveränderungen an den Füßen können durch berufliche Einwirkungen verursacht oder verschlimmert werden. Als Ursache hierfür kommen auch ungeeignete Fußschutzmaßnahmen infrage. Der Auswahl einer geeigneten PSA zum Fußschutz kommt daher eine große Bedeutung zu. Diese stellt jedoch oftmals eine komplexe Herausforderung dar, da die jeweiligen Gefährdungen am Arbeitsplatz und Vorgaben zum Arbeitsschutz berücksichtigt werden müssen. Hinzu kommen individuelle Einflussfaktoren, die das Auftreten von Hautveränderungen an den Füßen begünstigen und daher besondere Anforderungen an den Fußschutz stellen. Gesundheitspädagogische Beratungen können zur Optimierung des individuellen Fußschutz- und Fußhygieneverhaltens beitragen, um dadurch den Hautzustand der Füße zu verbessern und den langfristigen Verbleib am Arbeitsplatz zu gewährleisten.

Literatur

Arbeitsschutzgesetz (ArbSchG) vom 07.08.1996 (BGBl. I S. 1246), das zuletzt durch Artikel 427 der Verordnung vom 31.08.2015 (BGBl. I S. 1474) geändert worden ist

Berufsgenossenschaft für Gesundheitsdienst und Wohlfahrtspflege: Informationsblatt „Gut zu Fuß im Pflegeberuf – Kriterien für sichere Arbeitsschuhe". https://www.bgw-online.de/DE/Home/Branchen/Pflege/Gut-zu-Fuss-Pflegeberuf-Teil1.html (Stand 2018)

Berufsgenossenschaft Handel und Warenlogistik (2010) Informationsblatt „Sichere Schuhe im Handel". https://www.bghw.de/arbeitsschuetzer/medienshop/bghw-kompakt/m-90-sichere-schuhe-im-handel (Stand 2018)

Brans R, Hübner A, Gediga G, John SM (2015) Prevalence of foot eczema and associated occupational and non-occupational factors in patients with hand eczema. Contact Dermatitis 73(2):100–107

DGUV-Regel 110-002 (vormals: BGR 111) „Arbeiten in Küchenbetrieben". Oktober 2006. Deutsche Gesetzliche Unfallversicherung e. V. (DGUV)

DGUV-Regel 112-191 (vormals: BGR 191) „Benutzung von Fuß- und Knieschutz". Januar 2007. Deutsche Gesetzliche Unfallversicherung e. V. (DGUV)

Hautschutz durch Kopfschutz, Augen- und Gesichtsschutz, Schutzkleidung und Atemschutz

Annika Wilke und Flora K. Sonsmann

Inhaltsverzeichnis

C. Skudlik et al. (Hrsg.), *Berufsdermatologie*, https://doi.org/10.1007/978-3-662-50518-2_16

16.1 Einleitung

Über 90 % der berufsbedingten Hauterkrankungen betreffen die Hände, sodass adäquater Handschuhschutz eine bedeutsame Maßnahme zur Prävention von Berufsdermatosen darstellt (▶ Kap. 14). Auch die Füße und Beine können von Hautveränderungen betroffen sein und benötigen unter Umständen am Arbeitsplatz eine spezifische persönliche Schutzausrüstung (PSA; ▶ Kap. 15). Persönliche Schutzmaßnahmen und damit auch Hautschutz durch PSA beschränkt sich jedoch nicht auf diese Bereiche: An vielen Arbeitsplätzen müssen auch andere Körperareale adäquat geschützt werden. PSA kann dabei sowohl eine notwendige Schutzmaßnahme gegenüber Gefährdungen als auch eine potenzielle (Haut-)Belastung sein.

Dieser Beitrag widmet sich dem Schutz des Körpers durch PSA mit Ausnahme der Hände, Arme, Füße und Beine und richtet dabei den Fokus auf den Hautschutz. Es werden ein Überblick über die jeweilige PSA-Kategorien gegeben, aus berufsdermatologischer Perspektive Möglichkeiten zur Prävention berufsbedingter Hauterkrankungen sowie potenzielle Risiken für die Hautgesundheit diskutiert sowie praxisnahe Kasuistiken, Tipps und Lösungsvorschläge für die Praxis vorgestellt.

16.2 Persönliche Schutzausrüstung (PSA)

16.2.1 Rechtlicher Rahmen

Persönliche Schutzausrüstung umfasst gemäß § 1 Abs. 2 der PSA-Benutzungsverordnung (PSA-BV 1996) „jede Ausrüstung, die dazu bestimmt ist, von den Beschäftigten benutzt oder getragen zu werden, um sich gegen eine Gefährdung für ihre Sicherheit und Gesundheit zu schützen, sowie jede mit demselben Ziel verwendete und mit der persönlichen Schutzausrüstung verbundene Zusatzausrüstung.“ Von dieser Definition ausgeschlossen werden Arbeitskleidung und Uniformen, die nicht explizit dem genannten Zweck dienen, oder Sportausrüstungen (§ 1 PSA-BV 1996).

Es zählt gemäß § 5 des Arbeitsschutzgesetzes (ArbSchG 2022) zu den Grundpflichten jedes Arbeitgebers, Gefährdungen am Arbeitsplatz zu beurteilen sowie infrage kommende Arbeitsschutzmaßnahmen zu ermitteln. Gemäß „STOP-Regel“ haben dabei die Substitution gefährdender Stoffe sowie die Umsetzung technischer und organisatorischer Maßnahmen Vorrang vor personenbezogenen Schutzmaßnahmen. Oft kommt jedoch in der Praxis diesem letzten Schritt und damit der PSA eine zentrale Bedeutung zu, da diese Maßnahmen im Regelfall vergleichsweise einfach und zeitnah umsetzbar sind.

Der Arbeitgeber ist gesetzlich verpflichtet, den Beschäftigten am Arbeitsplatz geeignete PSA kostenlos zur Verfügung zu stellen (Bereitstellungspflicht; § 3 ArbSchG 2022, § 2 und § 29 DGUV Vorschrift 1 2013). Der Arbeitnehmer ist demgegenüber verpflichtet, diese bestimmungsgemäß zu verwenden (Anwendungspflicht; § 15 ArbSchG 2022). PSA muss gemäß § 2 PSA-BV (1996) bestimmte Anforderungen erfüllen, bevor sie eingesetzt werden darf. Diese sind:

- Eignung für die Arbeitsplatzbedingungen,
- Berücksichtigung der ergonomischen und gesundheitlichen Bedürfnisse der individuellen Anwender,
- Schutz vor Gefährdungen am Arbeitsplatz ohne selbst eine größere Gefährdung darzustellen,
- Anwendung durch – in der Regel – nur eine einzelne Person,
- funktionsfähiger und hygienisch einwandfreier Zustand,
- Abstimmung der PSA, damit keine wechselseitige Beeinträchtigung der Schutzwirkungen erfolgt (sofern unterschiedliche PSA gleichzeitig verwendet wird, etwa Kopf- und Gehörschutz) und
- Erfüllung der Anforderungen über das Inverkehrbringen von PSA, CE-Kennzeichnung.

16.2.2 Gefährdungen am Arbeitsplatz und PSA

Am Arbeitsplatz können verschiedene Risiken und Gefährdungen für die Sicherheit und Gesundheit von Beschäftigten bestehen:

- physikalische Risiken durch Mechanik (Stürze, Stöße, Schläge, Aufschlag, Druck, Stiche, Schnitte, Kratzer, Vibrationen, Ausgleiten, Hinfallen), Thermik (Hitze, Feuer, Kälte), Elektrizität, Strahlung (nichtionisierend, ionisierend) und Lärm,
- chemische Risiken durch Aerosole (Stäube, Fasern, Rauch, Nebel), Flüssigkeiten (Überflutung, Spritzer) und Gas/Dämpfe sowie
- biologische Risiken (pathogene Bakterien Viren, Pilze, nicht mikrobielle biologische Antigene; Anhang I der Richtlinie 89/656/EWG 1989).

Diese Gefährdungen können auf unterschiedliche Körperareale einwirken, angefangen vom Kopf über den Rumpf/Bauch, die Extremitäten sowie – bei systemischer Wirkung – auch die inneren Organe. Die Richtlinie 89/656/EWG (1989, Anhang II) unterscheidet daher PSA zum Schutz unterschiedlicher Körperbereiche beziehungsweise mit unterschiedlichen Schutzwirkungen (Abb. 16.1).

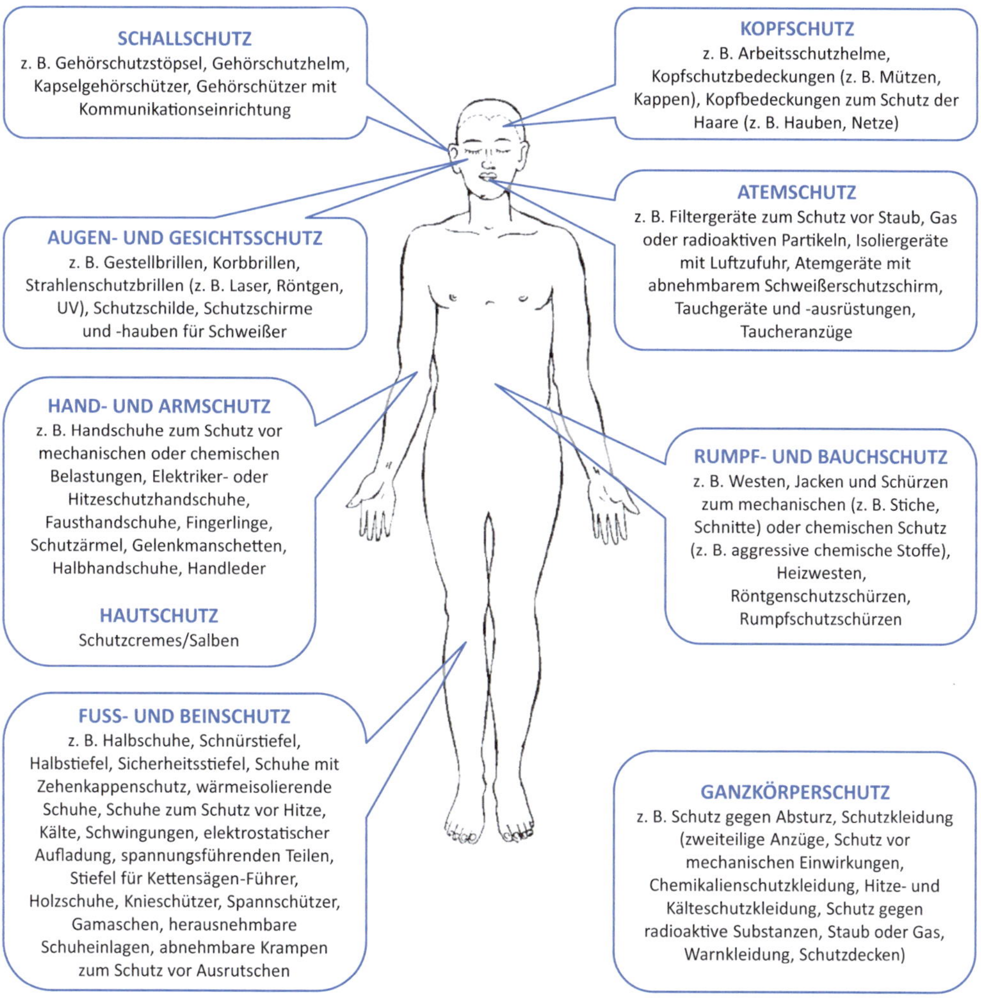

Abb. 16.1 Persönliche Schutzausrüstungen (PSA) zum Schutz unterschiedlicher Körperbereiche (Darstellung in Anlehnung an Anhang II der Richtlinie 89/656/EWG 1989)

Die nachfolgenden Abschnitte geben mit jeweils berufsdermatologischem Fokus einen Überblick über die PSA-Bereiche „Kopfschutz", „Augen- und Gesichtsschutz", „Schutzkleidung" und „Atemschutz" („Hand- und Armschutz": ▶ Kap. 14; „Fuß- und Beinschutz": ▶ Kap. 15). Nicht dargestellt werden PSA-Bereiche ohne unmittelbare berufsdermatologische (Praxis-) Relevanz, beispielsweise Gehörschutz sowie PSA gegen Absturz und Ertrinken.

Normung von persönlicher Schutzausrüstung

Für PSA existieren viele internationale und europäische Normen, die spezifische Charakteristika und Prüfverfahren beschreiben:
- DIN EN 149 „Atemschutzgeräte – Filtrierende Halbmasken zum Schutz gegen Partikeln – Anforderungen, Prüfung, Kennzeichnung",
- DIN EN 166 „Persönlicher Augenschutz – Anforderungen",
- DIN EN 397 „Industrieschutzhelme",
- DIN EN 812 „Industrie-Anstoßkappen" und
- DIN EN ISO 13688 „Schutzkleidung – Allgemeine Anforderungen".

In den jeweiligen DGUV-Regeln zu den PSA-Kategorien finden sich umfassende Übersichten zur jeweiligen Normung.

16.3 PSA aus berufsdermatologischer Perspektive

16

Grundlage für die folgenden Abschnitte bilden die DGUV-Regeln (vormals: Berufsgenossenschaftliche Regeln/BGR) zur jeweiligen PSA-Kategorie. Diese wurden in erster Linie als Hilfestellung für Unternehmer formuliert, um bei der Umsetzung des gesetzlichen Arbeitsschutzauftrages zu unterstützen. Sie stellen Inhalte aus übergeordneten Gesetzen und Verordnungen zum Arbeitsschutz, Unfallverhütungsvorschriften, technischen Spezifikationen und/oder Erfahrungswissen aus der unfallversicherungsrechtlichen Präventionsarbeit zusammen und konkretisieren diese.

16.3.1 Kopfschutz

▪ Überblick: Kopfschutz

Die DGUV Regel 112-193 (2006) „Benutzung von Kopfschutz" unterscheidet zwischen Industrieschutzhelmen und Industrie-Anstoßkappen.

Industrieschutzhelme sind „Kopfbedeckungen aus widerstandsfähigem Material, die den Kopf vor allem gegen herabfallende Gegenstände, pendelnde Lasten und Anstoßen an feststehenden Gegenständen schützen sollen" (DGUV Regel 112-193 2006, S. 3). Demgegenüber handelt es sich bei Industrie-Anstoßkappen um „Kopfbedeckungen, die den Kopf vor Verletzungen schützen sollen, die durch einen Stoß mit dem Kopf gegen harte, feststehende Gegenstände versursacht werden" (DGUV Regel 112-193 2006, S. 3). Industrie-Anstoßkappen ersetzen somit keinesfalls Industrieschutzhelme. Je nach Gefährdungen am Arbeitsplatz können Schutzhelme und Anstoßkappen besondere Eigenschaften aufweisen, wie Schutz vor sehr niedrigen Temperaturen.

Beide Formen des Kopfschutzes enthalten eine (Helm-)Schale, die einwirkende, äußere Kräfte aufnimmt. Die Helmschale von Schutzhelmen kann verschiedene Formen aufweisen, beispielsweise einen breiten, umlaufenden Rand, eine Regenrinne, einen Schirm oder ein heruntergezogenes Nackenteil (DGUV Regel 112-193 2006). Ferner können Belüftungsöffnungen in verschiedenen Varianten sowie Möglichkeiten zur Befestigung von Zubehör (Gehörschutz) an einem Helm vorhanden sein (◘ Abb. 16.2).

Die Innenausstattung von Industrieschutzhelmen verteilt und dämpft die Kräfte, die von außen auf die Helmschale einwirken. Sie besteht aus Tragbändern, einem verstellbaren Kopfband, einem Nackenband sowie bei Bedarf einem Schweißband (DGUV Regel 112-193 2006; ◘ Abb. 16.2).

Kopfschutz kann mit Zubehör kombiniert werden, das zusätzliche Funktionen erfüllt. Hierzu gehören Kinnriemen, Leuchtenhalter und Nackenschutz (◘ Abb. 16.3). Auch Kombinationen mit anderer PSA, wie Schutzschirmen, Schutzbrillen und Gehörschutz, sind möglich (DGUV Regel 112-193 2006).

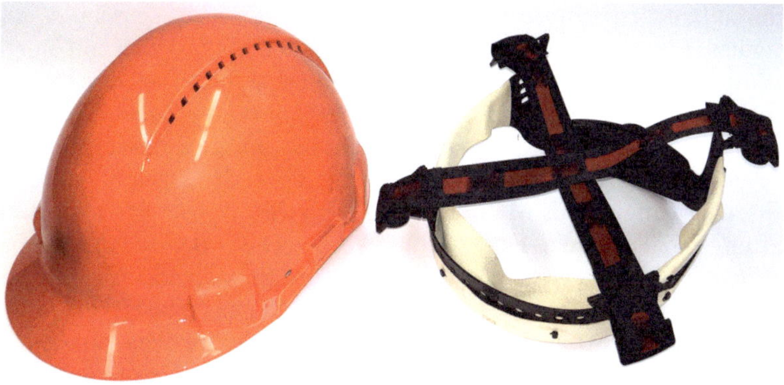

Abb. 16.2 Beispiel für einen Schutzhelm mit Belüftungsöffnungen (links) und die dazu passende, separierte Innenausstattung (rechts) mit Leder-Schweißband

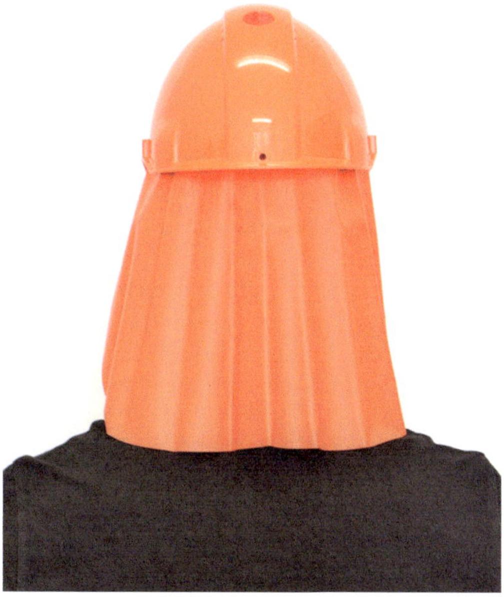

Abb. 16.3 Beispiel für einen Schutzhelm mit zusätzlichem Nackenschutz

Achtung

Gemäß § 2 PSA-BV (1996) und DGUV Regel 112-193 (2006) muss der Arbeitgeber unterschiedliche PSA (wie Industrieschutzhelm) und Zubehöre (wie Nackenschutz) bei gleichzeitiger Verwendung aufeinander abstimmen. Die Schutzwirkung der einzelnen PSA darf dabei nicht beeinträchtigt werden.

„Kopfschutz darf nicht für die Befestigung von Zubehörteilen in einer nicht vom Hersteller empfohlenen Weise verwendet werden." (DGUV Regel 112-193 2006, S. 15)

Berufsdermatologische Betrachtung

Allgemeine Aspekte zu Nutzen und Risiken

Bei nicht ausreichender Belüftung des Kopfes sind besonders bei hoher Umgebungstemperatur die Ansammlung von Schweiß, Feuchtigkeits- und Wärmestau (Okklusion) und im Einzelfall die Mazeration der Kopfhaut oder ein Kopfhautekzem möglich. Mechanische Belastung der Haut kann durch schlecht angepassten Kopfschutz (beispielsweise Kinnriemen) ausgelöst werden. Bezüglich der Beurteilung des Kausalzusammenhanges zwischen Hautveränderungen der Kopfhaut oder des Gesichtes und dem Kopfschutz sind die jeweilige Lokalisation der Hautveränderungen und die Art des verwendeten Kopfschutzes zu berücksichtigen.

PSA und damit auch Kopfschutz muss dem Träger individuell passen (§ 2 PSA-BV 1996) und ausreichenden Tragekomfort bieten. Textil- und Schweißbänder können den Tragekomfort verbessern und die Schweißansammlung reduzieren. Sie sollten aus hygienischen Gründen regelmäßig ausgetauscht werden (DGUV Regel 112-193 2006).

Sofern Leder verarbeitet ist, beispielsweise als Lederschweißband eines Helmes (Abb. 16.2), sollte dies bei Patienten mit einer Typ-IV-Sensibilisierung gegenüber Kaliumdichromat, das als Gerbstoff in der Lederproduktion eingesetzt wird, berücksichtigt werden. Chromat- beziehungsweise lederfreie Schweißbänder (beispielsweise aus Polyurethan, Vlies, Frottee, Kunstleder) stellen mögliche Alternativen dar.

Kasuistik: Maurer mit aktinischen Keratosen

Der Versicherte, 63 Jahre alt, arbeitet seit 40 Jahren bei seiner Tätigkeit als Maurer oft ohne Beschattungsmöglichkeiten im Freien. In den beruflich UV-exponierten Arealen wurden multiple aktinische Keratosen diagnostiziert. Langärmeliger textiler UV-Schutz sowie UV-Schutzpräparate werden angewendet. An manchen, jedoch nicht allen Arbeitsplätzen muss der Versicherte zum Schutz des Kopfes einen Industrie-Schutzhelm tragen („Helmpflicht"); der Nacken bleibt jedoch UV-exponiert.

Aus berufsdermatologischer Perspektive ist für den Versicherten ein verbesserter UV-Schutz des Nackens durch entsprechenden Kopfschutz als Element eines umfangreichen UV-Schutzes am Arbeitsplatz angezeigt. Dieser sollte eine möglichst vollständige Abschattung des gesamten Kopf- und Nackenbereiches gegenüber solarer UV-Strahlung erlauben. An Arbeitsplätzen mit „Helmpflicht" könnte dies durch einen Helm mit zusätzlich aufsteckbarem, möglichst breitem Blendring, einen Helm mit ansteckbarem Nackentuch (Nackenschutz, ◘ Abb. 16.3) oder auch einen Helm mit möglichst breiter Krempe erfolgen (Knuschke et al. 2015). Dabei muss das Zubehör auf den jeweiligen Schutzhelm abgestimmt und vom Hersteller entsprechend ausgelobt werden, damit die Schutzwirkung der PSA nicht eingeschränkt wird. Die Beurteilung möglicher Gefährdungen sowie die Auswahl von PSA erfolgen durch den Arbeitgeber.

An Arbeitsplätzen, an denen für den Versicherten keine „Helmpflicht" besteht, könnten andere, möglichst intensiv „beschattende" Formen der Kopfbedeckung erprobt werden, etwa Hüte mit möglichst breiter Krempe (wie „Ranger-Hüte" oder Strohhüte; Knuschke et al. 2015) oder auch sogenannte Legionärsmützen oder Safari Caps zum Schutz der Ohren und des Nackens (◘ Abb. 16.4).

Neben dem Kopfschutz sollte der Versicherte systematisch weitere Möglichkeiten des UV-Schutzes am Arbeitsplatz umsetzen: Mit Blick auf die Prävention einer Berufskrankheit Nr. 5103 sind verschiedene Maßnahmen eines umfangreichen UV-Schutzkonzeptes zu verknüpfen, wobei persönlicher Schutz (einschließlich Kopfschutz) hierarchisch erst nach technischen

16

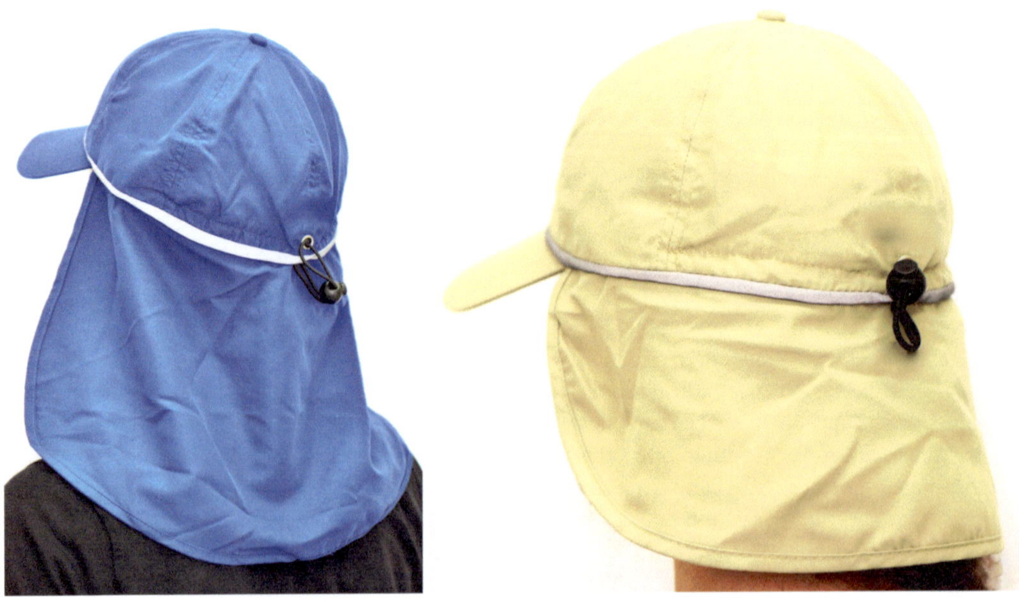

◘ **Abb. 16.4** Beispiele für „Legionärsmützen" (auch: „Safari Caps") mit unterschiedlich langem Nackenschutz

und organisatorischen Maßnahmen (Meidung der Mittagssonne, Abschattungsmaßnahmen) Anwendung finden sollte (▶ Kap. 3).

16.3.2 Augen- und Gesichtsschutz

▪ **Überblick: Augen- und Gesichtsschutz**

Augen- und Gesichtsschutz wird in der DGUV Regel 112-192 (2006) „Benutzung von Augen- und Gesichtsschutz" konkretisiert. Es wird zwischen Gestellbrillen, Korbbrillen, Schutzschilden, Schutzschirmen/Visieren und Schutzhauben unterschieden.

Gestellbrillen – auch als Bügelbrillen bezeichnet – weisen entweder Ohrbügel auf oder können mit Traghilfen an Schutzhelmen befestigt werden. Seitenschutzkörbe oder Seitenschutzplatten können seitlichen Schutz der Augen bieten; ein Aufbau kann vor Gefährdungen von oben schützen (DGUV Regel 112-192 2006).

Korbbrillen, auch als Vollsichtbrillen bezeichnet, bestehen aus einem korbartigen, weichen, elastischen Tragkörper, der den Augenraum dicht umschließt und sich – im Gegensatz zu Gestell- oder Bügelbrillen – an die Haut anschmiegt (DGUV Regel 112-192 2006; ◘ Abb. 16.5). Sie können modellabhängig vor Flüssigkeiten (Tropfen, Spritzer), Grobstaub oder auch Gas und Feinstaub schützen. Da Korbbrillen eng an der Haut anliegen kann es bei längerem Tragen zum Feuchtigkeitsstau im Augenraum und zum Beschlagen der Sichtscheiben kommen. Hersteller loben daher bei manchen Modellen Belüftungssysteme und/oder „beschlagfreie" oder „beschlaghemmende" Scheiben aus.

Im Alltag als Sehhilfen eingesetzte Korrektionsbrillen sind keine PSA. Für Träger von Korrektionsbrillen können als „Überbrillen" ausgelobte Produkte erprobt werden. Diese können über den korrigierenden Sehhilfen getragen werden, wobei Druckstellen zu vermeiden sind. Kombinationen mit Korb- und Überbrillen sollten nur kurzfristig getragen werden, da beschlagende Scheiben, Spiegelungen und Doppelbilder auftreten und hieraus Gefährdungen entstehen können. Bei längeren Tragezeiten sind Korrektionsschutzbrillen mit Sicherheitssichtscheiben zu bevorzugen, die Schutzfunktion und optische Korrektion (Sehhilfe) vereinen (DGUV Regel 112-192 2006).

Schutzschirme/Visiere schützen ebenfalls das Gesicht und – je nach Länge –Teile des Halses (◘ Abb. 16.5). Sie werden am Schutzhelm oder mit einer Traghilfe direkt am Kopf befestigt, können aus verschiedenen Materia-

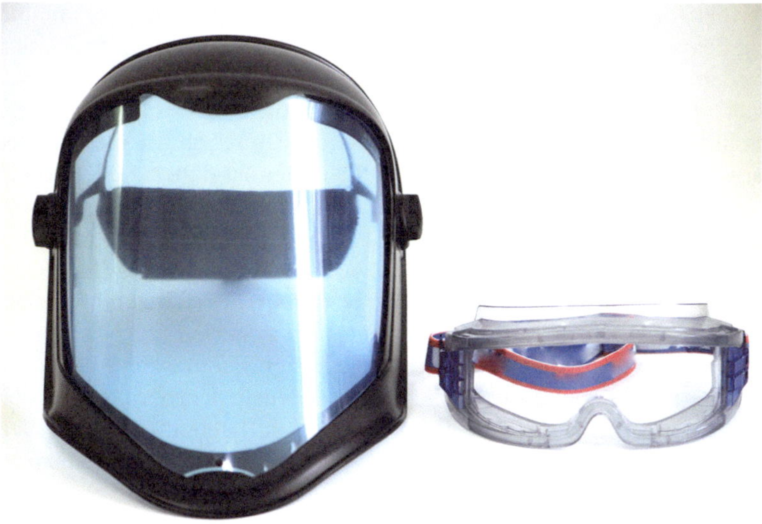

◘ **Abb. 16.5** Beispiele für eine Korbbrille mit korbartigem, elastischem Tragkörper, der eng am Augenraum abschließt (rechts) und einen Schutzschirm/ein Visier, das am Kopf befestigt wird (links)

lien bestehen (Kunststoff, Drahtgewebe, Leder, Textilien) und eventuell erweitert werden, etwa um eine Schürze (DGUV Regel 112-192 2006). Sie schließen, ähnlich wie Schutzschilde, an den Seiten nicht dicht mit dem Gesicht ab. Schutzschilde werden mit der Hand gehalten und schützen das Gesicht und Teile des Halses, beispielsweise Schweißerschutzschilde (DGUV Regel 112-192 2006).

Schutzhauben können einen Schutz des Kopfes, des Halses und gegebenenfalls der oberen Schulterareale bieten. Sie können am Kopf oder über einem Schutzhelm getragen werden, bestehen zumeist aus undurchsichtigem Material, imprägnierten oder beschichteten Textilien und weisen ein Fenster für Sichtscheiben auf (DGUV Regel 112-192 2006).

Gefährdungen für Augen und Gesicht können mechanisch, optisch, chemisch, thermisch, biologisch und/oder elektrisch sein und sind im Rahmen der Gefährdungsbeurteilung zu ermitteln. Abhängig vom individuellen Arbeitsplatz sind Entscheidungen zur Art des notwendigen Augen- und Gesichtsschutzes zu treffen, beispielsweise zu Oberflächeneigenschaften (z. B. beschlaghemmend), Materialien (z. B. Glas, Kunststoff, Drahtgewebe) oder auch Schutzfilter bei optischen Gefährdungen (Filter zum Schutz vor UV-, Laser- oder Infrarostrahlung; DGUV Regel 112-192 2006). Zum Schutz vor chemischen Gefährdungen der Augen (z. B. Gase, Dämpfe, Nebel, Rauch, Feinstaub) können Korbbrillen eingesetzt werden. Müssen das gesamte Gesicht und/oder der Hals vor Flüssigkeitsspritzern geschützt werden, ist ein Schutzschirm zu erwägen (DGUV Regel 112-192 2006).

Kombinationsmöglichkeiten mit anderer PSA (etwa Visier und Industrieschutzhelm, Atemschutz) oder die gemeinsame Verwendung müssen vor der Anwendung überprüft werden, damit sich die Schutzausrüstungen in ihren Schutzwirkungen nicht wechselseitig beeinträchtigen (DGUV Regel 112-192 2006).

▪ Berufsdermatologische Betrachtung

Allgemeine Aspekte zu Nutzen und Risiken

Aus berufsdermatologischer Sicht können mechanische Gefährdungen (z. B. Stäube, Späne), UV-Strahlung (beispielsweise beim Schweißen, in Außenberufen), chemische (z. B. Dämpfe, Nebel, Säuren, Laugen) und thermische Gefährdungen (beispielsweise Kälteeinwirkungen in Kühlhäusern) die Haut im Bereich der Augen und des Gesichtes belasten. Hier kann PSA einen Beitrag zum beruflichen Hautschutz leisten.

Gleichzeitig können schlechter Sitz (z. B. mechanische Belastung durch Druck), mangelhafte Schutzwirkung und Schwitzen (etwa beim dauerhaften Tragen enganliegender, schlecht belüfteter Korbbrillen) sowie ein daraus resultierender Feuchtigkeits- und Wärmestau potenzielle Risikofaktoren für die Hautgesundheit darstellen. Gleiches gilt für schlecht gepflegten Augen- und Gesichtsschutz (z. B. Verunreinigungen durch Stäube), sodass aus hygienischer Sicht eine regelmäßige Reinigung sowie Desinfektion der Schutzausrüstung erfolgen sollte.

Kasuistik: CNC-Dreher mit irritativ-provoziertem atopischem Gesichtsekzem

Der Versicherte, 43 Jahre, arbeitet als CNC (Computerized-Numerical-Control)-Dreher und ist mehrmals täglich beziehungsweise intermittierend während des Arbeitstages Kühlschmierstoff-Dämpfen ausgesetzt, die beim Öffnen einiger Maschinen austreten. Gesichts- oder Atemschutz wird bislang nicht verwendet. Es finden sich anamnestisch Hinweise, dass sein atopisches Gesichtsekzem vor allem im Bereich der Augen in seinem Verlauf durch diese Expositionen irritativ provoziert wird. Zum Schutz dieser Areale vor den Dämpfen ist daher die Erprobung geeigneter PSA angezeigt.

Augen- und Gesichtsschutz sollte den bestmöglichen Schutz bei gleichzeitiger Beibehaltung des Tragekomforts bieten. Im Fall des Versicherten ist zwischen einem enganliegenden Schutz der Augenpartie, beispielsweise einer Korbbrille (Vollsichtbrille) und einem „luftigeren" Schutz, etwa einer Gestellbrille (Bügelbrille) oder einem Schutzschirm/Visier abzuwägen.

Eine enganliegende Korbbrille würde die Augenpartie vor austretenden Kühlschmierstoffdämpfen schützen; gleichzeitig kann es bei längeren, durchgehenden Tragezeiten zu Feuchtigkeits- und Wärmestau unter der Korbbrille, unangenehmem Tragegefühl sowie Provokation des atopischen Ekzems durch Okklusion kommen. Ein Schutz der übrigen Hautareale im Gesicht wäre bei dieser Schutzmaßnahme nicht gegeben

Ein nicht mit der Haut eng abschließender Augenschutz (Gestell-/Bügelbrille, Schutzschirm/Visier) verhindert zwar die Feuchtigkeitsansammlung, bietet jedoch keinen vollständigen seitlichen Schutz vor Dämpfen.

Je nach Exposition, Arbeitsablauf und -organisation sowie den individuellen Bedürfnissen und Wünschen des Patienten könnten nach Rücksprache mit dem Arbeitgeber und/oder dem Präventionsdienst des Unfallversicherungsträgers verschiedene Formen des Augenschutzes erprobt werden. Auf diese Weise kann die individuell beste Lösung – bei möglichst engmaschiger Beobachtung des Verlaufs der Hauterkrankung – für den Patienten ermittelt werden. Eine eventuelle Kombination mit anderer PSA (Kopfschutz, Schutzkleidung), das Tragen einer Korrektionsbrille, das individuelle Trageempfinden, die dermatologische Diagnose, exogene und endogene Risikofaktoren und die Exposition einschließlich der arbeitsorganisatorischen Abläufe am Arbeitsplatz (Möglichkeiten einer nur kurzzeitigen, an die Exposition angepassten Verwendung des Augen-/Gesichtsschutzes) sind im Einzelfall bei der Auswahl zu berücksichtigen.

16.3.3 Schutzkleidung und Atemschutz

Überblick: Schutzkleidung

Bei Schutzkleidung, die am Arbeitsplatz getragen wird, handelt es sich um PSA, die eine spezifische Schutzfunktion vor schädigenden Einflüssen bietet. Sie ist von Arbeits-, Berufs- und Reinraumkleidung ohne entsprechende spezifische Schutzfunktion abzugrenzen (◘ Abb. 16.6).

Grundlegend lässt sich zwischen Kleidung unterscheiden, die den gesamten Körper oder nur bestimmte Körperbereiche schützt (DGUV Regel 112-189 2007):

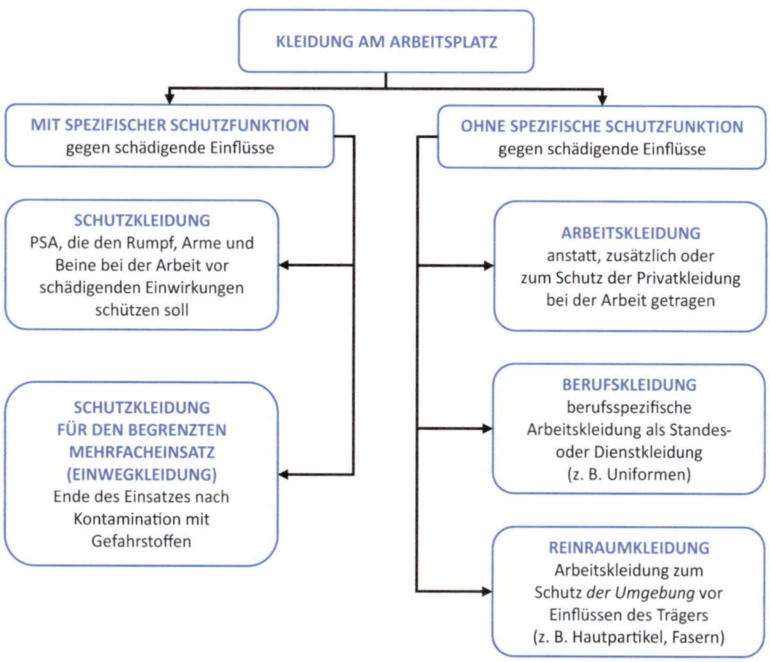

◘ **Abb. 16.6** Unterscheidung verschiedener Kleidungsarten am Arbeitsplatz gemäß DGUV Regel 112-189 „Benutzung von Schutzkleidung" (2007)

- Schürzen (Segeltuch- und Ärmelschürzen), Kittel und Mäntel,
- zweiteilige Anzüge, beispielsweise Kombinationen aus Mänteln, Westen, Jacken, Hosen, Gamaschen,
- einteilige Anzüge, mit oder ohne Stiefel oder Handschuhe (fest mit dem Anzug verarbeitet oder separat) sowie mit oder ohne Kopfhaube (offen oder geschlossen in Kombination mit Atemschutzgerät).

Hand- und Armschutz (beispielsweise durch Handschuhe und Ärmelschoner) sowie Fuß- und Beinschutz (Sicherheitsschuhwerk, Gamaschen, Schuhüberzieher und Knieschutz) sind Themen der ► Kap. 14 und 15.

Im Bereich der Schutzkleidung existieren sehr viele verschiedene Typen für unterschiedliche berufliche Einsatzbereiche und (Schutz-) Anforderungen (DGUV Regel 112-189 2007):

- Schutzkleidung gegen Wärmestrahlung, Kontakt mit Flammen (Material, das bei kurzem Kontakt nicht entflammbar ist) oder gegen heißen Dampf,
- Schweißerschutzanzüge (Schutz vor Metallspritzern, kurzzeitigem Flammenkontakt und UV-Strahlung),
- Schutzkleidung gegen das Erfasstwerden sich bewegender Teilen (keine Einzugsgefahr, enganliegende Passform, verdeckte Knopfleiste, keine Außentaschen),
- Schutzanzüge für den medizinischen Bereich (zum Schutz der darunterliegenden Kleidung vor Mikroorganismen),
- Kontaminationsschutzanzüge, Schutzkleidung für Arbeiten an unter Spannung stehenden Teilen, Schutzkleidung für den Umgang mit Kettensägen, antistatische Schutzanzüge oder auch Chemikalienschutzanzüge.

Entsprechend verschieden gestalten sich die Materialien, aus denen Schutzkleidung hergestellt werden kann, beispielsweise Naturfasern (Baumwolle, Wolle), Chemiefasern (z. B. Polyamid, Polyester) sowie weitere, spezielle Fasern oder Sondermaterialien (z. B. Glasfasern, Metallfäden, Metall, Gummi, Folien und Folienverbunde, Leder; DGUV Regel 112-189 2007). Mit dem Material oder Materialmix gehen wiederum sehr unterschiedliche bekleidungsphysiologische Eigenschaften einher. Mit diesen Eigenschaften ist ein unterschiedlicher Tragekomfort für den Träger verbunden, der maßgeblich vom Schnitt der Schutzkleidung (Passform) sowie von der Luft-, Wärme-, Feuchtigkeits- und Wasserdampfdurchlässigkeit der Materialien beeinflusst wird.

Bei der Auswahl von Schutzkleidung ist somit zwischen dem erforderlichen Schutz und möglichst hohem Tragekomfort abzuwägen (DGUV Regel 112-189 2007). Wie bei der Auswahl von Schutzhandschuhen (► Kap. 14) können hier widersprüchliche Anforderungen aufeinandertreffen, etwa die Notwendigkeit flüssigkeitsdichter Schutzkleidung und der gleichzeitige Wunsch nach einem hohen Tragekomfort durch wärme-, luft- und wasserdampfdurchlässige („atmungsaktive") PSA. Dies kann bei bestimmten Typen von Chemikalienschutzkleidung eine Herausforderung darstellen. Anhand verschiedener Europäischer Normen lassen sich hierbei unterschiedliche Typen unterscheiden (◘ Tab. 16.1), wobei im Regelfall mit zunehmender „Dichtheit" der Schutzkleidung der Tragekomfort sinkt und bei längeren Tragezeiten eine Belüftung

◘ Tab. 16.1 Typen von Chemikalienschutzkleidung

Typ	Eigenschaften gemäß Norm
Typ 1	Gasdichte Chemikalienschutzkleidung zum Schutz vor gefährlichen festen, flüssigen und gasförmigen Chemikalien inkl. Flüssigkeitsaerosolen und Partikeln (DIN EN 943)
Typ 3	Flüssigkeitsdichte Chemikalienschutzkleidung (DIN EN 14605)
Typ 4	Spraydichte Chemikalienschutzkleidung (DIN EN 14605), „sprühdicht"
Typ 5	Chemikalienschutzkleidung zum Schutz vor luftgetragenen, festen Partikeln (DIN EN ISO 13982), „partikeldicht"
Typ 6	Chemikalienschutzkleidung mit eingeschränkter Schutzleistung gegen flüssige Chemikalien (DIN EN 13034), „begrenzt spritz-/sprüh(nebel)dicht"

beziehungsweise Atemluftversorgung erforderlich werden kann.

Genau wie bei Chemikalienschutzhandschuhen (▶ Kap. 14) ist Chemikalienschutzkleidung im Rahmen der Gefährdungsbeurteilung durch den Arbeitgeber auf die individuell verwendeten Chemikalien oder Expositionen am Arbeitsplatz abzustimmen. Aufgrund von Permeation („Durchwandern" von Chemikalien durch Chemikalienschutzhandschuhe und -kleidung auf molekularer Ebene) darf auch bei Schutzkleidung die maximale Tragezeit nicht überschritten werden.

Auch mechanische und thermische Einwirkungen und Belastungen sowie mögliche Gefährdungen durch die Schutzkleidung selbst (elektrostatische Aufladung, Unfallrisiko durch ungenügende Passform, schlechter Tragekomfort) sind bei der Auswahl von Schutzkleidung zu berücksichtigen (DGUV Regel 112-189 2007).

▪ Überblick: Atemschutz

Atemschutz, konkretisiert durch die DGUV Regel 112-190 „Benutzung von Atemschutzgeräten" (2021), wird benötigt, wenn Gefährdungen durch die Umgebungsatmosphäre bestehen, beispielsweise durch Sauerstoffmangel und/oder durch biologische, chemische oder physikalische Schadstoffe. Je nach Art des Schadstoffes können unterschiedliche Folgen ausgelöst werden, wie Vergiftungen, Krebserkrankungen oder Sensibilisierungen. Ziel ist es, dem Träger das Atmen gesundheitsunschädlicher Atemluft zu ermöglichen. Bevor Atemschutz eingesetzt wird, ist zuvor zu prüfen, ob durch Substitution gefährlicher Stoffe, die Einhaltung von Arbeitsplatzgrenzwerten, technische Schutzmaßnahmen (Arbeitsverfahren, Belüftung) oder organisatorische Maßnahmen die Gefährdung vermieden werden kann. Das Tragen von Atemschutz ist erst als letzte Maßnahme zu erwägen. Atemschutzgeräte lassen sich dabei grundsätzlich in Filter- und Isoliergeräte unterteilen.

Isoliergeräte arbeiten unabhängig von der Umgebungsatmosphäre, weisen einen Atemanschluss mit Luftversorgungssystem auf, über das Atemluft zugeführt wird und können frei tragbar oder nicht frei tragbar sein (DGUV Regel 112-190 2021).

Filtergeräte wirken in Abhängigkeit von der Umgebungsatmosphäre und verfügen über einen Atemanschluss, der den Benutzer mit dem Atemschutzgerät verbindet, und eine Filtereinheit, die die schädigenden Stoffe aus der Umgebungsatmosphäre entfernt („herausfiltert"). Hierbei kommen expositionsabhängig Gas-, Partikel- oder Kombinationsfilter infrage. Partikelfilter eignen sich bei festen oder flüssigen Aerosolen (Partikeln) und werden – je nach Abscheidevermögen – in drei Partikelfilterklassen (P) unterteilt (P1/gering, P2/mittel, P3/hoch). Gasfilter unterscheiden sich hinsichtlich Anwendungsbereich und -dauer und schützen vor Gasen und Dämpfen.

Ferner gibt es Systeme mit und ohne Gebläse (DGUV Regel 112-190 2021). Zum gleichzeitigen Schutz vor Partikeln und Gasen/Dämpfen werden Kombinationsfilter eingesetzt, denn: „Ein Gasfilter schützt nicht gegen Partikel, ein Partikelfilter nicht gegen Gase" (DGUV Regel 112-190 2021, S. 85). Bei unbekannten Umgebungsverhältnissen dürfen Filtergeräte nicht eingesetzt werden (DGUV Regel 112-190 2021).

Es gibt verschiedene Formen der Atemanschlüsse, um eine Verbindung zwischen Benutzer und Atemschutzgerät zu ermöglichen:

- Mundstückgarnituren (umschließen nur den Mund),
- Viertelmasken (umschließen Mund und Nase),
- Halbmasken (umschließen Mund, Nase und Kinn; ◘ Abb. 16.7 und 16.8),
- Vollmasken (umschließen das ganze Gesicht inkl. Augen; ◘ Abb. 16.9),
- Atemschutzhauben und -helme (umhüllen das Gesicht inkl. Augen, Nase, Mund und Kinn, oft auch den gesamten Kopf und Hals) sowie
- Atemschutzanzüge (umhüllen den Kopf und Körper teilweise oder vollständig; gegebenenfalls mit Überdruck im Inneren des Anzuges; DGUV Regel 112-190 2021).

Wie bei anderer PSA ist auch bei der Auswahl von Atemschutzgeräten durch den Arbeitgeber zwischen dem Schutz vor Gefährdungen sowie Risiken und Belastungen

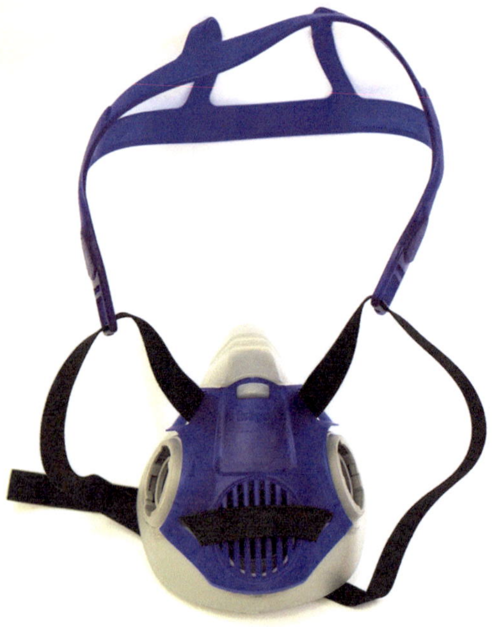

Abb. 16.7 Beispiel für eine Halbmaske, die Nase, Mund und Kinn umschließt; an den seitlichen Anschlüssen werden Filter angeschlossen (hier: ohne Filter)

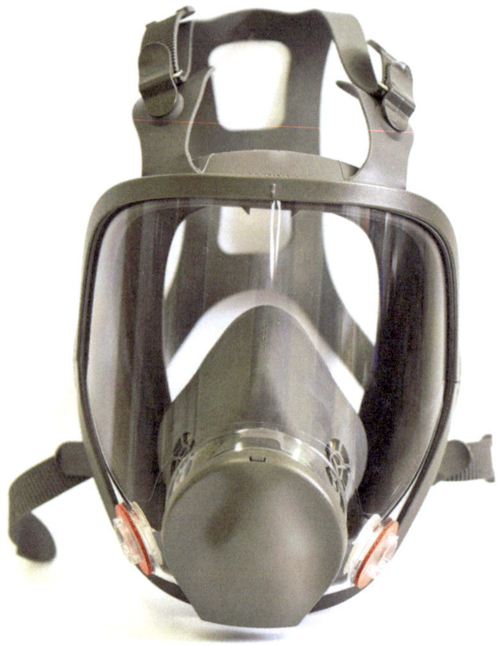

Abb. 16.9 Beispiel für eine Vollmaske, die das gesamte Gesicht umschließt; an den seitlichen Anschlüssen werden Filter angeschlossen (hier: ohne Filter)

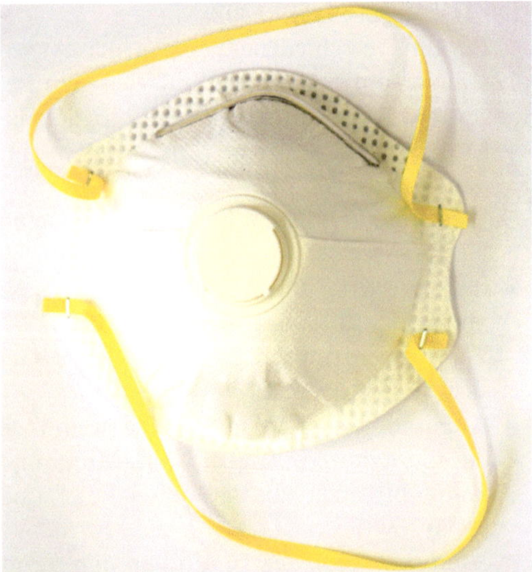

Abb. 16.8 Beispiel für eine partikelfiltrierende Einweg-Halbmaske (P1)

16

abzuwägen, die das Tragen des Atemschutzgerätes selbst mit sich bringt. Hierzu zählt auch die Einschätzung, ob das ausgewählte Gerät oder System für die individuellen Arbeitsplatzbedingungen geeignet ist, beispielsweise unter Berücksichtigung der räumlichen Verhältnisse (Bewegungsfreiheit, Art des Raumes), der Atmosphäre (Sauerstoffgehalt, Art und Konzentration der Schadstoffe) und des Klimas. Die Konstitution und individuellen Anforderungen des Trägers sind – insbesondere hinsichtlich der voraussichtlichen Tragezeit des Atemschutzes – ebenfalls zu berücksichtigen. Die Tragedauer hängt dabei auch vom Verwendungszweck ab (beispielsweise Arbeitsdauer, Rettung, Flucht; DGUV Regel 112-190 2021).

Gemäß DGUV Regel 112-190 können manche Schadstoffe „durch die Haut aufgenommen werden oder die Haut schädigen. Kommen solche Stoffe in der Umgebungsatmosphäre vor, sollte der ganze Körper geschützt werden“ (DGUV Regel 112-190 2021, S. 29). In diesem Fall ist neben Atemschutz oftmals die Verwendung zusätzlicher PSA (Schutzkleidung) notwendig; die Verwendbarkeit mit anderer PSA muss ebenfalls beurteilt werden.

! „Der Einsatz von Atemschutzgeräten ist immer mit einer zusätzlichen Belastung verbunden. Grundsätzlich gilt: „So viel Schutz wie nötig, so wenig Belastung wie möglich!“ (DGUV Regel 112-190 2021, S. 20)

Berufsdermatologische Betrachtung

Allgemeine Aspekte zu Nutzen und Risiken

Aus berufsdermatologischer Sicht sind im Bereich der Schutzkleidung und des Atemschutzes vor allem zwei übergeordnete Fragestellungen von Bedeutung:

- Schutzwirkung: Schützen die (Schutz-) Kleidung und gegebenenfalls der Atemschutz ausreichend vor eventuellen Hautbelastungen, wie festen, flüssigen und/oder gasförmigen Irritantien und Allergenen?
- Hautbelastung und Tragekomfort: Geht von der PSA selbst eine potenzielle Hautbelastung aus, beispielsweise ein Okklusionseffekt (Feuchtigkeits- und Wärmestau) beim längeren Tragen flüssigkeitsdichter PSA, mechanische Irritationen, Hautreizungen durch ungenügende Reinigung von Atemschutz oder eventuell allergologisch relevante Inhaltsstoffe (z. B. Vulkanisationsbeschleuniger in „Gummibestandteilen“)?

Aus berufsdermatologischer Sicht sind im Kontext von Schutzkleidung und Atemschutz somit im individuellen Einzelfall Vor- und Nachteile von Materialeigenschaften (Bekleidungsphysiologie, Feuchtigkeits- und Wärmestau), ergonomische Aspekte und Tragekomfort (Passform, Bewegungsfreiheit), Anforderungen des Arbeitsschutzes, die erforderliche Schutzwirkung sowie insbesondere die individuellen exogenen und endogenen Risikofaktoren für die Hautgesundheit abzuwägen.

Seit der SARS-CoV-2-Pandemie sind FFP(Filtering-Face-Piece-)2- und FFP3-Masken sowohl im privaten als auch in vielen beruflichen Bereichen zu einer allgemein bekannten Hygiene- und Schutzmaßnahme geworden. In vielen Berufen, beispielsweise durch Krankenhauspersonal, werden diese filtrierenden Halbmasken seit Pandemiebeginn teils dauerhaft über vielen Stunden zum Schutz vor mit Viren kontaminierten Aerosolen getragen. Okklusionseffekte, mechanische Irritationen oder auch – in seltenen Fällen – in Masken enthaltene Allergene können zur Erstmanifestation (berufsbedingter) irritativer oder allergischer Kontaktdermatitiden im Gesicht oder im Hautareal mit Maskenkontakt sowie auch zur Verschlimmerung bereits bestehender Hautveränderungen oder -erkrankungen (Akne, Rosazea, periorale Dermatitis) führen. Die Wahl gut sitzender Masken, der regelmäßige Wechsel und idealerweise das Einlegen von Tragepausen (laut Empfehlung des Robert Koch-Instituts bei FFP2-Masken: 30-minütige Tragepause nach 75 Minuten Tragedauer), die Unterstützung der Hautbarriere durch Emollienzien, eine milde Hautreinigung sowie bei Bedarf die individuelle, hautfachärztliche Therapie der jeweilig zugrunde liegenden Hauterkrankung (entzündungshemmende, topische Lokaltherapie) können diesen Hautveränderungen entgegenwirken (Symanzik et al. 2022; Kreft 2021).

Praxistipp

Hygienische Aspekte beim Tragen von Arbeitskleidung sind zu beachten: Verschmutzte Arbeitskleidung, die auf der Haut aufliegt und nicht gegen saubere Arbeitskleidung ausgetauscht wird, kann eine Gefährdung für die Hautgesundheit darstellen (beispielsweise „Ölakne“ bei Schmierstoffverschmutzungen; ▶ Kap. 32).

Kasuistik: Landwirtin mit Sensibilisierung gegenüber Rinderepithelien

Die Versicherte, 55 Jahre, ist selbstständige Landwirtin. Ihr landwirtschaftlicher Betrieb, an den die privaten Wohnräume angeschlossen sind, ist auf Rinderzucht spezialisiert. Bei ihr wurde eine lokalisierte, allergische Kontakturtikaria bei Soforttyp-Sensibilisierung gegenüber Rinderepithelien im Bereich der Kontaktstellen – vorwiegend: Hände und Arme; selten bei entsprechendem Hautkontakt: Dekolleté und Hals – diagnostiziert. Eine Atemwegsproblematik besteht nicht. Aufgrund ihrer Selbstständigkeit ist die Versicherte sehr motiviert, sich im Umgang mit den Tieren (z. B. Füttern, Melken, Geburtshilfe) vor Rinderepithelien zu schützen, um die Tätigkeit weiter ausüben zu können.

Kasuistik: Maler mit aerogenem, allergischem Kontaktekzem

Der Versicherte, 41 Jahre, ist Maler und Lackierer mit typischem Tätigkeitsprofil, beispielsweise Streichen von Wänden und andere Arbeiten in frisch gestrichenen Räumen. Bei ihm wurde im Epikutantest eine Typ-IV-Sensibilisierung gegenüber Methylisothiazolinon (MI, INCI: Methylisothiazolinone) nachgewiesen. MI ist als Konservierungsstoff in den von ihm verarbeiteten Wandfarben enthalten und wird aus frisch aufgetragener Wandfarbe freigesetzt („dünstet aus"). Bei dem Versicherten wird ein aerogenes allergisches Kontaktekzem bei Typ-IV-Sensibilisierung gegenüber MI an allen freigetragenen Hautarealen (Hände, Arme, gesamter Kopf- und Halsbereich) diagnostiziert, das einen streng arbeitsabhängigen Verlauf aufweist. Eine Substitution der MI-haltigen Farben sowie technische und organisatorische Präventionsmaßnahmen sind in seinem Fall nicht möglich und es stellt sich die Frage, ob eine Optimierung der PSA den Hautbefund verbessern und den Berufsverbleib sichern kann.

Im Falle der beiden Kasuistiken sollen die betroffenen Hautareale vor den Allergenen (Rinderepithelien beziehungsweise Methylisothiazolinon) geschützt werden. Die erforderliche Allergenkarenz und damit der Hautschutz stellen unter diesen Voraussetzungen jedoch oftmals eine Herausforderung dar. Die Versicherte trägt als Landwirtin Arbeitskleidung, die jedoch bislang nicht ausreichend schützt. Für eine konsequente Vermeidung des Hautkontaktes mit Rinderepithelien könnte ein Ganzkörper-Schutzanzug am Arbeitsplatz erprobt werden. Dabei ist abzuwägen,

- wie „dicht" das Material sein muss (◘ Tab. 16.1) beziehungsweise welche „Dichtheit" notwendig ist, um vor den Allergenen (Rinderepithelien) ausreichend zu schützen,
- wie stark die individuelle Schwitzneigung ist,
- wie die thermischen Bedingungen im Rinderstall sind,
- wie lange der Schutzanzug arbeitsorganisatorisch bei der Versorgung der Rinder dauerhaft am Stück zu tragen ist,
- wie sich im berufsdermatologischen Einzelfall ein Feuchtigkeits- und Wärmestau (Okklusionseffekt) auf die Hautgesundheit auswirkt und
- welche organisatorischen und arbeitshygienischen Maßnahmen zu ergreifen sind, damit der Arbeitsbereich vom Wohnbereich strikt getrennt wird und die Verschleppung von Allergenen vermieden wird.

Im ersten Fall wurde eine lokalisierte, allergische Kontakturtikaria an den Kontaktstellen und keine Atemwegsproblematik diagnostiziert. Dennoch empfiehlt die Sozialversicherung für Landwirtschaft, Forsten und Gartenbau (SVLFG) als zuständiger Unfallversicherungsträger bereits erkrankten Landwirten erweiterte Schutzmaßnahmen bei Stallarbeiten (auch bei geringer oder keiner Staubentwicklung). Diese umfassen idealerweise allergendichte Schutzanzüge sowie das durchgehende Tragen von Atemschutzgeräten (gebläseunterstützte Atemschutzhauben oder -helme; mindestens Filterklasse FFP2) in Kombination mit einer Kopfhaube zur Bedeckung der Haare (SVLFG 2013, 2021). Einer Ausdehnung der Erkrankung, etwa auf die Atemwege, kann so präventiv vorgebeugt werden. Auch sollten geeignete Schutzhandschuhe getragen werden (▶ Kap. 14), etwa beim Melken und bei der Geburtshilfe.

Darüber hinaus sollte bei der Versicherten sichergestellt sein, dass der Wechsel der Schutzkleidung ohne Kontamination mit der Rinderepithelien-behafteten Außenseite erfolgt und eine Verschleppung von Rinderepithelien in den Privatbereich vermieden wird, beispielsweise durch arbeitsorganisatorische und/oder bauliche Maßnahmen. „Pauschale Lösungen" gibt es oftmals nicht, sodass der berufsdermatologische Einzelfall mitsamt seinem Präventionspotenzial zu prüfen ist. Der Unfallversicherungsträger kann bei der Auswahl geeigneter PSA beraten und unterstützen.

Auch der Hautschutz im zweiten Fall stellt eine Herausforderung dar: Aufgrund der Lokalisation des allergischen Kontaktekzems an allen freigetragenen Arealen ist nur eine vollständige Allergenkarenz erfolgversprechend. Da das Allergen ubiquitär in der Arbeitsplatzluft vorhandenen ist, kann dieses voraussichtlich nur durch vollständigen Körperschutz (wie durch einen „allergendichten" Schutzanzug) in Kombination mit geschlossener Kopfhaube (Kompletthaube) und Atemschutzgerät gemieden werden. Diese komplexe und für die Tätigkeit des Versicherten vergleichsweise „berufsuntypische" PSA-Tragekombination ist vor dem Hintergrund verschiedener Aspekte zu diskutieren:

- arbeitsschutzrechtliche Überlegungen (mögliche Gefährdung durch „Hängenbleiben" auf Baustellen, Benutzung von Leitern, Einschränkung des Sichtfeldes),
- Arbeitsabläufe (Überkopf-Arbeiten, ganztägige Tragedauer),
- mögliche Belastungen durch die PSA selbst (Feuchtigkeits- und Wärmestau bei ganztägiger Verwendung zum Schutz vor ubiquitär vorhandenen Allergenen),
- körperliche Konstitution und Belastung des Anwenders (ganztägige Anwendung, Gewicht der PSA, individuelle Schwitzneigung) sowie
- manchmal auch soziale Reaktionen (wie Unverständnis durch Kunden).

Bei beiden Kasuistiken wären sinnvollerweise die zuständige Fachkraft für Arbeitssicherheit, der Arbeitsmediziner, der Arbeitgeber und/oder Mitarbeiter des Präventionsdienstes bei der Auswahl der PSA (hier: Schutzkleidung und Atemschutz) einzubeziehen. Bei entsprechender Motivation der Versicherten sollte die ausgewählte PSA am Arbeitsplatz erprobt werden. Gleichzeitig kann bei entsprechenden Konstellationen (Kontaktallergie gegenüber nicht meidbaren Allergenen, aerogene Komponente, Vorliegen des Tatbestandsmerkmals der Schwere im Sinne der BK 5101) trotz derartiger präventiver Anstrengungen der objektive Zwang zur Unterlassung der schädigenden Tätigkeit gegeben sein (▶ Kap. 2: BK 5101: Schwere oder wiederholt rückfällige Hauterkrankungen).

Ergänzend können verschiedene, unter der Schutzkleidung getragene Kleidungstypen erprobt werden, beispielsweise Kleidung oder Unterwäsche aus Baumwolle (Absorption von Schwitzwasser, Speicherung im Anzug/auf der Haut) oder auch sogenannte Funktionskleidung (Abgabe von Schwitzwasser). Gleichzeitig muss die Unterkleidung an chemie-, flammen- und explosionsgefährdeten Bereichen besondere Anforderungen erfüllen (DGUV Regel 112-189 2007).

! „Da Schutzkleidung selbst nicht Ursache eines Unfalles werden darf, sollte sie so ausgeführt sein, dass sie möglichst eng am Körper anliegt und ein Hängenbleiben verhindert." (DGUV Regel 112-189 2007, S. 8)

16.4 Fazit für die Praxis

Neben Schutzhandschuhen weisen auch der Kopf-, Augen-, Gesichts-, Atemschutz und die Schutzkleidung sowohl hinsichtlich des Hautschutzes als auch hinsichtlich potenzieller Hautbelastungen berufsdermatologisch bedeutsame Aspekte auf.

Die Auswahl adäquater PSA stellt, als primäre Aufgabe des Arbeitgebers, oftmals eine komplexe Herausforderung dar, da die individuellen Arbeitsplatzexpositionen und -anforderungen, die Konstitution des Trägers inkl. berufsdermatologischer Diagnostik sowie Aspekte des Arbeitsschutzes (keine zusätzliche Gefährdung durch das Tragen von PSA, Kombination von PSA) zu berücksichtigen sind.

Bei manifesten, irritativen und/oder allergischen Berufsdermatosen – eventuell zusätzlich in Kombination mit einer konstitutionellen Dermatose, wie dem atopischen Ekzem – können im Einzelfall besondere Anforderungen an die PSA bestehen, um eine Verbesserung des Hautzustandes zu erzielen und den Berufsverbleib zu ermöglichen. Durch detaillierte (Arbeitsplatz-)Anamnese und leitliniengerechte Diagnostik können behandelnde Dermatologen hierzu wertvolle und maßgebliche Beiträge leisten, indem die ursächlichen Hautbelastungen und die daraus abgeleiteten Anforderungen an die PSA (z. B. Schutz vor Allergenen, Irritanzien oder UV-Strahlung, bekleidungsphysiologische Eigenschaften) für die Versicherten individuell identifiziert und beschrieben werden.

Bei der sich anschließenden Ermittlung und Auswahl geeigneter PSA gibt es – das Einverständnis der Versicherten vorausgesetzt – viele Unterstützungsmöglichkeiten, die sinnvoll einbezogen werden sollten:

- Präventionsdienst oder andere Mitarbeiter des zuständigen Unfallversicherungsträgers,
- betreuende Betriebs-/Arbeitsmediziner,
- Arbeitgeber oder Fachkraft für Arbeitssicherheit des Betriebes,
- PSA-Hersteller oder Arbeitsschutz-Großhändler, die bei Bedarf auch vor Ort am Arbeitsplatz beratend tätig werden sowie
- berufsdermatologische Schwerpunktzentren, die sich auf Schulung und Beratung von Personen mit berufsbedingten Hauterkrankungen spezialisiert haben.

Dabei gilt es, mit allen Beteiligten die individuell bestmögliche Lösung zu erarbeiten. Die subjektive Perspektive der Betroffenen sollte bei der Planung berücksichtigt werden, um objektiv nicht erkennbare „versteckte" Hürden, Hindernisse und Herausforderungen zu identifizieren.

Literatur

Arbeitsschutzgesetz (ArbSchG) vom 7. August 1996 (BGBl. I S. 1246), das zuletzt durch Artikel 6k des Gesetzes vom 16. September 2022 (BGBl. I S. 1454) geändert worden ist

DGUV Regel 112-189 (vormals: BGR 189) „Benutzung von Schutzkleidung". Oktober 2007. Deutsche Gesetzliche Unfallversicherung e. V. (DGUV)

DGUV Regel 112-190 „Benutzung von Atemschutzgeräten". November 2021. Deutsche Gesetzliche Unfallversicherung e. V. (DGUV)

DGUV Regel 112-192 (vormals: BGR 192) „Benutzung von Augen- und Gesichtsschutz". Februar 2006. Deutsche Gesetzliche Unfallversicherung e. V. (DGUV)

DGUV Regel 112-193 (vormals: BGR 193) „Benutzung von Kopfschutz". Januar 2006. Deutsche Gesetzliche Unfallversicherung e. V. (DGUV)

DGUV Vorschrift 1 (2013) Unfallverhütungsvorschrift. Grundsätze der Prävention. Deutsche Gesetzliche Unfallversicherung e. V. (DGUV)

Knuschke P, Ott G, Bauer A, Janßen M, Mersiowsky K, Püschel A, Rönsch H (2015) Schutzkomponenten bei solarer UV-Exposition. Projekt F 2036 – im Auftrag der Bundesanstalt für Arbeitsschutz und Arbeitsmedizin (BAuA). Dortmund/Berlin/Dresden

Kreft B (2021) Prävention und Therapie von Dermatosen, ausgelöst durch persönlichen Mund- und Nasenschutz (Medizinischer Mund-Nasen-Schutz, filtrierende Halbmasken (FFP1/FFP2/FFP3). J Dtsch Dermatol Ges 19:1121–1122

PSA-Benutzungsverordnung vom 4. Dezember 1996 (BGBl. I S. 1841); Verordnung über Sicherheit und Gesundheitsschutz bei der Benutzung persönlicher Schutzausrüstungen bei der Arbeit (PSA-Benutzungsverordnung – PSA-BV)

Richtlinie 89/656/EWG des Rates vom 30. November 1989 über Mindestvorschriften für Sicherheit und Gesundheitsschutz bei Benutzung persönlicher Schutzausrüstungen durch Arbeitnehmer bei der Arbeit (ABl. EG Nr. L 393 S. 18)

SVLFG (2013) Berufsbedingte Atemwegsallergien in der Rinderhaltung. SVLFG, Kassel

SVLFG (2021) B43: Staub. Aktuelles zu Sicherheit und Gesundheitsschutz. SVLFG, Kassel

Symanzik C, Körbel-Peceny C, Lüttje D, Engelhardt M, Skudlik C, John SM (2022) Hautveränderungen durch das Tragen eines Mund-Nasen-Schutzes bei Beschäftigten im Gesundheitsdienst im Zuge der Eindämmung der COVID-19-Pandemie. Dermatol Beruf Umwelt 70:3–12

Adjuvante Präventionsmaßnahmen der gesetzlichen Unfallversicherung, Verfahren Haut der DGUV

Christoph Skudlik

Inhaltsverzeichnis

C. Skudlik et al. (Hrsg.), *Berufsdermatologie*, https://doi.org/10.1007/978-3-662-50518-2_17

Nach § 1 Nr. 1 SGB VII ist die zentrale Aufgabe der Unfallversicherungsträger, mit allen geeigneten Mitteln Arbeitsunfälle, Berufskrankheiten und arbeitsbedingte Gesundheitsgefahren zu verhüten. Generell wird bei der Prävention von Erkrankungen zwischen Primärprävention, Sekundärprävention und Tertiärprävention unterschieden. Maßnahmen der Primärprävention dienen dem Erhalt der Gesundheit und der Vorbeugung von Erkrankungen. Maßnahmen der Sekundärprävention dienen der Früherkennung und der Verhinderung des Fortschreitens bereits eingetretener Erkrankungen. Maßnahmen der Tertiärprävention dienen der Verhinderung der Progredienz oder von Komplikationen bereits manifester Erkrankungen. Insofern sind Präventionsmaßnahmen in der Berufsdermatologie bei bereits eingetretenen Erkrankungen auf den Ebenen der sekundären und tertiären Prävention angesiedelt (Brandenburg und Woltjen 2018; Brans und Skudlik 2019).

> Präventionsmaßnahmen in der Berufsdermatologie: Traditionell werden die ambulanten Maßnahmen als Maßnahmen der sekundären Individualprävention (= SIP-Maßnahmen) und die Maßnahmen auf stationärer-rehabilitativer Ebene als Maßnahmen der tertiären Individualprävention (= TIP-Maßnahmen) zusammengefasst. Alternativ zu diesen Bezeichnungen finden mittlerweile auch die Bezeichnungen der ambulanten und der stationären Individualprävention Anwendung.

Entsprechend des Gedankens des § 1 SGB VII wurden in Deutschland Maßnahmen der ambulanten und stationären Individualprävention bei Berufsdermatosen konzipiert und in das regelhafte Versorgungsangebot der gesetzlichen Unfallversicherungsträger übernommen. Diese Maßnahmen werden seitens der Unfallversicherungsträger gemäß dem erstmals im Jahr 2004 veröffentlichten Verfahren Haut (ehemals Stufenverfahren Haut) veranlasst. Das den Unfallversicherungsträgern zur allgemeinen Anwendung empfohlene Verfahren Haut beschreibt Qualitätsstandards für verwaltungsseitige Arbeitsabläufe im sogenannten § 3 Berufskrankheiten-Verfahren (Drechsel-Schlund 2013).

> Absatz 1 des § 3 „Maßnahmen gegen Berufskrankheiten, Übergangsleistung“ der Berufskrankheiten-Verordnung (BKV) besagt: „Besteht für Versicherte die Gefahr, dass eine Berufskrankheit entsteht, wiederauflebt oder sich verschlimmert, haben die Unfallversicherungsträger dieser Gefahr mit allen geeigneten Mitteln entgegenzuwirken. Ist die Gefahr gleichwohl nicht zu beseitigen, haben die Unfallversicherungsträger darauf hinzuwirken, dass die Versicherten die gefährdende Tätigkeit unterlassen. Den für den medizinischen Arbeitsschutz zuständigen Stellen ist Gelegenheit zur Äußerung zu geben.“

Seit seiner Einführung wurde das Verfahren Haut fortlaufend angepasst; ein wichtiger Schritt für die Verwaltungspraxis war hierbei eine elektronische Prozessbeschreibung, die seit 2005 über das Intranet der Deutschen Gesetzlichen Unfallversicherung (DGUV) seitens der BK-Sachbearbeiter aufgerufen werden kann. Nach Eingang der Meldung des Verdachts auf eine berufsbedingte Hauterkrankung bietet das Verfahren dem Sachbearbeiter Arbeitshinweise für die seitens des Unfallversicherungsträgers einzuleitenden Maßnahmen (Drechsel-Schlund 2013).

> Das Verfahren Haut sieht im Sinne der Verhältnismäßigkeit des Mitteleinsatzes eine gestufte Intervention vor, welche mit niederschwelligen Maßnahmen beginnt und je nach Verlauf der Hauterkrankung weitere, aufwändigere Leistungen vorsieht. Insofern spiegelt dieses verwaltungsseitige Verfahren das medizinische Konzept einer aufeinander abgestimmten ambulanten und stationären Versorgung. Die wichtigsten Elemente des Verfahrens Haut sind das Hautarztverfahren, die Schulungs- und Beratungsangebote der ambulanten Individualprävention und das stationäre berufsdermatologische Heilverfahren (TIP-Maßnahme; ▶ Kap. 18–20).

Die statistischen Auswertungen seit Einführung des Verfahrens zeigen einen kontinuierlichen Anstieg der Zahl der Interventionen sowohl insgesamt als auch in ihrer Vielfalt. Die verschiedenen Maßnahmen zeichnen sich dabei durch hohe Wirksamkeit aus. Die positiven Effekte für Versicherte, gekennzeichnet durch oft leichtere Krankheitsverläufe sowie dem heute fast immer möglichen Erhalt des Arbeitsplatzes, reduzieren gleichzeitig für die Solidargemeinschaft die Ausgaben für Kompensationszahlungen und Leistungen zur Teilhabe am Arbeitsleben (Krohn et al. 2021). Für Branchen, in denen Hautbelastungen und damit Hautkrankheiten häufig auftreten (beispielsweise Floristik oder Friseurhandwerk), konnten im Verlauf des Verfahrens Haut die Beiträge zur gesetzlichen Unfallversicherung aufgrund gesunkener Ausgaben erheblich reduziert werden, teilweise um 15–25 %. Weitere Einsparungen ergeben sich auf Unternehmerseite durch verminderte Personalausfallkosten.

> Mit den Änderungen des Berufskrankheitenrechts zum 01.01.2021 hat der Gesetzgeber mittels des neuen Abs. 4 zu § 9 SGB VII den Präventionsgedanken weiter wesentlich gestärkt und die bereits bestehenden Pflichten für Versicherte zur Mitwirkung um die Teilnahme an individualpräventiven Maßnahmen der Unfallversicherungsträger und die Mitwirkung an Maßnahmen zur Verhaltensprävention erweitert.

Gleichzeitig wurden die Unfallversicherungsträger mit den Änderungen des Berufskrankheitenrechts zum 01.01.2021 verpflichtet, die Versicherten über die mit der Tätigkeit verbundenen Gefahren und mögliche Schutzmaßnahmen umfassend aufzuklären und, wenn sich die Gefahr, dass bei der Fortsetzung der versicherten Tätigkeit die Krankheit wieder auflebt oder sich verschlimmert nicht durch andere geeignete Mittel beseitigen lässt, darauf hinzuwirken, dass die Versicherten die gefährdende Tätigkeit unterlassen (Krohn et al. 2021).

Sowohl bei begründetem Verdacht, als auch bereits nur bei der Möglichkeit des Vorliegens einer Hauterkrankung, die durch die berufliche Tätigkeit entstanden sein, wiederaufleben oder sich verschlimmern könnte, sollte – das Einverständnis des Betroffenen vorausgesetzt – eine Meldung mittels Hautarzt-Erstbericht (Formular F6050: Hautarztbericht – Einleitung Hautarztverfahren) an den Unfallversicherungsträger erfolgen, wodurch das Hautarztverfahren eingeleitet wird (▶ Kap. 18).

Praxistipp

Erst durch die Meldung erhält der Unfallversicherungsträger Kenntnis von dem Verdacht auf eine berufsbedingte Hauterkrankung und kann einen Behandlungsauftrag erteilen sowie weitere Individualpräventionsmaßnahmen gemäß § 3 BKV initiieren, dies entweder a) zur Verhinderung der Entstehung einer BK 5101 oder b) bei Vorliegen der Voraussetzungen zur Anerkennung oder bereits anerkannter BK 5101 zur Verhinderung einer Verschlimmerung oder des Wiederauflebens.

Diese Maßnahmen-Angebote stehen allen Versicherten in der Bundesrepublik offen; die jeweilige Indikation kann seitens der behandelnden Hautärzte unkompliziert durch entsprechendes Ankreuzen im Hautarztberichtsformular dem zuständigen Unfallversicherungsträger mitgeteilt werden (▶ Kap. 18).

Literatur

Brandenburg S, Woltjen M (2018) Präventionsbegriffe in der Berufsdermatologie und der gesetzlichen Unfallversicherung. Dermatol Beruf Umwelt 3:126–134

Brans R, Skudlik C (2019) Prävention des Handekzems. Hautarzt 70(10):797–803

Drechsel-Schlund C (2013) Frühe Intervention bei Hauterkrankungen – EVA_Haut: Optimierungsansätze bei den Unfallversicherungsträgern. Dermatol Beruf Umwelt 61:15–21

Krohn S, Bauer A, Drechsel-Schlund C, Engel D, Fartasch M, John SM, Köllner A, Römer W, Wehrmann W, Weisshaar E, Skudlik C (2021) DGUV Hautarztverfahren – Update Hautarztbericht 2021. Dermatol Beruf Umwelt 69:97–100

Hautarztverfahren

Christoph Skudlik

Inhaltsverzeichnis

C. Skudlik et al. (Hrsg.), *Berufsdermatologie*, https://doi.org/10.1007/978-3-662-50518-2_18

18.1 Einleitung

In der Versorgung von Patienten mit berufsbedingten Hauterkrankungen ist das Hautarztverfahren das wichtigste Instrument. Es wurde 1972 ursprünglich als Verfahren zur Früherfassung berufsbedingter Hauterkrankungen eingeführt (Borelli und Düngemann 1976; Borelli 1985). Seitdem ist es aber erheblich weiterentwickelt worden, sodass es die zentrale Plattform für die Interaktion zwischen Arzt und Unfallversicherungsträger darstellt; hierbei dient das Hautarztverfahren vor allem der Initiierung und Dokumentation der individuell indizierten Präventionsmaßnahmen (Diepgen 2012). Berechtigt zur Einleitung des Hautarztverfahrens und Nutzung der entsprechenden Formulare sind neben Hautärzten auch Werks- und Betriebsärzte, wenn sie die Gebietsbezeichnung „Arbeitsmedizin" oder die Zusatzbezeichnung „Betriebsmedizin" führen (DGUV 2014).

Dem Hautarztverfahren kam bis zum Eintritt der BK-Rechtsreform zum 01.01.2021 ausschließlich die Rolle eines Vorfeldverfahrens zu. Dies bedeutete, dass es möglichst frühzeitig angewendet werden sollte, bevor die Voraussetzungen zur Anerkennung einer BK 5101 voll umfänglich vorliegen. Nach Eintritt der BK-Rechtsreform und hiermit einhergehend erleichterten Anerkennungs-Voraussetzungen wurde das Hautarztverfahren insofern ausgeweitet, als dass es auch in der hautärztlichen Betreuung von Patienten mit anerkannter BK 5101 greift (Krohn et al. 2021).

Das Hautarztverfahren setzt besondere Schwerpunkte in der exakten Erfassung der schädigenden Einwirkungen und der dezidierten Stellungnahme zu den erforderlichen präventiven Maßnahmen. Letztere umfassen Empfehlungen zur Therapie, Hautschutzmaßnahmen, arbeitsplatzbezogenen Maßnahmen sowie weiterer Interventionen seitens des Unfallversicherungsträgers. Das Hautarztverfahren ist fest eingebunden in das im Jahr 2004 erstmals veröffentlichte und den Unfallversicherungsträgern zur allgemeinen Anwendung empfohlene Verfahren Haut (ehemals Stufenverfahren Haut) (Skudlik et al. 2008). Dieses beschreibt Qualitätsstandards für verwaltungsseitige Arbeitsabläufe im Rahmen des § 3 BKV, um der Entstehung einer BK 5101 entgegenzuwirken (Drechsel-Schlund 2013; Drechsel-Schlund et al. 2013). Nach Eingang der Meldung des Verdachts auf eine berufsbedingte Hauterkrankung bietet das Verfahren der Sachbearbeitung Arbeitshinweise für die seitens des Unfallversicherungsträgers einzuleitenden Maßnahmen. Hierbei sieht das Verfahren Haut im Sinne der Verhältnismäßigkeit des Mitteleinsatzes eine gestufte Intervention vor, welche mit niederschwelligen Maßnahmen (ambulantes hautärztliches Heilverfahren) beginnt und je nach Verlauf der Hauterkrankung weitere, aufwändigere Leistungen vorsieht (▶ Kap. 17).

Von 2002–2004 wurde eine erste kontrollierte Studie zur Effizienz des Hautarztverfahrens durchgeführt (Voss et al. 2011b, 2013). Hierzu wurden mit dem ursprünglichen Hautarztverfahren durchgeführte Ermittlungsverfahren mit Anwendung eines neuen zweistufigen Berichtsformulars verglichen. Die neuen Hautarztberichtsformulare erwiesen sich als besser geeignet für die Anwendung in der Praxis, sodass zum 01.01.2006 das optimierte Hautarztverfahren mit dem „optimierten Hautarztbericht" (Formtexte: F6050: ▶ sn.pub/TAlouP und F6052: ▶ sn.pub/bEijAE) bundesweit eingeführt wurde (Breuer 2005). Mittels der 2010 abgeschlossenen bundesweiten, flächendeckenden prospektiven Kohortenstudie EVA Haut, in der ca. 10 % der jährlichen BK 5101-Verdachtsmeldungen in der Bundesrepublik erfasst wurden, konnte gezeigt werden, dass dem Hautarztverfahren insgesamt bei Patienten und erstattenden Hautärzten eine hohe Akzeptanz zukommt.

Bei Durchführung ambulanter Maßnahmen (ambulantes Heilverfahren beim niedergelassenen Dermatologen, Zurverfügungstellung von Hautschutz und/oder Teilnahme an Hautschutzseminar) konnte häufiger ein Berufsverbleib erzielt werden. Demgegenüber wurde während der einjährigen Nachbeobachtungsphase der Beruf signifikant häufiger aufgegeben, wenn keine Maßnahmen nach § 3 Berufskrankheitenverordnung (BKV) eingeleitet wurden. Neben diesen positiven Erkenntnissen ergaben sich aus dem Forschungsprojekt EVA_Haut jedoch auch Optimierungsmöglichkeiten in der Umsetzung des Hautarztverfahrens: So zeigte sich, dass die erhobenen allergologischen Befunde lediglich in 36,5 % der Fälle im Hinblick auf deren berufliche und klinische Relevanz von hautärztlicher Seite beurteilt wurden. Ferner war die Darstellung der Berufsbedingtheit der Hauterkrankung in den Hautarztberichten in knapp über 50 % der Fälle lediglich teilweise oder nicht beurteilbar. Des Weiteren zeigte sich Verbesserungspotenzial hinsichtlich der Nachvollziehbarkeit therapeutischer Maßnahmen sowie der Verlaufsdokumentation, welche für die Kausalitätsbewertung und auch die Einleitung von Maßnahmen gemäß § 3 BKV von wesentlicher Bedeutung sind (Voss et al. 2011b, 2013). Hieraus resultierte, dass zur Verbesserung der Qualität in der Versorgung von Patienten mit Berufsdermatosen die Hautarztberichtsformulare (F6050: Hautarztbericht: Einleitung Hautarztverfahren; F6052: Hautarztbericht: Behandlungsverlauf) im Jahr 2015 entsprechend angepasst wurden (Krohn et al. 2017). Angesichts der zum 01.01.2021 in Kraft getretenen Reform des Berufskrankheitenrechts erfolgte zuletzt eine weitere Überarbeitung der Hautarztberichtsformulare (Krohn et al. 2021). Die Berichtsformulare wurden von der DGUV und der Kassenärztlichen Bundesvereinigung (KBV) bekanntgegeben und auf den Internetseiten der DGUV und der ABD als beschreibbare PDF sowie Worddokumente zur Verfügung gestellt.

Praxistipp

Quellen für wichtige berufsdermatologische Berichtsformulare unter:

- https://www.dguv.de → web-code: d535458
- https://www.abderma.org → Mitglieder-Infos → Formulare

18.2 Der Hautarztbericht ab Eintritt der BK-Rechtsreform zum 01.01.2021

Zum 01.01.2021 traten weitreichende Änderungen des Berufskrankheitenrechts in Kraft. Für die Anerkennung einer BK 5101 ist die Aufgabe aller gefährdenden hautbelastenden Tätigkeiten seitdem nicht mehr erforderlich, es genügt das Vorliegen einer schweren oder wiederholt rückfälligen Hautkrankheit (Skudlik et al. 2020, 2021). Gleichzeitig hat der Gesetzgeber die Prävention gestärkt und die bereits bestehenden Pflichten für Versicherte zur Mitwirkung um die Teilnahme an individualpräventiven Maßnahmen der

Unfallversicherungsträger und die Mitwirkung an Maßnahmen zur Verhaltensprävention erweitert (▶ Kap. 17).

Seit dem Wegfall des Unterlassungszwangs besteht in deutlich mehr Fällen als vor dem Jahr 2021 bei Hauterkrankungen die Indikation zur Erstattung einer Ärztlichen Berufskrankheiten-Anzeige (BK-Anzeige). Da aber neben der Pflicht zur Ärztlichen Anzeige bei Verdacht auf eine Berufskrankheit weiterhin Hautarztberichte für die Einleitung des Verfahrens Haut als zwingend notwendig erachtet wurden, erfolgte in § 41 Abs. 2 des Vertrages Ärzte-UVT zum 01.01.2021 eine ausdrückliche Klarstellung, wonach der Hautarztbericht F6050 auch zu erstatten ist, wenn zum Zeitpunkt der Untersuchung bereits der begründete Verdacht auf das Vorliegen einer BK 5101 besteht.

Nach dem Vertrag Ärzte/UV-Träger sollen Hautärzte bereits bei der bloßen Möglichkeit einer arbeitsbedingten Krankheitsursache die zuständige Berufsgenossenschaft oder Unfallkasse informieren, um dieser die Möglichkeit für eine passgenaue Frühintervention zu geben. Nicht unter das Hautarztverfahren fallen Hautkrebserkrankungen (BK 5102 und BK 5103), infektiöse Hauterkrankungen (BK 3101 und BK 3102) und Erkrankungen der Atemwege einschließlich der Rhinitis (BK 4301; ▶ Kap. 4). Vor Eintritt der BK-Rechtsreform sollten die Berichte die UV-Träger vor allem befähigen, sofort über Maßnahmen und Leistungen nach § 3 BKV entscheiden zu können und so den Verbleib der Betroffenen in ihrer Tätigkeit zu ermöglichen. Dieses Ziel bleibt unverändert erhalten und beinhaltet weiterhin das schnellstmögliche Erteilen eines Behandlungsauftrages.

Mit den Änderungen des Berufskrankheitenrechts hat der Gesetzgeber ausdrücklich auch die Erwartung von deutlich mehr BK-Anerkennungen verbunden. Aus diesem Grund kommt den Hautarztberichten seitdem stärker als bisher auch eine wichtige Beweisfunktion für Entscheidungen über das Vorliegen und den Tag des Versicherungsfalles einer Berufskrankheit zu. Somit sind die Berichtsformulare dahingehend angepasst worden, Kriterien zur „Schwere und wiederholten Rückfälligkeit" von Hauterkrankungen der BK 5101 zu dokumentieren (Skudlik et al. 2020, 2021). Dabei werden ausschließlich Tatbestände abgefragt, ärztliche Bewertungen sind nicht abzugeben und bleiben Gutachten vorbehalten. Aus diesem Grund konnte zum Beispiel die bisherige Frage zu „Anhaltspunkten" für eine arbeitsbedingt verursachte Hautkrankheit entfallen (◘ Abb. 18.1).

Liegt zum Zeitpunkt der Meldung bereits eine schwere oder wiederholt rückfällige Hauterkrankung und damit ein begründeter BK-Verdacht vor, ist der Bericht F6050 zusätzlich zur gesetzlich vorgeschriebenen BK-Anzeige zu erstatten (Krohn et al. 2021). Der § 41 Abs. 2 des Vertrages Ärzte/UV-Träger wurde hierfür um eine entsprechende Klarstellung ergänzt. Jedoch ist in der Regel bei der Erstvorstellung nur ein kleiner Teil der Fälle initial als bereits schwer im Sinne des versicherungsrechtlichen Tatbestandsmerkmals der BK 5101 einzustufen. Nach dem Verständnis der AG Bamberger Empfehlung ist eine Hautkrankheit in der Regel erst dann schwer, wenn nach einem Zeitraum von mehr als sechs Monaten mit angemessener, also leitliniengerechter Behandlung und flankierenden branchenbezogenen individualpräventiven Maßnahmen in der Steuerungsverantwortung des Unfallversicherungsträgers weiterhin behandlungsbedürftige Hauterscheinungen bestehen (Skudlik et al. 2020, 2021; ▶ Kap. 2).

Zeigt sich im Verlauf des Hautarztverfahrens, dass bereits eine schwere oder wiederholt rückfällige Hauterkrankung vorliegt oder die eingeleiteten Therapie- und Präventionsmaßnahmen nicht den gewünschten Erfolg haben, müssen Unfallversicherungsträger parallel ein Berufskrankheiten-Feststellungsverfahren durchführen, um über die Anerkennung einer Berufskrankheit entscheiden zu können.

Eine wesentliche Änderung im zum 01.01.2021 angepassten Formular F6050 ist die getrennte Erfassung der arbeitsbedingten und der übrigen Hautbefunde in tabellarischer Form. Damit wird der Hautzustand übersichtlicher als bisher dokumentiert und dient so dem besseren Nachweis der jeweiligen BK-Tatbestände (Krohn et al. 2021).

[...]

Ihr Zeichen: [...]
Ihre Nachricht vom: [...]
Unser Zeichen: [...]
Ihre Ansprechperson: [...]
Telefon: [...]
Fax: [...]
E-Mail: [...]

Datum: [...]

Hautarztbericht **– UV-Träger –**
– Einleitung Hautarztverfahren

1 Angaben zur versicherten Person

1.1 Name, Vorname:
[...]

1.2 Anschrift:
[...]

1.3 Staatsangehörigkeit: [...]

1.6 Geburtsdatum: [...]

1.7 Telefon-Nr.:
[...]

1.8 Geschlecht:
[...]

1.4 Name und Anschrift der Arbeitgeberin/des Arbeitgebers (der Kindertageseinrichtung, der Schule oder Hochschule):
[...]

1.5 Krankenkasse (bei Fam.-Vers. Name des Mitglieds):
[...]

2 Angaben zur Erwerbstätigkeit

2.1 Derzeitige Tätigkeit: [...]

2.2 Seit wann ausgeübt: [...]

2.3 Übt die versicherte Person eine Nebentätigkeit aus?
☐ Nein ☐ Ja, welche? [...]

Abb. 18.1 Hautarztberichtsformular „Hautarztbericht – Einleitung Hautarztverfahren" (F6050)

Name, Vorname: [...]	Geburtsdatum: [...]

3 Angaben zu arbeitsbedingten Hautbelastungen/Schutzmaßnahmen

3.1 Arbeitsstoffe (nach Möglichkeit konkret benennen):

[...]

Bemerkungen (auch zur Verschmutzung oder zu irritativen Hautbelastungen):

[...]

3.2 Feuchtarbeit (ohne Okklusionszeiten): [...] Stunden pro Tag

Bemerkungen:

[...]

3.3 Handschuhtragezeiten (nur Okklusionszeiten): [...] Stunden pro Tag

Bemerkungen:

[...]

3.4 Handwaschfrequenz (Häufigkeit pro Schicht): [...]

3.5 Persönliche Schutzmaßnahmen (bisher):

– Handschuhe: ☐ Nein ☐ Ja, welche? [...]

– Hautschutzmittel: ☐ Nein ☐ Ja, welche? [...]

– Hautreinigungsmittel: ☐ Nein ☐ Ja, welche? [...]

– Hautpflegemittel: ☐ Nein ☐ Ja, welche? [...]

Bemerkungen:

[...]

3.6 Wurden im Betrieb weitere arbeitsplatz- oder personenbezogene Maßnahmen durchgeführt?

☐ Nein ☐ Ja, welche? [...]

3.7 Bestehen **außerberuflich** nennenswerte Hautbelastungen (Haushalt, Hobbies, Gartenarbeit, Pflege von Angehörigen usw.)?

☐ Nein ☐ Ja, welche? [...]

3.8 Wurde ein Betriebsarzt/eine Betriebsärztin eingeschaltet bzw. informiert? ☐ Nein ☐ Ja

3.9 Wurde die Erkrankung bereits gemeldet?

☐ Nein ☐ Ja, bei UVT: [...]

18

Abb. 18.1 (Fortsetzung)

Name, Vorname:	Geburtsdatum:
[…]	[…]

4 Angaben zu Hauterscheinungen

4.1 Erfolgte wegen der Hauterscheinungen bereits früher eine ärztliche Behandlung durch andere Ärztinnen und Ärzte?

☐ Nein ☐ Ja, durch wen? […]
Wann? […]

4.2 In der folgenden Tabelle bitten wir um Angabe der <u>von Ihnen</u> durchgeführten Untersuchungen/Behandlungen:

Tag der Untersuchung	**Hautbefund** Bitte den Hautbefund <u>an beruflich exponierten Arealen</u> mit Lokalisation und Morphe beschreiben (übriger Hautbefund s. 5.1)!	**Diagnose (inkl. ICD 10)**	**Beurteilung** - Während der Arbeit - In arbeitsfreier Zeit - Unter Therapie, z. B. Kortison (Mehrfachnennungen möglich)	**Arbeitsunfähigkeit** wegen der Hauterkrankung bescheinigt **Von - Bis**	**Hauterkrankung vollständig abgeheilt?**
[…]	[…]	[…]	☐ Während der Arbeit ☐ In arbeitsfreier Zeit ☐ Unter Therapie, z. B. Kortison	[…]	☐ Nein ☐ Ja, seit: […]
[…]	[…]	[…]	☐ Während der Arbeit ☐ In arbeitsfreier Zeit ☐ Unter Therapie, z. B. Kortison	[…]	☐ Nein ☐ Ja, seit: […]
[…]	[…]	[…]	☐ Während der Arbeit ☐ In arbeitsfreier Zeit ☐ Unter Therapie, z. B. Kortison	[…]	☐ Nein ☐ Ja, seit: […]

...

Abb. 18.1 (Fortsetzung)

Name, Vorname: [...]	Geburtsdatum: [...]

5 Übriger Hautbefund/andere Dermatosen/atopische Disposition

5.1 Übriger Hautbefund/andere Dermatosen (z. B. Psoriasis, Rosazea, seborrhoisches Ekzem)

Tag der Untersuchung	Lokalisation und Morphe	Diagnose (ICD-10)
[...]	[...]	[...]
[...]	[...]	[...]

Anamnestisch: [...]

5.2 Atopische Disposition (u. a. Beugenekzem, vorberufliches Handekzem inklusive Pompholyx, Juckreiz beim Schwitzen oder nach dem Duschen, Ohrrhagaden, Pityriasis alba, Herthogezeichen, weißer Dermographismus; Rhinitis allergica, Asthma bronchiale)

Anamnestisch: ☐ Keine Hinweise Ja, folgende: [...]

Klinisch: ☐ Keine Hinweise Ja, folgende: [...]

6 Testungen

6.1 ☐ sind vorgesehen, voraussichtlich am [...].

☐ sind nicht vorgesehen.

☐ wurden von mir durchgeführt am [...].
(Bitte Testprotokolle mit Angabe des Testkammersystems beifügen.)

☐ wurden von [...]
durchgeführt. (Bitte – wenn vorhanden – Testprotokolle beifügen.)

6.2 Falls Sensibilisierungen nachgewiesen wurden:

	Klinische Relevanz			Berufliche Relevanz
Allergen: [...]	☐ Nein	☐ Ja	☐ Noch nicht beurteilbar	☐ Ja
Allergen: [...]	☐ Nein	☐ Ja	☐ Noch nicht beurteilbar	☐ Ja
Allergen: [...]	☐ Nein	☐ Ja	☐ Noch nicht beurteilbar	☐ Ja

Bemerkungen: [...]

6.3 Es liegt eine Allergie vor, die eine sofortige Meidung des Allergens erfordert. Die Tätigkeit kann auch mit Hilfe angemessener Therapie- und Präventionsmaßnahmen nicht fortgesetzt werden.

☐ Ja, gegen [...]

Abb. 18.1 (Fortsetzung)

18

Name, Vorname:	Geburtsdatum:
[...]	[...]

7 Empfehlungen zur Therapie und Prävention

7.1 Therapieempfehlungen

Basispflege/-therapie sowie harnstoff- oder gerbstoffhaltige Externa:	☐ Nein	☐ Ja, welche? [...]
Pharmakologische Therapie:		
Topische Therapie	☐ Nein	☐ Ja, Präparate/Wirkstoffe? [...]
Systemische Therapie	☐ Nein	☐ Ja, Präparate/Wirkstoffe? [...]
Physikalische Therapiemaßnahmen:	☐ Nein	☐ Ja, welche? [...]
Sonstige Maßnahmen:	☐ Nein	☐ Ja, welche? [...]
Wiedervorstellung veranlasst	☐ Nein	☐ Ja, am: [...]
☐ Behandlung zu Lasten des UVT	☐ durch mich	☐ durch [...]

7.2 Präventionsmaßnahmen – ärztlich eingeleitet –

[...]

7.3 Präventionsmaßnahmen – Empfehlungen an den UV-Träger

☐ Hautschutzoptimierung erforderlich durch:

[...]

☐ Beratung der versicherten Person durch einen Mitarbeiter/eine Mitarbeiterin des UVT zu folgenden Sachverhalten:

[...]

☐ Hautschutztraining/Ambulantes Hautschutzseminar

[...]

☐ Stationäre Heilbehandlung

[...]

☐ Weitere Maßnahmen (auch im privaten Bereich)

[...]

8 Merkblatt zu Hautkrankheiten

Wurde ausgehändigt: ☐ Nein ☐ Ja

Abb. 18.1 (Fortsetzung)

Name, Vorname:	Geburtsdatum:
[...]	[...]

Datenschutz:
Über den Zweck des Hautarztberichts und dessen Verwendung habe ich informiert.

Rechnung

Pauschbetrag	[...] EUR
Porto	[...] EUR
zusammen	[...] EUR

Rechnungsnummer	**Institutionskennzeichen (IK)**
[...]	[...] **Falls kein IK** – Bankverbindung (IBAN) –

Unterschrift des Arztes/der Ärztin

[...]
Anschrift/Stempel des Arztes/der Ärztin

Sie erhalten eine Gebühr (Nr.130) und Auslagen nach der UV-GOÄ. Darin enthalten ist die Untersuchung nach Nr. 1 bzw. Nr. 6 UV-GOÄ.

Verteiler
Unfallversicherungsträger
Behandelnder Arzt/Behandelnde Ärztin

Abb. 18.1 (Fortsetzung)

Name, Vorname: [...]	Geburtsdatum: [...]

Beiblatt Hautbefund **am** [...]

Befund bitte in freier Form in Abschnitt 4 beschreiben

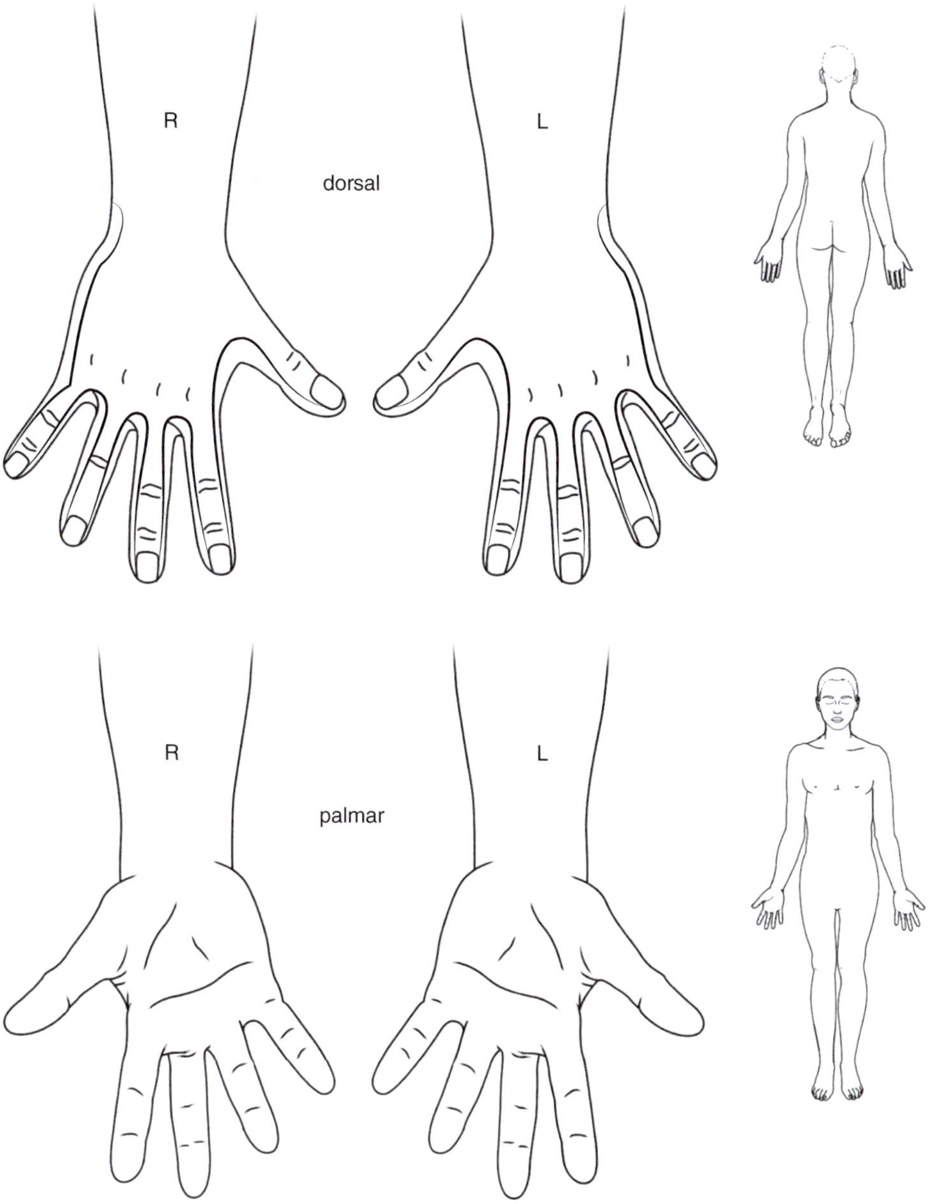

Abb. 18.1 (Fortsetzung)

Name, Vorname: [...]	Geburtsdatum: [...]

Merkblatt zu Hautkrankheiten

Ihre Arbeit belastet die Haut und führt zu Beschwerden?

Arbeitsbedingte Hauterkrankungen gibt es in vielen Branchen. Meist handelt es sich um Handekzeme. Das sind Entzündungen der Haut, die häufig nässen, Bläschen bilden und zu Trockenheit und Schuppung führen. Es entstehen Hautrisse, die sehr schmerzhaft sein können. Handekzeme werden überwiegend durch den wiederholten Kontakt mit Wasser und hautreizenden Stoffen hervorgerufen. Aber auch der Umgang mit anderen Flüssigkeiten oder der Gebrauch von Handschuhen können Hauterscheinungen verursachen. Daneben können zum Beispiel auch Allergien auftreten oder vorbestehende Hautkrankheiten verschlimmern sich.

Ihre Berufsgenossenschaft oder Unfallkasse hilft

Es ist Aufgabe der Berufsgenossenschaften und Unfallkassen, mit allen geeigneten Mitteln der Gefahr entgegenzuwirken, dass bei Versicherten eine Berufskrankheit entsteht, wiederauflebt oder sich verschlimmert. Hierfür gibt es bei Hauterkrankungen verschiedenste Angebote und Maßnahmen. Diese sind branchenbezogen und bieten individuelle Lösungen zum Hautschutz. Wir helfen Ihnen, wieder gesund zu werden und in Ihrem Beruf weiterzuarbeiten.

Wir haben viele Möglichkeiten, Ihnen zu helfen. Vertrauen Sie unserer Erfahrung!

Gemeinsam mit Ihnen und den Ärztinnen und Ärzten wollen wir schnell die Ursachen der Hautkrankheit finden und beseitigen.

Was können Sie selbst tun?

Eine gute Prävention kann Hautkrankheiten verhindern. Hautschutz und Hautpflege stehen dabei an erster Stelle, um Schädigungen der Haut zu verringern und die Regeneration zu fördern. Der direkte Hautkontakt mit den bekannten Schadstoffen soll möglichst vermieden werden. Dabei helfen vor allem persönliche Schutzmaßnahmen, wie zum Beispiel Schutzhandschuhe und Schutzcreme.

Nehmen Sie den Hautschutz sehr ernst.

Denn nur mit gutem Hautschutz und guter Hautpflege kann Ihre Haut heilen und bleibt auch in Zukunft gesund.

Sprechen Sie mit den Verantwortlichen für Sicherheit und Gesundheit in Ihrem Betrieb. Fragen Sie nach geeignetem Hautschutz und geeigneten Handschuhen für Ihre Tätigkeiten. Ihre Ansprechpersonen sind Arbeitgebende und Führungskräfte, Fachkräfte für Arbeitssicherheit oder Betriebsärztinnen und Betriebsärzte.

Gern steht Ihnen Ihre Berufsgenossenschaft oder Unfallkasse für Fragen zur Verfügung! Wir nehmen Kontakt zu Ihnen auf, sobald wir die Meldung Ihres behandelnden Arztes oder Ihrer Ärztin erhalten.

Abb. 18.1 (Fortsetzung)

Name, Vorname:	Geburtsdatum:
[...]	[...]

Hinweise zum Datenschutz

Die bei der Behandlung erhobenen Daten (die Diagnose, Ihre Angaben zur Entstehung der Erkrankung und zum Verlauf der Heilbehandlung) werden mit Ihrem Einverständnis durch diesen Hautarztbericht dem zuständigen Unfallversicherungsträger (UVT) mitgeteilt, damit dieser arbeitsplatzerhaltende Maßnahmen der Individualprävention nach § 3 BKV prüfen kann. Ihre Einverständniserklärung ist freiwillig, ohne sie kann der UVT aber keine Maßnahmen prüfen und veranlassen.

Übermittelt werden nur die Angaben, die der UVT zur Erfüllung seiner gesetzlichen Aufgaben bei einer drohenden oder bereits bestehenden Berufskrankheit benötigt.

Nähere Informationen erhalten Sie von Ihrem UVT.

Erklärung

Ich bin damit einverstanden, dass der **UVT** den Hautarztbericht und **meine Befunde** erhält.

Für Rückfragen:

Telefonisch erreichbar: [...]
Am besten erreichbar: [...]

[...] ______________________________ ______________________________
(Datum) (Unterschrift)

Abb. 18.1 (Fortsetzung)

Darüber hinaus sind dezidierte Angaben zur Therapie und der erforderlichen Prävention angezeigt. Falls erforderlich, ist durch den erstattenden Hautarzt ein Behandlungsauftrag (allgemeine oder besondere Heilbehandlung) zu beantragen. Erst nach Erteilung des Behandlungsauftrages kann die Therapie über den Unfallversicherungsträger nach dessen Vorgabe (Umfang und Dauer, allgemeine oder auf Antrag auch besondere Heilbehandlung; §§ 10 und 11 des Vertrages Ärzte/Unfallversicherungsträger) abgerechnet werden. Bei den Empfehlungen zur Therapie wird als bedeutsame Kriterien für die Annahme der „Schwere" einer Hauterkrankung im Sinne der BK 5101 unterschieden zwischen pharmakologischen Therapien und nichtpharmakologischen (Basis-)Therapien. Grundsätzlich können alle geeigneten und leitliniengerechten therapeutischen Maßnahmen im Rahmen des § 3 BKV durchgeführt werden; die leitliniengerechte Behandlungspflege/Basistherapie sollte integraler Bestandteil der Therapie sein (DGUV 2014; Skudlik et al. 2013). Im Zweifelsfall ist eine vorherige Abstimmung mit dem Unfallversicherungsträger vorzunehmen. Bei anerkannter Berufskrankheit ist der Unfallversicherungsträger grundsätzlich für die Behandlung der Krankheitsfolgen zuständig.

Der Hautarzt ist berechtigt, im Rahmen der Erstattung des Hautarztberichtes diagnostische Maßnahmen durchzuführen, die zur Klärung des Ursachenzusammenhanges zwischen der Hauterkrankung und der beruflichen Tätigkeit erforderlich sind (§ 43 des Vertrages Ärzte/UV-Träger); dazu bedarf es mit Ausnahme der Testung von Arbeitsstoffen keiner gesonderten Genehmigung des Unfallversicherungsträgers. Der Testumfang bezieht sich auf das abzuklärende berufliche Tätigkeitsfeld und schließt somit außerberufliche Einwirkungen nicht ein (DGUV 2014). Die Testung von Arbeitsstoffen kann nur nach vorheriger Genehmigung durch den Unfallversicherungsträger gemäß dem Aufwand solcher Testungen entsprechend der UV GOÄ-Nr. 379 erfolgen. Eine orientierende Atopie-Diagnostik (Pricktestung mit bis zu 14 ubiquitären Allergenen, Gesamt-IgE-Bestimmung, spezifischer IgE-Suchtest) kann erforderlich sein. Bei Verdacht auf arbeitsbedingt verursachte Kontakturtikaria oder Proteinkontaktdermatitis können ferner ergänzende Testungen (Hauttestungen, spezifische IgE-Bestimmungen) notwendig sein. In Abhängigkeit von den jeweiligen arbeitsbedingten Einwirkungen und dem klinischen Bild können im Einzelfall auch weitere diagnostische Verfahren, wie mykologische Diagnostik, Bestandteil des Hautarztverfahrens sein (DGUV 2014).

Nicht selten sind Epikutantestungen zum Zeitpunkt der Erstattung des Erstberichtes nicht sinnvoll, wenn noch ausgeprägte floride Hautveränderungen vorliegen. Die erforderlichen Testungen sollten in diesen Fällen nach Besserung des Hautbefundes, gegebenenfalls nach Einleitung therapeutischer Maßnahmen, erfolgen. Im Abschnitt „6 Testungen" des Formulars wird neben der klinischen Relevanz eines Allergens auch nach dessen beruflicher Relevanz gefragt und darüber hinaus, ob diese Allergie die sofortige Meidung des Allergens erfordert. Letzteres könnte für das Vorliegen einer schweren Hautkrankheit von Beginn an sprechen.

Hinsichtlich der Empfehlungen zur Prävention werden ärztlich eingeleitete Maßnahmen und Empfehlungen an den UV-Träger getrennt voneinander abgefragt. Der Gesetzgeber hat neben dem Wegfall des Unterlassungszwangs auch neue gesetzliche Aufklärungs- und Beratungspflichten für die UV-Träger eingeführt, die nach dem Wortlaut der Regelung erst nach Anerkennung einer Berufskrankheit gelten. Sinnvoll ist allerdings, dass Versicherte bereits zu Beginn des Hautarztverfahrens und zusätzlich im Rahmen der individualpräventiven Maßnahmen nach § 3 BKV aufgeklärt werden. Deswegen wurde der Hautarztbericht F6050 um ein „Merkblatt für Versicherte" erweitert, das über das Hautarztverfahren informiert, verbunden mit ersten Hinweisen, wie die Betroffenen ihre Hauterscheinungen selbst positiv beeinflussen können. Das Merkblatt kann dabei auch Ärzten bei der Information der Versicherten über das eingeleitete Hautarztverfahren eine Unterstützung bieten (Krohn et al. 2021).

Hautarztbericht (F6050) Tipps zur Nutzung

- Beim Ausfüllen stets bedenken: Der Bericht soll den Unfallversicherungsträger befähigen, sofort über Maßnahmen und Leistungen nach § 3 BKV entscheiden zu können, damit der Betroffene die berufliche Tätigkeit fortführen kann.
- Die Erstattung des Hautarztberichtes ist seitens des Betroffenen zustimmungspflichtig. Den Betroffenen daher möglichst vor Ausfüllen des Hautarztberichtes hierüber aufklären und die Erklärung unterschreiben lassen.
- Bei Erstkontakt in der Praxis bei allen Patienten mit Handekzemen, Verdacht auf Kontaktallergien oder Hauterscheinungen, die durch äußere Einwirkungen verschlimmert werden können, nach beruflicher Tätigkeit befragen. Das „Screening" kann bereits an der Praxisanmeldung erfolgen!
- Bei Möglichkeit der Verursachung oder Verschlimmerung der Hauterscheinungen (kein Hautkrebs!) durch berufliche Einwirkungen sollte der Patient aktiv darauf angesprochen werden. Botschaften an den Patienten: Vorteilhafte Betreuung in BG-Spezialsprechstunde, keine Budgetierung, keine Zuzahlung, Basistherapeutika kostenlos, kostenloses Hautschutzseminar.
- Wichtig für Patienten: Verfahren dient auch zur Wahrung rechtlicher Ansprüche. Wenn keine Mitteilung an den Arbeitgeber gewünscht, wird dies explizit im Bericht vermerkt.
- Arbeitsplatzbezogene Allergietestungen mit kommerziell erhältlichen Testallergenen sind nicht gesondert genehmigungspflichtig; hierzu muss nicht der Behandlungsauftrag abgewartet werden. Eine Übersicht über den empfohlenen Testumfang bei häufig betroffenen Berufsgruppen findet sich im DGUV-Leitfaden: Honorare in der Berufsdermatologie (► https://www.dguv.de → web-code: d535458)
- Ausnahme: Die Testung mit patienteneigenen Substanzen oder Berufsstoffen (UV-GOÄ-Nr. 379) erfordert die vorherige Beauftragung durch den Unfallversicherungsträger; dies somit im Bericht beantragen!
- Liegt bei Erstvorstellung keine Testfähigkeit vor, können die Testungen auch zu einem späteren Zeitpunkt erfolgen und mit dem Verlaufsbericht F6052 nachgereicht werden.
- Falls anamnestisch/klinisch keine eindeutigen Hinweise auf eine atopische Disposition, kann eine orientierende Atopie-Diagnostik erforderlich sein (Pricktestung mit bis zu 14 ubiquitären Allergenen, Gesamt-IgE-Bestimmung, spezifischer IgE-Suchtest).
- Unabdingbar: Klinische Relevanzbeurteilung: Hat die nachgewiesene Sensibilisierung aus Sicht des Arztes eine Relevanz (Verursachung/Verschlimmerung) für die Hauterkrankung?
- Möglichst differenzierte hautärztliche Diagnose stellen! Dies kann bei Erstvorstellung jedoch noch nicht immer möglich sein, dann differenzialdiagnostische Verdachtsdiagnosen benennen (etwa bei Verdacht auf kumulativ-subtoxisches Handekzem, differenzialdiagnostisch irritativ verschlimmertes atopisches Ekzem; etwa bei Verdacht auf irritativ verursachtes hyperkeratotisch-rhagadiformes Handekzem, differenzialdiagnostisch irritativ verschlimmerte Psoriasis palmaris).
- Anhaltspunkte für eine beruflich verursachte Hauterkrankung können neben dem arbeitskongruenten Verlauf der Befall beruflich exponierter Areale und/oder beruflich relevante Sensibilisierungen sein.
- Basistherapeutika sind „pflegende/rückfettende Externa", als Bestandteil des Behandlungskonzeptes eines berufsbedingten Kontaktekzems. Nicht zur Basistherapie zählen: Externa zur Anwendung an nicht berufsbedingt be-

lasteten Arealen, Externa, die aufgrund rein kosmetischer Aspekte verordnet werden, und Produkte, deren bestimmungsgemäßer Verwendungszweck die Hautreinigung oder der Hautschutz ist.

- Wichtig: Eine Behandlung zu Lasten des Unfallversicherungsträgers kann erst nach Erteilung des Behandlungsauftrages erfolgen. Bei nicht anerkannter BK sind Umfang und Dauer der Heilbehandlung im Behandlungsauftrag vorgegeben! Im Zweifelsfall therapeutische Maßnahmen mit dem Unfallversicherungsträger abstimmen. Bei anerkannter BK ist der Unfallversicherungsträger grundsätzlich für die Behandlung der Krankheitsfolgen zuständig.
- Falls Beratungsbedarf des betroffenen Patienten durch den UV-Träger besteht, diesen möglichst konkret benennen (Leistungen, mögliche Maßnahmen am Arbeitsplatz). Bei Defiziten im Hautschutzverhalten ambulantes Hautschutzseminar empfehlen. Dieses ist für den Versicherten kostenlos und ergänzt die hautärztlichen Maßnahmen.
- Bei komplexen Erkrankungen, klinischer Schwere und therapeutischer Hartnäckigkeit beziehungsweise längeren Arbeitsunfähigkeitszeiten bei wahrscheinlich berufsbedingten Hauterscheinungen: Indikation für ein stationäres Heilverfahren in einem berufsdermatologisch spezialisierten Schwerpunktzentrum.

Für den Verlaufsbericht F6052 wurden viele Anpassungen des Hautarztberichts F6050 übernommen (◘ Abb. 18.2), insbesondere die tabellarische Dokumentation der Hautbefunde (Krohn et al. 2021). Hierdurch ist es möglich, den Verlaufsbericht F6052 als Universalbericht sowohl vor als auch nach BK-Anerkennung zu verwenden und damit für arbeitsbedingte Hauterkrankungen der BK 5101 ein einfaches Berichtswesen zu erhalten. Es bedarf lediglich unterschiedlicher Berichtsintervalle, die im Behandlungsauftrag der UV-Träger mitgeteilt werden. Dabei braucht es zu Verfahrensbeginn zumeist deutlich kürzerer Intervalle, um die Wirksamkeit der eingeleiteten Therapie- und Präventionsmaßnahmen erkennen und optimieren zu können. Nach dieser Zeit ist in der Regel eine Stabilisierung zu erwarten.

Zwar ist das Unterlassen der gefährdenden Tätigkeit in Folge der BK-Rechtsreform nicht mehr Anerkennungsvoraussetzung für eine BK 5101, jedoch hat die Frage nach der ärztlichen Einschätzung der Möglichkeit der Fortsetzung der Tätigkeit weiterhin große Relevanz. Nach § 9 Abs. 4 SGB VII (neue Fassung) haben UV-Träger seit dem 01.01.2021 die gesetzliche Pflicht, auf das Unterlassen der gefährdenden Tätigkeit hinzuwirken, wenn bei Fortsetzung der versicherten Tätigkeit die Krankheit wiederauflebt oder sich verschlimmert und sich die Gefahr nicht durch andere geeignete Mittel beseitigen lässt.

Seit dem Jahr 2013 können Arbeitsmediziner oder Betriebsärzte eine arbeitsbedingte Hauterkrankung auch über den Betriebsärztlichen Gefährdungsbericht Haut (F6060-5101: ▶ sn.pub/bpLM7W) (◘ Abb. 18.3) an den Unfallversicherungsträger melden. Im Betriebsärztlichen Gefährdungsbericht Haut liegt der Schwerpunkt der Fragestellungen weniger auf dermatologischem Fachgebiet, sondern auf den beruflichen Einwirkungen und arbeitsplatzbezogenen Präventionsaspekten. Die Erstattung des Betriebsärztlichen Gefährdungsberichtes Haut ist ebenso wie die Erstattung des Hautarztberichtes seitens des betroffenen Mitarbeiters oder Patienten zustimmungspflichtig (Zagrodnik 2013).

[...]

Ihr Zeichen: [...]
Ihre Nachricht vom: [...]
Unser Zeichen: [...]
Ihr Ansprechperson: [...]
Telefon: [...]
Fax: [...]
E-Mail: [...]

Datum: [...]

Hautarztbericht – UV-Träger –
– Behandlungsverlauf

1 **Angaben zur versicherten Person**

1.1 Name, Vorname: [...]

1.2 Geburtsdatum: [...]

2 **Angaben zur Erwerbstätigkeit** ☐ Keine Veränderungen gegenüber dem Vorbericht

2.1 Derzeitige Tätigkeit: [...]

2.2 Seit wann ausgeübt: [...]

2.3 Übt die versicherte Person eine Nebentätigkeit aus? ☐ Nein ☐ Ja, welche?
[...]

3 **Angaben zu arbeitsbedingten Hautbelastungen/Schutzmaßnahmen** ☐ Keine Veränderungen gegenüber dem Vorbericht

3.1 Arbeitsstoffe (nach Möglichkeit konkret benennen):
[...]
Bemerkungen (auch zur Verschmutzung oder zu irritativen Hautbelastungen):
[...]

3.2 Feuchtarbeit (ohne Okklusionszeiten): ☐ Keine Veränderungen gegenüber dem Vorbericht
[...] Stunden pro Tag
Bemerkungen:
[...]

Abb. 18.2 Hautarztberichtsformular „Hautarztbericht – Behandlungsverlauf (F6052)

Name, Vorname: [...]	Geburtsdatum: [...]

3.3 Handschuhtragezeiten (nur Okklusionszeiten): ☐ Keine Veränderungen gegenüber dem Vorbericht

[...] Stunden pro Tag

Bemerkungen:

[...]

3.4 Handwaschfrequenz (Häufigkeit pro Schicht): ☐ Keine Veränderungen gegenüber dem Vorbericht

[...]

3.5 Persönliche Schutzmaßnahmen: ☐ Keine Veränderungen gegenüber dem Vorbericht

– Handschuhe: ☐ Nein ☐ Ja, welche? [...]

– Hautschutzmittel: ☐ Nein ☐ Ja, welche? [...]

– Hautreinigungsmittel: ☐ Nein ☐ Ja, welche? [...]

– Hautpflegemittel: ☐ Nein ☐ Ja, welche? [...]

Bemerkungen:

[...]

3.6 Bestehen **außerberuflich** nennenswerte Hautbelastungen (Haushalt, Hobbies, Gartenarbeit, Pflege von Angehörigen usw.)?

☐ Nein ☐ Ja, welche? [...]

Name, Vorname: [...]	Geburtsdatum: [...]

4. Angaben zu Hauterscheinungen

4.1 Hautzustand im Berichtszeitraum:

☐ Unverändert

☐ Besserung? In welcher Form? [...]

☐ Verschlechterung? In welcher Form? [...]

4.2 In der folgenden Tabelle bitten wir um Angabe der von Ihnen durchgeführten Untersuchungen seit der letzten Berichterstattung:

Tag der Untersuchung	**Hautbefund** Bitte den Hautbefund an beruflich exponierten Arealen mit Lokalisation und Morphe beschreiben	**Diagnose (inkl. ICD 10)**[1]	**Beurteilung** - Während der Arbeit - In arbeitsfreier Zeit - Unter Therapie, z. B. Kortison (Mehrfachnennungen möglich)	**Arbeitsunfähigkeit** wegen der Hauterkrankung bescheinigt **Von - Bis**	**Hauterkrankung vollständig abgeheilt?**
[...]	[...]	[...]	☐ Während der Arbeit ☐ In arbeitsfreier Zeit ☐ Unter Therapie, z. B. Kortison	[...]	☐ Nein ☐ Ja, seit: [...]
[...]	[...]	[...]	☐ Während der Arbeit ☐ In arbeitsfreier Zeit ☐ Unter Therapie, z. B. Kortison	[...]	☐ Nein ☐ Ja, seit: [...]
[...]	[...]	[...]	☐ Während der Arbeit ☐ In arbeitsfreier Zeit ☐ Unter Therapie, z. B. Kortison	[...]	☐ Nein ☐ Ja, seit: [...]

[1] Werden im Verlauf der Behandlung weitere Sensibilisierungen festgestellt, fügen Sie diesem Bericht bitte die entsprechenden Testprotokolle bei mit Angabe des Testkammersystems sowie der Beurteilung der klinischen Relevanz der Sensibilisierung.

...

Abb. 18.2 (Fortsetzung)

Name, Vorname:	Geburtsdatum:
[...]	[...]

5 **Empfehlungen zur Therapie und Prävention**

5.1 Therapie:

– Basispflege/-therapie, sowie harnstoff- oder gerbstoffhaltige Externa: ☐ Nein ☐ Ja, welche? [...]

Pharmakologische Therapie

– Topische Therapie: ☐ Nein ☐ Ja, Präparate/Wirkstoffe? [...]

– Systemische Therapie: ☐ Nein ☐ Ja, Präparate/Wirkstoffe? [...]

– Physikalische Therapiemaßnahmen: ☐ Nein ☐ Ja, welche? [...]

– Sonstige Maßnahmen: ☐ Nein ☐ Ja, welche? [...]

☐ Wiedervorstellung veranlasst am [...]

☐ Behandlung zu Lasten des UVT ☐ durch mich ☐ durch [...]

5.2 Präventionsmaßnahmen – ärztlich eingeleitet -

[...]

Präventionsmaßnahmen – Empfehlungen an den UV-Träger

☐ Hautschutzoptimierung erforderlich durch:

[...]

☐ Beratung der versicherten Person durch einen Mitarbeiter/eine Mitarbeiterin des UVT zu folgenden Sachverhalten

[...]

☐ Hautschutztraining/Ambulantes Hautschutzseminar

[...]

☐ Stationäre Heilbehandlung

[...]

☐ Weitere Maßnahmen (auch im privaten Bereich)

[...]

6 **Fortsetzung der hautbelastenden Tätigkeiten**

Das Fortsetzen der zur Erkrankung führenden hautbelastenden Tätigkeiten mithilfe angemessener Therapie- und Präventionsmaßnahmen ist

☐ aus medizinischer Sicht möglich.

☐ aus medizinischer Sicht nicht möglich, weil:

[...]

Abb. 18.2 (Fortsetzung)

Name, Vorname: [...]	Geburtsdatum: [...]

Datenschutz:
Über den Zweck des Hautarztberichts und dessen Verwendung habe ich informiert.

Rechnung

Pauschbetrag	[...] EUR
Abrechnung vorheriger Konsultationen nach Ziffer 1	[...] EUR
Porto	[...] EUR
zusammen	[...] EUR

Rechnungsnummer	**Institutionskennzeichen (IK)**
[...]	[...] **Falls kein IK** – Bankverbindung (IBAN) –

Unterschrift des Arztes/der Ärztin

[...]
Anschrift/Stempel des Arztes/der Ärztin

Sie erhalten eine Gebühr (Nr.131) und Auslagen nach der UV-GOÄ. Darin enthalten ist die Untersuchung nach Nr. 1 bzw. Nr. 6 UV-GOÄ.

Verteiler
Unfallversicherungsträger
Behandelnde Ärztin/Behandelnder Arzt

Abb. 18.2 (Fortsetzung)

Name, Vorname: [...]	Geburtsdatum: [...]

Beiblatt Hautbefund **am** [...]

Befund bitte in freier Form in Abschnitt 4 beschreiben

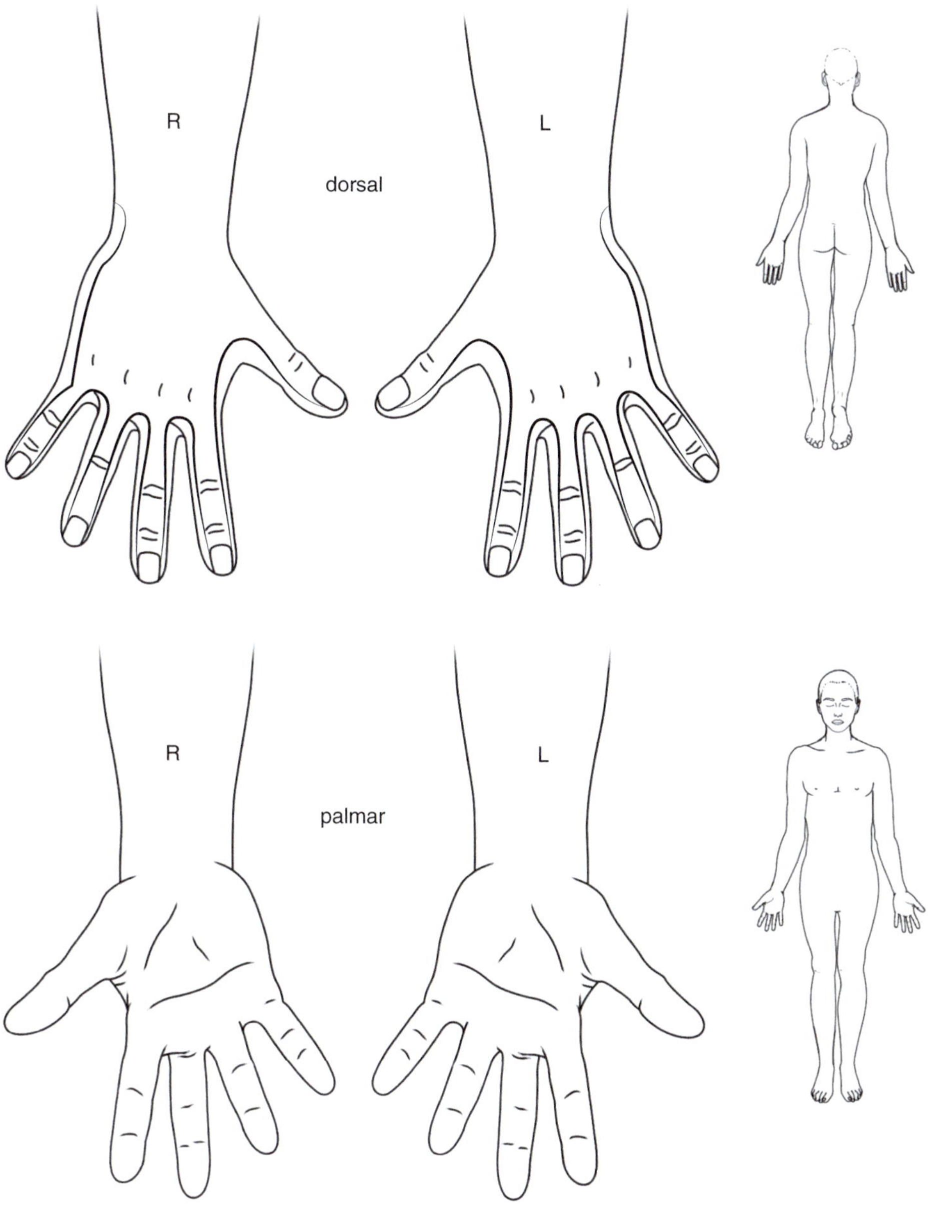

Abb. 18.2 (Fortsetzung)

[...]

Ihr Zeichen:	[...]
Ihre Nachricht vom:	[...]
Unser Zeichen:	[...]
Ihr Ansprechpartner:	[...]
Telefon:	[...]
Fax:	[...]
E-Mail:	[...]
Datum:	[...]

Betriebsärztlicher Gefährdungsbericht Haut (BK 5101)

1 Angaben zur Person

1.1 Name, Vorname: [...]
geb. am: [...]

1.2 Anschrift: [...]
Telefon-Nr.: [...]

1.3 Name und Anschrift des Arbeitgebers (der Kindertageseinrichtung, der Schule oder Hochschule, des Pflegebedürftigen): [...]

2 Angaben zu Beschäftigungen

2.1 Derzeitige Tätigkeit: [...]

2.2 Seit wann ausgeübt: [...]

2.3 Vorherige Tätigkeit: [...]

Abb. 18.3 Formular „Betriebsärztlicher Gefährdungsbericht Haut" (F6060-5101)

3 Angaben zu Hautbelastungen/Schutzmaßnahmen

3.1 Arbeitsstoffe:

[…]

Bemerkungen:

[…]

3.2 Feuchtarbeit:

☐ Keine ☐ < 2 Stunden ☐ ≥ 2 Stunden

Bemerkungen:

[…]

3.3 Verschmutzung durch: […]

☐ Gering ☐ Mittel ☐ Stark

Bemerkungen:

[…]

3.4 Persönliche Schutzausrüstung:

- Handschuhe: ☐ Nein ☐ Ja Wenn ja, welche? […]
- Hautschutzmittel: ☐ Nein ☐ Ja Wenn ja, welche? […]
- Hautreinigungsmittel: ☐ Nein ☐ Ja Wenn ja, welche? […]
- Hautpflegemittel: ☐ Nein ☐ Ja Wenn ja, welche? […]

Bemerkungen:

[…]

Abb. 18.3 (Fortsetzung)

4 Hauterscheinungen

4.1 Wo bestehen die Hauterscheinungen?

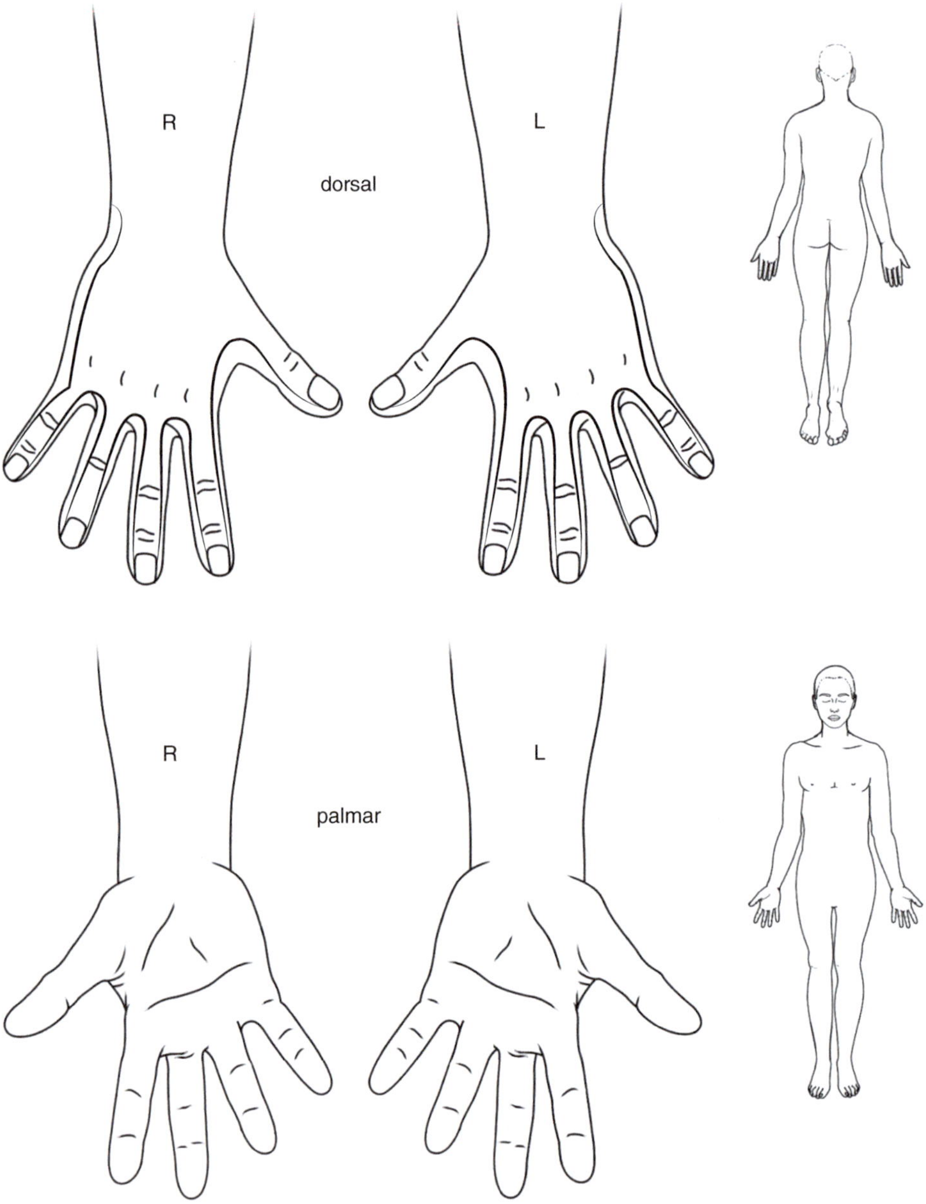

Abb. 18.3 (Fortsetzung)

4.2 Seit wann bestehen die Hauterscheinungen?

[...]

4.3 Sind Hautareale betroffen, die durch arbeitsbedingte Einwirkungen belastet sind?

☐ Nein ☐ Ja ☐ Derzeit nicht sicher beurteilbar.

4.4 Stehen die Hauterscheinungen im zeitlichen Zusammenhang mit arbeitsbedingten Einwirkungen?

☐ Nein ☐ Ja ☐ Derzeit nicht sicher beurteilbar.

5 Präventionsmaßnahmen

☐ Ich habe folgende Präventionsmaßnamen veranlasst: [...]

☐ Ich schlage folgende Präventionsmaßnahmen vor: [...]

6 Vorstellung bei einem Dermatologen

☐ Die Vorstellung erfolgte bei dem Dermatologen: [...]

☐ Bisher erfolgte noch keine Vorstellung bei einem Dermatologen

7 Aktuelle Arbeitsplatzsituation/Zwang zur Aufgabe der hautbelastenden Tätigkeit

☐ Die Beschäftigung erfolgt auch weiterhin am bisherigen Arbeitsplatz; ein Zwang zur Tätigkeitsaufgabe besteht unseres Erachtens nicht.

☐ Am [...] erfolgte eine Umsetzung an einen anderen Arbeitsplatz ohne weitere Hautbelastung. Ein Zwang zur Tätigkeitsaufgabe besteht unseres Erachtens nicht. Aufgrund der Umsetzung ist ein wirtschaftlicher Nachteil entstanden:
☐ Nein ☐ Ja ☐ Nicht bekannt

☐ Unseres Erachtens besteht der Zwang zur Aufgabe der hautbelastenden Tätigkeit.

[...]
(Datum)

[...]
(Unterschrift des Betriebsarztes)

(Anschrift/Stempel des Betriebsarztes/ Betriebsärztlichen Dienstes)

Erklärung
Ich bin damit einverstanden, dass diese Angaben an den zuständigen Unfallversicherungsträger und an meinen behandelnden Arzt übermittelt werden.

[...]
(Datum)

(Unterschrift)

Institutionskennzeichen (IK)
[...]
Falls kein IK – Bankverbindung (IBAN) –

Abb. 18.3 (Fortsetzung)

18.3 Clearingstelle: Schlichtung bei unterschiedlicher Auffassung zwischen Arzt und Unfallversicherungsträger im Hautarztverfahren

Gelegentlich bestehen Unsicherheiten im Hinblick auf einzelne, die praktische Umsetzung des Hautarztverfahrens betreffende Aspekte sowohl bei Hautärzten als auch bei den Unfallversicherungsträgern. Zur Qualitätssicherung im Hautarztverfahren und Klärung divergenter Beurteilungen zwischen Hautärzten und den Unfallversicherungsträgern, beispielsweise bezüglich des Umfangs der durchgeführten Diagnostik, therapeutischer Maßnahmen und Liquidation, wurde im Jahr 1999 von der ABD das „Clearingverfahren" etabliert, welches mittlerweile als gemeinsame Clearingstelle der ABD und der DGUV weitergeführt wird (John 2014; Voss et al. 2011a). Seit Mai 2016 kann die Clearingstelle zudem über das Hautarztverfahren hinaus, außer in Begutachtungsfällen, bei allen Fragestellungen zur Interaktion zwischen Hautarzt und Unfallversicherung und hiermit einhergehendem Klärungsbedarf (also beispielsweise auch im Heilverfahren bei berufsbedingtem Hautkrebs) eingeschaltet werden.

Zum 01.01.2018 wurde eine bei der KBV angesiedelte Clearingstelle implementiert, sodass seit diesem Datum zusammen mit der gemeinsamen Clearingstelle der ABD und der DGUV zwei Clearingstellen für berufsdermatologische Fragestellungen existieren. Beide Clearingstellen arbeiten eng zusammen und stimmen Empfehlungen untereinander ab.

Praxistipp

Anfragen an die Clearingstellen sollten den Sachverhalt, vor allem die konkrete Streitfrage zwischen Arzt und UV-Träger, kurz beschreiben. Wenn möglich sollte der bisherige Schriftwechsel beigefügt werden.

Unerlässlich ist es, die Dokumente im Hinblick auf Patientendaten zu anonymisieren. Demgegenüber kann die Angabe des UV-Trägers und des dortigen Aktenzeichens die Klärung beschleunigen.

Anfragen sind zu richten:

ABD/DGUV Clearingstelle (Anfragen von ärztlicher Seite): https://www.ab-derma.org/arbeitsgruppen/clearing-stelle/

ABD/DGUV Clearingstelle (Anfragen seitens der Unfallversicherung): clearingstelle-haut@dguv.de

KBV-Clearingstelle: clearingstelle-unfallversicherung@kbv.de

18

Literatur

Borelli S (1985) Hautarztbericht – Hautarztverfahren. Dtsch Dermatol 33:1339, 1341,1342, 1345

Borelli S, Düngemann H (1976) Hautarztverfahren und Hautarztbericht. Zentralbl Arbeitsmed Arbeitsschutz Prophyl 26:257–263

Breuer J. HVBG BK-Rundschreiben 031/2005 vom 21.9.2005 (2005) Verfahren zur Früherfassung berufsbedingter Hautkrankheiten („Hautarztverfahren") nach den §§ 41–43 des Vertrages gemäß § 34 Abs. SGB VII Ärzte-Unfallversicherungsträger (Ärztevertrag). Einführung neuer Vordrucke für das Hautarztverfahren (411.43 Blm/gb)

Deutsche Gesetzliche Unfallversicherung (DGUV) (2014) DGUV Verfahrensbeschreibung Hautarztverfahren. Unter Mitwirkung der AG „Qualitätssicherung im BK-Verfahren" der Arbeitsgemeinschaft für Berufs- und Umweltdermatologie (ABD) in der Deutschen Dermatologischen Gesellschaft: John SM, Skudlik C, Brandenburg S, Bauer A, Brans R, Bernhardt-Klimt C, Chowdhury S, Diepgen TL, Fartasch M, Heger M, Köllner A, Krohn S, Kucklack M, Palfner S, Pohrt U, Römer W, Rothe A, Wehrmann W, Werfel T, Worm M. https://www.dguv.de/medien/inhalt/versicherung/berufskrankheiten/hauterkrankungen/dguv_hautarztverfahren.pdf

Diepgen TL (2012) Berufsbedingte Hauterkrankungen. J Dtsch Dermatol Ges 10:297–316

Drechsel-Schlund C (2013) Frühe Intervention bei Hauterkrankungen – EVA_Haut: Optimierungsansätze bei den Unfallversicherungsträgern. Dermatol Beruf Umwelt 61:15–21

Drechsel-Schlund C, Brandenburg S, John SM, Kranig A, Römer W (2013) Frühintervention bei Hauterkrankungen. Evaluation des Stufenverfahrens Haut: Optimierungsmöglichkeiten bei den Unfallversicherungsträgern. DGUV Forum 1(2):54–59

John SM (2014) Vier Jahre Qualitätssicherung im Hautarztverfahren: Bericht aus der Clearingstelle der ABD. J Dtsch Dermatol Ges 2:717–721

Krohn S, Bauer A, Brandenburg S, Palfner S, Römer W, Skudlik C (2017) Update Hautarztbericht. Dermatol Beruf Umwelt 65(3):86–95

Krohn S, Bauer A, Drechsel-Schlund C, Engel D, Fartasch M, John SM, Köllner A, Römer W, Wehrmann W, Weisshaar E, Skudlik C (2021) DGUV

Hautarztverfahren – Update Hautarztbericht 2021. Dermatol Beruf Umwelt 69(2):97–100

Skudlik C, Breuer K, Jünger M, Allmers H, Brandenburg S, John SM (2008) Optimierte Versorgung von Patienten mit berufsbedingten Handekzemen. Hautarztverfahren und Stufenverfahren Haut der gesetzlichen Unfallversicherung. Hautarzt 59:690–695

Skudlik C, Lindemann B, Woltjen M, Brandenburg S, John SM (2013) „Mit allen geeigneten Mitteln. Off-Label-Use und Berufsgenossenschaften". Hautarzt 64:743–747

Skudlik C, Krohn S, Bauer A et al (2020) Rechtsbegriff/Auslegung „Schwere oder wiederholt rückfällige Hauterkrankung" ab dem 01.01.2021. Beratungsergebnis der AG „Bamberger Empfehlung". Dermatol Beruf Umwelt 68:149–152

Skudlik C, Krohn S, Bauer A et al (2021) Berufskrankheit Nr. 5101 – Rechtsbegriff der Schwere oder wiederholt rückfälligen Hautkrankheit. Prüfalgorithmus und Fallbeispiele. Dermatol Beruf Umwelt 69:6–10

Voß H, Elsner P, Fartasch M et al (2011a) 10 Jahre Qualitätssicherung im Hautarztverfahren. Clearingstelle der ABD Teil II: 2003–2009. J Dtsch Dermatol Ges 9:42–46

Voss H, Mentzel F, Skudlik C, Gediga, G, Gediga K, Maier, B, John SM (2011b) EVA_Haut: Qualitätssicherung und Evaluation des optimierten Hautarztverfahrens und des Stufenverfahrens Haut. Abschlussbericht. Forschungsprojekt gefördert durch die Deutsche Gesetzliche Unfallversicherung (DGUV), Berlin, und dem Bundesverband der Landwirtschaftlichen Berufsgenossenschaften (Zeichen: 412.02:411.43-FB 130-EVA-Haut). http://www.dguv.de/medien/ifa/de/pro/pro1/ff-fb0130/Abschlussbericht.pdf. Zugeriffen am 29.07.2022

Voss H, Gediga G, Gediga K et al (2013) Sekundärprävention von Berufsdermatosen: Erste systematische Evaluation des Hautarztverfahrens und des Stufenverfahrens Haut. J Dtsch Dermatol Ges 11:662–671

Zagrodnik FD (2013) Unfallversicherung und Betriebs- und Werksärzte: Zusammenarbeit bei Berufskrankheiten. DGUV-Forum 6:14–15

Ambulante Individualprävention

Christoph Skudlik

Inhaltsverzeichnis

C. Skudlik et al. (Hrsg.), *Berufsdermatologie*, https://doi.org/10.1007/978-3-662-50518-2_19

Parallel zum ambulanten dermatologischen Heilverfahren (▶ Kap. 18) werden seitens des Unfallversicherungsträgers gemäß Verfahren Haut Hautschutzberatungs- und -schulungsmaßnahmen für die Betroffenen veranlasst. Hierbei handelt es sich um branchenspezifische Maßnahmen, die in ihrer konzeptionellen und organisatorischen Form variieren können. Entsprechend sind verschiedene Professionen eingebunden, insbesondere Gesundheitspädagogik, aber auch Dermatologie, Arbeitsmedizin oder Präventionsdienste (Schneider et al. 2019). Insofern kann es sich um Einzelberatungen am Arbeitsplatz oder Einzelberatungen mit oder ohne Seminaranteilen in spezialisierten klinischen berufsdermatologischen Zentren oder Beratungszentren der Unfallversicherungsträger handeln. Zumeist erfolgen derartige Hautschutzberatungs- und -schulungsmaßnahmen auf der Ebene der ambulanten Individualprävention in Form eines – entsprechend der ursprünglichen Bezeichnung: sekundären Individualprävention – sogenannten SIP-Seminares (▶ Kap. 17). Neben einer gesundheitspädagogischen Intervention mit Auswahl geeigneter Schutzmaßnahmen (Schutzhandschuhe und Hautmittel; ▶ Kap. 13 ff.) erfolgt dabei auch eine fundierte berufsdermatologische Untersuchung und Beratung (Brans und Skudlik 2019; Schwanitz et al. 2003; Skudlik und John 2020). Es konnte gezeigt werden, dass durch derartige Seminare die angestrebten Ziele, insbesondere im Sinne der Verbesserung des Wissens der Betroffenen zu berufsbedingten Hauterkrankungen und des Hautschutzverhaltens, sowie der Reduzierung der Schwere der beruflichen Hauterkrankung erreicht werden.

Bereits Mitte der 1990er-Jahre wurden von Seiten berufsdermatologischer Schwerpunktzentren in Zusammenarbeit mit dem zuständigen Unfallversicherungsträger (Berufsgenossenschaft für Gesundheitsdienst und Wohlfahrtspflege [BGW]) die ersten Seminare für Friseure durchgeführt; im Verlauf der weiteren Jahre wurden entsprechende berufsspezifische Seminarangebote auch für weitere Berufsgruppen wie Gesundheits-, Küchen-, Reinigungs- und Metallberufe entwickelt und auch von weiteren Unfallversicherungsträgern, wie der Berufsgenossenschaft Holz und Metall (BGHM) und der Berufsgenossenschaft Nahrungsmittel und Gastgewerbe (BGN), entsprechend angeboten (Ahlström et al. 2022; Apfelbacher et al. 2009; Bauer et al. 2018; Matterne et al. 2009, 2010; Nienhaus et al. 2004; Reich et al. 2020; Soder et al. 2007; Voss et al. 2013; Weisshaar et al. 2005, 2006, 2007; Wilke et al. 2012a, b, 2014, 2018a, b; Wulfhorst et al. 2010). Im Rahmen dieser SIP-Seminare ist es den zuständigen Unfallversicherungsträgern möglich, eine Fülle präventiver Maßnahmen einzuleiten. Bei Besuch eines SIP-Seminars erfolgt zudem eine fundierte berufsdermatologische Untersuchung und ausführliche Beratung mit dem Ziel, den am Heimatort behandelnden Hautarzt zu unterstützen. Dies ist auch deshalb von Bedeutung, weil viele Betroffene aus hautbelastenden Berufen, Hautschutz- und Hautpflegemaßnahmen häufig nur unzureichend anwenden und sich über deren Bedeutung auch oft nicht im Klaren sind. Dazu bewerten die Teilnehmer positiv, dass ausreichend Zeit besteht für einen Erfahrungsaustausch mit anderen Betroffenen und für die Möglichkeit, Fragen zu stellen. Untersuchungen zu derartigen Seminaren im Rahmen des Verfahrens Haut konnten zeigen, dass eine strukturierte Patientenschulung das Wissen zu berufsbedingten Hauterkrankungen verbessert und dieser Effekt auch noch nach Monaten nachweisbar ist. Langzeituntersuchungen nach bis zu 6 und 10 Jahren konnten zudem nachweisen, dass auch langfristig Parameter wie Berufsverbleib, Schwere des Handekzems und Hautschutzverhalten gebessert waren, wenn die Betroffenen, gegebenenfalls wiederholt, an einem SIP-Seminar teilgenommen hatten. Zudem ließ sich in Untersuchungen zeigen, dass nach Teilnahme bei über 70 % der Teilnehmer eine deutliche Besserung der Hauterkrankung zu verzeichnen war, sich die Lebensqualität signifikant besserte und Hautschutzmaßnahmen signifikant häufiger angewandt wurden (Wilke et al. 2012a, b; Wulfhorst et al. 2010).

Ziele der Seminare zur ambulanten Individualprävention (sekundären Individualprävention: SIP), wie sie auch im Rahmen der stationären Individualprävention durchgeführt werden (modifiziert nach Skudlik und Weisshaar 2015)

- Verbesserung des Wissens zu Hauterkrankungen, Allergien und deren Ursachen
- Entwicklung von Strategien für hautschonende Arbeitsweisen und zum Abbau von Risikoverhalten
- Verbesserung von Schutzmaßnahmen (technische, organisatorische, persönliche) und Anleitung zur Anwendung eines effektiven Hautschutzes (einschließlich Handschuhe, Hautreinigung und Hautpflege)
- Steigerung des Gesundheitsbewusstseins, Motivation zur Umsetzung der besprochenen Maßnahmen
- Anleitung bezüglich des Umgangs mit Krankheitsschüben
- Verbesserung des Wissens zu versicherungsrechtlichen Aspekten der Hauterkrankung
- (Vorschläge zur) Ergänzung der Diagnostik
- (Vorschläge für eine) Effektivere Therapie
- Bessere, schnellere und effektivere medizinische und berufliche Rehabilitation
- Vermeidung des Eintritts einer Berufskrankheit nach BK 5101 oder Minderung der Berufskrankheitenfolgen bei bereits anerkannter BK 5101
- Reduzierung von Folgekosten
- Multiplikatorfunktion, das heißt Weitergabe des erlernten Wissens an Arbeitskollegen, Familie und Freunde
- Eventuell Arbeitsplatzbegehung
- Eventuell Diagnose anderer Hauterkrankungen und Veranlassung einer entsprechenden Therapie

Mögliche Maßnahmen der Unfallversicherungsträger nach dem Seminar zur ambulanten Individualprävention entsprechend des Verfahren Haut der DGUV (nach Skudlik und Weisshaar 2015)

- Weiterleitung der vorgeschlagenen diagnostischen und therapeutischen Empfehlungen an den behandelnden Hautarzt
- Einleitung eines ambulanten Heilverfahrens (Behandlungsauftrag nach § 3 BKV)
- Einleitung eines stationären Heilverfahrens (stationäre Individualprävention; TIP)
- Optimierung der individuellen Hautschutzmaßnahmen (Handschuhe, Hautschutz und Hautpflege, Hautreinigung)
- Arbeitsplatzmaßnahmen (Betriebsbegehung, Information des Betriebsarztes, Arbeitsplatzumgestaltung, Umsetzung des Arbeitnehmers, Austausch eines Berufsstoffes/Allergens)
- Veranlassung eines Feststellungsverfahrens mit Begutachtung

Literatur

Ahlström MG, Dietz JB, Wilke A, Johansen JD, John SM, Brans R (2022) Evaluation of the secondary and tertiary prevention strategies against occupational contact dermatitis in Germany: a systematic review. Contact Dermatitis. https://doi.org/10.1111/cod.14099. Epub ahead of print

Apfelbacher CJ, Soder S, Diepgen TL, Weisshaar E (2009) The impact of measures for secondary individual prevention of work-related skin diseases in health care workers: 1-year follow-up study. Contact Dermatitis 60:144–149

Bauer A, Ronsch H et al (2018) Interventions for preventing occupational irritant hand dermatitis. Cochrane Database Syst Rev 4:CD004414

Brans R, Skudlik C (2019) Prävention des Handekzems. Hautarzt 70(10):797–803

Matterne U, Apfelbacher CJ, Soder S, Diepgen TL, Weisshaar E (2009) Health-related quality of life in health care workers with work-related skin diseases. Contact Dermatitis 61:145–151

Matterne U, Diepgen TL, Weisshaar E (2010) Effects of health-educational and psychological intervention on socio-cognitive determinants of skin protection behaviour in individuals with occupational dermatoses. Int Arch Environ Health 83:183–189

Nienhaus A, Rojahn K, Skudlik C, Wulfhorst B, Dulon M, Brandenburg S (2004) Sekundäre Individualprävention bei FriseurInnen mit arbeitsbedingten Hauterkrankungen. Gesundheitswesen 66:759–764

Reich A, Wilke A, Gediga G, Baurecht H, Rodríguez E, Jakasa I, Geier J, Mempel M, Buhl T, Weidinger S, Kezic S, John SM, Schön MP, Brans R (2020) Health education decreases incidence of hand eczema in metal work apprentices: Results of a controlled intervention study. Contact Dermatitis 82(6):350–360

Schneider S, Krohn S, Drechsel-Schlund C (2019) Individualprävention bei Hauterkrankungen – eine Erfolgsgeschichte. Dermatol Beruf Umwelt 67:148–153

Schwanitz HJ, Riehl U, Schlesinger T, Bock M, Skudlik C, Wulfhorst B (2003) Skin care management: educational aspects. Int Arch Occup Environ Health 76:374–381

Skudlik C, John SM (2020) Prevention and rehabilitation. In: Rustemeyer T, Elsner P, John SM, Maibach H (Hrsg) Kanerva's occupational dermatology, 3. Aufl. Springer, Berlin/Heidelberg, S 1617–1629

Skudlik C, Weisshaar E (2015) Individuell ambulante und stationäre Prävention bei Berufsdermatosen. Hautarzt 66(3):160–166

Soder S, Diepgen TL, Radulescu M, Apfelbacher CJ, Bruckner T, Weisshaar E (2007) Berufsbedingte Hauterkrankungen bei Beschäftigten in Reinigungs- und Küchenberufen: Verlauf und Lebensqualität nach Maßnahmen der sekundären Individualprävention. J Dtsch Dermatol Ges 8:670–677

Voss H, Gediga G, Gediga K, Maier B, Mentzel F, Skudlik C, Zagordnik FD, John SM (2013) Sekundärprävention von Berufsdermatosen: Erste systematische Evaluation des Hautarztverfahrens und des Stufenverfahrens Haut. J Dtsch Dermatol Ges 11:662–671

Weisshaar E, Radulescu M, Bock M, Albrecht U, Zimmermann E, Diepgen TL (2005) Hautschutzseminare zur sekundären Individualprävention bei Beschäftigten in Gesundheitsberufen: erste Ergebnisse nach über 2-jähriger Durchführung. J Dtsch Dermatol Ges 3:33–38

Weisshaar E, Radulescu M, Bock M, Albrecht U, Diepgen TL (2006) Educational and dermatological aspects of secondary individual prevention in healthcare workers. Contact Dermatitis 54:254–260

Weisshaar E, Radulescu M, Soder S, Apfelbacher CJ, Bock M, Grundmann JU et al (2007) Secondary individual prevention of occupational skin diseases in health care workers, cleaners and kitchen employees: aims, experiences and descriptive results. Int Arch Occup Environ Health 80:477–484

Wilke A, Gediga G, Schlesinger T, John SM, Wulfhorst B (2012a) Sustainability of interdisciplinary secondary prevention in patients with occupational hand eczema: a 5-year follow-up survey. Contact Dermatitis 67(4):208–216

Wilke A, Gediga K, Weinhöppel U, John SM, Wulfhorst B (2012b) Long-term effects of secondary prevention in geriatric nurses with occupational hand eczema: the challenge of a controlled study design. Contact Dermatitis 66:79–86

Wilke A, Gediga K, John SM, Wulfhorst B (2014) Evaluation of structured patient education in occupational skin diseases: a systematic assessment of the disease-specific knowledge. Int Arch Occup Environ Health 87:861–869

Wilke A, Brans R, Nordheider K, Braumann A, Hübner A, Sonsmann FK, John SM, Wulfhorst B (2018a) Skin protection seminars to prevent occupational skin diseases: results of a prospective longitudinal study in apprentices of high-risk professions. Saf Health Work 9(4):398–407

Wilke A, Gediga G, Goergens A, Hansen A, Hübner A, John SM, Nordheider K, Rocholl M, Weddeling S, Wulfhorst B, Nashan D (2018b) Interdisciplinary and multiprofessional outpatient secondary individual prevention of work-related skin diseases in the metalworking industry: 1-year follow-up of a patient cohort. BMC Dermatol 18(1):12

Wulfhorst B, Bock M, Gediga G, Skudlik C, Allmers H, John SM (2010) Sustainability of an interdisciplinary secondary prevention program for hairdressers. Int Arch Occup Environ Health 83:165–171

Stationäre Individualprävention

Christoph Skudlik

Inhaltsverzeichnis

C. Skudlik et al. (Hrsg.), *Berufsdermatologie*, https://doi.org/10.1007/978-3-662-50518-2_20

Die Interventionsstrategie im Verfahren Haut besteht aus einem Programm sich in ihrer Intensität gestuft steigernder Maßnahmen. Wenn die Maßnahmen der ambulanten Individualprävention nicht ausreichend greifen oder bei besonders schweren, ambulant therapieresistenten Berufsdermatosen, steht als weiterer Baustein des Verfahren Haut auf der Ebene der stationären Individualprävention das Angebot eines interprofessionellen stationären Heilverfahrens (entsprechend der ursprünglichen Bezeichnung tertiäre Individualprävention: TIP-Maßnahme) – sowohl bei anerkannter BK 5101, als auch in deren Vorfeld – zur Verfügung (Skudlik und John 2020; Skdulik und Weisshaar 2015) (▶ Kap. 17).

> Das stationäre Heilverfahren („TIP-Maßnahme“) als interprofessionelle Maßnahme der stationären Individualprävention bündelt alle gebotenen Präventions- und Behandlungserfordernisse und bietet den Unfallversicherungsträgern eine fundierte Grundlage, um im jeweiligen Einzelfall zeitnah versicherungsrechtliche Entscheidungen zu treffen.

Das stationäre Heilverfahren („TIP-Maßnahme“) gliedert sich in mehrere Phasen (Skudlik et al. 2009): Die erste Phase beinhaltet in der Regel einen dreiwöchigen stationären Aufenthalt in einer berufsdermatologischen Schwerpunktklinik: Im Zuge eines interdisziplinären Interventionsprogrammes erfolgt neben allergologischer und hautphysiologischer Diagnostik eine stadienadaptierte hautfachärztliche Therapie, wobei glukokortikosteroidfreien therapeutischen Verfahren der Vorzug gegeben wird. Parallel zur Intensivierung und Optimierung der dermatologischen Therapie erfolgen über den Zeitraum des stationären Aufenthaltes intensivierte gesundheitspädagogische und -psychologische Interventionen zur Motivationssteigerung, Wissens-, Einstellungs- und Verhaltensmodifikation hinsichtlich der adäquaten Anwendung von Hautschutz unter Berücksichtigung der betrieblichen Rahmenbedingungen. Die empfohlenen Hautschutzmaßnahmen können parallel unter ergotherapeutischer Anleitung an Arbeitsplatzsimulationsmodellen erprobt und eingeübt werden. Nachfolgend werden diese zum künftigen Gebrauch am Arbeitsplatz ausgehändigt. Auf Wunsch stehen den Teilnehmern darüber hinaus regelmäßig zur Klärung offener persönlicher versicherungsrechtlicher Fragen Berufshelfer der Unfallversicherungsträger in einer Sprechstunde zur Verfügung. Bei Bedarf und ausschließlich bei Einverständnis des Patienten werden ferner technische und andere arbeitsplatzbezogene Präventionsansätze mit dem Präventionsdienst sowie dem Betriebsarzt erörtert. Wesentlicher Bestandteil des Konzeptes ist eine Weiterbehandlung durch den niedergelassenen Hautarzt am Heimatort im Rahmen des § 3 BKV bei ambulantem Heilverfahrensauftrag durch den Unfallversicherungsträger. Durch Kontaktaufnahme mit dem niedergelassenen Hautarzt seitens der berufsdermatologischen Schwerpunktklinik bereits während der Phase des stationären Aufenthaltes und durch zeitnahe Erstattung des Entlassungsberichtes mit entsprechenden therapeutischen und Präventionsempfehlungen wird eine möglichst nahtlose Fortführung der initiierten therapeutischen und präventiven Maßnahmen gewährleistet (Skudlik et al. 2009). Hierzu schließt sich nach Beendigung der stationären Phase in der Regel eine dreiwöchige nachstationäre Phase einer Arbeitskarenz unter ambulanter hautfachärztlicher Betreuung am Heimatort an, damit sich der im Rahmen des stationären Aufenthaltes erzielte Behandlungseffekt ohne berufliche Belastung im privaten Umfeld des Patienten stabilisieren kann (Skudlik et al. 2009). Danach erfolgt als dritte Phase die Wiederaufnahme der beruflichen Tätigkeit unter optimierten Hautschutzbedingungen und – soweit erforderlich – Fortführung der ambulanten dermatologischen Betreuung durch den niedergelassenen Hautarzt am Heimatort im Rahmen des § 3 BKV (Skudlik et al. 2009).

Dieses Maßnahmenpaket einer stationären Individualprävention bei Berufsdermatosen wurde im Zuge einer von der DGUV geförderten prospektiven Multicenter-Kohortenstudie anhand eines Kollektivs von initial n = 1788 Patienten und einer Langzeit-Nachsorgerate von 80 Prozent evaluiert (multizentrische Studie „Medizinisch-berufliches Rehabilitationsverfahren Haut – Optimierung und Qualitätssicherung des Heilverfahrens“ (ROQ)). Die Langzeit-evaluation erfolgte dabei über einen Zeitraum von bis zu fünf Jahren ab dem Zeitpunkt des Beginns der Maßnahme. Die Ergebnisse von ROQ zeigten, dass die wesentlichen Ziele (Wiederaufnahme der beruflichen Tätigkeit, Minderung der Erkrankungsschwere der berufsbedingten Hauterkrankung, Steigerung der Lebensqualität, Reduktion der Anwendung topischer Glukokortikosteroide) erfolgreich erreicht werden konnten. So erfolgte eine Aufgabe der beruflichen Tätigkeit trotz schwerer Berufsdermatose über den langjährigen Beobachtungszeitraum der Studie lediglich in rund einem Viertel der Fälle (Brans et al. 2016; Skudlik et al. 2012, 2017; Weisshaar et al. 2013). Auch die Anzahl der Arbeitsunfähigkeitstage konnte signifikant vermindert werden bei gleichzeitig weitgehender Reduktion der Hautsymptome und nebenwirkungsreicher Therapien sowie signifikanter Steigerung der Lebensqualität der Patienten. Statistisch wurde gezeigt, dass das Alter einen signifikanten Einfluss auf die Tätigkeitsaufgabe wegen der Hauterkrankung hat. Ab dem 30. Lebensjahr sinkt das Risiko einer Tätigkeitsaufgabe wegen der Hauterkrankung deutlich mit jedem weiteren Lebensjahr ab. Auch dieses Ergebnis unterstreicht die Sinnhaftigkeit einer stationären Individualpräventionsmaßnahme bei fortgeschrittenen Berufsdermatosen: Während es häufiger bei jüngeren schwer Betroffenen nicht sinnvoll ist, die berufliche schädigende Tätigkeit bis zum Eintritt in das reguläre Rentenalter über Jahrzehnte weiter auszuüben, gelingt es durch die intensivierten Anstrengungen der stationären Individualprävention bei der Mehrheit der Betroffenen der über 30-Jährigen, speziell bei den über 40-Jährigen bei fast 80 Prozent der Betroffenen, einen langfristigen Berufsverbleib zu erzielen (Skudlik et al. 2017).

Das Risiko einer Berufsaufgabe hängt auch signifikant von dem initialen Schweregrad der Hauterkrankung ab, wobei das Vorliegen eines ausschließlich irritativen Erkrankungsgeschehens einen signifikant günstigen Faktor darstellt. Dies unterstreicht die Notwendigkeit, frühzeitig adäquate Präventionsmaßnahmen bei Berufsdermatosen umzusetzen, um bei bereits bestehendem kumulativ-subtoxischem Handekzem – als häufigste Berufsdermatose – eine sekundär aufgepfropfte berufliche Kontaktallergie, welche prognostisch ungünstiger ist, zu verhindern. Statistisch konnte herausgearbeitet werden, dass die Motivation und Compliance der Betroffenen ebenfalls einen signifikanten Einfluss auf den langfristigen Berufsverbleib hat. Dies untermauert die Sinnhaftigkeit wiederholter berufsdermatologischer und gesundheitspädagogischer Interventionen, einschließlich motivationssteigender Maßnahmen. Ebenso konnte nachgewiesen werden, dass auch die Umsetzung arbeitsplatzbezogener Präventionsmaßnahmen die Prognose im Hinblick auf einen langfristigen Berufsverbleib signifikant steigert, was die Konzeption einer ambulante und stationäre Maßnahmen integrierenden Präventionsanstrengung mit Einbindung der Präventionsdienste der Unfallversicherungsträger und der Betriebsärzte – soweit erforderlich – stützt (Skudlik et al. 2017).

Vor dem Hintergrund der zum 01.01.2021 in Kraft getretenen BK-Rechtsreform hat sich das Indikationsspektrum für Maßnahmen der stationären Individualprävention erweitert:

Angesichts der Änderungen des Berufskrankheitenrechts zum 01.01.2021 resultiert die Indikation für eine stationäre Maßnahme insbesondere bei Fallkonstellationen mit Fortführung der beruflichen Tätigkeit bei anerkannter BK 5101 und hierbei behandlungsbedürftigen und somit für die Minderung der Erwerbsfähigkeit (MdE) relevanten beruflichen Hauterscheinungen. Hierdurch soll die Fortführung der beruflichen Tätigkeit mit möglichst geringgradigen Hauterscheinungen und möglichst nebenwirkungsarmen therapeutischen Maßnahmen ermöglicht werden. Somit ist die Minderung der Berufskrankheitenfolgen bei anerkannter BK 5101 eine weitere Indikation für eine Maßnahme der stationären Individualprävention. In derartigen Fällen können auch wiederholte stationäre Heilverfahren (sogenannte Refresher-TIP) notwendig werden, um die Fortführung der beruflichen Tätigkeit bis zum regulären Rentenalter gewährleisten zu können.

Bei Fallkonstellationen mit konstitutionellen Hauterkrankungen, wie atopischer Dermatitis oder Psoriasis vulgaris, aber auch potenziell relevanten gefährdenden Einwirkungen im privaten, nicht versicherten Bereich, kann sich ebenfalls die Indikation für eine Maßnahme der stationären Individualprävention aus der Notwendigkeit einer engmaschigen berufsdermatologischen Verlaufsbeobachtung zur abschließenden Klärung der Kausalität und somit auch der Zuständigkeit des Unfallversicherungsträgers ergeben. In Fällen, in denen sich bei beruflich wesentlich verschlimmerter konstitutioneller Hauterkrankung die Zuständigkeit des Unfallversicherungsträgers ergibt, kann das stationäre Heilverfahren bei lokal-therapeutisch hartnäckigem Verlauf auch zur Indikationsüberprüfung für systemische Therapien dienen (Symanzik et al. 2022a; Symanzik et al. 2022b).

Indikation für die stationäre Individualprävention (TIP-Maßnahme) (modifiziert nach Skudlik et al. 2009)

- Anerkannte BK 5101
  zur Minderung behandlungsbedürftiger BK-Folgen im rentenberechtigenden Bereich, Differenzierung zwischen reversiblen und irreversiblen BK-Folgen, und/oder zur Verhinderung einer Verschlimmerung oder des Wiederauflebens der Berufskrankheit
- Drohende BK 5101
  bei erfolgloser Ausschöpfung aller ambulanten Präventionsmaßnahmen und/oder zur Bündelung aller erforderlichen Präventions- und Therapiemaßnahmen, um die Entstehung einer BK 5101 zu verhindern
- Unklare Kausalität
  Vervollständigung der Diagnostik (Testung von Berufsstoffen) und engmaschige Verlaufsbeobachtung unter Karenz beruflicher und privater Einwirkung zur Klärung der Kausalität und eventuell Abgrenzung außerberuflicher oder konstitutioneller Hauterkrankungen
- Therapeutisch hartnäckige, schwere Erkrankungsverläufe, Heilverfahren zur Indikationsprüfung systemischer Therapien
- Wiederholte Heilverfahren („Refresher-TIP")
  bei älteren Patienten mit Berufsdermatose bei ambulant häufigen Rezidiven oder dauerhaft bestehenden Hautveränderungen zur Vermeidung der Tätigkeitsaufgabe

Literatur

Brans R, Skudlik C, Weisshaar E, Scheidt R, Ofenloch R, Elsner P, Wulfhorst B, Schönfeld M, John SM, Diepgen TL, ROQ Study Group (2016) Multicentre cohort study "Rehabilitation of occupational skin diseases – optimization and quality assurance of inpatient management (ROQ)": results from a 3-year follow-up. Contact Dermatitis 75(4):205–212

Skudlik C, John SM (2020) Prevention and rehabilitation. In: Rustemeyer T, Elsner P, John SM, Maibach H (Hrsg) Kanerva's occupational dermatology, 3. Aufl. Springer, Berlin/Heidelberg, S 1617–1629

Skudlik C, Weisshaar E (2015) Individuell ambulante und stationäre Prävention bei Berufsdermatosen. Hautarzt 66(3):160–166

Skudlik C, Weisshaar E, Scheidt R, Wulfhorst B, Diepgen TL, Elsner P, Schönfeld M, John SM (2009) Multi-Center-Studie „Medizinisch-Berufliches Rehabilitationsverfahren Haut – Optimierung und Qualitätssicherung des Heilverfahrens (ROQ)". J Dtsch Dermatol Ges 7:122–127

Skudlik C, Weisshaar E, Scheidt R, Elsner P, Wulfhorst B, Schönfeld M, John SM*, Diepgen TL* (2012) First results from the multicentre study "Rehabilitation of occupational skin diseases – optimization and quality assurance of inpatient management (ROQ)". Contact Dermatitis 66(3):140–147. (*shared last authorship)

Skudlik C, Weisshaar E, Ofenloch R, Elsner P, Schönfeld M, John SM, Diepgen TL (2017) Ergebnisse der DGUV-Multi-Center-Studie ROQ II: Langzeit-Evaluation der stationären tertiären Individualprävention bei Patienten mit schweren Berufsdermatosen. DGUV-Forum 1–2:51–59

Symanzik C, Altenburg C, Awe S, Drechsel-Schlund C, Nienhaus A, Brandenburg S, Skudlik C, John SM (2022a) Indikation und Kostenübernahme von Biologika im berufsgenossenschaftlichen Heilverfahren am Beispiel von Dupilumab: eine Diskussionsgrundlage. Dermatol Beruf Umwelt 70(2):61–72

Symanzik C, Altenburg C, Awe S, Drechsel-Schlund C, Nienhaus A, Brandenburg S, Skudlik C, John SM (2022b) Neuartige systemische Präparate für die Therapie entzündlicher Hauterkrankungen, speziell der atopischen Dermatitis, im berufsgenossenschaftlichen Heilverfahren: eine Diskussionsgrundlage. Dermatol Beruf Umwelt 70(3):97–105

Weisshaar E, Skudlik C, Scheidt R, Matterne U, Wulfhorst B, Schönfeld M, Elsner P, Diepgen TL, John SM (2013) Multicentre study "Rehabilitation of occupational skin diseases – optimization and quality assurance of inpatient management (ROQ)" – results from 12-month follow-up. Contact Dermatitis 68(3):169–174

Therapie im berufsgenossenschaftlichen Heilverfahren

Inhaltsverzeichnis

Entzündliche Dermatosen und Ekzeme

Detlef Becker

Inhaltsverzeichnis

C. Skudlik et al. (Hrsg.), *Berufsdermatologie*, https://doi.org/10.1007/978-3-662-50518-2_21

21.1 Einleitung

Im Folgenden werden die Grundprinzipien und praktischen Erfahrungswerte der Behandlung entzündlicher Hauterkrankungen vor dem Hintergrund publizierter Daten und tradierten dermatologischen Wissens dargestellt. Viele etablierte Behandlungsmethoden bewähren sich im klinischen Alltag, wurden jedoch in früheren Epochen nicht nach den heute gültigen Prinzipien der evidenzbasierten Medizin in Studien untersucht und validiert. Soweit wissenschaftlich korrekte Daten Wirkungen und Nebenwirkungen der Therapiemethoden beschreiben, haben diese Priorität. Das Fehlen solcher Daten zu Methoden, die etabliert sind und aus umfangreichem Erfahrungswissen heraus als wirksam zu bewerten sind, darf jedoch nicht zur Abwertung derselben führen. Auf dieser Basis wurde eine Darstellung der bestmöglichen Methoden und Entscheidungsstrategien für die tägliche ärztliche Praxis erstellt.

21.2 Allgemeine Grundprinzipien der Behandlung

21.2.1 Die Bedeutung der Therapieadhärenz

Der Erläuterung der Therapiemaßnahmen kommt eine besondere Rolle zu. Eine effektive Schulung in der Anwendung der Therapiemittel ist einer der Gründe für die belegten Effekte von Seminaren der sekundären Individualprävention und stationärer Heilmaßnahmen. Hierbei sind neben Details zur Anwendungsmethode und Dauer auch grundsätzliche Begründungen für die Auswahl der Therapiemittel, ihrer Vor- und Nachteile und möglicher Nebenwirkungen entscheidend. Das Arzt-Patienten-Verhältnis wird auch durch Aussagen zum erwarteten Therapieverlauf und -erfolg gestärkt und sollte auch ein Arbeitsziel der Behandlung sein, um einerseits Motivation im Hinblick auf den Therapieerfolg aufzubauen und andererseits unrealistische Erwartungen zu vermeiden. Therapien mit hohem Zeitaufwand durch Anfahrten in die Praxis oder Klinik oder signifikanten Einschränkungen der Lebensgewohnheiten (Geruchsbelästigung durch Teerderivate, Lichtschutzmaßnahmen bei Calcineurininhibitoren im Sommerhalbjahr) werden nur akzeptiert, wenn vermittelt wird, dass es keine besseren Alternativen gibt.

Speziell männliche Patienten müssen sich eine regelmäßige Anwendung von Therapie- und Pflegemitteln zunächst angewöhnen. Dies umso mehr, wenn relativ lipophile Grundlagen, die zusätzliche Zeitfenster bis zum Einziehen derselben erfordern, zur Anwendung kommen. Bestehende Sprachbarrieren behindern die Vermittlung von Grundwissen zur Krankheitsentstehung und den Rahmendaten des Therapieprinzips, sodass es allein hierdurch zu ungünstigen Verläufen kommen kann. Werden Bedenken gegen Steroide, UV-Therapien oder systemische Medikamente vorgetragen, so kommt eine entsprechende Therapie nur in Betracht, wenn diese im Rahmen der Beratung ausgeräumt werden können.

Präparate mit Duftstoffen, die individuell abgelehnt werden oder im Gegenzug parfümfreie Produkte mit störendem Eigengeruch werden kaum mehrmals täglich mit der nötigen Konsequenz angewandt. Auch ein möglicher Umgang mit Lebensmitteln am Arbeitsplatz oder die Belästigung von Kontaktpersonen (beispielsweise durch Teerwirkstoffe) ist dabei zu bedenken.

21.2.2 Therapiekosten

Die kassenärztliche Versorgung, auf die ca. 87 % der Bevölkerung angewiesen ist, trägt topische Dermatika in der Regel nur bei Verschreibungspflichtigkeit. Dies ist nicht immer medizinisch nachvollziehbar und verschlechtert das Therapieergebnis, wenn etwa bei der Behandlung einer Mykose auf die Eigenleistung verwiesen wird.

Praxistipp

Ausgehend von dem übergeordneten Ziel eines Therapieerfolges schließt die Behandlung zu Lasten der gesetzlichen Unfallversicherung (GUV) alle medizinisch gebotenen Mittel ein. Entscheidend ist dabei weder der Status der Verschreibungspflichtigkeit noch die Einhaltung eines Arzneimittelbudgets wie in der GKV Versorgung (DGUV 2015)

Es sollte jedoch ein grobes Missverhältnis zwischen unangemessen hohen Therapiekosten oder Aufwendungen für stationäre Leistungen und Heilverfahren und z.B. einer geringfügigen Beschäftigung oder baldigen Berentung vermieden werden.

21.2.3 Off-Label-Use

Die Haftung des Herstellers eines Medikamentes ist an die Zulassung für bestimmte Indikationen gebunden. Bei Anwendung des Medikamentes für eine andere Erkrankung tritt somit der Behandler in die Haftung für die medizinisch korrekte Anwendung und Nebenwirkungen ein. Diese Situation („Off-Label-Use") ist in der Dermatologie nicht ungewöhnlich, da für viele Krankheiten keine explizite Zulassung der eingesetzten Medikamente besteht.

Praxistipp

Wenn ein sogenannter Off-Label-Use jedoch dem medizinischen Behandlungsstandard entspricht, ist dies kein juristisches oder haftungsrechtliches Problem.

In der kassenärztlichen Versorgung kommt noch der Aspekt hinzu, dass Verordnungen außerhalb der Zulassung auch Regressansprüche auslösen können. Im Hautarztverfahren ergibt sich diese Problematik nicht, da ausdrücklich eine Behandlung mit allen geeigneten Mitteln gewünscht ist. Aus rechtlicher Sicht wird eine Aufklärung über die fehlende Zulassung eines Medikamentes und dessen möglichen Nebenwirkungen gefordert und die Zustimmung auf der Basis dieser Aufklärung. Art und Umfang der Aufklärung und die Zustimmung des Patienten sollten dokumentiert werden (Skudlik et al. 2013).

21.2.4 Basistherapie/Basispflege

Die Bedeutung einer adaptierten Rückfettung der Haut bei der Therapie eines Ekzems und vor allem auch der Rückfallprophylaxe wird breit akzeptiert. Auch hier bietet das Hautarztverfahren entscheidende Optionen gegenüber der kassenärztlichen Versorgung, die eine Beschaffung in Eigenleistung erwartet. Eine solche Unterversorgung mit negativen Auswirkungen auf den Therapieerfolg wollen die Unfallversicherungsträger durch die Kostenübernahme vermeiden (DGUV 2015). Ob es sich um ein wirkstofffreies Medikamente, ein Medizinprodukt oder ein Kosmetikum handelt, ist unerheblich, sofern die Beschaffung mit einer Verordnung zu Lasten der Unfallversicherung über eine Apotheke möglich ist.

21.3 Topische Therapien

21.3.1 Glukokortikoide

Akut entzündliche Reaktionen der Haut lassen sich regelhaft nur durch topische Steroide rasch und zufriedenstellend kontrollieren. Ein ungebremster Ablauf von kontaktallergischen, irritativer oder atopisch bedingter Entzündungsprozesse beschädigt die epidermale Barriere (Molin et al. 2015), erschwert damit den adäquaten Einsatz von Präventionsmitteln und erzeugt oder verlängert Arbeitsunfähigkeit. Der therapeutische Nutzen besteht daher aus der raschen Begrenzung weiterer Gewebeschädigung, der Symptomlinderung und damit letztlich der Verkürzung des Krankheitsverlaufs. Diesen durchweg positiven Effekten muss die Behinderung der Barrierereparatur durch

Glukokortikoide gegenübergestellt werden (Sheu et al. 1997; Kao et al. 2003). Chronische Krankheitsprozesse oder in schneller Folge rezidivierende Schübe eines Handekzems führen daher bei bevorzugter Verwendung von Glukokortikoiden zu einer anhaltenden Labilität der Hautbarriere, die nicht selten eine Eigendynamik entwickelt. Hierbei spielt die Wirkstärke des Steroids nicht die entscheidende Rolle (Cossmann und Welzel 2006). Diese sollte immer im Abgleich mit der Lokalisation ausreichend hoch angesetzt werden, damit das primäre Ziel der Krankheitskontrolle rasch erreicht wird. Die Gefahr einer irreversiblen Bindegewebsatrophie ist dann zunächst zu vernachlässigen. Sie wird aber relevant, sobald eine Langzeittherapie mit Steroiden erfolgt, die einen ungünstigen therapeutischen Index aufweisen (Luger et al. 2004).

Praxistipp

Somit gilt es nach Ausschöpfen der positiven Effekte von Glukokortikoiden eine steroidarme oder besser steroidfreie Anschlusstherapie zu etablieren.

Hierfür kommen vor dem Einsatz einer Photochemotherapie (PUVA) und systemischen Medikamenten wie Ciclosporin und Alitretinoin zunächst topische Immunmodulatoren wie Tacrolimus und Pimecrolimus sowie Steinkohlenteer und Schieferölderivate in Betracht.

21.3.2 Topische Immunmodulatoren

Auch außerhalb der zugelassenen Indikation des atopischen Ekzems kommen topische Calcineurininhibitoren, die auch als topische Immunmodulatoren (TIM) bezeichnet werden, stets in Betracht, um Ekzeme auch ohne wiederholte oder längerfristige Steroidanwendung zu kontrollieren. Dies dürfte auch an dem enorm hohen Anteil an Patienten mit Atopiesyndrom im Kollektiv berufsdermatologischer Patienten liegen. Tacrolimus ist erfahrungsgemäß und auch laut Literatur (Cury Martins et al. 2015) etwas potenter und daher erste Wahl, soweit die extrem lipophile Grundlage verträglich ist. Für Handekzeme empfiehlt sich die Dosis 0,1 % zunächst 2×/Tag, die reduzierte Dosis von 0,03 % bleibt besonders empfindlichen Personen oder Lokalisationen im Gesicht vorbehalten. Patienten mit vesikulären Handekzemen bevorzugen häufig Pimecrolimus-1-%-Creme aufgrund der hydrophilen Galenik.

Praxistipp

Relativ häufig kommt es unter topischen Immunmodulatoren in der ersten Therapiewoche oder nach Alkoholkonsum zu Beschwerden wie Brennen, Juckreiz, erhöhter Temperaturempfindlichkeit und Erythembildung. Patienten sollten darüber vorab aufgeklärt werden, da diese passageren Missempfindungen sonst als bedenkliche Unverträglichkeit interpretiert werden und zu einem vorzeitigen Therapieabbruch führen.

Mit zunehmender Stabilisierung des Ekzems kann auf eine individuelle Erhaltungsdosis zwischen 1×/Tag bis proaktiv 2×/Woche reduziert werden. Bei klinischer Abheilung, jedoch hoher Rezidivfreudigkeit kann die proaktive Anwendung zum Erhalt des Status quo auch über längere Zeiträume indiziert sein. Bereits durch die begrenzte Behandlungsfläche sind pharmakologisch relevante, systemische Spiegel für Tacrolimus nicht zu befürchten (Cury Martins et al. 2015), für Pimecrolimus ist die Resorption generell noch geringer (Grassberger et al. 2004). Auch wenn die Produktinformationen der Hersteller die Anwendung über nicht mehr als 6 Wochen empfehlen, gibt es hierfür keine nachvollziehbare Rationale. Jahrzehnte der Erfahrung haben weder in der Literatur noch in der klinischen Praxis Hinweise auf bedenkliche Nebenwirkungen erbracht. Für Pimecrolimus konnte die Langzeitsicherheit in der Behandlung des atopischen Ekzems im Kindesalter in einer großen Untersuchung belegt werden (Margolis et al. 2015). Im Vergleich zu den hinlänglich bekannten und auch im klinischen Alltag erlebbaren Gefahren einer längerfristigen Steroidanwendung ist diese Wirkstoffgruppe somit als ausgesprochen sicher einzuordnen.

Nicht ausgeräumt werden konnte bisher die Warnung vor einer Kombination mit UV-Therapien und intensiver natürlicher UV-Einwirkung. Auch wenn Langzeitbeobachtungen zur Sicherheit von Tacrolimus und Pimecrolimus (Arana et al. 2021) sowie Metaanalysen (Lam et al. 2021) keine erhöhte Hautkrebsinzidenz aufzeigen, belegt dies letztlich nur, dass die Warnhinweise auch in großen Kollektiven über viele Jahre effektiv umgesetzt wurden. Dass das Wirkprinzip der Calcineurininhibition die Inzidenz UV-induzierter Hauttumore erhöht, ist für Ciclosporin und Tacrolimus in der Transplantationsmedizin belegt. Somit ist es nicht ratsam, sich als Behandler gegen die Sicherheitsempfehlungen der Hersteller und einschlägiger Leitlinien zu positionieren. Dies bedeutet Kombinationen aus PUVA-Therapie und TIM zu vermeiden und bei Anwendung auf lichtexponierter Haut im Sommerhalbjahr die Verwendung von Lichtschutzmitteln mit hohem Schutzfaktor zu empfehlen.

> **!** Da beide Wirkstoffe Makrolide sind, ist eine Sensibilisierung gegen Makrolidantibiotika eine zwar seltene aber relevante Kontraindikation.

21.3.3 Teerderivate

Steinkohlenteerlösung DAC (Liq. carbonis detergens) sowie Schieferölderivate (Ammoniumbituminosulfonat, Ichthyol®) sind als Fertigarzneien und in verschiedenen galenischen Grundlagen nach NRF etablierte Therapeutika. Sie entfalten eine milde entzündungshemmende Wirkung, die nach ausreichender Anbehandlung akuter Ekzeme als Anschlussbehandlung oder primär bei chronischen Prozessen über einige Wochen genutzt werden kann. Sicherheitsbedenken für Steinkohlenteer-Derivate lassen sich in der diesbezüglichen Literatur (Roelofzen et al. 2010) bei zeitlich befristeter Anwendung und Beachtung von Kontraindikationen (beispielsweise einer Schwangerschaft) entkräften. Schieferölderivate gelten auch bei längerer oder wiederholter Anwendung als unbedenklich (Cholcha et al. 1994).

21.3.4 Beherrschung bakterieller Superinfektionen

Die Masse der berufsbedingten Erkrankungen betrifft Handekzeme, die durch bakterielle Superinfektion kompliziert verlaufen können. Zur topischen Kontrolle der Besiedlung stehen Wirkstoffe wie Triclosan, Polyhexanid, Chlorhexidin und Octenidin als Bestandteil von Fertigarzneien und Magistralrezepturen zur Verfügung. Für letztere empfehlen sich Rezepturen nach neuem Rezepturformularium (NRF), insbesondere, weil galenische Inkompatibilitäten hierdurch vermieden werden. Farbstoffe sind zwar traditionell seit langem im Einsatz, jedoch durch die sichtbaren Verfärbungen an den Händen in der ambulanten Behandlungssituation eher unbeliebt. Bei Einsatz topischer Antibiotika besteht die Gefahr der Resistenzentwicklung und einer Kontaktsensibilisierung. Lediglich Fusidinsäure kann gegen Staphylokokken empfohlen werden (Bonamonte et al. 2014). Ausgeprägte Infektionen, insbesondere Paronychien durch Staphylokokken, können die Indikation für eine systemische Antibiose sein.

21.3.5 Sekundäre Mykosen

Liegt eine Mykose in Form einer Superinfektion eines beruflich bedingten Ekzems vor, erfordert dies den Einsatz moderner ▶ Azol-Antimykotika. Weniger geeignet sind Kombinationspräparate aus Steroiden und Antimykotika, wie sie im hausärztlichen Bereich gerne verordnet werden, da hier eine differenzierte Steuerung der Anwendungsdauer nicht gelingt. Besser ist eine kurze Steroidphase zur raschen Eindämmung der Beschwerden additiv zu dem Antimykotikum, das regelhaft über weit mehr als eine Woche benötigt wird.

21.3.6 Psoriasistherapie

Die topische Therapie der Psoriasis palmaris beginnt typischerweise mit einem Vitamin-D-Derivat initial auch in Kombination mit Betamethason (Pinter et al. 2022). Alternativen wie eine PUVA-Therapie oder systemische Therapien (Fumarate, Methotrexat, Ciclosporin, Biologicals) sollten bei ausbleibendem Erfolg bald in Betracht gezogen werden. Die ambulante Therapie mit Dithranol erfordert eine praktische Schulung zur Anwendung, die in der Regel nur im Rahmen eines Heilverfahrens oder einer tagesklinischen Betreuung gelingen wird.

Biologika werden im Rahmen eines Hautarztverfahrens wohl nur selten in Betracht kommen, da hierbei die Behandlung der anlagebedingten Grunderkrankung im Vordergrund steht und weniger der berufliche Verschlimmerungsanteil. Prinzipiell ausgeschlossen ist der Einsatz dieser sehr kostenintensiven Therapeutika jedoch nicht, wenn die berufliche Belastung tatsächlich die entscheidende Ursache ist und nach Versagen der Alternativen nur hiermit die Berufsfähigkeit gesichert werden kann. Die Kriterien für eine fallbezogene individuelle Entscheidung zur Leistungspflicht der GUV für Systemtherapien bei primär anlagebedingten Erkrankungen wird am Beispiel des Biologicals Dupilumab durch Symanzik et al. (2022a) erörtert.

21.3.7 Weitere unterstützende Therapeutika

In der Phase des akuten Ekzems können synthetische Gerbstoffe und/oder Schwarzteeauszüge als Bäder und Umschläge adstringierend und austrocknend wirken. Bei Xerosis als Anlagekomponente aber auch in der Abheilungsphase oder nach Chronifizierung verbessern harnstoffhaltige Galeniken die Hydratisierung des Stratum corneum mit Auswirkungen auf den Juckreiz und die Barrierefunktion. Salizylsäure in Vaseline beschleunigt die Ablösung von Hyperkeratosen bei Psoriasis palmaris und hyperkeratotisch-rhagadiformen Handekzemen insbesondere unter Folienokklusion in Kombination mit Schmierseifenbädern.

Polidocanol ist ein anerkannter pruritus-lindernder Wirkstoff für die topische Therapie von Ekzemerkrankungen (Hawro et al. 2014). Verschiedene Galeniken helfen bei der Anpassung an das Ekzemstadium und klimatische Bedingungen; die Wirkung ist auf wenige Stunden begrenzt und keineswegs garantiert. Positiv ist ein vergleichsweise niedriges Sensibilisierungsrisiko, während die regelmäßige Applikation von Lokalanästhetika wie Procain und Lidocain auf entzündeter Haut sehr viel schneller zu Kontaktsensibilisierungen führen kann. Diese sind primär auch nur zur kurzfristigen Oberflächenanästhesie vorgesehen.

21.3.8 Hyperhidrosetherapie

Aluminiumverbindungen sind als Fertigpräparate und Magistralrezepturen zur Reduktion der palmoplantaren Hyperhidrose verfügbar. Seit vielen Jahren werden Befürchtungen zu neurologischen Schäden und einer Kanzerogenität diskutiert, hierfür jedoch niemals schlüssige experimentelle und schon gar nicht epidemiologische Daten vorgelegt. Von einer entsprechenden Gefährdung des Verbrauchers durch marktübliche Antitranspirantien wird nicht ausgegangen (Stellungnahme des BfR 2020). Ob die Verhältnisse bei palmoplantarer Hyperhidrose mit einem hohen nach außen gerichteten Flüssigkeitsstrom überhaupt eine nennenswerte Resorption möglich machen, bleibt zu zeigen.

Praxistipp

Da viele Patienten durch die anhaltend im Internet und anderen Medien geführte Diskussion verunsichert sind, ist der Einsatz von Aluminiumverbindungen eine individuelle Entscheidung, die erst nach einem aufklärenden Gespräch fallen sollte

Der Vorteil dieser Therapie ist die rasche Verfügbarkeit und der schnelle Wirkeintritt. Das wirksamste Therapieverfahren in Form der Leitungswasseriontophorese ist demgegenüber aufwändiger, erfordert ggf. zunächst die Beschaffung eines Heimgerätes und die Abheilung offener Läsionen vor Therapiebeginn. Praktikabel ist eine alkoholische Lösung im Kugelroller nach NRF 11.1., die relativ komfortabel angewendet werden kann. Bei extremer Hyperhidrose gelingt es allerdings oft nicht, das Eindringen der Salze in den Schweißdrüsenausführungsgang zu sichern, die Wirkung bleibt aus.

Ebenfalls zur Lokaltherapie auf dem Markt ist Methenamin, das durch Formaldehyd-Freisetzung wirkt. In einem berufsdermatologischen Patientenkollektiv muss diese Allergenexposition allerdings individuell beachtet werden.

21.3.9 Die Bedeutung der Galenik

Die adäquate Auswahl der galenischen Grundlage für Rezepturen oder Fertigarzneien und auch der Basispflege hat einen erheblichen Einfluss auf das Therapieergebnis. Dieses dermatologische Lehrbuchwissen sollte stets präsent sein und in Grundzügen auch den Versicherten vermittelt werden. Typische Fehler in der ambulanten Eigenbehandlung wie die Überfettung akuter vesikulärer Ekzeme oder eine Verstärkung der Xerose in der Abheilungsphase durch Handbäder oder hydrophile Lotionen lassen sich so vermeiden. Bewährte Behandlungsmethoden wie die okklusive Anwendung (beispielsweise von Steroiden oder Salicylsäure) oder fettfeuchte Verbände im akuten Ekzemschub unterstützen die spezifische Therapie deutlich.

21.4 Systemische Therapie

Steroide kommen bei klinisch schweren Krankheitsbildern für wenige Tage in Betracht, regelmäßige oder längere Therapien destabilisieren die Situation eher. In Fällen schwerer Handekzeme, bei denen die durch topische Therapie nicht zu beherrschende Barriereschädigung im Vordergrund steht, ist Alitretinoin der Wirkstoff der ersten Wahl (Ruzicka et al. 2008). Die Wiederherstellung der Hautbarriereleistung und ihr Erhalt durch Präventionsmaßnahmen und intensive Pflege ermöglichen eine stabile Abheilung. Atopische Ekzeme speziell vesikuläre Handekzeme neigen erfahrungsgemäß zu Rezidiven nach Therapieende, da nicht die Barriereschädigung, sondern die endogene Erkrankungsbereitschaft das Problem darstellt. Soweit Alitretinoin in diesen Fällen ausreichend wirksam ist, stellt sich mittelfristig die Frage, womit nach Erreichen der regulären Therapiedauer von 6 Monaten oder eines weiteren Therapieblocks von 6 Monaten (Bissonnette et al. 2010; Lynde et al. 2012) ein Rezidiv des Ekzems verhindert werden kann.

Hier wäre die primäre Therapie mit Ciclosporin eine gute Wahl, da wiederholte Therapiezyklen und Erhaltungstherapien möglich sind und die Leitlinie zum atopischen Ekzem hier bei entsprechender Erkrankungsschwere und Beachtung der typischen Nebenwirkungen eine klare Empfehlung ausspricht (Wollenberg et al. 2018a, b; Werfel et al. 2020).

Dosierungen von 2,5–5 mg/kg KG sind je nach Krankheitsbild, Ansprechen auf die Therapie und Nebenwirkungen möglich. Der Einstieg mit einer Dosis von 3 mg/kg KG ist ein praxisnahes Vorgehen. Unzureichendes Ansprechen erfordert eine Dosiserhöhung, wenn im Rahmen der Talspiegelbestimmung nicht bereits ausreichende Wirkspiegel erreicht wurden. Nach guter klinischer Besserung wird die niedrigste individuell ausreichende Tagesdosis eingestellt.

Unter Ciclosporin ist sogar eine Schwangerschaft unproblematisch (Embryotox 2022), konsequenter Lichtschutz wird auf Grund der Erfahrungen in der Transplantationsmedizin empfohlen. Für Patienten, die bereits eine hohe therapeutische UV Belastung durch PUVA-Therapie erreicht haben, wird die Anwendung von Ciclosporin zurückhaltend gesehen, da die Tumorinzidenz erhöht sein soll. Andererseits lässt sich in Metaanalysen (Muellenhoff und Koo 2012) kein wirklich konkretes Risiko identifizieren, durch das eine indizierte Therapie mit Ciclosporin zu verweigern wäre.

Acitretin wird vorrangig als Therapieversuch beim hyperkeratotisch-rhagadiformen Ekzem, der Psoriasis palmaris und der palmoplantaren Pustulose eingesetzt. Durch die höhere Nebenwirkungsrate und eine nur begrenzte antientzündliche Wirkung hat der Einsatz gegenüber Alitretinoin abgenommen. Vorteile sind die gute antikeratotische und antiproliferative Wirkung bei überschaubaren Therapiekosten.

Bei Ekzemerkrankungen gibt es aufgrund besser wirksamerer Alternativen nur selten eine Indikation für Methotrexat (MTX), Domäne für diesen Folsäureantagonisten sind Formen der Psoriasis, speziell wenn eine Gelenkbeteiligung vorliegt. Die einmal wöchentliche subkutane Applikation ist wenig aufwendig und vermeidet Dosierungsfehler, die bei oraler Therapie vorkommen können.

Azathioprin wird in schwierigen Situationen beim atopischen Ekzem eingesetzt, ist jedoch in der Berufsdermatologie wegen der Nebenwirkungen und vielfältiger therapeutischer Alternativen nur in begründeten Sonderfällen in Betracht zu ziehen.

Dupilumab ist seit September 2017 für die Systemtherapie eines mittelschweren bis schweren atopischen Ekzems zugelassen. Die Jahrestherapiekosten liegen – wie für Biologicals typisch – weit oberhalb der älteren Systemtherapeutika. Wenn diese jedoch nicht wirken oder aufgrund von Nebenwirkungen nicht gegeben werden können, kommt der Einsatz von Dupilumab auch im Rahmen des BG-Verfahrens in Betracht, soweit die Erkrankung maßgeblich durch berufliche Einwirkungen ausgelöst oder richtunggebend verschlimmert wird (Symanzik et al. 2022a). Dupilumab weist ein sehr vorteilhaftes, weil geringes Nebenwirkungsprofil auf.

Tralokinumab ist seit Juni 2021 als weiteres Biological für das atopische Ekzem mit ähnlichem Wirkansatz, guter Verträglichkeit und analogem Preis zugelassen. Obwohl es zu berufsdermatologischen Behandlungsfällen, im Vergleich zu Dupilumab, kaum Erfahrungen gibt, gilt bezüglich eines Off-Label-Use im BG-Verfahren die gleiche medizinische und versicherungsrechtliche Sachlage wie für Dupilumab.

Januskinas-Inhibitoren (Abrocitinib, Baricitinib, Upadacitinib) sind als orale Medikation für mittelschwere bis schwere Formen des atopischen Ekzems auf dem Markt und als Alternative zu den genannten Biologicals von Wert, wenn die medizinischen Rahmenbedingungen zu Wirksamkeit und Nebenwirkungen dies erfordern. Letztlich kann analog zu Biologicals der Einsatz für berufsdermatologische Behandlungsfälle nur auf der Basis einer individuellen Entscheidung getroffen werden.

21.4.1 Nebenwirkungen systemischer Therapien

Häufige Einwände gegen eine Systemtherapie entstehen oft aus Sorge um gravierende Nebenwirkungen, die unter Beachtung der Kontraindikationen jedoch durchweg gut beherrschbar sind. Die wichtigsten häufiger vorkommenden Nebenwirkungen sind in ◘ Tab. 21.1 zusammengefasst.

Praxisnahe Hinweise zu Dosierung, Monitoring und selteneren Nebenwirkungen der genannten Wirkstoffe finden sich in der (Altmeyers Enzyklopaedie). Grundsätzlich ist immer die Produktinformation des Herstellers für den jeweiligen Wirkstoff maßgeblich.

21.4.2 Weitere systemische Medikamente

Weitere in Betracht kommende systemische Medikamente und ihre Indikationen sind in ◘ Tab. 21.2 dargestellt:

Tab. 21.1 Kontraindikationen, häufige Nebenwirkungen, deren Überwachung und mögliche Gegenmaßnahmen gängiger systemischer Therapien in der Berufsdermatologie

Wirkstoff	Kontraindikationen	Nebenwirkungen	Monitoring	Gegenmaßnahmen
Acitretin	**- Schwangerschaft (!) - Fettstoffwechselstörung - Leberinsuffizienz - Niereninsuffizienz - Diabetes mellitus - Tetracycline, Methotrexat**	**- Lipidanstieg (1) - Xerosis der Haut und Schleimhäute - Leberfunktionsstörung**	**Laborkontrollen Schwangerschaftstest**	**Lipidsenker (1)**
Alitretinoin	**- Schwangerschaft (!) - unbehandelte Hyperlipidämie - Hypothyreose - Leberinsuffizienz - schwere Niereninsuffizienz - Tetracycline**	**- Lipidanstieg (1) - Kopfschmerzen (2) - Müdigkeit, Muskelschmerzen - Sehstörungen (cave Berufskraftfahrer, Pendler)**	**Laborkontrollen Schwangerschaftstest**	**Lipidsenker (1) Analgetika (2)**
Ciclosporin	**- Unbehandelter Hypertonus - Leberinsuffizienz - Nierenfunktionsstörung - Immundefekte - Malignome**	**- Blutdruckanstieg (1) - Reduktion der Nierenfunktion (2) - Aggravation von Infekten (3) - Gingivahyperplasie, Hypertrichose**	**RR-Kontrollen Laborkontrollen**	**Antihypertonika (1) Dosisreduktion (2) Therapiepause (3)**
Dupilumab Tralokinumab	- Überempfindlichkeit gegen Inhaltsstoffe	- Konjunktivitis, oraler Herpes, Infektionen der oberen Atemwege, Arthralgien	**Klinik**	**Therapiepause Therapieabbruch**
Abrocitinib, Baricitinib, Upadacitinib	- Überempfindlichkeit gegen Inhaltsstoffe - Schwangerschaft - aktive schwerwiegende Infektion - schwere Leberinsuffizienz	- Übelkeit - Herpes simplex Herpes zoster (1) - Kopfschmerzen Schwindelgefühl - Akne - Blutbildveränderungen - Hyperlipidämie (2) - Infektionen der oberen Atemwege (3) - Thrombotische Ereignisse - Anstieg der Transaminasen und Kreatinphosphokinase	**Klinik Laborkontrollen Antikonzeption**	**Therapiepause Therapieabbruch antivirale Therapie (1) Lipidsenker (2) Antibiose (3)**

Tab. 21.2 Weitere systemische Medikamente und ihre Indikationen

Antihistaminika der 2. und 3. Generation	Kontakturtikaria, beruflich provozierte Soforttypreaktionen, versuchsweise bei atopischem Ekzem
sedierende Antihistaminika, Mirtazapin	versuchsweise zur Juckreizkontrolle in der Nacht
Antibiotika	Schwere bakterielle Superinfektion, eitrige Paronychie, Erysipel
Antimykotika	Nagelmykosen, therapieresistente oder rezidivierende oberflächliche Mykosen
Anticholinergika (Methantheliniumbromid)	Palmoplantare Hyperhidrose als Teil einer generalisierten Hyperhidrose

21.5 Physikalische Therapien

21.5.1 UV-Therapien

Da der zeitliche und organisatorische Gesamtaufwand einer Phototherapie hoch ist und die PUVA-Therapie die wirksamste Methode darstellt, sollte diese gegenüber einer UVB-Therapie mit 311 nm bevorzugt werden. In Fällen, in denen die Durchführung in einer Therapieeinrichtung organisatorisch nicht möglich ist, ist die Bereitstellung eines Heimgerätes durch die Unfallversicherung adäquat. Dies wird mittlerweile auch in der Leitlinie zur Phototherapie als Option gesehen (Leitlinie UV-Phototherapie und Photochemotherapie 2015). Eine detaillierte Empfehlung einer Arbeitsgruppe der ABD zur PUVA-Heimtherapie wurde hierzu publiziert (Skudlik et al. 2016). Typische Höchstdosierungen im Handbereich bewegen sich zwischen 3–5 J/cm^2, mehrmonatige Therapien bis zum Erreichen eines therapeutischen Endpunkts sind gut vertretbar. Sowohl die Bade-PUVA also auch die Verwendung von Cremes oder Gelen als Vehikel für Methoxsalen haben sich als gleichwertig wirksam erwiesen (Grundmann-Kollmann et al. 1999; Schiener et al. 2005). Die Creme-PUVA-Methode ist besonders praktikabel und anwenderfreundlich, eine geprüfte NRF-Rezeptur (NRF 11.96.) steht zur Verfügung.

Die Wirksamkeit ist bei Rauchern sowohl laut Literatur als auch klinischer Erfahrungen oft erheblich schlechter (Douwes et al. 2000). Die kumulative Gesamtdosis, die möglichst nicht überschritten werden sollte, wird international und in der Leitlinie mit 200–250 PUVA-Bestrahlungen angegeben. Dieser Grenzwert ist unbefriedigend, da letztlich die kumulative Gesamtdosis in J/cm^2 entscheidend ist und die zu erwartende Schädigung auch vom Pigmentierungstyp abhängen dürfte. Für Personen mit bereits erworbenem UV-Schaden, unter Immunsuppression (Ciclosporin, Azathioprin) oder topischer Therapie mit TIM empfehlen sich andere Therapien. Die Kombination mit Alitretinoin oder Acitretin (sogenannte Re-PUVA) ist hingegen möglich und wird typischerweise gut toleriert.

Letztlich kann festgehalten werden, dass innerhalb der üblichen Therapieschemata und vorhandenen Erfahrungswerte bei umsichtigem Umgang mit der PUVA-Therapie keine erhöhte Tumorgefahr zu befürchten ist oder in der Literatur dokumentiert werden konnte. Die Hinweise auf ein kanzerogenes Potenzial der Methode beziehen sich auf großflächige Bestrahlungen insbesondere bei Psoriasis, nicht jedoch auf die palmoplantare Region. Ein weiteres Grundprinzip verhindert eine kumulative Schädigung berufsdermatologischer Patienten. Während bei der Psoriasis und dem atopischen Ekzems zumindest früher eine längerfristige UV-Bestrahlung zur Kontrolle des chronischen oder rezidivierenden Krankheitsbildes erfolgte, dient die PUVA-Therapie in der Berufsdermatologie der Abheilung eines chronischen Entzündungsgeschehens vorrangig eines unter Steroidanwendung gefestigten Barriereschadens oder es soll bei vesikulären Handekzemen ein Langzeiteffekt auf die Krankheitsaktivität erreicht werden. Beide Ziele limitieren die Behandlungsdauer entweder, weil das Ziel erreicht wurde oder eben nicht, sodass eine andere Methode erforderlich wird. Wiederholte PUVA-Bestrahlungen zum Abfangen von Rezidiven oder im Sinne einer Erhaltungstherapie kommen also nicht in Betracht. Aus diesem Grund sollte auch zeitnah nach Einleitung der Therapie die Anwendung von Steroiden ausgeschlichen werden, damit die Behandlung Sinn macht.

21.5.2 Leitungswasseriontophorese

Die Leitungswasseriontophorese ist bei palmoplantarer Hyperhidrose ein sehr wirksames Verfahren dar (Hölzle 2012). Die Anwendung von gepulstem Gleichstrom ist bei Handekzemen am besten verträglich, moderne Geräte sind vollelektronisch geregelt, vermeiden also unangenehme Spannungsspitzen durch langsames Hochfahren der Spannung sowie automatischer Abschaltung bei Unterbrechung des Stromkreises. Nicht geeignet ist das Verfahren bei multiplen Läsionen durch offene Vesikel oder Rhagaden, da dort durch den geringeren Widerstand höhere Ströme fließen, die unter Standardtherapiebedingungen sehr schmerzhaft oder auch schädlich sein können, sodass die Stromstärke deutlich abgesenkt werden muss. Damit wird aber die Wirkung des Verfahrens an sich in Frage gestellt. Einzelne Läsionen können zuverlässig mit Vaseline abdeckt werden, bei vielen Läsionen würde dadurch eine große Fläche von der Behandlung ausgeschlossen und letztlich das eigentliche Therapieziel gefährdet. Es muss daher zunächst durch adäquate Therapie des Ekzems ein Verschluss der Läsionen erreicht werden. Nachvollziehbar ist nur eine Wirkung auf die Hyperhidrose und damit durch Ausschaltung dieses Kofaktors eine Stabilisierung vesikulärer atopischer Handekzeme. Auf das Entzündungsgeschehen selbst hat die Methode keinen Einfluss und auch deshalb keinen Platz in der Akuttherapie, die aus den genannten Gründen ohnehin nicht toleriert wird. Wenn in einer Praxis oder Klinik ein Gerät verfügbar ist, ist eine Serie von 10 Behandlungen zur Erprobung der Wirksamkeit und Schulung im Umgang mit der Methode sinnvoll. Kontraindikationen sind Metallimplantate im Stromfußgebiet, Herzschrittmacher und andere elektronische Implantate und aus Sicherheitsgründen auch eine Schwangerschaft. Risiken und Langzeitnebenwirkungen sind bei korrekter Durchführung nicht zu befürchten.

Praxistipp

Da die Leitungswasseriontophorese nur eine vorübergehende funktionelle Reduktion der Hyperhidrose bewirken kann und daher Langzeittherapien nötig sind, erfordert dies die Beschaffung eines Heimgeräts durch die zuständige Unfallversicherung. Wenn der Wert der Behandlung absehbar ist, jedoch keine Möglichkeit zur Erprobung in einer Therapieeinheit besteht, ist auch die primäre Beschaffung des Heimgerätes adäquat.

21.6 Therapiestrategien bei speziellen Krankheitsbildern

Auch wenn die Grundprinzipien der Therapie z.B. eines vesikulären (sogenannten dyshidrosiformen) Handekzems prinzipiell unabhängig vom Pathomechanismus sind, bietet das Wissen um die Entstehungsmechanismen und typischen Kofaktoren doch oft entscheidende Aspekte, die vor allem für die nachhaltige Kontrolle des Krankheitsbildes wichtig sein können.

21.6.1 Allergisches Kontaktekzem

Das in der Regel akute und schwere Entzündungsgeschehen erfordert den Einsatz von Steroiden der Wirkklasse III–IV. Weder TIM noch Teerderivate sind hier ausreichend, eine systemische Steroidgabe kann bei hohem Leidensdruck indizierte sein.

! Von zentraler Bedeutung für die Rückfallprophylaxe sind die Identifizierung und Meidung des Auslösers, da dieses Krankheitsbild sonst nicht zu beherrschen ist

21.6.2 Kontakturtikaria und Proteinkontaktdermatitis

Wie beim allergischen Kontaktekzem steht auch bei der Kontakturtikaria die Allergenmeidung im Vordergrund. Systemische Antihistaminka können Reaktionen abmildern oder sogar blockieren.

> **!** Deutlich sedierende Wirkstoffe oder hohe Tagesdosierungen auch der geringer sedierenden Medikamente sind wegen der Unfallgefahr und reduzierten Arbeitsleistung sowie Lebensqualität problematisch.

Langzeittherapien sind nur in Fällen realistisch, bei denen durch die sonst erforderliche Berufsaufgabe erhebliche persönliche Nachteile drohen. Wenn sich eine Proteinkontaktdermatitis als Folge von Soforttypsensibilisierungen entwickelt, sind zusätzlich zu den Antihistaminka auch alle Behandlungsprinzipien der übrigen Ekzemformen gültig.

21.6.3 Soforttypallergien der Schleimhäute und Atemwege

Sofortypallergische Krankheitsbilder der oberen Atemwege und Konjunktiven werden typischerweise in der Berufsdermatologie primär diagnostiziert und behandelt. Für Atemwegserkrankungen ist jedoch eine fachpulmologische Diagnostik und Therapieeinstellung zumindest auf dem Niveau der Mitbetreuung notwendig. Wie bei der Kontakturtikaria und Proteinkontaktdermatitis ist die Allergenmeidung unerlässlich und zusätzlich die symptomatische Therapie mit systemischen und lokal anwendbaren Antihistaminika sowie topischen Steroiden als Augentropfen und Nasenspray. In Sonderfällen kann auch eine Hyposensibilisierung gegen nicht sicher meidbare Antigene in Betracht kommen, soweit es geeignete Therapieantigene gibt. Beispiele wären Tierhaare in der Veterinärmedizin, Hausstaubmilben im Zimmerservice des Hotelgewerbes oder Insektengifte bei Gärtnern, Berufsimkern und Bäckereifachverkäuferinnen. Für die Leistungspflicht der GUV kommt es nicht darauf an, dass die Sensibilisierung durch die Tätigkeit erworben wurde, sondern vielmehr, dass eine berufstypische Exposition die Erkrankung auslöst.

21.6.4 Subtoxisch-kumulatives Ekzem

Die Grundproblematik eines subtoxischkumulativen Ekzems liegt in der gestörten Barrierefunktion der Haut begründet. Aus therapeutischer Sicht ist eine ausreichende Kontrolle des Entzündungsgeschehens notwendig, da dieses fortlaufend die Barriereleistung beschädigt und auch zur Chronifizierung beiträgt. Ein ideales Therapieschema sollte dies verhindern ohne gleichzeitig die Reparaturprozesse in der Epidermis zu behindern. Hieraus ergibt sich, dass ein topisches Steroid solange zum Einsatz kommt, wie das Entzündungsgeschehen dies erfordert, jedoch möglichst bald der Übergang auf eine steroidfreie Therapie anzustreben ist. Ein zu frühes Umstellen der Therapie stört den Regenerationsprozess durch die anhaltende Entzündungsaktivität, eine prolongierte Steroidanwendung führt oft zu subakut-chronischen Ekzemen, die von der weiteren Steroidtherapie abhängig werden. Die Überleitung auf TIM und Teerpräparate oder eine PUVA-Therapie ist daher zu empfehlen. Oft erfordert dies eine deutliche Reduktion der Hautbelastung am Arbeitsplatz oder sogar völlige und insbesondere ausreichend lange Belastungskarenz. Klassische, nur durch Irritation bedingte Ekzeme sprechen in der Regel gut an; je größer die Bedeutung einer atopischen Hautdiathese für die Erkrankung ist, umso zögerlicher und eigengesetzlicher kann der Heilungsprozess ablaufen. Nicht selten wird dann eine systemische Therapie mit Alitretinoin, Ciclosporin oder Dupilumab erforderlich.

21.6.5 Vesikuläres Handekzem

Vesikuläre Handekzeme zeichnen sich durch die primäre Entwicklung von Vesikeln an den Fingerseiten und Handflächen aus. Im akuten Stadium stehen daher austrocknende Maßnahmen wie Gerbstoffbäder und Zinkpasten im Vordergrund. Topische Steroide in Form alkoholischer Lösungen und hydrophiler Emulsionen beschleunigen die Rückbildung der Vesikel und stoppen deren weitere Ausbreitung. Ein vorsichtiger Umgang mit lipophilen Therapiemitteln und Pflegegrundlagen ist ratsam, da sonst durch Überfettung sogar eine Verschlechterung droht. Patienten können dies auf Rückfrage bereits aus Erfahrung schildern, sodass sich die Galenik individuell anpassen lässt. Nicht selten liegen unterschiedliche Stadien des Ekzems parallel vor, sodass eine differenzierte Anwendung austrocknender, moderat rückfettender und lipophiler Grundlagen notwendig werden kann. Als Steroid-Ersatztherapien kommen Pimecrolimus wegen der hydrophilen Galenik, Teerderivate in adäquaten Grundlagen oder alternativ eine PUVA-Therapie in Betracht. Komplizierte bis therapieresistente Verläufe werden oft bei Nikotinkonsum und ausgeprägter atopischer Diathese beobachtet. Als Systemtherapie der ersten Wahl kommt bei Gefährdung der Berufsfähigkeit und entsprechendem Leidensdruck Ciclosporin in Betracht. Alitretinoin kann ausreichend wirksam sein, versagt jedoch in manchen Fällen oder lässt eine nachhaltige Wirkung vermissen.

Praxistipp

Vesikulären Ekzemen liegt weniger eine ausgeprägte Barrierestörung zugrunde als vielmehr die hohe Rezidivneigung als Antwort auf Provokationsfaktoren wie Feuchtarbeit, Schwitzen in Handschuhen, hohen Umgebungstemperaturen und psychosozialer Stressbelastung. Ein optimaler Schutz mit Handschuhen, Strategien zur Vermeidung von Mazerationseffekten in diesen und die Kontrolle einer häufigen Hyperhidroseneigung sind daher von Bedeutung.

21.6.6 Hyperkeratotisch-rhagadiformes Handekzem

Hyperkeratotisch-rhagadiforme Ekzeme stellen zusammen mit den vesikulären atopischen Handekzemen die größte therapeutische Herausforderung dar. Um die zugrunde liegende Entzündung von extern beeinflussen zu können, muss zunächst durch Keratolyse mit Salizylsäure oder hochprozentigen Harnstoffpräparaten und gegebenenfalls Schmierseifenbädern ein Ablösen der Keratosen erreicht werden. Erst dann können Wirkstoffe wie Steroide oder TIM möglichst noch unter Okklusion genügend penetrieren oder eine PUVA-Bestrahlung wirken. Ein flüssiger Filmverband wie z.B. Urgo Direct® schützt Rhagaden vor Verschmutzung und Irritation und schafft ein günstigeres Milieu für die Wundheilung.

Praxistipp

Gelingt es nicht in absehbarer Zeit durch Lokaltherapie und/oder PUVA Therapie einen signifikanten Heilungsprozess zu initiieren, empfiehlt sich die systemische Therapie mit Alitretinoin, das bei dieser Ekzemform sein größtes therapeutisches Potenzial entfaltet

Der Grund liegt in der massiven Verhornungsstörung, die mit einem Retinoid am effektivsten behandelt werden kann. Ob es nach Ende der Systemtherapie zu einem Rezidiv kommt, hängt maßgeblich von den weiterhin einwirkenden Arbeitsplatznoxen und Anlagefaktoren ab. Das hyperkeratotisch-rhagadiforme Ekzem ist ein heterogenes Krankheitsbild, in dem die genauen pathophysiologischen Abläufe und deren Beziehung zum atopischen Ekzem und der Psoriasis palmaris schlecht definiert sind. Auch bei optimaler Adaptation der Hautschutz- und -pflegemaßnahmen muss selbst nach völliger klinischer Abheilung unter Alitretinoin mit Rezidiven nach Ende der Therapie gerechnet werden. Anlagefaktoren, Begleiterkrankungen und -medikation sowie lebensaltersbedingte Schwächen der

Hautbarriereleistung bei älteren Patienten können hierfür verantwortlich sein.

Der Umgang mit einer längerfristig indizierten Therapie mit Alitretinoin im BG-Verfahren wird von Symanzik et al. (2022b) diskutiert. Auch Acitretin und Ciclosporin kommen als Systemtherapien in Betracht.

21.6.7 Atopisches Fußekzem

Das atopische Fußekzem, das klinisch als erythematös-papulöses Ekzem der Sprunggelenkregion und Fußrücken und/oder als vesikuläres Plantarekzem imponiert, erfordert ähnliche Therapiestrategien wie das atopische (vesikuläre) Handekzem. Eine berufsbezogene Provokation entsteht in Arbeitsbereichen, die zum Tragen feuchtigkeitsdichter Schuhe sowie Sicherheitsschuhen zwingen. Bei Hyperhidroseneigung und einer regelhaft vorliegenden atopischen Diathese kann ein Ekzem entstehen, das nicht nur schwer zu beherrschen ist, sondern auch hartnäckig rezidiviert. Eine erhöhte bakterielle Besiedlung kann zusätzlich als Provokationsfaktur von Bedeutung sein. Ein nachhaltiger Therapieerfolg wird sich nur bei maximaler Reduktion dieser Kofaktoren erreichen lassen.

Sicherheitsschuhe sollten maximal belüftet sein und durch semipermeable Membranen (wie Goretex®, Sympatex ®) Feuchtigkeitstau vermeiden. Ein Wechsel der Schuhe und Socken in der Mittagpause halbiert den Okklusionseffekt. Funktionssocken, wie sie im Sport zum Einsatz kommen, fördern die Abgabe der Feuchtigkeit über den Schuh an die Umgebung. Zur Reduktion der krankheitsursächlichen Hyperhidrose kommen Aluminiumsalze als alkoholische Lösung, Lotion oder Gel sowie die Leitungswasser-Iontophorese in Betracht. Antiseptische Lösungen oder Magistralrezepturen dienen der Kontrolle übermäßiger bakterieller Besiedlung, um die Provokation atopischer Ekzeme durch Staphylokokken oder Superinfektionen durch gramnegative Stämme zu verhindern.

21.6.8 Beruflich exazerbiertes atopisches Ekzem

Eine durch berufliche Belastung provozierte Verschlechterung atopischer Hand- und Fußekzeme abzufangen ist eine typische Aufgabe im Hautarztverfahren und vergleichsweise noch unkompliziert, wenn man von dem oft langsamen Ansprechen auf die Therapie und der hohen Rezidivneigung absieht. Schwieriger ist die Abgrenzung zu außerberuflichen Ursachen für atopische Ekzemen an Flächen, die nicht primär durch die Tätigkeit belastet werden. Komplexe Zusammenhänge wie die Förderung solcher Ekzeme durch ein eindeutig beruflich provoziertes Handekzem, unspezifische Reize wie hohe oder niedrige Arbeitsplatztemperaturen bis hin zur Abhängigkeit des Ekzems von der psychosozialen Anspannung der Berufstätigkeit selbst sind dabei zu berücksichtigen. Aus therapeutischer Sicht muss im Hautarztverfahren oder bei der Heilbehandlung von BK-Folgen eine Abgrenzung der Leistungen zu Lasten der GUV vom außerberuflichen Erkrankungsanteil erfolgen. Dies erfordert regelhaft eine individuelle Betrachtung (Symanzik et al. 2022a).

Praxistipp

Als Anhaltspunkt für den Bezug zur Tätigkeit kann hier dienen, ob das Krankheitsgeschehen durch Präventionsmaßnahmen beeinflusst werden kann.

Die stressprovozierte Dynamik von Gesichts- oder Beugenekzemen wäre somit eher im Sinne einer Gelegenheitsursache einzuordnen. Ekzeme durch Berufskleidung mit hohem Synthetikanteil, die vom Austausch gegen Baumwollgewebe erwiesenermaßen profitieren, fallen demgegenüber in die Zuständigkeit der GUV. Soweit bei einer Therapie zu Lasten der GUV typische Herde eines atopischen Ekzems zu therapieren sind, wird an dieser Stelle auf die speziellen Leitlinien-Empfehlungen

(Wollenberg et al. 2018a, b; Werfel et al. 2020) verwiesen.

Durch die Entwicklung neuer Biological, die zielgerichtet Schlüsselzytokine der atopietypischen Entzündungskaskade adressieren sowie die Möglichkeit intrazelluläre Signalwege über Inhibitoren für Januskinasen zu hemmen, sind vielversprechende neue Therapieoptionen hinzugekommen. Für die Berufsdermatologie ergibt sich in Zukunft die Herausforderung, nicht nur die medizinisch wirksamste und verträglichste Therapie zu wählen, sondern auch die Abgrenzung der Kostenübernahme durch die GUV gegenüber der GKV zu beachten. Grundsätzlich besteht diese Verpflichtung für jede Systemtherapie eines lokalisierten oder generalisierten atopischen Ekzems mit beruflichem Bezug. In der Praxis macht es jedoch schon einen Unterschied, ob eine Kostenübernahme für eine vergleichsweise günstige Therapie mit Ciclosporin oder vielmehr Dupilumab bzw. einen Januskinase-Inhibitor beantragt wird. Die Entscheidungskriterien der Unfallversicherungsträger hierzu entwickeln sich weiter und werden insbesondere durch explizite Zulassungen von Therapien für das chronische Handekzem beeinflusst. Für Alitretinoin besteht diese seit Beginn, für Dupilumab wird die Indikation bei Sachstand Sommer 2022 in Studien geprüft. Auch der topische Januskinase-Inhibitor Delgocitinib könnte in naher Zukunft hinzukommen (Worm et al. 2020).

21.6.9 Psoriasis palmaris

Die Psoriasis ist grundsätzlich eine anlagebedingte Erkrankung, die allerdings unter berufsbedingter mechanischer Belastung der Hände oder anderer Flächen (wie die Knieregion bei Fliesenlegern) eine berufliche Verschlimmerung oder Erstmanifestation erfahren kann (Mahler et al. 2014). Die Bedeutung von Feuchtarbeit und speziell Okklusion in Schutzhandschuhen wird hingegen als typische Ursache einer Psoriasis der Hände kontrovers diskutiert.

Praxistipp

Wenn es trotzdem zu belastungsabhängigen Entzündungsherden bei Feuchtarbeit kommt, so kann eine zusätzliche Ekzematisierung im Sinne einer Zweiterkrankung vorliegen.

Die sichere Abgrenzung eines solchen letztlich irritativen Ekzems von der Psoriasis im engeren Sinne ist nicht immer einfach, hat aber durchaus Auswirkungen auf die Wahl der Therapiemethoden. Während die PUVA-Therapie oder die systemische Gabe von Ciclosporin für beide Diagnosen gleichwertig sind, werden Calcineurininhibitoren eher für ein Ekzem, Vitamin-D-Derivate hingegen für die Psoriasis in Betracht kommen. Auch Alitretinoin zeigt differenzierte Wirkungen, da es bei einer Psoriasis weder laut Literatur noch den klinischen Erfahrungen des Autors greift, bei einer additiven Ekzemkomponente oder einem psoriasiformen hyperkeratotisch-rhagadiformen Ekzem jedoch den therapeutischen Durchbruch bringen kann. Acitretin wiederum kommt hauptsächlich bei der Psoriasis zum Einsatz. Eine Psoriasisarthritis als nicht seltener Begleiterkrankung bei Psoriasis palmaris wäre die typische Indikation für den Einsatz von MTX.

Es ist also ratsam, einmal gestellte Diagnosen immer wieder am klinischen Verlauf und dem therapeutischen Ansprechen zu messen und bei Bedarf zu revidieren. Auch sollte bedacht werden, dass zwei relativ häufige Erkrankungen wie die Psoriasis und das Atopiesyndrom sich nicht gegenseitig ausschließen, sondern unabhängig voneinander auftreten können.

21.6.10 Palmoplantare Pustulose

Dieses primär anlagebedingte Krankheitsbild kann wie die Psoriasis palmaris und das hyperkeratotisch-rhagadiforme Handekzem nur bei tätigkeitsabhängiger Dynamik in die Zuständigkeit der Unfallversicherung fallen.

Neben der symptomatischen Reduktion der Entzündung durch Glukokortikoide sind eine PUVA-Therapie und systemische Retinoide durchaus wirksam. Nikotinabusus gilt als typischer aggravierender Kofaktor und muss beendet werden, da sonst ein nachhaltiger Therapieerfolg ausbleibt.

21.7 Abschließende Betrachtungen

Im Vergleich zu anderen Berufserkrankungen bietet das Hautarztverfahren der Dermatologie ein einmaliges Instrument, mit dem eine effektive Therapie und die zeitnahe Optimierung der Präventionsmaßnahmen möglich werden. Weit ab von den Einschränkungen einer gesetzlichen Regelversorgung stehen hier die Medizin und das Ziel, die Berufsfähigkeit der Versicherten zu erhalten im Vordergrund. Ärztliche Leistungen werden angemessen honoriert und Prinzipien wie vertrauensvolle Zusammenarbeit und Vertragstreue liegen auch im Interesse der Kostenträger. Diese Vorteile erfüllen jedoch weder einen Selbstzweck, noch sind sie ein sozialer Besitzstand. Die Berufsdermatologie kann durch einen hohen medizinischen Qualitätsstandard und Verantwortlichkeit des Einzelnen für das Gesamtsystem zum Erhalt dieser sozialen Errungenschaft wesentlich beitragen.

Literatur

Altmeyers Encylopädie. https://www.altmeyers.org/de. Zugegriffen am 27.06.2022

Arana A, Pottegård A, Kuiper JG, Booth H, Reutfors J, Calingaert B, Lund LC, Crellin E, Schmitt-Egenolf M, Kaye JA, Gembert K, Rothman KJ, Kieler H, Dedman D, Houben E, Gutiérrez L, Hallas J, Perez-Gutthann S (2021) Long-term risk of skin cancer and lymphoma in users of topical tacrolimus and pimecrolimus: final results from the extension of the Cohort Study Protopic Joint European Longitudinal Lymphoma and Skin Cancer Evaluation (JOELLE). Clin Epidemiol 13:1141–1153. https://doi.org/10.2147/CLEP.S331287

Bissonnette R, Worm M, Gerlach B, Guenther L, Cambazard F, Ruzicka T, Maares J, Brown TC (2010) Successful retreatment with alitretinoin in patients with relapsed chronic hand eczema. Br J Dermatol 162:420–426. https://doi.org/10.1111/j.1365-2133.2009.09572.x

Bonamonte D, Belloni Fortina A, Neri L, Patrizi A (2014) Fusidic acid in skin infections and infected atopic eczema. G Ital Dermatol Venereol 149:453–459

Cholcha W, Leuschner J, Leuschner F (1994) The adverse effects of dark sulfonated shale oil following local and systemic administration. Arzneimittelforschung 44:844–849

Cossmann M, Welzel J (2006) Evaluation of the atrophogenic potential of different glucocorticoids using optical coherence tomography, 20-MHz ultrasound and profilometry; a double-blind, placebo-controlled trial. Br J Dermatol 155:700–706

Cury Martins J, Martins C, Aoki V, Gois AF, Ishii HA, da Silva EM (2015) Topical tacrolimus for atopic dermatitis. Cochrane Database Syst Rev 7:CD009864. https://doi.org/10.1002/14651858.CD009864.pub2

DGUV (2015). https://www.abderma.org/e3200/e3647/Basistherapie.pdf. Zugegriffen am 27.6.2022

Douwes KE, Karrer S, Abels C, Landthaler M, Szeimies RM (2000) Does smoking influence the efficacy of bath-PUVA therapy in chronic palmoplantar eczema? Photodermatol Photoimmunol Photomed 16:25–29

Embryotox (2022). https://www.embryotox.de/arzneimittel/details/ansicht/medikament/ciclosporin/. Zugegriffen am 27.06.2022

Grassberger M, Steinhoff M, Schneider D, Luger TA (2004) Pimecrolimus – an anti-inflammatory drug targeting the skin. Exp Dermatol 13:721–730

Grundmann-Kollmann M, Behrens S, Peter RU, Kerscher M (1999) Treatment of severe recalcitrant dermatoses of the palms and soles with PUVA-bath versus PUVA-cream therapy. Photodermatol Photoimmunol Photomed 15:87–89

Hawro T, Fluhr JW, Mengeaud V, Redoulès D, Church MK, Maurer M, Metz M (2014) Polidocanol inhibits cowhage – but not histamine-induced itch in humans. Exp Dermatol 23:922–923. https://doi.org/10.1111/exd.12555

Hölzle E (2012) Tap water iontophoresis. Hautarzt 63:462–468. https://doi.org/10.1007/s00105-012-2332-0

Kao JS, Fluhr JW, Man MQ, Fowler AJ, Hachem JP, Crumrine D, Ahn SK, Brown BE, Elias PM, Feingold KR (2003) Short-term glucocorticoid treatment compromises both permeability barrier homeostasis and stratum corneum integrity: inhibition of epidermal lipid synthesis accounts for functional abnormalities. J Invest Dermatol 120:456–464

Lam M, Zhu JW, Tadrous M, Drucker AM (2021) Association between topical calcineurin inhibitor use and risk of cancer, including lymphoma, keratinocyte carcinoma, and melanoma: a systematic review and meta-analysis. JAMA Dermatol 157:549–558. https://doi.org/10.1001/jamadermatol.2021.0345

Leitlinie UV-Phototherapie und Photochemotherapie (2015). http://www.awmf.org/leitlinien/detail/ll/013-029.html. Zugegriffen am 27.06.2022

Luger T, Loske KD, Elsner P, Kapp A, Kerscher M, Korting HC, Krutmann J, Niedner R, Röcken M, Ruzicka T, Schwarz T (2004) Topical skin therapy with glucocorticoids – therapeutic index. J Dtsch Dermatol Ges 2:629–634

Lynde C, Cambazard F, Ruzicka T, Sebastian M, Brown TC, Maares J (2012) Extended treatment with oral alitretinoin for patients with chronic hand eczema not fully responding to initial treatment. Clin Exp Dermatol 37:712–717. https://doi.org/10.1111/j.1365-2230.2012.04396.x

Mahler V, Diepgen T, Skudlik C, Becker D, Dickel H, Fartasch M, Geier J, Häberle M, Hillen U, Krohn S, John SM, Weisshaar E, Werfel T, Zagrodnik F (2014) Psoriasis predisposition and occupational triggering factors in the appraisal of occupational medical expertises. J Dtsch Dermatol Ges. 12:519–529. https://doi.org/10.1111/ddg.12262

Margolis DJ, Abuabara K, Hoffstad OJ, Wan J, Raimondo D, Bilker WB (2015) Association between malignancy and topical use of Pimecrolimus. JAMA Dermatol 151:594–599. https://doi.org/10.1001/jamadermatol.2014.4305

Molin S, Merl J, Dietrich KA, Regauer M, Flaig M, Letulé V, Saucke T, Herzinger T, Ruzicka T, Hauck SM (2015) The hand eczema proteome: imbalance of epidermal barrier proteins. Br J Dermatol 172:994–1001. https://doi.org/10.1111/bjd.13418

Muellenhoff MW, Koo JY (2012) Cyclosporine and skin cancer: an international dermatologic perspective over 25 years of experience. A comprehensive review and pursuit to define safe use of cyclosporine in dermatology. J Dermatol Treat 23:290–304. https://doi.org/10.3109/09546634.2011.590792

Pinter A, Green LJ, Selmer J, Praestegaard M, Gold LS, Augustin M; trial investigator group (2022) A pooled analysis of randomized, controlled, phase 3 trials investigating the efficacy and safety of a novel, fixed dose calcipotriene and betamethasone dipropionate cream for the topical treatment of plaque psoriasis. J Eur Acad Dermatol Venereol 36:228-236. doi: https://doi.org/10.1111/jdv.17734.

Roelofzen JH, Aben KK, Oldenhof UT, Coenraads PJ, Alkemade HA, van de Kerkhof PC, van der Valk PG, Kiemeney LA (2010) No increased risk of cancer after coal tar treatment in patients with psoriasis or eczema. J Invest Dermatol 130:953–961. https://doi.org/10.1038/jid.2009.389

Ruzicka T, Lynde CW, Jemec GB, Diepgen T, Berth-Jones J, Coenraads PJ, Kaszuba A, Bissonnette R, Varjonen E, Holló P, Cambazard F, Lahfa M, Elsner P, Nyberg F, Svensson A, Brown TC, Harsch M, Maares J (2008) Efficacy and safety of oral alitretinoin (9-cis retinoic acid) in patients with severe chronic hand eczema refractory to topical corticosteroids: results of a randomized, double-blind, placebo-controlled, multicentre trial. Br J Dermatol 158:808–817. https://doi.org/10.1111/j.1365-2133.2008.08487.x

Schiener R, Gottlöber P, Müller B, Williams S, Pillekamp H, Peter RU, Kerscher M (2005) PUVA-gel vs. PUVA-bath therapy for severe recalcitrant palmoplantar dermatoses. A randomized, single-blinded prospective study. Photodermatol Photoimmunol Photomed 21:62–67

Sheu HM, Lee JY, Chai CY, Kuo KW (1997) Depletion of stratum corneum intercellular lipid lamellae and barrier function abnormalities after long-term topical corticosteroids. Br J Dermatol 136:884–890

Skudlik C, Lindemann B, Woltjen M, Brandenburg S, John SM (2013) „Mit allen geeigneten Mitteln" Off-label-Use und Berufsgenossenschaften. Hautarzt 64:743–747. https://doi.org/10.1007/s00105-013-2592-3

Skudlik C, Kagel V, Mählhop C, Köllner A, Becker D (2016) Empfehlung zur Durchführung einer PUVA-Heimtherapie als Ausnahmeregel im BG-lichen Heilverfahren. Dermatol Beruf Umwelt 64:166–171

Stellungnahme des BfR (2020). https://www.bfr.bund.de/cm/343/neue-studien-zu-aluminiumhaltigen-antitranspirantien-gesundheitliche-beeintr%C3%A4chtigungen-durch-aluminium-aufnahme-ueber-die-haut-sind-unwahrscheinlich.pdf. Zugegriffen am 27.06.2022

Symanzik C, Altenburg C, Awe S, Drechsel-Schlund C, Nienhaus A, Brandenburg S, Skudlik C, John SM (2022a) Indikation und Kostenübernahme von Biologika im berufsgenossenschaftlichen Heilverfahren am Beispiel von Dupilumab: Eine Diskussionsgrundlage Dermatologie in Beruf und Umwelt 70:61–72

Symanzik C, Altenburg C, Awe S, Drechsel-Schlund C, Nienhaus A, John SM (2022b) Handlungsempfehlung: Langzeittherapie des beruflichen Handekzems mit Alitretinoin im BG-lichen Heilverfahren Dermatologie in Beruf und Umwelt 70:35–52

Werfel T, Aberer W, Ahrens F, Augustin M, Biedermann T, Diepgen T, Fölster-Holst R, Gieler U, Heratizadeh A, Kahle J, Kapp A, Nast A, Nemat K, Ott H, Peters E, Schlaeger M, Schmid-Grendelmeier P, Schmitt J, Schwennesen T, Staab D, Traidl-Hoffmann C, Werner R, Wollenberg A, Worm M (2020) Aktualisierung „Systemtherapie bei Neurodermitis" zur Leitlinie Neurodermitis [atopisches Ekzem; atopische Dermatitis]. Entwicklungsstufe: S2k. [ICD 10: L20.8, L20.9, L28.0]. AWMF-Registernummer: 013-027. AWMF online.2020; 1-49

Wollenberg A, Barbarot S, Bieber T, Christen-Zaech S, Deleuran M, Fink-Wagner A, Gieler U, Girolomoni G, Lau S, Muraro A, Czarnecka-Operacz M, Schäfer T, Schmid-Grendelmeier P, Simon D, Szalai Z, Szepietowski JC, Taïeb A, Torrelo A, Werfel T, Ring J (2018a) Consensus-based European guidelines for treatment of atopic eczema (atopic dermatitis) in adults and children: part I. J Eur Acad Dermatol Venereol 32:657–682. https://doi.org/10.1111/jdv.14891

Wollenberg A, Barbarot S, Bieber T, Christen-Zaech S, Deleuran M, Fink-Wagner A, Gieler U, Girolomoni G, Lau S, Muraro A, Czarnecka-Operacz M, Schäfer T, Schmid-Grendelmeier P, Simon D, Szalai Z, Szepietowski JC, Taïeb A, Torrelo A, Werfel T, Ring J (2018b) Consensus-based European guidelines for treatment of atopic eczema (atopic dermatitis) in adults and children: part II. J Eur Acad Dermatol Venereol 32:850–878. https://doi.org/10.1111/jdv.14888

Worm M, Bauer A, Elsner P, Mahler V, Molin S, Nielsen TSS (2020) Efficacy and safety of topical delgocitinib in patients with chronic hand eczema: data from a randomized, double-blind, vehicle-controlled phase IIa study. Br J Dermatol 182:1103–1110. https://doi.org/10.1111/bjd.18469

Hautkrebs

Stephanie Frick

Inhaltsverzeichnis

C. Skudlik et al. (Hrsg.), *Berufsdermatologie*, https://doi.org/10.1007/978-3-662-50518-2_22

22.1 Allgemeines zu arbeitsbedingten Hautkrebserkrankungen

Nichtmelanozytärer Hautkrebs kann unter bestimmten Bedingungen als Berufserkrankung anerkannt werden. Hingegen sind Melanome bislang nicht als Berufskrankheit anerkennungsfähig. Vor diesem Hintergrund wird hier die Therapie nichtmelanozytärer Hauttumoren behandelt.

Hautkrebs oder zur Krebsbildung neigende Hautveränderungen, die nach Exposition gegenüber Arsen oder seinen Verbindungen (BK 1108), ionisierenden Strahlen (BK 2402) sowie Ruß, Rohparaffin, Teer, Anthrazen, Pech oder ähnlichen Stoffen (BK 5102) entstanden sind, können als Berufskrankheit anerkannt und entschädigt werden, wenn die Tatbestände der jeweiligen BK-Nummern erfüllt sind. Natürliches UV-Licht ist ebenfalls geeignet, unter bestimmten Voraussetzungen arbeitsbedingt präkanzeröse Veränderungen der Haut und Hauttumoren zu verursachen. Diese sind unter der BK 5103 zu prüfen.

Als Berufskrankheit anerkennungsfähige Hautkrebsarten gemäß der Bamberger Empfehlung sind in ◘ Tab. 22.1 dargestellt (◘ Tab. 22.1; Diepgen et al. 2016).

Bösartige Tumoren können sich auch auf Narben bilden. In diesem Fall ist eine Anerkennung als Folge eines Arbeitsunfalls möglich. Insbesondere Verbrennungsnarben und Narben mit Kontrakturen sowie fistulierende Narben sind für die Entstehung von Plattenepithelkarzinomen (auch in situ) und Basalzellkarzinomen prädestiniert. (In-situ-) Plattenepithelkarzinome treten in diesem Kontext häufiger auf als Basalzellkarzinome (Kowal-Vern und Criswell 2005; Dix 1960).

◘ **Tab. 22.1** Bamberger Empfehlung

	Carcinoma in situ	Plattenepithelkarzinome	Basalzellkarzinome	Maligne Melanome	Angio-/Fibrosarkome
Arsen BK 1108	x	x	x	-	-
Ionisierende Strahlung BK 2402	x	x	x	-	x
Teer, Pech usw. BK 5102	x	x	x	-	-
Natürliche UV-Strahlung BK 5103	x	x	-	-	-
Narben	x	x	x	-	-

22.2 Anerkennungsfähige Hautkrebsentitäten

22.2.1 Aktinische Keratosen

Aktinische Keratosen (AK) können meist anhand ihres typischen klinischen Erscheinungsbildes diagnostiziert werden. Für die BK-Meldung und auch zur Einleitung einer Therapie ist eine histologische Diagnostik nicht gefordert, bei unklarem Befund jedoch medizinisch und ethisch geboten.

AK manifestieren sich als raue, schuppende Maculae, Papeln oder Plaques, die hautfarben bis rötlich oder pigmentiert sein können. Sie treten solitär oder konfluierend in UV-Licht-exponierten Regionen auf. Wegen des relativ diskreten Befundes insbesondere im Anfangsstadium sind bei der Differenzialdiagnose mehrere benigne und maligne Krankheiten zu bedenken (Strunk und Szeimies 2014). Zur ersteren Gruppe gehören Verruca seborrhoica, Lentigo solaris, aktinische Porokeratose, Verruca vulgaris, Tinea, Ekzem, Psoriasis vulgaris und Lupus erythematodes (subakut-kutan/chronisch-diskoid). Zur letzteren Gruppe werden Plattenepithel-, Bowen- und Basalzellkarzinom, extramammärer M. Paget und Lentigo maligna gezählt. Bei unklaren Befunden können optische Bildgebungsverfahren wie die Dermatoskopie, konfokale *Laserscanning*-Mikroskopie und optische Kohärenztomografie (OCT) zusätzlichen Nutzen in der Diagnostik bringen (Huerta-Brogeras et al. 2012; Akay et al. 2010; Lallas et al. 2016; AWMF S1-Leitlinie 013-0762014). Läsionen, die klinisch nicht eindeutig zu beurteilen sind, bei denen Anzeichen für eine Progression in ein invasives Plattenepithelkarzinom (PEK) vorhanden sind oder die nicht auf eine adäquate Therapie ansprechen, sollten biopsiert werden (► Kap. 12).

Die Einschätzung, welche AK in ein invasives PEK übergeht und welche nicht, ist klinisch und histologisch nicht sicher möglich (Siegel et al. 2017). Ein erhöhtes individuelles Risiko dafür besteht bei Immunsuppression, epithelialem Hautkrebs in der Vorgeschichte und hoher kumulativer UV-Exposition; ferner ist auch die Anzahl vorhandener Läsionen ein wichtiger Indikator. Um invasives Wachstum zu verhindern und weil AK als chronisch-progressive Erkrankung wahrgenommen werden, wird eine adäquate Therapie aller AK empfohlen.

Es gibt viele zugelassene Monotherapien gegen AK, wobei sich Wirkweise, Galenik, maximale Anwendungsfläche, Anwendungsdauer und Nebenwirkungsspektrum unterscheiden. Eine Abstufung der verfügbaren Therapien ist aufgrund häufig fehlender direkter Vergleichsstudien schwierig. Es wird empfohlen, einzelne oder wenige Läsionen noch gezielt und zahlreiche Läsionen flächengerichtet zu behandeln. Als sinnvoller Schwellenwert für eine solche Flächenbehandlung werden fünf oder mehr AK in einer Region angesehen (Hofbauer et al. 2014; de Berker et al. 2017). Insbesondere bei Feldkanzerisierung ist eine Flächenbehandlung indiziert. Das Vorliegen multipler Läsionen in einem zusammenhängenden Areal mit sichtbaren UV-Licht-bedingten Schäden wird als Feldkanzerisierung bezeichnet (AWMF S3-Leitlinie 032/022OL). Die Entscheidung für eine Behandlungsform hängt von Spezifika der Patienten (Immunsuppression, Komorbidität, Therapieadhärenz), der zu behandelnden Läsionen (Lokalisation, Größe) und der jeweiligen Therapie (Anwendungsdauer, Nebenwirkungen, Selbst- oder Fremdapplikation) ab. Für Einzelläsionenbieten sich Exzision, Kryochirurgie oder Lasertherapie an. Sehr verbreitet ist nach wie vor die Kryotherapie mit flüssigem Stickstoff (Ferrandiz et al. 2012). Die Methode ist im Hinblick auf Dauer, Intensität und Temperatur jedoch nicht standardisiert und liefert variable Ergebnisse. Ein wesentlicher Vorteil von Flächentherapieverfahren liegt in der Behandlung mehrerer zusammenhängender und insbesondere auch „subklinischer" Läsionen. Es handelt sich dabei um topisch anzuwendende Wirkstoffe in Lösung, Gel- oder Cremeform und die photodynamische Therapie. Bereits scheinbar normale, UV-Licht-exponierte Haut trägt viele somatische Mutationen mit typischen Signaturen ultravioletter Strahlung (Martincorena et al. 2015). Deshalb sind Flächenbehandlungen UV-Licht-geschädigter Haut sinnvoll, auch wenn zunächst nur Einzelläsionen sichtbar sind. Untermauert wird dies auch durch die Beobachtung, dass noch nicht sichtbare Läsionen durch Flächentherapeutika demaskiert und zeitgleich mitbehandelt werden.

Es existieren verschiedene Klassifikationssysteme für AK. Die Einteilung nach Olsen (Olsen Grad I–III) hat sich klinisch durchgesetzt (Olsen et al. 1991). Frühe AK (Grad I) erscheinen als rote, raue Flecken oder sehr flache, nicht randbetonte Plaques, die häufig besser zu ertasten als zu sehen sind. Grad II beschreibt AK, die deutlich sicht- und tastbar, flach oder unregelmäßig erhaben sind sowie eine scharfe oder unscharfe Begrenzung und eine raue Oberfläche aufweisen. Bei stärkerer Verhornung der Oberfläche kann die AK auch weiß, gelb oder hellbraun sein. Durch Kratzeffekte und Einblutungen kann ein schwarzer oder blau-schwarzer Farbton hinzutreten. Grad III bezeichnet länger bestehende AK mit unregelmäßiger bis verruciformer Oberfläche. Beim Entfernen der Hornauflagerungen stellt sich ein erosiver Untergrund dar. Für die histopathologische Klassifikation wurde ebenfalls eine Einteilung in drei Grade vorgeschlagen. Dabei wurden die AK histologisch in Analogie zu anderen intraepithelialen Neoplasien als keratinozytäre intraepitheliale Neoplasien (KIN) klassifiziert (Cockerell 2000). Hier wurden die Progressionsstadien als KIN I–III bezeichnet. Später wurde von Röwert-Huber et al. eine Einteilung nach dem Anteil atypischer Keratinozyten innerhalb der Epidermis vorgenommen, wobei Grade I und II frühen In-situ- und Grad III In-situ-Plattenepithelkarzinomen entsprechen (Röwert-Huber et al. 2007). Allerdings stimmt die histopathologische Klassifikation nur in etwa der Hälfte der Fälle mit der klinischen Einteilung überein. Somit bedürfen auch klinisch Grad I klassifizierte AK immer einer Behandlung (Schmitz et al. 2016). Die klinische Graduierung der AK nach Olsen ist jedoch weiterhin für die Auswahl einer geeigneten Therapie sinnvoll. So sind topisch anzuwendende Therapeutika für einzelne oder multiple AK des Grads I sowie des Grads I–II nach Olsen zugelassen. Dies trifft zu für Diclofenac-Natrium 3 % in Hyaluronsäure 2,5 %, 5-Fluorouracil 5 %, 5-Fluoruracil 0,5 % mit Salicylsäure 10 %, Imiquimod 5 % und 3,75 % sowie Tirbanibulin, ferner für die photodynamische Therapie – konventionell mit 5-Aminolävulinsäure oder ihrem Methylester (MAL) oder MAL in Kombination mit Tageslicht. Ablative Verfahren (Kryochirurgie, Kürettage, flache Abtragung, Komplettexzision, Lasertherapie) sind Mittel der Wahl bei AK Grad III nach Olsen. Ferner können Kürettage, Shave und ablative Lasertherapie bei AK Grad III als vorbereitender Eingriff vor einer medikamentösen oder photodynamischen Therapie erfolgen (AWMF S3-Leitlinie 032/022OL).

22.2.2 Plattenepithelkarzinom

Kutane Plattenepithelkarzinome (PEK) sind nach Basalzellkarzinomen (BZK) die zweithäufigsten Hauttumoren. Sie machen etwa 20 % aller nichtmelanozytären Hauttumoren aus. Deutlicher noch als bei vielen anderen Krebsarten nimmt das Erkrankungsrisiko mit dem Alter zu (Leiter et al. 2017). Darüber hinaus ist die Inzidenz des PEK steigend, in Deutschland stieg die Inzidenz in den letzten 30 Jahren um etwa das 4-fache an (Leiter et al. 2017; Katalinic et al. 2003).

Die Übergänge von der AK zum invasiven PEK können fließend sein und klinisch nicht sicher erfasst werden. Bei entsprechendem Verdacht ist daher eine Biopsie oder Exzision mit histologischer Sicherung indiziert. Im Gegensatz zu AK, für die bezüglich einer Anerkennung als Berufskrankheit histologische Diagnostik nicht zwingend gefordert ist, muss ein PEK für die Anerkennung im Vollbeweis und somit histologisch gesichert sein (▸ Kap. 12). Diese somit erforderliche Diagnostik für die BK-Meldung kann – auch wenn dies zur Anerkennung einer BK führt – retrospektiv nicht zu Lasten des Unfallversicherungsträgers abgerechnet werden. Erst nach Vorliegen eines Behandlungsauftrages können diagnostische Schritte oder Operationen zu dessen Lasten erfolgen.

Die vollständige Exzision ist die Therapie der ersten Wahl; dabei ist die histologische Schnittrandkontrolle anzustreben (Eberle et al. 2014; Häfner et al. 2011). Die meisten PEK sind auf diese Weise kurativ behandelbar (Häfner et al. 2011; Potenza et al. 2018). In besonderen Situationen – Feldkanzerisierung oder zahlreiche frühinvasive Tumoren – sind auch operative und destruktive Verfahren (Kürettage mit Elektrodesikkation, Kryotherapie, photodynamische Therapie, Lasertherapie) ohne histologische Kontrolle bei allen makroskopisch sichtbaren Läsionen erlaubt (Breuninger et al. 2013).

Bis zum Jahr 2019 gab es keinen zugelassenen Therapiestandard für die Behandlung des fortgeschrittenen kutanen PEK. Seit 2019 ist für diese Indikation der PD-1 (programmed-death-1)-Inhibitor Cemiplimab zugelassen (Migden et al. 2018) und hat sich im klinischen Alltag als Therapiestandard etabliert (Stratigos et al. 2020). Zum Nutzen systemischer Therapien bei metastasierten PEK gibt es jedoch auch weiterhin keine randomisierten Studien; die verfügbaren Daten wurden in prospektiven Phase-I- und Phase-II-Studien erhoben. Bei lokal fortgeschrittenen oder metastasierten PEK wird somit immer eine Zusammenarbeit mit Hauttumorzentren empfohlen, um (systemische) Therapieoptionen in einem interdisziplinären Tumorboard zu diskutieren und die Möglichkeit eines klinischen Studieneinschlusses zu prüfen.

22.2.3 Basalzellkarzinom

Das Basalzellkarzinom (BZK) ist der häufigste maligne Tumor des Menschen in Mitteleuropa (Lomas et al. 2012). Es wächst lokal infiltrierend und destruierend, entwickelt sich meist langsam und tritt durchschnittlich im Alter von 60 Jahren auf, wobei zunehmend auch jüngere Patienten (<40 Jahre) erkranken. Etwa die Hälfte aller Basalzellkarzinome tritt an Kopf oder Hals auf, die andere Hälfte an Stamm oder Extremitäten (Lang et al. 2019a, b; Schäfer et al. 2014). Eine Metastasierung tritt extrem selten auf, jedoch kann auch lokal destruierendes Wachstum lebensbedrohlich werden (Lewis und Weinstock 2007).

Sowohl bei sporadisch auftretenden BZK als auch beim Gorlin-Goltz-Syndrom spielt die chronische Aktivierung des *Sonic-Hedgehog*-Signaltransduktionsweges (SHH) eine wichtige Rolle. Die *Hedgehog*-Familie ist von Bedeutung für Wachstum, Differenzierung, Morphogenese und Funktion verschiedener Zellen und Organe. Meist bestehen inaktivierende Mutationen im Molekül *Patched*, die zu einer konstitutionellen Aktivierung des Hedgehog-Signalwegs führen (Bale und Yu 2001; Emmert et al. 2014; Reifenberger und Schön 2003). Beim Gorlin-Goltz-Syndrom liegen Keimbahnmutationen und bei sporadischen BZK somatische Mutationen vor.

Neben der genetischen Disposition (heller Hauttyp mit geringer Pigmentierung) und Erbkrankheiten (Gorlin-Goltz-Syndrom) kann auch (beruflich bedingte) Exposition gegenüber Arsen, ionisierenden Strahlen, Teer, Pech oder anderen bituminösen Ölrückständen die Entstehung von BZK mitverursachen. Auch Narben, insbesondere straffe Narben, sind Prädilektionsstellen für die Entstehung von BZK. Bei entsprechender beruflicher Exposition und Verdacht auf eine beruflich bedingte Verursachung ist dies dem Unfallversicherungsträger mittels BK-Anzeige anzuzeigen. Obwohl Personen mit sehr hoher beruflicher UV-Lichtexposition im Vergleich zur Allgemeinbevölkerung ein deutlich erhöhtes Risiko für die Entwicklung von BZK haben (Bauer et al. 2011; Schmitt et al. 2018; Kricker et al. 1995, 2017; Rosso et al. 1996), sind diese Tumoren infolge beruflich bedingter natürlicher UV-Lichteinwirkung bislang nicht anerkennungsfähig. Maßgeblich hierfür ist, dass derzeit evidenzbasierte einheitliche Kriterien fehlen, um berufliche von außerberuflichen Ursachen klar und nachvollziehbar abgrenzen zu können.

Bei Operabilität des BZK ist die chirurgische Entfernung die Therapie der ersten Wahl. Es ist die komplette Resektion mit histologischer Schnittrandkontrolle anzustreben. Alternative Therapien wie lokal destruierende Verfahren (Kürettage, Elektrodesikkation, Kryotherapie, Lasertherapie, photodynamische Therapie) und lokale medikamentöse Behandlungen mit Imiquimod oder 5-Fluorouracil können bei multiplen oder superfiziellen Basalzellkarzinomen oder auch bei inoperablen Patienten erwogen werden. Des Weiteren sollte bei lokal nicht *in sano* resezierbaren Tumoren, inoperablen Patienten oder metastasierten BZK eine Strahlentherapie, eine Therapie mit den *Sonic-Hedgehog*-Inhibitoren Vismodegib oder Sonidegib sowie der Einschluss in eine klinische Studie geprüft werden. Hierzu wird die Zusammenarbeit mit Hauttumorzentren empfohlen, um ein individuelles Behandlungskonzept zu erstellen (Lang et al. 2019b).

22.2.4 Angiosarkome und Fibrosarkome

Kutane Sarkome sind eine heterogene Gruppe maligner mesenchymaler Tumoren mit Ursprung in der Dermis oder Subkutis. Im Vergleich zu anderen malignen Neoplasien treten sie deutlich seltener auf. Für das Angiosarkom und das Fibrosarkom kann neben anderen Faktoren eine berufliche Exposition gegenüber ionisierender Strahlung pathogenetisch bedeutsam sein (Kim et al. 2016; Sholl et al. 2017; Kohlmeyer et al. 2017). Das Angiosarkom ist mit nur etwa 1 % aller Sarkome ein seltener hochmaligner Tumor, der von Endothelzellen ausgeht und bevorzugt in oberflächlichen Weichteilen und der Haut insbesondere an Kopf und Hals entsteht. Neben diesen sporadischen primären Formen können Angiosarkome auch in Assoziation mit Lymphödemen (Stewart-Treves-Syndrom) oder nach Radiatio vorkommen.

Fibrosarkome sind seltene maligne, meist von Sehnen oder Faszien (selten primär von der Kutis) ausgehende rasch metastasierende spindelzellige Bindegewebstumoren. Die Therapie sollte bei diesen seltenen Tumoren mit ungünstiger Prognose ebenfalls in Hauttumorzentren erfolgen. In der Regel ist eine interdisziplinäre Zusammenarbeit erforderlich, die in Tumorboards koordiniert und festgelegt wird.

22.3 Behandlung im BG-lichen Heilverfahren

22.3.1 Erteilung des Behandlungsauftrages

Die Behandlung von Hautkrebs kann erst nach erteiltem Behandlungsauftrag zu Lasten eines Unfallversicherungsträgers abgerechnet werden. Bezüglich des Vorgehens zur BK-Meldung bei Verdacht auf berufsbedingten Hautkrebs sei auf das ▶ Kap. 3 „BK 5103“ und die ◘ Abb. 22.1 (Skudlik und John 2018) verwiesen. Die ärztliche Behandlung ist während der laufenden Ermittlungen des Unfallversicherungsträgers zu Lasten der Krankenversicherung durchzuführen. Der Unfallversicherungsträger wird dann einen Behandlungsauftrag erteilen und die weitere Heilbehandlung und Nachsorge gemeinsam mit den Betroffenen und ärztlichen Behandelnden koordinieren.

22.3.2 Erstellung eines individuellen Behandlungsplans

Vor Leistungserbringung ist für jeden Versicherten ein individueller Behandlungsplan zu erstellen. Hierfür wird das geplante Vorgehen in der Patientenakte dokumentiert. Zusätzliche Formulare sind nicht vorgesehen. Eine automatische Vorlage des Behandlungsplanes beim Unfallversicherungsträger ist

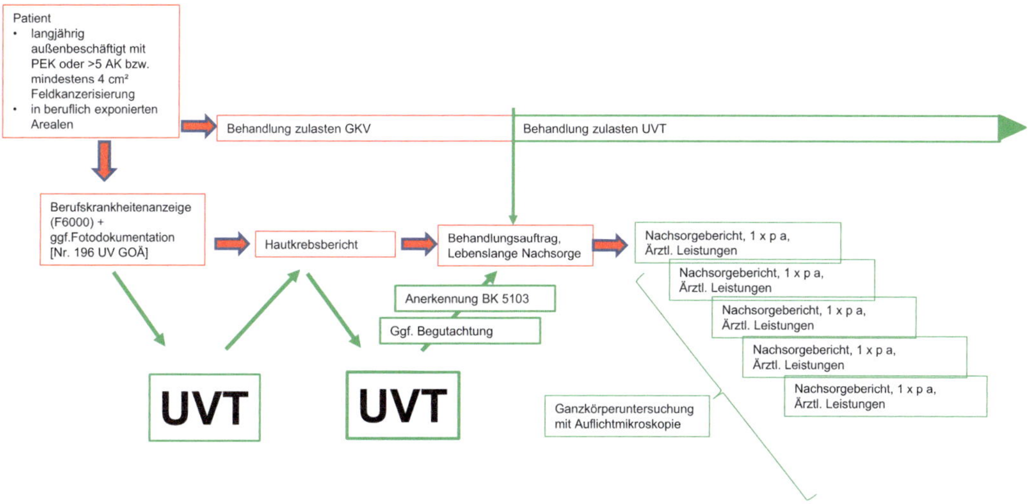

Abb. 22.1 Struktur der Versorgung von Patienten mit beruflichem Hautkrebs: Hautkrebsbericht und Nachsorgebericht als Rahmen einer lebenslangen dermatologischen Versorgung (Chroniker-Programm). AK aktinische Keratosen, GKV Gesetzliche Krankenversicherung, UVT Gesetzlicher Unfallversicherungsträger, PEK Plattenepithelkarzinom

nicht Inhalt der Leistungslegende. Zur Dokumentation einer topischen Therapie kann die dem Präparat beiliegende Therapieanleitung des Herstellers genutzt werden. Vor Flächentherapien ist die Größe und Lokalisation des Therapieareals zu dokumentieren. Die Dokumentation vorgesehener operativer Therapien und der Operationsbericht sind ebenfalls als individueller Behandlungsplan zu verstehen. Bei weit fortgeschrittenen inoperablen oder metastasierten Hautkrebserkrankungen sollte die Behandlung in Zusammenarbeit mit einem Hauttumorzentrum erfolgen. Hier wird – teils in interdisziplinären Tumorboards – ein individueller Behandlungsplan erstellt und in der Patientenakte dokumentiert.

22.3.3 Abrechnungsmodalitäten nach erteiltem Behandlungsauftrag

Für detaillierte Informationen sei auf das ▶ Kap. 23 „UV-GOÄ und Abrechnung" verwiesen. Die im Rahmen der BK 5103 geschaffenen neuen Gebührennummern ermöglichen adäquate und sichere Abrechnungsvoraussetzungen für Läsions- und Feldtherapie. Der Großteil der Ziffern oder Gebührennummern (GNR) ist an den Behandlungsfall geknüpft. Der Behandlungsfall ist nach den Allgemeinen Bestimmungen Nr. 1 zum Teil B des Gebührenverzeichnisses für ärztliche Leistungen die gesamte ambulante Versorgung, die von demselben Arzt nach der ersten Inanspruchnahme innerhalb von drei Monaten an demselben Patienten zulasten desselben Unfallversicherungsträgers vorgenommen worden ist. Dies trifft beispielsweise für die GNR 753 der UV-GOÄ zur Abrechnung einer medikamentösen Behandlung von AK zu und die damit in Kombination anwendbare GNR 754, die die vorbereitenden Maßnahmen wie Kürettage und Debridement bei AK Grad III nach Olsen umfasst. Des Weiteren trifft dies auch für die Berechnung der kryochirurgischen Therapie von AK unter der GNR 740a zu. Demgegenüber ist die Anwendung der GNR 570 und 571 nicht an den Behandlungsfall geknüpft. Mit diesen Nummern erfolgt die Abrechnung der konventionellen photodynamischen Therapie. Wenn die Feldkanzerisierung gemäß Behandlungsplan eine Fläche von bis zu 100 cm^2 Fläche erfasst, kann die GNR 570 angesetzt werden. Wenn gemäß Behandlungsplan eine Fläche von >100 cm^2 betroffen ist, kann für jeweils weitere angefangene 100 cm^2 der vom Behandlungsplan zu Nr. 570 erfassten Gesamtfläche die GNR 571 angesetzt werden. Eine Behandlung kann in mehreren Sitzungen erfolgen und kann auch innerhalb von drei Monaten bei entsprechender Indikation wiederholt werden. Neu sind seit dem 1.1.2023 die GNR 572 für die DL-PDT (Daylight-PDT) und die Ziffer 573 für die ADL-PDT (Artificial Daylight-PDT), bei der die Bestrahlung mit einem künstlichen, dem Tageslicht nachempfundenen Licht erfolgt, welches jedoch frei vom karzinogenen UV-Anteil ist. Laserbehandlungen einschließlich einer Fotodokumentation können bei einer Gesamtfläche bis 21 cm^2 ohne vorherige Genehmigung durch den Unfallversicherungsträger erfolgen (GNR 575 und 576). Die Laserbehandlung von AK über 21 cm^2 Gesamtfläche (GNR 577) darf nur nach dokumentiertem Versagen anderer Therapieformen (PDT und selbstapplizierte Flächentherapie) sowie nach vorheriger Genehmigung durch den Unfallversicherungsträger erbracht werden. Für die operative Therapie von Plattenepithel- oder Basalzellkarzinomen wurden UV-GOÄ-Nummern festgelegt, die denen der Gebührenordnung für Ärzte (GOÄ) entsprechen und im Wesentlichen die Gebührennummern im Zusammenhang mit der Chirurgie der Körperoberfläche umfassen.

22.3.4 Off-label-Therapien

Nach Erteilung eines Behandlungsauftrages durch den jeweiligen Unfallversicherungsträger können Patienten mit „allen geeigneten Mitteln“ (also ohne Budgetierung) therapiert werden. Beim Unfallversicherungsträger verbleibt jedoch stets die Möglichkeit eines Vorbehaltes im Hinblick auf einzelne therapeutische Optionen; sofern dies aus der Leistungslegende der GOÄ-Ziffer nicht hervorgeht, können diese Optionen Bestandteil des Behandlungsauftrages sein. Von der gesetzlichen Krankenversicherung werden die Kosten für den zulassungsüberschreitenden Einsatz eines Medikaments (Off-Label) nur in eng begrenzten Ausnahmefällen getragen. Bei der gesetzlichen Unfallversicherung bestehen diese einschränkenden Vorgaben grundsätzlich nicht. Hat ein Versicherter einen Arbeitsunfall erlitten oder ist bei ihm eine Berufskrankheit anerkannt worden, so hat der Unfallversicherungsträger nach den Vorschriften des Siebten Buches Sozialgesetzbuch (SGB VII) mit „allen geeigneten Mitteln“ dafür Sorge zu tragen, dass ein Gesundheitsschaden beseitigt, gebessert und eine Verschlimmerung verhütet wird (SGB VII). Es gilt der Grundsatz der „optimalen Rehabilitation“ (Bereiter-Hahn und Mehrtens 2013). Die Leistungen zur Heilbehandlung haben dabei hinsichtlich ihrer Qualität und Wirksamkeit dem allgemein akzeptierten Behandlungsstandard (Skudlik et al. 2013) zu entsprechen. Der Arzt ist daher im Rahmen seiner Therapiefreiheit berechtigt, Medikamente „Off-Label“ einzusetzen, wenn dies dem aktuellen medizinischen Stand der Erkenntnisse entspricht. Sogar wenn sich noch kein allgemein akzeptierter medizinischer Behandlungsstandard herausgebildet hat, ist ein Off-Label-Einsatz bei triftigen Voraussetzungen kein Behandlungsfehler. Diese Voraussetzungen sind dokumentierte medizinische Begründung, dokumentierte sorgfältige Abwägung gegenüber zugelassenen Arzneimitteln und dokumentierte sorgfältige Patientenaufklärung. Der zulassungsüberschreitende Einsatz von Therapeutika erfolgt in der Dermatoonkologie je nach Tumorentität als Erst-, Zweit- oder Drittlinienbehandlung fortgeschrittener oder metastasierter Hautkrebserkrankungen. Aufgrund fehlender Zulassungsstudien entspricht der Off-Label-Einsatz für seltene Tumorentitäten dem Therapiestandard.

22.4 Nachsorge im BG-lichen Heilverfahren

Zur frühzeitigen Erkennung von neu aufgetretenen AK sowie Rezidiven und Zweittumoren des PEK wird eine risikoadaptierte Nachsorge empfohlen, mindestens aber einmal jährlich soll eine Ganzkörperuntersuchung erfolgen; das Ergebnis der Untersuchung wird dem Unfallversicherungsträger mittels Nachsorgebericht (Formular F6122-5103: ▶ sn.pub/4GeO82) durch die ärztlich Behandelnden mitgeteilt. Ein sorgfältig erstellter Nachsorgebericht macht insbesondere den Erkrankungsverlauf und die therapeutischen Maßnahmen nachvollziehbar. Die Vergütung umfasst alle erforderlichen Untersuchungs- und Beratungsleistungen, insbesondere die Ganzkörperuntersuchung einschließlich Dermatoskopie sowie die Erfassung und Beratung zum Sonnenschutzverhalten. Waren weitere leitliniengerechte Nachsorgetermine durchzuführen und ist eine Behandlung erfolgt, soll der Bericht auch hierzu Informationen enthalten. Gesonderte Nachsorgeberichte sind hierfür nicht zu erstatten. Nachsorgetermine außerhalb der jährlichen Ganzkörperuntersuchung können zusammen mit der jährlichen Nachsorge (Bericht F6122-5103) mit der UV-GOÄ-Nr. 1 abgerechnet werden. (Zu beachten ist, dass die GNR 1 nicht mit der GNR 753 kombiniert werden darf.) Soweit Behandlungen erforderlich waren, können diese auch direkt abgerechnet werden. Durch die Einführung der neuen UV-GOÄ-Ziffer 6b können Vertragsärzte zudem die bei der leitliniengemäßen Nachsorge von PEK anfallenden Ganzkörperuntersuchungen der Haut seit dem 01.11.2021 pauschal abrechnen. Soweit eine Auflichtmikroskopie der Haut (Dermatoskopie) erforderlich wird, kann diese zusätzlich nach UV-GOÄ-Ziffer 750 je Sitzung berechnet werden.

Unabhängig vom Nachsorgebericht muss unverzüglich eine kurze Krankheitsauskunft (GNR 110 UV-GOÄ) an die zuständige Unfallversicherung erstattet werden, wenn ein weiteres Plattenepithelkarzinom oder eine Metastasierung aufgetreten ist und/oder wegen der Folgen der Berufskrankheit eine stationäre Behandlung eingeleitet wurde.

Die Nachsorgeintervalle richten sich nach den Leitlinien für die jeweiligen Tumorentitäten. Abhängig von Tumorentität und Erkrankungsstadium können auch mehrere Untersuchungstermine pro Quartal indiziert sein. Auch möglicherweise zusätzlich vorliegende Risikofaktoren müssen bei der Empfehlung der Nachsorgeintervalle berücksichtigt werden. So ist bei immunsupprimierten Patienten die Inzidenz von Hautkrebs stark erhöht und die Krankheitsverläufe sind ungünstiger. Dies betrifft Patienten mit iatrogener Immunsuppression nach Organtransplantation und mit Immunsuppression durch maligne Erkrankungen oder durch eine HIV-Infektion. Patienten mit anerkannter BK 5103 haben durch die zusätzliche arbeitsbedingte UV-Lichtbelastung ebenfalls ein erhöhtes Hautkrebsrisiko. Unter Berücksichtigung dieses Aspekts erarbeiten Vertreter der Arbeitsgemeinschaften Berufsdermatologie (ABD) und Dermatoonkologie (ADO) derzeit gemeinsam Empfehlungen zu Untersuchungsintervallen in Anlehnung an die Nachsorge-Empfehlungen für Patienten mit Immunsuppression.

Literatur

Akay BN, Kocyigit P, Heper AO, Erdem C (2010) Dermatoscopy of flat pigmented facial lesions: diagnostic challenge between pigmented actinic keratosis and lentigo maligna. Br J Dermatol 163:1212–1217

Bale AE, Yu KP (2001) The hedgehog pathway and basal cell carcinomas. Hum Mol Genet 10(7):757–762

Bauer A, Diepgen TL, Schmitt J (2011) Is occupational UV-irradiation a relevant risk factor for basal cell carcinoma? A systematic review and meta-analysis of the epidemiologic literature. Br J Dermatol 165:612–625

Bereiter-Hahn W, Mehrtens G (2013) Gesetzliche Unfallversicherung Handkommentar. Erich Schmidt, Berlin, S 566 a, § 26 Anm. 6 (Stand März 2013)

Breuninger H, Eigentler T, Bootz F et al (2013) Brief S2k guidelines – cutaneous squamous cell carcinoma. J Dtsch Dermatol Ges 11(Suppl 3):37–45, 39–47

Cockerell CJ (2000) Histopathology of incipient intraepidermal squamous cell carcinoma („actinic keratosis“). J Am Acad Dermatol 42:11–17

De Berker D, McGregor JM, Mohd Mustafa MF et al (2017) British association of dermatologists' guidelines for the care of patients with actinic keratosis. Br J Dermatol 176:20–34

Diepgen TL, Krohn S, Bauer A et al (2016) Empfehlung zur Begutachtung von arbeitsbedingten Hauterkrankungen und Hautkrebserkrankungen – Bamberger Empfehlung. Dermatol Beruf Umwelt 64:89–136

Dix CR (1960) Occupational trauma and skin cancer. Plast Reconstr Surg Transplant Bull 6:546–554

Eberle FC, Kanyildiz M, Schnabl SM et al (2014) Three dimensional (3D) histology in daily routine: practical implementation and its evaluation. J Dtsch Dermatol Ges 12:1028–1035

Emmert S, Schön MP, Haenssle HA (2014) Molecular biology of basal and squamous cell carcinomas. Adv Exp Med Biol 810:234–252

Ferrandiz L, Ruiz-de-Casas A, Trakatelli M (2012) Assessing physicians' preferences on skin cancer treatment in Europe. Br J Dermatol 167:29

Häfner HM, Breuninger H, Moehrle M, Trilling B, Krimmel M (2011) 3D histology-guided surgery for basal cell carcinoma and squamous cell carcinoma: recurrence rates and clinical outcome. Int J Oral Maxillofac Surg 40:943–948

Hofbauer G, Anliker M, Boehnke WH et al (2014) Swiss clinical practice guidelines on field cancerization of the skin. Swiss Med Wkly 144. https://doi.org/10.4414/smw.2014.14026

Huerta-Brogeras M, Olmos O, Borbujo J et al (2012) Validation of dermoscopy as a real-time non-invasive diagnostic imaging technique for actinic keratosis. Arch Dermatol 148:1159–1164

Katalinic A, Kunze U, Schäfer T (2003) Epidemiology of cutaneous melanoma and non-melanoma skin cancer in Schleswig Holstein, Germany: incidence, clinical subtypes, tumor stages and localization (epidemiology of skin cancer). Br J Dermatol 149:1200–1206

Kim KS, Chang JH, Choi N et al (2016) Radiation-induced sarcoma: a 15-year experience in a single large tertiary referral center. Cancer Res Treat 48:650–657

Kohlmeyer J, Steimle-Grauer SA, Hein R (2017) Cutaneous sarcomas. J Dtsch Dermatol Ges 15:630–648

Kowal-Vern A, Criswell BK (2005) Burn scar neoplasms: a literature review and statistical analysis. Burns 31:403–413

Kricker A, Armstrong BK, English DR et al (1995) Does intermittent sun exposure cause basal cell carcinoma? A case–control study in Western Australia. Int J Cancer 60:489–494

Kricker A, Weber M, Sitas F et al (2017) Early life UV and risk of basal and squamous cell carcinoma in New South Wales, Australia. Photochem Photobiol 93:1483–1491

Lallas A, Tschandl P, Kyrgidis A et al (2016) Dermoscopic clues to differentiate facial lentigo maligna from pigmented actinic keratosis. Br J Dermatol 174:1079–1085

Lang BM, Balermpas P, Bauer A et al (2019a) S2k guidelines for cutaneous basal cell carcinoma – part 1: epidemiology, genetics and diagnosis. J Dtsch Dermatol Ges 17:94–103

Lang BM, Balermpas P, Bauer A et al (2019b) S2k guidelines for cutaneous basal cell carcinoma – part 2: treatment, prevention and follow-up. J Dtsch Dermatol Ges 17:214–230

Leiter U, Keim U, Eigentler T et al (2017) Incidence, mortality, and trends of nonmelanoma skin cancer in Germany. J Invest Dermatol 137:1860–1867

Leitlinienprogramm (AWMF): S1-Leitlinie 013-076: Konfokale Lasermikroskopie in der Dermatologie; aktueller Stand: 28.07.2017

Leitlinienprogramm Onkologie (Deutsche Krebsgesellschaft, Deutsche Krebshilfe, AWMF): S3-Leitlinie Aktinische Keratose und Plattenepithelkarzinom der Haut, Langversion 1.0, 2019, AWMF Registernummer: 032/022OL. https://www.leitlinienprogramm-onkologie.de/leitlinien/aktinische-keratosen-und-plattenepithelkarzinom-der-haut/ Zugegriffen am 21.05.2022

Lewis KG, Weinstock MA (2007) Trends in nonmelanoma skin cancer mortality rates in the United States, 1969 through 2000. J Invest Dermatol 127:2323–2327

Lomas A, Leonardi-Bee J, Bath-Hextall F (2012) A systematic review of worldwide incidence of nonmelanoma skin cancer. Br J Dermatol 166:1069–1080

Martincorena I, Roshan A, Gerstung M et al (2015) Tumor evolution. High burden and pervasive positive selection of somatic mutations in normal human skin. Science 348:880–886

Migden MR, Rischin D, Schmults CD et al (2018) PD-1 blockade with cemiplimab in advanced cutaneous squamous-cell carcinoma. N Engl J Med 379:341–351

Olsen EA, Abernethy ML, Kulp-Shorten C et al (1991) A double-blind, vehicle-controlled study evaluating masoprocol cream in the treatment of actinic keratoses on the head and neck. J Am Acad Dermatol 24:738–743

Potenza C, Bernardini N, Balduzzi V et al (2018) A review of the literature of surgical and nonsurgical treatments of invasive squamous cells carcinoma. Biomed Res Int 2:9489163. https://doi.org/10.1155/2018/9489163

Reifenberger J, Schön MP (2003) Cutaneous epithelial tumors. Molecular biology and pathogenesis-based therapy. Hautarzt 54:1164–1170

Rosso S, Zanetti R, Martinez C et al (1996) The multicentre south European study "Helios". II: different sun exposure patterns in the aetiology of basal cell and squamous cell carcinomas of the skin. Br J Cancer 73:1447–1454

Röwert-Huber J, Patel MJ, Forschner T et al (2007) Actinic keratosis is an early in situ squamous cell carcinoma: a proposal for reclassification. Br J Dermatol 156(Suppl 3):8–12

Schäfer I, Reusch M, Siebert J, Spehr C, Augustin M (2014) Health care characteristics of basal cell carcinoma in Germany: the role of insurance status and socio-demographic factors. J Dtsch Dermatol Ges 12:803–811

Schmitt J, Haufe E, Trautmann F et al (2018) Occupational UV-exposure is a major risk factor for basal cell carcinoma: results of the population-based case-control study FB-181. J Occup Environ Med 60:36–43

Schmitz L, Kahl P, Majores M et al (2016) Actinic keratosis: correlation between clinical and histological classification systems. JAAD 30:1303–1307

Sholl LM, Barletta JA, Hornick JL (2017) Radiation-associated neoplasia: clinical, pathological and genomic correlates. Histopathology 70:70–80

Siegel JA, Korgavkar K, Weinstock MA (2017) Current perspective on actinic keratosis: a review. Br J Dermatol 177:350–358

Skudlik C, John SM (2018) Berufsdermatosen. In: Plewig G, Ruzicka T, Kaufmann R, Hertl M (Hrsg) Braun-Falco's Dermatologie, Venerologie und Allergologie. Springer Reference Medizin, 7. Aufl. Springer, Berlin/Heidelberg, S 537–547

Skudlik C, Lindemann B, Woltjen M, Brandenburg S, John SM (2013) „Mit allen geeigneten Mitteln". Off-label-Use und Berufsgenossenschaften. Hautarzt 64:743–747

Stratigos AJ, Garbe C, Dessinioti C et al (2020) European Dermatology Forum (EDF), the European Association of Dermato-Oncology (EADO) and the European Organization for Research and Treatment of Cancer (EORTC). European interdisciplinary guideline on invasive squamous cell carcinoma of the skin: part 2. Treatment. Eur J Cancer 128:83–102. https://doi.org/10.1016/j.ejca.2020.01.008. Epub 2020 Feb 26. PMID: 32113942

Strunk T, Szeimies RM (2014) Aktinische Keratosen. Hautarzt 65:241–254

Abrechnung

Inhaltsverzeichnis

UV-GOÄ und Abrechnung

Wolfgang Wehrmann

Inhaltsverzeichnis

C. Skudlik et al. (Hrsg.), *Berufsdermatologie*, https://doi.org/10.1007/978-3-662-50518-2_23

23.1 Allgemeines

Die Heilbehandlung von Versicherten in der Deutschen Gesetzlichen Unfallversicherung (DGUV), die Vergütung der damit beauftragten Ärzte und die Abrechnung der ärztlichen Leistungen gegenüber den Unfallversicherungsträgern regelt der Vertrag Ärzte Unfallversicherungsträger (◘ Abb. 23.1). Er beinhaltet in einer Anlage die Vergütung für ärztliche Leistungen und richtet sich nach dem jeweils aktuell vereinbarten Leistungs- und Gebührenverzeichnis, der sogenannten UV-GOÄ (◘ Abb. 23.2).

An den Vertrag Ärzte/UV-Träger sind alle Ärzte gebunden, die an der vertragsärztlichen Versorgung teilnehmen oder von den UV-Trägern beteiligt worden sind (Krankenhausärzte, ermächtigte Ärzte).

Generell gilt, dass mit der Übernahme der Behandlung von Patienten der gesetzlichen Unfallversicherungsträger der Arzt die Regularien des Ärztevertrages anerkennt und damit die Abrechnung auf der Grundlage der UV-GOÄ akzeptiert.

Der Arzt kann Gebühren nur für selbstständige ärztliche Leistungen berechnen, die er selbst erbracht hat oder die unter seiner Aufsicht nach fachlicher Weisung erbracht wurden (eigene Leistung). Als eigene Leistung gelten auch von ihm berechnete Laborleistungen, die nach fachlicher Weisung unter der Aufsicht eines anderen Arztes in Laborgemeinschaften oder in von Ärzten ohne eigene Liquidationsberechtigung geleiteten Krankenhauslabors erbracht werden.

Mit den Gebühren sind die Praxiskosten einschließlich der Kosten für den Sprechstundenbedarf (eine Sprechstundenbedarfsregelung wie in der gesetzlichen Krankenversicherung existiert bei der Abrechnung nach UV-GOÄ nicht) sowie die Kosten für die Anwendung von Instrumenten und Apparaten abgegolten, soweit nicht im Vertrag etwas anderes bestimmt ist.

◘ **Abb. 23.1** Vertrag Ärzte/UV-Träger

Vertrag gem. § 34 Abs. 3 SGB VII
zwischen
der Deutschen Gesetzlichen Unfallversicherung e.V. (DGUV), Berlin,
der Sozialversicherung für Landwirtschaft, Forsten und Gartenbau als landwirtschaftliche Berufsgenossenschaft (SVLFG), Kassel,
einerseits und
der Kassenärztlichen Bundesvereinigung, K.d.ö.R., (KBV) Berlin,
andererseits
über die Durchführung der Heilbehandlung, die Vergütung der Ärzte sowie die Art und Weise der Abrechnung der ärztlichen Leistungen
(Vertrag Ärzte/Unfallversicherungsträger)
Stand: 1. März 2023

UV - GOÄ 2023

(Euro - €)

Gebührenordnung für Ärzte

Gesetzliche Unfallversicherung

mit

Krankenhaus-Nebenkostentarif

Stand: 01.03.2023

Änderungen zum 01.01.2023:
Teil O. I.: Ergänzung der Leistungslegende zu Nr. 5255
Teil O. I.: Ergänzung der Leistungslegende zu Nr. 5298

Abb. 23.2 UV-GOÄ

23.2 Relevante Paragraphen zur Leistungserbringung und Leistungserstattung aus dem Vertrag Ärzte-/Unfallversicherungsträger

23.2.1 § 59 Überschreitung der Gebührenhöchstsätze bei Gutachten

Die Höchstsätze für frei erstattete Gutachten (Nr. 160, 161, 165 des Leistungs- und Gebührenverzeichnisses) dürfen bei Vorliegen besonderer Gründe und mit vorheriger Zustimmung des Unfallversicherungsträgers überschritten werden. Lehnt dieser einen dahingehenden vom Arzt gestellten Antrag ab, so ist das Gutachten zu den Sätzen nach Nr. 160, 161 oder 165 des Leistungs- und Gebührenverzeichnisses zu honorieren. Falls der Arzt damit nicht einverstanden ist, gibt er den Gutachtenauftrag unverzüglich an den Unfallversicherungsträger zurück.

23.2.2 § 60 Gebühren für die zum Zwecke der Begutachtung vorgenommenen ärztlichen Leistungen

Ärztliche Leistungen, die im Zusammenhang mit Begutachtungen erbracht werden, werden nach den Gebührensätzen für die besondere Heilbehandlung vergütet.

23.2.3 § 64 Rechnungslegung

1. Die Rechnung des Arztes an den Unfallversicherungsträger muss enthalten:
   - die Personaldaten des Unfallverletzten,
   - den Unfalltag,
   - den Unfallbetrieb (Name und Anschrift des Arbeitgebers, der Kindertageseinrichtung, der Schule oder Hochschule; handelt es sich um den Arbeitsunfall einer Pflegeperson, so ist als Unfallbetrieb der/die Pflegebedürftige anzugeben),
   - das Datum der Erbringung der Leistung,
   - die entsprechende Nummer im Leistungs- und Gebührenverzeichnis,
   - den jeweiligen Betrag, der im Leistungs- und Gebührenverzeichnis aufgeführt ist.
2. Die Rechnungslegung soll grundsätzlich nach Abschluss der Behandlung erfolgen. Bei längerer Behandlungsdauer sollte der Abrechnungszeitraum vier Wochen nicht unterschreiten.

23.2.4 § 65 Zahlungsfrist

Arztrechnungen sind unverzüglich, spätestens innerhalb einer Frist von vier Wochen zu begleichen. Ist dies aus besonderen Gründen nicht möglich, ist der Arzt vom Unfallversicherungsträger unter Angabe der Gründe zu benachrichtigen.

23.3 UV-GOÄ und GOÄ

Die UV-GOÄ beinhaltet wesentliche Unterschiede zu den Gebührenordnungen der Privaten Krankenkassen (Gebührenordnung für Ärzte/GOÄ) und der Gebührenordnung bei Gesetzlichen Krankenkassen (Einheitlicher Bewertungsmaßstab/EBM).

- Die Vergütung der erbrachten Leistungen wird nicht als Punktzahl angegeben, sie wird als Betrag in Euro ausgewiesen.
- Die Leistungen werden als Einzelleistungen vergütet.
- Es gibt keine Steigerungsfaktoren.

Das Gebührenverzeichnis ist unterteilt in mehrere Abschnitte. Im Abschnitt B sind Grundleistungen und allgemeine Leistungen aufgeführt, im Abschnitt C–O Sonderleistungen.

Im Gegensatz zur GOÄ umfasst der Behandlungsfall in der UV-GOÄ die gesamte ambulante Versorgung, die von demselben Arzt nach der ersten Inanspruchnahme innerhalb von drei Monaten an demselben Patienten zu Lasten desselben gesetzlichen UV-Trägers (UVTr) vorgenommen worden ist.

23.3.1 UV-GOÄ

Die Leistung nach Gebührennummer 1 ist neben Leistungen nach den Abschnitten C–O im Behandlungsfall nur einmal berechnungsfähig und neben der Gebührennummer 6 nicht berechnungsfähig.

Die Gebührennummer 1 umfasst in der UV-GOÄ sowohl die Untersuchungsleistung als auch die Beratungsleistung (symptomzentrierte Untersuchung bei Unfallverletzungen oder bei Verdacht auf das Vorliegen einer Berufskrankheit einschließlich Beratung). Das Ansetzen der Gebührennummer 6 wird von den Unfallversicherungsträgern bisher nicht akzeptiert. Der Berufsverband Deutscher Dermatologen (BVDD) und die Arbeitsgemeinschaft Berufs- und Umweltdermatologie (ABD) arbeiten an einer einvernehmlichen Umsetzungsregelung mit der Deutschen Gesetzlichen Unfallversicherung (DGUV).

23.4 BK 5103 – neue Gebührennummern

Im Rahmen der BK 5103 wurden neue Gebührennummern (GNR) geschaffen, um insbesondere die Behandlung von UV-Licht-bedingten Hautschäden, wie aktinischen Keratosen, sicherstellen zu können (Berner 2022).

Die neuen Gebührennummern ermöglichen adäquate und sichere Abrechnungsvoraussetzungen für erbrachte Leistungen im Rahmen der Läsions- und Feldtherapie. Hierzu gehören die Neuschaffung von Gebührennummern für die photodynamische Therapie (PDT; GNR 570, 571) und die Lasertherapie (GNR 575, 576, 577).

Die häufig durchgeführte medikamentöse Behandlung aktinischer Keratosen wird durch die neue GNR 753 dargestellt. Voraussetzung für die Abrechnung ist die Erstellung eines Behandlungsplanes. Die Abrechnung kann einmalig pro rezeptiertem Therapiezyklus erfolgen. Für den Behandlungsplan wurde kein einheitliches Formular vereinbart. Der Behandlungsplan kann informell erstellt werden. Er sollte die gesamte Vorgehensweise im Rahmen des Therapiezyklus dokumentieren. Der Therapiezyklus wird definiert durch die jeweilige präparatespezifische Fachinformation (Art und Dauer der Therapie). Eine automatische Vorlage beim Unfallversicherungsträger ist nicht Inhalt der Leistungslegende. Die Vorlage des Behandlungsplanes beim UVTr ist insbesondere in den Fällen zu empfehlen, bei denen zwei oder mehrere Körperareale einer spezifischen Behandlung bedürfen und demzufolge mehr als eine therapeutische Vorgehensweise notwendig wird. Anwendung finden werden die Kombinationen der photodynamischen Therapie (GNR 570, 571) mit der medikamentösen Behandlung (GNR 753) bei Behandlungsnotwendigkeit und Vorliegen von zwei flächig betroffenen Hautarealen (beispielsweise Capillitium und Unterarmstreckseite oder Schulter). Ausgeschlossen ist die Kombination dieser Gebührennummern im Rahmen der Behandlung eines gleichen Hautareals. Entgegen der Leistungslegende zur Gebührennummer 570 „die Leistung kann nur nach Genehmigung des UV-Trägers erbracht werden", wird die Einholung dieser Genehmigung in der Praxis nicht notwendig werden im Gegensatz zur Notwendigkeit der Einholung der Genehmigung des UV-Trägers vor Erbringung der Laserbehandlung nach Gebührennummer 577. Eine Einholung der Genehmigung zur Durchführung der Laserbehandlungen nach den Gebührennummern 575 und 576 ist nicht notwendig. Neu sind seit 1.1.2023 eine Ziffer für die Tageslichttherapie von Hautläsionen (572) und für die Technisch Simulierte Photodynamische Tageslichttherapie (573) von Hautläsionen jeweils mit Aufklärung, Beratung, Erstellung eines Behandlungsplanes und vorbereitender Maßnahmen.

Eine Einschränkung bei der Erbringung der photodynamischen Therapie „pro Sitzung" ist nicht Inhalt der Gebührenlegende.

Eine vorbereitende Kürretage/ein vorbereitendes Debridement kann in Kombination mit der Gebührennummer 753 abgerechnet werden. Die Kombination der Leistungserbringung wird in der Praxis häufig vorkommen; bei Feldkanzerisierung ist es in vielen Fällen angezeigt, stärker ausgebildete aktinischen Keratosen vor Einleitung der Feldtherapie zu reduzieren oder zu entfernen.

Die Beschränkung auf die einmalige Leistungsabrechnung pro Behandlungsfall erfolgt ausschließlich bei der Gebührennummer 740a.

Neben der Behandlung solitärer oder multipler aktinischen Keratosen steht auch die operative Entfernung manifester Hautkrebse in engem Zusammenhang mit der qualitativ umfassenden ambulanten Versorgung von Patienten mit anerkannter BK 5103. Die Gebührennummern entsprechen denen in der Gebührenordnung für Ärzte (GOÄ) und umfassen im Wesentlichen die Gebührennummern im Zusammenhang mit der Chirurgie an der Körperoberfläche (Infiltrationsanästhesie kleiner Bezirke GNR 490; Infiltrationsanästhesie großer Bezirke GNR 491; Probeexzision GNR 2401; Extension kleine Geschwulst GNR 2403; Extension große Geschwulst die GNR 2404; einfache Hautlappenplastik GNR 2381; schwierige Hautlappenplastik GNR 2382; jeweilige Zuschlagsziffern 442, 442A, 443, 444).

Im Rahmen der leitlinienadaptierten Nachsorge von Plattenepithelkarzinomen stehen zusätzliche Ganzkörperuntersuchungen an; diese können mit 6b + 750 als Untersuchungsziffern abgerechnet werden. Zudem können kleine Exzisionen im Bereich von Kopf, Hals und Händen entsprechend den EBM-Gegebenheiten auch als große Exzisionen abgerechnet werden.

23.5 Allgemeine Tarifbestimmungen des BG-Nebenkostentarifs

23.5.1 § 1 Allgemeines

1. Die Beträge in den Spalten 4–6 sind für die jeweiligen Leistungen als Pauschalen zwischen den Vertragsparteien vereinbart.
2. Leistungen, die Teil einer anderen Leistung sind, können nicht gesondert berechnet werden.

23.5.2 § 2 Besondere Kosten

1. Soweit in diesem Tarif nichts anderes bestimmt ist, sind mit den Beträgen der Spalte 4 (Besondere Kosten) die Kosten für Anästhetika bei Leistungen des Teiles D, Verbandmittel, Gewebeklebstoff, Materialien, Gegenstände und Stoffe, die der Patient zur weiteren Verwendung behält oder die mit einer einmaligen Anwendung verbraucht sind, abgegolten.
2. Weder in den Besonderen Kosten (Spalte 4) erhalten noch gesondert berechnungsfähig sind:

- Kleinmaterialien wie Zellstoff, Mulltupfer, Schnellverbandmaterial, Verbandspray, Mullkompressen, Holzspatel, Holzstäbchen, Wattestäbchen, Gummifingerlinge.
- Reagenzien und Narkosemittel zur Oberflächenanästhesie,
- Desinfektions- und Reinigungsmittel, Augen-, Ohren-, Nasentropfen, Puder, Salben und Arzneimittel, deren Aufwand je Mittel unter € 1,02 liegt zur sofortigen Anwendung sowie
- folgende Einmalartikel: Einmalspritzen, Einmalkanülen, Einmalhandschuhe, Ein-

malharnblasenkatheter, Einmalskalpelle, Einmalproktoskope, Einmaldarmrohre, Einmalspekula.

3. Nicht mit den Besonderen Kosten (Spalte 4) abgegolten und damit gesondert berechnungsfähig sind:

- Arzneimittel (einschließlich Salben, Blutkonserven, Blutderivate, Blutersatzmittel, Sera), wenn der Aufwand je Arzneimittel € 1,02 übersteigt,
- Blutspenden,
- Gummielastikbinden, Gummistrümpfe,
- Knochennägel, Knochenschrauben, Knochenspäne, Stahlsehnendrähte, Gelenkschienen, Schienen bei Kieferbruchbehandlung, Gehbügel, Abrollsohlen, Gefäßprothesen, Endoprothesen, Dauerkanülen, Herzschrittmacher, Kunststoffprothesen, Kunststofflinsen, alloplastisches Material,
- Einmalinfusionsbestecke, Einmalbiopsienadeln, Einmalkatheter (ausgenommen Einmalharnblasenkatheter), Einmalsaugdrainagen,
- fotografische Aufnahmen, Vervielfältigungen,
- Telefon-, Telefax- und Telegrammkosten sowie Versand- und Portokosten,
- Versand- und Portokosten können nur von demjenigen berechnet werden, dem die gesamten Kosten für Versandmaterial, Versandgefäße sowie für den Versand oder Transport entstanden sind. Kosten für Versandmaterial, für den Versand des Untersuchungsmaterials und die Übermittlung des Untersuchungsergebnisses innerhalb einer Laborgemeinschaft oder innerhalb eines Krankenhausgeländes sind nicht berechnungsfähig; dies gilt auch, wenn Material oder ein Teil davon unter Nutzung der Transportmittel oder des Versandweges oder der Versandgefäße einer Laborgemeinschaft zur Untersuchung einem zur Erbringung von Leistungen beauftragten Arzt zugeleitet wird. Werden aus demselben Körpermaterial sowohl in einer Laborgemeinschaft als auch von einem Laborarzt Leistungen aus den Abschnitten M oder N ausgeführt, so kann der Laborarzt bei Benutzung desselben Transportweges Versandkosten nicht berechnen; dies gilt auch dann, wenn ein Arzt eines anderen Gebiets Auftragsleistungen aus den Abschnitten M oder N erbringt. Für die Versendung der Rechnung dürfen Versand- oder Portokosten nicht berechnet werden.
- Die bei der Anwendung radioaktiver Stoffe und deren Verbrauch entstandenen Kosten.
- Die Kosten der inkorporierten Stoffe einschließlich Kontrastmittel, soweit in diesem Tarif nichts anderes bestimmt ist.

23.5.3 § 3 Allgemeine Kosten

1. Soweit in diesem Tarif und in Absatz 2 nichts anderes bestimmt ist, sind mit den Beträgen der Spalte 5 (Allgemeine Kosten) die Kosten für Personal (mit Ausnahme des ärztlichen Dienstes einschließlich der Arztschreibkräfte), Räume, Einrichtungen, Materialien sowie die durch die Anwendung von ärztlichen Geräten entstandenen Kosten abgegolten.
2. Außerdem sind abgegolten:

- Kleinmaterialien wie Zellstoff, Mulltupfer, Schnellverbandmaterial, Verbandspray, Gewebeklebstoff auf Histoacrylbasis, Mullkompressen, Holzspatel, Holzstäbchen, Wattestäbchen, Gummifingerlinge,
- Reagenzien und Narkosemittel zur Oberflächenanästhesie,
- Desinfektions- und Reinigungsmittel,
- Augen-, Ohren-, Nasentropfen, Puder, Salben und geringwertige Arzneimittel zur sofortigen Anwendung sowie
- folgende Einmalartikel: Einmalspritzen, Einmalkanülen, Einmalhandschuhe, Einmalharnblasenkatheter, Einmalskalpelle, Einmalproktoskope, Einmaldarmrohre, Einmalspekula.

3. Nicht abgegolten sind:

- Die Besonderen Kosten nach § 2 und
- die Kosten des ärztlichen Dienstes einschließlich Arztschreibkräfte.

23.5.4 § 4 Sachkosten

1. Soweit in diesem Tarif und den §§ 2 und 3 nichts anderes bestimmt ist, sind mit den Beträgen der Spalte 6 (Sachkosten) die

Besonderen Kosten (Spalte 4) und die Allgemeinen Kosten (Spalte 5) abgegolten.

2. Nicht abgegolten und daher gesondert berechnungsfähig sind die Kosten nach § 2 Abs. 3.

23.5.5 § 5 Krankenhaussachleistungen

Soweit in diesem Tarif nichts anderes bestimmt ist, sind mit den Beträgen in Spalte 3 des Teils S alle Kosten abgegolten.

23.6 Gebührennummernverzeichnis der UV-GOÄ

Wesentliche Gebührennummern für die allgemeine Heilbehandlung und besondere Heilbehandlung sowie die Begutachtung von Hautkrankheiten und Hautkrebs sowie Vorstufen.

23.6.1 Allgemeine Beratungen und Untersuchungen (Tab. 23.1)

Tab. 23.1 Allgemeine Beratungen und Untersuchungen

Nummer	*Leistung*
1	Symptomzentrierte Untersuchung bei Unfallverletzungen oder bei Verdacht auf das Vorliegen einer Berufskrankheit einschließlich Beratung
6	Umfassende Untersuchung verbunden mit nach Umfang und Zeit besonderem differenzialdiagnostischen Aufwand und/oder Beteiligung mehrerer Organe einschl. Klärung oder Überprüfung des Zusammenhangs mit der Berufstätigkeit sowie der notwendigen Beratung *Die Leistung kann pro Behandlungsfall nicht mehr als dreimal berechnet werden.* *In der Regel wird vom UVTr die GNR 1 akzeptiert; häufig entspricht die erbrachte Leistung dem Inhalt der GNR 6.*
6a	Leistung nach Nr. 6, zusätzlich neben den Leistungen nach Nrn. 50 bis 50e einmal berechnungsfähig. Anmerkung: Die Notwendigkeit der Leistung 6a ist auf der Rechnung zu begründen (etwa ärztliche Versorgung von Schwerverletzten und -erkrankten, Verdacht auf multiple Verletzungen).
6b	Leistung nach Nr. 6 bei Ganzkörperuntersuchungen der Haut im Rahmen der leitlinienmäßigen Nachsorge von Plattenepithelkarzinomen. Soweit eine Auflichtmikroskopie erforderlich wird, ist diese zusätzliche nach UV-GOÄ-Nr. 750 berechnungsfähig

Tab. 23.1 (Fortsetzung)

11	Beratung – auch mittels Fernsprecher – als alleinige Leistung
16	Aushändigen von Wiederholungsrezepten und/oder Überweisungen und/oder Übermittlung von Befunden oder ärztlichen Anordnungen – auch mittels Fernsprecher – durch die Arzthelferin als alleinige Leistung
17 a	Erstellung eines individuellen Hautschutzplanes nach vorheriger Anforderung durch den Unfallversicherungsträger. Die Leistung beinhaltet auch die Besprechung des Hautschutzplanes mit dem Erkrankten.
128	Vollständige Dokumentation des Erlanger Atopie Score nach vorheriger Anforderung durch den Unfallversicherungsträger
129	Vordruck F 6150 Bericht Haut BK 5101 Vordruck/Formular wird vom Unfallversicherungsträger vorgegeben
130	Vordruck F 6050 Hautarztbericht - Einleitung Hautarztverfahren/ Stellungnahme Prävention Mit der Gebühr ist (sind) die Untersuchungsleistung(en) abgegolten. Portoauslagen und Tests (§ 43 Vertrag Ärzte/ UV-Träger) werden gesondert vergütet.
131	Vordruck F 6052 Hautarztbericht – Behandlungsverlauf Mit der Gebühr ist (sind) die Untersuchungsleistung(en) abgegolten.
141	Vordruck F 6000 Ärztliche Anzeige über eine Berufskrankheit (§ 44 Vertrag Ärzte/UV-Träger) Der Anspruch auf die Gebühr besteht auch dann, wenn der Arzt die Anzeige an die für den Arbeitsschutz zuständige Stelle übermittelt und der Unfallversicherungsträger sie von dieser Stelle erhält.

23.6.2 Freie Gutachten (Tab. 23.2)

Tab. 23.2 Freie Gutachten

Nummer	*Leistung*
160	Begutachtungsmaterie mit normalem Schwierigkeitsgrad. Abhandlungen in Fachliteratur und Begutachtungs-Standardwerken sowie von den Fachgesellschaften herausgegebene Begutachtungsempfehlungen sind regelmäßig vorhanden. Es sind keine sich widersprechenden Vorgutachten zum Kausalzusammenhang zu berücksichtigen.
161	Begutachtungsmaterie mit hohem Schwierigkeitsgrad. Es existieren keine konsentierten Begutachtungsempfehlungen oder trotz Vorliegens einer solchen setzt die Begutachtung eine anspruchsvolle medizinische Bewertung voraus. Regelmäßig sind deshalb verschiedene medizinische Quellen und diverse Fachliteratur zu sichten und bedarf es einer Literaturrecherche oder entsprechender fundierter Fachkenntnisse oder es ist eine umfassende Auseinandersetzung mit Vorgutachten notwendig. Zu den Höchstsätzen nach Nrn. 160, 161 gilt § 59 des Vertrags Ärzte/UV-Träger. • *wenn eine differenzierte Bewertung des Zusammenhanges oder des Zwangs zur Aufgabe der schädigenden Tätigkeit erforderlich ist* • *Dies ist beispielsweise der Fall, wenn eine differenzierte medizinische und versicherungsrechtliche Abwägung zum Beispiel konkurrierender endogener und exogener Einwirkungen oder Diskussion einer widersprüchlichen Vorgeschichte/Aktenlage erforderlich ist.* • *Eine derartige eingehende, differenzierte Bearbeitung des Sachverhaltes muss sich im Gutachtentext widerspiegeln.* *Typische Konstellation bei Gutachten zu Handekzemen* • *Diskussion irritatives/subtoxisch kumulatives/atopisches Ekzem;* • *allergisches Kontaktekzem auf Basis eines irritativen oder topischen Ekzems* *Diskussion der Differentialdiagnosen/ Ursachenzusammenhänge notwendig als integraler Bestandteil des Gutachtens.*
165	Begutachtungsmaterie mit hohem Schwierigkeitsgrad und sehr hohem zeitlichen Aufwand zu speziellen Kausalzusammenhängen und/oder differentialdiagnostischen Problemstellungen. Es gibt nur wenig gesicherte medizinisch-wissenschaftliche Erkenntnisse oder die Erkenntnislage ist unübersichtlich oder es liegen divergierende Auffassungen in der Fachliteratur vor. Die Begutachtung bedarf umfangreicher Recherchen und tiefgehender eigener wissenschaftlich fundierter Überlegungen und Begründungen. Zusätzlich ist das Gutachten mit einem deutlich überdurchschnittlichen Zeitaufwand verbunden, zum Beispiel durch aufwändige Anamnese, Auswertung umfangreicher Voruntersuchungen, weit überdurchschnittlichen Aktenumfang.

Tab. 23.2 (Fortsetzung)

	Begutachtungsmaterie mit hohem Schwierigkeitsgrad und sehr hohem zeitlichen Aufwand zu speziellen Kausalzusammenhängen und/oder differenzialdiagnostischen Problemstellungen. *siehe: Skudlik et al. Änderungen der Gebühren für die Gutachten nach den Nrn. 160,161 und 165: Erläuterungen der Leistungslegenden für dermatologische Gutachten (DBU 63, Nr.3/2015 S.96-99) und Anpassung der Honorare für freie ärztliche Gutachten nach der UV-GOÄ; Rundschreiben-0115/2015 vom 09.03.2015 DGUV* *Mit der Erteilung des Gutachtenauftrages ist vom Unfallversicherungsträger zu bestimmen, nach welcher Gebührennummer das Gutachten zu erstellen ist. Wenn der Gutachter den Schwierigkeitsgrad oder den Umfang anders einschätzt, muss er dies vor der Gutachtenerstellung mit dem Unfallversicherungsträger abstimmen.* *Cave 160, 161, 165: Umsatzsteuerpflicht/Kleinunternehmerregelung* *Damit das Finanzamt die Einstufung als Kleinunternehmer akzeptiert, dürfen die umsatzsteuerpflichtigen Betriebseinnahmen laut § 19 UStG bestimmte Umsatzgrenzen nicht übersteigen. Aktuell: im vorangegangenen Kalenderjahr 17.500 Euro und im laufenden Kalenderjahr voraussichtlich 50.000 Euro.*
190	Schreibgebühren für Arztvordrucke nach den Nummern 117 bis 124 und Gutachten nach den Nummern 146 bis 154, 155 (ausgenommen audiologischer Befundbogen), 160, 161, 165 je Seite
191	je verlangte Kopie
192	Elektronische Übermittlung eines Arztberichts an den UV-Träger
196	Bei Bedarf im Hautarztverfahren und in der dermatologischen Begutachtung gefertigte Fotos, die den im jeweiligen Bericht oder im Gutachten beschriebenen Hautbefund nachvollziehbar dokumentieren und auf CD/DVD (einschließlich der Herstellung, Verpackung, zuzüglich Porto) zur Verfügung gestellt werden, unabhängig von der Anzahl der Fotos. Eine darüberhinausgehende notwendige Fotodokumentation kann durch den UV-Träger nach Rücksprache genehmigt werden. *Die Erstellung von Fotos kann auch im Rahmen der Erstellung der ärztlichen Anzeige über das Vorliegen einer Berufskrankheit abgerechnet werden*

23.6.3 Impfungen und Testungen (Tab. 23.3)

Allgemeine Bestimmungen

1. Als Behandlungsfall gilt für die Behandlung derselben Erkrankung der Zeitraum von 3 Monaten nach der jeweils ersten Inanspruchnahme des Arztes.
2. Erforderliche Nachbeobachtungen am Tag der Impfung oder Testung sind in den Leistungsansätzen enthalten und nicht gesondert berechnungsfähig.
3. Neben den Leistungen nach den Nummern 376–378 ist die gegebenenfalls erforderliche Eintragung in den Impfpass nicht berechnungsfähig.

Tab. 23.3 Testungen

Nummer	*Leistung*
379	Testung mit patienteneigenen Substanzen nach vorheriger Beauftragung durch den Unfallversicherungsträger. Für die Vorbereitung der Testsubstanz werden zusätzlich 5,60 € (ohne spezifische Aufbereitung, nativ) beziehungsweise 11,20 € (mit spezifischer Aufbereitung) vergütet. *Testung ohne spezifische Aufbereitung (wie Testung von Handschuhmaterial); Testung mit spezifische Aufbereitung (wie Testung von Kühlschmiermitteln).*
379 a	Für die Vorbereitung der Testsubstanz nach Nummer 379 werden zusätzlich 5,60 € (ohne spezifische Aufbereitung, nativ) vergütet.
379b	Für die Vorbereitung der Testsubstanz nach Nummer 379 werden zusätzlich 11,20 € (mit spezifischer Aufbereitung) vergütet.
380	Epikutantest, je Test (1. bis 30. Test je Behandlungsfall)
381	Epikutantest, je Test (31. bis 50. Test je Behandlungsfall)
382	Epikutantest, je Test (51. bis 100. Test je Behandlungsfall) *Mehr als 100 Epikutantests sind je Behandlungsfall nicht berechnungsfähig.*
385	Pricktest, je Test (1. bis 20. Test je Behandlungsfall)
386	Pricktest, je Test (21. bis 40. Test je Behandlungsfall)
387	Pricktest, je Test (41. bis 80. Test je Behandlungsfall) *Mehr als 80 Pricktests sind je Behandlungsfall nicht berechnungsfähig.*
388	Reib-, Scratch- oder Skarifikationstest, je Test (bis zu 10 Tests je Behandlungsfall)
389	Reib-, Scratch- oder Skarifikationstest, jeder weitere Test
390	Intrakutantest, je Test (1. bis 20. Test je Behandlungsfall)
391	Intrakutantest, jeder weitere Test *Mehr als 80 Intrakuntantests sind je Behandlungsfall nicht berechnungsfähig.*

4. Mit den Gebühren für die Leistungen nach den Nummern 380–382, 385–391 sowie 395 und 396 sind die Kosten abgegolten. Bei allen an den DKG-Reihen orientierten Testreihen, die nicht zur Standardtestreihe gehören, werden zu den Gebühren nach Nrn. 380, 381 und 382 zusätzlich € 2,12 je Test vergütet.
5. Mit den Gebühren für die Leistungen nach den Nummern 393, 394, 397 und 398 sind die Kosten für serienmäßig lieferbare Testmittel abgegolten.
6. Für die Anfertigung und Übersendung von Kopien der Hauttestprotokolle wird nach Nummer 194 ein Betrag in Höhe von € 3,30, zuzüglich Porto, erstattet.

23.6.4 Berechtigung zur Durchführung ambulanter Operations- und Anästhesieleistungen (Tab. 23.4 und 23.5)

Zur Durchführung ambulanter Operations- und Anästhesieleistungen in der GUV berechtigt sind in Praxis niedergelassene oder an Krankenhäusern tätige Durchgangsärzte, die als solche bis zum 31.12.2010 von einem Landesverband beteiligt worden sind, andere nur, wenn sie über die Schwerpunktbezeichnung „Unfallchirurgie" oder über die Zusatzbezeichnung „Spezielle Unfallchirurgie" verfügen, oder Augen- und HNO-Ärzte und Handchirurgen nach § 37 Abs. 3 des Vertrages Ärzte/UV-Träger sowie Hautärzte und Mund-, Kiefer-, Gesichtschirurgen bei Verletzungen oder Erkrankungen auf dem jeweiligen Fachgebiet und Ärzte für Anästhesie, wenn sie hierzu von der zuständigen Kassenärztlichen Vereinigung zugelassen sind und/oder die Erklärungen nach § 3 der „Vereinbarung von Qualitätssicherungsmaßnahmen bei ambulanten Operationen und bei sonstigen stationsersetzenden Leistungen gemäß § 15 des Vertrages nach § 115b Abs. 1 SGB V" (Stand 01.01.2004) abgegeben haben, die fachlichen und räumlich-apparativen Voraussetzungen erfüllen und die notwendigen Pflichten anerkennen. Durchgangsärzte ohne Schwerpunktbezeichnung „Unfallchirurgie" oder Zusatzbezeichnung „Spezielle Unfallchirurgie" und H-Ärzte dürfen nur solche ambulanten Operationen durchführen und abrechnen, die in den Gebühren-Nrn. 442–445 mit einem „*" gekennzeichnet sind, andere nur mit vorheriger Genehmigung durch den Unfallversicherungsträger. Durchgangs- und H-Ärzte sind berechtigt Arbeitsunfallverletzte an Ärzte, die zum ambulanten Operieren in der vertragsärztlichen Versorgung berechtigt sind, zur ambulanten Leistungserbringung zu überweisen (§ 12 Vertrag Ärzte/UV-Träger).

Tab. 23.4 Zuschläge

441	Zuschlag für die Anwendung eines Lasers bei ambulanten operativen Leistungen, je Sitzung *Der Zuschlag nach Nr. 441 ist je Behandlungstag nur einmal berechnungsfähig.*
442	Zuschlag bei ambulanter Durchführung von operativen Leistungen nach den Gebühren-Nrn. 695, 1011, 1014, 1044, 1085, 1086, 1089, 1097, 1098, 1112, 1113, 1131, 1140, 1292, 1301, 1321, 1356, 1357, 1377, 1428, 1438, 1441, 1445,1457, 1467, 1468, 1493, 1513, 1527, 1534, 1576, 1586, 1713, 1740, 1741, 1755, 1767, 1816, 2005*, 2010*, 2031*,2060*, 2062, 2065, 2066, 2072, 2080, 2084, 2100*, 2122, 2158, 2170, 2250, 2256*, 2293, 2295, 2380*, 2381*, 2402*,2405*, 2430*, 2431, 2441, 2660, 2671, 2694, 2800*, 2890, 3120, 3220, 3237
442 a	Zuschlag bei ambulanter Durchführung von operativen Leistungen nach den Gebühren-Nrn. 2008*, 2009*, 2063* und 2403*
	Der Zuschlag nach Nr. 442 ist je Behandlungstag nur einmal berechnungsfähig. Der Zuschlag nach Nr. 442 ist neben den Zuschlägen nach den Nummern 442a bis 445 nicht berechnungsfähig.
	Der Zuschlag nach Nr. 442a ist je Behandlungstag nur einmal berechnungsfähig. Der Zuschlag nach Nr. 442a ist neben den Zuschlägen nach den Nummern 442 und 443 bis 445 nicht berechnungsfähig.
443	Zuschlag bei ambulanter Durchführung von operativen Leistungen nach den Gebühren-Nrn. 1043, 1052, 1099, 1104, 1111, 1120, 1122, 1129, 1135, 1141, 1283, 1299, 1305, 1330, 1331, 1333, 1359, 1446, 1455, 1519, 1528, 1535, 1588, 1622, 1628, 1635, 1738, 1761, 1765, 1802, 2040*, 2041, 2045, 2051*, 2052*, 2073*, 2092, 2101, 2105, 2110, 2118, 2120, 2130, 2156, 2210, 2253, 2254, 2279, 2339, 2347, 2348, 2382, 2384, 2386, 2393, 2397*, 2404*, 2410, 2421, 2580, 2650, 2651, 2656, 2657, 2670, 2730, 2751, 2801, 3300.
	Der Zuschlag nach Nr. 443 ist je Behandlungstag nur einmal berechnungsfähig. Der Zuschlag nach Nr. 443 ist neben den Zuschlägen nach den Nummern 442, 442a, 444 und/oder 445 nicht berechnungsfähig.
444	Zuschlag bei ambulanter Durchführung von operativen Leistungen nach den Gebühren-Nrn. 700, 701, 1041, 1045, 1055, 1060, 1121, 1125, 1155, 1156, 1284, 1302, 1304, 1306, 1311, 1332, 1348, 1353, 1355, 1358, 1360, 1365, 1366, 1384, 1485, 1497, 1597, 1612, 1636, 1756, 1815, 2064, 2074, 2075, 2076, 2081, 2087, 2088, 2091, 2106, 2111, 2134, 2140, 2213, 2273, 2296, 2297, 2349, 2353*, 2355, 2383, 2392, 2392a, 2396, 2417, 2418, 2420, 2440, 2442, 2583, 2655, 2675, 2881, 3096, 3241, 3283.

Tab. 23.5 Bestimmungen

Nummer	*Leistung*
560	Behandlung mit Ultraviolettlicht in einer Sitzung *Werden mehrere Kranke gleichzeitig mit Ultraviolettlicht behandelt, so darf die Nummer 560 nur einmal berechnet werden.*
561	Reizbehandlung eines umschriebenen Hautbezirkes mit Ultraviolettlicht
562	Reizbehandlung mehrerer umschriebener Hautbezirke mit Ultraviolettlicht in einer Sitzung *Die Leistungen nach den Nummern 538, 560, 561 und 562 sind nicht nebeneinander berechnungsfähig.*
563	Quarzlampendruckbestrahlung eines Feldes
564	Quarzlampendruckbestrahlung mehrerer Felderin einer Sitzung
565	Photochemotherapie, je Sitzung Für die lokale Photochemotherapie (Bade- oder Creme-PUVA) kann zusätzlich die Nr. 567 abgerechnet werden.
566	Phototherapie eines Neugeborenen, je Tag
567	Phototherapie mit selektivem UV-Spektrum, je Sitzung
570	Photodynamische Therapie (PDT) von Hautläsionen inkl. photodynamischer Lichtbestrahlung, Aufklärung und Beratung, Erstellung des Behandlungsplans, vorbereitender Maßnahmen (Kürettage, Kryotherapie, Debridement) und Auftragen des Photosensibilisators, Okklusiv-Verband einschließlich adäquatem Schmerzmanagement, Anwendung einer Kaltpackung einschließlich Dokumentation. Eine photodynamische Diagnostik ist nicht gesondert abrechenbar. Die Leistung kann nur nach Genehmigung des UV-Trägers erbracht werden. Die Gebühr umfasst die PDT-Behandlung von bis zu 100 cm^2 der im Behandlungsplan festgestellten Gesamtfläche, auch in mehreren Sitzungen. Die PDT-Behandlung des darüber hinausgehenden Teils der Gesamtfläche ist nach Nr. 571 abzurechnen.
571	Leistung nach Nr. 570 für jeweils weitere angefangene 100 cm^2 der vom Behandlungsplan zu Nr. 570 erfassten Gesamtfläche, auch in weiteren Sitzungen.

(Fortsetzung)

Tab. 23.5 (Fortsetzung)

572	Photodynamische Tageslichttherapie von Hautläsionen, Aufklärung und Beratung, Erstellung des Behandlungsplans, vorbereitender Maßnahmen (z.B. Kürettage, Kryotherapie, Debridement, Laserbehandlung) und Auftragen des Photosensibilisators, inkl. Dokumentation. Eine ggf. durchgeführte photodynamische Diagnostik ist nicht gesondert abrechenbar. Die Gebühr umfasst die PDT-Behandlung der im Behandlungsplan festgestellten Gesamtfläche*1, ggf. auch in mehreren Sitzungen. Tageslichttherapien mit Selbstapplikation des Photosensibilisators werden nach UV-GOÄ-Nr. 753 vergütet. *1 Die Gesamtfläche ist die Summe aller Flächen mit Hautläsionen, die im Zeitpunkt der Therapieentscheidung mit dem jeweiligen Verfahren zu behandeln sind
573	Technisch simulierte photodynamische Tageslichttherapie von Hautläsionen inkl. photodynamischer Lichtbestrahlung*, Aufklärung und Beratung, Erstellung des Behandlungsplans, vorbereitender Maßnahmen (z.B. Kürettage, Kryotherapie, Debridement, Laserbehandlung) und Auftragen des Photosensibilisators, inkl. Dokumentation. Eine ggf. durchgeführte photodynamische Diagnostik ist nicht gesondert abrechenbar. Die Gebühr umfasst die PDT Behandlung der im Behandlungsplan festgestellten Gesamtfläche*1, ggf. auch in mehreren Sitzungen. *Bestrahlungsgeräte mit Zulassung als Medizinprodukt, Richtlinie 93/42 EWG *1Die Gesamtfläche ist die Summe aller Flächen mit Hautläsionen, die im Zeitpunkt der Therapieentscheidung mit dem jeweiligen Verfahren zu behandeln sind
575	Laserbehandlung von aktinischen Keratosen bis zu 7 cm^2 Gesamtfläche[1] einschließlich notwendiger Wiederholungsbehandlungen und Fotodokumentation
576	Laserbehandlung von aktinischen Keratosen > 7 cm^2 bis 21 cm^2 Gesamtfläche[1] einschließlich notwendiger Wiederholungsbehandlungen und Fotodokumentation
577	Laserbehandlung von aktinischen Keratosen > 21 cm^2 Gesamtfläche[1] nur nach nachgewiesenem, dokumentiertem Versagen anderer Therapieformen (PDT und selbstapplizierbare Flächentherapie) einschließlich notwendiger Wiederholungsbehandlung und Fotodokumentation Die Leistung kann nur nach Genehmigung des UV-Trägers erbracht werden. [1] Die Gesamtfläche ist die Summe aller Flächen mit Hautläsionen, die im Zeitpunkt der Therapieentscheidung mit dem jeweiligen Verfahren zu behandeln sind.

■ **Tab. 23.5** (Fortsetzung)

740	Kryotherapie der Haut, je Sitzung
740 a	Kryochirurgische Therapie aktinischer Keratosen. Die Leistung kann einmal pro Behandlungsfall abgerechnet werden.
750	Auflichtmikroskopie der Haut (Dermatoskopie), je Sitzung
753	Medikamentöse Behandlung aktinischer Keratosen inklusive, Aufklärung und Beratung; Erstellung eines Behandlungsplans, Rezeptur eines für die Behandlung aktinischer Keratosen zugelassenen selbstapplizierbaren Flächentherapeutikums und Dokumentation, vorbereitende Maßnahmen. Das Auftragen von Fertigarzneimitteln kann nicht abgerechnet werden. Abrechnung einmalig pro rezeptiertem Therapiezyklus. Leistungen nach Nrn. 1 und 6 sind enthalten und nicht gesondert abrechenbar. Die Leistung ist nicht kombinierbar mit den Leistungen nach Nrn. 575 bis 577.
754	Vorbereitende Maßnahmen bei AK Grad 3 nach Olsen (Kürretage/Debridement). Die Leistung kann nur in Kombination mit der Leistung nach Nr. 753 abgerechnet werden.
760	Alkaliresistenzbestimmung (Tropfmethode)
2381	Einfache Hautlappenplastik *<Bei Amb. Op.: Zuschlag nach Nr. 442>*
2382	Schwierige Hautlappenplastik oder Spalthauttransplantation *<Bei Amb. Op.: Zuschlag nach Nr. 443>* *Hautlappenplastiken. Eine ausschließliche Unterminierung der Wundränder erfüllt nicht den Tatbestand einer Lappenplastik.* *Verschiebelappenplastik, Z-Plastik, Rotationsplastik, Spalthautplastik erfüllen die Definition einer Haut Lappenplastik.* *Die Ziffern 2403 und 2404 (Exzisionen) können neben den Ziffern 2381 und 2382 abgerechnet werden.*

(Fortsetzung)

Tab. 23.5 (Fortsetzung)

2403	Exzision einer in oder unter der Haut oder Schleimhaut liegenden kleinen Geschwulst*<Bei Amb. Op.: Zuschlag nach Nr. 442a>*
2404	Exzision einer größeren Geschwulst (Ganglion, Fasziengeschwulst, Fettgeschwulst, Lymphdrüse, Neurom). Operationsbericht und histologischer Befund sind dem UV-Träger auf Anforderung vorzulegen. *<Bei Amb. Op.: Zuschlag nach Nr. 443>* *Exzisionen. Die Ziffern 2381 und 2382 können zusätzlich abgerechnet werden.* *Fadenmaterial ist mit den Gebührennummern nicht gesondert abrechenbar. Nach BG- Nebenkosten Tarif (BG-NT) §2 sind die Kosten hierfür mit den Besonderen Kosten (Kosten, die der Patient zur weiteren Verwendung behält oder die mit einer einmaligen Anwendung verbraucht sind) abgegolten.*
3572	Immunglobulin E (IgE), Ligandenassay - gegebenenfalls einschließlich Doppelbestimmung und aktueller Bezugskurve -, Immundiffusion oder ähnliche Untersuchungsmethoden Neben den Leistungen nach den Nummern 3892, 3893 und/oder 3894 sind die Leistungen nach den Nummern 3572, 3890 und/oder 3891 nicht berechnungsfähig.
3890	Allergenspezifisches Immunglobulin (IgE), Mischallergentest (RAST), im Einzelansatz, Ligandenassay - gegebenenfalls einschließlich Doppelbestimmung und aktueller Bezugskurve-, qualitativ, bis zu vier Mischallergenen, je Mischallergen
3891	Allergenspezifisches Immunglobulin (IgE), Einzelallergentest (RAST), im Einzelansatz, Ligandenassay - gegebenenfalls einschließlich Doppelbestimmung und aktueller Bezugskurve -, bis zu zehn Einzelallergenen, je Allergen
3892	Bestimmung von allergenspezifischem Immunglobulin (IgE), Einzel- oder Mischallergen-test mit mindestens vier deklarierten Allergenen oder Mischallergenen auf einem Träger, je Träger
3893	Bestimmung von allergenspezifischem Immunglobulin (IgE), Einzelallergentest mit mindestens neun deklarierten Allergenen auf einem Träger und Differenzierung nach Einzelallergenen – gegebenenfalls einschließlich semiquantitativer Bestimmung des Gesamt-IgE -, insgesamt
3894	Bestimmung von allergenspezifischem Immunglobulin (IgE), Einzelallergentest mit mindestens zwanzig deklarierten Allergenen auf einem Träger und Differenzierung nach Einzelallergenen – gegebenenfalls einschließlich semiquantitativer Bestimmung des Gesamt-IgE -, insgesamt

Praxistipp

Die UV-GOÄ unterliegt Änderungen entsprechend der Fortentwicklung der diagnostischen und therapeutischen Möglichkeiten. Für die Berufsdermatologie wichtige Aktualisierungen mit Erläuterungen für die Abrechnung können dem entsprechend regelmäßig aktualisiertem, von der DGUV herausgegebenem Leitfaden „Honorare in der Berufsdermatologie" entnommen werden.

- https://rb.gy/95g43a

Literatur

Berner B (2022) Handbuch UV-GOÄ, 4. Aufl. Aufl. DÄV, Köln. ISBN 978-3-7691-3745-3

UV-GOÄ (2022) Stand 01.01.2022

Vertrag Ärzte/Unfallversicherungsträger. https://www.kbv.de/html/uv.php. Stand 01.07.2021

Klinische Fallbeispiele

Inhaltsverzeichnis

Kumulativ-subtoxisches Handekzem

Richard Brans

Inhaltsverzeichnis

C. Skudlik et al. (Hrsg.), *Berufsdermatologie*, https://doi.org/10.1007/978-3-662-50518-2_24

24

24.1 Fallbeispiel

▪ Grund der Konsultation

Eine 37-jährige Kinderkrankenschwester stellte sich in unserer Sprechstunde vor und beschrieb das arbeitskongruente Auftreten schuppender Rötungen an den Händen. Diese würden insbesondere in den Fingerzwischenräumen auftreten. Das Hautarztverfahren war kurz zuvor durch eine Hautarztpraxis eingeleitet worden.

▪ Hautbefund

Es zeigten sich unscharf begrenzte, schuppende Erytheme in allen Fingerzwischenräumen mit Übergang auf die Handrücken. Isomorphe Hautveränderungen wies die Versicherte in der Mitte der Handinnenflächen und zirkulär an den Handgelenken mit Betonung der Beugeseiten auf (◘ Abb. 24.1). Am übrigen Integument bestanden keine Auffälligkeiten.

▪ Berufsdermatologische Anamnese

Die Patientin berichtete, dass sie seit 17 Jahren als Kinderkrankenschwester arbeiten würde. Seit 10 Jahren sei sie auf einer Frühgeborenen-Intensivstation tätig. Es würden alle berufstypischen Tätigkeiten in der Versorgung der Frühgeborenen ausgeführt. Aufgrund der besonders hohen hygienischen Standards erfolge die Händedesinfektion ca. 50- bis 60-mal pro Schicht. Die Hände würden zusätzlich 10-mal während der Arbeitszeit mit einer Flüssigseife gereinigt. Hautschutz- und Hautpflegeprodukte kämen 3- bis 5-mal pro Schicht zum Einsatz. Darüber hinaus würden regelmäßig Nitril-Einmalhandschuhe und teilweise auch sterile Latexhandschuhe getragen, die sehr häufig gewechselt würden. Vorberuflich sei die Patientin stets hautgesund gewesen. Seit vier Jahren würden bei ihr zunehmend Rötungen und Schuppungen an den Handgelenken und Fingerzwischenräumen auftreten. In Urlaubs- und Arbeitsunfähigkeitszeiten käme es regelmäßig zu deutlicher Besserung des Hautbefundes mit erneuter Verschlechterung nach Wiederaufnahme der Berufstätigkeit. Zu vollständigen Abheilungen in Arbeitskarenzzeiten sei es nur in der Anfangsphase der Erkrankung gekommen, zuletzt nicht mehr. Die Behandlung sei bislang ausschließlich mit topischen Glukokortikoiden erfolgt. Ein Bruder der Patientin habe im Kindesalter an Neurodermitis sowie an allergischem Asthma bronchiale gelitten. Gemäß vorgelegten Unterlagen wurden bei der Patientin im Pricktest Reaktionen auf Beifuß, Kräuter und Gräser festgestellt. Eine diesbezügliche klinische Relevanz wurde von der Patientin verneint. In einer kürzlich durchgeführten ausführlichen Epikutantestung wurden keine Typ-IV-Sensibilisierungen nachgewiesen. Eine mykologische Diagnostik sei unauffällig gewesen.

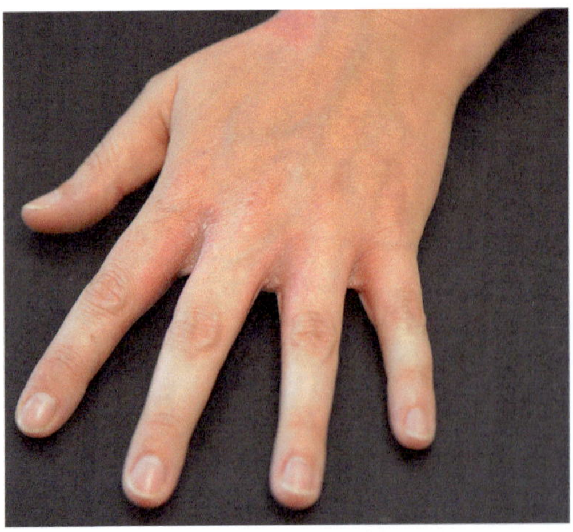

◘ **Abb. 24.1** Hautbefund der linken Hand

▪ Procedere

Es wurden eine möglichst glukokortikoidfreie Lokaltherapie mit Calcineurin-Inhibitoren, eine pflegende Basistherapie und die Teilnahme an einem ambulanten Hautschutzseminar empfohlen.

▪ Diagnose

Kumulativ-subtoxisches Handekzem bei atopischer Diathese.

▪ Berufsdermatologische Schlussfolgerungen und Empfehlungen

Im vorliegenden Fall bestanden berufliche Hautbelastungen insbesondere durch Feuchtarbeit einschließlich dem Tragen okklusiver Schutzhandschuhe sowie häufige Händedesinfektion. Hierzu passend entwickelte die Patientin entzündliche Hautveränderungen mit Betonung der Fingerzwischenräume, die bei Feuchtarbeit häufig besonders belastet sind. Unter Arbeitskarenz sei eine Besserung des Hautbefundes ohne Eigendynamik zu verzeichnen. Somit lag bei der Patientin wahrscheinlich ein beruflich bedingtes kumulativ-subtoxisches Handekzem vor (Patel und Nixon 2022; Dickel et al. 2022; Jacobsen et al. 2022; Brans et al. 2020). Dessen Entstehung wurde wahrscheinlich durch eine atopische Diathese begünstigt, die mit einer konstitutionellen Minderung der epidermalen Barrierefunktion einhergeht. Für die atopische Diathese sprachen die positive Familienanamnese und die vorbeschriebenen Soforttypsensibilisierungen. Die Prognose im Hinblick auf einen langfristig vollständig hauterscheinungsfreien Verlauf, auch nach konsequenter Umsetzung von Maßnahmen im Rahmen des § 3 BKV wurde nur mit Zurückhaltung gestellt, da die Möglichkeiten zur wesentlichen Optimierung der Hautschutzmaßnahmen oder zur Reduktion der aus hygienischen Gründen am Arbeitsplatz der Versicherten vorgegebenen häufigen Händedesinfektionen als Kinderkrankenschwerster auf einer Frühgeborenen-Intensivstation als sehr begrenzt anzusehen waren. Die Patientin äußerte sich dennoch optimistisch, die berufliche Tätigkeit fortzuführen. Es wurde daher empfohlen den weiteren Verlauf unter Ausschöpfung der Maßnahmen im Rahmen von § 3 BKV abzuwarten.

Literatur

Brans R, John SM, Frosch P (2020) Clinical aspects of irritant contact dermatitis. In: Johansen JD, Lepoittevin JP, Mahler V, Frosch P (Hrsg) Contact dermatitis, 6. Aufl. Springer, Berlin/Heidelberg

Dickel H, Bauer A, Brehler R, Mahler V, Merk HF, Neustadter I et al (2022) German S1 guideline: Contact dermatitis. J Dtsch Dermatol Ges 20(5):712–734. https://doi.org/10.1111/ddg.14734

Jacobsen G, Rasmussen K, Bregnhoj A, Isaksson M, Diepgen TL, Carstensen O (2022) Causes of irritant contact dermatitis after occupational skin exposure: a systematic review. Int Arch Occup Environ Health 95(1):35–65. https://doi.org/10.1007/s00420-021-01781-0

Patel K, Nixon R (2022) Irritant contact dermatitis – a review. Curr Dermatol Rep 11(2):41–51. https://doi.org/10.1007/s13671-021-00351-4

Fallbeispiele für allergische Kontaktekzeme

Richard Brans und Christoph Skudlik

Inhaltsverzeichnis

C. Skudlik et al. (Hrsg.), *Berufsdermatologie*, https://doi.org/10.1007/978-3-662-50518-2_25

25

25.1 Fallbeispiel 1

▪ Grund der Konsultation

Ein 44-jähriger Mann stellt sich im Januar im Anschluss an einen zweiwöchigen Weihnachtsurlaub vor, nachdem im Herbst des zurückliegenden Jahres Rötungen, Bläschen, Juckreiz und Risse am linken Unterarm und den Fingerrücken beider Hände (links mehr als rechts) aufgetreten seien. Während des Urlaubes seien die Hautveränderungen deutlich rückläufig gewesen.

▪ Hautbefund

An den Streckseiten der Finger II–V der linken Hand sowie in schwächerer Ausprägung auch II und III rechts zeigten sich subakute infiltrierte Erytheme mit einzelnen residualen Rhagaden und einer ausgeprägten fein- bis mittellamellären Schuppung (◘ Abb. 25.1), ferner am linken Handgelenk einzelne erythematöse Papeln.

Am übrigen Integument bestanden keine Auffälligkeiten.

▪ Berufsdermatologische Anamnese

Die Hautveränderungen würden einen arbeitskongruenten Verlauf mit leichter Besserung an Wochenenden und deutlicher Besserung im Urlaub erkennen lassen. Der Patient arbeitet seit 1995 als Maschinenbaumechaniker und ist hierbei in den zurückliegenden Jahren an einer konventionellen Dreh- und Fräsmaschine sowie an verschiedenen mit Kühlschmierstoffen gekühlten Sägen tätig. Es würden ein wassermischbarer (Alusol 21 BF®) sowie ein nichtwassermischbarer Kühlschmierstoff (Variocut B 30 SP®) verwendet. Bei der Arbeit benutze der Patient bislang nicht näher bezeichnete vollbeschichtete Textilhandschuhe oder relative dünnwandige, nicht näher bezeichnete Gummihandschuhe, insbesondere beim Messen der Werkstücke und dem Werkzeugwechsel sei das Handschuhtragen nicht praktikabel. Bei diesen Tätigkeiten halte der Patient die Werkstücke mit der linken Hand, in der rechten Hand werden eine Druckluftpistole zum Abblasen oder ein Messinstrument gehalten. Die Reinigung der Hände erfolge mit einer nicht näher bezeichneten „Sandseife", als Hautschutz- und Hautpflegeprodukte stünden Präparate aus der Reihe Pevaperm® zur Verfügung.

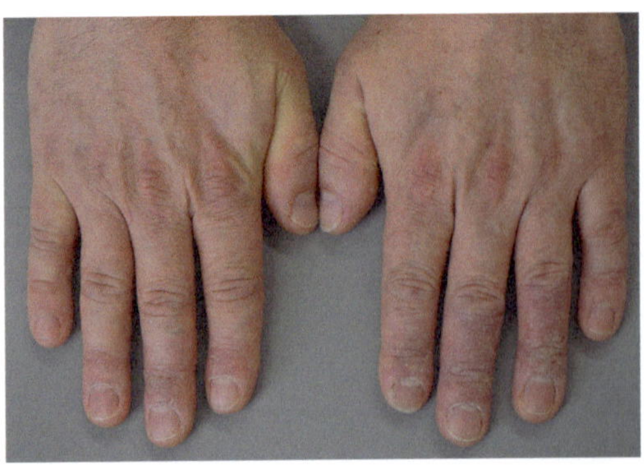

◘ **Abb. 25.1** Hautbefund der Hände bei Erstvorstellung im Anschluss an einen zweiwöchigen Weihnachtsurlaub mit subakutem Ekzem

▪ Procedere

Wegen des möglichen Vorliegens einer berufsbedingten Hauterkrankung erfolgte unmittelbar nach Erteilung des Einverständnisses durch den Patienten die Erstattung eines Hautarztberichtes (F6050) an den zuständigen Unfallversicherungsträger (Berufsgenossenschaft Holz und Metall). Gleichzeitig wurden ein Behandlungsauftrag und die Epikutantestung der beruflich relevanten Kühlschmiermittel (gemäß UV GOÄ-Nr. 379) nach Erzielung der Testfähigkeit der Haut beantragt.

Bis zum Eingang des Behandlungsauftrages erfolgte parallel eine antiinflammatorische Lokaltherapie mit einem topischen Glukokortikoid mit günstigem therapeutischem Index (TIX; Mometasonfuroat) zu Lasten der gesetzlichen Krankenversicherung. Die Arbeitsunfähigkeit wurde zunächst für zwei Wochen attestiert.

Der Patient wurde gebeten, nach Rücksprache mit seinem Vorgesetzten Proben (geringe Mengen) der verwendeten Kühlschmiermittel (Konzentrat des jeweiligen Kühlschmiermittels sowie jeweils eine Probe des gebrauchten Kühlschmiermittels) für die Epikutantestung beizubringen. Der Patient wurde gebeten, die Proben möglichst frisch vor der Epikutantestung abfüllen zu lassen, die Einsatzkonzentrationen in Erfahrung zu bringen und die Proben möglichst kühl zu lagern (◘ Abb. 25.2).

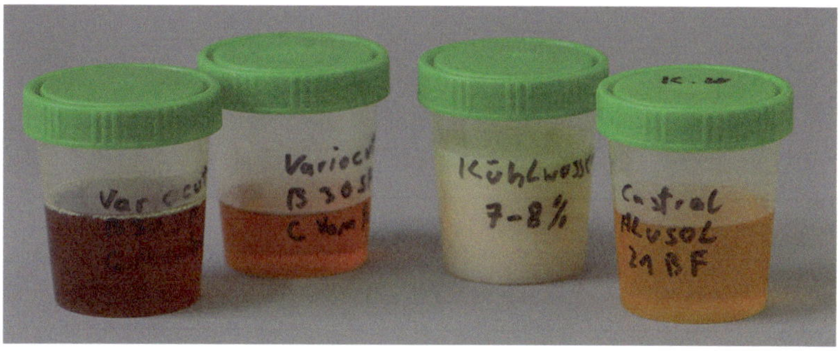

Abb. 25.2 Zur Testung mitgebrachte Kühlschmiermittelproben

Praxistipp

Die Kühlschmierstoffproben sollten in geeigneten, sauberen Gefäßen aufgenommen werden. Empfohlen werden beispielsweise 50 ml Polyethylen-(PE–)Weithalsgefäße mit Schraubverschluss, erhältlich in Apotheken und im Laborfachhandel. Hierbei kann es sinnvoll sein, dem Patienten die notwendige Anzahl von Probengefäßen zur Verfügung zu stellen. Die Kosten für die Gefäße können dem UV-Träger in Rechnung gestellt werden (keine gesonderte UV-GOÄ-Nr.).

Nach Erzielung der Testfähigkeit der Haut und Erhalt der Kostenzusage für die Epikutantestung mit Berufssubstanzen gemäß UV-GOÄ Nr. 379 erfolgte die Epikutantestung mit den Testreihen (DKG-Reihen):

- Standard,
- Externa-Inhaltsstoffe,
- Konservierungsmittel,
- Kühlschmierstoffe

sowie der Kühlschmiermittel Castrol Alusol 21 BF® als Konzentrat und gebraucht sowie Variocut B 30 SP® ungebraucht und gebraucht.

Cave

Bei der Testung von Kühlschmierstoffen unbedingt die entsprechenden Testempfehlungen beachten (Tiedemann et al. 2002):

Konzentrate wassermischbarer Kühlschmierstoffe: Mit Leitungswasser auf 5 %ige Lösung verdünnen.

Gebrauchte wassermischbare Kühlschmierstoffe: Bei einer Gebrauchskonzentration ≤ 8 %: Testung der Probe unverdünnt (pur).

Bei einer Konzentration > 8 und ≤ 16 %: Testung nach Verdünnung mit Leitungswasser im Verhältnis 1:1 (50 %ige Lösung).

Bei einer Konzentration > 16 %: Verdünnung der Probe mit Leitungswasser auf eine Testkonzentration von >4 % bis ≤8 %.

Nicht-wassermischbare Kühlschmierstoffe, gebraucht: Gebrauchte, nichtwassermischbare Kühlschmierstoffe im Verhältnis 1:1 in Olivenöl (50 %ige Lösung) testen.

Positive Reaktionen fanden sich gegenüber Iodpropinylbutylcarbamat, Phenoxyethanol sowie dem Kühlschmierstoff Castrol Alusol 21 BF® (sowohl Konzentrat als auch in gebrauchter Form; Abb. 25.3).

Bei der Durchsicht der vorliegenden Sicherheitsdatenblätter zeigte sich, das Castrol Alusol 21 BF® sowohl Iodpropinylbutylcarbamat als auch Phenoxyethanol (Geier et al. 2013) enthält (Abb. 25.4).

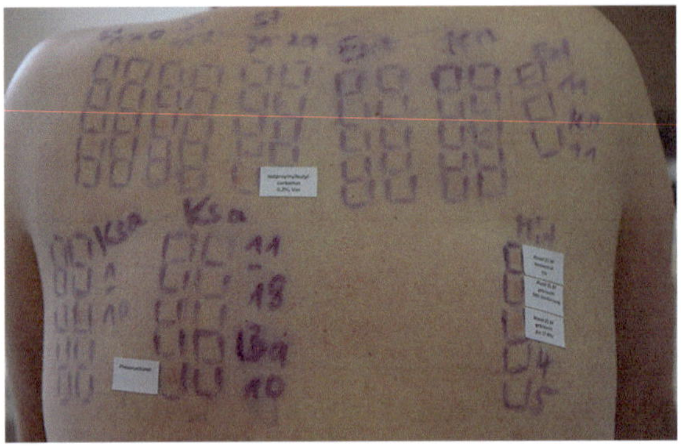

Abb. 25.3 Epikutantestung zum Zeitpunkt der 72-Stunden-Ablesung mit positiven Reaktionen gegenüber Iodpropinylbutylcarbamat, Phenoxyethanol sowie mitgebrachten Kühlschmierstoffproben

ABSCHNITT 3: Zusammensetzung/Angaben zu Bestandteilen

Stoff/Zubereitung Gemisch

Hoch raffiniertes Mineralöl, Emulgatoren und Additive.

Name des Produkts / Inhaltsstoffs	Identifikatoren	%	Einstufung 67/548/EWG	Einstufung Verordnung (EG) Nr. 1272/2008 [CLP]	Typ
Durch Amin neutralisierte Carbonsäuren	Nicht verfügbar.	>=5<10	Xi; R36/38	Skin Irrit. 2, H315 Eye Irrit. 2, H319	[1]
2-Phenoxyethanol	REACH #: 01-2119488943-21 EG: 204-589-7 CAS: 122-99-6 Verzeichnis: 603-098-00-9	>=7-<10	Xn; R22 Xi; R36	Acute Tox. 4, H302 Eye Irrit. 2, H319	[1] [2]
Destillate (Petroleum), hydrierte, leichte naphthenische	REACH #: 01-2119480375-34 EG: 265-156-6 CAS: 64742-53-6 Verzeichnis: 6493-466-00-2	>=5-<10	Nicht eingestuft.	Asp. Tox. 1, H304	[1] [2]
Alkohole, C16-18 und C18-ungesättigt, ethoxyliert	REACH #: 01-2119489407-26 EG: 500-236-9 CAS: 68920-66-1	>=5-<10	Xi; R38	Skin Irrit. 2, H315 Aquatic Chronic 2, H411	[1]
Kohlensäure, Verbindung mit 2-Aminoethanol (1:2)	REACH #: 01-2119976326-28 EG: 244-600-2 CAS: 21829-52-7	>=3-<7	Xn; R22	Acute. Tox. 4, H302	[1]
Durch Amin neutralisierte Phosphorsäreester	Nicht verfügbar.	>=1-<5	Xi; R36/38	Skin Irrit. 2, H315 Eye Irrit. 2, H319	[1]
Alkohole, C13-15, verzweigt und linear, ethoxyliert	EG: 500-337-8 CAS: 157627-86-6	>=1-<3	Xn; R22 Xi; R41	Acute Tox. 4, H302 Eye Dam. 1, H318 Aquatic Chronic 3, H412	[1]
1-Butanol, 2-Amino-	EG: 202-488-2 CAS: 96-20-8	>=0.1-<1	Xn; R22 C; R34 N; R50	Acute Tox. 4, H302 Skin Corr. 1B, H314 Eye Dam. 1, H318 Aquatic Acute 1, H400	[1] [2]
Jodpropinylbutyl-carbamat (IPBC)	EG: 259-627-5 CAS: 55406-53-6	>=0.1-<1	Xn; R20/22 Xi; R41, R37 R43 N; R50	Acute Tox. 4, H302 Acute Tox. 4, H332 Eye Dam. 1, H318 Skin Sens. 1, H317 STOT SE 3, H335 (Atemwegsreizung) Aquatic Acute 1, H400	[1] [2]

Siehe Abschnitt 16 für den vollständigen Wortlaut der oden angegebenen R-Sätze.

Siehe Abschnitt 16 für den vollständigen Wortlaut der oden angegebenen H-Sätze.

Abb. 25.4 Auszug aus dem Sicherheitsdatenblatt des Produktes „Alusol 21 BF“ (Castrol)

Praxistipp

„Kleine Sicherheitsdatenblatt-Kunde" für Berufsdermatologen:

- Informationen über einen beruflichen Kontaktstoff können dem jeweiligen Sicherheitsdatenblatt entnommen werden.
- Beachte: Sicherheitsdatenblätter werden primär nicht für den berufsdermatologisch/allergologisch tätigen Arzt erstellt! Sie enthalten wichtige Informationen für den beruflichen Anwender von Chemikalien zur Identität des Produktes, auftretenden Gefährdungen, sicherer Handhabung und Maßnahmen zur Prävention im Gefahrenfall.
- Sicherheitsdatenblätter sollten vom Unfallversicherungsträger (Präventionsdienst) zur Verfügung gestellt oder vom Patienten (in Abstimmung mit dessen Vorgesetztem oder der Sicherheitsfachkraft oder dem Betriebsarzt) zur Untersuchung mitgebracht werden. Falls zur Untersuchung kein Sicherheitsdatenblatt vorliegen sollte, empfiehlt sich aus Gründen der Zeitersparnis eine Internetsuche. Viele Hersteller machen die Sicherheitsdatenblätter ihrer Produkte online verfügbar.

Ein Sicherheitsdatenblatt hat regelhaft folgenden Aufbau:

1. Bezeichnung des Stoffes bzw. der Zubereitung und Firmenbezeichnung
2. Mögliche Gefahren
3. Zusammensetzung/Angaben zu Bestandteilen
4. Erste-Hilfe-Maßnahmen
5. Maßnahmen zur Brandbekämpfung
6. Maßnahmen bei unbeabsichtigter Freisetzung
7. Handhabung und Lagerung
8. Begrenzung und Überwachung der Exposition/persönliche Schutzausrüstung
9. Physikalische und chemische Eigenschaften
10. Stabilität und Reaktivität
11. Toxikologische Angaben
12. Umweltbezogene Angaben
13. Hinweise zur Entsorgung
14. Angaben zum Transport
15. Rechtsvorschriften
16. Sonstige Angaben

Die detaillierten Anforderungen an ein Sicherheitsdatenblatt sind in der Verordnung (EU) Nr. 453/2010 der Kommission vom 20.05.2010 zur Änderung der Verordnung (EG) Nr. 1907/2006 des Europäischen Parlaments und des Rates zur Registrierung, Bewertung, Zulassung und Beschränkung chemischer Stoffe (REACH) zu entnehmen.

- Für die berufsdermatologische Praxis sind vor allem die Rubriken 2., 3., 8. und 11. bedeutsam.
- Aus den Rubriken 2. und 11. ergeben sich Hinweise bezüglich der potenziellen Wirkung (Einstufung) der Substanz auf die Haut und die Schleimhäute (irritative oder ätzende Wirkung, Sensibilisierungspotenzial).
- In der Rubrik 3. findet sich die konkrete Angabe gefährlicher Inhaltsstoffe, diese kann als irritativ oder ätzend oder auch sensibilisierend eingestufte Substanzen umfassen.
- Wichtig: Zwingend werden lediglich die Hauptbestandteile sowie weitere Bestandteile, die nicht Hauptbestandteile, aber für die eine Einstufung (s. oben) vorliegt, angegeben. Eine Deklarationspflicht besteht nur oberhalb einer bestimmten Konzentration; einzelne Allergene können aber schon auch bei geringerer Konzentration ein allergisches Kontaktekzem auslösen.
- Beachte: Die angegebene Stoffbezeichnung muss nicht mit der dem Allergologen bekannten Bezeichnung für die jeweilige Substanz übereinstimmen. So wird die dem Allergologen unter dem Begriff Monoethanolamin bekannte Substanz in der Regel in Sicherheitsdatenblättern mit dem Begriff 2-Aminoethanol bezeichnet. Im Zweifelsfall ist oft ein Vergleich der Chemical-Abstracts-Service-(CAS-) Nummern zur Identifizierung hilfreich.

- Weitere Bestandteile (insbesondere Bestandteile ohne Einstufung) müssen nicht aufgelistet werden.
- Beachte: Auch wenn eine Substanz nicht eingestuft ist, kann im Einzelfall nicht ausgeschlossen werden, dass sie dennoch sensibilisierend wirkt!
- Sollte sich bei positiver Testung einer Berufssubstanz aber fehlender Identifikation des Einzelallergens in der Epikutantestung mit standardisierten Allergenen anhand des Sicherheitsdatenblattes kein relevantes Allergen identifizieren lassen, so ist eine schriftliche Nachfrage beim Hersteller der Chemikalie (Angaben unter Rubrik 1. des Sicherheitsdatenblattes) im Hinblick auf weitere Komponenten und bedarfsweise Anforderung derselben zur Epikutantestung (▶ Kap. 7) sinnvoll.
- Die Angaben unter Rubrik 8. eines Sicherheitsdatenblattes sind für eine adäquate Schutzhandschuh-Beratung (▶ Kap. 14) erforderlich.

▪ Diagnose

Allergisches Kontaktekzem der Hände und des linken Unterarms bei Typ-IV-Sensibilisierungen gegenüber dem am Arbeitsplatz verwendeten wassermischbarem Kühlschmierstoff „Alusol 21 BF®“ (Castrol) und den darin enthaltenen Konservierungsmitteln Phenoxyethanol und Iodpropinylbutlycarbamat.

▪ Berufsdermatologische Schlussfolgerungen und Empfehlungen

Im vorliegenden Fall sind als vorrangige Maßnahmen zur Gefahrabwendung eine Ersatzstoffprüfung und der Austausch des bislang verwendeten Kühlschmierstoffes Castrol Alusol 21 BF® gegenüber einem entsprechend für den vorliegenden Fall allergenfreien Kühlschmierstoff angezeigt. Diese Empfehlung wurde zusammen mit den Ergebnissen der Epikutantestung im Hautarztverlaufsbericht F6052 dem Unfallversicherungsträger übermittelt. Inwieweit ein Austausch des Kühlschmiermittels möglich ist, wird in der Regel seitens des Präventionsdienstes in Rücksprache mit dem Arbeitgeber geprüft. Im vorliegenden Fall wurde diesbezüglich eine Intervention seitens des Präventionsdienstes des Unfallversicherungsträgers nicht erforderlich, da der Patient selbst mit dem Arbeitgeber und der für die Wartung der Kühlschmierstoffe im Betrieb zuständigen Firma Kontakt aufgenommen hatte und hier bereits arbeitgeberseitig entsprechende Maßnahmen eingeleitet wurden. Präventiv erfolgte zudem eine Handschuhberatung (▶ Kap. 14) mit der Empfehlung eines Nitril-Einmalhandschuhs (Dermatril P 743, KCL Kächele-Cama Latex) in Kombination mit einem Baumwollunterhandschuh und einer Armstulpe mit Gummizug (Tyvek) zum kurzzeitigen Schutz vor Kühlschmiermitteln beim Abblasen und Messen der Werkstücke. Für Werkzeugwechsel und Umgang mit schärferen Werkstücken wurde zusätzlich der Schnittschutz-Handschuh C300 foam (Uvex Profas) empfohlen.

Nach Umsetzung der Präventionsmaßnahmen konnte das Hautarztverfahren auslaufen, die Prognose im Hinblick auf einen hauterscheinungsfreien Berufsverbleib ist insgesamt sehr günstig.

25.2 Fallbeispiel 2

▪ Grund der Konsultation

Eine 56-jährige Fußpflegerin stellte sich mit entzündlichen Hautveränderungen an den Händen zur Teilnahme an einem stationären Heilverfahren vor. Diese seien erstmalig ca. ein Jahr zuvor unter der beruflichen Tätigkeit aufgetreten und würden insbesondere die Fingerkuppen betreffen (◘ Abb. 25.5).

▪ Hautbefund

An den Fingerkuppen der ersten drei Finger beidseits mit Betonung der rechten Hand zeigten sich multiple subkorneale Vesikel, Ödeme, Schuppungen und mehrere tiefe Rhagaden. Weitere subkorneale Vesikel waren an den Handinnenflächen und den Fingerbeugeseiten beider Hände zu objekti-

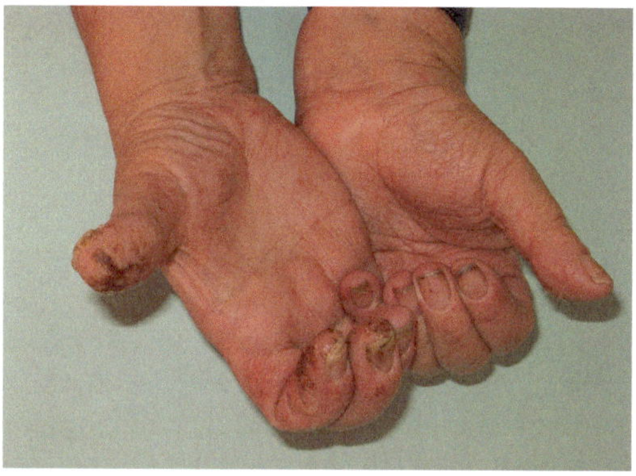

Abb. 25.5 Hautbefund bei stationärer Aufnahme

vieren. Die Nägel der betroffenen Finger waren dystroph. An beiden Augenbrauen zeigte sich ein deutliches, scharf begrenztes Erythem.

Berufsdermatologische Anamnese

Die Patientin berichtete, dass sie seit 12 Jahren als selbstständige Fußpflegerin arbeiten würde und dabei alle berufstypischen Tätigkeiten verrichte. Dabei habe sie auch regelmäßig Umgang mit wechselnden Instrumenten- und Flächendesinfektionsmitteln. Zuletzt sei das Flächendesinfektionsmittel „Korsolex basic®" (Firma Bode Chemie GmbH) verwendet worden. Bis zu 10 Stunden pro Tag trage die Versicherte Einmalhandschuhe aus Nitril mit daruntergezogenen Baumwollhandschuhen, die jedoch rasch durchfeuchten würden. Ca. 10 % ihrer Arbeitszeit sei sie zusätzlich als Kosmetikerin tätig. Dabei würden von ihr mindestens 1-mal pro Tag Augenbrauen und Wimpern gefärbt. Bei der Vorbereitung und dem Auftragen der Färbemittel würden keine Schutzhandschuhe getragen. Insbesondere die Daumen und Zeigefinger seien dadurch häufig verfärbt. Die Patientin gab an, dass sie ihre eigenen Augenbrauen wenige Tage zuvor selbst gefärbt habe. Die Händereinigung erfolge ca. 2-mal täglich mit einem Waschgel und ca. 20-mal mit einem Händedesinfektionsmittel. Ein Hautschutzprodukt würde regelmäßig angewandt.

Seit ca. einem Jahr bestünden entzündliche Hautveränderungen an den Händen mit Betonung der Fingerkuppen. Die rechte Hand sei bei Rechtshändigkeit immer stärker betroffen gewesen. Während Urlaubszeiten käme es regelmäßig zu deutlicher Besserung des Hautbefundes. Es sei bislang nur eine Lokaltherapie mit Calcineurininhibitoren und Glukokortikosteroiden erfolgt. Auf Nachfrage berichtete die Patientin, dass es nach Färben der eigenen Haupthaare und Augenbrauen immer wieder zu Hautrötungen gekommen sei. Auch entzündliche Hautveränderungen an den Beinen nach Tragen neuer, dunkler Hosen waren der Patientin erinnerlich. In einer durch die behandelnden Dermatologen durchgeführten ambulanten Epikutantestung 6 Monate vor dem stationären Aufenthalt mit einer Standardreihe sowie den Reihen Salbengrundlagen/Emulgatoren und Konservierungsmittel waren keine auffälligen Reaktionen festgestellt worden.

Procedere

Unter glukokortikoidhaltiger Lokaltherapie konnte eine rasche Befundbesserung des Hautbefundes an den Händen erzielt werden, sodass die Behandlung vollständig ausgeschlichen werden konnte.

Es erfolgte eine Epikutantestung mit den DKG-Reihen Standard, Externa, Konservierungsmittel, Gummiinhaltsstoffe, Desinfektionsmittel, Friseurstoffe und den mitgebrachten Handschuhen. Hierbei zeigten sich Typ-IV-Sensibilisierungen gegenüber den Paraaminoverbindungen p-Phenylendiamin, p-Toluylendiamin, 3-Aminophenol und p-Aminophenol sowie gegenüber dem Desinfektionsmittel Glutaraldehyd (Abb. 25.6). Parallel zu den Testreaktionen kam es zu einem vorübergehenden Aufflammen der Hautveränderungen an den Händen und Augenbrauen, welches gut mit einer sogenannten Flare-up-Reaktion vereinbar war. Eine orientierende Pricktestung mit ubiquitären Inhalationsallergenen verlief unauffällig. Die Überprüfung des Sicherheitsdatenblatts des am Arbeitsplatz verwendeten Flächendesinfektionsmittels „Korsolex basic®" (Firma Bode Chemie GmbH) ergab, dass dieses Glutaraldehyd enthält.

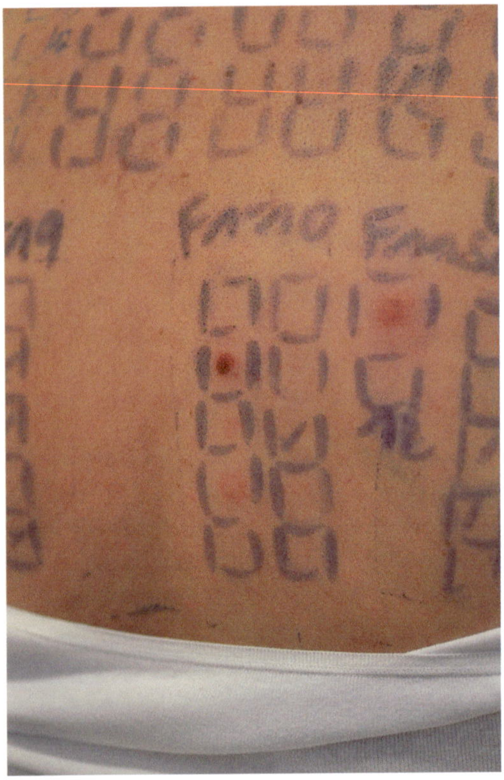

Abb. 25.6 Epikutantestreaktionen gegenüber p-Toluylendiamin (Testfeld 2), 3-Aminophenol (Testfeld 3), p-Aminophenol (Testfeld 4) und p-Phenylendiamin (Testfeld 11)

Diagnosen

1. Ätiologisch kombiniertes Handekzem, bestehend aus
   a. allergischem Kontaktekzem der Hände bei Typ-IV-Sensibilisierungen gegenüber p-Phenylendiamin, p-Toluylendiamin, 3-Aminophenol und p-Aminophenol sowie Typ-IV-Sensibilisierung gegenüber Glutaraldehyd (enthalten in dem am Arbeitsplatz verwendeten Flächendesinfektionsmittel „Korsolex basic®“ der Fa. Bode Chemie GmbH) und
   b. kumulativ-subtoxischem Handekzem.
2. Allergisches Kontaktekzem der Augenbrauen und Verdacht auf Zustand nach allergischem Kontaktekzem der Kopfhaut und Beine bei Typ-IV-Sensibilisierungen gegenüber p-Phenylendiamin, p-Toluylendiamin, 3-Aminophenol und p-Aminophenol.

Berufsdermatologische Schlussfolgerungen und Empfehlungen

Bei der Patientin konnten Typ-IV-Sensibilisierungen gegenüber p-Phenylendiamin, p-Toluylendiamin, 3-Aminophenol und p-Aminophenol festgestellt werden. Hierbei handelt es sich um kreuzreaktive Kontaktallergene aus der Gruppe der sogenannten Para-Aminoverbindungen, die als Ausgangssubstanzen bei der Herstellung von Azofarbstoffen Verwendung finden, die beispielsweise in Haar- und Textilfärbemitteln eingesetzt werden (Diepgen et al. 2005). Die Patientin hat beim Färben von Augenbrauen und Wimpern regelmäßig beruflich Kontakt zu Haarfärbemitteln und hat dabei bislang keine Schutzhandschuhe getragen. Passend hierzu waren die Hautveränderungen insbesondere an den Fingerkuppen der ersten drei Finger beidseits lokalisiert. Aus der Anamnese ergaben sich Hinweise für eine klinische Relevanz dieser Sensibilisierungen, da die Patientin entzündliche Hautreaktionen nach Färben der eigenen Haupthaare und Tragen dunkler Kleidung beschrieb. Bei der Erstvorstellung zeigten sich hierzu passend auch entzündliche Hautveränderungen an den kurz zuvor gefärbten Augenbrauen der Patientin. In der Epikutantestung konnte zusätzlich eine Typ-IV-Sensibilisierung gegenüber dem Desinfektionsmittel Glutaraldehyd (Landeck et al. 2011) nachgewiesen werden, welches bei Durchsicht des Sicherheitsdatenblattes als Inhaltsstoff des beruflich verwendeten Flächendesinfektionsmittels „Korsolex basic®“ (Firma Bode Chemie GmbH) identifiziert werden konnte. Unter Berücksichtigung der nachgewiesenen beruflich relevanten Typ-IV-Sensibilisierungen, der Verteilung der Hautveränderungen und des beschriebenen arbeitskongruenten Verlaufs der Hauterscheinungen war es somit wahrscheinlich, dass bei der Patientin an den Händen primär ein allergisches Kontaktekzem vorlag. Auch die hier gesehene sogenannte Flare-up-Reaktion parallel zur Epikutantestung könnte möglicherweise auf die klinische Relevanz der

Sensibilisierungen hinweisen (Mahler et al. 2019). Neben der Allergenexposition ist die Patientin am Arbeitsplatz jedoch auch irritativen Hautbelastungen im Sinne von Feuchtarbeit, einschließlich des mehrstündigen Tragens okklusiver Schutzhandschuhe, sowie Kontakten zu irritativen Berufsstoffen (Flächendesinfektionsmittel) ausgesetzt. Es ist daher wahrscheinlich, dass die Versicherte zusätzlich auch ein beruflich bedingtes kumulativ-subtoxisches Handekzem entwickelt hat.

Als vorrangig wurde der Austausch des bislang verwendeten Flächendesinfektionsmittels „Korsolex basic®" (Firma Bode Chemie GmbH) gegen ein glutaraldehydfreies Alternativprodukt gewertet. Im Hinblick auf die Haarfärbemittel ergaben sich keine Möglichkeiten eines Austauschs durch Produkte, die die relevanten Allergene oder verwandte Verbindungen nicht enthalten. Die Patientin wurde dahingehend beraten und geschult, bei deren Verwendung konsequent Schutzhandschuhe zu tragen. Hierfür wurde der Nitril-Einmalhandschuh „Uvex u-fit lite®" (Firma Uvex Profas Gloves Technologies) ausgewählt. Die Prognose im Hinblick auf einen langfristig vollständig hauterscheinungsfreien Verlauf, auch nach konsequenter Umsetzung der empfohlenen Maßnahmen im Rahmen des § 3 BKV, wurde aus berufsdermatologischer Sicht im vorliegenden Fall bei beruflich relevanten Typ-IV-Sensibilisierungen und einem hohen Maß an Feuchtarbeit mit Zurückhaltung eingeschätzt. Die Patientin war jedoch hochmotiviert, sodass ein langfristiger Berufsverbleib bei konsequenter Umsetzung der empfohlenen Maßnahmen möglich erschien.

25.3 Fallbeispiel 3

Grund der Konsultation

Ein 60-jähriger Fluggeräteelektroniker klagte bei Aufnahme zum stationären Heilverfahren über entzündliche Hautveränderungen an den Händen, die unter der beruflichen Tätigkeit aufgetreten seien und nunmehr seit über 10 Jahren bestehen würden.

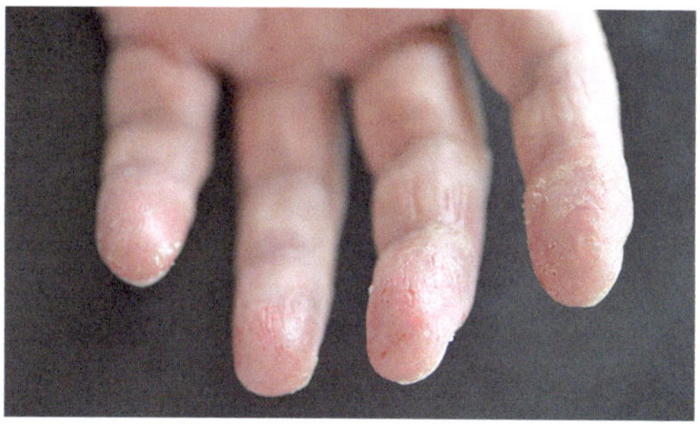

Abb. 25.7 Hautbefund an Händen bei stationärer Aufnahme

Hautbefund

An der rechten Handinnenfläche bestand zentral ein etwa 1 cm großes, relativ scharf begrenztes Erythem mit leichten Hyperkeratosen. An sämtlichen Fingerkuppen fanden sich residuale subkorneale Bläschen, Schuppungen und Lichenifikationen. Die Digiti II und III links sowie III rechts wiesen jeweils oberflächliche Rhagaden auf (Abb. 25.7). An den Oberarmen beidseits bestand eine Keratosis pilaris. Dermographismus ruber.

Berufsdermatologische Anamnese

Der Patient arbeitete einschließlich seiner Ausbildung seit über 40 Jahren als Fluggeräteelektroniker. Er berichtete, dass er seit 14 Jahren beim gleichen Arbeitgeber in der Reparatur von Flugzeugelektronikteilen tätig sei. Dabei würde er regelmäßig Lötarbeiten ausführen. Die Metallteile würden mittels Isopropanol, dem terpentinhaltigen Etikettenlöser „Solvent 50 super®" (Firma CRC Industries Europe) und Seifenlauge gereinigt. Hierbei würden Einmalhandschuhe getragen, die ehemals aus Latex und zuletzt aus Vinyl bestanden hätten. Die Reinigung der Hände erfolge 3- bis 4-mal täglich mit einer Flüssigseife der Firma Polymer Chemie, Troisdorf. Anschließend würde er ein Pflegeprodukt auftragen. Eine Hautschutzcreme wende er nicht an. Seit ca. 10 Jahren bestünden entzündliche Hautveränderungen an den Händen in Form von vorwiegend subkornealen Bläschen unter Betonung der Fingerkuppen, insbesondere der Digiti I–III rechts bei Rechtshändigkeit. Der Verlauf wurde als arbeitskongruent mit

Besserung in Urlauben und in Arbeitsunfähigkeitszeiten beschrieben. Die Behandlung sei bis zuletzt überwiegend mit kortikosteroidhaltigen Externa erfolgt. Eine systemische Therapie mit Alitretinoin war im Vorjahr nach 3 Monaten wegen unzureichender Wirkung beendet worden. Ein Jahr vor der stationären Aufnahme war durch den behandelnden Dermatologen eine Epikutantestung mit der Standardreihe durchgeführt worden. In dem vorliegenden Testprotokoll wurden keine positiven Testreaktionen dokumentiert. Eine Testablesung erfolgte gemäß Protokoll nur nach 48 Stunden.

Praxistipp

Die Aussagekraft allergologischer Vorbefunde sollte immer dann infrage gestellt werden, wenn:

- keine ausführliche oder fallbezogene Testung erfolgte oder
- sich Zweifel hinsichtlich der korrekten Durchführung (etwa keine Epikutantestablesung nach 72 oder 96 Stunden, inadäquate Testkonzentration) ergeben.

Procedere

Unter stadiengerechter, antiinflammatorischer Lokaltherapie besserte sich der Hautbefund deutlich. Es erfolgte eine Epikutantestung mit den DKG-Reihen Standard, Externa, Konservierungsmittel, Gummiinhaltsstoffe, Kunstharze/Kleber und Industrielle Biozide. Hierbei wurden in der 72-Stunden-Ablesung einfach positive Reaktionen gegenüber Kokosnussdiethanolamid und Terpentin(-öl) festgestellt. Bei erhöhtem Gesamt-IgE im Serum (320 kU/l) ließen sich spezifische IgE-Antikörper gegenüber Roggenpollen und Lieschgras (je Klasse 3) nachweisen. Eine klinische Relevanz dieser Typ-I-Sensibilisierungen wurde seitens des Patienten verneint.

Bei der Durchsicht der Sicherheitsdatenblätter der am Arbeitsplatz verwendeten Produkte zeigte sich, dass das Reinigungsmittel „Solvent 50 Super®" (Firma CRC Industries Europe) „Terpinolene" enthält. Darüber hinaus konnte Kokosnussdiethanolamid als Bestandteil des am Arbeitsplatz zur Verfügung gestellten Händereinigungsmittels der Firma Polymer Chemie, Troisdorf, identifiziert werden.

Diagnose

Ätiologisch kombiniertes Handekzem, bestehend aus:

a. allergischem Kontaktekzem der Hände bei Typ-IV-Sensibilisierungen gegenüber Terpentin(-Öl) (enthalten in dem am Arbeitsplatz verwendeten Reinigungsmittel „Solvent 50 super®", Firma CRC Industries Europe) und Kokosnussdiethanolamid (enthalten in der am Arbeitsplatz verwendeten Handwaschsubstanz der Firma Polymer Chemie, Troisdorf) und
b. kumulativ-subtoxischem Handekzem bei atopischer Disposition.

Berufsdermatologische Schlussfolgerungen und Empfehlungen

Bei dem Patienten lag wahrscheinlich ein ätiologisch kombiniertes Erkrankungsgeschehen beruflicher Genese vor. Bei Überprüfung der bislang am Arbeitsplatz verwendeten Einmalhandschuhe zeigte sich, dass diese nicht für den Umgang mit Chemikalien geeignet sind und damit nicht den in den Sicherheitsdatenblättern der am Arbeitsplatz verwendeten Produkte genannten Vorgaben entsprechen. Aufgrund der hautreizenden Eigenschaften dieser Produkte war es daher wahrscheinlich zu einem kumulativ-subtoxischen Handekzem gekommen. Darüber hinaus war jedoch auch von dem Vorliegen eines allergischen Kontaktekzems der Hände bei Nachweis von beruflich relevanten Typ-IV-Sensibilisierungen gegenüber Terpentin(-Öl) und Kokosnussdiethanolamid auszugehen.

Terpentin

Als Terpentin werden die Harzausflüsse verschiedener Nadelhölzer bezeichnet, bei denen es sich um ein Gemisch aus Harz und ätherischen Ölen handelt. Durch Destillation wird hieraus das flüchtige Terpentinöl und das feste Kolophonium gewonnen (Becker et al. 2010). Hinter dem Begriff Terpentin verbirgt sich in der Allergologie und Berufswelt immer das Terpentinöl, welches als Naturprodukt unterschiedliche Anteile (insbesondere flüchtige Terpene) aufweisen kann. Terpentinöl wird als

Lösungsmittel und Verdünner, in Leder- und Schuhpolituren, Reinigungsmitteln, als Klebemittel für Porzellan und Glas, als Lösungsmittel in der Druckindustrie, in der Farbindustrie, bei der Herstellung elastischer Lacke, von Schutzanstrichen und Polituren eingesetzt. Außerberufliche Kontakte bestehen als Bestandteil von Arzneimitteln, die ätherische Öle und zum Teil auch Terpentinöl enthalten.

Kokosnussdiethanolamid
Kokosnussdiethanolamid (INCI: Cocamide DEA) ist ein Schaumstabilisator und Emulgator, der aus Kokosnussöl hergestellt wird. Er ist insbesondere in Kosmetika und Pflegeprodukten, wie Haarspülungen, Seife und Shampoos zu finden ist. Im technischen Bereich kommt diese Substanz in Kühlschmiermitteln, Hydraulikflüssigkeiten und Reinigungsprodukten vor (Aalto-Korte et al. 2014). Die Mehrzahl der Sensibilisierungen wird durch den privaten Gebrauch von Kokosnussdiethanolamid-haltigen Produkten erworben. Ein erhöhtes berufliches Sensibilisierungsrisiko weisen beispielsweise Friseure, Pflege- und Reinigungskräfte auf. Eine berufliche Exposition kann sich jedoch auch wie im vorgestellten Fall durch das seitens des Arbeitgebers gestellte Hautreinigungsprodukt ergeben.

Vorrangig waren somit Ersatzstoffprüfung und Austausch der bislang verwendeten Reinigungssubstanz „Solvent 50 super®“ (enthält „Terpinolene“) und der verwendeten Flüssigseife (enthält Kokosnussdiethanolamid) am Arbeitsplatz. Diese Empfehlung wurde an den Unfallversicherungsträger weitergeleitet. Im Hinblick auf die Flüssigseife erschien der Austausch problemlos umsetzbar. Bei nicht umsetzbarem Austausch des Etikettenlösers wäre bei dessen Verwendung nicht nur wegen der irritativen Eigenschaften dieses Produktes, sondern auch wegen des Vorkommens eines relevanten Allergens ein konsequenter Hautschutz mit adäquaten Schutzhandschuhen erforderlich. Der Patient wurde diesbezüglich eingehend beraten und geschult. Insbesondere ein regelmäßiger Wechsel der hier ausgewählten Handschuhe unter Berücksichtigung der Durchbruchzeiten muss gewährleistet werden. Für kürzere Kontakte zu Reinigungs- und Entfettungsmitteln wurde der Nitrilhandschuh „Dermatril 741®“ (Firma KCL, Schichtstärke 0,11 mm) und für längere Kontaktzeiten der Nitrilhandschuh „Camatril Velours 130®“ (Firma KCL, Schichtstärke 0,4 mm) in Verbindung mit Baumwollunterziehhandschuhen ausgewählt. Bei ausreichender Allergenkarenz und Optimierung der Hautschutzmaßnahmen wurde die Prognose insgesamt als günstig eingeschätzt.

Literatur

Aalto-Korte K, Personen M, Kuuliala O, Suuronen K (2014) Occupational allergic contact dermatitis caused by coconut fatty acids diethanolamide. Contact Dermatitis 70:169–174

Becker D, Lessmann H, Diepgen TL, Dickel H, Häberle M, John SM, Mahler V, Skudlik C, Wagner E, Weisshaar E, Werfel T, Zagrodnik F, Geier J (2010) Bewertung der Auswirkung einer berufsbedingten Sensibilisierung durch Terpentinöl im Rahmen der Feststellung einer Minderung der Erwerbstätigkeit gemäß der Nr. 5101 der Anlage 1 zur Berufskrankheitenverordnung (BeKV). Dermatol Beruf Umwelt 58:135–138

Diepgen TL, Dickel H, Becker D, Geier J, Mahler V, Schmidt A, Schwanitz HJ, Skudlik C, Wagner E, Wehrmann W, Weisshaar E, Werfel T, Blome O (2005) Evidenzbasierte Beurteilung der Auswirkung von Typ-IV-Allergien bei der Minderung der Erwerbsfähigkeit – Begutachtung berufsbedingter Hautkrankheiten. Hautarzt 56:207–223

Geier J, Lessmann H, Skudlik C, Weisshaar E, Schnuch A (2013) Kontaktallergien gegen Bestandteile von Kühlschmierstoffen. IVDK-Daten des Jahres 2005–2009. Dermatol Beruf Umwelt 61:137–149

Landeck L, Skudlik C, John SM, Becker D, Dickel H, Geier J, Lessmann H, Mahler V, Zagrodnik FD, Wagner E, Weisshaar E, Diepgen TL (2011) Bewertung der Auswirkung einer berufsbedingten Sensibilisierung durch Glutaraldehyd im Rahmen der Feststellung einer Minderung der Erwerbsfähigkeit gemäß der Nr. 5101 der Anlage 1 zur Berufskrankheitenverordnung (BeKV). Dermatol Beruf Umwelt 59:36–40

Mahler V, Nast A, Bauer A, Becker D, Brasch J, Breuer K et al (2019) S3 guidelines: epicutaneous patch testing with contact allergens and drugs – short version, part 2. J Dtsch Dermatol Ges 17(11):1187–1207. https://doi.org/10.1111/ddg.13971

Tiedemann KH, Zoellner G, Adam M et al (2002) Empfehlungen für die Epikutantestung bei Verdacht auf Kontaktallergie durch Kühlschmierstoffe. 2. Hinweise auf Arbeitsstofftestung. Dermatol Beruf Umwelt 50:180–189

Hyperkeratotisch-rhagadiformes Handekzem

Richard Brans

Inhaltsverzeichnis

C. Skudlik et al. (Hrsg.), *Berufsdermatologie*, https://doi.org/10.1007/978-3-662-50518-2_26

26.1 Fallbeispiel

Grund der Konsultation

Ein 52-jähriger Maler und Lackierer klagte zu Beginn eines stationären Heilverfahrens über hartnäckige Verhornungen an den Händen, insbesondere an der rechten Handinnenfläche.

Hautbefund

Es zeigte sich eine flächige verdickte Hyperkeratose auf leicht erythematösem Grund mit einzelnen feinen Rissen an der rechten Handinnenfläche. Daneben bestanden Hyperkeratosen an beiden Daumenkuppen und den Streckseiten der Finger I–III beidseits (■ Abb. 26.1a, b). Am übrigen Integument bestanden keine Auffälligkeiten.

Berufsdermatologische Anamnese

Der Patient gab an, dass er seit über dreißig Jahren als Maler und Lackierer arbeite. In den letzten Jahren habe er sich auf die Beseitigung von Schimmel in Privatwohnungen spezialisiert. Dabei müsse er die befallenen Tapeten mit einem Spachtel von den Wänden entfernen, die Flächen desinfizieren und im Anschluss einen fungiziden Anstrich auftragen. Insbesondere beim Entfernen der Tapete käme es zu mechanischer Belastung der rechten Handinnenfläche. Unter dieser Tätigkeit sei es erstmalig vor drei Jahren zu verhornten, rissigen Hautveränderungen an den Händen gekommen. Der Verlauf der Hauterkrankung wurde als nicht deutlich arbeitskongruent mit nur langsamer Besserungstendenz in längerer arbeitsfreier Zeit beschrieben. Er verwende am Arbeitsplatz Nitril-teilbeschichtete Mehrweghandschuhe ohne spezielle Polsterung. Die Reinigung der Hände erfolge mit einer Waschlotion. Hautschutz- und Hautpflegeprodukte würden mittlerweile regelmäßig aufgetragen.

Procedere

Es erfolgte eine keratolytische, glukokortikoidfreie Lokaltherapie mit saliclysäurehaltigen Externa sowie antiinflammatorisch mit Tacrolimus-1-%-Salbe. Ergänzend kamen harnstoffhaltige Pflegeprodukte zum Einsatz. Hierunter und einer dreiwöchigen Arbeitskarenz waren die Hautveränderungen deutlich rückläufig, sodass eine nahezu vollständige Abheilung erzielt werden konnte. In der Epikutantestung ergaben sich keine Hinweise für Typ-IV-Sensibilisierungen. Die mykologische Diagnostik war ebenfalls unauffällig. Serologisch und im Pricktest zeigten sich Typ-I-Sensibilisierungen gegenüber Hunde- und Katzenepithelien, Hausstaubmilben sowie Gräser- und Beifußpollen. Diese waren ohne anamnestisch eruierbare klinische Relevanz. Die Gesamt-IgE-Konzentration im Serum war normwertig.

Diagnose

Hyperkeratotisch-rhagadiformes Handekzem, teils beruflich irritativ verschlimmert.

Berufsdermatologische Schlussfolgerungen und Empfehlungen

Im vorliegenden Fall bestehen berufliche Hautbelastungen insbesondere durch Feucht-

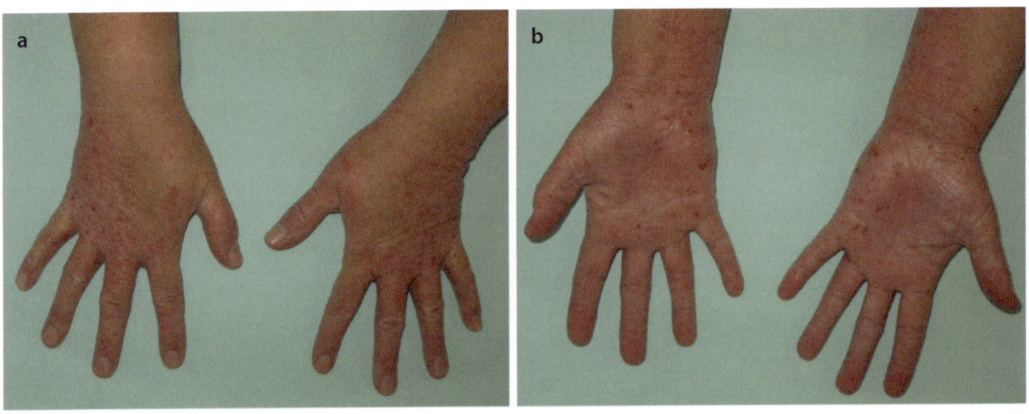

■ **Abb. 26.1** **a**, **b** Hautbefund Außenseite (**a**) und Innenseite (**b**) der Hände

arbeit einschließlich des Tragens (teil-)okklusiver Schutzhandschuhe sowie Umgang mit diversen hautreizenden Berufsstoffen. Die geschilderte mechanische Belastung der rechten Hand beim Ablösen der Tapeten war ebenfalls nachvollziehbar. Hierzu passend entwickelte der Patient hyperkeratotische Hautveränderungen mit Betonung der rechten Handinnenfläche. Unter Arbeitskarenz zeigte sich eine kontinuierliche Besserung des Hautbefundes ohne Eigendynamik. Der klinische Befund war sehr gut mit einem hyperkeratotisch-rhagadiformen Handekzem vereinbar. Hierbei handelt es sich um eine Variante des Handekzems, die mit Hyperkeratosen und Rissen einhergeht und wahrscheinlich auf einer primär konstitutionellen Disposition beruht. Das Krankheitsbild tritt häufiger bei Männern im 4. und 5. Lebensjahrzehnt auf (Hersle und Mobacken 1982; Johansen et al. 2011; Brans und John 2015; Brans et al. 2015; van der Heiden et al. 2018). Möglicherweise handelt es sich aber auch um eine eigenständige Erkrankung (Politiek et al. 2020). Häufig bestehen auch an den Füßen ähnliche Hautveränderungen (Brans et al. 2015). Die sichere Abgrenzung zur Psoriasis vulgaris der Hände beziehungsweise zur Psoriasis palmaris ist in den meisten Fällen weder klinisch noch mit herkömmlichen histologischen Methoden möglich. Daher ist in der Regel die Biopsie zur Unterscheidung zwischen diesen Krankheiten nicht zielführend. Neure molekulargenetische Ansätze mit Bestimmung der Expression der Gene *NSO2* und *CCL27* (molekularer Klassifikator) können jedoch zur besseren Differenzierung zwischen Ekzem und Psoriasis beitragen (Garzorz-Stark et al. 2016; Garzorz-Stark und Eyerich 2019; Quaranta et al. 2014). Für eine Psoriasis könnten unter anderem die positive Familienanamnese, psoriasistypische Hautveränderungen an anderen Stellen oder Hinweise auf Psoriasisarthritis sprechen. Ähnlich wie bei der Psoriasis wird davon ausgegangen, dass das hyperkeratotisch-rhagadiforme Handekzem durch mechanische oder andere irritative Hautbelastungen im Sinne eines Köbner-Phänomens (Kuner et al. 2003) provoziert und verschlimmert wird. Im vorliegenden Fall war ein Kausalzusammenhang im Sinne einer wesentlichen Teilursache zwischen der Hauterkrankung an den Händen und den beruflichen Hautbelastungen wahrscheinlich. Eine Fortsetzung der Maßnahmen im Rahmen von § 3 BKV war somit zunächst angezeigt. Der Patient wurde eingehend hinsichtlich geeigneter Hautschutzmaßnahmen beraten und geschult. Bei der Auswahl geeigneter Schutzhandschuhe wurde zur Reduktion der mechanischen Belastung auch auf Produkte mit besonderer Polsterung der Handinnenflächen geachtet. So wurde als fingerloser Über- und Unterziehhandschuh bei mechanisch belastenden Tätigkeiten der Handschuh „FerdyF.-Mechanics 1975 Sensation" mit Geleinlagen (FerdyF-Vertrieb) empfohlen.

Literatur

Brans R, John SM (2015) Clinical patterns and associated factors in patients with hand eczema of primarily occupational origin. JEADV 30:798–805

Brans R et al (2015) Prevalence of foot eczema and associated occupational and non-occupational factors in patients with hand eczema. Contact Dermatitis 73:100–107

Garzorz-Stark N, Eyerich K (2019) Molekulare Diagnostik des Handekzems [Molecular diagnostics of hand eczema]. Hautarzt 70(10):760–765. https://doi.org/10.1007/s00105-019-4466-9. PMID: 31468073

Garzorz-Stark N, Krause L, Lauffer F, Atenhan A, Thomas J, Stark SP, Franz R, Weidinger S, Balato A, Mueller NS, Theis FJ, Ring J, Schmidt-Weber CB, Biedermann T, Eyerich S, Eyerich K (2016) A novel molecular disease classifier for psoriasis and eczema. Exp Dermatol 25:767–774. https://doi.org/10.1111/exd.13077

van der Heiden J, Agner T, Rustemeyer T, Clemmensen KKB (2018) Hyperkeratotic hand eczema compared to other subgroups of hand eczema - a retrospective study with a follow-up questionnaire. Contact Dermatitis 78(3):216–222. https://doi.org/10.1111/cod.12945. Epub 2018 Jan 4. PMID: 29314088

Hersle K, Mobacken H (1982) Hyperkeratotic dermatitis of the palms. Br J Dermatol 107:195–201

Johansen JD et al (2011) Classification of hand eczema: clinical and aetiological types. Based on the guideline of the Danish Contact Dermatitis Group. Contact Dermatitis 65:13–21

Kuner N, Hartschuh W, Kahn-Durani B (2003) Heinrich Köbner and the "isomorphic phenomenon". History and review of literature. Hautarzt 54:274–278

Politiek K, Loman L, Pas HH, Diercks GFH, Lemmink HH, Jan SZ, van den Akker PC, Bolling MC, Schuttelaar MLA (2020) Hyperkeratotic hand eczema: Eczema or not? Contact Dermatitis 83(3):196–205. https://doi.org/10.1111/cod.13572. Epub 2020 Jun 1. PMID: 32333380; PMCID: PMC7496397

Quaranta M, Knapp B, Garzorz N, Mattii M, Pullabhatla V, Pennino D, Andres C, Traidl-Hoffmann C, Cavani A, Theis FJ, Ring J, Schmidt-Weber CB, Eyerich S, Eyerich K (2014) Intraindividual genome expression analysis reveals a specific molecular signature of psoriasis and eczema. Sci Transl Med 6(244):244ra90. https://doi.org/10.1126/scitranslmed.3008946. PMID: 25009230

Teils aerogenes allergisches Kontaktekzem (mit Gesichtsekzem)

Richard Brans

Inhaltsverzeichnis

C. Skudlik et al. (Hrsg.), *Berufsdermatologie*, https://doi.org/10.1007/978-3-662-50518-2_27

27

27.1 Fallbeispiel

Grund der Konsultation

Eine 55-jährige Floristin stellte sich mit entzündlichen Hautveränderungen an den Händen und im Gesicht vor, die unter der beruflichen Tätigkeit aufgetreten seien.

Hautbefund

An den Handinnenflächen und Fingerkuppen bestanden multiple subkorneale Bläschen. An den Fingerkuppen zeigten sich zudem Hyperkeratosen und teils tiefe Rhagaden. An den Fingerstreckseiten mit Übergang auf die Fingerzwischenräume waren erythematöse Papeln auf lichenifiziertem Grund objektivierbar. Es zeigten sich Nageldystrophien im Sinne von Ekzemnägeln (◘ Abb. 27.1). An den Unterarmbeugeseiten fanden sich wenige erythematöse Papeln. An der Stirn und periorbital zeigten sich leichte Rötungen mit vereinzelten erythematösen Papeln (◘ Abb. 27.2). Am übrigen Integument bestanden keine entzündlichen Hautveränderungen.

Berufsdermatologische Anamnese

Die Patientin berichtete, seit 25 Jahren als selbstständige Floristin in einem Blumengeschäft tätig zu sein. Sie würde berufstypische Tätigkeiten im Umgang mit Pflanzen ausführen und dabei vorwiegend Sträuße binden sowie Pflanzarbeiten verrichten. Hierbei habe sie insbesondere Kontakt zu Rosen, Hortensien, Chrysanthemen, Schleierkraut und Gerbera. Im Herbst kämen Nadelhölzer (Kiefer, Thuja, Tanne) hinzu. Besonders hautbelastende

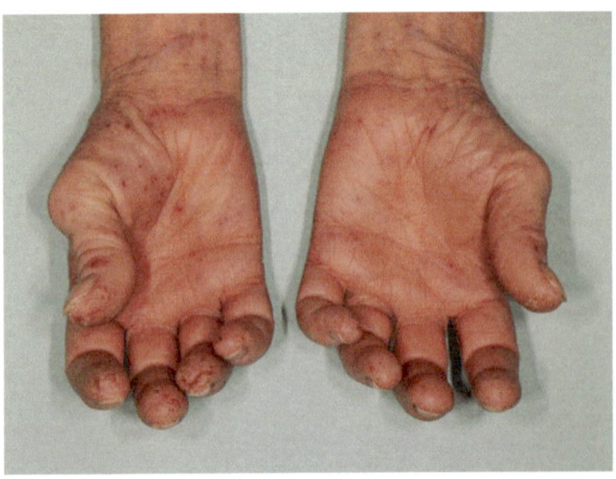

◘ **Abb. 27.1** Hautbefund an den Händen

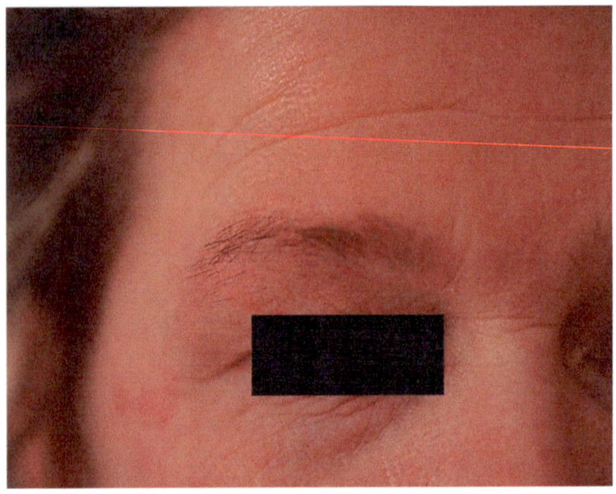

◘ **Abb. 27.2** Hautbefund im Gesicht

Tätigkeiten könne die Patientin an eine angestellte Teilzeitkraft delegieren. Bei Feuchtarbeiten und direktem Umgang mit Pflanzen trage die Patientin ca. 4 Stunden kumulativ Nitril-Einmalhandschuhe mit Baumwollunterziehhandschuhen. Unter den Schutzhandschuhen würde die Patientin verstärkt schwitzen. Bei trockenen Pflanzarbeiten kämen auch teilbeschichtete Schutzhandschuhe zum Einsatz. Ein Hautschutzprodukt würde nicht angewandt. Stattdessen verwende die Patientin mehrmals am Tag ein Pflegeprodukt. Händereinigungen würden vermieden und daher nur weniger als 5-mal pro Tag ausgeführt.

Die Patientin gab an, dass sie in ihrer Kindheit an Ellenbeugenekzemen gelitten habe. Die ehemals vorliegenden saisonalen rhinokonjunktivalen Beschwerden seien nach spezifischer Immuntherapie vollständig abgeklungen. Nach der Ausbildung zur Floristin habe die Patientin in den ersten Berufsjahren erstmalig entzündliche Hautveränderungen an den Händen mit Betonung der Fingerkuppen in Form von Bläschen, Schuppen und Rissen entwickelt. Diese hätten in den letzten Jahren zugenommen und würden auch an den Handinnenflächen, Fingerrücken und Fingerzwischenräumen auftreten. Zu entzündlichen Hautveränderungen im Gesicht mit infiltrierten Rötungen käme es vorwiegend im Herbst, jedoch intermittierend auch in anderen Jahreszeiten. Der Verlauf der Hauterkrankung sei wechselhaft mit zwischenzeitlichen Verschlechterungen, die die Patientin mit vermehrten Pflanzenkontakten oder Stress in Zusammenhang bringt. In Urlauben würde in der Regel eine Besserung des Hautbefundes eintreten. Die Behandlung der Hauterkrankung sei mit kortikosteroidhaltigen Externa erfolgt. Zwischenzeitlich habe die Patientin auch über mehrere Monate Ciclosporin eingenommen.

▪ Procedere

Unter einer glukokortikoidhaltigen Lokaltherapie kam es an den Händen zu deutlicher Befundbesserung, sodass die Behandlung ausgeschlichen werden konnte. Im Gesicht kam kurzzeitig bis zur Abheilung Pimecrolimus-Creme zum Einsatz.

Es erfolgte eine Epikutantestung mit den DKG-Reihen Standard, Externa, Konservierungsmittel, Gummiinhaltsstoffe, Pflanzeninhaltsstoffe, Aufschlüsselung Duftstoff-Mix und dem mitgebrachten Nitril-Einmalhandschuh. Hierbei zeigten sich Typ-IV-Sensibilisierungen gegenüber dem Compositae-Mix-II und dessen Inhaltstoffen römische Kamille, Arnica, Mutterkraut, Rainfarn, Schafgarbe und Sesquiterpenlactonen sowie gegenüber Kolophonium, Propolis und Eichenmoos absolue. Das Gesamt-IgE war deutlich erhöht (> 5000 kU/l).

▪ Diagnose

Ätiologisch kombiniertes Handekzem, bestehend aus:

a. allergischem Kontaktekzem der Hände mit Verdacht auf intermittierende aerogene Beteiligung des Gesichts bei Typ-IV-Sensibilisierungen gegenüber Korbblütlern (Kamille, Arnica, Mutterkraut, Rainfarn, Schafgarbe) und den darin enthaltenen Sesquiterpenlactonen sowie Kolophonium und am ehesten im Sinne einer Gruppensensibilisierung gegenüber Propolis und Eichenmoos absolue,
b. kumulativ-subtoxischem Handekzem sowie
c. atopischem Handekzem.

▪ Berufsdermatologische Schlussfolgerungen und Empfehlungen

Bei der Patientin kam es bereits in der Kindheit zu einer atopischen Dermatitis. Für die atopische Disposition sprachen auch die geschilderte Rhinokonjunktivitis allergica in der Vergangenheit und das deutliche erhöhte Gesamt-IgE. Die Hauterkrankung an den Händen habe sich jedoch erst unter der beruflichen Tätigkeit als Floristin manifestiert und einen zumindest teils arbeitskongruenten Verlauf aufgewiesen. In der Epikutantestung wurden Typ-IV-Sensibilisierungen gegenüber verschiedenen Korbblütlern (Compositae) und Sesquiterpenlactonen, die in Korbblütlern aber auch in anderen Pflanzen enthalten sind, nachgewiesen (Diepgen et al. 2005). Darüber hinaus wurde eine Typ-IV-Sensibilisierung gegenüber Kolophonium festgestellt, welches aus Koniferenharzen gewonnen wird (Diepgen et al. 2005). Somit zeigten sich Typ-IV-Sensibilisierungen gegenüber typischen Pflanzenallergenen, denen die Patientin am Arbeitsplatz ausgesetzt ist. Daher war es wahrscheinlich, dass diese Sensibilisierungen beruflich erworben wurden und unter Berücksichtigung des Verlaufs auch zu einem allergischen Kontaktekzem an den Händen geführt haben. Darüber hinaus ergab sich der dringende Verdacht, dass die intermittierenden Hautveränderungen im Gesicht Ausdruck eines aerogenen allergischen Kontaktekzems gegenüber den genannten Pflanzenallergenen sind. Aerogene Kontaktekzeme finden sich gehäuft bei Floristen/Gärtnern und werden vorwiegend auf Typ-IV-Sensibilisierungen gegenüber Korbblütlern/Sesquiterpenlactonen und/oder Kolophonium zurückgeführt (Breuer et al. 2015). Die im Epikutantest nachgewiesenen Typ-IV-Sensibilisierungen gegenüber Propolis und Eichenmoos absolue wurden als Gruppensensibilisierungen bei Kolophonium-Sensibilisierung gewertet. Bei Propolis handelt es sich um eine harzhaltige Masse, die von Bienen hergestellt wird und pflanzliche Harze und ätherische Öle enthält (Wagner et al. 2009). Eichenmoos absolue ist ein Duftstoff pflanzlichen Ursprungs. Typ-IV-Sensibilisierungen gegenüber Kolophonium, Propolis und Eichenmoos absolue treten häufig kombiniert auf und sind am ehesten durch gemeinsame allergene Inhaltsstoffe zu erklären (Wöhrl et al. 2001). Die Patientin war langjährig beruflich auch irritativen Einwirkungen an den Händen durch Feuchtarbeit (einschließlich Schwitzen in okklusiven Schutzhandschuhen) und irritativen Berufsstoffen (insbesondere Pflanzenbestandteilen) ausgesetzt. Wahrscheinlich hat die Patientin daher anteilig auch ein beruflich bedingtes kumulativ-subtoxisches Handekzem ausgebildet, welches durch die atopische Disposition begünstigt wurde. Unter Berücksichtigung des teils eigendynamischen Erkrankungsverlaufs und der bekannten atopischen Dermatitis war es zudem wahrscheinlich, dass am gesamten Erkrankungsgeschehen auch ein atopisches Handekzem beteiligt ist.

Die Patientin wurde eingehend hinsichtlich geeigneter Hautschutzmaßnahmen beraten und geschult. Es wurden verschiedene Handschuhe für die unterschiedlichen Tätigkeitsbereiche zum Schutz vor Feuchtigkeit, irritativen und allergenen Berufsstoffen und mechanischen Einwirkungen ausgewählt. Es wurde ein regelmäßiger Wechsel der Baumwollunterziehhandschuhe bei Durchfeuchtung besprochen. Eine praktikable, erfolgsversprechende persönliche Schutzausrüstung zum Schutz des Gesichts vor einer aerogenen Exposition gegenüber den relevanten Allergenen am Arbeitsplatz stand nicht zur Verfügung. Hierfür kam nur bestmögliche Allergenkarenz infrage. Die Prognose im Hinblick auf einen langfristig vollständig hauterscheinungsfreien Verlauf, auch nach konsequenter Umsetzung der empfohlenen Maßnahmen im Rahmen des § 3 BKV, wurde daher insbesondere aufgrund der multiplen beruflich relevanten Typ-IV-Sensibilisierungen mit dringendem Verdacht auf eine aerogene Beteiligung des Gesichts und die atopische Disposition als sehr ungünstig angesehen. Die Patientin war jedoch hoch motiviert, die Berufstätigkeit als Floristin weiter auszuüben und strebte an, die Exposition gegenüber irritativen Einwirkungen und den für sie relevanten Allergenen durch arbeitsorganisatorische Maßnahmen und Änderungen im Geschäft, beispielsweise den vermehrten Verkauf von Geschenkartikeln, weiter zu reduzieren.

Literatur

Breuer K, Uter W, Geier J (2015) Epidemiological data on airborne contact dermatitis – results of the IVDK. Contact Dermatitis 73(4):239–247

Diepgen TL, Dickel H, Becker D, Geier J, Mahler V, Schmidt A, Schwanitz HJ, Skudlik C, Wagner E, Wehrmann W, Weisshaar E, Werfel T, Blome O (2005) Evidenzbasierte Beurteilung der Auswirkung von Typ-IV-Allergien bei der Minderung der Erwerbsfähigkeit – Begutachtung berufsbedingter Hautkrankheiten. Hautarzt 56:207–223

Wagner E, Becker D, Dickel H, Geier J, John SM, Lessmann H, Mahler V, Rogosky E, Skudlik C, Weisshaar E, Diepgen TL (2009) Bewertung der MdE bei einer Propolisallergie als Folge einer BK 5101. Dermatol Beruf Umwelt 57(2):77–80

Wöhrl S, Hemmer W, Focke M, Götz JR (2001) The significance of fragrance mix, balsam of Peru, colophony and propolis as screening tools in the detection of fragrance allergy. Br J Dermatol 145:268–273

Fußekzem

Richard Brans, Heike Voß und Anja Hübner

Inhaltsverzeichnis

C. Skudlik et al. (Hrsg.), *Berufsdermatologie*, https://doi.org/10.1007/978-3-662-50518-2_28

28

28.1 Fallbeispiel

▪ Grund der Konsultation

Ein 29-jähriger Koch stellte sich wegen entzündlicher Hautveränderungen an Händen und Füßen vor.

▪ Hautbefund

Hände: An den Fingerstreckseiten zeigten sich lichenifizierte Erytheme mit fein- bis mittellamellärer Schuppung. An mehreren Fingerbeugeseiten bestanden Erytheme und subakute subkorneale Bläschen.

Füße: An den Fußrücken mit Übergang auf die Fußseitenkanten fanden sich lichenifizierte, teils erosive Erytheme mit feinlamellärer Schuppung und multiple hämorrhagische, teils seröse Krusten (◘ Abb. 28.1 und 28.2). Die Fußsohlen waren erscheinungsfrei.

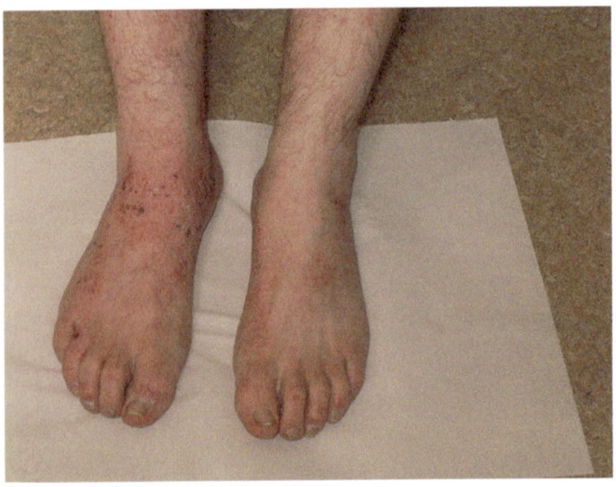

◘ **Abb. 28.1** Hautbefund an den Fußrücken

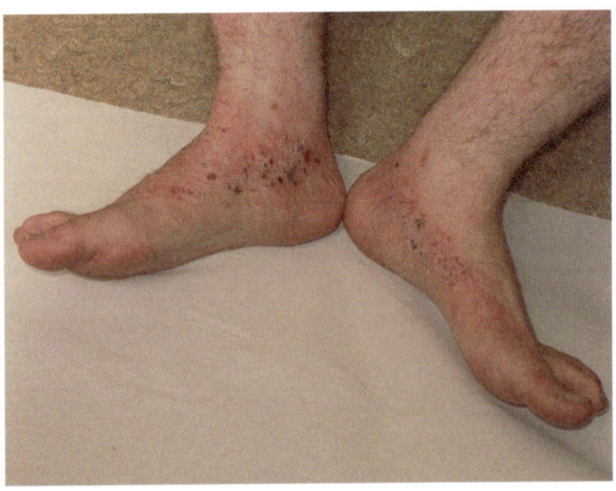

◘ **Abb. 28.2** Hautbefund an den Fußinnenkanten

Übriges Integument: An den Extremitäten und am oberen Rücken zeigten sich disseminierte, erythematöse, teils exkoriierte Papeln. Die rechte Ellenbeuge wies eine leicht infiltrierte Rötung auf.

▪ Berufsdermatologische Anamnese

Der Patient berichtete, dass er seit vier Jahren vollzeitig als Koch in einer Kantine tätig sei und dabei alle anfallenden berufstypischen Tätigkeiten ausführe (Waschen, Schneiden und Zubereiten von Gemüse, Fleisch, Fisch, Obst, Mehlspeisen, Abschmecken, Anrichten). Zudem würden regelhaft Reinigungstätigkeiten unter Verwendung eines Flächendesinfektionsmittels und handelsüblicher Spülmittel durchgeführt. Der Patient gab an, dass bei ihm seit der Kindheit „trockene Haut" bekannt sei, er aber an Händen und Füßen verstärkt schwitzen würde. Mit Beginn der Berufstätigkeit als Koch seien dann erstmals entzündliche Hautveränderungen mit Betonung der Fingerstreckseiten und Handrücken aufgetreten. Beschrieben wurden Rötungen, Schuppungen und Risse, teilweise auch Bläschen. Seit zwei Jahren habe er auch ähnliche Hautveränderungen an den Füßen sowie an Stamm und Extremitäten bemerkt. Der Verlauf der Hauterkrankung an Händen und Füßen sei arbeitskongruent mit Besserung in arbeitsfreien Zeiten und Verschlimmerung nach anschließender Wiederaufnahme der beruflichen Tätigkeit. Am Arbeitsplatz trage der Patient bis zu sieben Stunden täglich Einmal- und Mehrweghandschuhe aus Nitril, in denen er stark schwitzen würde. Der Einsatz von Baumwollunterziehhandschuhen sei nicht praktikabel gewesen. Die Händereinigung erfolge mehrmals täglich mit einer handelsüblichen Flüssigseife. Händedesinfektionsmittel seien zuletzt aufgrund brennender Missempfindungen nicht mehr verwendet worden. Hautschutz- und Hautpflegeprodukte würden an den Händen regelmäßig angewandt. Am Arbeitsplatz trage der Versicherte Sicherheitsschuhe mit Stahlkappe, in denen er im Vergleich zu Alltagsschuhen noch stärker schwitzen würde. Zudem würden die Füße bei Reinigungsarbeiten mittels Wasserschlauch von außen durchfeuchtet. Ein weiteres Paar Sicherheitsschuhe zum Wechseln stünde ihm nicht zur Verfügung. In den Schuhen würden Baumwollsocken getragen.

▪ Atopieanamnese

Der Patient berichtete über direkte Familienangehörige mit Erkrankungen des atopischen Formenkreises (atopische Dermatitis, Rhinokonjunktivitis allergica). Vorberufliche Handekzeme wurden verneint. Es seien bei ihm bislang keine Symptome aufgetreten, die zu einer Soforttypallergie passen würden. Insbesondere Lebensmittelunverträglichkeiten wurden verneint.

▪ Procedere und Verlauf

Unter stadiengerechter antiinflammatorischer Lokaltherapie, einschließlich lokaler Creme-PUVA-Therapie, besserte sich der Hautbefund an Händen und Füßen deutlich. Es wurde jedoch auch eine Eigendynamik der Hauterkrankung ersichtlich. Zur Behandlung der Hyperhidrosis manuum et pedum wurde eine Leitungswasser-Iontophoresetherapie an Händen und Füßen eingeleitet. In der Epikutantestung ergaben sich keine Hinweise für Typ-IV-Sensibilisierungen. Die mykologische Diagnostik war ebenfalls unauffällig. Serologisch zeigten sich Typ-I-Sensibilisierungen gegenüber Hausstaubmilben sowie Gräser-, Beifuß- und Birkenpollen ohne anamnestisch eruierbare klinische Relevanz. Es fand sich kein spezifisches IgE gegenüber mehreren Nahrungsmitteln. Das Gesamt-IgE war deutlich erhöht (> 5000 kU/l).

▪ Diagnosen

1. Ätiologisch kombiniertes Hand- und Fußekzem bestehend aus den Teilkomponenten eines kumulativ-subtoxischen Kontaktekzems und eines atopischen Ekzems,
2. Hyperhidrosis manuum et pedum (verstärkt unter Okklusion) sowie
3. atopische Dermatitis (Extremitäten, Rücken).

▪ Berufsdermatologische Schlussfolgerungen und Empfehlungen

Der Patient ist im Rahmen seiner Tätigkeit als Koch sowohl an den Händen als auch an den Füßen wesentlichen Hautbelastungen ausgesetzt. An den Händen bestehen diese aus Feuchtarbeit (einschließlich Tragen okklusiver Schutzhandschuhe) und Kontakt zu irritativen Berufsstoffen (Lebensmittel, Reinigungs- und Desinfektionsmittel). An den Füßen ergeben sich anamnestisch Hinweise für Feuchtbelastung durch das Tragen okklusiver Sicherheitsschuhe und Durchfeuchtung dieser von außen bei Reinigungsarbeiten. Das starke Schwitzen an Händen und Füßen mit Zunahme unter Handschuh- und Schuhokklusion trägt zur Feuchtbelastung bei. Unter Berücksichtigung des arbeitskongruenten Verlaufs war somit das Vorliegen eines beruflich-bedingten kumulativ-subtoxischen Hand- und Fußekzems anzunehmen. Die Hautveränderungen am übrigen (beruflich nicht belasteten) Integument entsprachen einer atopischen Dermatitis. Diese geht mit konstitutioneller Minderung der epidermalen Barrierefunktion einher und begünstigt somit die Entstehung kumulativ-subtoxischer Kontaktekzeme. Unter Berücksichtigung des teils eigendynamischen Verlaufs der Hauterkrankung an Händen und Füßen sowie der atopischen Dermatitis auch an anderen Hautarealen war zusätzlich von einem konstitutionellen atopischen Hand- und Fußekzem auszugehen, welches anteilig am gesamten Erkrankungsgeschehen an Händen und Füßen beteiligt ist. Hinweise für ein allergisches Kontaktekzem ergaben sich nicht.

Neben dezidierter Beratung hinsichtlich geeigneter Schutzhandschuhe erfolgte auch eine individuelle Fußschutz- und Fußhygieneberatung, wie sie in unserem berufsdermatologischen Spezialzentrum angeboten wird. Dabei wurde für den Arbeitsplatz ein vorne geschlossener, wasserabweisender und atmungsaktiver Sicherheitsschuh aus sogenanntem High-Tech-Material (beispielsweise A-micro®, Fa. Abeba) mit rutschfester Sohle empfohlen Mikrofaser (Art. Nr. 1781, Fa. Abeba). Dieser sollte in Verbindung mit sogenannten Funktionssocken getragen werden, um den Feuchtigkeitstransport nach außen zu gewährleisten. Darüber hinaus wurde empfohlen, die Sicherheitsschuhe regelmäßig (nach 4 Stunden) zu wechseln, um den Kontakt zu durchschwitzten, feuchten Schuhmaterialien zu reduzieren. Eine weitere Reduktion der Feuchtbelastung an den Füßen könnte sich durch die Behandlung der Hyperhidrosis pedum mittels Leitungswasser-Iontophorese ergeben.

Aufgrund der atopischen Disposition ist die Tätigkeit als Koch aus berufsdermatologischer Sicht nicht als leidensgerecht einzustufen. Die Prognose im Hinblick auf einen langfristig vollständig hauterscheinungsfreien Verlauf, auch nach konsequenter Umsetzung der empfohlenen Maßnahmen im Rahmen des § 3 BKV, wurde somit im vorliegenden Fall mit Zurückhaltung eingeschätzt. Ein erneuter Arbeitsversuch unter optimierten Hautschutzbedingungen war jedoch vertretbar und wurde auch vom Patienten gewünscht.

28.2 Exkurs „Hauterkrankungen an den Füßen"

- Häufig treten parallel Hauterkrankungen an Händen und Füßen auf (Brans et al. 2015), auch wenn die Ursachen unterschiedlich sein können.
- Häufige Hauterkrankungen an den Füßen:
  - Fußekzem:
    - atopisches Fußekzem,
    - kumulativ-subtoxisches Fußekzem und
    - allergisches Kontaktekzem.
  - Psoriasis:
    - Psoriasis plantaris und
    - Psoriasis pustulosa plantaris (Pustulosis plantaris).
  - Erregerbedingte Hauterkrankungen:
    - Tinea pedum,
    - bakterielle Infektion (beispielsweise gramnegativer Fußinfekt) sowie
    - Verrucae vulgares-
- Die Ursache der Hauterkrankungen an den Füßen ist überwiegend konstitutionell (atopisches Ekzem, Psoriasis) oder außerberuflich (beispielsweise Tinea pedum).
- Ein wesentlicher Kausalzusammenhang mit der beruflichen Tätigkeit im Sinne der Entstehung (etwa beim kumulativ-subtoxischen Fußekzem) oder der Verschlimmerung einer vorbestehenden konstitutionellen Erkrankung (atopisches Fußekzem, Psoriasis plantaris) ist jedoch möglich.
- Ungünstige Beeinflussung durch individuelle Risikofaktoren:
  - Übergewicht,
  - Hyperhidrosis pedum,
  - Nikotinkonsum,
  - orthopädische Fehlstellungen oder
  - Vorerkrankungen (Diabetes mellitus, Herzinsuffizienz, venöse oder arterielle Gefäßerkrankungen).
- Berufliche Hautbelastungen im Fußbereich:
  - Tragen von offenem Schuhwerk oder von Schuhen aus durchlässigem Material am Arbeitsplatz führt etwa zur direkten Exposition gegenüber Feuchtigkeit, Kälte oder hautirritierenden Substanzen. Nur in wenigen Berufen ist dies nicht vermeidbar (beispielsweise Exposition gegenüber Nässe bei Bademeistern).
  - Mehrstündige Tragen von speziellen Berufsschuhen (Sicherheitsschuhe oder Gummistiefel) aus okklusivem Material verursacht irritativen Feuchtigkeits- und Wärmestau an den Füßen. Verstärkung durch eine konstitutionell erhöhte Schwitzneigung oder das Tragen ungeeigneter Socken.
  - Fehlerhafte Passform der Berufsschuhe kann durch Reibung und Druck Hautirritationen oder reaktive Hautveränderungen (Clavi, Friktionsblasen) an den Füßen hervorrufen.
  - Kontaktallergien gegenüber Inhaltsstoffen von Berufsschuhen oder darin getragenen Einlagen führen zu allergischen Kontaktekzemen an Füßen (▫ Tab. 28.1) (Atwater et al. 2022; Traidl et al. 2021).
- Abklärung der Ursache:
  - Anamneseerhebung zur Ermittlung beruflicher und außerberuflicher Hautbelastungen, individueller Risikofaktoren und der bisherigen Fußschutzmaßnahmen.
  - Ein arbeitskongruenter Verlauf der Hauterkrankung an den Füßen kann für einen beruflichen Zusammenhang sprechen.

■ **Tab. 28.1** Auswahl an möglichen Kontaktallergenen in Schuhen

Vorkommen	*Allergene*
Leder	Chromat, Kobalt, Formaldehyd, Dimethylfumarat
Gummi	Mercaptobenzothiazole, Thiurame, Dithiocarbamate, Thioharnstoffe, *N*-isopropyl-*N*-*p*-phenylenediamin (IPPD)
Klebstoffe	Kolophonium, p-tert. Butylphenolformaldehydharz
Metall	Nickel, Kobalt
Farbstoffe	Azofarbstoffe (*p*-Phenylendiamin)

  - Klinische Untersuchung (dabei auch auf Hautveränderungen außerhalb der Füße achten).
  - Weitere diagnostische Maßnahmen (allergologische Diagnostik, Mykologie oder auch Biopsie).
- Abgrenzung von beruflichen und außerberuflichen Einflussfaktoren ist häufig problematisch, da (anders als bei Handschuhen) auch im privaten Bereich Schuhe getragen werden, die sich ungünstig auf die Haut der Füße auswirken können.
- Bei Hinweisen für einen Kausalzusammenhang zwischen der Hauterkrankung an den Füßen und der beruflichen Tätigkeit im Sinne der BK 5101 besteht im Rahmen von § 3 der Berufskrankheitenverordnung Handlungsbedarf.
- Durch gezielte Therapien, die Auswahl geeigneter Schuhe und gesundheitspädagogische Schulungen können der Hautzustand der Füße verbessert und der langfristige Verbleib am Arbeitsplatz gewährleistet werden.

Literatur

Atwater AR, Bembry R, Green CL, DeKoven JG, Warshaw EM, Belsito DV et al (2022) Shoe allergens: a retrospective analysis of cross-sectional data from the North American Contact Dermatitis Group, 2005–2018. Dermatitis 33(1):62–69. https://doi.org/10.1097/DER.0000000000000750

Brans R, Hubner A, Gediga G, John SM (2015) Prevalence of foot eczema and associated occupational and non-occupational factors in patients with hand eczema. Contact Dermatitis 73(2):100–107. https://doi.org/10.1111/cod.12370

Traidl S, Werfel T, Ruëff F, Simon D, Lang C, Geier J, IVDK. (2021) Patch test results in patients with suspected contact allergy to shoes: retrospective IVDK data analysis 2009–2018. Contact Dermatitis 85(3):297–306. https://doi.org/10.1111/cod.13868. Epub 2021 May 11. PMID: 33882155

Kontakturtikaria und Proteinkontaktdermatitis

Lara Obermeyer und Richard Brans

Inhaltsverzeichnis

C. Skudlik et al. (Hrsg.), *Berufsdermatologie*, https://doi.org/10.1007/978-3-662-50518-2_29

29

29.1 Fallbeispiel

Grund der Konsultation

Ein 55-jähriger Koch stellte sich wegen seit 16 Jahren bestehender entzündlicher Hautveränderungen an den Händen vor. Diese seien erstmalig unter der beruflichen Tätigkeit aufgetreten und würden ausschließlich die Hand- und Fingerrücken sowie einzelne Fingerseitenkanten betreffen. Zudem bestehe eine Unverträglichkeit gegenüber Fisch.

Hautbefund

Es bestanden flächige Erytheme mit mehreren subkornealen Bläschen und nässenden Erosionen an den Handrücken mit Übergang auf die Fingerzwischenräume und Fingerrücken (rechts und links). Im ersten Fingerzwischenraum links, am Digitus V links sowie am Digitus II rechts waren teils tiefe Rhagaden objektivierbar. An den Fingerbeugeseiten der Digiti I–IV links sowie des Digitus I rechts zeigten sich feinlamelläre Schuppungen (▫ Abb. 29.1).

Berufsdermatologische Anamnese

Der Patient berichtete, dass er seit 34 Jahren als Koch tätig sei. Am aktuellen Arbeitsplatz in einem Altenheim würde der Patient berufstypische Tätigkeiten in der Speisenzubereitung verrichten und dabei etwa einmal wöchentlich Fisch verarbeiten. Hierzu gehöre auch das Abschmecken der Gerichte. Die verwendeten Pfannen oder Töpfe würde der Patient manuell reinigen. Oberflächen und Böden würden von ihm mit einem Flächendesinfektionsmittel gereinigt werden. Annähernd vier Stunden würde er jeden Tag bei der Verarbeitung von Lebensmitteln und der Essensausgabe Einmalschutzhandschuhe aus Vinyl oder Nitril tragen. Aufgrund einer erhöhten Schwitzneigung seien die darin verwendeten Baumwollunterziehhandschuhe nach ca. 30 Minuten durchnässt und würden regelmäßig gewechselt. Die Händereinigung erfolge arbeitstäglich ca. 5-mal mit einer HACCP-konformen (HACCP, „hazard analysis and critical control points") Flüssigseife und 10-mal täglich mit einem Händedesinfektionsmittel. Ein HACCP-konformes Hautschutzprodukt würde regelmäßig angewandt.

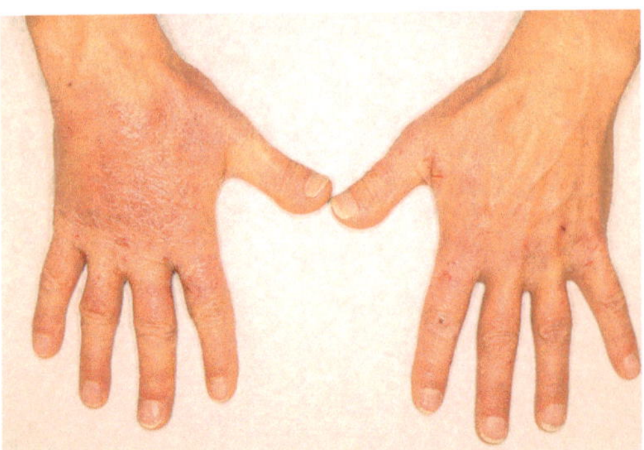

▫ **Abb. 29.1** Hautbefund bei stationärer Aufnahme

In der Kindheit habe der Patient an atopischer Dermatitis mit Beugenekzemen gelitten. Unter der Berufstätigkeit sei es dann zu den entzündlichen Hautveränderungen an den Händen mit Rötungen, subkornealen Bläschen und nässenden Erosionen gekommen. Diese seien in Schüben ohne zwischenzeitliche Abheilungen aufgetreten und hätten sich in den letzten Jahren deutlich verschlimmert. In Urlauben habe sich der Hautbefund in der Regel gebessert. Die Lokaltherapie sei vorwiegend mit glukokortikosteroidhaltigen Präparaten erfolgt.

Ergänzend berichtete der Patient, dass er nach direktem Hautkontakt zu rohem Fisch im Kontaktareal flüchtigen Juckreiz ausbilden würde. Gegarter Fisch könne ohne Beschwerden angefasst werden, jedoch käme es bei Verzehr von selbigem zu Kribbeln und einem pelzigen Gefühl an der Mundschleimhaut. Weitere Symptome seien bislang nicht aufgetreten.

Procedere

Unter vorübergehender Lokaltherapie mit glukokortikoidhaltigen Präparaten kam es zu rascher Befundbesserung, sodass die Behandlung vollständig ausgeschlichen werden konnte. Im Anschluss zeigte sich ein leicht eigendynamischer Verlauf.

Es erfolgte eine Epikutantestung mit den DKG-Reihen Standard, Externa, Konservierungsmittel (ergänzt durch 1,2-Benzisothiazolin-3-on), Gummiinhaltsstoffe, Desinfektionsmittel, patienteneigenen Schutzhandschuhen, Hautpflege- und Hautschutzprodukten (Mahler et al. 2019a, b). Hierbei

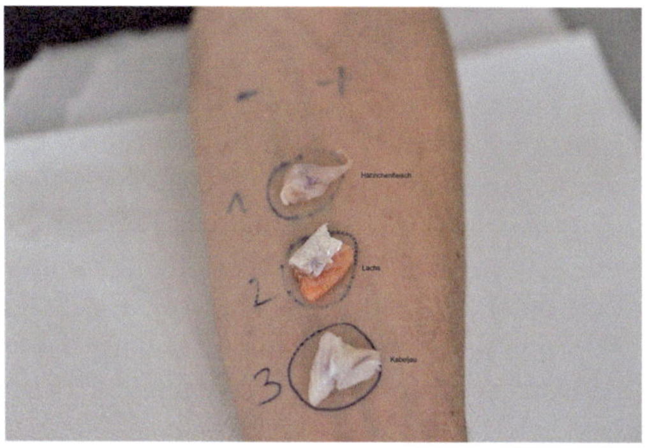

Abb. 29.2 Prick-zu-Prick-Testung

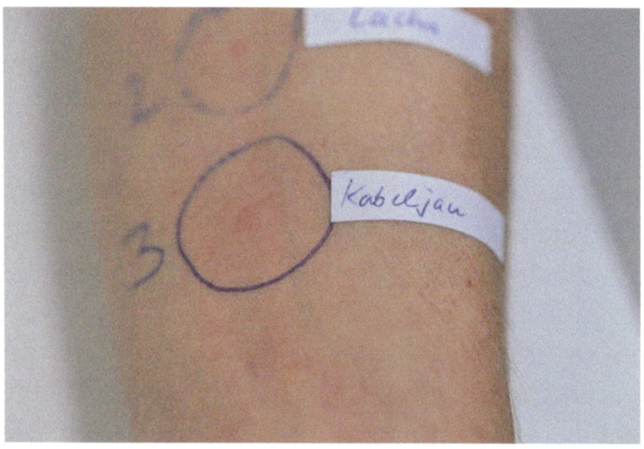

Abb. 29.3 Hautreaktion auf Kabeljau

zeigte sich in der 72-Stunden-Ablesung eine einfach positive Reaktion gegenüber Benzalkoniumchlorid. Die Überprüfung der Sicherheitsdatenblätter zweier am Arbeitsplatz verwendeter Flächendesinfektionsmittel ergab, dass diese Benzalkoniumchlorid enthalten.

Weiterhin erfolgten serologische Laboruntersuchung ohne Nachweis spezifischer IgE-Antikörper gegenüber einer Meeresfrüchte-Mischung sowie Gad c 1 (Kabeljau) und Pen a 1 (Tropomyosin/Garnele). Ergänzend erfolgte eine Prick-zu-Prick-Testung mit Hähnchenfleisch, Lachs und Kabeljau. Nach wenigen Minuten ließ sich eine urtikarielle Reaktion auf Kabeljau (10 mm) im Testfeld objektivieren (Abb. 29.2 und 29.3).

Diagnosen – Hauptdiagnosen

1. Ätiologisch kombiniertes Handekzem, bestehend aus:
   a. atopischem Handekzem,
   b. kumulativ-subtoxischem Handekzem,
   c. allergischem Kontaktekzem der Hände bei Typ-IV-Sensibilisierung gegenüber Benzalkoniumchlorid, enthalten in am Arbeitsplatz verwendeten Flächendesinfektionsmitteln und
   d. Proteinkontaktdermatitis der Hände mit Kontakturtikaria-Syndrom Grad I nach von Krogh und Maibach bei Typ-I-Sensibilisierung gegenüber Kabeljau.
2. Orales Allergiesyndrom bei Verzehr von Fisch und Typ-I-Sensibilisierung gegenüber Kabeljau.

Berufsdermatologische Schlussfolgerungen und Empfehlungen

Bei dem Patienten wurde ein ätiologisch kombiniertes Erkrankungsgeschehen im Bereich der Hände diagnostiziert. Neben dem anlagebedingten atopischen Handekzem war unter Berücksichtigung der irritativen Einwirkungen am Arbeitsplatz und des überwiegend arbeitskongruenten Verlaufs auch ein beruflich bedingtes kumulativ-subtoxisches Handekzems wahrscheinlich. Darüber hinaus war anteilig auch von einem beruflich bedingten allergischen Kontaktekzem an den Händen auszugehen. Maßgeblich hierfür war die positive Epikutantestreaktion gegenüber Benzalkoniumchlorid. Hierbei handelt es sich um eine quartäre Ammoniumverbindung, welche vorwiegend in Desinfektionsmitteln eingesetzt wird und auch in zwei am Arbeitsplatz verwendeten Flächendesinfektionsmitteln identifiziert werden konnte. Benzalkoniumchlorid gilt als irritativer Kontaktstoff, dessen allergenes Potenzial umstritten ist (Basketter et al. 2004). Es gibt jedoch auch Hinweise dafür, dass Benzalkoniumchlorid durchaus ein Kontaktallergen ist (Uter et al. 2008). Dennoch sollten insbesondere schwach positive Reaktionen gegenüber Benzalkoniumchlorid kritisch hinterfragt werden. Im vorliegenden Einzelfall gingen wir bei entsprechendem Vorkommen von Benzalkoniumchlorid am Arbeitsplatz und deutlicher, wenngleich formal nur einfach positiver Testreaktion von einer Typ-IV-Sensibilisierung aus. Beim Umgang mit den Flächendesinfektionsmitteln habe der Patient nicht immer Schutzhandschuhe getragen. Die Typ-IV-Sensibilisierung gegenüber Benzalkoniumchlorid wurde daher wahrscheinlich beruflich erworben und hatte wahrscheinlich bis zuletzt eine berufliche Relevanz. Wir empfahlen, dass beide Produkte möglichst durch Flächendesinfektionsmittel ohne Benzalkoniumchlorid ersetzt werden. Der Versicherte wurde instruiert, bei weiterer Verwendung dieser Produkte konsequent Schutzhandschuhe zu tragen.

Aufgrund der urtikariellen Reaktion im Prick-zu-Prick-Test diagnostizierten wir zudem eine Typ-I-Sensibilisierung gegenüber Kabeljau, auch wenn serologisch weder spezifisches IgE gegenüber einer Fischmischung (mit Kabeljau) noch gegenüber dem rekombinanten Majorallergen von Kabeljau (Gad c 1) festgestellt werden konnten (Worm et al. 2021). Der Versicherte schilderte glaubhaft Beschwerden im Sinne einer Kontakturtikaria der Haut bei der Verarbeitung von Fisch und einem oralen Allergiesyndrom bei Verzehr von Fisch (beispielsweise beim Abschmecken). Generalisierte Beschwerden seien bislang weder bei Hautkontakt noch bei Verzehr aufgetreten, sodass wir ein Kontakturtikariasyndrom Grad I nach Krogh und Maibach bei Typ-I-Sensibilisierung gegenüber Kabeljau diagnostizierten (von Krogh und Maibach 1981). Aufgrund der Typ-I-Sensibilisierung gegenüber Kabeljau gingen wir auch von einer zusätzlich intermittierend vorliegenden beruflich bedingten Proteinkontaktdermatitis der Hände bei Verarbeitung von Fisch aus.

Die Prognose hinsichtlich einer beschwerdefreien Fortsetzung der beruflichen Tätigkeit stellte sich aus unserer Sicht auch bei Umsetzung aller empfohlenen Maßnahmen ungünstig dar. Maßgeblich hierfür waren die voraussichtlich nicht vollständig meidbaren irritativen Hautbelastungen am Arbeitsplatz, die atopische Disposition und die beruflich relevante Typ-IV-Sensibilisierung gegenüber Benzalkoniumchlorid, die insbesondere bei fehlendem Austausch der Flächendesinfektionsmittel als ungünstig angesehen wurde. Als besonders problematisch für die Fortsetzung der beruflichen Tätigkeit wurde die Fischallergie bewertet. Da der Umgang mit Fisch als wesentlicher Bestandteil der Tätigkeit als Koch anzusehen ist, bedeutet eine Fischallergie bei Köchen in der Regel einen objektiven Zwang zur Aufgabe der beruflichen Tätigkeit (Dickel et al. 2014, 2020). Auch wenn der Patient bislang nur lokalisierte, milde Haut- und Schleimhautreaktionen im Zusammenhang mit Fischverarbeitung und -verzehr entwickelt hatte, ist er grundsätzlich bei Exposition gegenüber Fisch einer erhöhten Gefahr der Ausbildung anaphylaktischer Reaktionen mit Beteiligung weiterer Organsysteme bis hin zum anaphylaktischen Schock ausgesetzt (Krüger und Fuchs 2007). Diesbezüglich wurde der Versicherte eingehend aufgeklärt und mit einem Notfallset ausgestattet. Seitens des Versicherten wurde jedoch zunächst eine Fortsetzung der beruflichen Tätigkeit gewünscht, da aus seiner Sicht am Arbeitsplatz die Möglichkeit bestand, durch arbeitsorganisatorische Maßnahmen die Verarbeitung und den Verzehr von Fisch vollständig zu meiden. Unabhängig davon ist eine schwere Hauterkrankung im Sinne der BK 5101 zu konstatieren; eine entsprechende Ärztliche BK-Anzeige wurde erstattet.

Literatur

Basketter DA, Marriott M, Gilmour NJ, White IR (2004) Strong irritants masquerading as skin allergend: the cas of benazlkonium chloride. Contact Dermatitis 50:213–217

Dickel H, Bruckner T, Altmeyer P, Künzlberger B (2014) Allergie gegen Meeresfrüchte bei Köchen: Fallserie und Literaturübersicht. J Dtsch Dermatol Ges 12(10):891–902

Dickel H, Kuehn A, Dickel B, Bauer A, Becker D, Fartasch M, Häberle M, John SM, Mahler V, Skudlik C, Weisshaar E, Werfel T, Geier J, Diepgen TL, † für die AG „Bewertung der Allergene bei BK 5101" der ABD und der DKG in der DDG (2020) Beurteilung der Auswirkung einer arbeitsbedingten Allergie gegenüber Meerestieren bei der Minderung der Erwerbsfähigkeit im Rahmen der BK 5101. Dermatol Beruf Umwelt 68:113–125

Krüger U, Fuchs TH (2007) Kontakturtikaria und Proteinkontaktdermatitis in der Berufsdermatologie. Dermatol Beruf Umwelt 55:107–115

Mahler V, Nast A, Bauer A, Becker D, Brasch J, Breuer K, Dickel H, Drexler H, Elsner P, Geier J, John SM, Kreft B, Köllner A, Merk HF, Ott H, Pleschka S, Portisch M, Spornraft-Ragaller P, Weisshaar E,

Werfel T, Worm M, Schnuch A, Uter W (2019a) S3-Leitlinie: Durchführung des Epikutantests mit Kontaktallergenen und Arzneimitteln – Kurzfassung Teil 1. J Dtsch Dermatol Ges 17(10): 1076–1093

Mahler V, Nast A, Bauer A, Becker D, Brasch J, Breuer K, Dickel H, Drexler H, Elsner P, Geier J, John SM, Kreft B, Köllner A, Merk HF, Ott H, Pleschka S, Portisch M, Spornraft-Ragaller P, Weisshaar E, Werfel T, Worm M, Schnuch A, Uter W (2019b) S3-Leitlinie: Durchführung des Epikutantests mit Kontaktallergenen und Arzneimitteln – Kurzfassung Teil 2. J Dtsch Dermatol Ges 17(11):1187–1207

Uter W, Lessmann H, Geier J, Schnuch A (2008) Is the irritant benzalkonium chloride a contact allergen? A contribution to the ongoing debate from a clinical perspective. Contact Dermatitis 58:359–363

Von Krogh G, Maibach HI (1981) The contact urticarial syndrome – an updated review. J Am Acad Dermatol 5(3):328–342

Worm M, Reese I, Ballmer-Weber B, Beyer K, Bischoff SC, Bohle B, Brockow K, Claßen M, Fischer PJ, Hamelmann E, Jappe U, Kleine-Tebbe J, Klimek L, Koletzko B, Lange L, Lau S, Lepp U, Mahler V, Nemat K, Raithel M, Saloga J, Schäfer C, Schnadt S, Schreiber J, Szépfalusi Z, Treudler R, Wagenmann M, Werfel T, Zuberbier T (2021) Update of the SK2 guideline on the management of IgE-mediated food allergies. Allergol Select 5:195–243. https://doi.org/10.5414/ALX02257E

Psoriasis

Alexander Kiewert

Inhaltsverzeichnis

C. Skudlik et al. (Hrsg.), *Berufsdermatologie*, https://doi.org/10.1007/978-3-662-50518-2_30

30.1 Fallbeispiel

■ Grund der Konsultation

Ein 62-jähriger Maschinenschlosser stellte sich wegen entzündlicher Hautveränderungen an den Knien und Fußsohlen vor, die vor etwa 16 Jahren erstmals aufgetreten seien. Seit 5 Jahren würde es auch zu ähnlichen Läsionen an den beruflich belasteten Hände kommen.

■ Hautbefund

Distal an beiden Handrücken mit Übergang auf die Fingerrücken und die Fingerzwischenräume bestanden einzelne erythematöse Plaques, teils mit festhaftender weißlicher Schuppung, teils mit Erosionen. Am rechten und linken Thenar sowie den Daumenseiten zeigten sich gleichartige Hautveränderungen. Der Fingernagel Dig. II rechts wies einen Ölfleck und die übrigen Fingernägel eine Längsriffelung auf (◘ Abb. 30.1).

Am behaarten Kopf bestand eine weißliche Schuppung und beide Achselhöhlen wiesen scharf begrenzte erythematöse Plaques auf. Umbilical zeigte sich ein scharf begrenztes Erythem mit mittellamellärer Schuppung. An beiden Ellenbogen, Unterarmstreckseiten und Knien bestanden erythematosquamöse Plaques.

■ Berufsdermatologische Anamnese

Die Hautveränderungen an den Händen würden sich in längeren arbeitsfreien Zeiten wie Urlauben bessern. Am übrigen Integument würden die Hautveränderungen dagegen einen arbeitsunabhängigen Verlauf aufweisen. Als Maschinenschlosser übt der Patient seit über 30 Jahren eine mechanisch stark hautbelastende Tätigkeit aus. So würde er mehrfach täglich Schraubverbindungen von Hand lösen oder festziehen (◘ Abb. 30.2). Zudem würden häufig bis zu 50 kg schwere Bauteile von Hand bewegt.

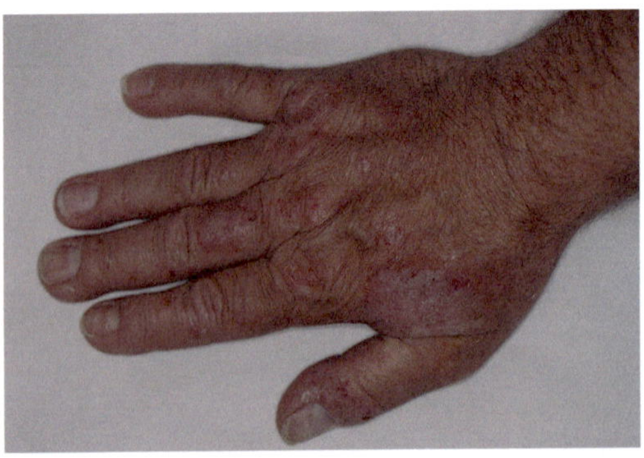

◘ **Abb. 30.1** Hautbefund der Hände bei Erstvorstellung

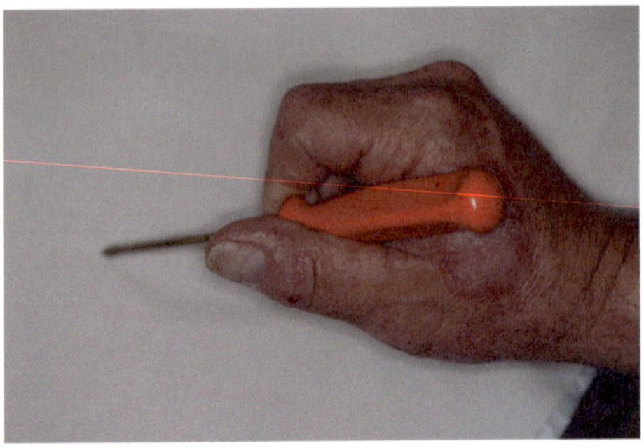

◘ **Abb. 30.2** Demonstration einer typischen Schraubbewegung

■ Procedere

Da sich Hinweise für eine berufliche Kausalität im Sinne einer Provokation der Psoriasis an den beruflich belasteten Händen ergaben, wurde das Hautarztverfahren eingeleitet. Neben topischer Therapie mit keratolytischen Externa und Vitamin-D-Präparaten erfolgte zudem zeitnah die Einleitung individualpräventiver Maßnahmen.

Praxistipp

Die Psoriasis kann berufsbedingt als Erstmanifestation ausgelöst oder beruflich verschlimmert werden, in der Regel am Ort der schädigenden (meistens mechanischen) Einwirkungen. Lassen Sie sich die Tätigkeit des Patienten demonstrieren: Korrespondiert die geschilderte berufliche Belastung mit den betroffenen Hautarealen?

■ Diagnose

Psoriasis der Hände mit beruflichem Verschlimmerungsanteil bei Psoriasis vulgaris.

- **Berufsdermatologische Schlussfolgerungen und Empfehlungen**

Die Psoriasis der Hände ist primär eine schicksalhafte Krankheit, die jedoch durch äußere Einflüsse (Köbner-Phänomen) provoziert, unterhalten oder aggraviert werden kann (Skudlik und John 2020; Boehncke und Sterry 2009; Mahler et al. 2014). Bei der versicherungsrechtlichen Bewertung sind endogene und exogene Kausalitätsfaktoren zur Abgrenzung eines ausschließlich oder wesentlich berufsunabhängig eigendynamischen von einem beruflich mitverursachten oder verschlimmerten Verlauf gegeneinander abzuwägen. Im vorliegenden Fall übersteigen die Einwirkungen am Arbeitsplatz, die der Versicherte anschaulich demonstrieren konnte, mit hoher Wahrscheinlichkeit das Maß einer sogenannten Gelegenheitsursache (Skudlik und John 2017). Die Hautveränderungen betrafen an den Händen die Stellen, die beruflich bei konkret demonstrierten Arbeiten regelmäßig erheblichen mechanischen Belastungen ausgesetzt waren. Die mechanische Provokation der psoriatischen Hautveränderungen war aufgrund der Korrespondenz mit den beruflichen Belastungen gut nachvollziehbar. Es ist daher wahrscheinlich, dass die beruflichen Belastungen der Hände die Psoriasis im Sinne eines Köbner-Phänomens (mit-)ausgelöst, unterhalten und verschlimmert haben.

Die Behandlung und Schulung zu möglichst hautschonendem Verhalten wurden im Rahmen des § 3 BKV empfohlen. Es erfolgte eine Handschuhberatung (▶ Kap. 14) mit der Empfehlung von Nitril-Einmalhandschuhen (Dermatril P 743, KCL Kächele-Cama Latex) mit Baumwollunterhandschuhen und Armstulpen mit Gummizug zum kurzzeitigen Schutz vor Öl, Schmutz, Farben und Lacken. Für trockene Montagetätigkeiten wurden Polyamid-Handschuhe (Perfect Poly Skin, Honeywell Safety Products) empfohlen. Alternativ können auch stärker gepolsterte Nitril-beschichtete Handschuhe Heavy Laborer 97-003 (Ansell) erprobt werden.

Literatur

Boehncke WH, Sterry W (2009) Psoriasis – a systemic inflammatory disorder: clinic, pathogenesis and therapeutic perspectives. J Dtsch Dermatol Ges 7:946–952

Mahler V, Diepgen T, Skudlik C, Becker D, Dickel H, Fartasch M, Geier J, Häberle M, Hillen U, Krohn S, John SM, Weisshaar E, Werfel T, Zagrodnik F (2014) Psoriasis als anlagebedingte Erkrankung in der berufsdermatologischen Beurteilung [Psoriasis predisposition and occupational triggering factors in the appraisal of occupational medical expertises]. J Dtsch Dermatol Ges 12(6):519–529

Skudlik C, John SM (2017) Haut. In: Schönberger A, Mehrtens G, Valentin H (Hrsg) Arbeitsunfall und Berufskrankheit. Rechtliche und medizinische Grundlagen für Gutachter, Sozialverwaltung, Berater und Gerichte, 9. Aufl. Erich Schmidt Verlag, Berlin, S 865–926

Skudlik C, John SM (2020) Psoriasis and Work. In: John SM, Duus Johansen J, Rustemeyer T, Elsner P, Maibach H (Hrsg) Kanerva's occupational dermatology, Bd I, 3. Aufl. Springer, Heidelberg/New York/Dordrecht/London, S 461–466

Physikalisch verursachte Berufsdermatosen

Richard Brans

Inhaltsverzeichnis

C. Skudlik et al. (Hrsg.), *Berufsdermatologie*, https://doi.org/10.1007/978-3-662-50518-2_31

31.1 Fallbeispiel

▪ Grund der Konsultation

Eine 29-jährige Fleischereifachverkäuferin berichtete über kälteinduzierte, umschriebene Rötungen, bläuliche Verfärbungen und Schwellungen an den Fingern. Diese würden insbesondere bei Kälteexposition am Arbeitsplatz auftreten.

▪ Hautbefund

Alle Finger waren ödematös geschwollen. Mehrere Finger wiesen dorsal und seitlich bis zu 0,5 cm große, flache, umschriebene, erythematöse Papeln teils mit zentraler Blasenbildung auf (◘ Abb. 31.1 und Abb. 31.2).

▪ Berufsdermatologische Anamnese

31

Die Patientin berichtete, dass sie einschließlich ihrer Ausbildung 13 Jahre als Fleischereifachverkäuferin gearbeitet habe. Seit mehreren Jahren sei sie in einem Supermarkt angestellt und hier zunächst vorwiegend an der Fleischtheke eingesetzt worden. Hierzu gehöre auch das Ein- und Ausräumen von Ware in einem Kühlhaus. Hierunter sei es in den letzten 5 Jahren im Zusammenhang mit Kälteexposition am Arbeitsplatz zu umschriebenen Rötungen, teils mit zentraler Blasenbildung, an den Fingern gekommen. Diese Läsionen würden nach ca. 4–5 Wochen unter Meidung von Kälte abheilen. Darüber hinaus klagte die Versicherte über bläuliche Verfärbung und Schwellung der Finger bei Kälteexposition. Unter lokaler und systemischer Therapie mit Glukokortikoiden hätten sich die Beschwerden nicht gebessert. Seit zwei Jahren würde die Patientin überwiegend an der Käsetheke eingesetzt, da hier die Kälteexposition geringer sei. Kurz vor der Vorstellung habe die Patientin jedoch als Urlaubsvertretung wieder eine Woche an der Fleischtheke gearbeitet.

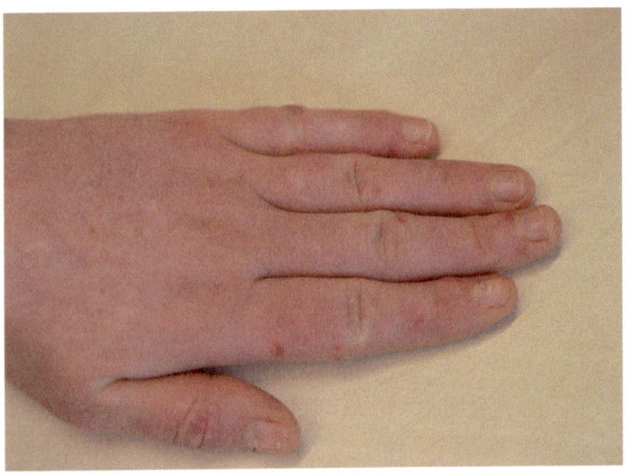

◘ **Abb. 31.1** Hautbefund der linken Hand

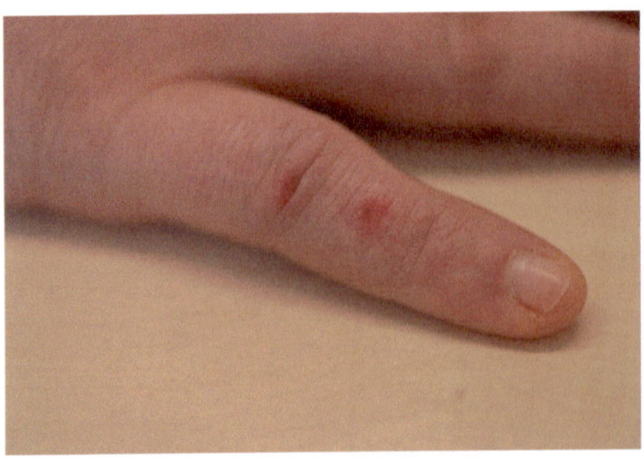

◘ **Abb. 31.2** Hautbefund des rechten Kleinfingers

▪ Procedere

Im Blutbild fielen geringgradige Lymphozytopenie und Granulozytopenie auf. Die Gerinnungsparameter waren normwertig. Der ANA-Titer war mit 1:200 leicht erhöht. Die weitere Differenzierung war unauffällig. Kälteagglutinine, Kryoglobuline und Kryofibrinogen waren nicht nachweisbar. Ein Raynaud-Phänomen konnte nicht objektiviert werden.

Es erfolgte eine Probebiopsie an einem Finger. Der histologische Befund wies perivaskuläre und periadnexielle lymphozytäre Rundzellinfiltrate im Korium mit Ödem des Stratum papillare ohne Interface-Dermatitis aus. Er war sehr gut mit Perniones vereinbar. Anhalt für Lupus erythematodes (Chilblain-Lupus) oder andere Kollagenosen ergab sich nicht. Unter glukokortikoidhaltigen Lokaltherapie und Meidung von Kälteexposition war der Hautbefund kontinuierlich rückläufig.

▪ Diagnose

Perniones der Finger, teils beruflich bedingt.

▪ Berufsdermatologische Schlussfolgerungen und Empfehlungen

Die Patientin ist als Fleischereifachverkäuferin beruflich wesentlich gegenüber Kälte exponiert. Grundsätzlich herrscht an Fleischtheken eine relativ niedrige Umgebungstemperatur. Darüber hinaus wird die Ware in der Kühltheke auf ca. 4–8 °C gekühlt. Zusätzlich muss die Patientin bei ihrer beruflichen Tätigkeit mit tiefgefrorener Ware in einem Kühlhaus hantieren. Der arbeitskongruente Verlauf der Erkrankung war nachvollziehbar. Es ist wahrscheinlich, dass es auf Basis einer Prädisposition im Fall der Patienten durch die berufliche Kälteexposition zur Ausbildung von Perniones kam. Kälteschäden im Sinne von Perniones können zu einer BK 5101 der Anlage 1 zur BKV führen (Müller et al. 2007).

Als technisch-organisatorische, arbeitsplatzbezogene Abhilfemaßnahme wurde empfohlen, die Patientin an Arbeitsplätzen mit möglichst geringer Kälteexposition einzusetzen. Die Patientin gab an, dass dies seitens ihres Arbeitgebers ermöglicht werden könne. Für künftige nicht meidbare gelegentliche Kälteexpositionen (etwa beim Einräumen gekühlter Ware ohne direkten Kontakt zu Lebensmitteln) wurde der Kälteschutzhandschuh „Uvex Unilite Thermo“ (Fa. Uvex Profas) ausgewählt. Diese Handschuhe sind im arbeitspraktischen Kontext unter Berücksichtigung der Hygienevorgaben zu verwenden. Gemäß Herstellerangaben sind die Handschuhe für den Umgang mit Lebensmitteln geeignet. Die Versicherte äußerte sich hochmotiviert, die berufliche Tätigkeit fortzuführen. Es wurde daher empfohlen, den weiteren Verlauf unter Fortführung der Maßnahmen im Rahmen von § 3 BKV abzuwarten.

31.2 Exkurs „Perniones“

Perniones (Frostbeulen) entstehen durch eine Gewebsentzündung, die bei entsprechend disponierten Personen durch Kälteeinwirkung auftreten kann. Zugrunde liegt eine lokalisierte Gefäßdurchblutungsstörung, die bereits bei mäßiger Kälteeinwirkung (Außentemperaturen wenig über 0 °C, insbesondere bei nass-kaltem Klima, auch bei kalten Feuchtarbeiten) in Erscheinung tritt (Prakash und Weisman 2009). Im Gegensatz zur Erfrierung mit primärer Schädigung der Haut, handelt es sich bei Perniones um sekundäre Hautveränderungen infolge der Durchblutungsstörung (Jacob et al. 1986). Betroffen sind insbesondere die Akren (Finger, Zehen), aber selten auch die Unterschenkel und der Kniebereich. Bei Jugendlichen und jungen Erwachsenen treten Perniones häufig in Kombination mit Akrozyanose auf. Das klinische Bild wird von umschriebenen, häufig schmerzhaften, lividen Rötungen, ödematösen Schwellungen bis hin zur Blasenbildung und Ulzeration bestimmt (Kauer et al. 2007; Müller et al. 2007). Differenzialdiagnostisch muss insbesondere an Chilblain-Lupus gedacht werden. Bei Meidung der Kälteexposition bilden sich die Hautveränderungen in der Regel vollständig zurück. Bei chronischer Exposition über einen längeren Zeitraum kann es jedoch zu dauerhaften Beschwerden kommen (Müller et al. 2007). Schutz vor Kälte ist die beste Prävention. Hierzu zählt die Meidung von Kälte, aber auch die Verwendung warmer Kleidung. Auch Taschenöfen können sinnvoll sein. Bei persistierenden Beschwerden kommen Behandlungen mit Kalziumantagonisten vom Nifedipin-Typ oder Infusionen mit Iloprost oder Pentoxifyllin infrage (Gordon et al. 2014; Al-Sudany 2016).

Literatur

Al-Sudany NK (2016) Treatment of primary perniosis with oral pentoxifylline (a double-blind placebo-controlled randomized therapeutic trial). Dermatol Ther 29(4):263–268

Gordon R, Arikian AM, Pakula AS (2014) Chilblains in Southern California: two case reports and a review of the literature. J Med Case Rep 8:381

Jacob JR, Weisman MH, Rosenblatt SI, Bookstein JJ (1986) Chronic pernio. A historical perspective of cold-induced vascular disease. Arch Intern Med 146:1589–1592

Kauer F, Paasch U, Simon JC (2007) Teigige und erythematöse Schwellung an beiden Unterschenkeln. Hautarzt 58(9):797–799

Müller M, Dill-Müller D, Buchter A (2007) Rezidivierende Perniones auf dem Boden einer anlagebedingten Akrozyanose. Dermatol Beruf Umwelt 55(1):28–34

Prakash S, Weisman MH (2009) Idiopathic chilblains. Am J Med 122:1152–1155

Beruflich verursachte Akne

Undine Lippert und Michael Peter Schön

Inhaltsverzeichnis

C. Skudlik et al. (Hrsg.), *Berufsdermatologie*, https://doi.org/10.1007/978-3-662-50518-2_32

32.1 Einleitung

Die Acne vulgaris gehört zu den häufigsten entzündlichen Erkrankungen in der Allgemeinbevölkerung. Bei 10 % der Betroffenen dauert die Erkrankung über das 25. Lebensjahr hinaus an (Nast et al. 2010). Angaben zur Häufigkeit beruflich bedingter akneiformer Hautveränderungen aus den letzten 10 Jahren gibt es kaum. Laut Bericht der „European Agency for Safety and Health at Work“ mit einer Datenauswertung der Jahre 2001–2005 zählen mehr als 90 % der Berufserkrankungen der Haut zur Gruppe des Kontaktekzems (80 % irritativ, 10 % allergisch), während die berufsbedingten akneiformen Erkrankungen zusammen mit anderen Hauterkrankungen, wie dem beruflich verursachten Hautkrebs und der Kontakturtikaria weniger als 10 % ausmachen (De Craecker et al. 2008). Berufsbedingte akneiforme Hauterkrankungen werden im allgemeinen Sprachgebrauch als Akne bezeichnet, nachfolgend auch in diesem Kapitel. Es gilt jedoch zu bedenken, dass es deutliche Unterschiede zur Acne vulgaris gibt, beispielsweise hinsichtlich der Pathogenese sowie Verteilung und Zusammensetzung der Hauteffloreszenzen. Zu den häufigen Formen gehört die berufsbedingte Acne venenata, die auch Kontaktakne genannt wird. Korrespondierend zur auslösenden Substanz wird die Erkrankung als Öl-, Teer- oder Chlorakne bezeichnet. Häufigste Ursache ist der direkte Hautkontakt mit den Substanzen, seltener die Inhalation oder die Aufnahme durch den Verdauungstrakt. In Einzelfällen kann die Acne cosmetica berufsbedingt vorkommen. Physikalische Einwirkungen wie mechanische Reizungen, Wärme oder ultraviolette Strahlung sind ebenfalls seltene Ursachen (Kokelj 1992). Das zumeist monomorphe Hautbild wird geprägt durch Komedonen bei der Teerakne, bei der Chlorakne zusätzlich durch Zysten.

32.2 Ölakne

Die häufigste Form der berufsbedingten Akne ist die Ölakne. Die wahrscheinlich ersten Berichte über diese Dermatose stammen aus dem Jahr 1867 von Prudon, der Arbeiter in der Textilindustrie, die für das Säubern und Einfetten der Webspulen verantwortlich waren, beschrieb (Valgas et al. 2011). Die Hautveränderungen entstehen nach direktem Hautkontakt zu Ölen an Handrücken und Unterarmen, durch ölverschmutzte Kleidung an Oberschenkeln, Unterbauch, Gesäß und nur selten im Gesicht durch Kontakt mit ölverschmutzten Ärmeln. Bereits nach 2- bis 4-wöchiger Exposition kann es zur Ausbildung zumeist offener „schwarzer“ Komedonen und Mikrozysten sowie zu Follikulitiden kommen (Kokelj 1992; Finnie 1960).

Die Pathogenese der Erkrankung ist bisher nicht genau geklärt. Es wird einerseits vermutet, dass durch das Öl und die darin enthaltenen Partikel (beispielsweise Metallreste) die Follikelostien verschlossen werden und es zur Follikelhyperkeratose, Sebumretention und sekundär zu einer Entzündungsreaktion kommt. Andererseits wird auch ein toxischer Effekt von Ölbestandteilen oder Beimengungen auf die Haarfollikel-Tagdrüseneinheit diskutiert (Kokelj 1992; Valgas et al. 2011). Auslöser sind häufig Mineralöle die in Schmierfetten, nicht wasserlöslichen Kühlschmierstoffen oder Schneidölen enthalten sind. Die Beschäftigten stammen häufig aus der metallverarbeitenden Industrie und gehören Berufen wie Anlage-, Industrie- und Werkzeugmechaniker oder Auto-und Flugzeugmechaniker an (Kokelj 1992). Bedingt durch weniger Verunreinigungen in den Ölen, bessere Schutzkleidung und persönliche Hygiene ist die Erkrankungshäufigkeit zurückgegangen. Nach Kontakt zu Dieselkraftstoff bei Arbeiten in Autowerkstätten wurde die Entwicklung von Komedonen und einzelnen Pusteln an den Unterarmen, Handrücken und Oberschenkeln beobachtet. Über Erdöl-/Petroleumakne bei Arbeiter auf Ölfeldern und in Raffinerien wurde ebenfalls berichtet. Neben Komedonen an den Fingern und Handrücken traten dabei Furunkel und Karbunkel auf (Cohen 1944; Das und Misra 1988). Wichtig ist, an die mögliche berufliche Verursachung der Erkrankung zu denken und bei Verdacht einen Hautarztbericht zu erstellen.

Praxistipp

Bei der Ölakne entstehen Komedonen und Follikel nach direktem Kontakt der Haut mit Ölen sowie ölverschmutzer Kleidung insbesondere an Handrücken, Unterarmen, Oberschenkeln, Unterbauch und Gesäß. Bei möglicher beruflicher Kausalität der Erkrankung sollte ein Hautarzt-Erstbericht mittels des Formulars (F6050: ▶ sn.pub/TAlouP) erfolgen, da die Ölakne unter der BK 5101 eingeordnet wird (Skudlik und John 2017)

32.3 Kohlenteerakne, Pechakne (Acne picea)

Kontakt zu Kohlenteer und seinen Produkten kann zur Teer- und Pechakne führen. Kohlenteer ist ein Destillationsprodukt der Kohle und gelangt als Aerosol oder durch Ablagerungen auf Arbeitsgeräten und Arbeitskleidung auf die Haut. Nachfolgend können sich zahlreiche kleine (< 1 mm), offene schwarze Komedonen (Teerfinnen) entwickeln, bevorzugt periorbital und in der Jochbeinregion, gelegentlich auch an den Streckseiten der Arme und Oberschenkel. Papeln, Pusteln und größere Zysten fehlen meist. Histologisch erkennt man erweiterte Follikelöffnungen mit Keratinpfropf, häufig ohne entzündliches Infiltrat. Kohlenteere und Pech sind zudem lichtsensibilisierend, was zur Entstehung flächiger Hyperpigmentierungen (Melanodermatitis toxica) führen kann (Adams et al. 2000). Nach Kontakt zu Teer oder Pech können sogenannte Teer- oder Pechwarzen entstehen, die karzinomatös entarten können. Sie treten besonders im Gesicht, an den Handrücken, am Bauch, an den Unterarmen und am Skrotum auf. Diese Hautveränderungen sind als Berufserkrankung (BK 5102) anerkannt (Merkblatt_zur_BK_Nr_5102). Teer wurde vor allem jeweils ehemals beispielsweise bei der Holzimprägnierung, im Straßenbau und bei der Herstellung von Dachpappen benutzt. Pech ist der Rückstand des letzten Teerdestillates und findet zur Herstellung von Steinkohlenbriketts, Dachpappen, Lacken und Kabelisolierungen Verwendung (Merkblatt_zur_BK_Nr_5102). Von der Teer- und Pechakne sind daher besonders Straßenarbeiter und Dachdecker betroffen sowie Beschäftigte in Teerraffinerien und in der Holzindustrie.

Praxistipp

Berufsbedingte akneiforme Hautveränderungen durch Kohlenteer und seine Produkte fallen unter die BK 5101 (Skudlik und John 2017). Es sollte ein Hautarzt-Erstbericht mittels des Formulars (F6050: ▶ sn.pub/TAlouP) erfolgen. Durch Kohlenteer und seine Produkte ausgelöster Hautkrebs oder Hautveränderungen, die zu Hautkrebs führen können, fallen unter die BK 5102. In diesem Fall erfolgt die ärztliche Anzeige bei Verdacht auf eine Berufskrankheit über das Formular F6000 (▶ sn.pub/qDBNFn) (▶ Kap. 4).

32.4 Acne aestivalis (Mallorca-Akne)

Die Acne aestivalis ist durch monomorphe, kleine, follikulär gebundene Papeln ohne Komedonen oder Pusteln, die nach langer und intensiver Sonnenbestrahlung auftreten, gekennzeichnet. Das Gesicht ist meist ausgespart. Für einige Autoren stellt sie eine Form der polymorphen Lichtdermatose dar (Jansen 2015). Ebenfalls durch Sonnenbestrahlung ausgelöst kann eine lichtinduzierte oberflächliche Follikulitis auftreten. Beide Hautveränderungen werden auch unter dem Begriff aktinische Follikulitis zusammengefasst (Verbov 1985; Veysey und George 2005). Sehr selten können sie während der Berufsausübung im Freien auftreten.

32.5 Tropische Akne (Acne tropicalis)

Diese schwere, stark entzündliche Form der Akne tritt akut in feuchtheißem Klima auf. Viele der Betroffenen litten Jahre zuvor an milder Akne. Das Erscheinungsbild ähnelt dem der Acne conglobata mit tiefen entzündlichen Knoten, Papeln, Pusteln und Narbenbildung, besonders an Rücken, Schultern, Nacken und Gesäß. Das Gesicht ist oft ausgespart. Betroffen ist häufig Militärpersonal aber auch Beschäftigte in Hochofenanlagen und Kokereien. Kleidung mit Flammschutz und geringer Atmungsaktivität kann ein aggravierender Faktor sein. Bevorzugtes Auftreten bei stark öl- oder schmutzbelasteten Tätigkeiten wurde nicht gefunden. Bakterielle Infektionen scheinen keine wesentliche Rolle zu spielen. Die effektivste Therapie ist die Verringerung der Hitzeeinwirkung am Arbeitsplatz (Novy 1946; Plewig und Kligman 1994).

32.6 Acne mechanica

Physikalische Reize wie Reibung, Druck und Okklusion sind Ursachen der Acne mechanica. Bekanntestes Beispiel sind lichenifizierte, hyperpigmentierte Hautveränderungen mit Papeln und Pusteln bei Bratsche-und Geigenspielern. In ausgeprägten Fällen können auch Zysten und Vernarbungen auftreten. Die Läsion am Hals an der Kontaktstelle mit der Kinnstütze des Instrumentes wird als „fiddler's neck" bezeichnet. Papulopustulöse Hautveränderungen wurden auch am Kinn von Flötisten beobachtet. Differenzialdiagnostisch sind allergische Kontaktekzeme durch Nickel, Kolophonium oder exotische Hölzer bei Musikern zu bedenken (Gambichler et al. 2004; Peachey und Matthews 1978). Bei Sportlern treten ähnliche Hautveränderungen am Gesäß bei Radfahrern auf, an der Schulter durch Schulterpolster und am Kinn durch Helmriemen (Basler 1992). Angehörige anderer Berufsgruppen mit Helmpflicht im Baugewerbe und in der Industrie können ebenfalls betroffen sein. Akneiforme Hautveränderungen entstehen auch am Rücken von Berufskraft- und Taxifahrern durch Reiben am Sitz. Da mechanische Reize nicht zu Komedonen führen, gehören diese nicht zu den Primärläsionen der Acne mechanica (Mills und Kligman 1975; Plewig und Kligman 1994).

Praxistipp

Alle unter den Abschn. 32.4–32.6 aufgeführten akneiformen Hauterkrankungen können in seltenen Fällen berufsbedingt auftreten und können dann im Sinne der BK 5101 mithilfe des Formulars Hautarzt-Erstbericht (F6050: ▶ sn.pub/TAlouP) gemeldet werden.

32.7 Halogenakne, Chlorakne

Die Halogenakne wird durch Kontakt zu aromatischen Halogenkohlenwasserstoffen verursacht, am häufigsten durch chlorhaltige Verbindungen wie perchlorierte Naphthaline (Pernakrankheit), Chlorbenzole, Chlorphenole sowie polychlorierte Biphenyle (PCB). Bromverbindungen wurden nur sehr selten als Auslöser beschrieben (Crow 1981). Diskutiert wird, ob die Chlorakne direkt durch die Verbindungen ausgelöst wird und/oder durch Kontaminanten, die bei deren Herstellung oder beim Erhitzen entstehen. Hierzu gehören polychlorierte Dibenzo-p-dioxine und polychlorierte Dibenzofurane (PCDD/PCDF), die häufig unter dem Sammelbegriff Dioxine zusammengefasst werden. Dioxine werden nicht gezielt industriell erzeugt, sondern entstehen als unerwünschte Nebenprodukte bei thermischen Prozessen in Anwesenheit von Chlor und organischen Kohlenstoffverbindungen. 2,3,7,8-Tetrachlordibenzo-p-dioxin (TCDD) ist das giftigste Chloraknegen und wird auch als „Sevesodioxin" bezeichnet, benannt nach dem Industrieunfall im Jahr 1976 bei Seveso in Norditalien. TCDD gehört zur Gruppe der chlorierten Aryloxide und kann beispielsweise bei der Herstellung von 2,4,5-Trichlorphenol anfallen. In Deutschland kam es 1953 bei der Herstellung von Trichlorphenol durch die Firma BASF in Ludwigshafen zur Freisetzung von TCDD und zum Auftreten von Chlorakne bei mehr als 50 Beschäftigten (Zober et al. 1990). 1954 traten Fälle von Chlorakne bei Arbeitern der Firmen Bayer in Leverkusen und Boehringer in Hamburg auf. 1957 konnte der Hamburger Hautarzt K. H. Schulz TCDD als einen Auslöser der Chlorakne identifizieren (Kimmig und Schulz 1957). Polychlorierte Dibenzofurane können als Verunreinigungen von Chlorphenolen und von PCB vorkommen und spielten eine Rolle bei der Intoxikation mit Reisöl in den Jahren 1968 in Japan und 1979 in Taiwan („Yusho und Yucheng", Öl-Krankheit) (Guo et al. 1999).

PCB und Dioxine sind langlebige, toxische Substanzen, die sich nach Aufnahme durch direkten Hautkontakt, Inhalation oder Ingestion im Körper anreichern. Bis zum Ende der 1980er-Jahre wurden PCB in großen Mengen industriell hergestellt. 1989 trat in Deutschland die PCB-Verbotsverordnung für PCB-haltige Zubereitungen und Erzeugnisse in Kraft. PCB wurden in Schmierstoffen, Schneidölen, Flammschutzmitteln und Anstrichen, Insektiziden und Pestiziden, als Weichmacher für Farben, Lacke und Kunststoffe sowie in Silikon in Dehnungsfugen im Baugewerbe verwendet. In geschlossenen Systemen war es, bedingt durch eine Übergangsregelung nach 1989, noch längere Zeit in Hydraulik-, Isolier-und Kühlflüssigkeiten, in Transformatoren sowie als Dielektrikum in Kondensatoren zu finden (Behnke et al. 2014). In neuer Zeit ist der berufliche Kontakt zu PCB daher hauptsächlich auf die Entsorgung von Flüssigkeiten aus geschlossenen Systemen oder Sanierungsarbeiten im Baugewerbe zurückzuführen (Budnik et al. 2014; Schettgen et al. 2012).

Dioxine werden als Verunreinigung bei Arbeiten in Müllverbrennungsanlagen und Krematorien sowie bei der Herstellung von Pflanzenschutzmitteln oder Zellstoff (Chlorbleiche) gebildet. Durch gezielte Maßnahmen, wie erhöhte Temperaturen im Fertigungsprozess, ist der Ausstoß von Dioxin deutlich reduziert worden. Aktuell sind Sinteranlagen der Eisen-und Stahlindustrie die industriellen Hauptquellen von Dioxin (Behnke et al. 2014).

Die Chlorakne gehört zu den seltenen Berufserkrankungen. Da sie ein Hinweis für eine systemische Vergiftung sein kann, ist es sehr wichtig, sie zu erkennen. Sie kann mit einem Gesichtserythem beginnen, nachfolgend treten gruppiert stehende Komedonen in typischer Lokalisation zunächst im Gesicht, retroaurikulär und im Nacken auf. Wangen, laterale Augenwinkel, Stirn, Kinn und Ohrläppchen sind oft befallen, während die Nase und die periorale Region kaum oder gar nicht betroffen sind (◘ Abb. 32.1a) (Schulz 2006). Skrotum und Penis sind häufig ebenfalls befallen, bei schwerer Ausprägung auch der Rumpf, die Extremitäten hingegen nur selten. Im Verlauf entstehen hellgelbe Zysten unterschiedlicher Größe und in ausgeprägten Fällen selten zusätzlich entzündliche Läsionen (◘ Abb. 32.1b) (Schulz 2006). Häufig treten Hyperpigmentierungen im Gesicht und eine Xerose auf. Seltener sind Hypertrichose über den Jochbeinen, möglicherweise bedingt durch eine TCDD-induzierte hepatische Porphyrie, sowie follikuläre Hyperkeratose. Polyneuropathien, Bronchitis und unspezifische Symptome wie Müdigkeit und gastrointestinale Beschwerden wurden beobachtet. Histologische Studien zeigen eine Proliferation der Epithelzellen der äußeren Haarwurzelscheide. Später dilatiert das mit Keratin und Sebum gefüllte Infundibulum. Im Gegensatz zur Acne vulgaris findet sich eine Atrophie der Talgdrüsen (Panteleyev und Bickers 2006; Crow 1981). Es wird vermutet, dass die Bindung der chemischen Substanzen an Arylhydrocarbon-Rezeptoren die Differenzierung der Sebozyten oder ihrer Vorläuferzellen sowie der infrainfundibulären Keratinozyten stört. Für TCDD konnte dies in vitro bereits gezeigt werden (Panteleyev und Bickers 2006; Ju et al. 2011).

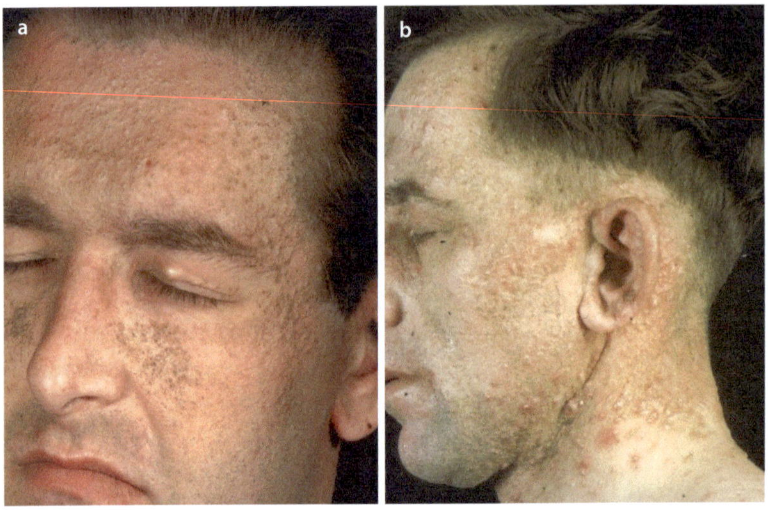

Abb. 32.1 **a, b** Chlorakne/Halogenakne. **a** Komedonen im Gesicht unter Aussparung der Nase. **b** Zahlreiche Zysten in Gesicht und Nacken. Quelle der Abbildungen, Wiederverwendung aus dem Werk: Schulz 2006, Chlorakne/Halogenakne-Intoxikation durch aromatische Halogenkohlenwasserstoffe. In: Szliska C., Brandenburg S., John S.M. (Hrsg.): Berufsdermatosen. Mit Genehmigung durch den Dustri-Verlag Dr. Karl Feistle, München-Deisenhofen. © All Rights Reserved Dustri-Verlag Dr. Karl Feistle, München-Deisenhofen

32

Praxistipp

Die Chlorakne ist eine sehr seltene Hauterkrankung. Sie gilt als wichtiger Hinweis für eine systemische Vergiftung. Charakteristisch ist das Auftreten gruppiert stehender Komedonen und im Verlauf Zysten. Berufsbedingte akneiforme Hauterkrankungen die durch TCDD („Dioxin") verursacht werden, gehören genauso wie Erkrankungen durch andere halogenierte Alkyl-, Aryl- oder Alkylaryloxide zur BK 1310 (Merkblatt zur BK Nr. 1310). Berufsbedingte akneiforme Hautveränderungen die durch Halogenkohlenwasserstoffe wie Chlorphenole, perchlorierte Naphthaline und polychlorierte Biphenyle verursacht werden fallen unter die BK1302. Die ärztliche Anzeige bei Verdacht auf eine Berufskrankheit erfolgt in beiden Fällen über das Formular F6000 (▶ sn.pub/qDBNFn).

Literatur

Adams BB, Chetty VB, Mutasim DF (2000) Periorbital comedones and their relationship to pitch tar: a cross-sectional analysis and a review of the literature. J Am Acad Dermatol 42(4):624–627

Basler RS (1992) Acne mechanica in athletes. Cutis 50(2):125–128

Behnke A, Böhnhardt A, Bussian BM, Blondzik K, Dauert U, Gärtner P, Giese E, Juhrich K, Konietzka R, Knetsch G, Minkos A, Plickert S, Pirntke U, Rappolder M, Schmidt S, Schroeter-Kermani C, Utermann J (2014) Dioxine und dioxinähnliche PCB in Umwelt und Nahrungsketten. In: Umweltbundesamt (Hrsg). Umweltbundesamt

Budnik LT, Wegner R, Rogall U, Baur X (2014) Accidental exposure to polychlorinated biphenyls (PCB) in waste cargo after heavy seas. Global waste transport as a source of PCB exposure. Int Arch Occup Environ Health 87(2):125–135. https://doi.org/10.1007/s00420-012-0841-x

Cohen EL (1944) Oil acne. Postgrad Med J 20(226):267–270

Crow KD (1981) Chloracne and its potential clinical implications. Clin Exp Dermatol 6(3):243–257

Das M, Misra MP (1988) Acne and folliculitis due to diesel oil. Contact Dermatitis 18(2):120–121

De Craecker W, Roskams N, Op de Beek R (2008) Occupational skin diseases and dermal exposure in the EU (EU-25) European Risk Observatory Report. In. S 16e17

Finnie JS (1960) Oil folliculitis. A study of 200 men employed in an engineering factory. Br J Ind Med 17:130–140

Gambichler T, Boms S, Freitag M (2004) Contact dermatitis and other skin conditions in instrumental musicians. BMC Dermatol 4:3. https://doi.org/10.1186/1471-5945-4-3

Guo YL, Yu ML, Hsu CC, Rogan WJ (1999) Chloracne, goiter, arthritis, and anemia after polychlorinated biphenyl poisoning: 14-year follow-Up of the Taiwan Yucheng cohort. Environ Health Perspect 107(9):715–719

Jansen T (2015) [What did she catch in North Africa? Acne aestivalis]. MMW Fortschr Med 157(5):5. https://doi.org/10.1007/s15006-015-2788-9

Ju Q, Fimmel S, Hinz N, Stahlmann R, Xia L, Zouboulis CC (2011) 2,3,7,8-Tetrachlorodibenzo-p-dioxin alters sebaceous gland cell differentiation in vitro. Exp Dermatol 20(4):320–325. https://doi.org/10.1111/j.1600-0625.2010.01204.x

Kimmig J, Schulz KH (1957) Chlorierte aromatische zyklische Äther als Ursache der sogenannten Chlorakne. Naturwissenschaften 44(11):337–338

Kokelj F (1992) Occupational acne. Clin Dermatol 10(2):213–217

Merkblatt_zur_BK_Nr._1310 Merkblatt zur BK Nr. 1310: Erkrankungen durch halogenierte Alkyl-, Aryl- oder Alkylaryloxide

Merkblatt_zur_BK_Nr_5102 Merkblatt zur BK Nr. 5102: Hautkrebs oder zur Krebsbildung neigende Hautveränderungen durch Ruß, Rohparaffin, Teer, Anthrazen, Pech oder ähnliche Stoffe. http://www.baua.de/de/Themen-von-A-Z/Berufskrankheiten/pdf/Merkblatt-5102.pdf?__blob=publicationFile&v=2

Mills OH Jr, Kligman A (1975) Acne mechanica. Arch Dermatol 111(4):481–483

Nast A, Bayerl C, Borelli C, Degitz K, Dirschka T, Erdmann R, Fluhr J, Gieler U, Hartwig R, Meigel EM, Moller S, Ochsendorf F, Podda M, Rabe T, Rzany B, Sammain A, Schink S, Zouboulis CC, Gollnick H, German Society of D, the Association of German D (2010) [S2k-guideline for therapy of acne]. J Dtsch Dermatol Ges 8(Suppl 2):s1–s59. https://doi.org/10.1111/j.1610-0387.2010.07466.x

Novy FG Jr (1946) Tropical acne. Calif Med 65(6):274–277

Panteleyev AA, Bickers DR (2006) Dioxin-induced chloracne – reconstructing the cellular and molecular mechanisms of a classic environmental disease. Exp Dermatol 15(9):705–730. https://doi.org/10.1111/j.1600-0625.2006.00476.x

Peachey RD, Matthews CN (1978) Fiddler's neck. Br J Dermatol 98(6):669–674

Plewig G, Kligman AM (1994) Akne und Rosazea, 2. Aufl. Springer, Berlin/Heidelberg

Schettgen T, Gube M, Esser A, Alt A, Kraus T (2012) Plasma polychlorinated biphenyls (PCB) levels of workers in a transformer recycling company, their family members, and employees of surrounding companies. J Toxicol Environ Health A 75(8–10):414–422. https://doi.org/10.1080/15287394.2012.674905

Schulz K-H (2006) Chlorakne/Halogenakne- Intoxikation durch aromatische Halogenkohlenwasserstoffe. In: Szliska C, Brandenburg S, John SM (Hrsg) Berufsdermatosen. Dustri-Verlag Dr. Karl Feistle, München-Deisenhofen, 1. Austauschlieferung, S 103–123

Skudlik C, John SM (2017) Kapitel 11: Haut. In: Schönberger A, Mehrtens G, Valentin H (Hrsg) Arbeitsunfall und Berufskrankheit. Rechtliche und medizinische Grundlagen für Gutachter, Sozialverwaltung, Berater und Gerichte, 9. Aufl. Erich Schmidt Verlag, Berlin, S 865–926

Valgas N, Salaro CP, Bornhausen-Demarch E, Bonora CJ, Broce AA (2011) Elaioconiosis – case report. An Bras Dermatol 86(4 Suppl 1):S53–S56

Verbov J (1985) Actinic folliculitis. Br J Dermatol 113(5):630–631

Veysey EC, George S (2005) Actinic folliculitis. Clin Exp Dermatol 30(6):659–661. https://doi.org/10.1111/j.1365-2230.2005.01899.x

Zober A, Messerer P, Huber P (1990) Thirty-four-year mortality follow-up of BASF employees exposed to 2,3,7,8-TCDD after the 1953 accident. Int Arch Occup Environ Health 62(2):139–157

Beruflich verursachte Mykose der Haut

Stephanie Frick und Christoph Skudlik

Inhaltsverzeichnis

C. Skudlik et al. (Hrsg.), *Berufsdermatologie*, https://doi.org/10.1007/978-3-662-50518-2_33

33.1 Fallbeispiel

▪ Grund der Konsultation

Eine 55-jährige Tierpflegerin wurde durch den Unfallversicherungsträger ambulant zur berufsdermatologischen Beurteilung und ausführlichen Handschuh- und Hautschutzberatung vorgestellt. Das Hautarztverfahren war durch eine Hautarztpraxis unter der Diagnose eines beidseitigen berufsbedingten Handekzems eingeleitet worden, das sich im Verlauf als therapierefraktär erwiesen hatte.

▪ Hautbefund

Es zeigte sich ein großflächiges Erythem am rechten Handrücken, palmar bis auf den Thenar und Hypothenar übergehend. Schuppung bestand nur dezent und feinlamellär am Thenar. Der rechte Mittelfingers, der initial betroffen gewesen sei, wies keinen pathologischen Befund auf. Die linke Hand war erscheinungsfrei.

▪ Berufsdermatologische Anamnese

Die Patientin berichtete, dass sie in einem Zoo vor allem für die Reinigung der Gehege und die Zubereitung des Tierfutters zuständig sei. Diese Tätigkeiten seien mit einem hohen Maß an Feuchtarbeit und Verschmutzung verbunden. Handschuhe würden nur zeitweise getragen und auch nur unzureichend schützen. Vor etwa zehn Monaten habe sich eine Rötung mit deutlich entzündlichem Aspekt am rechten Mittelfinger gebildet, deren Ausdehnung stetig zugenommen habe. Es seien mehrfach topische Glukokortikosteroide verordnet und angewendet worden, die keine Wirkung gezeigt hätten. Zudem bestehe Juckreiz. Die linke Hand sei stets erscheinungsfrei gewesen. Die Patientin berichtete, dass sie zum Zeitpunkt der Erstmanifestation in der „nordamerikanischen Tierwelt" gearbeitet habe und dort unter anderem für die Versorgung der Baumstachler, Murmeltiere und Biber zuständig gewesen sei. Dabei handelt es sich um Tiere, die zur Ordnung der Nagetiere (Rodentia) zählen.

▪ Procedere

Unter der Verdachtsdiagnose Dermatomykose der rechten Hand erfolgte die mykologische Diagnostik. Das mikroskopische Direktpräparat war positiv. Anhand des Kulturbefundes wurde ein Pilz der Gattung Trichophyton nachgewiesen (◘ Abb. 33.1 und Abb. 33.2).

Mikro- und makromorphologisch konnte die Art nicht eindeutig identifiziert werden, in Betracht kamen T. interdigitale oder T. mentagrophytes. Zur Differenzierung erfolgten daher eine DNA-basierte molekulare Untersuchungen. Zum molekularbiologischen Dermatophytennachweis kam eine Polymerasekettenreaktion („polymerase chain reaction"

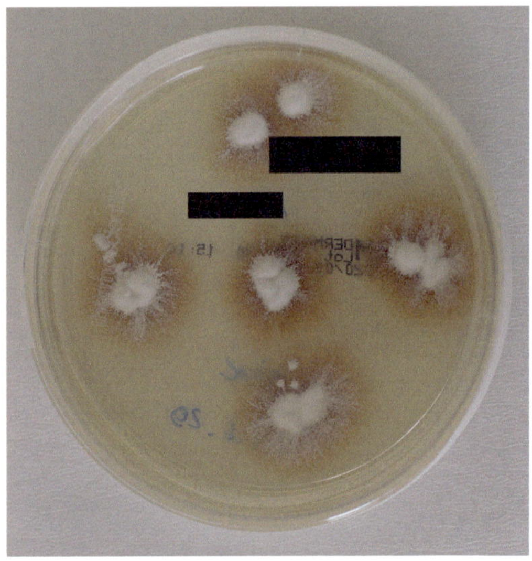

◘ **Abb. 33.1** Pilzkultur, Vorderseite

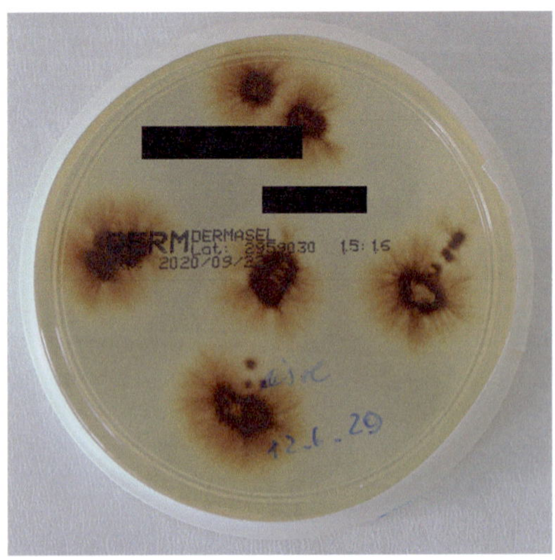

◘ **Abb. 33.2** Pilzkultur, Rückseite

[PCR]) zum Direktnachweis von Dermatophyten-DNA zur Anwendung (Winter et al. 2013; Nenoff et al. 2014a). Untersucht wurden die relevanten Dermatophyten: T. rubrum, T. interdigitale, T. mentagrophytes, Microsporum (M.) canis, Epidermophyton floccosum und T. benhamiae (bisherige Bezeichnung T. spezies von Arthroderma benhamiae). Der PCR-Elisa war für T. interdigitale und T. mentagrophytes positiv, für die weiteren untersuchten Dermatophyten negativ. Die Identifizierung erfolgte durch Sequenzierung des gesamten ITS-Bereiches der rDNA und durch anschließenden Datenbankvergleich des Sequenzierungsergebnisses. Die Sequenzierung ergab eine eindeutige und eine 100 %ige Übereinstimmung mit Trichophyton mentagrophytes ITS Genotyp IV (zoophiles Isolat).

▪ Diagnose

Tinea manus durch Trichophyton mentagrophytes ITS Genotyp IV (zoophiles Isolat).

▪ Berufsdermatologische Schlussfolgerung

Trichophyten zählen zu den Dermatophyten, die nach ihrem Vorkommen in anthropophil (auf Menschen), zoophil (auf Tieren) und geophil (im Erdreich) differenziert werden. In der neueren Nomenklatur der Dermatophyten von 2016/2017 wurden die zoophilen Stämme von *T. interdigitale* wieder zur eigenständigen Spezies *T. mentagrophytes* (Nenoff et al. 2014a). *T. interdigitale* umfasst jetzt nur noch die anthropophilen Stämme, also die früheren Subspezies und Varietäten *T. mentagrophytes* var. *goetzii*, var. *interdigitale*, var. *nodulare* und *T. krajdenii*. Dagegen steht der Name *T. mentagrophytes* jetzt für alle zoophilen Stämme in dieser Gruppe. Das sind die früheren Varietäten *T. mentagrophytes* var. *mentagrophytes*, var. *granulosum*, var. *asteroides, T. verrucosum* var. *autotrophicum* und *Arthroderma vanbreuseghemii* (de Hoog et al. 2017).

Die beiden Dermatophyten *T. interdigitale* und *T. mentagrophytes* sind sich morphologisch sehr ähnlich. Eine Unterscheidung zwischen diesen beiden Spezies ist auch mit der PCR nicht möglich, da die Sonden sowohl *T. interdigitale* als auch *T. mentagrophytes* erfassen und nicht zwischen den beiden phylogenetisch eng verwandten Spezies differenzieren (Winter et al. 2013). Eine Identifizierung kann in diesen Fällen nur durch die Detektion der Unterschiede in der Basenabfolge durch eine Sequenzierung des ITS-Bereiches („internal transcribed spacer") der rDNA erfolgen. Die Sequenzierung mittels ITS-PCR ergab im Fall unserer Patientin eine 100 %ige Übereinstimmung mit in Datenbanken hinterlegten Referenzsequenzen für *Trichophyton mentagrophytes ITS des Genotyps IV*.

Infektionsquelle für *T. mentagrophytes* sind insbesondere Nagetiere, für deren Versorgung die Patientin zum Zeitpunkt des Erstmanifestation des Hautbefundes im Zoo zuständig war. Die Versorgung geschah teilweise ohne Handschuhe, sodass ungeschützter Kontakt zwischen Tieren und der Zootierpflegerin gegeben war. Zusätzlich kann die Übertragung von Pilzelementen auch infolge indirekter Kontakte über Putzmaterialen und Gegenstände in den Gehegen erfolgt sein. Neben Nagetieren können auch Hunde und Katzen Träger des zoophilen Dermatophyten sein. Kontakt mit Tieren außerhalb des Zoos im zeitlichen Zusammenhang mit der Infektion wurde von der Patientin verneint.

Praxistipp

Bei erythematösen und schuppenden Dermatosen an den Händen sollte immer auch an eine Dermatomykose gedacht werden, insbesondere bei einseitigem Befall und refraktärem und progredientem Verlauf trotz glukokortikosteroidhaltiger Lokaltherapie.

Sollte sich die Diagnose einer Pilzinfektion bestätigen, ist dic Identifikation des Erregers sowohl für die Therapie und die Prävention eines Rezidivs, als auch zur Beurteilung, ob der begründete Verdacht für das Vorliegen einer BK 3102 vorliegt, essenziell.

Bei Nachweis von *T. mentagrophytes* ist immer an eine tierische Infektionsquelle zu denken. Wenn Tierpfleger von einer Tinea betroffen sind, ist eine BK 3102 („Von Tieren auf Menschen übertragbare Krankheiten") in Betracht zu ziehen und dieser Verdacht an den zuständigen Unfallversicherungsträger mittels des Formulars „Ärztliche Anzeige bei Verdacht einer BK" (F 6000) zu melden. Im vorliegenden Fall waren durch die Identifikation von *T. mentagrophytes* – eines wichtigen zoophilen Erregers von Dermatophytosen (Nenoff et al. 2014a, b) – in Kombination mit der beruflichen Tätigkeit als Zootierpflegerin die Kriterien für das Vorliegen einer Berufskrankheit der Nr. 3102 der Berufskrankheitenverordnung (BKV) erfüllt. Die antimykotische Therapie war somit zu Lasten des Unfallversicherungsträgers angezeigt.

▪ **Prävention**

Zur Prävention künftiger beruflicher Infektionen im Sinne der BK 3102, aber auch zur Vorbeugung einer Hauterkrankung im Sinne der BK 5101, erfolgte eine umfassende und individuell auf den Arbeitsplatz der Patientin abgestimmte Hautschutz- und Handschuhberatung. Dabei wurden Hautmittel empfohlen und Schutzhandschuhe für die verschiedenen beruflichen Aufgaben ausgewählt. Für Tätigkeiten mit intensivem Feuchtkontakt, beispielsweise für die Futterzubereitung, empfahlen wir einen Nitril-Einmalhandschuh (wie Peha®soft Nitrile Guard® [Fa. Hartmann]) mit langer Stulpe sowie bei zusätzlicher leichter mechanischer Belastung und kurz andauernden Reinigungs- und Flächendesinfektionsarbeiten einen dickwandigeren Nitril-Einmalhandschuh (wie SolidSafety High Risk Pro® [Fa. AMPri]). Einen besonders langstulpigen Nitril-Mehrweghandschuh (wie NSK 26® [Fa. Showa Best Glove]) empfahlen wir für Tätigkeiten in Wasserbecken und Aquarien. Zum Schutz vor trockener Verschmutzung empfahlen wir zudem einen Nitril-teilbeschichteten Montagehandschuh (wie MaxiFlex Ultimate 34-874® [Fa. ATG]) sowie zum Schutz vor zusätzlicher mechanischer Einwirkung einen Gel-gepolsterten Montagehandschuh (TITAN 850® [Fa. MAPA]).

Literatur

de Hoog GS, Dukik K, Monod M, Packeu A, Stubbe D, Hendrickx M, Kupsch C, Stielow JB, Freeke J, Göker M, Rezaei-Matehkolaei A, Mirhendi H, Gräser Y (2017) Toward a novel multilocus phylogenetic taxonomy for the dermatophytes. Mycopathologia 182(1–2):5–31

Nenoff P, Krüger C, Ginter-Hanselmayer G, Tietz HJ (2014a) Mycology – an update. Part 1: dermatomycoses: causative agents, epidemiology and pathogenesis. J Dtsch Dermatol Ges 12(3):188–209

Nenoff P, Krüger C, Schaller J, Ginter-Hanselmayer G, Schulte-Beerbühl R, Tietz HJ (2014b) Mycology – an update part 2: dermatomycoses: clinical picture and diagnostics. J Dtsch Dermatol Ges 12(9):749–777

Winter I, Uhrlaß S, Krüger C, Herrmann J, Bezold G, Winter A, Barth S, Simon JC, Gräser Y, Nenoff P (2013) Molekularbiologischer Direktnachweis von Dermatophyten im klinischen Material bei Verdacht auf Onychomykose und Tinea pedis – eine prospektive Studie zum Vergleich konventioneller dermatomykologischer Diagnostik und der Polymerasekettenreaktion. Hautarzt 64(4):283–289

Beruflicher Hautkrebs

Richard Brans

Inhaltsverzeichnis

C. Skudlik et al. (Hrsg.), *Berufsdermatologie*, https://doi.org/10.1007/978-3-662-50518-2_34

34.1 Fallbeispiel

▪ Grund der Konsultation

Ein 68-jähriger, seit 5 Jahren berenteter Maurer stellte sich mit umschriebenen Hyperkeratosen an der Kopfhaut vor.

▪ Hautbefund

Am unbehaarten Capillitium, an der Stirn und an den Ohrhelices zeigten sich insgesamt 10 umschriebene Hyperkeratosen auf erythematösem Grund im Sinne aktinischer Keratosen. Als Zeichen der aktinischen Schädigung an Kopf und Hals fanden sich eine Cutis rhomboidalis nuchae, vereinzelte Teleangiektasien an den Wangen, solare Lentigines am Capillitium sowie eine solare Elastose an der Stirn. Das übrige Integument wies bis auf solare Lentigines an den Unterarmstreckseiten und den Handrücken keinerlei Zeichen einer aktinischen Schädigung oder malignomsuspekte Hautveränderungen auf; Lichttyp II nach Fitzpatrick.

▪ Berufsdermatologische Anamnese und Aktenlage

Der Versicherte habe eine Ausbildung zum Maurer absolviert und dann bis zu seiner Berentung 45 Jahre in diesem Beruf gearbeitet. Hierbei habe er überwiegend im Außenbereich berufstypische Tätigkeiten in Form von Mauerwerks- und Betonbauarbeiten ausgeführt. Mit freiem Oberkörper habe er nie gearbeitet. An sonnigen Tagen habe er kurzärmlige Oberteile, jedoch immer lange Hosen getragen. Handschuhe und Kopfbedeckung seien nur unregelmäßig verwendet worden. Sonnencreme sei am Arbeitsplatz nie eingesetzt worden.

Aufgrund seiner Sonnenbrandneigung habe der Versicherte sich in der Freizeit nie zum Bräunen in die Sonne begeben. Auch Solarien seien nie besucht worden. Außenaktivitäten in der Freizeit wurden bis auf Gartenarbeiten verneint. Im Sommer habe er nur selten Urlaub gemacht. Urlaube im Süden seien zweimal auf Teneriffa durchgeführt worden. Vorerkrankungen oder Behandlungen, die Hautkrebs begünstigen, oder eine familiäre Häufung von Hautkrebserkrankungen wurden seitens des Versicherten ebenso verneint wie Kontakte zu anderen kanzerogenen Substanzen.

Vor einem Jahr seien dem Versicherten erstmalig raue Stellen an der Kopfhaut aufgefallen. Eine Vorstellung bei einem Hautarzt sei bislang noch nicht erfolgt.

▪ Diagnose

Multiple aktinische Keratosen am Capillitium, an der Stirn und an den Ohrhelices.

▪ Berufsdermatologische Schlussfolgerungen und Empfehlungen

Es war gut nachvollziehbar, dass der Versicherte durch die Außentätigkeiten als Maurer mit einhergehender Exposition gegenüber natürlichen UV-Strahlen ehemals beruflich Einwirkungen im Sinne der BK 5103 ausgesetzt war, die zur Verursachung der Hautkrebserkrankung geeignet sind (BMAS 2013). Es wurde im Zuge dieser erstmaligen Konsultation eine Faustformel herangezogen, um das Ausmaß der beruflichen Exposition besser bewerten zu können (Praxistipp). Das Ergebnis der orientierenden Berechnungen sprach für eine relevante berufliche Exposition gegenüber natürlichen UV-Strahlen.

Praxistipp

Zur orientierenden Bewertung, ob die beruflichen Exposition gegenüber natürlichen UV-Strahlen die arbeitstechnischen Voraussetzungen für die BK 5103 erfüllt, kann folgende Faustformel verwendet werden:

Anzahl der Jahre beruflicher UV-Exposition × 170 SED/Lebensalter bei Auftreten der Hautkrebserkrankung × 130 SED. Die arbeitstechnischen Voraussetzungen für eine BK 5103 können dabei annähernd erfüllt sein, wenn der berechnete Wert ≥0,4 ist (BMAS 2013). Im vorgestellten Fall zeigte sich, dass der Grenzwert deutlich überschritten wurde: 45 Jahre × 170 SED/67 Jahre × 130 SED = 7650/8710 = 0,88.

Zur Orientierung kann auch eine vereinfachte Berechnung vorgenommen werden: Lebensalter/3 = Mindestanzahl der Jahre einer beruflichen Exposition gegenüber natürlichen UV-Strahlen. Im vorgestellten Fall ergab sich Folgendes: 68 Jahre/3 = 22 Jahre. Da der Versicherte mit 45 Berufsjahren deutlich mehr als 22 Jahre beruflich natürlichen UV-Strahlen ausgesetzt war, kann auch hieraus orientierend eine relevante berufliche Exposition abgeleitet werden.

Die genaue Berechnung der beruflichen Exposition gegenüber natürlichen UV-Strahlen erfolgt nach der Meldung an den Unfallversicherungsträger durch den Präventionsdienst mittels einer komplexen Formel, die Zeitfaktoren, geografische Faktoren und persönliche Faktoren berücksichtigt (Wittlich 2015). Wurden unterschiedliche versicherte Tätigkeiten mit Exposition gegenüber natürlichen UV-Strahlen ausgeübt, sind daran die Präventionsdienste der für die jeweiligen Tätigkeiten zuständigen Unfallversicherungsträger beteiligt.

Die aktinischen Keratosen erfüllten im vorgestellten Fall unter Berücksichtigung ihrer Anzahl (>5) die medizinischen Tatbestandmerkmale der BK 5103. Die Verteilung der aktinischen Schädigung der Haut und der Hautkrebserkrankung passten gut zur Entstehung durch beruflicher Exposition gegenüber UV-Strahlung. Der außerberuflichen Exposition gegenüber natürlichen UV-Strahlen wurde im Vergleich zu der beruflichen eine untergeordnete Bedeutung beigemessen. Andere konkurrierende Ursachen konnten nicht eruiert werden. Es ergab sich somit Anhalt für das Vorliegen einer BK 5103. Daher wurde eine „Ärztliche Anzeige bei Verdacht einer BK“ (F 6000) erstattet.

Literatur

Bundesministerium für Arbeit und Soziales (2013) Berufskrankheitenverordnung. Hier: Empfehlungen des ärztlichen Sachverständigenbeirates „Berufskrankheiten“. Bek. d. BMAS vom 01.07.2013: Hautkrebs durch UV-Licht. Gemeinsames Ministerialblatt, 64. Jahrgang, 671–693

Wittlich M (2015) Erfassung der beruflichen UV-Exposition: Wo stehen wir? Dermatologie in Beruf und Umwelt 63(1):27–30

Begutachtung

Inhaltsverzeichnis

Begutachtung von entzündlichen Hauterkrankungen (BK 5101) und Hautkrebs (BK 5103)

Swen Malte John, Cara Symanzik und Christoph Skudlik

Inhaltsverzeichnis

C. Skudlik et al. (Hrsg.), *Berufsdermatologie*, https://doi.org/10.1007/978-3-662-50518-2_35

35.1 Schwere oder wiederholt rückfällige Hauterkrankungen (BK 5101)

35.1.1 Gutachterliche Untersuchung

Gutachterlich gilt es, das Krankheitsbild in seiner Gesamtheit hinsichtlich beruflicher und außerberuflicher (möglicherweise konkurrierender) Einflussfaktoren darzustellen. Dabei erfasst die gutachterliche Krankheitsdiagnostik alle diagnostischen Prozeduren, die zur Erkennung einer Krankheit und Benennung der Diagnosen führen (Deutsche Gesetzliche Unfallversicherung 2017b). Gleichzeitig dient sie der Beschreibung von Schädigung, Behinderung und Beeinträchtigung. Die festgestellten Gesundheitsstörungen sind exakt zu benennen und zusätzlich ist der zugehörige International-Statistical-Classification-of-Diseases-and-Related-Health-Problems-(ICD-)Code anzugeben; der von der WHO ab dem 01.01.2022 eingeführte ICD-11 erlaubt neuerdings auch eine Kodierung als beruflich kausal (Weltgesundheitsorganisation 2022).

35

Praxistipp

Eine detaillierte Darstellung der Begutachtung von Berufsdermatosen (entzündliche Hauterkrankungen und Hautkrebs) findet sich in der Bamberger Empfehlung (Deutsche Gesetzliche Unfallversicherung 2017b). Der Stand der Bamberger Empfehlung entspricht allerdings dem Stand vor der Berufskrankheiten (BK)-Rechtsreform vom 01.01.2021. Entsprechend hat die Arbeitsgruppe Bamberger Empfehlung, in der die medizinischen Fachgesellschaften und die Deutsche gesetzliche Unfallversicherung vertreten sind, kürzlich erforderlich gewordene aktuelle Anpassungen publiziert. In diesem Kapitel sind diese jüngeren Publikationen eingearbeitet, sodass Leser einen aktuellen Überblick über die gegenwärtige Rechtslage, vor deren Hintergrund die Begutachtung erfolgen muss, bekommen.

▪ Anamnese

Die Anamnese ist erforderlich zur Klärung des kausalen Zusammenhangs zwischen gefährdender Einwirkung und eingetretener Hauterkrankung, besonderer versicherungsrechtlicher Voraussetzungen für die Anerkennung als BK sowie der Voraussetzungen für Präventionsmaßnahmen nach § 3 Berufskrankheitenverordnung (Verfahren Haut der Deutschen Gesetzlichen Unfallversicherung [DGUV]; Deutsche Gesetzliche Unfallversicherung 2017b; ▶ Kap. 17).

Das in Deutschland bestehende Konzept zur Prävention berufsbedingter Handekzeme – Verfahren Haut der DGUV – wird seit vielen Jahren erfolgreich eingesetzt (Skudlik und Weisshaar 2015; Schneider et al. 2019). Es umfasst eine einheitliche, dem jeweiligen Schweregrad der berufsbedingten Hauterkrankung angepasste Vorgehensweise seitens der gesetzlichen Unfallversicherung (Skudlik und Brans 2020). Das in der Praxis bewährte Hautarztverfahren (Deutsche Gesetzliche Unfallversicherung 2014; ▶ Kap. 18), welches bislang ausschließlich als Frühinterventionsverfahren im Rahmen des § 3 Berufskrankheitenverordnung im Vorfeld der Anerkennung einer Berufskrankheit angesiedelt war (Krohn et al. 2017), soll auch nach der jetzt eingetretenen Rechtsänderung unverändert bestehen bleiben (Krohn et al. 2020a). Ziel ist, dass die betroffenen Versicherten auch weiterhin rasch und umfassend alle erforderlichen Maßnahmen der dermatologischen Therapie im berufsgenossenschaftlichen Heilverfahren sowie adjuvante Präventionsmaßnahmen wie die bewährten ambulanten Hautschutzseminare (ambulante Individualprävention, ehemalige Bezeichnung sekundäre Individualprävention: SIP) und stationären Heilverfahren (stationäre Individualprävention, ehemalige Bezeichnung tertiäre Individualprävention: TIP) erhalten (▶ Kap. 19 und 20). Diese essenziellen Bausteine in der berufsgenossenschaftlichen Versorgung von Hauterkrankten werden beibehalten, und zwar unabhängig davon, ob lediglich die Möglichkeit einer beruflichen Verursachung besteht oder aber eine BK 5101 – dies auch bei Fortführung der beruflichen Tätigkeit – bereits anerkannt ist (Krohn et al. 2020a).

Für die Dokumentation der Anamnese kann ein dezidierter Erhebungsbogen hilfreich sein, der es erleichtert, wichtige Aspekte bei der Anamneseerhebung nicht auszulassen und schließlich die anamnestischen Angaben im Gutachten strukturiert wiederzugeben. Eine entsprechende berufsdermatologische Gutachten-Checkliste als Leitfaden zu Anamneseerhebung, Befundung und versicherungsrechtlichen Bewertung wurde publiziert (John und Skudlik 2006).

Tab. 35.1 Zentrale Charakteristika der Anamneseerhebung inkl. Erläuterungen

Charakteristikum	Erläuterungen
Eigenanamnese	Krankheiten außerhalb des Hautorgans
Medikamentenanamnese	Einschließlich Antihistaminika, Immunsuppressiva, die Prick- und Epikutantestungen beeinflussen oder ausschließen könnten
Tägliche Körperhygiene	Exposition zu Detergenzien, Hautpflegeverhalten, Pflegedefizite
Familienanamnese	Insbesondere Hauterkrankungen und Erkrankungen des atopischen Formenkreises
Sozial- und Freizeitanamnese	Insbesondere in Bezug auf konkurrierende hautbelastende Expositionen
Arbeitsanamnese	Tatsächlich ausgeübte Tätigkeiten, detaillierte Arbeitsplatzbeschreibung, angebotene und durchgeführte Schutzmaßnahmen
Spezielle (Haut-)Anamnese	Hinweise für die Beurteilung der Kausalität, klinischen Ausprägung und versicherungsrechtlicher Schwere, wiederholten Rückfälligkeit; Angabe der Lokalisation der Hauterscheinungen, Verlauf unter Berücksichtigung ärztlicher Behandlungen, Arbeitsunfähigkeitszeiten; vom Versicherten und dem Hautarzt beschriebene Hautveränderungen, Hautschutzmaßnahmen (Hautschutz am Arbeitsplatz, Hautreinigung, Hautpflege, Basistherapie zu Hause: Produkte und Anwendungsart); zentral wird die Dokumentation des Auftretens von Juckreiz und anderer subjektiver Missempfindungen sein

Widersprüche zwischen den Angaben des Untersuchten und der Dokumentation in der Akte des Unfallversicherungsträgers (UVT) sind darzulegen. Bei wesentlichen Abweichungen, zum Beispiel in Bezug auf die tatsächliche Arbeitsplatzexposition, ist der UVT zu informieren; gegebenenfalls muss der Präventionsdienst des UVT erneut ermitteln. Wichtige Aspekte für die Anamneseerhebung sind in Tab. 35.1 aufgeführt.

Befunderhebung

Klinischer Befund

Sinnvoll sind eine orientierende körperliche Untersuchung und eine Erhebung des Allgemeinzustandes. Weil bei der BK 5101 die Hand die bevorzugte Lokalisation ist (Sonsmann et al. 2017), ist die Beschreibung von Morphe (Rötung, Schuppung, Bläschen, Hyperkeratosen, Rhagaden), Lokalisation (wie Fingerseitenkanten, Handrücken, Handinnenflächen, Daumenballen, Schwimmhäute, Nagelveränderungen) und Ausdehnung essenziell. Die detailliert beschriebenen klinischen Symptome sind den Lokalisationen zuzuordnen. Ein Handsymbol sowie ein Körpersymbol oder im Idealfall eine standardisierte Fotodokumentation können die Befunderhebung unterstützen; dies gilt auch für die Erhebung der Kriterien einer atopischen Hautdiathese (Diepgen et al. 1991).

Von besonderer Bedeutung sind die Dokumentation der Morphen im Sinne der Effloreszenzenlehre, das Festhalten lokalisierten Auftretens als Monoeffloreszenz, die lokale Konfluenz, Lichenifikation, Farbe, die genaue topografische Lokalisation, insbesondere der Befall von Streck- oder Beugeseiten, des Ausbreitungsmodus, Dissemination, Symmetrie, Segmentbefall, bestimmte Verteilungsmodi wie „Ellenbeugen – Kniekehlen" oder „Ellenbogen – Knie", „Handteller – Fußsohlen" sowie die Generalisation. Der Einbezug aller Finger- und Zehenzwischenräume sowie der großen Beugen darf ebenso wenig unterbleiben wie die Inspektion aller sichtbaren Schleimhäute (Bindehäute, Mundschleimhaut, Genital- und Analschleimhaut) und der Nägel (Fingernägel, Zehennägel, Nagelbett [Hyponychium, Eponychium], Nagelform, Beschaffenheit der Nagelplatte und des freien Randes, Lunula, Nagelhäutchen, Ein- oder

Unterlagerungen, Narbenbildungen, Ablösungen, Tüpfelungen [„Ekzemnägel"], Querfurchen, Achsabweichungen. Manche Dermatosen manifestieren sich vorzugsweise an bestimmten Stellen (Szliska et al. 2006).

! Akuität oder Chronizität der Symptome und der Schweregrad sind besonders zu vermerken.

Allergologische und hautphysiologische Diagnostik

Anamnese und dermatologische Befunderhebung werden in der Regel ergänzt durch allergologische und hautphysiologische Tests (▶ Kap. 10). Bei Hinweisen auf bakteriologische oder mykologische Sekundärinfektionen wird eine ergänzende Labordiagnostik erforderlich (▶ Kap. 11). Analoges gilt für die Bestimmung des Gesamt-IgE (Immunglobulin E) und gegebenenfalls spezifischer IgE, bei Hinweisen auf eine atopische Konstitution (Deutsche Gesetzliche Unfallversicherung 2017b).

Anders als im Hautarztverfahren (Deutsche Gesetzliche Unfallversicherung 2014) ist eine zahlenmäßige Limitierung der durchgeführten Epikutan- und Pricktests in der Begutachtung nicht vorgegeben; die durchgeführte Diagnostik sollte allerdings gut begründbar sein aufgrund der Expositionen und der Klinik. In der Begutachtung können allerdings nicht nur berufliche, sondern auch private Expositionen – zum Ausschluss konkurrierender Ursachen – bei der diagnostischen Exploration im Epikutantest Berücksichtigung finden. Auf der Basis der oben genannten Befunde ist eine dezidierte Diagnose zu stellen, die auch zum Beispiel die klinische Relevanz von Testergebnissen bewertet. Nur auf dieser Grundlage ist eine berufsdermatologische Beurteilung möglich, die dem UVT die sachgerechte Entscheidung erleichtert. Auf die erhebliche Tragweite der Diagnostik für die versicherungsrechtliche Bewertung und die Rechtssicherheit von Entscheidungen der UVT sei hingewiesen. Von besonderer Bedeutung ist deshalb die Qualitätssicherung der eingesetzten leitliniengerechten diagnostischen Verfahren.

35.1.2 Zusammenfassende Beurteilung

Die gutachterliche Beurteilung kann anhand der vom UVT im Gutachtenauftrag gestellten Fragen erfolgen. Alle Antworten sind eingehend anhand der Aktenunterlagen, der Anamnese und der Befunde zu begründen.

Standardgutachtenauftrag

Seitens der DGUV und der UVT wird zurzeit an einem Standardgutachtenauftrag gearbeitet, der die neuen Gegebenheiten durch die BK-Rechtsreform vom 1. Januar 2021 bereits einbezieht. Bislang verwenden die einzelnen UVT noch recht unterschiedlich formulierte Gutachtenaufträge, die auch zum Teil die Gegebenheiten durch die BK Rechtsreform vom 01.01.2021 noch nicht einbeziehen. Es empfiehlt sich dann, die Fragen sinngemäß zu beantworten.

Neue Begrifflichkeiten für die gutachterliche Praxis

In der Zeit vor der COVID-19-Pandemie, also bis einschließlich 2019, ist nach der Zahl der Meldungen die BK 5101 die bedeutsamste Berufskrankheit. Seit dem 1. Januar 2021 ist mit dem Wegfall des Unterlassungszwangs durch die BK-Rechtsreform für die Anerkennung einer entzündlichen Berufsdermatose als Berufskrankheit BK 5101 in aller Regel maßgeblich, ob das Merkmal der Schwere vorliegt. Entsprechend werden sich gutachterliche Einschätzungen wesentlich mit diesem Merkmal befassen müssen. Daneben wird das Merkmal der wiederholten Rückfälligkeit zu prüfen sein, was zwei Erkrankungsschübe mit zwischenzeitlicher Abheilung im Sinne einer Nicht-Behandlungsbedürftigkeit – wobei der Zeitraum zwischen zwei Erkrankungsschüben 12 Monate nicht überschreiten darf – voraussetzt (Krohn et al. 2020c; Skudlik et al. 2021). Dies ist erfahrungsgemäß aber nur in wenigen Fällen erfüllt. Hinsichtlich des Kriteriums der Schwere ist zu berücksichtigen, dass das Vorliegen eines klinisch ausgeprägten („schweren") Hautbefundes, zum Beispiel zum Zeitpunkt der Erstvorstellung in der hautärztlichen Praxis, nicht automatisch gleichzusetzen ist mit der Schwere

Tab. 35.2 Bei der Begutachtung zur BK 5101 sind drei in der Begutachtung voneinander abzugrenzende Begriffe der Schwere zu beachten: die klinische Schwere (= Ausprägung der Hauterscheinungen), die Schwere als Rechtsbegriff, und die Schwere im Zuge der Einschätzung der Minderung der Erwerbsfähigkeit (MdE; Deutsche Gesetzliche Unfallversicherung 2017b)

Klinische Schwere	Schwere als Rechtsbegriff	MdE-Einschätzung „Schwere Hauterscheinungen“ (Definition Bamberger Empfehlung)
- Ausgeprägter Hautbefund, Nässen, Rhagaden, luftgetragene Auslösung (aerogen), Streuung über den Ort der Einwirkung hinaus, Erfordernis intensiver Therapie, Arbeitsunfähigkeit. - Klinische Schwere ist nicht gleichbedeutend mit beruflicher Kausalität. - Sofern es sich um eine berufliche Hauterkrankung handelt, sagt die Schwere nichts über die Ansprechbarkeit durch Therapie und Prävention aus. Ausnahme: Kontaktallergien auf nicht meidbare Allergene (hier Prävention frustran).	- Beruflich verursachte oder verschlimmerte Hauterkrankungen, die eine pharmakologisch aktive Therapie über 6 Monate hinaus nach Einleitung von Therapie und Prävention erfordern oder - Kontaktallergien auf nicht meidbare berufliche Allergene.	- Ausgedehnte dauerhafte oder chronisch rezidivierende Hautveränderungen von erheblichem Krankheitswert mit tiefen Rhagaden, ausgeprägter Lichenifikation und Infiltration und - dokumentierte krankhafte Hautveränderungen schon nach geringer Hautbelastung. - Schwere Hauterscheinungen verschließen erfahrungsgemäß sämtliche Tätigkeiten (Arbeitsplätze), bei denen Beschäftigte mit ihren Händen Arbeiten im feuchten Milieu ausführen oder feuchtigkeitsdichte Schutzhandschuhe tragen oder ihre Hände reinigen müssen.

im versicherungsrechtlichen Sinne (Tab. 35.2). Die positiven Erfahrungen in der Individualprävention der zurückliegenden zwei Jahrzehnte haben gezeigt, dass initial ausgeprägte berufliche Hauterkrankungen in den meisten Fällen durch adäquate Therapie und Prävention im Rahmen des Hautarztverfahrens nachhaltig positiv beeinflussbar sind. Sie können trotz Fortführung der beruflichen Tätigkeit vielfach bemerkenswert rasch wesentlich gebessert oder zur Abheilung gebracht werden. Umgekehrt gibt es auch Fälle, in denen a priori klar ist, dass präventive Maßnahmen frustran sein werden, wie bei aerogenen allergischen Kontaktekzemen gegen am speziellen Arbeitsplatz ubiquitär vorkommende, nicht meidbare Berufsstoffe (wie Epoxidharze in der Rotorenfertigung oder Sesquiterpenlactone in der Floristik).

Zur Objektivierung des klinischen Bildes, der Besserbarkeit im Verlauf und somit der versicherungsrechtlichen Schwere einer Berufsdermatose ist es wünschenswert, ein die Krankheit in ihrer Gesamtheit erfassendes, objektivierbares und reproduzierbares, allseits in Klinik und Praxis einsetzbares Instrument zur Verfügung zu haben. Dies stellt maßgeblich auch die Gleichbehandlung aller Begutachteten sicher. Ein derartiges Instrument, das viele grundsätzlich neue Konstellationen infolge der BK-Rechtsreform berücksichtigt, hat die interdisziplinär aus Vertretern medizinischer Fachgesellschaften und der DGUV konstituierte Arbeitsgruppe (AG) „Bamberger Empfehlung“ als Entscheidungshilfen für Gutachter und Verwaltungen entwickelt und zur Diskussion gestellt (Deutsche Gesetzliche Unfallversicherung 2017b; Skudlik 2021). Die Anstrengungen hinsichtlich der Umsetzung der politischen Vorgaben der BK-Rechtsänderung in die Praxis sind damit allerdings nicht abgeschlossen, sondern weiter im Fluss. Insbesondere wird sich in nächster Zeit herausstellen, ob die Sozialgerichtsbarkeit diesen begründeten und publizierten Expertenempfehlungen folgt. Im Folgenden werden für die gutachterliche Praxis relevante Begriffsdefinitionen entsprechend der gegenwärtigen Vorschläge der AG „Bamberger Empfehlung“ vorgestellt.

35.1.3 Rechtliche Grundlagen

▪ **Kausalität**

Ein Ursachenzusammenhang im Sinne der Entstehung ist zu prüfen, wenn die Hautkrankheit im zeitlichen Zusammenhang mit beruflichen Einwirkungen erstmals manifest geworden ist (Deutsche Gesetzliche Unfallversicherung 2017b). Ein Ursachenzusammenhang im Sinne der Verschlimmerung setzt eine berufsunabhängige Hautkrankheit voraus, die aber durch berufliche Einwirkungen wesentlich verschlimmert worden ist, wobei zwischen einer vorübergehenden und einer dauernden Verschlimmerung unterschieden wird. Wesentliche Kriterien bei der Beurteilung des Ursachenzusammenhangs können sein:

- Art und Intensität der beruflichen Einwirkungen,
- Relevanz berufsspezifischer Sensibilisierungen für das Erkrankungsgeschehen,
- Art und Lokalisation der Hauterscheinungen,
- Erkrankungsverlauf vor, während und nach Beendigung der gefährdenden Tätigkeit oder in belastungsfreien Intervallen sowie
- Art und Intensität konkurrierender Einwirkungen und Erkrankungen.

35

▪ **Schwere**

Die Merkmale der „Schwere" der Hautkrankheit oder deren „wiederholte Rückfälligkeit" waren vor Inkrafttreten der BK-Rechtsreform zum 1. Januar 2021 für die Anerkennung einer BK 5101 selten entscheidend. Maßgeblich war fast immer die Frage, inwieweit der objektive Zwang zur Aufgabe der Tätigkeit besteht, der eine schwere berufsbedingte Hauterkrankung jedoch in der Regel voraussetze. Vor dem Hintergrund der BK-Rechtsreform wurde seitens der AG „Bamberger Empfehlung" das Verständnis für die Tatbestandsmerkmale der Schwere und der wiederholten Rückfälligkeit weiterentwickelt und entsprechend publiziert (Skudlik et al. 2020, 2021). Bezüglich des Merkmals der Schwere ist hierbei zu berücksichtigen, dass berufliche Hauterkrankungen, zumeist Kontaktekzeme, in den meisten Fällen durch Therapie und Prävention günstig beeinflussbar sind.

Beurteilungskriterien für die „Schwere" einer Berufsdermatose im Sinne der BK 5101 sind zum einen die klinische Symptomatik nach Morphe, Beschwerdebild, Ausdehnung, Verlauf und Dauer der Erkrankung unter Therapie- und Präventionsmaßnahmen sowie die Ausprägung einer arbeitsbedingt verursachten Allergie (Skudlik et al. 2020, 2021). Als Regelfall wird hinsichtlich der Beurteilung der Schwere gesehen, dass eine berufliche Hautkrankheit als versicherungsrechtlich schwer zu beurteilen ist, wenn nach einem Zeitraum von mehr als sechs Monaten mit angemessener, leitliniengerechter Behandlung und flankierenden, branchenbezogenen individualpräventiven Maßnahmen in der Steuerungsverantwortung des UVT weiterhin Hauterscheinungen bestehen, die einer pharmakologischen Therapie bedürfen (Skudlik et al. 2020, 2021). Hiervon abzugrenzen sind Hautbefunde, die unter einer Basistherapie oder einer blanden Therapie (beispielsweise mittels harnstoff- oder gerbstoffhaltiger Externa) nur gering symptomatisch sind; bei derartigen Konstellationen ist das Merkmal der Schwere nicht erfüllt.

Unabhängig davon gibt es aber gleichwohl auch Fallkonstellationen berufsbedingt verursachter oder verschlimmerter Dermatosen, bei denen nach klinischer Erfahrung oder aufgrund der Besonderheiten der Krankheit absehbar ist, dass diese innerhalb von sechs Monaten nicht so weit gebessert werden kann, dass keine pharmakologische Therapie mehr erforderlich ist. Hierbei handelt es sich beispielsweise um berufliche allergische Erkrankungen gegenüber nicht meidbaren Allergenen oder um ausgeprägte, aller Wahrscheinlichkeit nach langfristig oder dauerhaft bestehende degenerative Barriereschädigungen der Haut (Skudlik et al. 2020, 2021). In derartigen Fällen ist das Kriterium der Schwere möglicherweise bereits zum Zeitpunkt der Erstdokumentation oder nach relativ kurzer hautärztlicher Beobachtungsphase erfüllt.

▪ **Wiederholte Rückfälligkeit**

Eine berufsbedingte Hautkrankheit ist wiederholt rückfällig, wenn mindestens drei Krankheitsschübe, das heißt Ersterkrankung und zwei Rückfälle, vorliegen. Ein Rückfall setzt die Abheilung des vorangegangenen Krankheitsschubes ohne aktive pharmakologische Therapie nach Abheilung sowie den Zusammenhang mit der Ersterkrankung voraus, wenn der Erkrankte zwischenzeitlich beruflich tätig gewesen ist. Rezidive im Sinne der wiederholten Rückfälligkeit liegen dann vor, wenn ein auf einen Krankheitsschub folgender weiterer Schub in Folge der gleichen versicherten Einwirkung innerhalb eines Zeitraumes von 12 Monaten eintritt. Über den Zeitraum von 12 Monaten hinaus auftretende neue Krankheitsschübe nach vorheriger Abheilung werden nicht als Rückfall, sondern als neu auftretende Erkrankung und nicht im Zusammenhang mit dem Ersterkrankungsschub gewertet (Skudlik et al. 2020, 2021).

35.1.4 Einschätzung der Minderung der Erwerbsfähigkeit (MdE)

▪ **MdE-Tabelle bei der BK 5101**

Bei Hauterkrankungen im Sinne der BK 5101 wird der Grad der MdE nicht nur von den 26 Wochen nach Eintritt des Versicherungsfalls weiterhin als beruflich verursacht oder verschlimmert zu wertenden Hauterscheinungen, sondern auch durch Art und Ausmaß beruflich verursachter oder wesentlich verschlimmerter allergischer Sensibilisierungen bestimmt (Krohn et al. 2020b, c). Die Bamberger Empfehlung von 2017 enthält eine entsprechende MdE-Tabelle (◘ Tab. 35.3), mithilfe derer eine Gleichbehandlung der zu Begutachtenden gewährleistet werden soll. Der Inhalt der Tabelle ist jedoch für den Gutachter nicht unumschränkt bindend, vielmehr können, freilich nur in begründeten Einzelfällen, Abweichungen notwendig sein.

◘ **Tab. 35.3** MdE-Einschätzung: Leichte, mittlere und schwere Hauterscheinungen nach Definition der Bamberger Empfehlung (Deutsche Gesetzliche Unfallversicherung 2017b)

Art der Hauterscheinungen	Definition
Leichte Haut-erscheinungen	- Krankhafte Hautveränderungen, die bis zu dreimal pro Jahr auftreten und bei adäquater dermatologischer Therapie und Mitwirkung der versicherten Person schnell wieder abheilen, und/oder - gering lichenifizierte oder gering atrophische Haut als Folgezustand eines langwierigen beruflichen Ekzems oder nach Kortikosteroidbehandlung und/oder - dokumentierte krankhafte Hautveränderungen nach intensiver (irritativer, toxischer) Hautbelastung. Leichte Hauterscheinungen verschließen erfahrungsgemäß Tätigkeiten (Arbeitsplätze), bei denen Beschäftigte regelmäßig mehr als ein Viertel der Vollschicht mit ihren Händen Arbeiten im feuchten Milieu ausführen oder einen entsprechenden Zeitraum feuchtigkeitsdichte Schutzhandschuhe tragen oder häufig bzw. intensiv ihre Hände reinigen müssen.
Mittlere Haut-erscheinungen	- Krankhafte Hautveränderungen, die mehr als dreimal pro Jahr auftreten und trotz adäquater dermatologischer Therapie und Mitwirkung der versicherten Person mehrere Wochen bestehen, und/oder - lichenifizierte oder dünne, leicht vulnerable Haut als Folgezustand eines langwierigen beruflichen Ekzems oder nach Kortikosteroidbehandlung und/oder - dokumentierte krankhafte Hautveränderungen nach mäßiger (irritativer, toxischer etc.) Hautbelastung. Mittlere Hauterscheinungen verschließen erfahrungsgemäß auch Tätigkeiten (Arbeitsplätze), bei denen Beschäftigte regelmäßig bis zu einem Viertel der Vollschicht mit ihren Händen Arbeiten im feuchten Milieu ausführen oder feuchtigkeitsdichte Schutzhandschuhe tragen oder häufig oder intensiv ihre Hände reinigen müssen.

(Fortsetzung)

Tab. 35.3 (Fortsetzung)

Art der Hauterscheinungen	Definition
Schwere Hauterscheinungen	- Ausgedehnte dauerhafte oder chronisch rezidivierende Hautveränderungen von erheblichem Krankheitswert mit tiefen Rhagaden, ausgeprägter Lichenifikation und Infiltration und - dokumentierte krankhafte Hautveränderungen schon nach geringer Hautbelastung. Schwere Hauterscheinungen verschließen erfahrungsgemäß sämtliche Tätigkeiten (Arbeitsplätze), bei denen Beschäftigte mit ihren Händen Arbeiten im feuchten Milieu ausführen oder feuchtigkeitsdichte Schutzhandschuhe tragen oder ihre Hände reinigen müssen.

Abb. 35.1 Tabelle zur Einschätzung der Minderung der Erwerbsfähigkeit (MdE) bei der Berufskrankheit (BK) 5101 gemäß der Bamberger Empfehlung (Deutsche Gesetzliche Unfallversicherung 2017b)

Auswirkung einer Allergie	Ausmaß der Hauterscheinungen, auch nach irritativer Schädigung			
	keine	leicht	mittel	schwer
keine	0*	10	20	25
geringgradig	0*	10	20	25
mittelgradig	10	15	25	30
schwerwiegend	20	20	30	≥ 30

* Dabei werden alle MdE-Grade unterhalb von 10% als nicht messbar mit „0“ angegeben.

35

Bezüglich der Beurteilung des Ausmaßes der Hautsymptome (keine, leicht, mittel, schwer) sind die unten detailliert dargestellten Definitionen der Bamberger Empfehlung zu beachten (Deutsche Gesetzliche Unfallversicherung 2017b). Eine Rentenzahlung aufgrund einer Berufserkrankung erfolgt bei einer MdE von mindestens 20 % (bei selbstständigen Versicherten in der Landwirtschaft ab 30 %). Liegt die MdE unter 20 %, liegt, abgesehen von sogenannten Stützrententatbeständen, keine entschädigungspflichtige Berufserkrankung vor.

Definitionen der Begriffe in der MdE-Tabelle zur BK 5101

Ausmaß der Hauterscheinungen, auch nach irritativer Schädigung

In Abb. 35.1 wird das Ausmaß der Hauterscheinungen in die vier Kategorien „keine“, „leicht“, „mittel“ und „schwer“ unterteilt. Die Symptome können durch erneute Einwirkung von Allergenen verursacht sein oder auch bei adäquater Therapie persistieren. Das Persistieren nicht-allergischer Ekzeme ist eher die Ausnahme und betrifft Versicherte mit schweren Hautveränderungen auf Grund jahrelanger Einwirkung irritativer Noxen (Deutsche Gesetzliche Unfallversicherung 2017b).

Die Kategorien für das Ausmaß der Hautsymptome gelten auch für die Beurteilung irritativer Schädigungen, wenn seit der Tätigkeitsaufgabe keine floriden Läsionen mehr aufgetreten sind, aber auf Grund diskreter Befunde bei Hautbelastung eine irritative Schädigung zu diagnostizieren ist. Kann eine irritative Schädigung beziehungsweise der Zwang zur Meidung irritativer Belastung für die MdE relevant sein, so ist die zur Auslösung von Hautsymptomen notwendige Intensität der irritativen Wirkung zu beurteilen und zuvor, soweit möglich, hautphysiologisch zu objektivieren (John et al. 2006; ▶ Kap. 10).

Grundlage der Beurteilung sind ärztlich dokumentierte Befunde; die Beurteilung erfolgt unter adäquaten therapeutischen Maßnahmen. Eingang in die MdE-Bewertung finden nur die Gesundheitsstörungen, für die der Ursachenzusammenhang mit der beruflichen Tätigkeit im Rahmen der Begutachtung festgestellt wurde (◻ Tab. 35.3).

Auswirkung der Allergie

Die Auswirkung der Allergie gemäß Bamberger Empfehlung (Deutsche Gesetzliche Unfallversicherung 2017b) ist in der MdE-Tabelle in der ersten Spalte unterteilt in die vier Kategorien „keine", „geringgradig", „mittelgradig" und „schwerwiegend". Positive Ergebnisse von Allergietestungen sind sorgfältig auf ihre klinische und berufliche Relevanz anhand der Anamnese und des klinischen Befundes zu überprüfen; die Prüfung ist zu dokumentieren. Die Auswirkung der Allergie ist nach Umfang und Intensität zu beurteilen, beides im Hinblick auf die verschlossenen Arbeitsmöglichkeiten. Die Stärke der Testreaktion kann ein Hinweis auf eine intensive Sensibilisierung sein, wesentlicher ist jedoch der klinische Befund bei Exposition. Allein aus einer „+++-Reaktion" kann nicht auf eine schwerwiegende Auswirkung einer Allergie geschlossen werden. Beim Umfang der Sensibilisierung dürfen positive Testreaktionen nicht einfach addiert werden, sondern der Umfang der verschlossenen Arbeitsmöglichkeiten ist zu beurteilen. Eingang in die MdE-Bewertung finden nur die Gesundheitsstörungen, für die der Ursachenzusammenhang mit der beruflichen Tätigkeit bei der Begutachtung festgestellt wurde (bedeutsam etwa bei konstitutionellen Grunderkrankungen, wie der atopischen Dermatitis, bei der es auch zur außerberuflichen Hautveränderungen kommen kann).

Auch „klinisch stumme Sensibilisierungen" sind unter bestimmten Voraussetzungen bei der MdE-Einschätzung zu berücksichtigen. Definitionsgemäß wird auf das Vorliegen einer „stummen Sensibilisierung" geschlossen, wenn zwar einerseits eine als allergisch bewertete positive Epikutantestreaktion vorliegt, jedoch andererseits gutachterlich nicht mit Wahrscheinlichkeit festzustellen ist, dass diese im Epikutantest identifizierte Sensibilisierung im Rahmen der versicherten Tätigkeit auch tatsächlich ein manifestes allergisches Kontaktekzem verursacht hat.

Eine stumme Sensibilisierung allein kann den Tatbestand der BK 5101 nicht begründen (das Monosymptom einer positiven Epikutantestreaktion ist keine Hautkrankheit im Sinne des Verordnungsgebers). Daraus ergibt sich, dass die stumme Sensibilisierung BK- und MdE-Relevanz nur im Rahmen der haftungsausfüllenden Kausalität erlangen kann; der ärztliche Sachverständige muss die Fragen beantworten (Fartasch et al. 2008), ob:

1. ohne Berücksichtigung der stummen Sensibilisierung die Voraussetzungen für eine BK-Anerkennung gegeben sind und
2. die stumme Sensibilisierung mit Wahrscheinlichkeit kausal auf die als BK anzuerkennende Hautkrankheit zurückzuführen ist.

Bei der Bewertung der Verbreitung von Allergenen auf dem allgemeinen Arbeitsmarkt in krankheitsauslösender Form ist auf den Stand der berufsdermatologisch-wissenschaftlichen Erkenntnisse zurückzugreifen. Bezüglich der Beurteilung der Auswirkungen der Allergie werden seitens der Arbeitsgemeinschaft für Berufs- und Umweltdermatologie in der Deutschen Dermatologischen Gesellschaft (ABD) zusammen mit der Deutschen Kontaktallergie-Gruppe (DKG) für eine Vielzahl beruflich relevanter Allergene fortlaufend Empfehlungen publiziert, die kontinuierlich aktualisiert werden und auf der Homepage der ABD einsehbar sind (kostenloser Download; ▶ https://www.abderma.org/arbeitsgruppen/allergenbewertung/). Grundsätzlich gelten für die Einordnung von Allergenen die in ◻ Tab. 35.4 aufgeführten Definitionen.

Änderungen in der Einschätzung der MdE angesichts der BK-Rechtsreform

Mit der BK-Rechtsreform vom 1. Januar 2021 und dem Wegfall des Unterlassungszwangs

Tab. 35.4 MdE-Einschätzung: Auswirkungen einer Allergie nach Definition der Bamberger Empfehlung (Deutsche Gesetzliche Unfallversicherung 2017b)

Grad der Auswirkung	Definition
Geringgradige Auswirkung	Einzelner Berufsstoff wenig verbreitet auf dem allgemeinen Arbeitsmarkt.
Mittelgradige Auswirkung	Einzelner Berufsstoff weit verbreitet oder mehrere Berufsstoffe gering verbreitet auf dem allgemeinen Arbeitsmarkt oder einzelner Berufsstoff wenig verbreitet bei klinisch besonders intensiver Sensibilisierung.
Schwergradige Auswirkung	Mehrere Berufsstoffe weit verbreitet, einzelner Berufsstoff sehr weit verbreitet auf dem allgemeinen Arbeitsmarkt auch mit Berücksichtigung möglicher Kreuzallergien und/oder bei klinisch besonders intensiver Sensibilisierung.

ergeben sich für die Beurteilung der MdE für Hauterkrankungen im Sinne der BK 5101 wesentlich neue Konstellationen. In der Vergangenheit musste der Umfang der verminderten Arbeitsmöglichkeiten (§ 56 Absatz 2 Satz 1 SGB VII) bei Personen, die ihre schädigende berufliche Tätigkeit aufgegeben hatten, eingeschätzt werden. Nun kann es erstmals dazu kommen, dass eine BK 5101 auch bei weiterer beruflicher hautschädigender Exposition anerkannt wird. Die MdE-Tabelle und ihre Legendierung zur Einschätzung der Teilhabestörung aus der Bamberger Empfehlung von 2017 (Deutsche Gesetzliche Unfallversicherung 2017b) bezieht sich ausschließlich auf Versicherte, die keine berufliche schädigende Hauteinwirkung mehr aufwiesen. Ansonsten hätte früher eine Berufskrankheit gemäß BK 5101 nicht anerkannt werden können und damit wäre auch die Notwendigkeit der Einschätzung der MdE entfallen.

35

Entsprechend ist derzeit die MdE-Einschätzung bei weiter Berufstätigen Gegenstand der aktuellen Diskussion der AG Bamberger Empfehlung. Die (bisherige) MdE-Tabelle der Bamberger Empfehlung setzt die Aufgabe der schädigenden Tätigkeit voraus. Wird die hautbelastende Tätigkeit aber abweichend hierzu angesichts des Wegfalls des Unterlassungszwangs im Zuge der BK-Rechtsreform weiter ausgeübt, ist eine stärkere Ausprägung des Hautbefundes zu erwarten, ohne dass deutliche Beeinträchtigungen der Teilhabe am Arbeitsleben bestehen, insbesondere im Vergleich zu Personen, die – bei vergleichbarem Hautbefund – ihre Tätigkeit medizinisch begründet aufgegeben haben (Krohn et al. 2020b; Skudlik et al. 2020, 2021; Brandenburg 2022). Zur Korrektur dieser (neuen) Inkonsistenz der Tabelle empfiehlt die AG Bamberger Empfehlung – im Sinne einer Übergangslösung – für die MdE-Einschätzungen einen jeweils um einen Grad geringeren Schweregrad bei weiter beruflich hautbelastend tätigen Versicherten anzunehmen („Linksverschiebung"). Maßgeblich für die Beurteilung der MdE bei Konstellation mit weiterer Exposition ist somit nicht ausschließlich die eigentliche klinische Ausprägung der Hauterkrankung, sondern – bei Fortführung der beruflichen Tätigkeit – die hieraus resultierende tatsächliche Teilhabestörung (Krohn et al. 2020b; Skudlik et al. 2020, 2021; Brandenburg 2022). Dabei wird berücksichtigt, dass der Versicherte weiter beruflich tätig ist.

35.1.5 Heilbehandlung und Rehabilitation bei BK 5101

Die Wiederherstellung der Gesundheit und der Leistungsfähigkeit der Versicherten nach Eintritt einer BK zählt zu den Aufgaben der UVT. Konkretisiert wird diese Aufgabe in § 26 Abs. 2 Nummer 1 SGB VII, wonach ein durch den Versicherungsfall verursachter Gesundheitsschaden möglichst frühzeitig zu beseitigen oder zu bessern und seine Verschlimmerung zu verhüten ist sowie seine Folgen zu mildern sind (Deutsche Gesetzliche Unfallversicherung 2017b). Soweit der Hautzustand weitere medizinische Behandlungsmaßnahmen erfordert, sind entsprechende Hinweise, gegebenenfalls auch zur Versorgung mit Hautschutz-, Hautreinigungs- und Hautpflegemitteln zu geben. Empfehlungen zur Therapie der Hauterkrankung sollen leitliniengerecht sein (Thyssen et al. 2021). Diese Feststellung gilt in besonderem Maße vor dem Hintergrund der BK-Rechtsreform vom 1. Januar 2021, weil zum einen nun Patienten mit anerkannter BK 5101 weiter hautbelastenden Einflüssen ausgesetzt sein können und zum anderen der Gesetzgeber besondere Anforderungen an die Mitwirkungspflicht bezüglich individualpräventiver Maßnahmen formuliert hat (§ 9 Abs. 4 Nummer 3,4 SGB IX). Wie weit Maßnahmen der Individualprävention, einschließlich aller im jeweiligen Einzelfall angezeigten und erfolgversprechenden therapeutischen und präventiven Maßnahmen bündelnder stationärer Individualprävention erfolgreich sind, wird auch maßgeblich für das Ausmaß der MdE sein.

Aus gutem Grund wird die Individualprävention von Hauterkrankungen im Sinne der BK 5101 in der wissenschaftlichen Literatur als eine Erfolgsgeschichte herausgestellt (Schneider et al. 2019). Die kurz-, mittel- und langfristige Wirksamkeit von Maßnahmen zur Prävention von Berufsdermatosen wurde innerhalb der letzten Jahrzehnte umfassend beschrieben (Schürer et al. 2005; Dulon et al. 2009; Wilke et al. 2012a, b, 2014, 2018; Symanzik et al. 2022). Für bereits an einer Berufsdermatose Erkrankte gibt es ein gestuftes Konzept zur Individualprävention. Dieses lässt sich modular in ambulante (ambulante hautärztliche Versorgung: Hautarztverfahren, ambulante Hautschutzseminare, Betriebsberatungen) und stationäre Individualprävention (integrierte ambulant-stationäre gesundheitspädagogische und medizinische Versorgung bei schweren Berufsdermatosen, berufsdermatologische stationäre Rehabilitationsmaßnahmen) untergliedern (Skudlik und Weisshaar 2015) (▶ Kap. 18, 19 und 20). Das Konzept aufeinander aufbauender Möglichkeiten der Prävention bis hin zur Rehabilitation ist unter dem Stichwort Verfahren Haut der DGUV seit 2004 in der Regelversorgung der gesetzlichen Unfallversicherung verankert (Wilke et al. 2020; ▶ Kap. 17). Nicht zuletzt durch die Neufassung des § 9 Abs. 2 SGB VII zum 01.01.2021 hat der Gesetzgeber durch die Verpflichtung der Betroffenen, an individualpräventiven Maßnahmen der Unfallversicherungsträger teilzunehmen und an Maßnahmen zur Verhaltensprävention mitzuwirken, die Prävention beruflicher Hauterkrankungen maßgeblich gestärkt. Umso wichtiger ist es, dass medizinische Gutachter die Umsetzung derartiger spezifischer Präventions-/Rehabilitationsmaßnahmen kennen, im Gutachten auf die Erfordernis der Implementierung hinweisen und im arbeitspraktischen Kontext den Prozess der Einleitung solcher Verfahren – falls nötig – aktiv unterstützen (◘ Abb. 35.2).

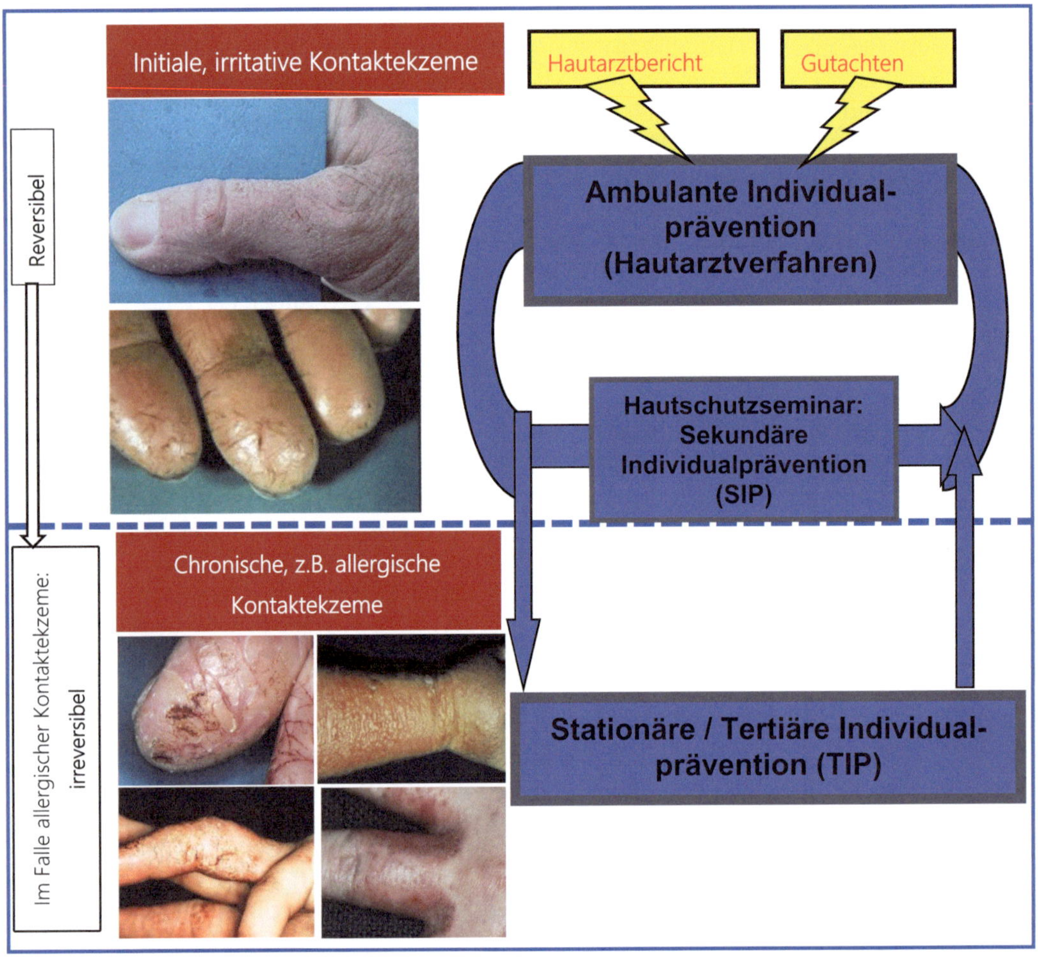

35

Abb. 35.2 Kaskade klinischer Stadien, die für die Entwicklung beruflicher Kontaktekzeme charakteristisch sind und die korrespondierend dazu geschaffenen Präventionsangebote des Verfahrens Haut der DGUV. Wichtig ist für den Gutachter, auf der Klaviatur dieser spezifisch für Hauterkrankte geschaffenen Maßnahmen zu spielen und deren Umsetzung im Gutachten zu unterstützen. So kann den Begutachteten das volle Spektrum individueller Schulungsmöglichkeiten bis hin zu stationären Heilverfahren (stationäre Individualprävention; ehemaliger Begriff tertiäre Individualprävention: TIP) zur Minderung der BK-Folgen erschlossen werden (Skudlik und Weisshaar 2015; Skudlik und John 2020). Der Gesetzgeber hat kürzlich die Mitwirkungspflicht der Versicherten für individualpräventive Maßnahmen betont (SGB 7, §9, Abs 4)

35.2 Beruflicher Hautkrebs (BK 5103)

Im Gegensatz zur BK 5101 gelten die Tatbestandsmerkmale „Schwere" und „wiederholte Rückfälligkeit" für berufliche Hautkrebserkrankungen nicht (BK 1108, 2402, 5102, 5103). Ferner sind im Unterschied zu Erkrankungen, die unter die BK 5101 fallen, lange Latenzzeiten, zum Teil von mehreren Jahrzehnten, bezüglich der Bewertung des Ursachenzusammenhangs zu beachten. Seitens des Unfallversicherungsträgers sollte – in der Regel mittels konkreter Arbeitsplatzanalyse – die berufliche Exposition gegenüber krebsauslösenden Noxen belegt werden (Einwirkungskausalität). Durch den ärztlichen Gutachter ist zu klären, ob diese Einwirkungen die Krankheit mit Wahrscheinlichkeit verursacht haben (haftungsbegründende Kausalität). Sind diese beiden Voraussetzungen erfüllt, ist der Versicherungsfall zu bejahen.

35.2.1 MdE-Einschätzung bei den BK 5102, 1108 und 2402

Bei den BK 5102, 1108 und 2402 können Plattenepithelkarzinome, Carcinomata in situ sowie Basalzellkarzinome anerkannt werden. Im Gegensatz zur BK 5103 sind diese Hauttumoren teilweise durch systemische Einwirkungen bedingt, daher können auch Hauttumore anerkannt werden, die außerhalb der direkt beruflich exponierten Körperstellen aufgetreten sind. Für die MdE-Bewertung ist neben der Diagnose auch die Beurteilung der Krankheitsaktivität von Bedeutung (Abb. 35.3).

Erläuterungen zur Krankheitsaktivität (BK 5102, 1108, 2402)

- **Krankheitsaktivität bei Carcinomata in situ (ohne Basalzellkarzinom, ohne Plattenepithelkarzinom):**
- **Keine/gering:** Neuauftreten von <6 Carcinomata in situ innerhalb von 12 Monaten,
- **Mittelgradig:** Neuauftreten von 6–20 Carcinomata in situ innerhalb von 12 Monaten,
- **Hochgradig:** Neuauftreten von >20 Carcinomata in situ innerhalb von 12 Monaten.
- **Krankheitsaktivität bei Plattenepithelkarzinom(en) und/oder Basalzellkarzinom(en) und auch weiteren Carcinomata in situ:**
- **Keine/gering:** Zustand nach Behandlung eines oder mehrerer Plattenepithelkarzinome beziehungsweise eines oder mehrerer Basalzellkarzinome und
  - keine Neubildung eines weiteren Plattenepithelkarzinoms innerhalb von 4 Jahren beziehungsweise keine Neubildung eines weiteren Basalzellkarzinoms innerhalb von 2 Jahren und
  - Neuauftreten von <6 Carcinomata in situ innerhalb von 12 Monaten.
- **Mittelgradig:** Zustand nach Behandlung eines oder mehrerer Plattenepithelkarzinome beziehungsweise eines oder mehrerer Basalzellkarzinome und
  - Neubildung eines weiteren Plattenepithelkarzinoms nach >2 und <4 Jahren beziehungsweise Neubildung eines weiteren Basalzellkarzinoms innerhalb von 2 Jahren oder
  - Neuauftreten von 6–20 Carcinomata in situ innerhalb von 12 Monaten.
- **Hochgradig:** Zustand nach Behandlung eines oder mehrerer Plattenepithelkarzinome beziehungsweise eines oder mehrerer Basalzellkarzinome und
  - Neubildung eines weiteren Plattenepithelkarzinoms innerhalb von 2 Jahren beziehungsweise mehrerer Basalzellkarzinome innerhalb von 2 Jahren oder
  - Neuauftreten von >20 Carcinomata in situ innerhalb von 12 Monaten.

Abb. 35.3 Einschätzung der Minderung der Erwerbsfähigkeit (MdE) bei den Berufskrankheiten (BK) 5102, 1108, 2402 gemäß der Bamberger Empfehlung (Deutsche Gesetzliche Unfallversicherung 2017b)

Tumor	Krankheitsaktivität/-intensität		
	keine/gering	mittelgradig	hochgradig
Carcinomata in situ (ohne Basalzellkarzinom, ohne Plattenepithelkarzinom)	0*	0*	10
Plattenepithelkarnzinom(e) und / oder Basalzellkarzinom(e) (und ggf. Carcinomata in situ)	0*	10	≥ 20

* Dabei werden alla MdE-Grade unterhalb von 10 v.H. als nicht messbar mit „0" angegeben.

35.2.2 MdE-Einschätzung bei der BK 5103

Bei der BK 5103 können Plattenepithelkarzinome und Carcinomata in situ unter dem Bild multipler aktinischer Keratosen oder Morbus Bowen beziehungsweise einer Feldkanzerisierung anerkannt werden. Auch Bowen-Karzinome sind unter der BK 5103 subsumiert.

Strittig war, ob Keratoakanthome ebenfalls anerkannt werden können und dabei als invasive differenzierte Plattenepithelkarzinome zu werten sind; histologisch kann die Unterscheidung zwischen diesen beiden Entitäten schwierig sein. In der Vergangenheit sind Anerkennung von Keratoakanthomen seitens der Unfallversicherungsträger in der Regel abgelehnt worden, soweit es sich nicht um histologische Mischformen gehandelt hat (Gina et al. 2022). Mit der aktuellen S3-Leitlinie „Aktinische Keratose und Plattenepithelkarzinom der Haut“ (Leitlinienprogramm Onkologie 2020), nach der Keratoakanthome als Variante des Plattenepithelkarzinoms eingeordnet werden, sollte sich die Verwaltungspraxis in der Zukunft ändern. Gutachterlich sollte auf die Zusammenhänge unter Hinweis auf die Einordnung in der aktuellen Leitlinie hingewiesen werden; es kann hilfreich sein, auch den Histologen ggf. um eine Präzisierung zu bitten, z. B. „keratoakanthomartiges Plattenepithelkarzinom“. Die Voraussetzung für die Anerkennung von Keratoakanthomen als Berufskrankheit BK 5103 ist immer, dass die arbeitstechnischen Voraussetzungen für die Anerkennung als BK 5103 (>40 % zusätzliche UV-Exposition durch den Beruf zuzüglich zur Lebenszeitexposition), was den Umfang der empfangenen UV-Exposition angeht, erfüllt sind und die Tumoren in beruflich UV-exponierten Hautarealen aufgetreten sind (in der Regel Kopf, Hände, Unterarme).

Basalzellkarzinome sind unter der BK 5103 nicht anerkennungsfähig, dass auch dann nicht, wenn sie in hochgradig aktinisch geschädigten beruflich exponierten Hautarealen in unmittelbarer Nachbarschaft zum Beispiel zu aktinischen Keratosen oder sogar Plattenepithelkarzinomen auftreten. Allerdings wird zurzeit im Ärztlichen Sachverständigenbeirat Berufskrankheiten beim Bundesministerium für Arbeit und Soziales (BMAS) auf der Basis jüngerer Forschungsergebnisse über ihre Anerkennung als Berufserkrankung unter bestimmten Voraussetzungen diskutiert (Schmitt et al. 2018a, b; Bauer et al. 2020). Für die praktische Begutachtung hat dies einstweilen keine Konsequenz; hier hat sich aber als wichtig erwiesen, bei beruflich UV-exponierten Beschäftigten mit Verdacht auf eine BK 5103 auch nach zusätzlicher relevanter Exposition gegenüber polyzyklischen aromatischen Verbindungen, z. B. Teeren, zu fragen. Es zeigt sich, dass in mehreren UV-exponierten Risikoberufen, wie etwa Dachdeckern, Straßenbauern oder Schiffsführern, Kontakte mit Teer, Heißteer-Verklebungen, Karbolineum und anderen älteren Holzschutzmitteln nicht selten sind. Falls eine ausreichende Exposition im Sinne einer BK 5102 vorgelegen hat (UVT gegebenenfalls nachermitteln lassen) empfiehlt es sich, die Anerkennung dieser Berufskrankheit vorzuschlagen und entsprechend auch die MdE-Einschätzung vorzunehmen. Dies erlaubt dann auch die Berücksichtigung von Basalzellkarzinomen. Auch bei der BK 5103 ist für die MdE-Einschätzung neben der Diagnose die Beurteilung der Krankheitsaktivität von Bedeutung (◘ Abb. 35.4).

Erläuterungen zur Krankheitsaktivität (BK 5103)

- **Krankheitsaktivität bei multiplen aktinischen Keratosen und/oder Feldkanzerisierung (ohne Plattenepithelkarzinome):**
- **Keine/gering:** Neuauftreten von <6 aktinischen Keratosen innerhalb von 12 Monaten
- **Mittelgradig:** Neuauftreten von 6–20 aktinischen Keratosen oder Entstehen einer klinisch sichtbaren Feldkanzerisierung von in der Summe 4–50 cm^2 innerhalb von 12 Monaten
- **Hochgradig:** Neuauftreten von >20 aktinischen Keratosen oder Entstehen einer klinisch sichtbaren Feldkanzerisierung(en) von in der Summe >50 cm^2 innerhalb von 12 Monaten

35

Abb. 35.4 Einschätzung der Minderung der Erwerbsfähigkeit (MdE) bei der Berufskrankheit (BK) 5103 gemäß der Bamberger Empfehlung (Deutsche Gesetzliche Unfallversicherung 2017b)

Tumor	Krankheitsaktivität/-intensität		
	keine/gering	mittelgradig	hochgradig
multiple aktinische Keratosen/ Morbus Bowen / Feldkanzerisierung (ohne Plattenepithelkarzinom (e))	0*	0*	10
Plattenepithelkarnzinom(e) (und ggf. weiteren aktinischen Keratosen und/ oder Feldkanzerisierung)	0*	10	≥ 20

* Dabei werden alla MdE-Grade unterhalb von 10 v.H. als nicht messbar mit „0" angegeben.

- **Krankheitsaktivität bei Plattenepithelkarzinomen und gegebenenfalls auch weiteren aktinischen Keratosen und/oder Feldkanzerisierung:**
- **Keine/gering:** Zustand nach Behandlung eines oder mehrerer Plattenepithelkarzinome und
  - keine Neubildung eines weiteren Plattenepithelkarzinoms innerhalb der letzten 4 Jahre und
  - Neuauftreten von <6 aktinischen Keratosen innerhalb von 12 Monaten.
- **Mittelgradig:** Zustand nach Behandlung eines oder mehrerer Plattenepithelkarzinome und
  - Neubildung eines weiteren Plattenepithelkarzinoms nach >2 und <4 Jahren oder
  - Neuauftreten von 6–20 aktinischen Keratosen oder Entstehen einer klinisch sichtbaren Feldkanzerisierung von in der Summe 4–50 cm^2 innerhalb von 12 Monaten.
- **Hochgradig:** Zustand nach Behandlung eines oder mehrerer Plattenepithelkarzinome und
  - Neubildung eines weiteren Plattenepithelkarzinoms innerhalb von 2 Jahren oder
  - Neuauftreten von >20 aktinischen Keratosen oder Entstehen einer klinisch sichtbaren Feldkanzerisierung(en) von in der Summe >50 cm^2 innerhalb von 12 Monaten.

35.3 Abrechnung in der Begutachtung

In der Begutachtung wird grundsätzlich nach den Sätzen der besonderen Heilbehandlung der Gebührenordnung für Ärzte/ Unfallversicherung (UV-GOÄ) abgerechnet; die Gutachtengebühren wurden im Jahr 2022 um etwa 20 % angehoben. Die Deutsche Gesetzliche Unfallversicherung – in Zusammenarbeit mit der ABD – hat sämtliche Leistungen im Bereich der Berufsdermatologie, einschließlich von beruflichem Hautkrebs im Sinne der BK 5103, in einem speziellen Honorarleitfaden abgebildet und mit umfangreichen Beispielen versehen: Honorare in der Berufsdermatologie – Ein Leitfaden für die Abrechnung von A bis Z (Deutsche Gesetzliche Unfallversicherung 2017a). Angesichts der raschen Entwicklung bei den Honoraren in der Berufsdermatologie und der beständigen Schaffung neuer Ziffern für berufsdermatologische Leistungen wird dieser Leitfaden fortlaufend aktualisiert; es empfiehlt sich, die jeweils aktuelle Fassung in der Praxis griffbereit zu haben. Wegen der umfassenden Darstellung der Liquidation im Leitfaden und ihrer häufigen Aktualisierungen wird sie hier nicht detailliert ausgeführt, sondern der QR-Code zum Leitfaden abgebildet.

Praxistipp

„Honorare in der Berufsdermatologie – Ein Leitfaden für die Abrechnung von A bis Z" unter:

35.4 Zertifizierung als Gutachter

Die ABD hat als eine der ersten Fachgesellschaften das Qualitätsmanagement in der Zusammenhangsbegutachtung vorangetrieben und in diesem Zusammenhang bereits in den 1990er-Jahren ein Zertifikat „Berufsdermatologie (ABD)" entwickelt. Dieses Zertifikat ist mittlerweile fester Bestandteil in der dermatologischen Weiter- und Fortbildung (John et al. 2003, 2007a, 2009, 2017). Mittlerweile haben über 1000 Dermatologen das Zertifikat erworben und werden regelmäßig re-zertifiziert. Diese positive Entwicklung ist eng verknüpft mit der anhaltenden Dynamik der Berufsdermatologie, deren Spektrum und die damit verbundenen Möglichkeiten der Therapie und Prävention, die sich fortlaufend weiterentwickeln. Die interdisziplinären ABD-Zertifizierungsseminare und Zertifikate sind durch die Landesärztekammern anerkannt. Ergänzend wurde auch ein Seminarangebot „Berufsdermatologie für Pflegekräfte und Fachangestellte (DDA)" geschaffen, was die Delegation von Aufgaben an das Hilfspersonal im ärztlichen Alltag bei der Versorgung berufsdermatologischer Patienten wesentlich erleichtern kann (Identifizierung eines möglichen beruflichen Hintergrundes bei Handekzem- und Hautkrebspatienten, gesamtes Formularwesen, Abrechnung; Elsner et al. 2014). Der Tätigkeitsschwerpunkt „Berufsdermatologie (ABD)" ist zunehmend auf dermatologischen Praxisschildern und Briefköpfen zu finden – als ein erfreuliches Signum dermatologischer Präsenz in diesem Bereich.

Die ABD veröffentlicht das Verzeichnis der zertifizierten Dermatologen (Arbeitsgemeinschaft für Berufs- und Umweltdermatologie 2022a) mit dieser speziellen fachlichen Befähigung, um Patienten, Unfallversicherungsträger und Gerichte bei der Suche nach erfahrenen Berufsdermatologen, aber auch qualifizierten Gutachtern zu unterstützen. Andere Fachgesellschaften sind mittlerweile dem Beispiel einer umfassenden Qualitätssicherung in der Begutachtung gefolgt (Weihrauch et al. 2002; Deutsche Gesellschaft für Arbeitsmedizin und Umweltmedizin 2022).

35.4.1 Ablauf der Seminare, Curriculum und Zertifizierung

Schwerpunkte dieser jeweils von Berufsdermatologen und Juristen der gesetzlichen Unfallversicherung gemeinsam durchgeführten Veranstaltungen sind der kritische, praxisorientierte Dialog und kollegiale Erfahrungsaustausch. Es werden neben dermatologisch-fachlichen Aspekten auch sozialversicherungsrechtliche Aspekte anhand konkreter Beispielfälle (wie Hautarztberichte, BK-Meldungen, Hautkrebs- und Nachsorgeberichte, Gutachten) aus dem gesamten Spektrum der berufsdermatologischen Prävention, Diagnostik, Therapie und Begutachtung behandelt. Die Inhalte werden fortlaufend an die neuen Entwicklungen in der Berufsdermatologie angepasst („Seminarcurriculum"; John et al. 2007a, 2009, 2017). Die Zertifizierung ist ein wesentliches Kriterium für eine rational begründete, dem Transparenzgebot genügende Auswahl von Gutachtern und auch für die Eintragung in die Gutachterlisten, die die Landesverbände der Unfallversicherungsträger führen (Deutsche Gesetzliche Unfallversicherung 2022). Ein entsprechender Qualifikationsnachweis ist aber auch im ambulanten Heilverfahren von Bedeutung, zum Beispiel wenn es im Sinne des DGUV-Honorarleitfadens (Deutsche Gesetzliche Unfallversicherung 2017a) bei schweren, beratungsintensiven Fällen – zum Beispiel Verbleib am hautbelastenden Arbeitsplatz bei anerkannter BK 5101 – um die (höher vergütete) „besondere Heilbehandlung" geht oder im Rahmen der Erstattung eines betriebsärztlichen Gefährdungsberichts Haut (F 6060-5101) ein Hautarzt für die Weiterbehandlung gesucht wird (John et al. 2007b).

Die Fortbildungsinhalte zur Erlangung der Zertifizierung werden in 4 jeweils ganztägigen Modulen (insgesamt 28 Stunden) vermittelt: Grund-, Aufbau- und Spezialseminar I und II (jeweils 7 Stunden), die in der Regel an Wochenenden stattfinden. Der Besuch der Seminare sollte in chronologischer Reihenfolge erfolgen, da die Seminare aufeinander aufbauen. Der Zeitrahmen für die Absolvierung der 4 Seminare beträgt 5 Jahre. Der Besuch aller 4 Seminare ist neben der Gebietsbezeichnung Dermatologie Voraussetzung für die Zertifizierung; für die Ausstellung des Zertifikates ist die Facharzturkunde zusammen mit den Nachweisen über die 4 Seminarmodule beim ABD-Vorstand einzureichen. Die Seminare können (und sollten) bereits während der Facharztausbildung besucht werden; die Zertifizierung erfolgt dann mit der Vorlage der Facharzturkunde. Ab diesem Zeitpunkt beginnt dann auch erst das 5-Jahres-Intervall für die Re-Zertifizierung.

Zum Erhalt der Zertifizierung ist alle 5 Jahre die Teilnahme an einem ABD-Qualitätszirkel vorgesehen (7 Stunden). Für die durch die Landesärztekammern anerkannten Zertifizierungsseminare der ABD sind bis zu 45 Fortbildungspunkte anrechenbar. Die Seminare werden regelmäßig bundesweit angeboten; die Seminartermine werden auf der ABD-Homepage (Arbeitsgemeinschaft für Berufs- und Umweltdermatologie 2022b) und in dem Organ der ABD („Dermatologie in Beruf und Umwelt") veröffentlicht.

Praxistipp

Aktuelle Informationen zu den Seminaren zum Erwerb oder Erhalt des Zertifikats „Berufsdermatologie (ABD)" unter: https://www.abderma.org/gutachtenseminare/

Die Seminare können auch bereits während der Facharztweiterbildung besucht werden; die Anerkennung erfolgt dann mit der Facharztanerkennung.

- **Voraussetzungen:**
  1. Facharztbezeichnung Dermatologie
  2. Teilnahme an 4 ganztägigen Zertifizierungsseminaren der ABD:
     Grund-, Aufbau-, Spezialseminar I und II (Hautkrebs; je 7 Stunden)
     (Reihenfolge möglichst chronologisch, Zeitraum maximal 5 Jahre;
     zertifiziert durch DDA und LÄK, insgesamt 45 Punkte)
  3. Re-Zertifizierung: Alle 5 Jahre Teilnahme an einen 1-tägigen ABD-Qualitätszirkel
- **Vorteile der Zertifizierung:**
  1. Qualifizierungsnachweis gegenüber Patienten/Zubegutachtenden
     (Tätigkeitsmerkmal: „Berufsdermatologie [ABD]"/ Briefkopf / Praxisschild)
  2. Effektive Nutzung des ambulanten BG-Heilverfahrens / Praxisschwerpunkt
     (einschließlich „Besondere Heilbehandlung" im Hautarztverfahren)
  3. Effektive Versorgung von Patienten mit beruflichem Hautkrebs
     (Meldung, Hautkrebsbericht, Nachsorgebericht, Therapieverfahren)
  4. Aufnahme in die ABD-Liste der zertifizierten Berufsdermatologen

(ABD Homepage; ▶ https://www.abderma.org/zertifizierte-aerzte/)
5. Qualifizierungsnachweis gegenüber Unfallversicherungsträgern (Gutachterlisten der DGUV-Landesverbände [▶ https://www.dguv.de/landesverbaende/de/med_reha/gutachter/index.jsp])
6. Qualifizierungsnachweis gegenüber der Sozialgerichtsbarkeit
7. Stärkung der Dermatologie als Organfach

35

Literatur

Arbeitsgemeinschaft für Berufs- und Umweltdermatologie (2022a) Zertifizierte Ärzte. https://www.abderma.org/zertifizierte-aerzte/. Zugegriffen am 02.04.2022

Arbeitsgemeinschaft für Berufs- und Umweltdermatologie (2022b) Gutachtenseminare. Zertifikat „Berufsdermatologie (ABD)": Zertifizierungsseminare 2022. https://www.abderma.org/gutachtenseminare/. Zugegriffen am 02.04.2022

Bauer A, Haufe E, Heinrich L, Seidler A, Schulze HJ, Elsner P, Drexler H, Letzel S, John SM, Fartasch M, Brüning T, Dugas-Breit S, Gina M, Weistenhöfer W, Bachmann K, Bruhn I, Lang BM, Brans R, Allam JP, Grobe W, Westerhausen S, Knuschke P, Wittlich M, Diepgen TL, Schmitt J (2020) Basal cell carcinoma risk and solar UV exposure in occupationally relevant anatomic sites: do histological subtype, tumor localization and Fitzpatrick phototype play a role? A population-based case-control study. J Occup Med Toxicol 15:28

Brandenburg S (2022) juris PraxisKommentar SGB VII – Gesetzliche Unfallversicherung, 3. Aufl. juris, Saarbrücken

Deutsche Gesellschaft für Arbeitsmedizin und Umweltmedizin (2022) Zertifizierte Gutachter. https://www.dgaum.de/service/zertifizierte-gutachter/. Zugegriffen am 02.04.2022

Deutsche Gesetzliche Unfallversicherung (2014) Verfahrensbeschreibung der Deutschen Gesetzlichen Unfallversicherung für das in den §§ 41 ff. des Vertrages Ärzte / Unfallversicherungsträger vereinbarte Verfahren zur Früherfassung berufsbedingter Hauterkrankungen (Hautarztverfahren). https://www.dguv.de/medien/inhalt/versicherung/berufskrankheiten/hauterkrankungen/dguv_hautarztverfahren.pdf. Zugegriffen am 28.03.2022

Deutsche Gesetzliche Unfallversicherung (2017a) Honorare in der Berufsdermatologie. Ein Leitfaden für die Abrechnung von A bis Z. https://publikationen.dguv.de/widgets/pdf/download/article/3207. Zugegriffen am 02.04.2022

Deutsche Gesetzliche Unfallversicherung (2017b) Bamberger Empfehlung. Empfehlung zur Begutachtung von arbeitsbedingten Hauterkrankungen und Hautkrebserkrankungen. https://publikationen.dguv.de/widgets/pdf/download/article/2058. Zugegriffen am 09.03.2022

Deutsche Gesetzliche Unfallversicherung (2022) Begutachtung. https://www.dguv.de/landesverbaende/de/med_reha/gutachter/index.jsp. Zugegriffen am 02.04.2022

Diepgen T, Fartasch M, Hornstein O (1991) Kriterien zur Beurteilung der atopischen Hautdiathese. Dermatosen Beruf Umwelt 39:79–83

Dulon M, Pohrt U, Skudlik C, Nienhaus A (2009) Prevention of occupational skin disease: a workplace intervention study in geriatric nurses. Br J Dermatol 161:337–344

Elsner P, Aberer W, Bauer A, Diepgen T, Drexler H, Fartasch M, John S, Schuhmacher-Stock U (2014) Zertifizierung:„Berufsdermatologie für Pflegekräfte und Fachangestellte (DDA)". Aktuelle Dermatol 40:34–37

Fartasch M, Drexler H, Diepgen TL, John SM, Brandenburg S (2008) Die stumme Sensibilisierung in der Begutachtung – Wie könnte damit umgegangen werden? J Dtsch Dermatol Ges 6:34–39

Gina M, Thielitz A, Fartasch M (2022) Janus-Gesicht des Keratoakanthoms – Berücksichtigung bei der Berufskrankheit BK 5103? J Dtsch Dermatol Ges 20:1125–1126. https://doi.org/10.1111/ddg.14787_g

John S, Bartel G, Brehler R, Degenhardt A, Fluhr J, Frosch P, Haufs M, Khrenova L, Kleesz P, Kügler K (2006) Negativliste: Hautirritabilitäts- und Hautfunktionsdiagnostik zur Erfassung und Bewertung irritativer Hautschäden. ABD-Arbeitsgruppe" Erfassung und Bewertung irritativer Hautschäden. Derm Beruf Umwelt/Occup Environ Dermatol 54:108–111

John SM, Skudlik C (2006) Gutachten-Checkliste BK 5101: Leitfaden zur Anamneseerhebung, Befundung und versicherungsrechtlichen Bewertung. In: Szliska S, Brandenburg S, John SM (Hrsg) Berufsdermatologie, 2. Aufl. Dustri Verlag Dr. Karl Feistle, München Deisenhofen, S 433–445

John SM, Blome O, Brandenburg S, Wehrmann W, Schwanitz HJ (2003) Der zertifizierte Gutachter: Curriculum der Gutachterseminare der ABD. In: Schwanitz HJ, Wehrmann W, Brandenburg S, John SM (Hrsg) Gutachten Dermatologie. Steinkopff, Darmstadt, S 97–103

John SM, Blome O, Brandenburg S, Diepgen TL, Elsner P, Wehrmann W (2007a) Zertifizierung:„Berufsdermatologie (ABD)": Neues Seminar-Curriculum 2006 der Arbeitsgemeinschaft für Berufs-und Umweltdermatologie. J Dtsch Dermatol Ges 5:135–144

John SM, Skudlik C, Römer W, Blome O, Brandenburg S, Diepgen TL, Harwerth A, Köllner A, Pohrt U, Rogosky E, Schindera I, Stary A, Worm M (2007b) Empfehlung: Hautarztverfahren. JDDG 5:1146–1148

John SM, Blome O, Brandenburg S, Diepgen TL, Fartasch M, Wehrmann W, Elsner P (2009) Zertifizierung:„Berufsdermatologie (ABD)“: Neues Seminar-Curriculum 2010 der Arbeitsgemeinschaft für Berufs-und Umweltdermatologie in der Deutschen Dermatologischen Gesellschaft. J Dtsch Dermatol Ges 7:776–786

John SM, Bauer A, Diepgen TL, Elsner P, Fartasch M, Römer W, Skudlik C, Wehrmann W, Brandenburg S (2017) Zertifizierung:„Berufsdermatologie (ABD)“: Seminar-Curriculum 2018 der Arbeitsgemeinschaft für Berufs-und Umweltdermatologie in der Deutschen Dermatologischen Gesellschaft. J Dtsch Dermatol Ges 15:771–773

Krohn S, Bauer A, Brandenburg S, Palfner S, Römer W, Skudlik C (2017) Update Hautarztbericht. Derm Beruf Umwelt 65:86–95

Krohn S, Drechsel-Schlund C, Römer W, Wehrmann W, Skudlik C (2020a) Rechtsänderungen bei Berufskrankheiten – Auswirkungen auf die dermatologische Praxis. Derm Beruf Umwelt 68:145–148

Krohn S, Römer W, Wehrmann W, Skudlik C (2020b) Rechtsänderungen bei Berufskrankheiten – Auswirkungen auf die dermatologische Praxis. Derm Beruf Umwelt 68:145

Krohn S, Skudlik C, Bauer A, Bernhard-Klimt C, Dickel H, Drexler H, Elsner P, Engel D, Fartasch M, Glaubitz S (2020c) Rechtsänderungen bei Berufskrankheiten – Auswirkungen auf die Einschätzung der Minderung der Erwerbsfähigkeit (MdE) bei arbeitsbedingten Hautkrankheiten im Sinne der BK-Nr. 5101. Derm Beruf Umwelt 68:153–158

Leitlinienprogramm Onkologie (2020) S3-Leitlinie Aktinische Keratose und Plattenepithelkarzinom der Haut. Kurzversion 1.1 – März 2020. AWMF-Registernummer: 032/022OL. https://www.awmf.org/uploads/tx_szleitlinien/032-022OLk_S3_Aktinische_Keratosen-Plattenepithelkarzinom-PEK_2020-04.pdf. Zugegriffen am 02.04.2022

Schmitt J, Haufe E, Trautmann F, Schulze HJ, Elsner P, Drexler H, Bauer A, Letzel S, John SM, Fartasch M, Brüning T, Seidler A, Dugas-Breit S, Gina M, Weistenhöfer W, Bachmann K, Bruhn I, Lang BM, Bonness S, Allam JP, Grobe W, Stange T, Westerhausen S, Knuschke P, Wittlich M, Diepgen TL (2018a) Is ultraviolet exposure acquired at work the most important risk factor for cutaneous squamous cell carcinoma? Results of the population-based case-control study FB-181. Br J Dermatol 178:462–472

Schmitt J, Haufe E, Trautmann F, Schulze HJ, Elsner P, Drexler H, Bauer A, Letzel S, John SM, Fartasch M, Brüning T, Seidler A, Dugas-Breit S, Gina M, Weistenhöfer W, Bachmann K, Bruhn I, Lang BM, Bonness S, Allam JP, Grobe W, Stange T, Westerhausen S, Knuschke P, Wittlich M, Diepgen TL (2018b) Occupational UV-exposure is a major risk factor for basal cell carcinoma: results of the population-based case-control study FB-181. J Occup Environ Med 60:36–43

Schneider S, Krohn S, Drechsel-Schlund C (2019) Individualprävention bei Hauterkrankungen – eine Erfolgsgeschichte. Derm Beruf Umwelt 67:148–153

Schürer NY, Klippel U, Schwanitz HJ (2005) Secondary individual prevention of hand dermatitis in geriatric nurses. Int Arch Occup Environ Health 78:149–157

Skudlik C (2021) Das mit der Schwere ist nicht so leicht …. Derm Beruf Umwelt 69:1–2

Skudlik C, Brans R (2020) Sekundäre Individualprävention des berufsbedingten Handekzems. https://www.asu-arbeitsmedizin.com/praxis/sekundaere-individualpraevention-des-berufsbedingten-handekzems. Zugegriffen am 31.03.2022

Skudlik C, John SM (2020) Prevention and Rehabilitation. In: John SM, Johansen JD, Rustemeyer T, Elsner P, Maibach HI (Hrsg) Kanerva's occupational dermatology, 3. Aufl. Springer, Heidelberg/New York/Dordrecht/London, S 1617–1629

Skudlik C, Weisshaar E (2015) Individuell ambulante und stationäre Prävention bei Berufsdermatosen. Der Hautarzt 66:160–166

Skudlik C, Krohn S, Bauer A, Bernhard-Klimt C, Dickel H, Drexler H, Elsner P, Engel D, Fartasch M, Glaubitz S, Gauglitz G, Goergens A, Köllner S, Kämpf D, Klinkert M, Kublik E, Merk H, Müller M, Palsherm K, Römer W, Ulrich C, Worm M (2020) Rechtsbegriff/Auslegung „Schwere oder wiederholt rückfällige Hauterkrankung“ ab dem 1. Januar 2021: Beratungsergebnis der AG Bamberger Empfehlung. Derm Beruf Umwelt 68:149

Skudlik C, Krohn S, Bauer A, Bernhard-Klimt C, Dickel H, Drexler H, Elsner P, Engel D, Fartasch M, Glaubitz S (2021) Berufskrankheit Nr. 5101 – Rechtsbegriff der schweren oder wiederholt rückfälligen Hautkrankheit. Derm Beruf Umwelt 69:6–10

Sonsmann FK, John SM, Wilke A (2017) Berufskrankheit Handekzem. Heilberufe 69:16–19

Symanzik C, Stasielowicz L, Brans R, Skudlik C, John SM (2022) Prevention of occupational hand eczema in healthcare workers during the COVID-19 pandemic: A controlled intervention study. Contact Dermatitis 87:500–510

Szliska C, Brandenburg S, John SM (2006) Berufsdermatosen, 1. Aufl. Dustri, München

Thyssen JP, Schuttelaar MLA, Alfonso JH, Andersen KE, Angelova-Fischer I, Arents BWM, Bauer A, Brans R, Cannavo A, Christoffers WA, Crépy MN, Elsner P, Fartasch M, Filon FL, Giménez-Arnau AM, Gonçalo M, Guzmán-Perera MG, Hamann CR, Hoetzenecker W, Johansen JD, John SM, Kunkeler ACM, Hadzavdic SL, Molin S, Nixon R, Oosterhaven JAF, Rustemeyer T, Serra-Baldrich E, Shah M, Simon D, Skudlik C, Spiewak R, Valiukevičienė S, Voorberg AN, Weisshaar E, Agner T (2021) Guidelines for diagnosis, prevention, and treatment of hand eczema. Contact Dermatitis 86(5):357–378

Weihrauch M, Borsch-Galetke E, Lehnert G, Woitowitz H, Wrbitzky R (2002) Qualitätssicherung in der arbeitsmedizinischen Begutachtung–Curriculum zum Zertifikat „Arbeitsmedizinische Zusammenhangsbegutachtung" der Deutschen Gesellschaft für Arbeitsund Umweltmedizin e. V. Arbeitsmed Sozialmed Umweltmed 37:188–197

Weltgesundheitsorganisation (2022) International classification of diseases 11th revision. https://icd.who.int/en. Zugegriffen am 09.03.2022

Wilke A, Gediga G, Schlesinger T, John SM, Wulfhorst B (2012a) Sustainability of interdisciplinary secondary prevention in patients with occupational hand eczema: a 5-year follow-up survey. Contact Dermatitis 67:208–216

Wilke A, Gediga K, Weinhoppel U, John SM, Wulfhorst B (2012b) Long-term effectiveness of secondary prevention in geriatric nurses with occupational hand eczema: the challenge of a controlled study design. Contact Dermatitis 66:79–86

Wilke A, Gediga K, John SM, Wulfhorst B (2014) Evaluation of structured patient education in occupational skin diseases: a systematic assessment of the disease-specific knowledge. Int Arch Occup Environ Health 87:861–869

Wilke A, Brans R, Nordheider K, Braumann A, Hübner A, Sonsmann FK, John SM, Wulfhorst B (2018) Skin protection seminars to prevent occupational skin diseases: results of a prospective longitudinal study in apprentices of high-risk professions. Saf Health Work 9:398–407

Wilke A, Braumann A, Krambeck K, Lange K, Wohlers S, Skudlik C, Sonsmann FK (2020) Gesundheitspädagogische Patientenberatung in der Individualprävention: Chancen und Herausforderungen bei der Optimierung personenbezogener Schutzmaßnahmen am Beispiel konkreter Fälle aus der Praxis. Derm Beruf Umwelt 68:159–170

Beispielgutachten für entzündliche Hauterkrankungen (BK 5101) und Hautkrebs (BK 5103)

Swen Malte John, Cara Symanzik und Christoph Skudlik

Inhaltsverzeichnis

C. Skudlik et al. (Hrsg.), *Berufsdermatologie*, https://doi.org/10.1007/978-3-662-50518-2_36

36.1 Begutachtung zur BK 5101

Erläuterung zur Beurteilung der Schwere, der wiederholten Rückfälligkeit und der Einschätzung der MdE anhand verschiedener Varianten einer berufsdermatologischen Grundkonstellation (61-jährige Zahnmedizinische Fachangestellte mit 45 Berufsjahren).

▪ Anamnese

Vorstellig wird eine 61-jährige Zahnmedizinische Fachangestellte (ZFA) mit Stuhlassistenz; sie blickt auf 45 Berufsjahre zurück. Die behandelnde Dermatologin gab an, dass die Hautveränderungen seit 6 Jahren bestehen. Laut Selbstauskunft der Patientin wurde bereits im Jahre 1982 ein Epikutantest mit Reaktionen auf Nickel und Kobalt durchgeführt; zu dieser eigenen Aussage der Patientin liegen keine Unterlagen vor.

▪ Diagnose

Es liegt ein kumulativ-subtoxisches Handekzem, anfangs mit deutlicher Ausprägung vor (Rötung, Schuppung, Bläschen, Nässen interdigital und Handrücken).

▪ Versicherungsrechtliche Bewertung – Variante A

Das versicherungsrechtliche Merkmal der Schwere ist nicht erfüllt, die BK 5101 ist somit nicht anzuerkennen. Hautarztbericht erstattet am 28.2.2020 bei Erstvorstellung. Epikutantestung negativ, mit Ausnahme von Kobalt und Nickel, anamnestisch kann eine korrespondierende Modeschmucküberempfindlichkeit eruiert werden. Eine berufliche Kausalität der Sensibilisierungen wird nicht gesehen. Ab 12.03.2021 ambulantes Heilverfahren bei der Dermatologin vor Ort zulasten des zuständigen Unfallversicherungsträgers (◘ Abb. 36.1). Die Patientin wurde ferner in der Hautsprechstunde der Berufsgenossenschaft für Gesundheitsdienst und Wohlfahrtspflege (BGW) vorgestellt; hierbei wurden wesentliche Verbesserungen der Präventionsmaßnahmen am Arbeitsplatz vorgeschlagen. Ein ambulantes Hautschutzseminar (ambulante [sekundäre] Individualprävention) wurde vorgeschlagen und von der Versicherten wahrgenommen; ein stationäres Heilverfahren (stationäre [tertiäre] Individualprävention) im Sinne des Verfahrens Haut der Deutschen Gesetzlichen Unfallversicherung (DGUV) war nicht erforderlich (▶ Kap. 20). Die berufliche Kausalität ist als erfüllt anzusehen. Das versicherungsrechtliche Merkmal der Schwere ist allerdings nicht erfüllt (◘ Tab. 36.1), da innerhalb des 6-Monats-Intervalls, das die Schwere definiert, eine Verbesserung des Hautzustandes erreicht werden konnte (ambulantes Heilverfahren, Hautsprechstunde, Hautschutzseminar). Nach initial notwendiger pharmakologischer Therapie (kurzfristige topische Steroidtherapie, anschließend Calcineurinantagonist) war lediglich noch eine nichtpharmakologische Basistherapie erforderlich, um den guten Hautzustand (geringe Hautveränderungen, trockene und leicht schuppige Haut, ohne Entzündungszeichen) aufrecht zu erhalten (◘ Abb. 36.1).

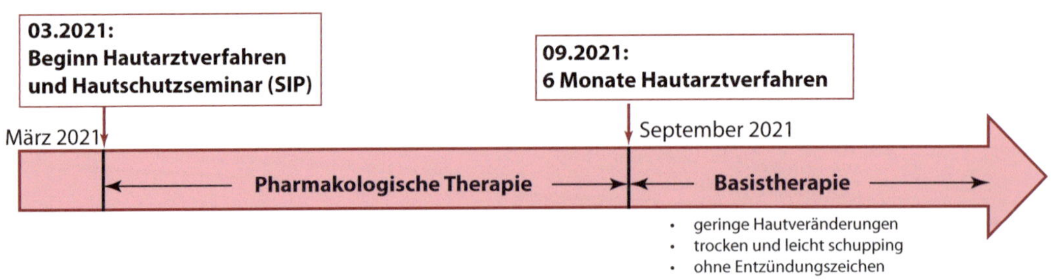

◘ **Abb. 36.1** Verlauf des 6-Monats-Intervalls der präventiven Intervention (ambulantes Heilverfahren, Beratung durch BGW in Hautsprechstunde und ambulantem Hautschutzseminar – ebenfalls im März 2021), das die Schwere definiert. Verbesserung des Hautzustandes nach 6 Monaten nach initial notwendiger pharmakologischer Therapie (topische Therapie mit Kortison und Calcineurinantagonist); danach nur noch Basistherapie erforderlich

36

Tab. 36.1 Gutachterliche Bewertung bei Variante A (keine Berufskrankheit [BK] 5101): Zu unterscheidende Begriffe der *Schwere*: *Klinische Schwere* (im Hautarztbericht), *Schwere als Rechtsbegriff* und „*Schwere Hauterscheinungen*" im Sinne der Einschätzung der Minderung der Erwerbsfähigkeit (MdE) gemäß Definition der Bamberger Empfehlung (Deutsche Gesetzliche Unfallversicherung 2017; Skudlik et al. 2020, 2021)

	Klinische Schwere	**Schwere als Rechtsbegriff**	**MdE-Einschätzung: „Schwere Hauterscheinungen"**
Erfüllt im konkreten Beispielfall?	Initial: JA; nach Prävention innerhalb von 6 Monaten: NEIN	**NEIN** *(weil nur noch Basistherapie nach 6 Monaten Intervention erforderlich)*	**Entfällt,** *weil keine BK 5101 vorliegt*

Versicherungsrechtliche Schlussfolgerung

Eine Berufskrankheit (BK) 5101 ist nicht anzuerkennen, weil die Schwere im Sinne des Rechtsbegriffs (gemeint ist hier nicht die klinische Schwere) nicht gegeben ist (Skudlik et al. 2020, 2021; Skudlik 2021). Auch ein medizinischer Unterlassungszwang besteht nicht, es ist nach 6 Monaten Intervention nur noch eine geringe Ausprägung der Krankheitssymptome gegeben. Das präventiv ausgerichtete ambulante Heilverfahren (inklusive stringenter adäquater Basistherapie; Deutsche Gesetzliche Unfallversicherung 2015) ist zulasten des Unfallversicherungsträgers fortzusetzen (§ 3 Berufskrankheiten-Verordnung [BKV]). Wichtig ist, dass die erforderliche Hautpflege im Rahmen des ambulanten Heilverfahrens vollumfänglich rezeptiert werden kann, ohne dass für die Patientin irgendwelche Kosten anfallen (auch keine Rezeptgebühren); sogenannte Basistherapie. Die Hautschutzcremes am Arbeitsplatz stellt der Arbeitgeber.

Praxistipp

Was ist grundsätzlich unter **„aktiver pharmakologischer Therapie"** zu verstehen? Der Begriff „aktive pharmakologische Therapie" wurde seitens der Arbeitsgruppe „Bamberger Empfehlung" eingeführt und umfasst Lokaltherapie mit Präparaten, die spezifische, pharmakologisch wirksame Inhaltsstoffe wie Kortison, Calcineurininhibitoren, Antibiotika, Antimykotika oder andere Pharmaka enthalten. Entsprechend ist er von dem Griff der „Basistherapie/Basispflege" abzugrenzen, welche neben pflegenden Externa im Rahmen des Behandlungskonzeptes auch „blande" Wirkstoffe (wie Urea [Harnstoff], Gerbstoffe) umfasst. Eine Differenzierung erfolgt in den neugestalteten Hautarztberichtsformularen F6050 (Abschnitt 7.1) sowie F6052 (Abschnitt 5).

Versicherungsrechtliche Bewertung – Variante B

Versicherungsrechtliches Merkmal der Schwere erfüllt – BK 5101 ist anzuerkennen.

Gleiche Konstellation wie oben. Aber: Das versicherungsrechtliche Merkmal der Schwere ist erfüllt (Tab. 36.2), da nach Ablauf des 6-Monats-Intervalls der Intervention, das die Schwere definiert, zwar die klinische Schwere zu verneinen ist, allerdings weiterhin die Notwendigkeit einer pharmakologischen Therapie gegeben ist, um den klinisch gebesserten Hautzustand zu erhalten (Abb. 36.2). Entsprechend ist eine BK 5101 anzuerkennen. Das ambulante Heilverfahren bei der behandelnden Dermatologin zulasten des Unfallversicherungsträgers ist fortzusetzen; ein stationäres Heilverfahren bei sich andeutender Therapieresistenz im ambulan-

Tab. 36.2 Gutachterliche Bewertung bei Variante B (Berufskrankheit [BK] 5101): Zu unterscheidende Begriffe der *Schwere*: *Klinische Schwere* (im Hautarztbericht), *Schwere als Rechtsbegriff* und *„Schwere Hauterscheinungen"* im Sinne der Einschätzung der Minderung der Erwerbsfähigkeit (MdE) gemäß Definition der Bamberger Empfehlung (Deutsche Gesetzliche Unfallversicherung 2017; Skudlik et al. 2020, 2021)

	Klinische Schwere	Schwere als Rechtsbegriff	MdE-Einschätzung: „Schwere Hauterscheinungen"
Erfüllt im konkreten Beispielfall?	Initial: **JA**; nach Prävention innerhalb von 6 Monaten: NEIN	**JA**, da unter pharmakologischer Therapie	**ZU BEWERTEN:** 0 % beziehungsweise 10 % MdE (Tab. 36.3 und 36.4)

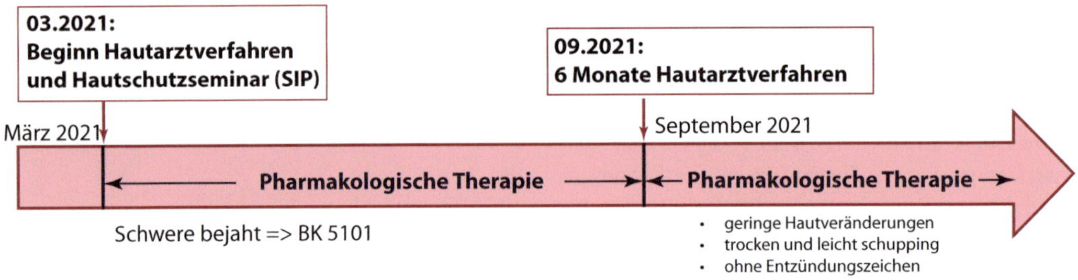

Abb. 36.2 Verlauf des 6-Monats-Intervalls, das die Schwere definiert. Initial notwendige pharmakologische Therapie (topische Therapie mit Kortison und Calcineurinantagonist) ist nach 6 Monaten weiterhin erforderlich. Die Minderung der Erwerbsfähigkeit (MdE) ist zu bewerten

ten Bereich ist im Sinne des Verfahrens Haut der DGUV indiziert zur Restitution der epidermalen Barriere und um einer Verschlimmerung vorzubeugen (Minderung der BK-Folgen). Angesichts des Alters der Versicherten (keine sinnvollen beruflichen Alternativen) sind gegebenenfalls gutachterlich in solchen Fällen auch wiederholte stationäre Heilverfahren zu erwägen, falls es wieder zu einer Verschlechterung kommen sollte („Refresher-TIP").

Praxistipp

In der Bamberger Empfehlung werden die Definitionen für „leichte Hauterscheinungen", „mittlere Hauterscheinungen" und „schwere Hauterscheinungen" im Sinne der Einschätzung der Minderung der Erwerbsfähigkeit (MdE) dargelegt (Deutsche Gesetzliche Unfallversicherung 2017); (► Kap. 35).

Treten im beschriebenen Fall **Schübe 2x/Jahr** auf, bei denen dann jeweils eine pharmakologische Therapie erfolgt, ist im Sinne der Einschätzung der MdE gemäß Definition der Bamberger Empfehlung (Deutsche Gesetzliche Unfallversicherung 2017) von „leichten Hauterscheinungen" auszugehen. In diesem Fall ist die MdE aufgrund der weitergeführten Tätigkeit mit 0 % zu bewerten („Linksverschiebung" gemäß Vorschlag der AG Bamberger Empfehlung (Krohn et al. 2020a; Krohn et al. 2020b, 2021), Tab. 36.3; ► Kap. 35.

Treten im beschriebenen Fall **Schübe 5x/Jahr** auf, im Rahmen derer dann jeweils eine pharmakologische Therapie erfolgt, ist im Sinne der Einschätzung der MdE gemäß Definition der Bamberger Empfehlung (Deutsche Gesetzliche Unfallversicherung 2017) von „mittleren Hauterscheinungen" auszugehen. In diesem Fall ist die MdE aufgrund der weitergeführten Tätigkeit mit 10 % zu bewerten („Linksverschiebung", Tab. 36.4).

36

Tab. 36.3 Variante B1 (weiter berufstätig, leichte Hautveränderungen): Bewertung der Minderung der Erwerbsfähigkeit (MdE). In diesem Fall liegen „leichte Hauterscheinungen" gemäß Definition der Bamberger Empfehlung (Deutsche Gesetzliche Unfallversicherung 2017) vor. Bei Fortführung der Tätigkeit, wie sie seit 1. Januar 2021 mit Inkrafttreten der BK-Rechtsreform auch bei anerkannter BK 5101 möglich ist, kommt gemäß den Vorgaben der AG Bamberger Empfehlung die „Linksverschiebung" aufgrund einer verringerten Teilhabestörung auf dem allgemeinen Arbeitsmarkt bei weiterer beruflicher Tätigkeit im hautbelastenden Milieu zum Tragen (Krohn et al. 2020a, b, 2021); (► Kap. 35). Es resultiert die gutachterliche MdE-Einschätzung von 0 %

Auswirkung einer Allergie	Ausmaß der Hauterscheinungen, auch nach irritativer Schädigung			
	keine	**leicht**	mittel	schwer
keine	0 %	10 %	20 %	25 %
geringgradig	0 %	10 %	20 %	25 %
mittelgradig	10 %	15 %	25 %	30 %
schwerwiegend	20 %	20 %	30 %	≥ 30 %

Tab. 36.4 Variante B2 (weiter berufstätig, mittlere Hautveränderungen): Bewertung der Minderung der Erwerbsfähigkeit (MdE). In diesem Fall liegen „mittlere Hauterscheinungen" gemäß Definition der Bamberger Empfehlung (Deutsche Gesetzliche Unfallversicherung 2017) vor. Bei einer Fortführung der Tätigkeit, wie sie seit 1. Januar 2021 mit Inkrafttreten der BK-Rechtsreform auch bei anerkannter BK 5101 möglich ist, kommt die „Linksverschiebung" bei einer verringerten Teilhabestörung auf dem allgemeinen Arbeitsmarkt bei weiterer beruflicher Tätigkeit im hautbelastenden Milieu zum Tragen (Krohn et al. 2020a, b, 2021); (► Kap. 35). Es resultiert die gutachterliche MdE-Einschätzung von 10 %

Auswirkung einer Allergie	Ausmaß der Hauterscheinungen, auch nach irritativer Schädigung			
	keine	**leicht**	**mittel**	schwer
keine	0 %	10 %	20 %	25 %
geringgradig	0 %	10 %	20 %	25 %
mittelgradig	10 %	15 %	25 %	30 %
schwerwiegend	20 %	20 %	30 %	≥ 30 %

Wenn zwischen den Schüben keine Behandlungsbedürftigkeit besteht und **nicht** pharmakologisch behandelt wird, ist das Kriterium der *wiederholten Rückfälligkeit* erfüllt! Die Erkrankung ist wiederholt rückfällig, wenn mindestens drei Krankheitsschübe vorliegen, das heißt, eine Ersterkrankung und zwei Rückfälle. Ein Rückfall setzt die Abheilung des vorangegangenen Krankheitsschubes voraus – ohne aktive pharmakologische Therapie nach eingetretener Abheilung („nur Basistherapie" gilt als Abheilung) – sowie den Zusammenhang mit der Ersterkrankung, wenn der Erkrankte zwischenzeitlich beruflich tätig gewesen ist. Rückfälle im Sinne der wiederholten Rückfälligkeit liegen dann vor, wenn ein auf einen Krankheitsschub folgender weiterer Krankheitsschub infolge der gleichen versicherten Einwirkungen innerhalb eines Zeitraumes von 12 Monaten eintritt (Skudlik et al. 2021).

36.2 Beispielgutachten für die BK 5101

36.2.1 Atopische Dermatitis ohne berufliche Kausalität

- **Vorgeschichte, Anamnese**

Berufsanamnese

Zur Begutachtung stellt sich ein 28-jähriger gelernter Koch vor. Einschließlich seiner Ausbildung war der Versicherte von 08/2010 bis 11/2021 als Koch in verschiedenen Hotelrestaurants tätig. Hierbei Ausübung aller berufstypischer Tätigkeiten der kalten und warmen Küche mit Umgang mit verschiedensten Nahrungsmitteln und erheblicher Feuchtarbeit, dies auch durch Reinigungstätigkeiten. Bei Umgang mit Fleisch und Fisch sowie bei Reinigungstätigkeiten Verwendung von Nitrileinmalhandschuhen.

Seit 12/2021 vollzeitige Tätigkeit in einem Corona-Testzentrum; hierbei entfallen ca. 50 % der Arbeitszeit auf Tätigkeiten mit Tragen nicht näher bezeichneter Einmalschutzhandschuhe.

Aktenlage

Es findet sich eine hausärztliche Dokumentation ab Januar 2018 mit Beschreibung ekzematöser Hauterscheinungen an Extremitäten und Rumpf, dies manchmal mit Besserung unter Arbeitsunfähigkeit. Eine hautfachärztliche Dokumentation findet sich in der Akte nicht. Das mögliche Vorliegen einer Berufskrankheit der Haut wurde dem Unfallversicherungsträger seitens der gesetzlichen Krankenversicherung bei Diagnose „sonstiges atopisches endogenes Ekzem“ angezeigt.

Anamnese

Familienanamnestisch atopische Dermatitis beim Vater. Eigenanamnestisch Asthma bronchiale gegenüber Hausstaubmilben seit der Kindheit, darüber hinaus teilweise seit der Jugend Auftreten von Ohrrhagaden und Perlèche. Anamnestisch ca. vor fünf Jahren paralleles Auftreten entzündlicher Hauterscheinungen mit Rötung, Juckreiz und Bläschenbildung an den Handinnenflächen und Fußsohlen mit berufsunabhängigem, schubweisem Verlauf. Im Weiteren dann manchmal auch Auftreten entzündlicher Hauterscheinungen am Rumpf und den großen Gelenkbeugen der Extremitäten. Der Verlauf wird als berufsunabhängig, schubweise geschildert. Hausärztlich seien aufgrund der Hauterscheinungen mehrfach Arbeitsunfähigkeitszeiten attestiert worden, worunter sich der Hautbefund allerdings zumeist gebessert habe, jedoch bei weiterhin schubweisem Verlauf auf niedrigerem Niveau. Eine besondere Betonung der Hauterscheinungen an den Händen gegenüber den Hautveränderungen an den Füßen und am übrigen Integument unter beruflicher Tätigkeit wird verneint.

Unter der zuletzt ausgeübten Tätigkeit in einem Corona-Testzentrum habe sich der Hautbefund im Wesentlichen unverändert, schubweise wechselhaft dargestellt. Therapeutisch bedarfsorientierte beziehungsweise unregelmäßige, hausärztlich rezeptierte Anwendung topischer Glukokortikoide der Klasse III.

Hautbefund zu Beginn der Untersuchung

An der gesamten behaarten Kopfhaut, retroaurikulär beidseits, im Nacken sowie auch im gesamten Gesicht findet sich unter Betonung der zentralen Areale jeweils ein subakutes, unscharf begrenztes Erythem mit deutlicher fein- bis mittellamellärer Schuppung. Ebenso auch im Dekolleté, auf der Brust und prästernal flächenhaftes, unscharf begrenztes Erythem mit feinlamellärer Schuppung. An beiden Oberarmen distal, beiden Ellenbeugen sowie beiden Unterarmen beuge- und teils streckseitig flächenhaft, subakutes Erythem auf deutlich trockener, feinlamellär schuppender Haut. An beiden Handgelenken dorsal und ventral mit Übergang auf beide Handrücken proximal ebenfalls subakutes, unscharf begrenztes Erythem mit feinlamellärer Schuppung, dies streckseitig auf deutlich lichenifiziertem Grund. Livides Kolorit (ohne Kühle) beider Hände, ohne weitere Entzündungszeichen. An beiden Kniekehlen sowie beiden Unterschenkeln zirkumferent mit Übergang auf die Knöchel, ebenso an beiden Fußinnenseiten flächenhaftes, teils subakutes teils livid-rotes Erythem mit deutlicher, trockener, feinlamellärer Schuppung und Kratzartefakten. Insgesamt deutliche generalisierte Xerosis cutis. Weißer Dermografismus.

▪ Diagnostische Maßnahmen

Erlanger Atopie-Score zur Erkennung eines erhöhten Ekzemrisikos: 17 Punkte.

Epikutantestung mit den Deutsche Kontaktallergie-Gruppe-(DKG-)Reihen Standard, Konservierungsmittel, Externa-Inhaltsstoffe, Gummireihe, Desinfektionsmittel, weitere Duftstoffe und ätherische Öle, deklarationspflichtige Duftstoffe: Keine positiven Befunde.

Serologischer Befund: Gesamt-IgE >5000 U/ml, Titersteigerungen spezifischer zirkulierender IgE-Antikörper der Klasse 4 gegenüber einem Inhalations-Screen-Mix, jeweils der Klasse 3 gegenüber Haselnuss und Meeresfrüchte-Mischung sowie jeweils der Klasse 2 gegenüber Fischmischung, einer Mischung aus Weizenmehl, Roggenmehl, Gerstenmehl und Reis, Sellerie, Tomate und Erdnuss.

▪ Diagnose

Generalisierte atopische Dermatitis.

▪ Beurteilung

Im Zeitraum der gutachterlichen Untersuchung stellte sich der Versicherte mit nahezu generalisierten ekzematösen Hauterscheinungen vor. Die berufliche Tätigkeit als Koch wurde letztmalige Ende September 2021 ausgeübt; seit Dezember 2021 ist er in einem Corona-Testzentrum tätig. Unter Würdigung des typischen klinischen Bildes, aber auch eigen- und familienanamnestischer Angaben sowie auch weiterer atopietypischer Stigmata und Kriterien (Erlanger-Atopiescore) ist bei dem Versicherten von einer gesicherten atopischen Disposition auszugehen; die gesehenen ekzematösen Hauterscheinungen entsprachen hierbei einem ausgeprägten atopischen Ekzem (Hanifin und Rajka 1980; Diepgen et al. 1991).

Bei Erscheinungsfreiheit am Rücken war die Epikutantestung bei der gutachterlichen Untersuchung vertretbar und erfolgte entsprechend mit potenziell beruflich als auch außerberuflichen relevanten Allergenen. Vom Versicherten mitgebrachte Substanzen vom ehemaligen Arbeitsplatz (zwei Spülmittel für die Spülmaschine) wurden aufgrund eines zu vermutenden stark irritierenden/ätzenden Effektes nicht getestet. Es ergaben sich keine Hinweise auf Typ-IV-Sensibilisierungen.

Das massiv erhöhte Serum-Gesamt-IgE bestätigte die ausgeprägte atopische Disposition. Dazu korrespondierten spezifische IgE-Titersteigerungen im Inhalationsallergen-Screen. Darüber hinaus war auch spezifisches zirkulierendes IgE gegen einzelne Nahrungsmittel nachweisbar, die gutachterlicherseits teils als kreuzallergisch bei atopiebedingter Typ-I-Sensibilisierung gegenüber ubiquitären Inhalationsallergenen gewertet wurden. Hinweise auf klinische Relevanz im privaten oder ehemaligen beruflichen Bereich (Umgang mit Nahrungsmitteln oder Abschmecken), etwa im Sinne einer lokalisierten Kontakturtikaria oder auch eines oralen Allergiesyndroms ergaben sich nicht.

Somit ist eine schicksalhafte und klinisch schwere atopische Dermatitis zu konstatieren. Grundsätzlich ist es vorstellbar, dass bei hautbelastenden Tätigkeiten, wie sie bei Köchen durch Feuchtarbeit, Umgang mit irritativ oder allergen wirksamen Nahrungs- und Reinigungsmitteln sowie dem Tragen okklusiver Handschuhe anzunehmen sind, eine atopische Dermatitis an beruflich belasteten Hautarealen angestoßen oder verschlimmert werden kann oder auf dem Boden der atopischen Disposition ein kumulativ-subtoxisches Handekzem ausgelöst wird (Skudlik et al. 2009, 2021; Diepgen 2012; Brasch et al. 2015). Denkbar ist auch bei serologischem Nachweis von Typ-I-Sensibilisierungen gegenüber verschiedenen Nahrungsmitteln eine mögliche Protein-Kontaktdermatitis der Hände bei beruflichem Umgang mit Nahrungsmitteln. Mangels Dokumentation eines entsprechend arbeitskongruent verlaufenden Handekzems lässt sich dies jedoch nicht mit Wahrscheinlichkeit konstatieren. Zumindest die Möglichkeit einer Verschlimmerung des atopischen Handekzems durch berufliche kumulativ-subtoxische Einwirkungen legen zumindest die glaubhaft und nachvollziehbar vorgetragenen eigenanamnestischen Angaben des Versicherten nahe: Bei atopietypischem, berufsunabhängigem, schubweisem Verlauf des Ekzems außerhalb der Hände berichtete der Versicherte, dass er an den Händen zumindest insofern einen arbeitskongruenten Verlauf beobachtet habe, als dass er Besserungen in Arbeitskarenzzeiten sowie Verschlimmerungen bei Umgang mit bestimmten (möglicherweise irritativ wirkenden) Nahrungsmitteln festgestellt habe. Letztlich ist aus gutachterlicher Sicht aber zu konstatieren, dass derartige arbeitskongruente Ekzeme weder für die ehemals ausgeübte Tätigkeit als Koch noch für die aktuell ausgeübte Tätigkeit in einem Corona-Testzentrum dokumentiert sind. Somit ist festzustellen, dass eine berufsbedingte Hauterkrankung oder die Voraussetzungen zur Anerkennung einer BK nach Nr. 5101 der BKV nicht konstatiert werden können (Diepgen et al. 2016; Skudlik und John 2017a; Skudlik et al. 2021).

- **Beantwortung der Fragen des Gutachtenauftrages**

1. a. **Welche Erkrankungen der Haut haben Sie diagnostiziert?**

   Gutachterlicherseits wurde bei dem Versicherten eine generalisierte atopische Dermatitis diagnostiziert.

   b. **Welche sonstigen beurteilungsrelevanten Befunde haben Sie erhoben?**

   Es wird auf die im Begutachtungszeitraum erhobenen Befunde und den Beurteilungsteil des Gutachtens verwiesen.

   c. **Welchen hautbelastenden Einwirkungen und welchen Allergeneinwirkungen war die versicherte Person am Arbeitsplatz ausgesetzt?**

   Diesbezüglich wird auf die detaillierte Tätigkeits- und Arbeitsplatzbeschreibung sowie den Beurteilungsteil des Gutachtens verwiesen.

   d. **Welchen hautbelastenden Einwirkungen und welchen Allergeneinwirkungen war Sie außerberuflich ausgesetzt?**

   Anamnestisch ist der Versicherte außerberuflich keinen Hautbelastungen ausgesetzt, die über das Maß der normalen Lebensführung hinausgehen.

2. **Welche der unter 1) genannten Erkrankungen sind mit Wahrscheinlichkeit durch die unter 1c) genannten Einwirkungen im Sinne der Entstehung oder Verschlimmerung verursacht beziehungsweise wesentlich mitverursacht worden? Im Falle der Verschlimmerung: Handelt es sich um eine vorübergehende oder dauerhafte (abgrenzbare oder richtunggebende) Verschlimmerung? Bitte begründen Sie Ihre Ansicht ausführlich.**

   Wie im Beurteilungsteil des Gutachtens ausführlich erläutert, kann keine Hauterkrankung diagnostiziert werden, die mit Wahrscheinlichkeit im Sinne des Verordnungsgebers durch die beruflichen Einwirkungen verursacht oder verschlimmert wurde. Hierbei wird explizit nicht verkannt, dass bei ausgeprägter atopischer Hautdisposition und atopischer Dermatitis einschließlich des Befalls der Hände eine frühere wesentliche berufliche Verschlimmerung des anlagebedingten Handekzems durch die berufstypischen irritativen Einwirkungen im Rahmen der Tätigkeit als Koch grundsätzlich vorstellbar ist (Skudlik et al. 2009, 2021).

3. **Falls Sie den ursächlichen Zusammenhang bejahen:**

   a. **Handelt es sich um eine schwere oder wiederholt rückfällige Hauterkrankung im Sinne der Nr. 5101 der Anlage zur BKV? Welche Tatsachen begründen gegebenenfalls die „Schwere“ oder „wiederholte Rückfälligkeit“ der Hauterkrankung?**

   Entfällt, da eine berufliche Kausalität im Sinne der BK 5101 nicht zu konstatieren ist. Hierbei wird explizit nicht verkannt, dass es

36

sich bei der Hauterkrankung des Versicherten ihrer medizinischen Natur nach um eine schwere Hauterkrankung handelt, eine Schwere im Sinne der BK 5101 ist jedoch nicht zu konstatieren (Diepgen et al. 2016; Skudlik et al. 2020, 2021).

b. **Besteht beziehungsweise bestand aufgrund der berufsbedingten Hauterkrankung ein objektiver Zwang zur Unterlassung von Tätigkeiten, die für die Entstehung, die Verschlimmerung oder das Wiederaufleben dieser Erkrankung ursächlich waren oder sein können? Bitte legen Sie dar, welche gefährdenden Tätigkeiten zwingend zu unterlassen sind beziehungsweise waren, weil andere Maßnahmen im Sinne von Frage 5e) für einen Schutz vor weiteren Hautschädigungen nicht ausreichen.**

Entfällt im Sinne der BK 5101 der BKV. Dennoch ist festzustellen, dass bei ausgeprägter anlagebedingter atopischer Dermatitis mit Befall der Hände eine vergleichsweise stark hautbelastende berufliche Tätigkeit, wie sie typischerweise durch die Tätigkeit als Koch gegeben ist, nicht leidensgerecht ist.

Falls Sie eine Berufskrankheit bejahen, bitten wir, auch folgende Fragen zu beantworten:

4. **Besteht noch Arbeitsunfähigkeit oder seit wann nicht mehr?**

   Entfällt, da eine berufsbedingte Hauterkrankung oder das Vorliegen einer Berufskrankheit nach Nr. 5101 der BKV nicht konstatiert werden kann.

5. –

   a. **Welche Folgen der Berufskrankheit liegen vor?**
   b. **Welche Krankheitserscheinungen bestehen unabhängig von der berufsbedingten Hauterkrankung?**
   c. **In welcher Höhe (gegebenenfalls gestaffelt) ist die Erwerbsfähigkeit ab Aufgabe der schädigenden Tätigkeit (Datum) durch die Folgen der Berufskrankheit gemindert?**

   Bitte benutzen Sie zur Einschätzung der Minderung der Erwerbsfähigkeit die beigefügte Empfehlungstabelle.

   d. **Ist mit einer wesentlichen Änderung der Erkrankungsfolgen zu rechnen, gegebenenfalls ab wann?**
   e. **Welche Behandlungsmaßnahmen halten Sie für erforderlich?**

Zusammenfassende Beantwortung

Entfällt, da eine berufsbedingte Hauterkrankung oder eine Berufskrankheit nach Nr. 5101 der BKV nicht konstatiert werden kann.

Sofern die Voraussetzungen für eine Berufskrankheit nach der Nr. 5101 der Anlage zur BKV nicht erfüllt sind:

- **Besteht beziehungsweise bestand aufgrund der von Ihnen erhobenen Befunde im Falle einer Fortsetzung der Tätigkeit (Berufsbezeichnung) die konkrete Gefahr der Entstehung einer solchen Berufskrankheit? Bitte beachten Sie, dass § 3 BKV die konkrete Gefahr des Entstehens, Wiederauflebens oder der Verschlimmerung einer Berufskrankheit voraussetzt. Das allgemeine Risiko des Eintritts einer Berufskrankheit genügt nicht.**
- **Welche der nachstehenden Maßnahmen sind gegebenenfalls zur Beseitigung dieser Gefahr erforderlich?**
  - **Geeigneter Körperschutz/Arbeitsschutzmaßnahmen. Welcher Hautschutz? Welche Handschuhe?**
  - **Beratung/Unterweisung über hautschonende Arbeitsweise.**
  - **Sanierung/Überprüfung des Arbeitsplatzes (Technischer Aufsichtsdienst).**
  - **Ambulante hautärztliche Heilbehandlung.**
  - **Stationäres Heilverfahren.**
  - **Unterlassung der gefährdenden Tätigkeiten, da die Gefahr nicht anders zu beseitigen ist (bitte nennen Sie genau die zu unterlassenden Tätigkeiten).**

Zusammenfassende Beantwortung

Aufgrund der Gesamtkonstellation bei ehemaliger Ausübung einer ausgeprägt hautbelastenden beruflichen Tätigkeit als Koch sowie des Vorliegens einer generalisierten atopischen Dermatitis mit atopischem Handekzem ist es rückblickend gut vorstellbar, dass die konkrete Gefahr der Entstehung einer BK nach Nr. 5101 der BKV bestanden haben könnte, sodass rückblickend Maßnahmen im Rahmen des § 3 BKV indiziert waren. Aktuell wird die Tätigkeit als Koch jedoch nicht mehr ausgeübt bei weiterhin ausgeprägter, anlagebedingter Hauterkrankung. Somit sind Maßnahmen im Rahmen des § 3 BKV hinsichtlich der ehemals ausgeübten versicherten Tätigkeit als Koch nicht mehr begründbar. Für den Fall, dass der Versicherte künftig jedoch erneut die Wiederaufnahme der Tätigkeit als Koch anstreben sollte, wird dringend empfohlen, vor Aufnahme einer entsprechenden Tätigkeit den Versicherten einer individuellen Hautschutzberatung zuzuführen und die berufliche Tätigkeit zunächst im Rahmen des Hautarztverfahrens dermatologisch begleiten zu lassen (Skudlik und Weisshaar 2015; Brans und Skudlik 2019). Für diesen hypothetischen Fall der Wiederaufnahme der beruflichen Tätigkeit sollte dann unter optimiertem Hautschutz anhand der dermatologischen Verlaufsbeobachtung weiter beurteilt werden, inwieweit eine rechtlich wesentliche Kausalität zwischen den entzündlichen Hauterscheinungen an den Händen und der beruflichen Tätigkeit besteht oder aber das Erkrankungsgeschehen im Wesentlichen primär durch die eigendynamisch verlaufende anlagebedingte atopische Dermatitis bestimmt wird.

Hinsichtlich der aktuell ausgeübten Tätigkeit in einem Corona-Testzentrum mit Tragen okklusiver Schutzhandschuhe zu ca. 50 % der vollzeitigen Arbeitstätigkeit und häufigem Händewaschen (mehr als 5mal pro Arbeitstag) ist festzustellen, dass es sich hier definitionsgemäß um Feuchtarbeit handelt. Auch wenn sich bezüglich dieser Tätigkeit ebenfalls keine hautfachärztliche/ärztliche Dokumentation einer etwaigen Arbeitskongruenz der entzündlichen Hauterscheinungen an den Hände und auch keine anamnestischen Hinweise für eine etwaige Arbeitsabhängigkeit der Hauterscheinungen an den Händen finden, wird auch bezüglich dieser aktuell ausgeübten Tätigkeit empfohlen, individualpräventive Maßnahmen sowohl im Sinne einer Hautschutzberatung als auch einer zunächst zeitlich befristeten hautfachärztlichen Betreuung und Befunddokumentation zum Verlauf der Hauterkrankung an den beruflich belasteten Händen zu gewähren.

36.2.2 BK 5101 bei Fortführung der Tätigkeit

■ Vorgeschichte, Anamnese

Berufsanamnese

Der 36-jährige, einschließlich seiner Ausbildung von 2003 bis 12/2020 als Kfz-Mechaniker tätige Versicherte ist nach einer Arbeitsunfähigkeit von 12/2020 bis 02/2021 seit dem 01.03.2021 als CNC-Dreher tätig. Im Zuge seiner Tätigkeit als Kfz-Mechaniker wurden alle berufstypischen Tätigkeiten wie Fahrzeuginstandhaltungsarbeiten, Ölwechsel, Motorarbeiten und Bremsenreparaturen ausgeübt. Hierbei wurden zum Teil Schutzhandschuhe getragen. Bei der Tätigkeit als CNC-Dreher arbeite der Versicherte an mehreren Maschinen, auf denen jeweils der gleiche wassermischbare Kühlschmierstoff eingesetzt wird. In typischer Weise entnimmt der Versicherte die zu bearbeitenden Teile und blase diese mit einer Luftpistole ab, wobei die Teile überwiegend, aber nicht ausschließlich in der linken Hand gehalten werden. Der Versicherte verwende bei der beruflichen Tätigkeit zu ca. 60–70 % beugeseitig beschichtete Schutzhandschuhe, welche regelmäßig gewechselt werden. Der Versicherte gab an, dass aufgrund des weitgehend regelmäßigen Handschuhtragens nur sehr selten Kontakt zum wassermischbaren Kühlschmiermittel besteht und die Hände auch vergleichsweise nur wenig verschmutzen würden.

Aktenlage

Erstmals wurde von der behandelnden Hautärztin am 04.03.2019 ein Hautarztbericht mit der Diagnose „Verdacht auf kumulativ-subtoxisches Handekzem, DD irritativ provoziertes atopisches Handekzem, allergische Kontaktdermatitis“ erstattet. Beschrieben wurden erythematosquamöse, rhagadiforme und lichenifizierte Effloreszenzen an den Handrücken, den ersten drei Fingern beidseits sowie den Unterarmbeugeseiten bei arbeitskongruentem Verlauf. Therapiert wurde mit topischen Glukokortikoide.

Im Weiteren findet sich eine regelmäßige hautfachärztliche Verlaufsdokumentation, zuletzt in 01/2021 mit Dokumentation eines arbeitskongruenten Verlaufes bei Diagnose „irritativ provoziertes atopisches Handekzem". Beschrieben wird weiterhin ein arbeitskongruenter Verlauf mit teils unter anderem rhagadiformen Hauterscheinungen der Hände. Während der zwischen 09.12.2020 bis 28.02.2021 dokumentierten Arbeitsunfähigkeit wird eine Besserung des Befundes mit zuletzt noch vereinzelten Erythemen auf lichenifiziertem Grund berichtet.

Vom Unfallversicherungsträger wurde der Versicherte in 06/2019 in einem Schulungsseminar zum Hautschutz beraten. Im Januar 2020 erfolgte zudem eine ambulante Untersuchung in einem berufsdermatologischen Schwerpunktzentrum mit Diagnosen eines berufsbedingten kumulativ-subtoxischen Handekzems bei atopischer Disposition sowie eines Atopiesyndroms mit atopischer Dermatitis bei damaligem Befall der Kniebeugen und anamnestisch allergischem Asthma bronchiale und Rhinokonjunktivitis allergica bei Typ-I-Sensibilisierung gegenüber Gräserpollen. Im Zuge der in diesem Zusammenhang durchgeführten Epikutantestung mit den DKG-Reihen Standard, Externa-Inhaltsstoffe, Konservierungsmittel, Gummi und industrielle Biozide kein Nachweis von Typ-IV-Sensibilisierungen.

Anamnese

Bei einem Bruder besteht ein Handekzem mit schwankendem Verlauf. Anamnestisch bei dem Versicherten seit der Kindheit atopische Dermatitis mit Ellenbeugen- und Kniekehlenekzemen. Darüber hinaus bestünden ein saisonales Asthma bronchiale, weswegen eine regelmäßige inhalative antiobstruktive Therapie erfolge, sowie saisonale rhinokonjunktivale Beschwerden.

Erstmals vor ca. neun Jahren seien unter Ausübung der beruflichen Tätigkeit als Kfz-Mechaniker an den Fingern beider Hände Rötungen und Rissbildungen mit arbeitskongruentem Verlauf zu verzeichnen gewesen. Die Hauterscheinungen seien jedoch über einen längeren Zeitraum nicht besonders ausgeprägt gewesen und der Versicherte habe diesen keinen besonderen Krankheitswert zugemessen. Eine deutliche Progredienz sei im Sommer 2019 eingetreten mit verstärkten Rötungen und Rissbildungen; hierbei sei die linke Hand stets ausgeprägter als die rechte Hand betroffen gewesen. Der Versicherte ist Rechtshänder. Nachdem der Versicherte sich in hautärztliche Behandlung begeben habe, zeigten sich in 1-wöchigen Arbeitsunfähigkeitszeiten regelhafte Besserungen, aber keine vollständige Abheilung der Hauterscheinungen. Regelhaft seien ein bis zwei Wochen nach Wiederaufnahme der beruflichen Tätigkeit erneut verstärkte Rötungen und Rissbildungen vor allem an den Fingerstreckseiten und den Handrücken beidseits, dies stets unter Betonung der linken Hand, zu verzeichnen gewesen. Therapiert wurde überwiegend mit topischen Glukokortikoiden, teils auch mit Tacrolimus.

Während einer längerfristigen Arbeitsunfähigkeit zwischen 12/2020 und 02/2021 seien die Hauterscheinungen weitgehend und kontinuierlich ohne etwaige Eigendynamik abgeklungen. Ca. einen Monat nach Aufnahme der neuen Tätigkeit als CNC-Dreher seien erneut entzündliche Hauterscheinungen, dies wiederum unter Betonung der linken Hand gegenüber der rechten Hand, zu verzeichnen gewesen. Diese Hauterscheinungen seien jedoch wesentlich geringer ausgeprägt als die ehemals unter der Tätigkeit als Kfz-Mechaniker. Therapeutisch zuletzt Anwendung einer tacrolimushaltigen Salbe neben einer regelmäßigen Basistherapie.

Hautbefund

Hände: Bei der Inspektion beider Hände zeigt sich über dem Fingergrundgelenk IV und V der linken Hand streckseitig ein subakutes Erythem auf lichenifiziertem Grund mit einzelnen Kratzartefakten. Ein isomorphes, etwas geringer ausgeprägtes Erythem auch über dem Mittelgelenk von Dig. III der linken Hand streckseitig. Fein- bis mittellamelläre Schuppungen an den Kuppen der ersten drei Finger beidseits sowie im dritten Fingerzwischenraum der rechten Hand.

Übriges Integument: Bei der Inspektion des übrigen Integumentes zeigt sich ein mäßig intensives, follikulär betontes Erythem an beiden Unterarmen beugeseitig mit Übergang auf beiden Ellenbeugen, des Weiteren jeweils im Bereich beider Kniekehlen diskrete, subakute Ekzeme. Im Bereich des oberen Rückens vereinzelte Follikulitiden. Weißer Dermografismus.

▪ **Diagnostische Maßnahmen**

Epikutantestung: Bei der Epikutantestung mit den DKG-Reihen Standard, Externa-Inhaltsstoffe, Konservierungsmittel, Gummireihe und Kühlschmierstoffe kein Nachweis von Typ-IV-Sensibilisierungen.

▪ **Diagnosen**

1. Kumulativ-subtoxisches Handekzem beidseits bei atopischer Disposition
2. Atopiesyndrom mit atopischer Dermatitis (aktuell Ellenbeugen und beide Unterarme beugeseitig, Kniekehlen) sowie anamnestisch allergischem Asthma bronchiale und Rhinokonjunktivitis allergica bei anamnestisch und nach Aktenlage Gräserpollensensibilisierungen.

▪ **Beurteilung**

Zum Zeitpunkt der gutachterlichen Untersuchung stellte sich der Versicherte wenige Tage nach letztmaliger Ausübung der seit ca. einem Jahr ausgeübten Tätigkeit als CNC-Dreher mit einer regelmäßigen topischen Therapie der Hände mit Tacrolimus (Protopic 0,1 % Salbe) und einer regelmäßigen Pflege des Integumentes der Hände mit seitens des Versicherten gemäß anamnestischer Angaben selbst erworbenen Externa mit lediglich klinisch geringgradigen, subakuten ekzematösen Hautveränderungen an beiden Händen vor. Am übrigen Integument zeigten sich an beiden Unterarmbeugeseiten und Ellenbeugen sowie den Kniekehlen mäßig intensiv ausgeprägte, typische Hauterscheinungen im Sinne einer atopischen Dermatitis.

Insgesamt ist bei dem Versicherten von dem gesicherten Vorliegen einer atopischen Disposition auszugehen, dies aufgrund des klinisch typischen Bildes beugenbetonter, anamnestisch seit der Kindheit bestehender Ekzeme, in Verbindung mit den nachvollziehbar vorgetragenen Angaben asthmatischer und rhinokonjunktivaler Beschwerden bei auswärts nachgewiesenen Typ-I-Sensibilisierungen gegenüber Gräserpollen (Hanifin und Rajka 1980; Diepgen et al. 1991). Klinisch unterstreicht auch der weiße Dermografismus die atopische Disposition (Hanifin und Rajka 1980; Diepgen et al. 1991).

Im Epikutantests mit vielen ehemals und aktuell beruflich sowie außerberuflich relevanter potenzieller Kontaktallergene (Geier et al. 2006; Bauer et al. 2015; Mahler et al. 2019a, b; Schubert et al. 2020a, b, c; Schubert und Geier 2021) fanden sich keine Reaktionen. Es zeigte sich lediglich gegenüber dem Irritans Natriumlaurylsulfat eine irritative Reaktion, was typisch bei Patienten mit atopischer Hautdisposition ist (Heetfeld et al. 2021). Zusammenfassend ergibt sich somit, dass das aktuelle oder ehemalige Vorliegen eines allergischen Kontaktekzems nicht wahrscheinlich ist (Diepgen 2012; Brasch et al. 2015).

Unter Würdigung der früheren irritativen beruflichen Einwirkungen im Rahmen der ehemaligen Tätigkeit von 2003 bis 12/2020 als Kfz-Mechaniker sowie auch der aktuell seit 03/2021 ausgeübten, grundsätzlich hautbelastenden Tätigkeit als CNC-Dreher, des gutachterlicherseits erhobenen Hautbefundes sowie auch des hautärztlich dokumentierten und anamnestisch geschilderten arbeitskongruenten Verlaufes, ist bei dem Versicherten mit Wahrscheinlichkeit das Vorliegen eines berufsbedingt verursachten kumulativ-subtoxischen Handekzems, dies begünstigt durch die atopische Disposition des Versicherten, zu konstatieren (Diepgen 2012; Brasch et al. 2015; Skudlik et al. 2021). Gleichermaßen sind hierbei die ehemalige Tätigkeit als Kfz-Mechaniker sowie die aktuelle Tätigkeit als CNC-Dreher als hautgefährdend einzuordnen, wenngleich der Versicherte hier berichtete, dass nach seiner Einschätzung die derzeit ausgeübte Tätigkeit als CNC-Dreher weniger hautbelastend sei, als die ehemals ausgeübte Tätigkeit als Kfz-Mechaniker und dass entsprechend auch geringgradiger ausgeprägte Hauterscheinungen unter dieser Tätigkeit vorliegen würden. Hierzu korrespondierend zeigten sich aktuell, dies bei regelmäßiger

Anwendung einer kortisonfreien, antientzündlichen Lokaltherapie, an beiden Händen lediglich klinisch subakute/mäßig ausgeprägte Ekzeme.

- **Beantwortung der Fragen des Gutachtenauftrages**

1. **Wie lautet die Diagnose?**

   Gutachterlicherseits wurde diagnostiziert:

   a. Kumulativ-subtoxisches Handekzem beidseits bei atopischer Disposition,
   b. Atopiesyndrom mit atopischer Dermatitis (aktuell Ellenbeugen und beide Unterarme beugeseitig, Kniekehlen) sowie anamnestisch allergischem Asthma bronchiale und Rhinokonjunktivitis allergica bei anamnestisch und nach Aktenlage bei nach Aktenlage und auch anamnestisch Gräserpollensensibilisierungen.

2. **Welche Befunde sind ursächlich auf die berufliche Hautbelastung zurückzuführen?**

   Das bei dem Versicherten diagnostizierte kumulativ-subtoxische Handekzem beidseits ist mit Wahrscheinlichkeit sowohl auf die ehemalige berufliche Hautbelastung im Rahmen der Tätigkeit als Kfz-Mechaniker, als auch auf die aktuelle berufliche Hautbelastung im Zuge der Tätigkeit als CNC-Dreher zurückzuführen.

3. **Welche Befunde sind nicht auf die berufliche Hautbelastung zurückzuführen?**

   Unabhängig von den beruflichen Einwirkungen bestehen bei dem Versicherten im Rahmen eines Atopiesyndroms eine atopische Dermatitis (aktuell Ellenbeugen und beide Unterarme beugeseitig, Kniekehlen) sowie anamnestisch ein allergisches Asthma bronchiale und Rhinokonjunktivitis allergica bei anamnestisch Gräserpollensensibilisierungen.

4. **Ist die beruflich bedingte Hauterkrankung schwer und/oder wiederholt rückfällig?**

   Ja, das versicherungsrechtliche Kriterium der Schwere ist erfüllt (Diepgen et al. 2016; Skudlik und John 2017a; Skudlik et al. 2021). Maßgeblich hierfür ist, dass bei erstmaliger und seitdem dauerhafter Dokumentation hautfachärztlicher Behandlung berufsbedingter Hautläsionen der Hände ab März 2019 und Präventionsmaßnahmen seitens des UV-Trägers, insbesondere mit ambulantem Schulungsseminar im Juni 2019, auch nachfolgend über mehr als 6 Monate behandlungsbedürftige beruflich verursachte Hautsymptome dokumentiert wurden. So wurde ehemals auch die Indikation für ein stationäres Heilverfahren gestellt, zudem seien nach Angabe des Versicherten auch mehrfach Arbeitsunfähigkeitszeiten attestiert worden.

   Demgegenüber kann der Verlaufsdokumentation eine wiederholte Rückfälligkeit entsprechend der einschlägigen Definition für dieses Tatbestandsmerkmal (Diepgen et al. 2016; Skudlik und John 2017a; Skudlik et al. 2021) nicht entnommen werden; gemäß anamnestischer Angaben seien die berufsbedingten entzündlichen Hauterscheinungen lediglich einmalig in der längerfristigen Arbeitsunfähigkeitsphase zwischen der Tätigkeit als Kfz-Mechaniker und der Tätigkeit als CNC-Dreher vollständig abgeklungen.

5. **Besteht eine beruflich bedingte Minderung der Erwerbsfähigkeit? Wenn ja, seit wann (Tagesbeginn) und in welcher Höhe (gegebenenfalls abgestuft angeben)? Bitte füllen Sie den beigefügten Vordruck A6253 aus.**

   Die Minderung der Erwerbsfähigkeit bei der BK 5101 der BKV ergibt sich sowohl aus dem Ausmaß der Symptome, auch nach irritativer Schädigung, sowie den Auswirkungen beruflich verursachter Allergien (Diepgen et al. 2016; Skudlik und John 2017a). Die MdE sollte hierbei frühestens 26 Wochen ab Eintritt des Versicherungsfalls beurteilt werden. Im vorliegenden Fall ist unter formalen Aspekten angesichts der BK-Rechtsreform und der Ausführungen zur Beantwortung der Frage 4 der 01.01.2021 als Tag des Versicherungsfalls anzunehmen. Hierbei wird nicht verkannt, dass zu diesem Datum eine Arbeitsunfähigkeit aufgrund der berufsbedingten Hauterkrankung bestand.

Mit Hautarztbericht vom 25.01.2021 dokumentierte die behandelnde Hautärztin eine Arbeitsunfähigkeit seit dem 09.12.2020. Hierbei wird über eine Besserung des Befundes ab dem 20.01.2021 berichtet, dennoch bestand auch zu diesem Zeitpunkt noch ein klinisch behandlungsbedürftiger, beruflich verursachter Hautbefund mit Lichenifikationen, squamös-hyperkeratotischen und rhagadiformen Hautveränderungen am rechten Handrücken sowie einzelnen Fingerstreck- und -beugeseiten der linken Hand.

Etwaige beruflich verursachte Allergien gehen im vorliegenden Fall in die MdE-Einschätzung nicht mit ein. Maßgeblich ist somit das Ausmaß der Hauterscheinungen. Unter Berücksichtigung des aktuell erhobenen Befundes, aber auch der (insgesamt allerdings nur marginalen) Verlaufsdokumentation bezüglich der Hauterkrankung ab dem 01.01.2021, wird der Hautbefund bei zuletzt seit längerem regelmäßiger, kortisonfreier Lokaltherapie als mittelgradig eingeordnet. Hinsichtlich der Einschätzung der MdE ist darauf hinzuweisen, dass die MdE-Tabelle gemäß der Bamberger Empfehlung konzipiert ist für Fallkonstellationen mindestens 26 Wochen nach Unterlassung der schädigenden Tätigkeit. Insofern sind die Kriterien der MdE-Tabelle gemäß Bamberger Empfehlung auf Fallkonstellationen mit anerkannter BK 5101 und Fortführung der beruflichen Tätigkeit, wie seit dem 01.01.2021 möglich, nicht unmittelbar anwendbar. Da bei gleichartig ausgeprägtem Hautbefund für den Fall, dass eine schädigende Tätigkeit fortgeführt wird, die Teilhabestörung geringer anzunehmen ist als bei Fallkonstellationen mit gleichartig ausgeprägten Hauterscheinungen, aber unterlassener Tätigkeit, empfiehlt die AG „Bamberger Empfehlung“ bei derartigen Fallkonstellationen das Ausmaß der Hauterscheinungen einen Schweregrad geringer einzuordnen (Krohn et al. 2020a, b; Krohn und Skudlik 2021). Somit resultiert im vorliegenden Fall eine MdE von 10 % ab Eintritt des Versicherungsfalls (◘ Tab. 36.5).

6. **Empfehlen Sie Maßnahmen zur medizinischen Rehabilitation? Wenn ja, welche?**

Das ambulante dermatologische Heilverfahren im Rahmen des § 3 BKV sollte fortgeführt werden. Die derzeit durchgeführte kortisonfreie pharmakologische Therapie mit Tacrolimus wird hierbei aus gutachterlicher Sicht als ge-

◘ **Tab. 36.5** Bewertung der Minderung der Erwerbsfähigkeit (MdE) bei BK 5101 und Fortführung der Tätigkeit

Auswirkung einer Allergie	Ausmaß der Hauterscheinungen, auch nach irritativer Schädigung			
	keine	**leicht**	**mittel**	schwer
keine	0 %	**10 %**	20 %	25 %
geringgradig	0 %	10 %	20 %	25 %
mittelgradig	10 %	15 %	25 %	30 %
schwerwiegend	20 %	20 %	30 %	≥ 30 %

eignet und angemessen eingeordnet. Es ist allerdings angezeigt, dass dem Versicherten auch im Rahmen der hautfachärztlichen Behandlung zu Lasten des UV-Trägers eine geeignete Basistherapie zur Verfügung gestellt wird – bislang erwerbe der Versicherte die von ihm verwendeten Hautpflegecremes in Eigenregie. Die Durchführung eines stationären Heilverfahrens ist derzeit nicht angezeigt.

7. **Ist mit einer wesentlichen Änderung der Erkrankung zu rechnen? Wenn ja, wann halten Sie eine Nachuntersuchung für erforderlich?**

   In absehbarer Zeit ist mit einer wesentlichen Änderung der Erkrankung nicht zu rechnen, empfohlen wird daher eine Nachuntersuchung in Abhängigkeit der künftigen Verlaufsdokumentation, d. h. sofern sich entweder Hinweise für eine wesentliche Verschlimmerung zeigen sollten (dokumentiert über die Notwendigkeit von Arbeitsunfähigkeitszeiten) oder aber kein Hautbefund mehr dokumentiert wird, der einer pharmakologischen Therapie bedarf.

8. **Zu § 3 Berufskrankheiten-Verordnung**
   a. **Besteht für die Versicherte/den Versicherten die konkrete Gefahr, dass eine Berufskrankheit entsteht, wiederauflebt oder sich verschlimmert? Wenn ja, worin besteht diese Gefahr?**

      Ja, bei Vorliegen der Voraussetzungen zur Anerkennung einer BK 5101 besteht bei Fortführung der derzeitigen beruflichen Tätigkeit – wie seitens des Versicherten angestrebt – die konkrete Gefahr der Unterhaltung und auch Verschlimmerung des kumulativ-subtoxischen Handekzems. Maßgeblich hierfür ist, dass bei Fortführung der beruflichen Tätigkeit weiterhin berufstypische irritative Einwirkungen auf die Haut einwirken.

   b. **Welche Maßnahmen schlagen Sie vor (beispielsweise Heilverfahren, Arbeitsplatzwechsel)?**

      Als Maßnahmen im Rahmen des § 3 BKV wird eine Fortführung der ambulanten dermatologischen Heilbehandlung (Antwort auf Frage 6) vorgeschlagen. Darüber hinaus sollte dem Versicherten nochmals die Teilnahme an einem ambulanten Hautschutzschulungsseminar angeboten werden. Hierbei wird gutachterlicherseits nicht verkannt, dass der Versicherte bereits seitens des UV-Trägers im Jahr 2019 im Rahmen eines ambulanten Hautschutzschulungsseminars zu geeignetem Hautschutz beraten wurde und dass der Versicherte im Zuge der aktuell von ihm ausgeübten beruflichen Tätigkeit zu 60–70 % seitens des Arbeitgebers zur Verfügung gestellte, grundsätzlich als geeignet einzuordnende Handschuhe verwendet. Jedoch zielte die ehemalige Hautschutzberatung auf die ehemalige berufliche Tätigkeit als Kfz-Mechaniker ab; bei weiterhin bestehendem beruflichem kumulativ-subtoxischem Handekzem unter der seit einem Jahr neu ausgeübten Tätigkeit als CNC-Dreher wird die Durchführung einer gezielten Hautschutzberatung hinsichtlich dieser beruflichen Tätigkeit (Skudlik und Weisshaar 2015; Brans und Skudlik 2019) empfohlen, um insbesondere einer Verschlimmerung der Berufskrankheitenfolgen vorzubeugen.

   c. **Falls Sie einen Arbeitsplatz- oder Berufswechsel für angezeigt halten, welche Tätigkeiten sind als gefährdend anzusehen und welche Berufe oder Erwerbstätigkeiten sind deshalb nicht geeignet?**

      Entfällt, da nach gutachterlicher Einschätzung ein Arbeitsplatz- oder Berufswechsel derzeit nicht angezeigt ist.

36.2.3 Anerkannte BK mit Fortführung der Tätigkeit und rentenberechtigender MdE

- **Vorgeschichte, Anamnese**

Berufsanamnese

Die 63-jährige Versicherte ist ungelernt und nach Zeiten als Hausfrau und Mutter seit 1990 als Reinigungskraft tätig, hierbei seit 2003 als Reinigungskraft im OP-Bereich eines Krankenhauses (30 Stunden pro Woche, 6 Stunden täglich). Sie ist für die Reinigung von vier Operationssälen zuständig, von denen jeder Saal drei- bis viermal täglich gereinigt werden muss. Vor jeder Reinigung eines Operationssaals erfolgt eine Desinfektion der Hände und Unterarme mit einem ethanolhaltigen Hautdesinfektionsmittel. Ehemals wurden im Rahmen der beruflichen Tätigkeit verschiedenste Einmalgummihandschuhe verwendet. Im Rahmen einer im 04/2020 erfolgten Hautschutzberatung wurden für die verschiedenen Tätigkeiten bei vorbeschriebenen Typ-IV-Sensibilisierungen gegenüber Thiuram-Mix und 2-Mercaptobenzothiazol jeweils seitens der Handschuhhersteller als Vulkanisationsbeschleuniger frei ausgelobte Schutzhandschuhe empfohlen, im Einzelnen ein langstulpiger Nitrileinmalhandschuh für kurz andauernde Reinigungs- und Wischdesinfektionsarbeiten, ein velourisierter PVC-Mehrweghandschuh für Reinigungs- und Wischdesinfektionsarbeiten sowie ebenfalls für Wisch- und Desinfektionsarbeiten ein dickwandigerer langstulpiger Nitrileinmalhandschuh (Shield Skin Orange Nitril 300®). Ferner wurde die Verwendung von Baumwollunterhandschuhen empfohlen. Daneben verwende die Versicherte auch im Rahmen der Handschuhberatung nicht empfohlene, am Arbeitsplatz vorrätige puderfreie latexfreie OP-Handschuhe.

Aktenlage

Bereits vor Teilnahme an der Hautschutzschulungsmaßnahme erfolgte ab dem Jahr 2010 ein mehrjähriges ambulantes dermatologisches Heilverfahren unter der Diagnose eines beruflichen Kontaktekzems der Hände und Unterarme, welches teils als kumulativ-subtoxisches, teils auch als allergisches Ekzem gewertet wurde bei auswärtig im Jahr 2019 vorbeschriebenen Typ-IV-Sensibilisierungen gegenüber Thiuram-Mix, 2-Mercaptobenzothiazol sowie Duftstoff-Mix.

Nach Durchführung der Hautschutzschulungsmaßnahme erfolgte weiterhin ein engmaschiges dermatologisches Heilverfahren im Rahmen des Hautarztverfahrens mit regelmäßiger Verlaufsdokumentation. Dabei wurde wie zuvor ein arbeitskongruenter Verlauf teils klinisch ausgeprägter entzündlicher Hauterscheinungen an Händen und Unterarmen beschrieben, sodass unter anderem regelmäßig topische Glukokortikoide zur Anwendung kamen. Regelhaft wurden in Arbeitskarenzzeiten wie Urlaubszeiten Besserungen dokumentiert.

Seitens des Unfallversicherungsträgers wurde im Oktober 2021 eine BK 5101 mit Tag des Versicherungsfalls 01.01.2021 anerkannt. Die BK-Folgen wurden als kumulativ-subtoxisches Hand- und Unterarmekzem bezeichnet, eine Minderung der Erwerbsfähigkeit im rentenberechtigenden Bereich wurde nicht konstatiert. Gegen den Bescheid des Unfallversicherungsträgers legte die Versicherte Widerspruch ein und beantragte Leistungen ab dem 01.01.2021. Hierauf erging zunächst ein ablehnender Widerspruchsbescheid.

Anamnese

Familienanamnestisch negierte die Versicherte Hauterkrankungen oder Allergieneigungen in der Verwandtschaft. Nachdem sie stets erscheinungsfrei gewesen sei und auch rhinokonjunktivale und asthmatische Beschwerden negiert wurden, traten erstmals im Jahr 2010 in den Fingerzwischenräumen sowie an Handrücken und Unterarmen distal beidseits Hautentzündungen auf, welche stets arbeitskongruent mit Besserungen in Arbeitskarenzzeiten verlaufen seien. Die Hauterscheinungen rezidivierten auch unter regelmäßiger hautfachärztlicher Therapie im Rahmen des Hautarztverfahrens sowie nach Teilnahme an einer ambulanten Hautschutzberatung im April 2020. Im Zuge einer zuletzt zwischen dem 02.12.2021 und dem 18.03.2022 aufgrund einer muskuloskelettalen Symptomatik attestierten Arbeitsunfähigkeit sei innerhalb von zwei Monaten eine vollständige Abheilung der entzündlichen Hauterscheinungen zu verzeichnen gewesen. Nachfolgend seien nach Wiederaufnahme der beruflichen Tätigkeit die Entzündungen an Handrücken, Handgelenken und Unterarmen distal sowie den Fingerzwischenräumen rezidiviert. Außerhalb der Hände und Unterarme seien zu keinem Zeitpunkt etwaige entzündliche Hauterscheinungen zu verzeichnen gewesen.

Hautbefund

Hände: Bei der Inspektion beider Hände finden sich jeweils beidseits in den Fingerzwischenräumen II, III und IV sowie über beiden Handrücken, insbesondere proximal, mit Übergang auf beide Handgelenksstreckseiten und auch den rechten Unterarm distal, des Weiteren an beiden Handgelenken beugeseitig sowie auch auf Höhe des Grundgelenkes III und IV der rechten Hand beugeseitig jeweils flächige, unscharf begrenzte, subakute Erytheme mit feinlamellärer Schuppung, dies insbesondere an den Fingergrundgelenken und den Handrücken auf lichenifiziertem Grund.

Übriges Integument: Am übrigen Integument keine Hauterscheinungen von Krankheitswert bei mäßigen Hyperkeratosen an beiden Fersen. Roter Dermografismus.

Diagnostische Maßnahmen

Epikutantestung: In der Epikutantestung mit den DKG-Reihen Standard, Externa-Inhaltsstoffe, Gummireihe, Desinfektionsmittel, Aufschlüsselung Duftstoff-Mix sowie verschiedener, zuletzt von der Versicherten verwendeter Schutzhandschuhe vom Arbeitsplatz fanden sich positive Reaktionen nach bis zu 72-stündiger Ablesung gegenüber dem Thiuram-Mix und allen vier Einzelkomponenten des Thiuram-Mixes (Tetramethylthiuramdisulfid, Tetramethylthiurammonosulfid, Tetraethylthiuramdisulfid und Dipentamethylen-thiuramdisulfid), ferner gegenüber Zink-dibutyldithiocarbamat, N-Cyclohexyl-2-benzthiazylsulfenamid und Dibenzothiazyldisulfid sowie dem Duftstoff-Mix und dessen Einzelkomponenten Zimtalkohol und Zimtaldehyd. Des Weiteren war im Rahmen der Testung der verschiedenen Handschuhmaterialien vom Arbeitsplatz der Versicherten eine positive allergische Reaktion nach 72-stündiger Ablesung gegenüber der Innenseite des Handschuhs Shield Skin Orange Nitril 300® zu verzeichnen.

Serologischer Befund: Serologisch zeigten sich ein normwertiges Serum-Gesamt-IgE von 75,6 U/ml sowie jeweils keine Titersteigerungen spezifischer zirkulierender IgE-Antikörper gegenüber Naturgummilatex und einem Inhalationsallergen-Screen-Mix.

Diagnose

Kumulativ-subtoxisches und allergisches Hand- und Unterarmekzem bei Typ-IV-Sensibilisierungen gegenüber Gummiinhaltsstoffen (Thiuram-Verbindungen, Zink-Dibutyldithiocarbamat und Mercaptobenzothiazolen).

Auffällige Befunde

Typ-IV-Sensibilisierungen gegenüber den im Duftstoff-Mix enthaltenen Duftstoffen Zimtalkohol und Zimtaldehyd.

Beurteilung

Zum Zeitpunkt der gutachterlichen Untersuchung stellte sich die Versicherte nach dreiwöchiger Ausübung der beruflichen Tätigkeit unter einer topisch antiinflammatorischen Therapie mit einem Glukokortikoid und einem Calcineurininhibitor mit flächenhaftem Ekzem auf lichenifiziertem Grund an den Handrücken, Handgelenkstreckseiten und Unterarmen distal vor. Darüber hinaus bestanden teils auch in den Fingerzwischenräumen Ekzeme. Die Symptome waren gut mit einem Kontaktekzem vereinbar; dies insbesondere im Sinne eines durch Feuchtarbeit verursachten kumulativ-subtoxischen Kontaktekzems (Fingerzwischenräume), aber auch einem durch das Tragen von Handschuhen verursachtem Kontaktekzem (flächenhafter Befall der Handstreckseiten, Handgelenke und Unterarme distal; Brans und Skudlik 2019; Krohn et al. 2020a).

Die vorbeschriebenen Typ-IV-Sensibilisierungen gegenüber Thiuram-Verbindungen, Mercaptobenzothiazolen (aktuell: N-Cyclohexyl-2-benzthiazylsulfenamid [CBS] und Dibenzothiazyldisulfid [MBTS]) sowie Duftstoffen, dies mit Identifikation der beiden Einzelallergene Zimtalkohol und

Zimtaldehyd des Duftstoff-Mixes, wurden reproduziert. Zusätzlich fand sich eine Sensibilisierung gegenüber Zinkdibutyldithiocarbamat.

Hinsichtlich der Typ-IV-Sensibilisierungen gegenüber Duftstoffen ergab sich kein Hinweis für eine (berufliche wie außerberufliche) klinische Relevanz, wenngleich eine solche nicht vollständig ausgeschlossen werden kann.

Thiurame, Dithiocarbamate und Mercaptobenzothiazole werden, teils in Kombination, als Vulkanisationsbeschleuniger bei der Herstellung von Gummiprodukten aus Natur- und Synthesekautschuk – und somit in entsprechenden Handschuhen – eingesetzt. Hierbei wird insbesondere häufig eine Kombination hinsichtlich der Sensibilisierungen gegenüber Thiuramen und Dithocabamaten beobachtet, welche auf eine chemische Strukturverwandtschaft beider Stoffklassen zurückgeführt werden kann (Diepgen et al. 2008). Die Typ-IV-Sensibilisierungen gegenüber Gummiinhaltsstoffen wurde im vorliegenden Fall wahrscheinlich beruflich erworben und sind in der Zusammenschau des bisherigen Erkrankungsverlaufs und neuer Erkenntnisse wahrscheinlich klinisch relevant: Der Handschuh Shield Skin Orange Nitril 300® ist gemäß Information des Herstellers als vulkanisationsbeschleunigerfrei ausgelobt, sodass dieser Handschuh angesichts des damals vorliegenden auswärtigen Epikutantestbefundes mit positiven Reaktionen gegenüber Thiuram-Mix und Mercaptobenzothiazol in der Handschuhberatung vom April 2020 empfohlen wurde. Im Zuge zwischenzeitlicher Recherchen und neuer Erkenntnisse hinsichtlich dieses Handschuhmodells ergab sich nach gaschromatografisch-massenspektrometrischer Untersuchung mit Analyse der Inhaltsstoffes durch das Institut für Arbeitsschutz der Deutschen Gesetzlichen Unfallversicherung (IFA), dass der Handschuh Shield Skin Orange Nitril 300® entgegen der Auslobung des Herstellers sowohl 2-Mercaptobenzothiazol, als auch Zinkdibutyldithiocarbamat enthält. Somit ist es wahrscheinlich, dass bei der Versicherten durch die Verwendung dieses Handschuhs ein allergisches Hand- und Unterarmekzem weiter unterhalten wurde. Entsprechend zeigte sich aktuell im Rahmen der Epikutantestung auch eine positive allergische Reaktion gegenüber der Innenseite dieses Handschuhs. In der Zusammenschau aller jetzt vorliegenden Befunde und der bereits nach Aktenlage im Januar 2020 ermittelten Sensibilisierungen gegenüber Gummiinhaltsstoffen wird es bei retrospektiver Betrachtung gutachterlich darüber hinaus für wahrscheinlich gehalten, dass bei der Versicherten durch verschiedene andere Handschuhsorten auf der Basis von Natur- und Synthesekautschuk auch bereits vor dem Jahr 2020 allergische Hauterscheinungen verursacht wurden.

Daneben besteht – dies mit Wahrscheinlichkeit in Kombination zu dem allergischen Kontaktekzem der Versicherten – auch mit Wahrscheinlichkeit bedingt durch die berufstypische Feuchtarbeit ein kumulativ-subtoxisches Hand- und Unterarmekzem, welches bereits als Berufskrankheitenfolge gemäß Bescheid vom Oktober 2021 anerkannt wurde. Welcher dieser beiden ätiologischen Faktoren (allergische Genese vs. kumulativ-subtoxische Genese) hinsichtlich des Verlaufes der Hauterkrankung in den zurückliegenden zwei Jahren, insbesondere hinsichtlich des zuletzt seitens der Versicherten nach längerer Arbeitsunfähigkeit beobachteten Rezidivs, führend ist, kann zum Zeitpunkt der Begutachtung nicht abschließend beurteilt werden (Skudlik et al. 2021). Angesichts der aktuell gesehenen Hauterscheinungen mit Befall der Fingerzwischenräume ist zum Teil eine kumulativ-subtoxische Komponente wahrscheinlich. Jedoch wird es ebenfalls für wahrscheinlich gehalten, dass aktuell hinsichtlich des flächenhaften Ekzems speziell an den Händen streckseitig mit Übergang auf beide Handgelenke und teils die Unterarme bei vollbeweislicher Sicherung einer regelmäßigen Exposition gegenüber dem mercaptobenzothiazol- und dithiocarbamathaltigem Handschuh Shield Skin Orange Nitril 300® zuletzt die allergologische Komponente für die klinische Ausprägung des Hautbefundes relevant, wahrscheinlich sogar führend war, woraus sich nochmals aktuell ein Präventionspotenzial ableiten lässt.

Beantwortung der Fragen des Gutachtenauftrages

1. **Welche Folgen der Erkrankung liegen vor?**

   Als Folge der Erkrankung besteht bei der Versicherten ein kumulativ-subtoxisches und allergisches Hand- und Unterarmekzem bei berufsbedingten Typ-IV-Sensibilisierungen gegenüber Gummiinhaltsstoffen (Thiuram-Verbindungen, Zink-Dibutyldithiocarbamat und Mercaptobenzothiazolen).

2. **In welchem Grade (in Prozenten ausgedrückt) ist die versicherte Person durch diese Erkrankungsfolgen in ihrer Erwerbsfähigkeit gemindert? Ab wann und wie gestaffelt?**

   Die Minderung der Erwerbsfähigkeit bei der BK nach Nr. 5101 der BKV ergibt sich sowohl aus dem Ausmaß der Hauterscheinungen, auch nach irritativer Schädigung, sowie den Auswirkungen etwaiger beruflicher Allergien (Diepgen et al. 2016; Krohn et al. 2020a, b; Krohn und Skudlik 2021).

   Hinsichtlich des Ausmaßes der Hauterscheinungen ist festzustellen, dass ab Eintritt des Versicherungsfalls (01.01.2021) im Zuge der vorliegenden Verlaufsdokumentation für das Jahr 2021 unter beruflicher Tätigkeit eine dauerhafte Behandlungsbedürftigkeit und Behandlung klinisch teils als schwer beschriebener (gekennzeichnet durch Rhagadenbildung) Hauterscheinungen unter einer Therapie mit topischen Calcineurininhibitoren und topischen Glukokortikoiden dokumentiert wurde. Auch zeigte sich zum Zeitpunkt der Begutachtung unter einer entsprechenden Therapie an beiden Händen streckseitig mit Übergang auf die Unterarme ein flächenhaftes Kontaktekzem. Das Ausmaß der Hauterscheinungen ist dementsprechend als schwergradig zu charakterisieren (Diepgen et al. 2016; Krohn et al. 2020a, b; Krohn und Skudlik 2021). Hierbei wird gutachterlich nicht verkannt, dass zwischen dem 02.12.2021 und dem 18.02.2022 aufgrund einer muskuloskelettalen Symptomatik Arbeitsunfähigkeit bestand mit – gemäß hier gemachter nachvollziehbarer anamnestischer Angaben der Versicherten – in diesem Zeitraum wesentlicher Besserung bis Abheilung der Hauterscheinungen. Dieser Verlauf ist allerdings nicht dokumentiert, sodass diese Zeitspanne für die Beurteilung der Berufskrankheitenfolgen nur eingeschränkt berücksichtigt werden kann.

   Daneben sind auch die beruflich erworbenen Sensibilisierungen maßgeblich für die Einschätzung der MdE. Unter Würdigung der aktuell erhobenen allergologischen Befunde und der bereits im Jahr 2019 vorliegenden allergologischen Erkenntnisse ist zusammenfassend von einer ausgeprägten, teils auch aufgrund der strukturellen Verwandtschaft (zwischen Thiuramen und Dithiocarbamaten) kreuzallergischen Sensibilisierungslage gegenüber verschiedenen chemischen Gruppen von Gummiinhaltsstoffen (nämlich Thiuramen, Dithiocarbamaten und Mercaptobenzothiazolen) auszugehen. Bereits die Kombination einer Sensibilisierung gegenüber Thiuramen und Dithiocarbamaten wird in der Regel als „mittelgradig" bewertet (Diepgen et al. 2008), die Kombination von Sensibilisierungen gegenüber Thiuramen und Mercaptobenzothiazolen sogar als „schwerwiegend" (Diepgen et al. 2008). Maßgeblich hierfür ist, dass bei derartigen Kombinationen von Sensibilisierungen gegenüber Gummiinhaltsstoffen von einer weitreichenden Verschlossenheit von Erwerbsmöglichkeiten auf dem allgemeinen Arbeitsmarkt auszugehen ist, da die Auswahl geeigneter Schutzhandschuhe für die verschiedensten Tätigkeitsbereiche eingeschränkt ist. Hinsichtlich der detaillierten Begründung wird auf die einschlägige Publikation der AG „Beurteilung der Allergene" der Deutschen Kontaktallergie-Gruppe und der

Arbeitsgemeinschaft für Berufs- und Umweltdermatologie verwiesen (Diepgen et al. 2008). Insbesondere hat die oben genannte Arbeitsgruppe festgestellt, dass bei einer „Dreierkombination" von Sensibilisierungen gegenüber Gummiinhaltsstoffen die Auswirkungen einer Allergie als „schwerwiegend" einzuordnen sind, da bei einer derartigen Kombination die Auswahl von geeigneten Schutzhandschuhen für die verschiedensten hautgefährdenden Bereiche extrem eingeschränkt ist (Diepgen et al. 2008).

Hinsichtlich der MdE-Einschätzung angesichts der BK-Rechtsreform bei Fortführung der beruflichen Tätigkeit – wie im vorliegenden Fall – hat die AG „Bamberger Empfehlung" darüber hinaus festgestellt, dass bei Personen, die die berufliche Tätigkeit fortführen, die Teilhabe in der Regel geringer eingeschränkt ist, als bei Personen mit gleichartig ausgeprägten Hauterscheinungen, die die berufliche Tätigkeit aufgegeben haben und bei denen der Hautzustand 26 Wochen nach Unterlassung der Tätigkeit überprüft wird. Insofern empfiehlt die AG „Bamberger Empfehlung" hinsichtlich der MdE-Einschätzung bei Konstellationen, bei denen die berufliche Tätigkeit fortgeführt wird, das Ausmaß der Hauterscheinungen einen Schweregrad geringer einzuschätzen, als für den Fall der Unterlassung der Tätigkeit (Krohn et al. 2020b; Krohn und Skudlik 2021).

Insofern resultiert im vorliegenden Fall ab Eintritt des Versicherungsfalls (01.01.2021) zusammenfassend eine MdE von 30 % (◘ Tab. 36.6).

3. **Welche von der Berufskrankheit unabhängigen Gesundheitsstörungen liegen vor?**

   Unabhängig von den genannten Berufskrankheitenfolgen liegen bei der Versicherten auf hautärztlichem Gebiet keine wesentlichen Gesundheitsstörungen vor; allergologisch sind jedoch Typ-IV-Sensibilisierungen gegenüber den Duftstoffen Zimtalkohol und Zimtaldehyd festzustellen, dies jedoch bislang ohne Hinweis auf eine etwaige klinische Relevanz.

4. **Sind wegen der Erkrankungsfolgen Behandlungsmaßnahmen erforderlich? Wenn ja, welche?**

   Zur Behandlung der Berufskrankheitenfolgen sind stadienadaptierte Präventions- und Behandlungsmaßnahmen angezeigt. Insofern sollte das ambulante Heilverfahren im Rahmen des § 3 BKV mit entsprechender Zurverfügungstellung stadiengerechter antiinflammatorischer Externa, wie bisher, fortgeführt und der Verlauf hierunter dokumentiert werden. Es bleibt abzuwarten, inwieweit durch eine nochmalige Optimierung der Prävention eine wesentliche Verbesserung hinsichtlich der BK-Folgen erzielt werden kann; aufgrund der aktuell gewonnenen neuen allergologischen Erkenntnisse sind die unter 6. genannten

◘ **Tab. 36.6** Bewertung der Minderung der Erwerbsfähigkeit (MdE) bei anerkannter Berufskrankheit (BK) mit Fortführung der Tätigkeit und rentenberechtigender MdE

Auswirkung einer Allergie	Ausmaß der Hauterscheinungen, auch nach irritativer Schädigung			
	keine	leicht	**mittel**	**schwer**
keine	0 %	10 %	20 %	25 %
geringgradig	0 %	10 %	20 %	25 %
mittelgradig	10 %	15 %	25 %	30 %
schwerwiegend	20 %	20 %	**30 %** ←	≥ 30 %

36

Präventionsempfehlungen nach gutachterlicher Überzeugung grundsätzlich erfolgversprechend.

5. **Wann ist eine Nachuntersuchung angezeigt?**

   Gutachterlicherseits wird im besonderen Einzelfall eine Nachuntersuchung spätestens in einem halben Jahr nach Umsetzung der unter 6. genannten Präventionsmaßnahmen, bei Besonderheiten auch früher empfohlen. Sollte die Versicherte die berufliche Tätigkeit nicht fortführen, sondern aufgeben, wird ebenfalls eine Nachuntersuchung 26 Wochen nach Unterlassung der gefährdenden Tätigkeiten empfohlen.

6. **Kann die versicherte Person trotz der Erkrankungsfolgen den bisherigen Beruf oder die bisherige Tätigkeit ausüben? Welche Maßnahmen schlagen Sie in diesem Zusammenhang vor?**

   Auf dem Boden der jetzt vorliegenden Erkenntnisse ergibt sich noch ein Präventionsansatz, um eine Fortführung der beruflichen Tätigkeit zu ermöglichen: Angesichts der neuen Erkenntnisse hinsichtlich der Sensibilisierungslage der Versicherten und der beruflichen Verwendung eines Schutzhandschuhs, der – obwohl seitens des Herstellers anders ausgelobt – die inkriminierten Allergene enthält, ist künftig die konsequente Meidung des zuletzt verwendeten Einmalhandschuhs Shield Skin Orange Nitril 300® angezeigt; darüber hinaus sollten auch etwaige weitere, im vorliegenden Fall nicht explizit empfohlene Gummihandschuhe (am Arbeitsplatz zur Verfügung stehende sterile OP-Handschuhe) konsequent gemieden und ausschließlich auf die übrigen, im April 2020 empfohlenen Schutzhandschuhe (oder vergleichbare, gesichert allergenfreie Schutzhandschuhe) zurückgegriffen werden.

   Hierunter sollte der weitere Verlauf unter weiterer regelmäßiger hautfachärztlicher Behandlung und Verlaufsdokumentation beobachtet werden. Sofern in den zurückliegenden Monaten die allergologische Komponente des beruflichen Hand- und Unterarmekzems klinisch führend gewesen sein sollte (durch Unterhaltung des allergischen Kontaktekzems infolge einer regelmäßigen Exposition gegenüber dem o. g. Nitrileinmalhandschuh) ist künftig mit einer wesentlichen Besserung hinsichtlich des klinischen Ausmaßes der berufsbedingten Hauterscheinungen zu rechnen. Dann könnte die berufliche Tätigkeit voraussichtlich auch weiter fortgeführt werden.

   Sollte sich jedoch trotz konsequenter Meidung derartiger Handschuhe künftig keine wesentliche Besserung des beruflichen Hand- und Unterarmekzems zeigen, so bestünde aus gutachterlicher Sicht voraussichtlich der objektive Zwang zur Unterlassung der schädigenden Tätigkeit.

   Hinsichtlich der Umsetzung der empfohlenen arbeitsplatzbezogenen Präventionsmaßnahmen sollte geprüft werden, inwieweit die Versicherte hier am Arbeitsplatz entweder durch den Betriebsarzt oder die Sicherheitsfachkraft oder den Präventionsdienst unterstützt werden kann.

36.2.4 BK 5101 unter Fortführung der Tätigkeit und nach erfolgter Unterlassung

▪ Vorgeschichte, Anamnese

Berufsanamnese

32-jähriger examinierter Altenpfleger, zuletzt von 2014 bis 15.08.2021 als Pflegekraft in der außerklinischen Intensivpflege tätig. Im Anschluss bis 11/2021 berufliche Rehabilitationsmaßnahme (zu Lasten der Agentur für Arbeit) zum Qualitätsbeauftragten, Auditor und Qualitätsmanager und seitdem Aufnahme einer Tätigkeit beim bisherigen Arbeitgeber (ambulanter Pflegedienst) als Qualitätsmanager mit ausschließlicher Ausübung von Bürotätigkeiten.

Verlauf der Hauterkrankung nach Aktenlage

Das Hautarztverfahren wurde vom behandelnden Hautarzt mit Hautarztbericht vom 12.05.2016 eingeleitet. Diagnostiziert wurde ein kumulativ-subtoxisches Handekzem bei atopischer Diathese mit Beschreibung von Erythemen und Rhagaden an den Handinnenflächen und Fingerbeugeseiten, daneben auch Erytheme an Hals und Ellenbeugen. Nachfolgend findet sich zunächst bis 08/2021 eine regelmäßige hautärztliche Verlaufsdokumentation mittels Hautarztberichten mit stets Angabe eines arbeitskongruenten Verlaufes des Handekzems mit Besserung im Urlaub und arbeitsfreier Zeit.

Zweimalig (09/2018 und 09/2020) nahm der Versicherte an ambulanten Hautschutzschulungsseminaren des Unfallversicherungsträgers teil. Hier wurde jeweils die hautärztlich gestellte Diagnose bestätigt und 2020 auch die Indikation zur Teilnahme an einem stationären Heilverfahren (stationäre Maßnahme der Individualprävention) gestellt.

Der Versicherte nahm in 11/2020 entsprechend an einer stationären Individualpräventionsmaßnahme unter den Diagnosen ätiologisch kombiniertes Handekzem, bestehend aus kumulativ-subtoxischem Ekzem und atopischem Ekzem, sowie einer atopischen Dermatitis und einer Rhinokonjunktivitis allergica bei Typ-I-Sensibilisierungen gegenüber Birkenpollen teil. Im Zuge einer Epikutantestung mit den DKG-Reihen Standard, Externa-Inhaltsstoffe, Konservierungsmittel, Gummireihe, Desinfektionsmittel, deklarationspflichtige Duftstoffe, weitere Duftstoffe und ätherische Öle sowie Substanzen vom Arbeitsplatz des Versicherten zeigte sich eine einfach positive Reaktion gegenüber Hydroxyperoxides of Linalool. Insgesamt ließ sich während des stationären Heilverfahrens eine wesentliche Besserung des Hautbefundes an den Händen erzielen. Im Rahmen einer zwei Wochen nach Entlassung erfolgten ambulanten Wiedervorstellung zeigten sich Hinweise auf einen eigendynamischen Erkrankungsschub an den Händen von mäßiger Ausprägung. Vier Wochen nach daraufhin erfolgter Wiederaufnahme der beruflichen Tätigkeit waren dann an den Händen wesentlich ausgeprägtere Hauterscheinungen zu verzeichnen, welche als beruflich verursacht eingeordnet wurden.

Seitens des behandelnden Hautarztes am Heimatort wurden im Anschluss bis 09/2021 erneut klinisch ausgeprägte entzündliche Hauterscheinungen an beiden Händen mit arbeitskongruentem Verlauf dokumentiert. In den zuletzt erstatteten Hautarztberichte von 10/2021 und 12/2021 im Zuge oder im Anschluss an die berufliche Rehabilitationsmaßnahme ist dann eine wesentliche Besserung der entzündlichen Hauterscheinungen an den Händen mit zuletzt lediglich noch geringgradigen Erythemen an einzelnen Fingern und den Handinnenflächen sowie teils Dokumentation von Lichenifikationen beschrieben.

Anamnese

Familienanamnestisch allergisches Asthma bronchiale beim Bruder. Eigenanamnestisch generalisierte atopische Dermatitis in der Säuglingszeit sowie später bis in das Erwachsenenalter wechselhaft Auftreten von Beugenekzemen, des Weiteren Rhinokonjunktivitis allergica bei bekannter Typ-I-Sensibilisierung gegenüber saisonalen Inhalationsallergenen sowie Angabe einer Textilunverträglichkeit mit erhöhtem Juckreiz bei bestimmten Textilien.

Im Jahr 2011 seien erstmalig entzündliche Hauterscheinungen an den Händen, speziell den Fingerbeugeseiten, den Fingerseitenkanten und den Handinnenflächen mit Bläschenbildung, Rötung und Juckreiz aufgetreten. Diese Hauterscheinungen hätten einen teils schubweisen Verlauf erkennen lassen, seien jedoch insgesamt nach Wahrnehmung des Versicherten arbeitskongruent verlaufen mit in der Regel wesentlicher Besserung in Arbeitskarenzzeiten und Zunahme der entzündlichen Hauterscheinungen unter Ausübung der beruflichen Tätigkeit in der Pflege, zuletzt als Pflegekraft in der außerklinischen Intensivpflege. Seit beruflicher Rehabilitationsmaßnahme in eine nicht hautbelastende Tätigkeit ab 08/2021 und nachfolgender Ausübung einer entsprechenden beruflichen Tätigkeit habe sich der Hautbefund an den Händen kontinuierlich gebessert und sei nach Wahrnehmung des Versicherten nahezu abgeheilt. Zuletzt ausschließliche Anwendung einer Basistherapie sowie lediglich seltenere, bedarfsorientierte Anwendung einer pimecrolimushaltigen Creme an den Händen.

Hautbefund zum Zeitpunkt der gutachterlichen Untersuchung

Bei der Inspektion beider Hände finden sich über den Endgliedern beider Digiti III und des linken Digitus IV unscharf begrenzte, subakute Erytheme auf leicht lichenifiziertem Grund. Palmar beidseits sehr geringgradig ausgeprägte colleretteartige Schuppung.

Am übrigen Integument besteht eine deutliche, generalisierte Xerosis cutis. Roter Dermographismus.

Diagnostische Maßnahmen

Erlanger Atopiekriterien zur Erkennung eines erhöhten Ekzemrisikos: 10 Punkte.

Diagnosen

1. Restzustand eines kumulativ-subtoxischen Handekzems an einzelnen Fingerendgliedern;
2. geringgradige Dyhidrosis lamellosa sicca palmar beidseits als Ausdruck eines atopischen Handekzems;
3. Zustand nach generalisierter atopischer Dermatitis (anamnestisch) und
4. anamnestisch und nach Aktenlage Rhinokonjunktivitis allergica bei Typ-I-Sensibilisierung gegenüber Birkenpollen.

Auffällige Befunde nach Aktenlage

Typ-IV-Sensibilisierung gegenüber *Hydroxyperoxides of Linalool.*

Beurteilung

Zum Zeitpunkt der gutachterlichen Untersuchung, ca. 5,5 Monate nach letztmaliger Ausübung der beruflichen Tätigkeit als Pfleger in der außerklinischen Intensivpflege, bestanden bei dem Versicherten im Bereich beider Hände lediglich sehr gering ausgeprägte subakute entzündliche Hauterscheinungen. Am übrigen Integument waren keine akutentzündlichen Hauterscheinungen zu objektivieren, bei jedoch ausgeprägter Trockenheit des Hautorganes.

Diese Trockenheit der Haut (Xerosis cutis) korrespondiert mit der gesicherten atopischen Disposition des Versicherten. Das Vorliegen einer atopischen Disposition des Versicherten begründet sich aus den nachvollziehbaren anamnestischen Angaben einer generalisierten atopischen Dermatitis in der Säuglingszeit, des Vorliegens von Typ-I-Sensibilisierungen gegenüber saisonalen Inhalationsallergenen mit klinischer Relevanz im Sinne einer Rhinokonjunktivitis allergica, der positiven Familienanamnese hinsichtlich atopischer Erkrankungen, dem teils klinischen Bild eines bläschenbildenden (dyshidrotischen) Handekzems mit aktuell an beiden Handinnenflächen geringgradiger klinischer Manifestation im Sinne einer sog. Dyshidrosis lamellosa sicca sowie anamnestischen Angaben einer Textilunverträglichkeit (Diepgen et al. 1991).

Aufgrund des aktuellen klinischen Bildes und des Erkrankungsverlaufes seit letztmaliger ausführlicher Epikutantestung Ende November 2020 bestand aktuell keine Indikation für die nochmalige Durchführung einer Epikutantestung (Bauer et al. 2015; Mahler et al. 2019a, b). Im Rahmen der ehemals durchgeführten ausführlichen Epikutantestung während des stationären Heilverfahrens im November 2020 war eine 1-fach positive Reaktion gegenüber dem Duftstoff Hydroxyperoxides of Linalool nachweisbar. Es war bereits im Entlassungsbericht darauf hingewiesen worden, dass es bei einer derartigen, relativ schwachen Reaktion sich auch um eine falsch positive, irritative Reaktion handeln könnte. Insbesondere ist zu berücksichtigen, dass der Versicherte angab, bislang keine Unverträglichkeitsreaktion gegenüber duftstoffhaltigen Kosmetika bemerkt zu haben. Insofern ergibt sich kein Hinweis für eine etwaige klinische Relevanz einer etwaigen Linalool-Hydroxyperoxide-Sensibilisierung. Für den Fall des Vorliegens einer derartigen Sensibilisierung wäre ein beruflicher Erwerb im Rahmen der ehemaligen Tätigkeit in der ambulanten Intensivpflege vorstellbar, dies ist jedoch letztlich nicht belegt.

- **Beantwortung der Fragen des Gutachtenauftrages**

1. **Welche Erkrankungen/Krankheiten der Haut haben Sie festgestellt?**

   Gutachterlich wurde diagnostiziert:

   a. Restzustand eines kumulativ-subtoxischen Handekzems an einzelnen Fingerendgliedern,
   b. geringgradige Dyhidrosis lamellosa sicca palmar beidseits als Ausdruck eines atopischen Handekzems,
   c. Zustand nach generalisierter atopischer Dermatitis (anamnestisch) und
   d. anamnestisch und nach Aktenlage Rhinokonjunktivitis allergica bei Typ-I-Sensibilisierung gegenüber Birkenpollen.

2. **Bestehen nach Ihrer Überzeugung relevante Vorschädigungen (klinisch stumme Schadensanlagen oder manifeste Vorerkrankungen)? Wenn ja, welche? Worauf gründet sich diese Überzeugung?**

   Bei dem Versicherten ist das Vorliegen einer atopischen Disposition als gesichert anzusehen. Hinsichtlich der ausführlichen Begründung wird auf das Ergebnis des oben niedergelegten Atopie-Scores sowie die im Beurteilungsteil anhand der nachvollziehbaren anamnestischen Angaben und der klinischen Befunde und Stigmata niedergelegten Begründung für eine atopische Disposition verwiesen (Hanifin und Rajka 1980; Diepgen et al. 1991).

   Wenngleich nicht ärztlich dokumentiert, ist es aufgrund der nachgewiesenen atopischen Disposition in Verbindung mit den nachvollziehbaren anamnestischen Angaben zudem plausibel, dass bei dem Versicherten in der Säuglingszeit und frühen Kindheit eine generalisierte atopische Dermatitis vorlag.

3. **Ist die arbeitsbedingte Einwirkung Ursache für die Erkrankung?**

   Nach gutachterlicher Überzeugung sind die irritativen Einwirkungen im Rahmen der bis zum 15.08.2021 ausgeübten Tätigkeit als Pflegekraft, insbesondere in Form von Feuchtarbeit maßgeblich für die Verursachung des kumulativ-subtoxischen Handekzems (Diepgen 2012; Brasch et al. 2015; Diepgen et al. 2016; Skudlik et al. 2021). Dies begründet sich durch die Übereinstimmungen der Einwirkungen an den Händen mit der klinischen Manifestation eines mehrfach als arbeitskongruent dokumentierten arbeitskongruenten Handekzems. Hinweise für eine etwaige allergische Verursachung oder ein primär (im Vordergrund stehendes) eigendynamisches Erkrankungsgeschehen ergaben sich nicht (Skudlik et al. 2009, 2021; Bauer et al. 2015; Mahler et al. 2019a, b). Insbesondere zeigt sich, dies auch ärztlich dokumentiert, ab Aufgabe der Tätigkeit in der Pflege und Aufnahme einer beruflichen Reha-Maßnahme oder nachfolgend einer nichthautbelastenden Tätigkeit eine Rückläufigkeit der entzündlichen Hauterscheinungen mit aktuell nur noch geringgradigen, residualen Hautveränderungen eines kumulativ-subtoxischen Handekzems an einzelnen Fingerendgliedern.

4. **Gibt es darüber hinaus außerberufliche Einwirkungen, die Ursache für die Erkrankung sind? Bitte begründen Sie dies auf Grundlage des aktuellen medizinischen Erkenntnisstandes.**

   Relevante, über das Maß der üblichen Lebensführung hinausgehende außerberufliche Einwirkungen als Ursache für die Erkrankung sind nicht zu konstatieren. Hinsichtlich des Auftretens ekzematöser Hauterscheinungen an den Händen ist im vorliegenden Fall jedoch zusätzlich zu den beruflichen Einwirkungen auch die atopische Disposition zu nennen, welche das Auftreten eines exogen verursachten, kumulativ-subtoxischen Handekzems begünstigt und im vorliegenden Fall zusätzlich, ehemals anteilig, mit Wahrscheinlich-

36

keit auch ein atopisches Handekzem verursacht hat, sodass im Rahmen des früheren stationären Heilverfahrens November 2020 ein entsprechend ätiologisch kombiniertes Handekzem diagnostiziert wurde (Skudlik et al. 2009, 2021). Zum Zeitpunkt der aktuellen gutachterlichen Untersuchung manifestierte sich das berufsunabhängige anlagebedingte atopische Handekzem klinisch lediglich sehr geringgradig palmar beidseits unter dem typischen Bild der Minimalform eines vesikulären atopischen Handekzems im Sinne einer Dyshidrosis lamellosa sicca.

5. **Bitte gewichten Sie die Mitwirkungsanteile der festgestellten Ursache und begründen Ihre Einschätzung.**

   Aus den Ausführungen zu 3 und 4 ergibt sich, dass die beruflichen kumulativ-subtoxischen Einwirkungen hinsichtlich des Verlaufes der Hauterkrankung an den Händen wesentlich waren. Entsprechend zeigten sich auch aktuell, ca. 5,5 Monate nach letztmaliger Ausübung der ehemaligen hautbelastenden beruflichen Tätigkeit, bei seit Unterlassung der Tätigkeit hautärztlich kontinuierlich dokumentierter Rückläufigkeit der Befunde, klinisch nur noch sehr gering ausgeprägte subakute, auf die ehemalige berufliche Tätigkeit zurückzuführende entzündliche Hauterscheinungen an einzelnen Fingerendgliedern.

6. **Welche Erkrankungen/Krankheiten sind ursächlich auf die beruflichen Einwirkungen zurückzuführen im Sinne einer Entstehung oder einer Verschlimmerung?**

   Das kumulativ-subtoxische Handekzem ist ursächlich auf die ehemaligen beruflichen Einwirkungen zurückzuführen. Diesbezüglich zeigte sich aktuell bei ca. 5,5 Monate zurückliegender letztmaliger Ausübung der schädigenden Tätigkeit lediglich noch ein Restzustand an einzelnen Fingerendgliedern.

7. **Handelt es sich um eine abgrenzbare oder nicht abgrenzbare Verschlimmerung?**

   Entfällt.

8. **Handelt es sich um eine vorübergehende oder dauernde Verschlimmerung? Wenn es sich um eine vorübergehende Verschlimmerung handelt, für welche Zeitraum besteht diese?**

   Entfällt.

9. **War die arbeitsbedingte Hautkrankheit schwer im Sinne der BK 5101?**

   Ja, die Hauterkrankung ist als schwer im Sinne der BK 5101 der BKV zu bezeichnen. Diese Einschätzung ergibt sich insbesondere vor dem Hintergrund des präzisierten Verständnisses für diesen Rechtsbegriff seitens der AG Bamberger Empfehlung (Krohn et al. 2020a; Skudlik et al. 2021) angesichts der zum 01.01.2021 in Kraft getretenen BK-Rechtsreform: Bei, ab erstmaliger Dokumentation der beruflichen Hauterscheinungen im Jahr 2016 im Zuge der regelmäßigen hautfachärztlichen Betreuung im Hautarztverfahren mehrfach klinisch als ausgeprägt dokumentierten berufsbedingten Hauterscheinungen der Hände, dies begründet über Rhagadenbildung, die dauerhafte Behandlungsbedürftigkeit und auch die Indikation zu einem stationären Heilverfahren, zeigten sich bei retrospektiver Betrachtung unter der bereits vor dem 01.01.2021 durchgeführten regelmäßigen hautfachärztlichen Therapie und angesichts der seitens des UV-Trägers initiierten Präventionsmaßnahmen im Zuge der Teilnahme an zwei ambulanten Hautschutzschulungsberatungen im Jahr 2018 und im Jahr 2020 sowie Teilnahme an einem stationären Heilverfahren im Jahr 2020 weiterhin beruflich verursachte, behandlungsbedürftige Hauterscheinungen. Da unter angemessener hautfachärztlicher Therapie die Einleitung angemessener präventiver Maßnahmen bereits im Jahr 2018 dokumentiert wurde mit nachfolgend weiterhin behandlungsbedürftigen Hauterscheinungen, ist somit, angesichts der Präzisierung des Rechtsbegriffs der Schwere, das Vorliegen einer schweren Hauterkrankung im Sinne der BK 5101 der BKV ab dem Zeitpunkt des 01.01.2021 zu konstatieren (Skudlik et al. 2021).

10. **War die arbeitsbedingte Hautkrankheit wiederholt rückfällig im Sinne der BK 5101?**

    Das Vorliegen einer wiederholt rückfälligen Hauterkrankung im Sinne der BK 5101 der BKV ist nicht dokumentiert (Diepgen et al. 2016; Skudlik und John 2017a; Skudlik et al. 2021).

11. **Besteht aufgrund einer anderen Erkrankung bereits völlige und dauernde Erwerbsunfähigkeit im Sinne der gesetzlichen Unfallversicherung, gegebenenfalls seit wann?**

    Nein, aufgrund etwaiger anderer Erkrankungen besteht keine völlige und dauernde Erwerbsunfähigkeit im Sinne der gesetzlichen Unfallversicherung.

12. **Welche Folgen der Berufskrankheit liegen vor?**

    Bei Eintritt des Versicherungsfalls zum 01.01.2021 und letztmaliger Ausübung der schädigenden Tätigkeit am 15.08.2021 ist als Folge der Berufskrankheit bei Eintritt des Versicherungsfalls das Vorliegen eines berufsbedingt verursachten kumulativ-subtoxischen Handekzems zu konstatieren, wobei sich zum Zeitpunkt der gutachterlichen Untersuchung am 04.01.2022 diesbezüglich lediglich noch ein Restzustand des ehemals beruflich verursachten kumulativ-subtoxischen Handekzems mit verbliebenen geringgradigen entzündlichen Hauterscheinungen an einzelnen Fingerendgliedern beidseits zeigte.

13. **Welche Krankheitserscheinungen bestehen unabhängig von der arbeitsbedingten Hauterkrankung?**

    Unabhängig von den berufsbedingt verursachten Hauterscheinungen liegt bei dem Versicherten an beiden Handinnenflächen (palmar beidseits) eine Dyshidrosis lamellosa sicca als Ausdruck eines geringgradigen atopischen Handekzems vor. Darüber hinaus bestehen anamnestisch ein Zustand nach generalisierter atopischer Dermatitis, anamnestisch und nach Aktenlage eine Rhinokonjunktivitis allergica bei Typ-I-Sensibilisierung gegenüber Birkenpollen und eine bislang klinisch nicht relevante Typ-IV-Sensibilisierung gegenüber dem Duftstoff Hydroxyperoxides of Linalool.

14. **Besteht wegen der Folgen der Berufskrankheit zurzeit Arbeitsunfähigkeit im Rechtssinne? Hinweis: Arbeitsunfähigkeit ist, wer infolge des Versicherungsfalls nicht oder nur mit der Gefahr der alsbaldigen Verschlimmerung fähig ist, der zuletzt ausgeübten Erwerbstätigkeit nachzugehen.**

    Auch wenn wegen der Folgen der Berufskrankheit zum Zeitpunkt der gutachterlichen Untersuchung am 04.01.2022 keine Arbeitsunfähigkeit attestiert war, liegt im vorliegenden Fall (entsprechend des Hinweises in der Fragestellung) Arbeitsunfähigkeit im Rechtssinne vor.

15. **Bitte schätzen Sie die MdE in einer Gesamtschau der BK-Folgen ein und berücksichtigen Sie dabei die MdE-Tabelle der „Bamberger Empfehlung". Soweit wegen Besonderheiten des Einzelfalls der Grad der MdE nicht aus der Begutachtungsempfehlung abgeleitet werden kann, bitten wir den MdE-Vorschlag besonders zu begründen.**

    Die Minderung der Erwerbsfähigkeit bei der BK nach Nr. 5101 der BKV ergibt sich sowohl aus dem Ausmaß der Hauterscheinungen, auch nach irritativer Schädigung, sowie den Auswirkungen etwaiger beruflich verursachter Allergien (Bauer et al. 2015).

    Das Vorliegen etwaiger beruflich verursachter Allergien ist nicht zu konstatieren. Somit ist im vorliegenden Fall das Ausmaß der Hauterscheinungen maßgeblich für die Einschätzung der MdE.

Diesbezüglich ist im vorliegenden Fall eine gestaffelte MdE-Einschätzung angezeigt: Im Zeitraum 01.01.2021 bis zum 15.08.2021 ist zu berücksichtigen, dass die zu beurteilenden Folgen der Berufskrankheit unter Ausübung der beruflichen Tätigkeit bestanden. Gemäß Stand 2020/2021 der AG „Bamberger Empfehlung" resultiert bei Fortführung einer beruflichen Tätigkeit hinsichtlich der beruflichen Hauterscheinungen eine geringere Teilhabestörung, als für den Fall, dass Hauterscheinungen gleichartiger Ausprägung nach Unterlassung der Tätigkeit v (Krohn et al. 2020b). Für derartige Fallkonstellationen (bei noch nicht erfolgter Unterlassung der schädigenden Tätigkeit) empfiehlt die AG „Bamberger Empfehlung" somit das Ausmaß der Hauterscheinungen einen Schweregrad geringer als für die Fälle, bei denen die Tätigkeit unterlassen wurde, einzuschätzen (Krohn et al. 2020b). Im Zeitraum 01.01.2021 bis zur Beendigung der schädigenden Tätigkeit sind gemäß der vorliegenden und mit den anamnestischen Angaben übereinstimmenden Dokumentationen klinisch ausgeprägte (teils mit Rhagadenbildung einhergehende), dauerhaft behandlungsbedürftige Hauterscheinungen dokumentiert. Das Ausmaß der Hauterscheinungen ist somit für diesen Zeitraum als „schwerwiegend" einzuordnen. Ab Aufgabe der Tätigkeit wird hautärztlich dann, dies übereinstimmend mit den anamnestischen Angaben, aus der Verlaufsdokumentation eine Rückläufigkeit der Ausprägung der Hauterscheinungen deutlich.

Insgesamt beschreiben die nach Unterlassung der Tätigkeit hautärztlich dokumentierten Hautbefunde einen wesentlich geringeren Hautbefund als unter beruflicher Tätigkeit, sodass nach Unterlassung der schädigenden Tätigkeit bis spätestens zum Zeitpunkt der aktuellen gutachterlichen Untersuchung am 04.01.2022 das Ausmaß der Hauterscheinungen als „mittel" einzuordnen ist.

Der gutachterlicherseits am 04.01.2022 erhobene Hautbefund unter regelmäßiger Anwendung einer Basistherapie, einer ichthyolhaltigen Rezeptur und lediglich bedarfsorientierter Anwendung einer pimecrolimushaltigen Creme ist nach gutachterlicher Überzeugung lediglich noch als „leicht" einzuordnen.

Die Bewertung der MdE findet sich in ◘ Tab. 36.7.

◘ **Tab. 36.7** Bewertung der Minderung der Erwerbsfähigkeit (MdE) bei Berufskrankheit (BK) 5101 unter Fortführung der Tätigkeit und nach erfolgter Unterlassung. Es resultiert zusammenfassend folgende gestaffelte MdE-Einschätzung: **a** 01.01.2021–15.08.2021: Ausmaß der Hauterscheinungen „schwer", dies bei noch nicht erfolgter Unterlassung der Tätigkeit. MdE = 20 %, **b** 16.08.2021–03.01.2022: Ausmaß der Hauterscheinungen „mittel": MdE = 20 %, **c** ab 04.01.2022: Ausmaß der Hauterscheinungen „leicht": MdE = 10 %

Auswirkung einer Allergie	Ausmaß der Hauterscheinungen, auch nach irritativer Schädigung			
	keine	**leicht**	**mittel**	**schwer**[(a)]
keine	0 %	**10 %**[(c)]	**20 %**[(a,b)]	25 %
geringgradig	0 %	10 %	20 %	25 %
mittelgradig	10 %	15 %	25 %	30 %
schwerwiegend	20 %	20 %	30 %	≥ 30 %

16. **Ist mit einer wesentlichen Änderung (Besserung oder Verschlimmerung) der Folgen der Berufskrankheit zu rechnen? Halten Sie eine Überprüfung des BK-Folgezustandes für angezeigt, gegebenenfalls wann?**
    Aufgrund der noch bestehenden berufsbedingten Hauterscheinungen im Sinne eines Restzustandes des ehemals beruflich verursachten kumulativ-subtoxischen Handekzems, sind weiterhin zur Minderung der BK-Folgen ambulante hautfachärztliche Behandlungsmaßnahmen angezeigt. Die diesbezüglich derzeit erfolgenden hautfachärztlichen therapeutischen Maßnahmen sind als adäquat einzuordnen. In den kommenden Monaten ist bei weiterhin Unterlassung der schädigenden Tätigkeit eine vollständige Abheilung der ehemals berufsbedingt verursachten Hauterscheinungen (dies in Abgrenzung zum berufsunabhängig bestehenden atopischen Handekzem) zu erwarten. Grundsätzlich wird neben der Fortführung der ambulanten hautärztlichen Heilbehandlung zur Minderung der BK-Folgen eine Nachuntersuchung entweder, sobald sich aus der Verlaufsdokumentation Anhalt für eine wesentliche Änderung (= Abheilung der berufsbedingten Hauterscheinungen) ergibt, beziehungsweise in 6 bis spätestens 12 Monaten empfohlen.

36.3 Beispielgutachten für die BK 5103

36.3.1 Invasives Plattenepithelkarzinom und Feldkanzerisierung >50 cm² mit MdE 20 % für ein Jahr

▪ Vorgeschichte und Aktenlage

69-jähriger Versicherter, seit 1974 als Baumaschinenmonteur langjährig beruflich gegenüber UV-Strahlung exponiert; seit Februar 2016 berentet. Die arbeitstechnischen Voraussetzungen für die Anerkennung einer BK 5103 liegen vor (76,3 % attributive UV-Einwirkung durch den Beruf im Vergleich zur Lebenszeit-UV-Exposition). Seitens des behandelnden Hautarztes wurde 2020 eine Ärztliche Anzeige bei Verdacht auf eine Berufskrankheit BK 5103 erstattet unter der Diagnose „Plattenepithelkarzinom Nasenspitze 9/2013 sowie multiple aktinische Keratosen". Bekannter Morbus Crohn, aber ohne immunsuppressive Therapie.

▪ Arbeitsplatzanamnese

Hinsichtlich der versicherten Tätigkeit in einem Baumaschinenunternehmen von 1974–2000 ist festzustellen: Der Versicherte war vollschichtig als Kranmonteur tätig. Der Versicherte hat auf Baustellen die angelieferten Kranteile aufgebaut und die Kräne in Betrieb genommen. Hierbei wurden neben Montage- und Inbetriebnahmearbeiten auch Demontage, Reparatur sowie Wartungsarbeiten überwiegend im Freien durchgeführt. Der Versicherte legt Wert darauf, festzustellen, dass er, anders als bei Kranführern, im Zusammenhang mit der Kranmontage und den sonstigen anfallenden Arbeiten zu über 80 % im Freien tätig war und entsprechend potenziell UV-Strahlung gegenüber exponiert war. Die Angaben des Präventionsdienstes werden bestätigt. Am Arbeitsplatz sei in aller Regel kein Helm getragen worden. Bei der Art der Arbeiten, die er zu verrichten hatte, war es häufig erforderlich, den Kopf ganz nach oben zu nehmen, um weit oberhalb befindliche Konstruktionsdetails bewerten zu können; dabei habe sich der Helm als unpraktisch erwiesen und deshalb haben er und die Arbeitskollegen in der Regel keinen Helm getragen. Leder-Arbeitshandschuhe seien konsequent getragen worden.

▪ Anamnese

Nach der Erinnerung des Versicherten war er im Zeitraum von 1997–1998 wegen einer aktinischen Keratose an der rechten Wange unterhalb des rechten Auges, die mit Solaraze® lokal behandelt worden sei, bei seinem Hautarzt in Therapie. Weitere Vorstellungen fanden 2010 statt, wo an der rechten Wange erneut eine aktinische Keratose festgestellt wurde, die exzidiert und histologisch gesichert wurde. Am 12.09.2013 hat er sich wegen einer weiteren Veränderung im Bereich der Nase dann wieder vorgestellt, eine Exzision ergab histologisch ein auf dem Boden einer aktinischen Keratose entstandenes gering verhornendes mittelgradig differenziertes Plattenepithelkarzinom der Haut mit einer maximalen Tumordicke von 1,9 mm. In der weiteren Nachsorge seien am 24.07.2014 im Bereich des Capillitiums sieben aktinische Keratosen beobachtet worden, die mit Actikerall therapiert wurden. Am 04.11.2020 wurden weitere neun aktinische Keratosen sowie zwei weitere an der rechten Wange und an der Stirn rechts festgestellt. Der Versicherte berichtet, dass er weiter alle drei Monate in Behandlung sei; aus einer aktuellen Einlassung vom 22.02.2022 geht hervor, dass er zuletzt am 26.01.2022 vorstellig war wegen multipler Keratosen am Kopf; Solaraze® Gel-Therapie lokal wird regelmäßig durchgeführt.

Hautbefund

Übersicht

Hauttyp I–II nach Fitzpatrick. Mäßige aktinische Schädigung des Gesichtes. Integument insgesamt blass, einschließlich der Unterschenkel (kein „sun-seeker"). Es findet sich lediglich eine stärkere Pigmentierung beider Unterarme streckseitig. An den Handrücken (was der Versicherte in Zusammenhang mit dem Tragen von Handschuhen bringt) und den Oberarmen ist dies nicht der Fall. Einzelne senile Angiome im Bereich des vorderen Thorax. Im Bereich des rechten Handrückens Zustand nach kürzlicher Verletzung, ansonsten keine Hinweise auf aktinische Keratosen im Bereich beider Handrücken, ebenso nicht im Bereich der pigmentierten Unterarme.

Kopf-/Halsbereich

Fortgeschrittene androgenetische Alopezie Grad IV–V nach Norwood Hamilton; der Versicherte berichtet hierzu, dass er eine Glatzenbildung bereits seit 30 Jahren beobachtet habe; weshalb also weite Teile der Kopfhaut nicht mehr durch Haare geschützt gewesen seien gegenüber UV-Exposition. Im Bereich des unbehaarten Capillitiums findet sich in einem Areal von der Stirn bis zum Vertex-Bereich, das nicht behaart ist, durchgehend eine flächige Feldkanzerisierung mit multiplen derben krustösen Auflagerungen. Ansonsten finden sich im Bereich des Gesichts eine Narbe im Bereich des Nasenrückens (reizlos, nicht dehiszent). Ansonsten Couperose im Bereich beider Wangen und trockene Haut auch im Bereich der wenigen noch behaarten Areale des Capillitiums im Sinne eines seborrhoischen Kopfhautekzems. Geringe Cutis rhomboidalis nuchae. Hals weitgehend unauffällig (am Arbeitsplatz seien in der Regel Hemden oder Poloshirts mit Kragen getragen worden). Inframandibulär beidseits, am Hals seitlich sowie supraclaviculär keine Lymphknoten tastbar.

Beantwortung der Fragen des Gutachtenauftrages

1. **Welche Erkrankungen liegen vor?**
   Hauptdiagnosen:
   1. Zustand nach mittelgradig differenziertem Plattenepithelkarzinom der Nase, maximale Tumordicke 1,9 mm sowie
   2. Feldkanzerisierung nahezu der gesamten unbehaarten Kopfhaut von der Stirn bis zur Vertex-Region (> 150 cm^2).

   Nebendiagnose:
   1. Seborrhoisches Ekzem in den noch verbliebenen behaarten Anteilen der Kopfhaut und
   2. Morbus Crohn.

2. **Welche dieser Erkrankungen sind in naturwissenschaftlichem Sinn durch die festgestellten beruflichen Einwirkungen und gegebenenfalls welche Einwirkungen verursacht worden? Nennen Sie die Gründe, die für einen ursächlichen Zusammenhang sprechen!**

   Zustand nach mittelgradig differenziertem Plattenepithelkarzinom der Nase (9/2013), Feldkanzerisierung nahezu der gesamten unbehaarten Kopfhaut von der Stirn bis zur Vertex-Region.

Der Versicherte war langjährig in versicherter Tätigkeit beruflich UV-exponiert als Außenbeschäftigter in der Kopf-/Halsregion. Ein Helm wurde überwiegend nicht getragen, wegen der beständigen Erfordernis, den Kopf nach oben zu richten (Helm verrutscht, stört im Nacken). Außerdem besteht bei dem Versicherten bereits seit langem eine fortgeschrittene androgenetische Alopezie/Glatzenbildung. Der Versicherte ist ferner dem besonders lichtempfindlichen Fototyp I–II nach Fitzpatrick zuzuordnen. Regelmäßige UV-Exposition ist damit mit einem erhöhten Risiko für die Tumoren verbunden, die bei dem Versicherten aufgetreten sind. Auch der jetzige Bräunungstyp des Versicherten unterstreicht seine Feststellung, dass er im Privatleben die Exposition mit UV-Strahlung so gut wie möglich meidet; auch die Tatsache, dass im Bereich der Handrücken keinerlei aktinische Schäden und auch keine in-situ-Carcinome zu finden sind, unterstreicht seine Einlassung, dass er am Arbeitsplatz nahezu immer Handschuhe getragen habe und auch seit der Berentung keine vermehrte Exposition der Handrücken aufgetreten ist.

In Bezug auf die bestehende entzündliche Darmerkrankung (Morbus Crohn) ist festzustellen, dass keine immunsuppressive Therapie – die das Risiko für Hautkrebs erhöhen würde – durchgeführt werden musste. Die medizinischen Voraussetzungen für die Anerkennung einer BK 5103 bei in beruflich exponierten Hautarealen aufgetretenen Plattenepithelkarzinom und aktinischen Keratosen – in den klassischen Lokalisationen der Sonnenterrassen an Gesicht und Hals – sind vollumfänglich erfüllt.

Auch die arbeitstechnischen Voraussetzungen gemäß der wissenschaftlichen Begründung des medizinischen Sachverständigenbeirats Berufskrankheiten beim BMAS sind gemäß den Ermittlungen des Präventionsdienstes erfüllt (zusätzliche attributive berufliche UV-Exposition im Verhältnis zur Lebenszeit-UV-Exposition von 76,3 %).

3. **Erfüllen diese nach Ziffer 2 in naturwissenschaftlichem Sinn beruflich verursachten Erkrankungen die Voraussetzungen dieser Berufskrankheit im Sinne der wissenschaftlichen Begründung des medizinischen Sachverständigenbeirats beim BMAS?**

   Ja; vergleiche Antwort auf Frage 2.

4. **Für welche der Erkrankungen, für die Sie einen Zusammenhang mit der beruflichen Tätigkeit (Frage 2) und das Vorliegen der Voraussetzungen der Berufskrankheit bejahen, haben**

   4.1 **konstitutionelle Besonderheiten in der Person des Erkrankten oder**

   Lichttyp I–II nach Fitzpatrick; es ist davon auszugehen, dass der ungenügende Eigenschutz des Versicherten, der auch weiß, dass er kaum zur Bräunung und stattdessen zur raschen Entwicklung von Sonnenbränden neigt, eine Bedeutung für die Entwicklung der aufgetretenen Hauttumoren hatte; es ist davon auszugehen, dass bei seiner offensichtlichen Neigung, private UV-Exposition zu meiden, ohne die berufliche UV-Exposition diese Tumoren nicht oder nicht in dem Ausmaß aufgetreten wären.

   4.2 **sonstige außerberufliche Einflüsse ebenfalls mitgewirkt?**

   Nein; konkurrierende außerberufliche Einflüsse sind nicht bekannt. Es sei darauf hingewiesen, dass wegen der bekannten entzündlichen Darmerkrankung (Morbus Crohn) keine immunsuppressive Therapie durchgeführt worden ist. Die Erkrankung ist auch erstmals als solche diagnostiziert worden im Jahre 2017, nach Beendigung der versicherten, UV-exponierten Tätigkeit.

5. **Die Fragen 5.1–5.4 sind nur zu beantworten, wenn außerberufliche, kon-**

kurrierende Ursachen festgestellt wurden.

5.1 **Ist es durch die beruflichen Einwirkungen erstmals zu einem manifesten Krankheitsgeschehen gekommen (Körperschaden im Sinne der Entstehung)?**

5.2 **Ist durch die beruflichen Einwirkungen ein vorbestehendes Leiden verschlimmert worden? Wenn ja, in welcher Weise und in welchem Umfang?**

5.3 **War eine außerberufliche Krankheitsanlage so weit fortgeschritten oder so leicht ansprechbar, dass es zur Auslösung der akuten Erscheinungen anlässlich der beruflichen Einwirkung keiner besonderen und ihrer Eigenart unersetzlichen Einwirkung bedurfte?**

5.4 **In welchem Verhältnis stehen berufliche und außerberufliche Ursachen zueinander? Stehen die beruflichen Einwirkungen auch in Anbetracht der außerberuflichen Einwirkungen in einer besonderen Beziehung zu den zu beurteilenden Erkrankungen?**

Zusammenfassende Beantwortung:

Entfällt, weil keine außerberuflichen konkurrierenden Ursachen festgestellt wurden.

Die Fragen 6–8 sind nur zu beantworten, wenn die berufliche Tätigkeit nach Ihrer Beurteilung in einer besonderen Beziehung zu den zu beurteilenden Erkrankungen steht (Fragen 2 und 5.3/4) und das Vorliegen der Voraussetzungen der Berufskrankheit (Frage 3) bejaht wird.

6. **In welchem Grade und ab welchem Zeitpunkt ist in diesem Fall die Erwerbsfähigkeit durch die Folgen der beruflich bedingten Erkrankung gemindert? Bitte berücksichtigen Sie hierbei die beigefügte MdE-Tabelle der „Bamberger Empfehlungen" – Stand 06.2017.**

Mit der Diagnose des Plattenepithelkarzinoms an der Nase ab dem 12.09.2013 sind die unteren Zeilen in der Erläuterung zur MdE-Tabelle („Krankheitsaktivität bei Plattenepithelkarzinomen [und gegebenenfalls auch weiteren aktinischen Keratosen und/oder Feldkanzerisierung])" hinsichtlich der MdE-Einschätzung zugrunde zu legen, dies auch wenn – wie hier – die Diagnose eines invasiven Plattenepithelkarzinoms bereits länger zurückliegt und vor dem Zeitpunkt der Aufnahme der neuen BK 5103 in die BK-Liste zum 01.01.2015 (Deutsche Gesetzliche Unfallversicherung 2017; Skudlik und John 2017b; Leitlinienprogramm Onkologie 2020). Ab dem 24.07.2014 sind erstmals zusätzlich sieben aktinische Keratosen aktenkundig, am 04.11.2020 neun. Entsprechend der MdE-Tabelle ist entsprechend ab dem 24.07.2014 von einer mittelgradigen Krankheitsaktivität auszugehen und ebenso bezogen auf den 04.11.2020. Zwischen dem 24.07.2014 und dem 04.11.2020 liegen keine Befunde in der Akte vor; im Hautkrebsbericht seitens des behandelnden Hautarztes vom 4.11.2020 wird festgestellt, dass kein Neuauftreten von mehr als 20 Carcinomata in situ innerhalb von 12 Monaten beobachtet worden sei, auch sei keine Feldkanzerisierung von in der Summe mehr als 50 cm^2 beobachtet worden. Wenn hier noch weitere Informationen seitens des Unfallversicherungsträgers benötigt werden, müssten diese vom behandelnden Hautarzt eingeholt werden.

Einstweilen, auch nach der plausiblen Schilderung des Versicherten, könnte zu seinen Gunsten angenommen werden, dass die Krankheitsaktivität auch zwischen den beiden aktenkundigen Terminen (24.07.2014 und 04.11.2020) jeweils mittelgradig gewesen ist; er berichtet ja von viertel- bis halbjährlichen hautärztlichen Konsultationen und regelmäßiger Behandlung mit Solaraze® über diese Jahre. Die Angabe wäre ja auch konsistent mit den Ausführungen des behandelnden Hautarztes im Hautkrebsbericht. Aus einer Einlassung des Hautarztes vom 03.02.2022, die der Versicherte bei der jetzigen Untersuchung mitgebracht hat, werden unter dem 28.01.2022 multiple aktinische Keratosen am Kopf allerdings ohne Quantifizierung berichtet. Bei der jetzigen Untersuchung ergab sich eine Feldkanzerisierung in der gesamten Glatzenregion von der Stirn bis zum Vertex-Bereich in einer Ausdehnung von mehr als 150 cm². Entsprechend ist bei stattgehabtem Plattenepithelkarzinom die jetzige Krankheitsaktivität als hochgradig einzuordnen. Ab dem Datum der Begutachtung am 28.02.2022 wird gemäß Bamberger Empfehlung die MdE mit 20 % für 1 Jahr eingeschätzt (Deutsche Gesetzliche Unfallversicherung 2017). Die Einschätzung der MdE findet sich in ◘ Tab. 36.8; Erläuterungen zur Krankheitsaktivität in ◘ Tab. 36.9 und Tab. 36.10.

❗ Für die gutachterliche Einschätzung ist es im Interesse des Patienten essenziell, dass durch die behandelnden Hautärzte die Zahl der aktinischen Keratosen, die zu einem bestimmten Untersuchungstermin festgestellt wurden, explizit in den Berichten (zum Beispiel Hautkrebsbericht/Nachsorgebericht) vermerkt wurden. Gegebenenfalls empfiehlt es sich, den Unfallversicherungsträger zu bitten, fehlende Informationen durch Nachfrage bezüglich der Zahl der identifizierten Läsionen bei den behandelnden Ärzten noch beizubringen.

7. **Ist mit einer erheblichen Änderung der Folgen dieser Erkrankung zu rechnen, gegebenenfalls in welchen Zeiträumen?**
   Der Verlauf der Hautkrebserkrankung ist nicht vorhersehbar; grundsätzlich ist eine wesentliche Verschlimmerung in der Zukunft möglich. Der weitere Verlauf der Erkrankung wird auch wesentlich von der Therapie abhängen; die jetzige Therapie mit Solaraze® ist für die Behandlung der flächenhaft aufgetretenen aktinischen Keratosen (Feldkanzerisierung) nicht ausreichend; hier wäre beispielsweise eine photodynamische Therapie (PDT), eventuell als Tageslichttherapie gemäß der aktuellen S3-Leitlinie, sinnvoll (Heppt et al. 2020; Leiter et al. 2020; Leitlinienprogramm Onkologie 2020). Eine Nachuntersuchung empfiehlt sich spätestens nach Ablauf eines Jahres, bei Besonderheiten eher.
8. **Sind medizinische Maßnahmen und gegebenenfalls welcher Art angezeigt?**
   Ja, hinsichtlich der erforderlichen medizinischen Maßnahmen ist weiterhin eine hautärztliche Verlaufskontrolle/Tumornachsorge und Doku-

36

◘ **Tab. 36.8** Fall aus ▶ Abschn. 36.3.1: Gestufte Einschätzung der Minderung der Erwerbsfähigkeit bei BK 5103 „Plattenepithelkarzinome oder multiple aktinische Keratosen der Haut durch natürliche UV-Strahlung", **a** 24.07.2014–27.02.2022: MdE = 10 %, **b** 28.02.2022 fortlaufend für 1 Jahr: MdE = 20 %

Tumor	Krankheitsaktivität/ -intensität		
	keine / gering	mittelgradig	**hochgradig**
multiple aktinische Keratosen / Morbus Bowen / Feldkanzerisierung (ohne Plattenepithelkarzinom(e))	0*	0*	**10[(a)]**
Plattenepithelkarzinom(e) (und weiteren aktinischen Keratosen und/oder Feldkanzerisierung)	0*	10	**≥ 20[(b)]**

* Dabei werden alle MdE-Grade unterhalb von 10 v.H. als nicht messbar mit „0" angegeben

Tab. 36.9 Bamberger Empfehlung: Krankheitsaktivität bei multiplen aktinischen Keratosen und/oder Feldkanzerisierung (ohne Plattenepithelkarzinome). (Deutsche Gesetzliche Unfallversicherung 2017)

Keine/gering:	Neuauftreten von weniger als 6 aktinischen Keratosen innerhalb von 12 Monaten
Mittelgradig:	Neuauftreten von 6–20 aktinischen Keratosen oder Entstehen einer klinisch sichtbaren Feldkanzerisierung von in der Summe 4–50 cm^2 innerhalb von 12 Monaten
Hochgradig:	Neuauftreten von mehr als 20 aktinischen Keratosen oder Entstehen einer klinisch sichtbaren Feldkanzerisierung(en) von in der Summe mehr als 50 cm^2 innerhalb von 12 Monaten

mentation alle drei bis sechs Monate gemäß Leitlinie unter Verwendung entsprechender stadiengerechter therapeutischer Maßnahmen angezeigt (Heppt et al. 2020; Leiter et al. 2020; Leitlinienprogramm Onkologie 2020). Dies bezieht sich insbesondere auf lokaltherapeutische Maßnahmen wie Exzisionen, Kürettagen oder die leitliniengerechte Anwendung geeigneter Externa wie Imiquimod, Tirbanibulin oder 5-Fluorouracil. Wegen der flächigen Ausbreitung der bestehenden Feldkanzerisierung erscheint die Durchführung einer photodynamischen Therapie – eventuell als Tageslicht-PDT – indiziert. Die derzeitige Therapie mit Solaraze® allein ist nicht ausreichend.

Seitens des Unfallversicherungsträgers sollten die Kosten für die Therapie und das erforderliche Sonnenschutzpräparat mit einem hohen Lichtschutzfaktor 50+ übernommen werden, um einem Fortschreiten der Erkrankung entgegenzuwirken (Ulrich et al. 2009). Wie eine zu diesem Thema kürzlich abgeschlossene Studie der DGUV mit objektiver Prüfung einer Reihe von in Deutschland erhältlichen

Tab. 36.10 Bamberger Empfehlung: Krankheitsaktivität bei Plattenepithelkarzinomen (und auch weiteren aktinischen Keratosen und/oder Feldkanzerisierung); dieser Teil der Erläuterungen in der Bamberger Empfehlung ist bei allen Begutachteten heranzuziehen, wenn (jemals) ein dokumentiertes berufliches invasives Plattenepithelkarzinom im Sinne der BK 5103 aufgetreten ist (Deutsche Gesetzliche Unfallversicherung 2017)

Keine/gering:	Zustand nach Behandlung eines oder mehrerer Plattenepithelkarzinome **und** keine Neubildung eines weiteren Plattenepithelkarzinoms innerhalb der letzten 4 Jahre **und** Neuauftreten von weniger als 6 aktinischen Keratosen innerhalb von 12 Monaten
Mittelgradig:	Zustand nach Behandlung eines oder mehrerer Plattenepithelkarzinome **und** Neubildung eines weiteren Plattenepithelkarzinoms nach mehr als 2 und weniger als 4 Jahren **oder** Neuauftreten von 6–20 aktinischen Keratosen oder Entstehen einer klinisch sichtbaren Feldkanzerisierung von in der Summe 4–50 cm^2 innerhalb von 12 Monaten
Hochgradig:	Zustand nach Behandlung eines oder mehrerer Plattenepithelkarzinome **und** Neubildung eines weiteren Plattenepithelkarzinoms innerhalb von 2 Jahren **oder** Neuauftreten von mehr als 20 aktinischen Keratosen oder Entstehen einer klinisch sichtbaren Feldkanzerisierung(en) von in der Summe mehr als 50 cm^2 innerhalb von 12 Monaten

Lichtschutzmitteln ergeben hat (Definition und Evaluation eines optimalen topisch applizierbaren Sonnenschutzes zur Beeinflussung der Krankheitsaktivität bei Erkrankten mit BK 5103; Protect UV 5103 [FB-0278]), gibt es bei der Unterscheidung der Wirksamkeit von kosmetischen Produkten vs. Medizinprodukten keinen Unterschied bezüglich der Schutzwirkung vor natürlicher UV-Strahlung; vielmehr sind hier Lichtschutzmittel aus dem Niedrigpreissektor ebenso wie die aus dem höheren Preissegment (Medizinprodukte) gleichermaßen geeignet (John et al. 2020; Rocholl et al. 2021).

Angesichts der Hinweise auf wesentliche Optimierungsmöglichkeiten des Lichtschutzes bei dem Versicherten erscheint es sinnvoll, Optionen eines verbesserten Lichtschutzes zu nutzen. Insofern besteht im vorliegenden Fall eine Indikation zur Teilnahme an einer individuellen Lichtschutzberatung (ILB; Ludewig et al. 2016; Institut für interdisziplinäre Dermatologische Prävention und Rehabilitation 2022). Im Zuge einer derartigen ILB-Maßnahme im Sinne einer eintägigen ambulanten individuellen Lichtschutzberatung können die Kenntnisse und die praktische Umsetzung von Sonnenschutz im Alltag wesentlich weiter verbessert werden, um insbesondere einer Verschlimmerung der BK-Folgen vorzubeugen (Ludewig et al. 2016, 2020; Rocholl et al. 2018, 2020, 2021).

Zusammenfassung

Es liegt eine BK nach Nr. 5103 der BKV vor; die MdE wird derzeit mit 20 % geschätzt. Eine Intensivierung von Therapie und Präventionsanstrengungen ist medizinisch indiziert, dies auch im Sinne einer Minderung der BK-Folgen.

36.3.2 Hohe MdE bei metastasiertem beruflichen Plattenepithelkarzinom

■ **Vorgeschichte und Aktenlage**

80-jähriger ehemaliger Lagerarbeiter im Außenbereich; im Alter von 65 Jahren berentet. Die arbeitstechnischen Voraussetzungen für die Anerkennung einer BK 5103 sind erfüllt. Seit dem 05.11.2018 ist eine BK 5103 wegen eines invasiven Plattenepithelkarzinoms der Nasenspitze bei hoher Krankheitsaktivität mit mehr als 20 aktinischen Keratosen innerhalb von 12 Monaten im Kopf-/Halsbereich mit einer MdE von 20 % seitens des Unfallversicherungsträgers anerkannt.

Im Februar 2020 wurden weitere Plattenepithelkarzinome im Kopf-/Halsbereich diagnostiziert, die zum Teil aus aktinischen Keratosen hervorgegangen waren; sie wurden exzidiert und histologisch gesichert. Im April 2021 wurde ein metastasierendes Plattenepithelkarzinom der linken Ohrmuschel mit loco-regionären und Lymphknotenmetastasen gesichert. Im Verlauf wurde zweifach eine Neck-Dissection, eine Nachresektion im Bereich der Ohrmuschel, eine Parotidektomie wegen Metastase in der Parotis sowie eine lokale Strahlentherapie durchgeführt. Es wird eine gutachterliche Einschätzung der MdE erbeten.

Praxistipp

Gutachterlicherseits wird manchmal die MdE-Tabelle der Bamberger Empfehlung für die BK 5103 so verstanden, als sei maximal eine MdE von 20 % bei beruflichem Hautkrebs einzuschätzen. Dies ist nicht der Fall und entspricht auch nicht der Nomenklatur in der MdE-Tabelle („≥20 %" in der rechten äußersten Spalte). Vielmehr ist in Analogie zur Begutachtung anderer beruflicher Krebserkrankungen die MdE-Einschätzung bei schweren Verläufen (zum Beispiel Metastasierung, kosmetische Entstellung oder Funktionseinschränkungen infolge erforderlicher Operationen etc.) vorzunehmen. Die MdE kann in solchen Fällen bis zu 100 % betragen. Die umfangreichen Erfahrungen mit beruflichen Krebserkrankungen sind in verschiedenen arbeitsmedizinischen Standardwerken niedergelegt, die entsprechende Anhaltspunkte liefern (Matzdorff et al. 2012; Bolt und Triebig 2017). Eine jüngere Übersicht enthält speziell für Schwerstverläufe bei der BK 5103 Hinweise für das Vorgehen in fortgeschrittenen Fällen (Gina et al. 2022).

■ **Beantwortung der Fragen des Gutachtenauftrages**

1. **Welche Gesundheitsstörungen liegen zurzeit als Folgen der Berufskrankheit**

vor? Eine gründliche und vollständige Schilderung ist erforderlich.

1. Metastasiertes Plattenepithelkarzinom der linken Ohrmuschel mit loco-regionären und Lymphknotenmetastasen, aktuelles Metastasierungsstadium: LYM, cN1 extra capsular spread, Weichgewebsmetastase 04/2021;
2. Zustand nach Entfernung multipler Plattenepithelkarzinome (einschließlich Bowen-Ca) im Kopf-/Halsbereich (parietal rechts, temporal rechts, hochoccipital, Nasenspitze, Hals rechts, Augenbraue links);
3. Feldkanzerisierung Capillitium, teilweise Gesicht sowie Handrücken (> 100 cm^2);
4. Zustand nach zweifacher Neck-Dissection, Nachresektion in loco, Parotidektomie und lokaler Strahlentherapie und
5. Accessoriusparese nach zweifacher Neck-Dissection.

2. **Ist gegenüber dem Befund bei der genannten letzten maßgeblichen Beurteilung vom 05.11.2018 eine erhebliche Änderung in den Verhältnissen eingetreten, die für die Höhe der MdE maßgebend sind? Gegebenenfalls bitten wir ausführlich darzulegen, worin und seit wann diese Änderung besteht!**

   Es ist gegenüber der letzten Begutachtung vom 05.11.2018 eine erhebliche Änderung der Verhältnisse eingetreten. Zum damaligen Zeitpunkt waren das zuvor diagnostizierte und in toto exzidierte invasive Plattenepithelkarzinom der Nasenspitze und die mehr als 20 aktinischen Keratosen in beruflich UV-exponierten Hautarealen Gegenstand der MdE-Einstufung. Seither sind weitere Plattenepithelkarzinome identifiziert und entfernt worden, ferner ist das Plattenepithelkarzinom im Bereich der Anthelix des linken Ohres (das erstmals mit dem 05.11.2018 als aktinische Keratose aktenkundig wurde) umfangreich metastasiert und hat neben einer Strahlentherapie auch mehrere operative Eingriffe im Sinne zweier Neck-Dissections und einer Nachresektion sowie Entfernung der befallenen Ohrspeicheldrüse (Parotis) erfordert. Die Prognose der Erkrankung ist damit infaust. Der Tumor an der Anthelix des linken Ohrs befindet sich in einer klassischen Lokalisation für beruflichen Hautkrebs im Sinne der BK 5103 („Sonnenterrasse“); damit auch in einem Areal, was üblicherweise seitens Außenbeschäftigter keinen Lichtschutz erfährt und selbst bei Tragen von üblichen Kappen oder Arbeitsschutzhelmen (ohne Blendring sowie ohne Nacken- und Ohrenschutz) nicht geschützt ist. Über kosmetische Entstellung durch die Exzisionen ist der Akte nichts zu entnehmen. Es ist deshalb davon auszugehen, dass bis zum 20. Februar 2020 und den nachfolgenden operativen Eingriffen die MdE weiterhin 20 % betrug (hochgradige Krankheitsaktivität) bei einem Plattenepithelkarzinom und mehr als 20 innerhalb eines Zeitraums von 12 Monaten dokumentierten aktinischen Keratosen.

3. **Wie hoch bewerten Sie derzeit die MdE infolge der Berufskrankheit? Geben Sie bitte auch eine MdE von unter 20 % an.**

   Minderung der Erwerbsfähigkeit bei BK 5103 „Plattenepithelkarzinome oder multiple aktinische Keratosen der Haut durch natürliche UV-Strahlung“.

   Ab dem 21.02.2020 mit stationärer Aufnahme und einer ersten Neck-Dissection mit kosmetischer Entstellung durch Teilresektion des Ohres und Narbenbildung infolge der Neck-Dissection ergibt sich eine MdE von 40 % gemäß den Empfehlungen, die analog für Tumorerkrankungen seitens des Werkes von Schönberger et al. (2017) in vergleichbaren Fällen empfohlen werden; auf eine jüngere Zusammenstellung von Gina et al. (2022) wird verwiesen. Es muss deutlich werden, dass spätestens mit der Nachresektion am linken Ohr nach Lokalrezidiv, der Parotidektomie aufgrund einer intraparotidealen Metastase links und der erneuten Neck-Dissection sowie Radiatio, weiterer lokaler Lymphknotenmetastasen am 16.11.2021 und resultierenden fehlenden Geschmackssinns, Mundtrockenheit und Accessoriusparese mit Armheberschwäche sich die BK-Folgen weiter erhöhen. Die MdE wird ab dem 16.11.2021 entsprechend des empfohlenen Vorgehens in analogen Konstellationen (Kehlkopfkarzinom mit Neck-Dissection und resultierender Accessoriusparese) gemäß einschlägiger Empfehlungen mit 70 % für zunächst mindestens ein weiteres Jahr eingeschätzt (Schönberger et al. 2017). Der weitere Verlauf bei dieser infausten Erkrankung bleibt abzuwarten; bei Hinzutreten weiterer Komplikationen ist eine erneute gutachterliche Einschätzung auch vor Ablauf eines Jahres indiziert; diese kann nach Aktenlage erfolgen. Aus medizinischer Sicht besteht kein Zweifel daran, dass die beobachtete Metastasierung in den Kopf-/Halsbereich von dem Plattenepithelkarzinom der linken Ohrmuschel ausgeht; die histologischen Befunde sind eindeutig und erlauben eine klare Zuordnung zu diesem Initialtumor. Bei anerkannter BK 5103 ist entsprechend auch die lokale und die Lymphknotenmetastasierung dieses Plattenepithelkarzinoms als Folge der Berufskrankheit zu werten.

36

4. **Sollte eine erhebliche Verschlimmerung des Befundes eingetreten sein: Ab welchem Zeitpunkt ist eine Erhöhung der MdE um mehr als 5 % anzunehmen? (Hinweis: Bitte begründen Sie Ihre Beurteilung der MdE ausführlich anhand von Art und Ausmaß der Folgen der beruflich bedingten Erkrankung und nehmen Sie gegebenenfalls zu einer Staffelung der MdE Stellung.)**

   05.11.2018 – 20.02.2020: MdE = 20 %

   21.02.2020 – 15.11.2021: MdE = 40 %,

   ab dem 16.11.2021 fortlaufend: MdE = 70 %.

   Vergleiche Antwort auf Frage 3. Bezüglich der MdE sind auch die subjektiven und objektiven Beeinträchtigungen des Versicherten durch die Erkrankung zu berücksichtigen, die bei dem wenig klagsamen Versicherten trotz der zahlreichen operative Eingriffe und der Radiatio aufgetreten sind. Allerdings ist die kosmetische Entstellung mit dehiszenter Narbenbildung objektivierbar. Der Akte ist zu entnehmen, dass keine Blutung aus der Ohrmuschel oder Beschwerden im Sinne von Schluckbeschwerden oder Atemnot bestünden. Posttherapeutisch sei seit der Strahlentherapie jedoch der Geschmackssinn nicht mehr vorhanden und es bestehe zudem eine Mundtrockenheit (diese sicher auch mit der entfernten Parotis zusammenhängend). Außerdem habe der Versicherte seit der Neck-Dissection ein Spannungsgefühl des Halses links sowie eine verspannte Schulter. Darüber hinaus ist ihm die Armhebung wegen einer postoperativen Akzessoriusparese nicht mehr über 90° hinaus möglich.

5. **Sind wegen der Folgen der Berufskrankheit besondere Heilmaßnahmen angezeigt, gegebenenfalls welcher Art?**

   Ja, regelmäßige engmaschige Tumornachsorge; hier sind seitens des Tumorboards weitere Untersuchungen geplant; die Erfordernis weiterer operativer Eingriffe zur Therapie und Versorgung von Berufskrankheitenfolgen ist wahrscheinlich. Dem Versicherten ist zwingend geeigneter Lichtschutz seitens des Unfallversicherungsträgers zu empfehlen; wenn der Gesundheitszustand das zulässt, ist eine individuelle Lichtschutzberatung (ILB) sinnvoll (Ludewig et al. 2016; Institut für interdisziplinäre Dermatologische Prävention und Rehabilitation 2022).

Seitens des Unfallversicherungsträgers sollten die Kosten für das erforderliche Sonnenschutzpräparat mit einem hohen Lichtschutzfaktor 50+ übernommen werden, um einem Fortschreiten der Erkrankung entgegenzuwirken (Ulrich et al. 2009). Auf die Ergebnisse einer kürzlich abgeschlossenen Studie der DGUV zu diesem Thema mit objektiver Prüfung von in Deutschland erhältlichen Lichtschutzmitteln sei hingewiesen (John et al. 2020; Rocholl et al. 2021).

Ferner ist bei weiterem Fortschreiten der Einsatz von modernen systemischen Therapieverfahren bei metastasierendem Plattenepithelkarzinom, unter anderem auf der Basis von monoklonalen Antikörpern/Checkpoint-Inhibitoren, indiziert (Leitlinienprogramm Onkologie 2020).

6. **Ist mit einer erheblichen Änderung der Folgen der Berufskrankheit zu rechnen und, wenn ja, in welchem Zeitraum? Oder handelt es sich um einen Dauerzustand?**

Die Prognose der Erkrankung ist infaust; ein weiteres Fortschreiten des bereits metastasierten Plattenepithelkarzinoms des linken Ohres mit Entstehung von weiteren Metastasen ist leider nicht auszuschließen. Ebenso könnten sich weitere Plattenepithelkarzinome, die ebenfalls metastasieren könnten, entwickeln. In jeder Hinsicht ungünstig ist die bei dem Versicherten bestehende Medikation mit HCT Hexal 12,5 mg (einmal 1 täglich). Die Medikation mit Hydrochlorothiazid ist in der Lage, das Risiko für Plattenepithelkarzinome dosisabhängig zu erhöhen; somit besteht die dringende Indikation, die Möglichkeit der Substitution dieser Medikation durch andere Diuretika seitens des behandelnden Hausarztes/Internisten zu prüfen (Pedersen et al. 2018; Zylka-Menhorn 2018). An der beruflichen Kausalität und der vorzunehmenden Einschätzung der MdE ändern die zuvor gemachten Anmerkungen nichts.

Bei der Erkrankung handelt es sich eindeutig um einen Dauerzustand; eine weitere Verschlechterung der Berufskrankheitenfolgen ist entsprechend leider nicht unwahrscheinlich.

Zusammenfassung

Bei anerkannter BK 5103 liegt derzeit eine MdE von 70 % vor. Eine Nachbegutachtung – nach Aktenlage vermutlich ausreichend – sollte bei weiterer Verschlechterung beziehungsweise spätestens nach einem Jahr vorgenommen werden.

Literatur

Bauer A, Geier J, Mahler V, Uter W (2015) Kontaktallergien bei Erwerbstätigen in Deutschland: Ergebnisse des IVDK-Netzwerkes 2003–2013. Hautarzt 66:652–664

Bolt M, Triebig G (2017) Berufsbedingte Krebserkrankungen. In: Schönberger A, Mehrtens G, Valentin H (Hrsg) Arbeitsunfall und Berufskrankheit. Rechtliche und medizinische Grundlagen für Gutachter, Sozialverwaltung, Berater und Gerichte, 9. Aufl. Erich Schmidt, Berlin, S 1135–1214

Brans R, Skudlik C (2019) Prävention des Handekzems. Hautarzt 70:797–803

Brasch J, Becker D, Aberer W, Bircher A, Kränke B, Jung K, Przybilla B, Biedermann T, Werfel T, John SM (2015) Leitlinie Kontaktekzem. Allergo J Int 23:126–139

Deutsche Gesetzliche Unfallversicherung (2015) Basistherapie/Basispflege bei arbeitsbedingten Hauterkrankungen. Verfügbar unter: https://www.abderma.org/e3200/e3647/Basistherapie.pdf. Zugegriffen am 02.04.2022

Deutsche Gesetzliche Unfallversicherung (2017) Bamberger Empfehlung. Empfehlung zur Begutachtung von arbeitsbedingten Hauterkrankungen und Hautkrebserkrankungen. Verfügbar unter: https://publikationen.dguv.de/widgets/pdf/download/article/2058. Zugegriffen am 09.03.2022

Diepgen T, Fartasch M, Hornstein O (1991) Kriterien zur Beurteilung der atopischen Hautdiathese. Dermatol Beruf Umwelt 39:79–83

Diepgen T, Dickel H, Becker D, John S, Geier J, Mahler V, Rogosky E, Schmidt A, Skudlik C, Wagner E (2008) Beurteilung der Auswirkung von Allergien bei der Minderung der Erwerbsfähigkeit im Rahmen der BK 5101: Thiurame, Mercaptobenzothiazole, Dithiocarbamate, N-Isopropyl-N′-phenyl-p-phenylendiamin. Dermatol Beruf Umwelt 56:11–24

Diepgen T, Krohn S, Bauer A, Bernhard-Klimt C, Brandenburg S, Elsner P, Fartasch M, John S, Kleesz P, Köllner A (2016) Empfehlung zur Begutachtung von arbeitsbedingten Hauterkrankungen und Hautkrebserkrankungen – Bamberger Empfehlung. Dermatol Beruf Umwelt 64:89

Diepgen TL (2012) Berufsbedingte Hauterkrankungen. JDDG J Dtsch Dermatol Ges 10:297–316

Geier J, Lessmann H, Becker D, Bruze M, Frosch PJ, Fuchs T, Jappe U, Koch P, Pföhler C, Skudlik C (2006) Patch testing with components of water-based metalworking fluids: results of a multicentre study with a second series. Contact Dermatitis 55:322–329

Gina M, Brüning T, Fartasch M (2022) Schätzung der Minderung der Erwerbsfähigkeit (MdE) bei Schwerstverläufen der BK 5103 – Fallbeispiele. Dermatol Beruf Umwelt 70:18–24

Hanifin JM, Rajka G (1980) Diagnostic features of atopic dermatitis. Acta Derm Venereol 92:44–47

Heetfeld AB, Schill T, Schröder SS, Forkel S, Mahler V, Pfützner W, Schön MP, Geier J, Buhl T (2021) Challenging a paradigm: skin sensitivity to sodium lauryl sulfate is independent of atopic diathesis. Br J Dermatol 183(1):139–145

Heppt MV, Leiter U, Steeb T, Amaral T, Bauer A, Becker JC, Breitbart E, Breuninger H, Diepgen T, Dirschka T, Eigentler T, Flaig M, Follmann M, Fritz K, Greinert R, Gutzmer R, Hillen U, Ihrler S, John SM, Kölbl O, Kraywinkel K, Löser C, Nashan D, Noor S, Nothacker M, Pfannenberg C, Salavastru C, Schmitz L, Stockfleth E, Szeimies RM, Ulrich C, Welzel J, Wermker K, Berking C, Garbe C (2020) S3 guideline for actinic keratosis and cutaneous squamous cell carcinoma – short version, part 1: diagnosis, interventions for actinic keratoses, care structures and quality-of-care indicators. J Dtsch Dermatol Ges 18:275–294

Institut für interdisziplinäre Dermatologische Prävention und Rehabilitation (2022) Ambulante Angebote. Individuelle Lichtschutzberatung (ILB). Verfügbar unter: https://www.bg-kliniken.de/iderm/fachbereiche/detail/ambulante-angebote/. Zugegriffen am 06.05.2022

John SM, Kezic S, Keurentjes AJ, Weinert P, Ulrich C (2020) Protect UV 5103 Studie: Anforderungsprofil beruflich eingesetzter Sonnenschutzpräparate. DGUV Forum 1(2020):23–27

Krohn S, Skudlik C (2021) Ärztliche Meldung von Berufskrankheiten der Haut in der dermatologischen Praxis. Hautarzt 72:469–473

Krohn S, Römer W, Wehrmann W, Skudlik C (2020a) Rechtsänderungen bei Berufskrankheiten – Auswirkungen auf die dermatologische Praxis. Dermatol Beruf Umwelt 68:145

Krohn S, Skudlik C, Bauer A, Bernhard-Klimt C, Dickel H, Drexler H, Elsner P, Engel D, Fartasch M, Glaubitz S, Gauglitz G, Goergens A, Köllner A, Kämpf D, Klinkert M, Kublik E, Merk H, Müller M, Palsherm K, Römer W, Ulrich C, Worm M (2020b) Rechtsänderungen bei Berufskrankheiten – Auswirkungen auf die Einschätzung der Minderung der Erwerbsfähigkeit (MdE) bei arbeitsbedingten Hautkrankheiten im Sinne der BK-Nr. 5101. Dermatol Beruf Umwelt 68:153–158

Krohn S, Skudlik C, Bauer A, Bernhard-Klimt C, Dickel H, Drexler H, Elsner P, Engel D, Fartasch M, Glaubitz S, Gauglitz G, Goergens A, Köllner A, Kämpf D, Klinkert M, Kublik E, Merk H, Müller M, Palsherm K, Römer W, Ulrich C, Worm M (2021) Rechtsänderungen bei Berufskrankheiten – Auswirkungen auf die Einschätzung der Minderung der Erwerbsfähigkeit (MdE) bei arbeitsbedingten Hautkrankheiten im Sinne der BK-Nr. 5101. Fallbeispiele und neue Mitwirkungspflichten. Dermatol Beruf Umwelt 69:103–107

Leiter U, Heppt MV, Steeb T, Amaral T, Bauer A, Becker JC, Breitbart E, Breuninger H, Diepgen T, Dirschka T, Eigentler T, Flaig M, Follmann M, Fritz K, Greinert R, Gutzmer R, Hillen U, Ihrler S, John SM, Kölbl O, Kraywinkel K, Löser C, Nashan D, Noor S, Nothacker M, Pfannenberg C, Salavastru C, Schmitz L, Stockfleth E, Szeimies RM, Ulrich C, Welzel J, Wermker K, Garbe C, Berking C (2020) S3 guideline for actinic keratosis and cutaneous squamous cell carcinoma (cSCC) – short version, part 2: epidemiology, surgical and systemic treatment of cSCC, follow-up, prevention and occupational disease. J Dtsch Dermatol Ges 18: 400–413

Leitlinienprogramm Onkologie (2020) S3-Leitlinie Aktinische Keratose und Plattenepithelkarzinom der Haut. Kurzversion 1.1 – März 2020. AWMF-Registernummer: 032/022OL. Verfügbar unter: https://www.awmf.org/uploads/tx_szleitlinien/032-022OLk_S3_Aktinische_Keratosen-Plattenepithelkarzinom-PEK_2020-04.pdf. Zugegriffen am 02.04.2022

Ludewig M, Rocholl M, Hübner A, Skudlik C, John SM, Wilke A (2016) Sekundärprävention von UV-induziertem Hautkrebs (BK 5103): Individuelle Lichtschutz-Beratung für Beschäftigte in Außenberufen. DGUV Forum 12(2016):34–37

Ludewig M, Rocholl M, John SM, Wilke A (2020) Secondary prevention of UV-induced skin cancer: development and pilot testing of an educational patient counseling approach for individual sun protection as standard procedure of patient care. Int Arch Occup Environ Health 93:765–777

Mahler V, Nast A, Bauer A, Becker D, Brasch J, Breuer K, Dickel H, Drexler H, Elsner P, Geier J, John SM, Kreft B, Köllner A, Merk H, Ott H, Pleschka S, Portisch M, Spornraft-Ragaller P, Weisshaar E, Werfel T, Worm M, Schnuch A, Uter W (2019a) S3 guidelines: epicutaneous patch testing with contact allergens and drugs – short version, part 1. J Dtsch Dermatol Ges 17:1076–1093

Mahler V, Nast A, Bauer A, Becker D, Brasch J, Breuer K, Dickel H, Drexler H, Elsner P, Geier J, John SM, Kreft B, Köllner A, Merk H, Ott H, Pleschka S, Portisch M, Spornraft-Ragaller P, Weisshaar E, Werfel T, Worm M, Schnuch A, Uter W (2019b) S3 guidelines: epicutaneous patch testing with contact allergens and drugs – short version, part 2. J Dtsch Dermatol Ges 17:1187–1207

Matzdorff A, Fritze D, Wiethege T, Müller K-M (2012) Krebskrankheiten. In: Fritze J, Mehrhoff F (Hrsg) Die ärztliche Begutachtung: Rechtsfragen, Funktionsprüfungen, Beurteilungen. Springer Berlin Heidelberg, Berlin/Heidelberg, S 607–634

Pedersen SA, Gaist D, Schmidt SAJ, Hölmich LR, Friis S, Pottegård A (2018) Hydrochlorothiazide use and risk of nonmelanoma skin cancer: a nationwide case-control study from Denmark. J Am Acad Dermatol 78:673–681.e9

Rocholl M, Ludewig M, Skudlik C, Wilke A (2018) Beruflicher Hautkrebs. Hautarzt 69:462–470

Rocholl M, Ludewig M, John SM, Bitzer EM, Wilke A (2020) Outdoor workers' perceptions of skin cancer risk and attitudes to sun-protective measures: a qualitative study. J Occup Health 62:e12083

Rocholl M, Weinert P, Bielfeldt S, Laing S, Wilhelm KP, Ulrich C, John SM (2021) New methods for assessing secondary performance attributes of sunscreens suitable for professional outdoor work. J Occup Med Toxicol 16:25

Schönberger A, Mehrtens G, Valentin H (2017) Arbeitsunfall und Berufskrankheit. Rechtliche und medizinische Grundlagen für Gutachter, Sozialverwaltung, Berater und Gerichte, 9. Aufl. Erich Schmidt, Berlin

Schubert S, Geier J (2021) Kontaktallergien bei Metallarbeitern mit und ohne Kühlschmierstoffexposition. Dermatol Beruf Umwelt 69:165

Schubert S, Brans R, Reich A, Buhl T, Skudlik C, Schröder-Kraft C, Gina M, Weisshaar E, Mahler V, Dickel H, Schön MP, John SM, Geier J (2020a) Contact sensitization in metalworkers: data from the information network of departments of dermatology (IVDK), 2010–2018. Contact Dermatitis 83:487–496

Schubert S, Brans R, Reich A, Hansen A, Buhl T, Skudlik C, Mempel M, Schön MP, John SM, Geier J (2020b) Assessment of occupational exposure and spectrum of contact sensitization in metalworkers with occupational dermatitis: results of a cohort study within the OCCUDERM project. J Eur Acad Dermatol Venereol 34:1536–1544

Schubert S, Geier J, Skudlik C, Reich A, Hansen A, Buhl T, Mempel M, Schön MP, John SM, Brans R (2020c) Relevance of contact sensitizations in occupational dermatitis patients with special focus on patch testing of workplace materials. Contact Dermatitis 83:475–486

Skudlik C (2021) Das mit der Schwere ist nicht so leicht .... Dermatol Beruf Umwelt 69:1–2

Skudlik C, John SM (2017a) Haut. In: Schönberger A, Mehrtens G, Valentin H (Hrsg) Arbeitsunfall und Berufskrankheit. Rechtliche und medizinische Grundlagen für Gutachter, Sozialverwaltung, Berater und Gerichte, 9. Aufl. Erich Schmidt, Berlin, S 865–926

Skudlik C, John SM (2017b) Plattenepithelkarzinome oder multiple aktinische Keratosen der Haut durch natürliche UV-Strahlung (BK 5103). In: Schönberger A, Mehrtens G, Valentin H (Hrsg) Arbeitsunfall und Berufskrankheit. Rechtliche und medizinische Grundlagen für Gutachter, Sozialverwaltung, Berater und Gerichte, 9. Aufl. Erich Schmidt, Berlin, S 1203–1209

Skudlik C, Weisshaar E (2015) Individuell ambulante und stationäre Prävention bei Berufsdermatosen. Hautarzt 66:160–166

Skudlik C, Breuer K, Allmers H, John S (2009) Unfallversicherungsrechtliche (Nach-)Begutachtung bei atopischer Dermatitis–ein Diskussionsbeitrag. Dermatol Beruf Umwelt 57:18–28

Skudlik C, Krohn S, Bauer A, Bernhard-Klimt C, Dickel H, Drexler H, Elsner P, Engel D, Fartasch M, Glaubitz S, Gauglitz G, Goergens A, Köllner S, Kämpf D, Klinkert M, Kublik E, Merk H, Müller M, Palsherm K, Römer W, Ulrich C, Worm M (2020) Rechtsbegriff/Auslegung „Schwere oder wiederholt rückfällige Hauterkrankung“ ab dem 1. Januar 2021: Beratungsergebnis der AG Bamberger Empfehlung. Dermatol Beruf Umwelt 68:149

Skudlik C, Krohn S, Bauer A, Bernhard-Klimt C, Dickel H, Drexler H, Elsner P, Engel D, Fartasch M, Glaubitz S, Gauglitz G, Goergens A, Köllner A, Kämpf D, Klinkert M, Kublik E, Merk H, Müller M, Palsherm K, Römer W, Ulrich C, Worm M (2021) Berufskrankheit Nr. 5101 – Rechtsbegriff der schweren oder wiederholt rückfälligen Hautkrankheit. Dermatol Beruf Umwelt 69:6–10

Ulrich C, Jürgensen JS, Degen A, Hackethal M, Ulrich M, Patel MJ, Eberle J, Terhorst D, Sterry W, Stockfleth E (2009) Prevention of non-melanoma skin cancer in organ transplant patients by regular use of a sunscreen: a 24 months, prospective, case-control study. Br J Dermatol 161(Suppl 3):78–84

Zylka-Menhorn V (2018) Plattenepithel- und Basalzellkarzinome: Diuretikum steigert Hautkrebsrisiko dosisabhängig. Dtsch Arztebl Int 115:1389

Serviceteil

C. Skudlik et al. (Hrsg.), *Berufsdermatologie*, https://doi.org/10.1007/978-3-662-50518-2

Stichwortverzeichnis

A

B

C

D

E

I

K

L

M

N

O

P

R

S

T

U

V

W

Z

MIX
Papier aus verantwortungsvollen Quellen
Paper from responsible sources
FSC® C105338

If you have any concerns about our products,
you can contact us on
ProductSafety@springernature.com

In case Publisher is established outside the EU,
the EU authorized representative is:
Springer Nature Customer Service Center GmbH
Europaplatz 3, 69115 Heidelberg, Germany

Printed by Libri Plureos GmbH
in Hamburg, Germany